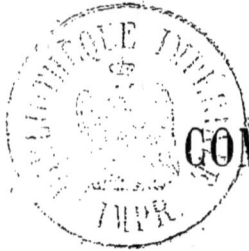

# COMMENTAIRES

# THÉRAPEUTIQUES

## DU CODEX MEDICAMENTARIUS

# PRINCIPAUX TRAVAUX DE M. A. GUBLER

Des glandes de Méry (vulgairement glandes de Cowper) et de leurs maladies chez l'homme. (Thèse inaugurale, 1849 )

Mémoire sur une nouvelle affection du foie liée à la syphilis héréditaire chez les enfants du premier âge. (*Comptes rendus et Mémoires de la Société de biologie* et *Gazette médicale*, 1852.)

Théorie la plus rationnelle de la cirrhose. Thèse de concours pour l'agrégation en médecine, Paris, 1853, in-8 de 80 pages avec une planche.

Mémoire sur un cas de dilatation variqueuse du réseau lymphatique superficiel du derme. Emission volontaire de lymphe, par M. Desjardins. Analyse de cette lymphe et réflexions par MM. Gubler et Quevenne. (*Comptes rendus et Mémoires de la Société de biologie* et *Gazette médicale*, 1854.)

Mémoire sur la sécrétion et la composition du lait chez les enfants nouveau-nés des deux sexes. (*Société de biologie*, 1855, et *Gazette médicale*, 1856.)

Études et observations sur le rhumatisme cérébral. (*Société médicale des hôpitaux de Paris* et *Archives générales de médecine*, mars 1857.)

Mémoire sur l'angine maligne gangréneuse. (*Société médicale des hôpitaux* et *Archives générales de médecine*, mai 1857.)

Études sur l'origine et les conditions de développement de la mucédinée du muguet (*Oidium albicans*). Mémoire lu à l'Académie impériale de médecine, dans la séance du 4 août 1857 (*Mém. de l'Académie de médecine*, Paris, 1858, t. XXII, p. 413).

Mémoire sur l'herpès guttural (angine couenneuse commune) et sur l'ophthalmie due à l'herpès de la conjonctive. (*Société médicale des hôpitaux de Paris* et *Union médicale*, août 1857.)

De la rougeur des pommettes comme signe d'inflammation pulmonaire. (*Société médicale des hôpitaux de Paris* et *Union médicale*, 1857.)

De l'antagonisme de l'opium et du sulfate de quinine. (*Société médicale des hôpitaux de Paris*, 1858.)

Tumeurs du foie, déterminées par des œufs d'helminthes et comparables à des galles, observées chez l'homme. (*Mémoires de la Société de biologie*, 2e série, 1858, et *Gazette médicale de Paris*, 1858, p. 657.)

Mémoire sur les paralysies alternes en général, et particulièrement sur l'hémiplégie alterne avec lésion de la protubérance annulaire. (*Gazette hebdomadaire de médecine et de chirurgie*, 1859.)

De la sensibilité récurrente envisagée comme phénomène de sensation réflexe. (*Comptes rendus et Mémoires de la Société de biologie* et *Gazette médicale*, 1859.)

Des paralysies dans leurs rapports avec les maladies aiguës, et spécialement des paralysies asthéniques diffuses des convalescents. (*Archives générales de médecine*, in-8 de 173 pages, 1860-1861.)

De la paralysie amyotrophique consécutive aux maladies aiguës. (*Comptes rendus et Mémoires de la Société de biologie* et *Gazette médicale*, 1861.)

Des épistaxis utérines simulant les règles au début des pyrexies et des phlegmasies. (*Mémoires de la Société de biologie* et *Gazette médicale*, 1862.)

Préface d'une réforme des espèces, fondée sur le principe de la variabilité restreinte des types organiques, en rapport avec leur faculté d'adaptation aux milieux. (*Société botanique de France*, 1862.)

L'électrisation généralisée considérée comme agent tonique et stimulant diffusible. (*Bulletin général de thérapeutique*, 1863.)

Nouvelles recherches sur l'action thérapeutique de l'aconitine. (*Bulletin général de thérapeutique*, 1864.)

De la puissance sédative du bromure de potassium. (*Bulletin général de thérapeutique* 1864.)

Paris. — Imprimerie de E. MARTINET, rue Mignon, 2.

# COMMENTAIRES

# THÉRAPEUTIQUES

## DU CODEX MEDICAMENTARIUS

OU

### HISTOIRE DE L'ACTION PHYSIOLOGIQUE ET DES EFFETS THÉRAPEUTIQUES DES MÉDICAMENTS

INSCRITS DANS

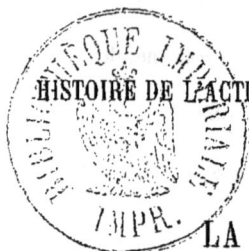

### LA PHARMACOPÉE FRANÇAISE

PAR

## Adolphe GUBLER

Médecin de l'hôpital Beaujon, Professeur agrégé à la Faculté de médecine,
Membre de l'Académie impériale de médecine (section de thérapeutique et d'histoire naturelle médicale),
Vice-Président de la Société botanique de France (1862 et 1865),
De la Société de Biologie (1852). — De la Société de Thérapeutique (1868),
Président de la Société médicale des Hôpitaux (1868).

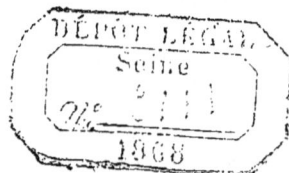

## PARIS

### J.-B. BAILLIÈRE et FILS,

LIBRAIRES DE L'ACADÉMIE IMPÉRIALE DE MÉDECINE,

Rue Hautefeuille, 19, près du boulevard Saint-Germain.

| LONDRES | NEW-YORK | MADRID |
|---|---|---|
| Hippolyte Baillière. | Baillière brothers. | C. Bailly-Baillière. |

LEIPZIG, E. JUNG-TREUTTEL, QUERSTRASSE, 10.

## 1868

A

# M. J. DUMAS

Sénateur,
Grand Officier de la Légion d'honneur,
Professeur honoraire de la Faculté des sciences et de la Faculté de médecine de Paris,
Membre et Secrétaire perpétuel de l'Académie des sciences de l'Institut,
Membre de l'Académie impériale de médecine,
Président de la Commission du Codex, etc.

Au Maître illustre et cher,

Hommage reconnaissant et dévoué,

A. GUBLER.

# PRÉFACE

Les nations les plus civilisées ont toutes compris l'utilité sociale d'un livre officiel réunissant à la liste des médicaments reconnus efficaces les données scientifiques relatives à leur meilleur mode de préparation et les formules consacrées par l'expérience.

Chaque pays de l'Europe et de l'Amérique a sa *Pharmacopée*, laquelle prend en France le nom de *Codex medicamentarius* et sert de règle pour toutes les pharmacies de l'empire. Mais, à mesure que la science marche, certains médicaments tombent en désuétude, d'autres prennent leur place; des procédés chimiques perfectionnés donnent des produits plus purs et plus parfaits : l'œuvre des législateurs de la pharmacologie ne tarde donc pas à paraître surannée, il faut de temps à autre la rajeunir par une réforme partielle. C'est ce qui vient d'avoir lieu pour le Codex par les soins d'une réunion de savants (1), sous la direction de notre grand chimiste M. Dumas.

Si instructif que soit un ouvrage de ce genre, au point de vue de l'objet restreint qu'il se propose, la lecture en est aride non-seulement pour le médecin, mais aussi pour le pharmacien curieux de connaître les usages divers, les doses et le mode d'emploi des agents de la matière médicale. Un thérapeute se charge ordinairement de compléter pour les praticiens le travail des chimistes et des naturalistes. Il est arrivé même qu'une seule pharmacopée nationale a rencontré plusieurs interprètes. Celle du Royaume-Uni en compte au moins deux : l'excellent *Thomson's Conspectus of*

---

(1) La commission était composée de MM. Dumas, Rayer, Bouchardat, Grisolle, Jules Regnauld, Tardieu, Wurtz, Bussy, Chatin, Guibourt, Le Canu, Buignet, Gobley, Mayet, Mialhe, Schaeuffèle, Petit et Mourier, secrétaire.

*the British Pharmacopœia*, édité pour la neuvième fois (1855) par le docteur Birkett, et le volume fort bien fait de Peter Squire, intitulé : *A Companion to the British Pharmacopœia* (London, 1864). D'un autre côté, la Pharmacopée des États-Unis d'Amérique a inspiré un ouvrage intitulé : *The Dispensatory of the United States of America*, par George B. Wood et Franklin Bache (1854), dans lequel les auteurs, reprenant l'histoire chimique et pharmaceutique de toutes les substances adoptées, la font suivre de considérations médicales intéressantes et convenablement développées.

A l'édition de 1837 de la Pharmacopée française, se trouvait aussi annexé un *Appendice thérapeutique*, travail considérable malgré son titre modeste, puisqu'il ne comprend pas moins de 218 pages dues à la plume de M. le docteur A. Cazenave, professeur agrégé de la Faculté de médecine, ancien médecin de l'hôpital Saint-Louis. Les rédacteurs du nouveau Codex ont pensé que, pour conserver son caractère officiel, le travail de la Commission ne devait pas être accolé à l'œuvre toute personnelle, et sans autorité légale, de l'auteur quelconque des considérations thérapeutiques à intervenir. Dès lors les éditeurs jugèrent opportun de donner séparément un volume comprenant tout ce qu'il importe de savoir, au point de vue thérapeutique, sur les nombreux produits de la nature ou de l'art inscrits dans la Pharmacopée française. Telle est l'origine des COMMENTAIRES THÉRAPEUTIQUES DU CODEX que j'ai l'honneur d'offrir au public médical.

J'ai adopté, faute de mieux, ce titre, sachant bien qu'il pourrait donner le change sur la véritable nature de l'ouvrage. On a pu croire que les préceptes du Codex y seraient soumis à une critique en règle, et quelques personnes ont bien voulu me proposer de vive voix ou par écrit des renseignements propres à m'éclairer sur les erreurs vraies ou prétendues de la Commission. Le Codex de 1866, pas plus qu'aucune œuvre humaine, ne prétend sans doute à la perfection absolue ; cependant il réalise un progrès considérable par rapport à l'ancien. Des synonymies ont été fixées, des préparations réformées ; certains dosages sont devenus plus exacts ; des médicaments nouveaux ont été introduits, plusieurs formules revisées. Enfin, pour donner un commencement de réalisation au vœu exprimé au nom de ses collègues par l'illustre président de la Commission du Codex, un choix de formules empruntées aux principales Pharmacopées étrangères fait de la nouvelle édition française une ébauche de Codex pharmaceutique universel. Je n'ai ni mission, ni compétence pour apprécier toutes ces améliorations ; d'ailleurs, il ne pouvait entrer dans mon plan de discuter une loi promulguée, mon but étant simplement de prendre chaque substance admise au Codex pour en faire l'histoire thérapeutique.

L'ordre à suivre, dans cette exposition, était tracé d'avance par celui qu'avaient adopté les auteurs de l'ouvrage officiel. J'ai donc passé successivement en revue les diverses *Substances qui sont employées en nature ou qui figurent dans les formules du Codex,* lesquelles sont rangées en deux séries : 1° *Substances tirées directement des végétaux ou des animaux;* 2° *Substances tirées des minéraux et produits chimiques.* Puis sont venues les préparations réellement pharmaceutiques, c'est-à-dire les produits auxquels le pharmacien a fait subir une élaboration spéciale, dans le but, soit de les purifier, soit de les approprier à leur emploi médical, ou bien de créer à leurs dépens de nouveaux agents thérapeutiques. Toutefois cette seconde partie, constituant la *Pharmacopée* proprement dite, n'a pas été parcourue en entier : j'ai dû m'arrêter quand il ne s'est plus agi que des formes variées sous lesquelles les produits médicinaux se rencontrent dans les officines ou sont utilisés par les praticiens. Il eût été puéril de consacrer un article à chaque poudre, pulpe, tisane, potion ou pommade dont j'avais nécessairement déjà fait mention à propos des substances qui en font la base.

A partir de la section des Produits pyrogénés, les autres chapitres du Codex ne comportent plus que quelques réflexions générales sur les inconvénients ou les avantages de tel ou tel mode d'emploi, sur l'opportunité et la valeur relative des diverses préparations pharmaceutiques. Condensées en aphorismes, ces généralités se réduisent à peu près aux propositions suivantes : Premièrement, il faut s'adresser aux principes actifs, alcaloïdes ou autres, toutes les fois qu'ils existent ; les plantes entières ou leurs sucs, extraits et autres dérivés complexes, ne devant être employés qu'à défaut du principe immédiat des chimistes modernes, ou de la quintessence de Paracelse, qui en représente les propriétés essentielles. En second lieu, le médecin donnera la préférence aux matières divisées par la pulvérisation, la dissolution ou la volatilisation (poudres, tisanes, teintures, fumigations, etc.). La dissolution dans un véhicule approprié assure mieux que tout autre mode d'administration l'efficacité des agents thérapeutiques. Pourtant la forme pilulaire ou capsulaire est très-commode, et d'ailleurs les médicaments fétides ou de mauvais goût veulent être dissimulés, soit par l'incarcération, soit par le mélange avec des correctifs. De cette nécessité dérivent non-seulement les pilules, granules, dragées, perles et capsules, mais aussi les tablettes, pastilles, saccharures et sirops. Enfin, suivant la voie d'introduction qu'on a choisie, la forme médicamenteuse varie nécessairement. A la médication interne se rapportent les préparations énumérées ci-dessus, ainsi que les potions et les loochs ; à la médication externe s'adaptent les cataplasmes, liniments, pommades, sparadraps, papiers chimiques, emplâtres, etc. Voilà en quelques mots ce que nous aurions dit plus longuement à l'occasion des derniers chapitres du Codex, sans beaucoup plus de profit pour le lecteur.

La Pharmacopée française n'énumère pas moins de sept cent vingt-sept produits naturels ou artificiels, dont plusieurs : escargot, huître, lait, œuf, oxygène, n'ont pas l'habitude de se rencontrer dans les traités de thérapeutique. A l'exception de quelques médicaments récemment introduits dans la pratique et sur lesquels l'expérience n'a pas suffisamment prononcé, c'est la Matière médicale tout entière. On peut même dire sans crainte d'exagération, que, par respect pour le passé, le livre officiel continue à déployer un luxe vraiment superflu de moyens thérapeutiques, car on y voit figurer comme autrefois, à côté du Crustacé peu attrayant connu sous le nom de Cloporte, l'innocente Bardane et la grande Consoude non moins illusoire.

Quelque insignifiants qu'ils puissent être, aucun de ces produits n'a été oublié dans les Commentaires, mais les articles qui les concernent ont naturellement gardé des proportions exiguës en rapport avec leur valeur nulle ou douteuse. En revanche, les principaux médicaments, tels que les alcaloïdes du Quinquina, de l'Opium et de la Belladone, l'Ergot, l'huile de foie de Morue, le Tartre stibié, l'Alcool, le Chloroforme, la Digitaline, etc., ont été traités avec des développements qu'on chercherait en vain dans la plupart des ouvrages classiques. Chemin faisant, j'ai trouvé l'occasion d'insérer quelques détails relatifs à des substances importantes omises dans le nouveau Codex, et parmi lesquelles je me contenterai de citer l'Iodoforme, dont les remarquables propriétés méritaient cette distinction.

Voici maintenant comment j'ai procédé en exposant l'histoire de chacun des agents de la Matière médicale.

A côté des noms français, scientifiques et vulgaires, ainsi que de leur équivalent latin, se lisent les dénominations anglaises et allemandes, dont la connaissance devient de plus en plus nécessaire à mesure que les travaux écrits dans ces deux langues se répandent davantage dans notre pays. Le symbole de chaque composé ou principe immédiat se trouve toujours à côté du nom de la substance, et quand la science n'était pas absolument fixée sur la composition de celle-ci, j'ai préféré donner une formule contestable, en la mettant sous la responsabilité de son auteur, plutôt que de laisser subsister une lacune. Malgré l'avantage de ne rien préjuger sur l'arrangement intime des éléments dans les combinaisons en écrivant ce qu'on nomme la formule brute, j'ai cru devoir, à l'exemple de la savante Commission du Codex, adopter les formules dites rationnelles, plus faciles à mnémoniser, et qui rappellent à l'esprit, sinon la réalité des choses, du moins leur état probable en même temps que la théorie des opérations par lesquelles ces combinaisons peuvent être obtenues ou détruites.

Après une brève indication de l'état naturel, utile surtout quand la substance fait partie de nos organes ou bien des Eaux minérales et des produits employés en médecine, vient la description succincte des propriétés physiques et chimiques, envisagées principalement dans leurs rapports avec les usages médicinaux, telles que la solubilité dans l'eau, l'alcool et les autres menstrues, la volatilité à une température voisine de celle du corps humain, les altérations sous l'influence des agents physiques ou chimiques répandus partout. Parmi les propriétés organoleptiques, souvent mentionnées à cette occasion, figurent régulièrement celles qui se rattachent au goût et à l'odorat, les deux sens qui nous fournissent les notions les plus

précises sur la composition chimique, et conséquemment les vertus
thérapeutiques des médicaments.

J'aborde ensuite l'exposition des effets physiologiques (en anglais,
*operative effects*), c'est-à-dire du mode opératoire de la substance
médicamenteuse sur les êtres vivants, et particulièrement sur
l'homme, indépendamment de toute altération morbide dans les
organes et les fonctions. La description de ces effets physiologiques, déduite de l'expérience clinique mieux encore que des
expérimentations sur les animaux, constitue le chapitre le plus
important de l'histoire des agents thérapeutiques; car ceux-ci ne se
comportent pas autrement, ou plutôt ils n'agissent pas en vertu
d'autres lois, chez un sujet malade que chez un sujet sain. Dans les
deux cas ils n'atteignent que nos organes pour en modifier la composition et la structure ou les actes sécrétoires, moteurs, sensitifs,
nutritifs et plastiques. Très-rarement ils s'adressent à une cause
pathogénique, jamais à une de ces entités morbides qui ne sont que
des conceptions de notre esprit, des abstractions de symptômes sans
réalité matérielle.

En faisant du catarrhe, de l'inflammation, de l'herpétisme ou de
la goutte autant de types subsistant par eux-mêmes à la manière
des espèces naturelles, les nosologistes furent nécessairement entraînés à chercher et à proclamer des anticatarrhaux, des antiphlogistiques, des antiherpétiques et des antigoutteux. Mais ces
groupes sont purement artificiels, comme les syndromes qui leur
ont donné naissance. Derrière ceux-ci l'observateur sévère ne découvre qu'un organisme souffrant, et leur apparente individualité
dépend de l'unité du support, de même que la succession des symptômes morbides est déterminée par l'enchaînement naturel des
phénomènes de la vie.

Les lumières de la biologie dissiperont les fantômes de la spécificité morbide et de la spécificité thérapeutique, laissant à peine
subsister, dans le cadre factice de l'ancienne nosologie, quelques
causes spécifiques constituées par des êtres créés ou participant de
leur nature; et, dans les classifications physiologiques des médicaments, cette sorte de spécialité d'action qui s'accuse de préférence du côté d'un élément histologique, d'un organe ou d'un

appareil, comme l'élection de la Belladone pour l'œil et celle de la Strychnine pour la moelle. La doctrine des vertus spécifiques des remèdes, issue de l'ontologisme, périra avec lui ; et quand l'action physiologique des médicaments sera parfaitement connue, la thérapeutique ne sera plus qu'un corollaire de la physiologie.

Pénétré de cette conviction, j'ai donné tous mes soins à la description de l'action physiologique des médicaments et à l'exposé des indications thérapeutiques qui en dérivent.

Dans la recherche des effets physiologiques, j'étudie d'abord l'action topique du remède, puis ses effets sympathiques ou réflexes, enfin son action générale, ou plutôt généralisée par l'intermédiaire de la circulation, et que j'appelle volontiers *diffusée*, pour marquer qu'elle se compose en grande partie d'une série d'actions locales sur les émonctoires et les divers parenchymes. Je distingue encore les effets directs, propres à la substance active, des effets détournés résultant d'une réaction de l'organisme, autrement dit : les *effets positifs* du remède de ses *effets négatifs*.

Les faits étant bien établis et placés sous leur véritable jour, je cherche autant que possible à en déduire la théorie pharmacodynamique. Dans ce but, j'appelle à mon aide toutes les notions acquises en physique, en chimie et en physiologie expérimentale, faisant intervenir tour à tour les phénomènes de *diosmose* ou de dialyse (Graham) et de capillarité, ceux d'oxydation (Chevreul), de réduction, de dédoublement et de substitution (Dumas) ; invoquant les lois des actions réflexes, telles que les ont constituées les derniers travaux de MM. Longet, Claude Bernard, Brown-Séquard, Martin-Magron, Jules Béclard, Vulpian, etc. ; les conditions physiques et organiques de la circulation établies d'après les découvertes de MM. Cl. Bernard, Brown-Séquard, Schiff, sur la puissance régulatrice du système vaso-moteur, ainsi que d'après les expériences de M. Marey sur la mécanique cardio-vasculaire, sans compter tant d'autres données physiologiques plus ou moins importantes.

Le paragraphe suivant est consacré aux substances qui se comportent à peu près exactement de même que celles dont on trace l'histoire, ou qui lui ressemblent à quelques égards, et que j'appelle des *synergiques* et des *auxiliaires*. Puis viennent les *antagonistes*, pouvant au besoin jouer le rôle de correctifs, d'antidotes dynamiques, ou proprement dits, et de contre-poisons chimiques. Ces deux divisions, qui mériteraient de s'étendre davantage, sont destinées à rendre des services considérables aux jeunes praticiens en leur montrant d'un côté les substances qu'ils peuvent associer avec avantage à l'agent principal pour favoriser l'ensemble ou quelques-uns de ses effets pharmacodynamiques, et d'autre part les substances qu'il faut éviter d'unir dans une même formule, de peur de les neutraliser les unes par les autres, ou du moins d'en contrarier l'action médicatrice.

Cela dit, j'arrive aux usages thérapeutiques, à commencer par ceux qui sont rationnels et qui s'expliquent clairement par la physiologie déduite de l'observation clinique ou de l'expérimentation sur les animaux vivants. Ces usages se subdivisent non pas conformément aux sections du cadre nosologique, mais bien suivant les principaux effets du médicament sur les grands appareils et les grandes fonctions de l'économie. Les applications empiriques, justifiables seulement par les résultats bruts d'une pratique heureuse, sont reléguées sur un second plan. Quand le sujet en vaut la peine, les contre-indications sont explicitement formulées à la suite des indications. Enfin l'article se termine par l'énoncé des différents modes d'emploi du médicament, et par des exemples des formules dont il fait partie, choisis parmi celles qui sont les plus rationnelles et les moins entachées de polypharmacie.

Cette manière de procéder est la conséquence nécessaire de la substitution des données rationnelles de la science aux vieilles fictions ontologiques. A la place des recettes ou des panacées d'un autre âge, et sauf les cas infiniment rares d'inoculations virulentes préventives, il ne reste plus qu'une seule médecine : celle des *indications physiologiques*, tirées des états permanents ou transitoires des organes et de leurs fonctions. Les instruments de la cure sont les agents de la Matière médicale, ainsi que les autres moyens d'ordre physique ou moral méritant le nom de remèdes, diversement agencés et combinés entre eux, suivant des règles dont chaque praticien a sans doute la notion intuitive, mais qu'il importe de mettre en lumière. L'ensemble de ces règles constitue la tactique

thérapeutique, ou *Thérapeutaxie*, laquelle comprend, outre l'ancien
Art de formuler, une réunion de préceptes relatifs à des manœuvres
plus ou moins compliquées et savantes dont mon excellent maître,
M. le professeur Bouillaud, a donné un exemple en formulant sa
méthode des saignées dans les maladies aiguës.

Tel est l'ordre suivi dans l'exposition des faits concernant l'histoire de l'*action physiologique* et des *effets thérapeutiques* des médicaments. C'est à dessein que j'oppose ces deux termes, dont je
tiens à préciser la valeur parce qu'ils résument toute une doctrine
thérapeutique.

D'abord il n'y a que des actions physiologiques, en ce sens que,
d'une part, les médicaments sont uniquement des modificateurs
d'organes ou de fonctions, et nullement des antagonistes d'entités
morbides ; et que, d'autre part, ils agissent en santé comme en
maladie. C'est, par exemple, une erreur de croire que les antispasmodiques, inertes dans une économie qui fonctionne regulièrement, ne
peuvent déployer leur puissance que là où se rencontrent des troubles morbides caractérisés par le mot « spasme ». Ces agents thérapeutiques, suivant qu'ils sont de la nature des stimulants ou des
sédatifs, exaltent ou tempèrent aussi bien chez les organismes sains
les actions nerveuses, sensitives et motrices, mais à la vérité dans
une mesure plus restreinte. On ne sera pas étonné de cette différence,
si l'on réfléchit que, plus le cercle à parcourir est étendu et plus
grand l'écart préalable, plus aussi doit être apparent le mouvement
qui ramène dans la normale le pendule un instant dévié.

En second lieu, il n'existe, à vrai dire, ni propriétés ni vertus thérapeutiques. Le soulagement et la curation d'un mal ne sont pas
le résultat d'une lutte engagée contre celui-ci par un agent capable
de le combattre et de le neutraliser directement, comme ferait une
base par rapport à un acide. Ce bénéfice est la conséquence des
changements apportés dans la composition chimique, la structure
et les actes organiques du sujet par un modificateur cosmique : changements à la faveur desquels l'économie recouvre enfin son équilibre troublé, pourvu qu'il y ait intégrité des actes nutritifs et
plastiques, ou plutôt de la puissance formatrice, attribut essentiel
des êtres vivants.

Ainsi l'organisme se guérit lui-même, le médecin ne fait que le placer dans des conditions favorables au retour d'un mode de fonctionnement régulier. Ceci explique du même coup, et le caractère aléatoire des résultats thérapeutiques, et la certitude relative des actions physiologiques des drogues ou des autres moyens usités dans l'art de guérir.

On connaît maintenant l'objet et le plan de ce livre, ainsi que la méthode et la doctrine de l'auteur. Quant à l'exécution, le lecteur en sera juge. Qu'il me soit permis seulement d'appeler son attention sur quelques points neufs et intéressants, touchés à l'occasion dans le cours de l'ouvrage.

L'albumine joue, selon moi, un rôle des plus considérables dans le mécanisme des actions médicamenteuses. A dose relativement massive, elle devient un dissolvant pour les substances réputées insolubles, et même pour celles qui, en d'autres proportions, la coagulent énergiquement. Ce n'est pas tout, les substances ainsi dissoutes ont en même temps perdu quelques-unes de leurs propriétés chimiques, et les réactions auxquelles elles donnent habituellement lieu se trouvent dès lors empêchées. Cet ordre de faits, connu sinon dans sa généralité, du moins dans plusieurs de ses cas particuliers, est susceptible de recevoir des applications nombreuses et variées à la science physiologique et thérapeutique. Non-seulement l'albumine ne doit plus être proscrite rigoureusement de toute formule contenant des substances coagulantes ; mais si l'on veut obtenir des effets généraux ou diffusés, il y aura souvent avantage à préparer d'avance la solution albumineuse du principe actif avec les précautions exigées pour cette opération délicate.

Ce pouvoir que possède l'albumine d'invisquer, d'enrober ou d'incarcérer les substances médicamenteuses, de manière à en dissimuler partiellement les propriétés, explique à merveille le contraste entre l'innocuité de quelques-unes ou l'inertie relative de la plupart d'entre elles, aussi longtemps qu'elles parcourent le cercle vasculaire emprisonnées dans le sérum sanguin, et le développement de leur activité au contact d'organes lubrifiés par des liquides exempts d'albumine. Il nous fait comprendre pourquoi ces mêmes agents, innocents pour la membrane interne des artères et des veines, recouvrent leurs qualités irritantes dans les émonctoires qu'ils traversent; pourquoi la Cantharidine passe inaperçue dans l'appareil circulatoire et va dans les reins provoquer une violente inflammation.

Une conséquence importante découle naturellement de ces remarques, c'est que les médicaments n'agissent pas sur le reste de l'organisme tant qu'ils sont charriés avec le sang dans le système circulatoire, et que leur activité ne se déploie qu'au moment où, délivrés de l'albumine, ils s'unissent aux éléments anatomiques du système nerveux et des viscères, ou bien se dissolvent dans une sécrétion presque exempte de principes protéiques, telle que l'urine, la sueur et le liquide céphalo-rachidien.

Les médicaments présentent aussi quelques faits généraux à constater relativement à leurs voies d'élimination. D'abord ils sont rejetés avec d'autant plus de rapidité, qu'ils s'éloignent davantage des principes constituants de l'organisme. Ainsi les sels de potasse, plus hétérogènes dans le sang, y sont moins bien tolérés que ceux de soude; d'où cette conséquence pratique : que si l'on veut exciter la sécrétion urinaire, il faut s'adresser aux sels de potasse, mais qu'il convient d'user des combinaisons sodiques, s'il y a lieu de produire lentement, sans secousse et sans révolte, les effets dits altérants.

Les matières introduites du dehors dans l'économie s'échappent par des issues déterminées à l'avance d'après leurs qualités physiques et chimiques : elles vont rejoindre leurs semblables, ou leurs analogues parmi les principes normaux de l'économie, et sont éliminées concurremment avec eux. Les sels neutres traversent les reins et les glandes sudoripares; il en est de même d'un grand nombre d'autres composés jouant le rôle d'acides et pouvant se combiner avec les bases. Les substances volatiles s'exhalent par les voies respiratoires, pulmonaires et cutanées. Les corps gras sont éliminés par les reins, le foie, les glandes sudorales et les follicules sébacés, auxquels j'assimile les glandes mammaires.

Lorsqu'une substance peut se dédoubler en deux composés, l'un volatil et l'autre salifiable, ceux-ci se séparent pour suivre deux voies d'élimination différentes. C'est ce qui se remarque à l'occasion des produits balsamiques, dont l'essence s'échappe en grande partie avec les gaz de la respiration, tandis que la résine acide, se combinant avec l'alcali du sang, se retrouve dans la sécrétion rénale à l'état de résinate de soude.

Mais il s'en faut bien que les agents de la matière médicale soient toujours repoussés de l'économie avant d'avoir pénétré dans la trame de nos tissus. J'ai établi ailleurs que plusieurs substances, notamment l'Arsenic, combinées avec le plasma et se substituant parfois à des éléments normaux, deviennent pour un temps partie intégrante de l'organisme. En ce cas, la portion contenue dans les épithéliums, les poils et les ongles, abandonne le sujet au fur et à mesure que tombent ces éléments caducs.

Ce qui a lieu pour les médicaments altérants pourrait bien se reproduire en partie à l'occasion des modificateurs temporaires, et je considère comme vraisemblable la combinaison ou, si l'on veut, la pénétration momentanée des divers principes actifs de l'Opium, de la Belladone, du Quinquina, etc., dans les parenchymes, spécialement dans le système nerveux. Cette intussusception serait même la condition de la mise en jeu des propriétés du médicament, qui aurait ainsi, de même que l'Arsenic ou le Tartre stibié, le pouvoir d'exciter ou d'entraver directement les actes organiques du tissu pénétré par lui. A part les cas où le grand sympathique est atteint d'emblée par la substance active, les troubles du système vaso-moteur, avec l'hypérémie ou l'ischémie consécutive, ne seraient que des phénomènes secondaires.

Si les agents toxiques de la matière médicale vont dans l'intimité des tissus modifier les fonctions de leurs parties élémentaires, il en est d'autres, moins héroïques et plus voisins des aliments, qui favorisent la genèse des éléments histologiques et surtout des globules sanguins. De même que l'albumine est indispensable au développement des utricules végétaux, de même la graisse et la glycose sont le point de départ nécessaire des cellules embryonnaires chez les animaux. Il semble donc que, pour réaliser la formation d'un organe ou d'un individu rudimentaire, il faille la réunion de deux matières caractérisant chacune l'un des embranchements de l'empire organique, et constituant, pour ainsi dire, un *couple histogénique*. Mais l'espèce du sucre, de la matière grasse ou de la substance protéique n'est pas chose indifférente, et, dans mon opinion, le foie est chargé de fabriquer de la graisse en même temps que de la zoamyline pour alimenter la production des hématies et des tissus organiques. En me plaçant à ce point de vue, j'ai été conduit à considérer l'huile de foie de Morue non plus comme un médicament iodique, bromuré et phosphoré, ni simplement comme un aliment respiratoire, mais bien comme la première des substances histogéniques.

La transmutation des forces se réalise dans les êtres vivants, ainsi que je l'ai professé dès 1858, non-seulement entre les forces physiques, mais aussi entre ces dernières et les forces organiques. Depuis cette époque, la *théorie de la corrélation des forces* a trouvé sa confirmation dans quelques résultats expérimentaux, notamment dans les belles recherches de M. J. Béclard sur la contraction musculaire. Elle se trouve exposée dans plusieurs travaux remarquables, et M. le professeur Gavarret en a fait l'objet de considérations élevées dans ses leçons de physique biologique. Cette grande idée, entrevue par le génie d'Aristote, perdue pendant une longue suite de siècles et retrouvée de notre temps par des géomètres et des physiciens, puis vulgarisée par les savantes publications de Grove, me semble dès aujourd'hui susceptible de s'appliquer utilement à l'interprétation de certains faits thérapeutiques.

En étudiant le mode d'action des agents réputés *antidéperditeurs*, j'ai cru reconnaître que la plupart d'entre eux, cédant à l'économie la force dont ils sont chargés à la manière d'un fulminate, ralentissent ainsi le mouvement de dénutrition et la combustion des matières usées que ce travail rend disponibles. Le Café, le Thé, la Coca, me paraissent capables d'intégrer directement de la force dans le système nerveux, aussi bien que le fait un courant électrique à l'égard du système musculaire, d'après des expériences qui me sont personnelles. Je propose, en conséquence, d'accorder à ce groupe thérapeutique la dénomination de *médicaments dynamophores* ou dynamisants. Ces agents ne sauraient tenir lieu des aliments plastiques; ils ne suppléent que momentanément, je ne dis pas les aliments respiratoires, qui sont aussi destinés à la réparation des organes, mais les principes combustibles provenant de la désassimilation, et dont la combinaison avec l'oxygène est la source,

à peu près exclusive, de toute chaleur et de toute force dans l'économie animale.

Ces indications suffisent à montrer dans quel esprit je conçois
le perfectionnement de la thérapeutique. Cette science d'application
a pour fondement la physiologie, et pour tributaires la physique, la
chimie et l'histoire naturelle. Sa véritable méthode est celle qu'un
savant illustre et un profond penseur, M. Chevreul, a désignée sous
le nom de méthode expérimentale *à posteriori*.

Engagée désormais dans la voie féconde de l'expérimentation, vers
laquelle la main puissante de M. Claude Bernard guide toutes les
sciences biologiques, la Thérapeutique actuelle ne saurait cependant,
sous peine de s'annihiler, répudier l'héritage du passé. Les notions
empiriques et rationnelles, laborieusement acquises à travers les
siècles par l'observation médicale, resteront longtemps encore
ses principales richesses, et le travail de l'avenir consistera moins
à découvrir des faits nouveaux qu'à systématiser les faits anciens
et à les mettre d'accord avec les lois positives d'une physiologie
rigoureusement exacte. Pour ne pas s'exposer à faire fausse route,
il faut que la science de demain ne soit qu'une évolution logique
de celle d'aujourd'hui.

Fidèle à cette règle de conduite, et m'avançant dans la direction
marquée par les éminents promoteurs de la renaissance thérapeutique en France (1), je me suis efforcé d'éclairer la science tradi-
tionnelle au flambeau de la physiologie moderne. Heureux, si j'a
pu contribuer au progrès de l'Art de guérir, but suprême des aspirations du médecin, et si le disciple ne s'est pas montré trop
indigne de son regretté et vénéré maître, le professeur Armand
Trousseau, enlevé récemment à la science dans la plénitude de sa
gloire et de son talent!

(1) J'ai nommé MM. Trousseau et Pidoux.

A. GUBLER.

Paris, 25 décembre 1867.

# COMMENTAIRES
# THÉRAPEUTIQUES
## DU CODEX

## PREMIÈRE PARTIE

SUBSTANCES QUI SONT EMPLOYÉES EN NATURE OU QUI FIGURENT
DANS LES FORMULES DU CODEX

### PREMIÈRE SÉRIE

SUBSTANCES TIRÉES DIRECTEMENT DES VÉGÉTAUX OU DES ANIMAUX.

## A

**ABELMOSCH**, *Hibiscus Abelmoschus*, L. — MALVACÉES.
Angl. *Target-leaved Hibiscus, Purple sweet Sultan.*

L'*Hibiscus Abelmoschus* croît dans les régions équatoriales de l'Asie et de l'Afrique. Sa semence doit à son odeur suave les noms vulgaires d'*ambrette* ou de *graine musquée.*

En Europe, l'Abelmosch, inusité comme médicament, ne sert que dans la parfumerie ; mais les Hispano-Américains considèrent sa graine comme stimulante, cordiale et antispasmodique, et l'administrent contre la morsure du Crotale. Elle entre dans la *Poudre de Chypre*, et sert, dit-on, en Arabie, à falsifier le musc.

Il serait avantageux de régulariser ce procédé, en substituant ouvertement le principe odoriférant de cette plante et de quelques autres espèces, telles que le *Mimulus moschatus* et le *Chenopodium ambrosioides*, au produit de sécrétion des Chevrotains porte-musc, devenu aujourd'hui si rare et si cher, et dont chaque petite masse coûte la vie à l'un de ces gracieux ruminants. Tout porte à croire, en effet, que des substances aromatiques qui impressionnent l'odorat d'une manière identique jouissent, à quelque sous-règne qu'elles appartiennent, de propriétés physiologiques analogues.

**ABSINTHE**, *Artemisia Absinthium*, L. — COMPOSÉES ou SYNANTHÉ-RÉES-SÉNÉCIONIDÉES.

Angl. *Common Wormwood.* — All. *Wurmtod, Wermuth.*

COMPOSITION. — Cette plante indigène renferme, entre autres principes, une huile volatile, une résine verte et une autre amère, ainsi que de l'acide absinthique combiné à la potasse et du tannin précipitant en gris les persels de fer. Elle paraît devoir son action au principe amer, ou *absinthine*, obtenu par Caventou.

PROPRIÉTÉS PHYSIOLOGIQUES. — A dose modérée, l'Absinthe agit comme tonique amer-aromatique. Des doses plus fortes irritent l'estomac, fouettent la circulation, déterminent de la céphalalgie, du vertige et d'autres troubles nerveux, dus en partie à l'huile essentielle, mais principalement à l'absinthine. Ces principes, après avoir été absorbés, s'éliminent par les divers émonctoires. Le lait en devient amer et cause du malaise au nourrisson. L'usage prolongé d'une telle substance déterminerait vraisemblablement des désordres plus profonds dans l'économie, et l'on est en droit d'admettre que les accidents morbides si fréquents de nos jours chez les buveurs d'absinthe sont dus autant à la plante qu'à l'alcool lui-même. Cette vue est d'autant plus soutenable que, d'une part, les symptômes sont un peu différents de ceux de l'alcoolisme pur, et que, d'autre part, nombre d'espèces toxiques doivent leurs propriétés vénéneuses à des principes résinoïdes.

USAGES. — L'Absinthe est un stimulant diffusible et un tonique qu'on prescrit assez souvent, associé à d'autres médicaments analogues, pour stimuler la muqueuse gastrique et favoriser la digestion, pour relever les forces générales dans la convalescence et la cachexie, et même pour combattre la fièvre intermittente.

MODES D'ADMINISTRATION ET DOSES. — L'Absinthe se donne en poudre à la dose de 8 grammes au plus; en infusion à dose double. On prépare aussi un vin d'absinthe et une eau distillée. Sa décoction sert à bassiner les plaies sanieuses.

Les *Absinthes maritime* et *pontique* possèdent des propriétés analogues.

Une ou deux autres espèces du genre : les *Artemisia moxa* et *indica* fournissent le duvet dont les Chinois et les Japonais composent de temps immémorial leurs moxas.

**ACAJOU (NOIX D')**, *Cassuvium pomiferum*, Lamk; *Anacardium occidentale*, L. — TÉRÉBINTHACÉES-ANACARDIÉES.

Angl. *Cashew-nut.* — All. *Kaschunuss.*

Cette semence, dont l'amande est bonne à manger, présente entre les deux couches de son enveloppe un suc très-amer et caustique qui, étalé sur la peau détermine une inflammation érysipéloïde. Il suffit, dit-on, d'en enduire un verre à boire pour causer l'ivresse (Pétroz). On pourrait l'employer aux mêmes usages que le Thapsia ou l'huile de Croton. A la Guyane, on l'applique sur les cors et les verrues pour les détruire.

**ACHE DES MARAIS, CÉLERI**, *Apium graveolens*, L. — OMBELLIFÈRES-AMMINÉES.

Angl. *Celery*. — All. *Seleri, Kuchenkraut.*

L'*Apium graveolens* croît abondamment dans les marais du Midi et de l'ouest de la France. Toute la plante est aromatique, un peu nauséeuse quand elle est fraîche.

Elle fournit l'une des cinq *racines apéritives* et l'une des quatre *semences chaudes*.

L'Ache jouit d'ailleurs des qualités stimulantes, antifébriles et carminatives des autres Ombellifères aromatiques. Elle entre dans plusieurs confections officinales.

**ACONIT FÉROCE ou BISH** (Inde), *Aconitum ferox*, L. — WALLICH.

**ACONIT NAPEL**, *Aconitum Napellus*, L. — RENONCULACÉES-HELLÉ-BORÉES.

Angl. *Wolf'sbane, Monk'shood.* — All. *Eisenhut, Narrenkappe.*

Les *Aconitum ferox* et *Napellus*, ainsi que les *A. Anthora, Cammarum* et *Lycoctonum*, sont de violents poisons.

COMPOSITION. — Il n'existe pas d'analyse complète de l'*Aconit Napel.* Pallas a trouvé dans l'*Aconit tue-loup* : huile brune, matière grasse, verte, substance analogue aux alcalis végétaux (*aconitine* impure), albumine végétale, amidon, ligneux et sels. D'un autre côté, nous savons par les travaux de Brandes, Peschier, Geiger et Hesse, Buchner, etc., que l'*Aconit Napel* contient un véritable alcaloïde, l'*aconitine*, un principe volatil âcre, de l'acide aconitique et une huile grasse.

L'*aconitine* (voy. ce mot), principe éminemment actif de la plante, se trouve dans tous ses organes, mais en majeure proportion dans la racine.

Le *principe âcre volatil*, dont l'induction fait admettre l'existence, bien qu'il n'ait pu encore être isolé, se révèle par l'odeur de la plante fraîche. Il disparaît par la dessiccation.

L'*acide aconitique* anhydre est représenté par $C^4H^1O^3$. Il est inodore, d'une saveur acide, soluble dans l'eau, l'alcool et l'éther.

L'*huile grasse* est extraite de la racine par l'alcool, qui en est un bon dissolvant.

ACTION PHYSIOLOGIQUE. — La plante fraîche maintenue sur la peau détermine une chaleur mordicante semblable à celle que produit la Renoncule scélérate et peut amener la vésication. Comme les Renonculacées âcres elle excite sur la langue et dans le gosier une vive ardeur avec engourdissement, et Bichat remarque (cours manuscrit de matière médicale cité par Mérat et De Lens) que sa racine chauffée dans les mains produit des accidents presque semblables. L'Aconit est classé parmi les poisons narcotico-âcres parce qu'il produit des ardeurs à l'épigastre, des vomissements, des coliques, la purgation, des vertiges, la paralysie du sentiment, le coma, le refroidissement et la mort. Les principaux effets de cette plante étant dus à un alcaloïde spécial, nous renvoyons pour les détails à l'article qui lui est consacré. (Voy. ACONITINE.)

USAGES. — L'Aconit est employé depuis Störck contre le rhumatisme et la goutte. On l'a donné également dans les affections cutanées herpétiques et syphilitiques, et même dans le squirrhe et la tuberculose. L'Aconit a été prescrit contre le rhumatisme, la goutte et la syphilis (Störck) ; comme mydriatique et contre l'amaurose (Guignon) ; contre les douleurs utérines (Dumas de Montp.); comme diurétique (Fouquier); contre la rétention des règles (West); contre l'érysipèle, (Tessier, de Lyon) ; et contre les névralgies (Pereira, Trousseau et Pidoux), sans compter nombre d'autres applications plus hasardées.

MODES D'ADMINISTRATION. — DOSES. — On s'est quelquefois servi de la *poudre* de racine ; mais d'ordinaire on n'administre pas la plante ni ses parties en nature. C'est plutôt à l'*extrait aqueux* ou à l'*alcoolature* qu'on a recours. Désormais on ne prescrira plus que l'*aconitine*. L'extrait se donne à la dose de 25 milligrammes à 40 centigrammes par jour ; l'alcoolature, à la dose de 1 à 4 et jusqu'à 8 grammes dans une potion à prendre par cuillerées. On prescrit bien rarement 25 milligrammes à 1 gramme et davantage, de poudre de racine.

**ACORE VRAI** ou **CALAMUS AROMATICUS**, *Acorus Calamus*, L. — AROÏDÉES-CALLACÉES.

Angl. *Common sweet Flag*. — All. *Kalmus, Teichlilie.*

L'*Acorus Calamus* occupe sur l'ancien continent une zone étendue depuis la Chine jusqu'à la Meuse. Son rhizome, d'une odeur aromatique agréable, d'une saveur aromatique chaude et poivrée, renferme une résine visqueuse et une petite quantité d'huile volatile rappelant le goût du camphre.

On l'emploie comme stomachique, carminatif et sudorifique. Il entre dans la composition de la *Thériaque* et de l'*Orviétan*.

**AGARIC BLANC**, *Polypore du Mélèze*, *Polyporus officinalis*, Fries; *Boletus Laricis*, Jacq. — CHAMPIGNONS HYMÉNOMYCÈTES.

Angl. *Larch Agaric*. — All. *Lærchenschwamm.*

Ce champignon, doué d'une saveur douceâtre, puis très-amère, contient en abondance une matière résineuse associée à une petite quantité d'extractif amer, des *acides fungique* et *bolétique* et différents principes organiques ou minéraux. Il passe pour drastique. Cependant on a pu le donner à la dose de

4 grammes et davantage sans obtenir d'effets purgatifs. On le considère, d'après de Haen, Burdach, Andral et autres, comme un spécifique contre les sueurs des phthisiques. S'il agit efficacement dans ce cas, c'est sans doute à la faveur de son action dérivative vers l'intestin.

L'agaric blanc entre dans la *Thériaque* et l'*Élixir de longue vie*.

On le prescrit en poudre à la dose de 2 grammes et au delà.

**AGARIC DE CHÊNE**, *Polyporus fomentarius* et *P. igniarius*, Fries; *Boletus fomentarius*, *B. igniarius*, L. — CHAMPIGNONS HYMÉNOMYCÈTES.

Celui-ci est l'amadou des fumeurs, le *hard amadou* des Anglais; le premier est leur *real amadou*. — All. *Zundschwamm*.

L'*Agaric* ou *amadou* des chirurgiens, vulgairement *Agaric de chêne*, s'obtient par une sorte de clivage du chapeau de ces deux Polypores indigènes, dont les lames sont amollies par le battage. Cette substance moelleuse et souple est l'un des meilleurs absorbants physiques. On s'en sert habituellement pour arrêter le sang qui s'écoule des piqûres de sangsues et comme moyen de tamponnement.

Dans l'épistaxis, un morceau d'amadou tordu en spirale à la manière d'une allumette de papier dite *alumbrador*, et introduit dans la narine qui est le siége de l'écoulement sanguin, avec la précaution de lui imprimer un mouvement de rotation dans le sens de la spirale, pénètre au loin et constitue un excellen hémostatique.

De petits cylindres d'amadou, roulé et serré par un fil, forment des moxas faciles à se procurer et d'une exécution très-simple.

**AIGREMOINE**, *Agrimonia Eupatoria*, L. — ROSACÉES-SANGUISOR-BÉES.

Angl. *Agrimony, Liverwort*. — All. *Odermennig*.

L'*Aigremoine* d'Eupator est une plante indigène qui possède des vertus astringentes et qu'on emploie assez souvent dans la médecine pepulaire contre les maux de gorge, sous forme de gargarisme, en décoction dans l'eau ou dans le vin. On utilise ces mêmes propriétés astringentes dans l'hématurie, la blennorrhagie et la leucorrhée, soit à l'intérieur, soit en applications topiques. Dans l'Amérique du Nord les habitants l'emploient contre la fièvre inflammatoire.

L'Aigremoine entre dans le *Catholicon* et l'*Eau vulnéraire*.

**AIL**, *Allium sativum*, L. — LILIACÉES.

Angl. *Common* or *cultivated Garlick*. — All. *Knoblauch*.

COMPOSITION. — La plupart des espèces du genre *Allium* sont abondamment pourvues, principalement dans le bulbe, d'une huile volatile sulfurée ($C^6H^5S$), âcre et pénétrante, à laquelle elles doivent leurs propriétés communes d'agents irritants et même vésicants. Au point de vue de l'énergie, l'*Allium sativum* tient la tête, mais il peut être suppléé par les *A. Cæpa* (oignon), *Ascalonicum* (échalote), etc.

ACTION PHYSIOLOGIQUE. — Les émanations du principe volatil des *Allium* picotent les yeux et font couler les larmes. En contact avec la muqueuse buccale, ce principe détermine une saveur âcre et stimule la sécrétion salivaire. Appliqué sur la peau, un cataplasme de pulpe d'Ail excite la rougeur, la cuisson, et détermine enfin un soulèvement épidermique comme ferait la canthaide ou le garou. Introduite dans le rectum, une gousse d'Ail irrite vivement la muqueuse et occasionne bientôt un mouvement fébrile intense. C'était, dit-on, un procédé assez usité par les soldats pour simuler une fièvre éphémère, et obtenir une exemption de service. Le principe volatil de l'Ail est un excitant pour l'estomac; porté dans la circulation, il devient un stimulant diffusible très-puissant, et qui mérite, sous ce rapport, la réputation d'alexipharmaque et d'alexithère, c'est-à-dire d'agent propre à combattre les effets hyposthénisants des poisons et des venins.

L'essence d'Ail subit une modification dans la circulation sanguine, et la substance nouvelle qui prend naissance est douée d'une fétidité repoussante qui en décèle la présence dans l'haleine et la sueur.

USAGES. — L'Ail est employé comme irritant local et révulsif; comme agent antiseptique, sur les morsures d'animaux venimeux, et en lavements pour tuer les oxyures.

On le prend à l'intérieur comme antiscorbutique et comme antidote des poisons dépressifs.

Les Hindous s'en servent pour combattre la fièvre intermittente. Celse le conseillait déjà dans ce but. Enfin, on le considère comme diurétique et comme anticatarrhal.

Il entre dans la composition du *Vinaigre des quatre voleurs*.

**AIRELLE MYRTILLE**, *Vaccinium Myrtillus*, L. — ERICACÉES.
Angl. *Whortleberries*. — All. *Heidelbeere*.

Ce joli arbuste, commun dans nos contrées montueuses exemptes de calcaire, porte des baies d'un violet noir, qui sont rafraîchissantes, faiblement sucrées et légèrement astringentes. On en fait des confitures et un sirop usités dans la dysenterie. Cependant l'usage de ces fruits dispose à la diarrhée. Il faut donc les éviter dans l'entérorrhée et cette forme de dérangement de corps où le froid provoque la supersécrétion intestinale et réveille les coliques. Mais les baies de Myrtille conviennent dans la diarrhée bilieuse, l'embarras gastro-intestinal et l'entérite aiguë primitive ou secondaire.

**ALCHIMILLE VULGAIRE**, *Alchemilla vulgaris*, L. — ROSACÉES-SANGUISORBÉES.
Angl. *Leontopodium*. — All. *Löwenfuss*.

Ainsi que tant d'autres Rosacées, le *Pied-de-lion* renferme du tannin et constitue un astringent. On fait une décoction de ses feuilles ou de sa racine; on se servait autrefois de son extrait aqueux contre le relâchement du scrotum et des mamelles.

Pereira indique, sans doute par erreur, l'*A. arvensis* comme servant aux mêmes usages, car cette espèce est trop petite pour qu'on ait songé à la récolter.

L'Alchimille vulgaire a passé à tort en Suède pour être l'antidote du *Raphanus Raphanistrum*, accusé de produire une intoxication désignée sous le nom de *raphanie*, et qui n'est peut-être que l'ergotisme.

**ALCORNOQUE**, *Bowdichia virgilioides*, Humb. et Bonpl. — Légumineuses-Cassiées.

Dans l'écorce d'*Alcornoque*, on doit distinguer deux médicaments : 1° les couches externes, rougeâtres, contiennent du tannin et sont astringentes; 2° les couches internes, chargées d'une gomme-résine jaune, analogue à celle du *Cambogia Gutta* et teignant la salive en jaune, ont la vertu émétique.

Les Indiens de l'Amérique du Sud, qui administrent l'Alcornoque à doses massives, paraissent en retirer parfois de bons effets dans les maladies de poitrine. Mais en Europe on n'a rien observé de semblable; et ce médicament est complétement abandonné depuis quarante ans.

**ALKÉKENGE**, *Physalis Alkekenyi*, L. — Solanacées.
Angl. *Wintercherry*. — All. *Judenkirsche*.

Le *Coqueret* est franchement amer dans ses organes de végétation, sucré et acide dans ses fruits, qui sont des baies d'un rouge orangé, comestibles et servies sur les tables en Angleterre et dans les pays allemands.

L'amertume est due, au moins en partie, à une matière résinoïde, la *physaline* (Dessaigne et Chautard).

Les parties douées d'amertume sont indiquées dans les cas où se donnent les amers dépuratifs, et spécialement le *Solanum Dulcamara*, qui est de la même famille. Les baies, au contraire, sont diurétiques. La plante entière peut être administrée avec avantage lorsque l'indication de pousser aux urines se rencontre chez des sujets cachectiques. D'après les observations de Cazin, il semble que l'*Alkékenge* agisse un peu à la manière du sulfate de quinine. Gendron avait déjà cru y voir un succédané de ce médicament héroïque, mais ses espérances ont été déçues.

En définitive, le Coqueret n'est usité qu'en qualité de diurétique, principalement dans la gravelle, la goutte et les hydropisies. Il doit à la couleur de ses fruits d'avoir été conseillé contre la jaunisse à l'instar de la tisane de carotte ou de garance. Ses organes de végétation s'administrent en poudre à la dose de 4 à 20 grammes; les baies en infusion ou en pulpe, celle-ci à la dose de 30 à 60 grammes. On les mange également en nature, et l'on prépare avec la plante un vin qui en reproduit assez bien les qualités diurétiques.

**ALLELUIA.** — Voy. SURELLE.

**ALLIAIRE,** *Sisymbrium Alliaria,* Endl.; *Erysimum Alliaria,* L. — CRUCIFÈRES.

Angl. *Sauce alone.* — All. *Knobelauchkraut.*

Cette Crucifère, commune dans les lieux ombragés, doit son odeur à une huile essentielle analogue à celle de l'ail, ou sulfure d'allyle. Il en résulte une étroite analogie d'action entre les deux plantes. Mêmes effets irritants locaux, même stimulation générale, mêmes modifications des sécrétions qui entraînent l'essence altérée.

Aussi l'*Alliaire* a-t-elle été employée comme excitant, rubéfiant, antiscorbutique, anticatarrhal, antiseptique et vermifuge.

**ALOÈS SOCOTRIN.** Fourni par l'*Aloe socotrina,* Lamk, DC.

A. BARBADE OU DE LA JAMAÏQUE, *Aloe vulgaris* et *A. sinuata,* Lamk, DC.; Et A. DU CAP, *Aloe ferox,* Lamk, *A. horrida, A. spicata,* Thunb., et *A. linguæformis,* L., fam. des LILIACÉES.

Angl. *Aloes.* — All. *Aloe.*

Outre ces variétés, il en existe un grand nombre d'autres dans la matière médicale, notamment l'*Aloès hépatique* et l'*Aloès caballin,* autrement dit *fétide,* réservé pour la médecine vétérinaire.

COMPOSITION. — L'*Aloès* renferme un principe amer et une résine de couleur puce (Braconnot). Il faut y joindre un peu d'albumine, et, d'après Trommsdorff, une trace d'acide gallique.

Le principe amer (*aloïne,* Smith; *aloésine,* Pfaff; *matière saponacée,* Trommsdorff) est une substance quaternaire azotée, brune, amère, très-soluble dans l'eau, insoluble dans l'éther et l'alcool pur.

La résine, au contraire, se dissout dans l'alcool, l'éther et les solutions alcalines.

Enfin, ce que Trommsdorff a pris pour de l'acide gallique constitue un principe spécial : l'*acide aloésique.*

L'*aloïne,* substance cristallisable, retirée par les frères Smith, représenterait suivant eux les propriétés de l'Aloès avec une puissance quatre ou cinq fois plus grande. Toutefois Ed. Robiquet et Vigla pensent que l'action purgative réside dans les produits de sa transformation.

ACTION PHYSIOLOGIQUE. — Les Aloès possèdent tous une saveur amère plus ou moins nauséeuse et une odeur douceâtre ou forte et désagréable. Quand on en laisse se dissoudre dans la bouche avant d'avaler, l'impression sur les premières voies est suivie d'un sentiment de dégoût et d'horripilation.

Parvenu dans l'estomac, l'Aloès agit à peu près comme font les amers et ouvre l'appétit. Ultérieurement il produit des effets purgatifs offrant quelques particularités qui les distinguent. D'abord ces effets sont très-longs à se montrer : cinq ou six heures chez l'homme, quinze à vingt chez le cheval. Ensuite ils se caractérisent par l'évacuation d'une grande quantité de bile. Enfin ils s'accompagnent d'une irritation marquée et d'une fluxion sanguine de la fin de l'intestin.

Ces phénomènes sont diversement interprétés. Wedekind, dont l'opinion prévaut actuellement, suppose que pour déterminer ses effets cathartiques, l'aloès doit être préalablement absorbé et porté dans le foie, dont il excite alors la sécrétion.

Il s'appuie sur la lenteur des résultats, soit qu'on administre le médicament par la bouche ou par le rectum; sur la manifestation de deux purgations successives lorsqu'on associe l'aloès à un sel neutre; sur l'absence d'effets quand la bile fait défaut dans l'intestin, chez les ictériques; sur l'existence du maximum d'action chez les sujets bilieux et sur la possibilité d'obtenir les effets purgatifs par une application topique en dehors des voies digestives. Ces circonstances comportent d'autres interprétations.

En premier lieu, si les selles se font attendre, cela peut tenir à la lenteur avec laquelle se font les réactions (sécrétion et contraction réflexes) de l'appareil biliaire à la suite des impressions faites sur l'orifice inférieur du canal cholédoque et la muqueuse du voisinage. En second lieu, il est difficile de comprendre que l'absorption de l'Aloès puisse s'effectuer en présence du sulfate de soude, qui excite rapidement l'hypercrinie intestinale et l'expulsion des matières alvines; mais si, dans ces conditions, deux purgations s'observent réellement, on peut les expliquer aussi bien par un effort naturel de la glande hépatique à la suite de toute purgation, ou par la présence dans le duodénum d'une certaine proportion d'aloès, qui n'a pas été entraîné en même temps que le flot séreux provoqué par le sel neutre. Troisièmement, l'inefficacité de l'Aloès, quand les voies biliaires sont oblitérées, prouve simplement que le flux bilieux a sa part, une part peut-être prépondérante dans l'irritation intestinale d'où dépendent l'hypercrinie et l'expulsion réitérée des fèces, ou bien que la bile est un dissolvant utile au principe résinoïde de l'aloès. Dès lors il est facile de comprendre pourquoi les polycholiques sont mieux purgés que les autres. Quant à la possibilité d'obtenir des effets purgatifs par une absorption effectuée à l'extérieur du corps, elle s'accorde aussi bien avec la manière de voir exposée ici qu'avec la théorie de Wedekind, car le même fait s'observe pour le tartre stibié dont personne ne songe cependant à contester l'action locale et directe sur l'estomac.

Ce n'est pas à dire pour cela que l'Aloès ne puisse s'absorber par la muqueuse intestinale, ni circuler dans le foie dont il activerait la sécrétion. Il est au contraire conforme à l'analogie d'admettre que les choses se passent ainsi, puisque l'Aloès est une substance résinoïde assez rapprochée de celles qui entrent dans la composition de la bile. Seulement ce procédé est probablement exceptionnel.

Nous avons dit que l'abondance du flux biliaire est un autre caractère de la purgation aloétique. Cette abondance s'explique également bien dans les deux manières de voir, soit qu'on admette l'irritation duodénale et cholédoque avec la cholirrhée réflexe (Gubler), soit qu'on fasse intervenir l'absorption préalable et le transport dans le parenchyme hépatique (Wedekind). Reste la fluxion de la fin de l'intestin.

On peut l'attribuer à l'action directe de l'Aloès sur la muqueuse rectale, à celle de la bile sur la même région ; ou bien la considérer comme une manifestation de la stase veineuse du foie avec retentissement sur les veines mésaraïques. Suivant toute apparence, ces trois causes se réunissent pour produire le phénomène. Il faut encore y joindre la prédisposition du sujet aux congestions hémorrhoïdales. Cette congestion de la fin de l'intestin et de l'appareil uro-génital a pour conséquence l'irritation de ce dernier système organique et l'excitation génésique. Il en peut résulter encore des hémorrhagies vésicales et la ménorrhagie ou des épistaxis utérines.

L'absorption de l'Aloès étant nécessairement inverse de son action purgative, il ne doit en pénétrer que très-peu dans les racines de la veine porte, et l'élimination doit avoir lieu directement par la glande hépatique, sans qu'aucune portion, arrivée dans la circulation générale, puisse exciter le rein. Cependant la diurèse s'est montrée quelquefois accrue à la suite d'un purgatif aloétique.

Quand l'Aloès est administré à doses assez fortes pour devenir énergiquement purgatif, il donne lieu indirectement à la faiblesse, au ralentissement du pouls et à l'abaissement de la température que produit toute spoliation de même valeur. Contrairement à l'assertion de Giacomini, l'Aloès n'est donc pas un hyposthénisant direct.

Substances auxiliaires et synergiques. — Les autres résines ou gommes-résines purgatives, principalement la gomme-gutte, le calomel, qui provoque également le flux de bile, sont des auxiliaires souvent associés à l'Aloès dans les nombreuses formules dont il est l'objet.

Les alcalins sont adjuvants en ce sens qu'ils favorisent la solution des substances résineuses ; les aromatiques parce qu'ils empêchent les coliques.

Substances antagonistes, incompatibles. — Les narcotiques contrarient les effets de l'Aloès comme ceux de tous les purgatifs ; les acides ne sont pas favorables à son action.

Usages. — L'Aloès, à petites doses, est employé comme apéritif et stomachique dans l'anorexie et la dyspepsie liées à l'atonie stomacale et à la pénurie de la sécrétion biliaire.

A doses plus fortes, il est très-fréquemment usité comme purgatif. On doit le préférer à d'autres chez les sujets phlegmatiques dont la muqueuse digestive est torpide, la tunique musculaire atone, et lorsqu'on veut faire couler la bile, déterminer l'effort menstruel ou l'activer ; enfin, pousser aux hémorrhoïdes et les rendre fluentes.

Il est contre-indiqué toutes les fois qu'il existe de l'entéro-colite, de l'hépatite, des varices du col vésical et des hématuries, des métrorrhagies congestives avec tendance à l'avortement, ou bien quand on n'a aucun intérêt à provoquer un flux hémorrhoïdal et qu'on craint d'exaspérer des hémorrhoïdes enflammées.

Il est superflu de faire remarquer, après Trousseau et Pidoux, que l'Aloès ne crée pas des hémorrhoïdes de toutes pièces, et que, sans la disposition organique préalable, il donnerait plutôt un flux dysentérique qu'un bourrelet variqueux de la veine mésaraïque inférieure. Ce purgatif n'engendre pas davantage un ovule, il ne fait que décider la congestion sanguine, la rupture de la vésicule de Graaf et l'hémorrhagie utérine qui signale la dernière phase de l'ovulation spontanée. Toutefois l'Aloès à doses faibles et répétées peut, en maintenant l'hypérémie des veines et de l'appareil génital interne, favoriser la nutrition et la maturation de l'ovule prédestiné; de même que la phlegmasie chronique d'une articulation ou du squelette d'un membre occasionne le développement luxuriant du système pileux de la région.

En qualité de drastique et peut être par une action spéciale, l'Aloès exerce, dans certaines conditions, une action vermifuge contre les ascarides lombricoïdes, et mieux encore contre les oxyures, lorsqu'il est porté directement dans le rectum.

L'action topique de l'aloès était autrefois mise à contribution pour tonifier les ulcères et les surfaces muqueuses enflammées et affectées de suppuration.

Maintenant, les effets directs et immédiats de l'Aloès peuvent être recherchés pour des objets différents et au milieu de circonstances diverses, ce qui multiplie singulièrement le nombre des conditions morbides où son emploi peut être avantageux. Ainsi l'Aloès est indiqué dans la multitude des cas où les purgatifs sont utiles. L'hypercrinie bilieuse et muqueuse, la fluxion sanguine qu'il détermine, détournent une autre fluxion ou tarissent un catarrhe sur un autre point. De cette façon, les aloétiques, dont l'action primitive est assez simple, deviennent, dans les mains du tacticien habile, les instruments efficaces de la révulsion, de la dérivation et de plusieurs autres médications qui, bien qu'armées du même moyen, sont cependant distinctes, et par le but qu'elles se proposent, et par le procédé à l'aide duquel elles s'efforcent de l'atteindre.

MODES D'ADMINISTRATION ET DOSES. — Entièrement soluble dans l'alcool, l'Aloès s'administre quelquefois en *teinture vineuse* ou *alcoolique*. Plus souvent on le donne en *pilules*. On le prescrit à des doses variables de 5 centigrammes à 1 gramme, pur ou associé à d'autres agents synergiques ou adjuvants. Les doses les plus faibles conviennent lorsqu'on veut simplement exciter l'appétit et stimuler les fonctions digestives. Il faut augmenter la masse quand on veut obtenir les effets purgatifs ou fluxionnants.

1° Comme apéritif et stomachique l'aloès peut être donné sous forme de :

*Pilules ante cibum, ou grains de vie.* — Chaque pilule de 20 centigrammes contient environ 10 centigrammes d'aloès, 5 centigrammes d'extrait de quinquina, une proportion trois fois moindre de cannelle, environ 2 centigrammes, le reste étant représenté par du sirop d'absinthe.

*Pilules ou grains de santé du docteur Franck.* — On suppose que la pilule de 10 centigrammes était, en majeure partie, formée d'aloès. Dans la formule généralement suivie, chaque pilule contient de 3 à 4 centigrammes d'aloès et de résine de jalap, et à peine 1 centigramme de rhubarbe avec du sirop d'absinthe.

2° Comme purgatif il convient de donner :

*Pilules d'Anderson ou écossaises.* — Chaque pilule de 20 centigrammes contient environ 8 centigrammes d'aloès, autant de gomme-gutte; le reste en essence d'anis et sirop de sucre. Deux à six pilules.

*Pilules hydragogues de Bontius modifiées.* — Elles sont également de 20 centigrammes, et renferment parties égales d'aloès, de gomme-gutte et de gomme ammoniaque. Deux à six.

Lavement d'aloès (Clark). Poudre d'aloès, 5 grammes; décoction d'avoine, 300 grammes.

Contre les ascarides et pour provoquer les hémorrhoïdes.

3° Comme emménagogue l'Aloès entre dans trois préparations principales :

*Pilules de Rufus.* — Elles sont de 20 centigrammes, dont 10 centigrammes d'aloès, 5 centigrammes de myrrhe et 25 milligrammes de safran; de plus, du sirop d'absinthe.

De cinq à dix comme purgatif emménagogue.

*Élixir de propriété de Paracelse.* — Ce n'est, pour ainsi dire, qu'une teinture alcoolique faite avec la masse pilulaire de Rufus.

*Pilules d'aloès et de fer* (Pereira). — Chaque pilule, d'environ 32 centigrammes, contient approximativement 6 centigrammes de sulfate de fer, 4 centigrammes d'aloès barbade, et le reste en poudre aromatique et conserve de roses rouges. De une à trois pilules comme emménagogue dans l'aménorrhée atonique, chlorotique.

On prescrit encore l'Aloès en collyre, injection, lotion et pommade.

**AMANDES AMÈRES.** Semences de l'*Amygdalus communis*, var. *amara*, L. — ROSACÉES-AMYGDALÉES.

Angl. *Bitter Almonds.* — All. *Bittere Mandeln.*

COMPOSITION. — Les Amandes amères se distinguent des autres, non par une quantité indéterminée d'huile volatile spéciale et même d'acide cyanhydrique, comme le croyait Vogel, mais par la présence d'une substance, l'*amygdaline* (Robiquet et Boutron), susceptible de donner naissance à ces deux principes actifs en présence d'un ferment nommé *émulsine* (Wöhler et Liebig) ou *synaptase* (Robiquet).

L'essence d'Amandes amères ($C^7H^3O$) est un liquide incolore dont l'odeur, analogue à celle de l'acide cyanhydrique, rappelle parfaitement celle des amandes amères qu'on mâche, celle du kirsch ou d'une infusion de feuilles de laurier-cerise. Elle est soluble dans 30 parties d'eau, et en toute proportion dans l'alcool ou l'éther.

PROPRIÉTÉS PHYSIOLOGIQUES. — Les Amandes amères doivent leur vertu à leur huile essentielle et à l'acide cyanhydrique, dont les propriétés sont d'ailleurs fort analogues. L'essence est un poison sensiblement aussi violent que l'acide prussique médicinal. Outre son odeur agréable, elle possède un goût amer et âcre. Un stylet trempé dans cette essence et porté sur la langue produisit instantanément, chez B. Brodie, une souffrance singulière au creux de l'estomac, accompagnée de faiblesse des membres et de perte de contractilité musculaire. Des doses croissantes amènent des nausées et des vomissements, quelquefois des évacuations alvines, un tremblement général et une éruption d'urticaire à répétition, si la guérison a lieu ; ou bien des contractions convulsives, l'insensibilité, la perte de la parole, le coma et la mort.

Elle s'oxyde dans la circulation (Wöhler et Frerichs, Mitscherlich), et se retrouve dans l'urine à l'état d'acide hippurique.

SUBSTANCES SYNERGIQUES, AUXILIAIRES. — Les substances végétales qui renferment la même essence que les Amandes amères, ainsi les amandes d'un grand nombre de fruits de Rosacées, les fleurs de quelques espèces de cette famille, les feuilles du *Cerasus Lauro-Cerasus*, peuvent remplacer les Amandes amères. L'acide cyanhydrique agit dans le même sens.

Les composés chimiques qui entravent les oxydations, tels que l'acide arsénieux ou les antimoniaux, les circonstances quelconques qui diminuent l'hématose, sont des auxiliaires pour l'essence d'Amandes amères.

SUBSTANCES ANTAGONISTES, INCOMPATIBLES. — ANTIDOTES, CONTRE-POISONS. — Les antagonistes dynamiques sont les stimulants et toutes les conditions favorables à l'activité respiratoire.

Les antagonistes chimiques sont ceux de l'acide cyanhydrique (voy. ce mot).

Ces différents agents ou moyens sont donc incompatibles avec les Amandes amères ou son huile essentielle, et doivent être exclus d'une formule dont elles font partie.

USAGES. — Les propriétés calmantes de l'essence et de l'acide cyanhydrique, que la fermentation développe dans les Amandes amères, font employer assez souvent l'émulsion de ces dernières, soit à l'intérieur, dans les affections des voies respiratoires et la dysménorrhée douloureuse, soit à l'extérieur, dans les maladies cutanées irritantes. On ne s'en sert plus contre les fièvres intermittentes.

MODES D'ADMINISTRATION ET DOSES. — On n'ajoute pas plus de trois ou quatre amandes amères à l'émulsion d'amandes douces dans le looch blanc du *Codex*.

Le *lait d'amandes*, usité en lotions sur la peau, pourrait, sans inconvénients, en renfermer davantage.

Les Amandes amères s'emploient en *poudre* ou en *pâte*, associées aux amandes douces, pour remplacer le savon lorsque la peau est irritable, et spécialement dans l'eczéma des mains.

Elles se prescrivent plus souvent en *émulsion* ou en *sirop* connu sous le nom d'*orgeat*. Celui-ci est fréquemment employé comme rafraîchissant et calmant dans les inflammations des voies génito-urinaires.

Ni l'essence ni l'eau distillée ne sont usitées parmi nous : la première, à cause de son inconstance; la seconde, parce qu'elle est économiquement remplacée par l'eau distillée de laurier-cerise.

**AMANDES DOUCES.** Semences de l'*Amygdalus communis*, var. *dulcis*, L. — ROSACÉES-AMYGDALÉES.

Angl. *Sweet Almonds.* — All. *Süsse Mandeln.*

COMPOSITION. — Les Amandes douces contiennent plus de la moitié de leur poids d'huile fixe, de l'essence et quelques autres principes, sans trace d'amygdaline.

PROPRIÉTÉS PHYSIOLOGIQUES. — Elles constituent un aliment respiratoire et un agent de la médication émolliente. L'huile qu'elles renferment en abondance étant d'une digestion difficile, produit des troubles gastriques et des évacuations alvines.

USAGES. — Les amandes douces entrent dans la composition du *looch blanc*, du *lait*, de la *poudre* et de la *pâte d'amandes*, ainsi que du *sirop d'orgeat*. L'huile qu'on en retire est un véhicule souvent employé dans la préparation des liniments.

On l'administre aussi comme contre-poison et comme laxatif doux chez les enfants en bas âge, à la dose de 5 à 15 grammes.

**AMBRE GRIS.** Concrétion intestinale du *Cachalot* (*Physeter macrocephalus*). — MAMMIFÈRES-CÉTACÉS.

Angl. *Ambergris.* — All. *Grauer Ambra.*

COMPOSITION. — L'*Ambre gris* est constitué par deux principes : l'un volatil, d'une odeur suave; l'autre fixe, insaponifiable, auquel on donne le nom d'*ambréine* (Pelletier et Caventou), ce qui le rapproche des calculs biliaires.

ACTION PHYSIOLOGIQUE ET USAGES. — Il agit comme stimulant diffusible à la manière du musc. On le considère comme stomachique, antispasmodique et aphrodisiaque, et on le prescrit dans les névroses apyrétiques et contre les accidents nerveux des pyrexies (H. Cloquet).

SUBSTANCES SYNERGIQUES, AUXILIAIRES. — Les essences végétales qui ont l'odeur d'ambre, telles que celles d'Abelmosch, de *Chenopodium ambrosioides*, etc., sont synergiques, et peuvent sans doute remplacer l'Ambre gris. Il en est à peu près de même du musc et jusqu'à un certain point du castoréum et de la civette. L'éther, les alcooliques, l'opium, la valériane, l'ammoniaque, sont des auxiliaires.

SUBSTANCES ANTAGONISTES, INCOMPATIBLES. — Les acides, les astringents, les sels neutres et les purgatifs, le sulfate de quinine et les agents analogues contrarient les effets de l'Ambre et de ses auxiliaires. L'acide cyanhydrique et l'essence d'amandes amères, agissant d'une tout autre façon, ne sauraient lui être associés avantageusement.

MODES D'ADMINISTRATION ET DOSES. — L'ambre gris s'administre à la dose de 25 centigrammes à 1 gramme en pilules ou en potion.

On emploie aussi quelquefois la *teinture d'Ambre* à la dose de 1 à 15 grammes.

**AMBRE JAUNE.** — Voy. SUCCIN.

**AMBROISIE DU MEXIQUE**, *Chenopodium ambrosioides*, L. — CHÉNOPODACÉES.

Angl. *Mexican Goose-foot*. — All. *Mexikanisches Traubenkraut*.

Le *Thé du Mexique* (*Chenopodium ambrosioides*) est presque naturalisé dans le midi de la France. Son odeur d'ambre très-forte le désigne pour les cas où les antispasmodiques d'origine animale réussissent particulièrement.

Plenck et Mick l'ont donné avec succès dans la chorée, en infusion à la dose de 4 grammes par jour.

**AMIDON.** Fécule du blé (*Triticum sativum*, L.). — GRAMINÉES.

Angl. *Wheat starch*. — All. *Weisse Stärke, Kraftmehl*.

COMPOSITION. — L'*Amidon* n'est autre que la fécule du blé; ses grains sont seulement plus fins que ceux de la fécule de pomme de terre. Il a la même composition que tous ses congénères ($C^{12}H^{10}O^{10}$), et se reconnaît comme eux à la coloration bleu-violet que lui communique l'iode.

PROPRIÉTÉS PHYSIOLOGIQUES. — De même que les poudres inertes, l'Amidon est un absorbant physique. Ingéré dans l'estomac, il se transforme en glycose sous l'influence des sucs salivaire et pancréatique. Il s'absorbe ultérieurement et constitue un aliment respiratoire. En décoction dans l'eau, il est adoucissant pour la muqueuse des voies digestives.

USAGES. — A l'extérieur, l'Amidon est fréquemment usité pour préserver la périphérie du corps de l'accès de l'air et du contact rude des vêtements ou des objets de literie, en même temps que comme absorbant dans l'*intertrigo* des enfants et des personnes obèses et dans les affections cutanées inflammatoires, accompagnées d'exsudat séreux. Il tient chez les pharmaciens la place de la poudre de riz chez les parfumeurs. Les chirurgiens, à l'exemple de Velpeau et Seutin, s'en servent pour fabriquer des bandages inamovibles.

A l'intérieur, on l'administre, en suspension ou demi-dissolution dans l'eau, par la bouche et par le rectum, à titre d'émollient dans les inflammations intestinales. L'amidon est le contre-poison physico-chimique de l'iode métalloïdique. Il en est également le réactif très-sensible et très-commode.

MODES D'ADMINISTRATION ET DOSES. — On met environ 16 grammes d'amidon pour un litre de décoction, à peu près autant dans un quart de lavement adoucissant, et 500 grammes dans un bain. On prépare aussi un *glycérolé d'amidon*.

**AMMI OFFICINAL**, *Ptychotis fœniculifolia*, DC.; *Sison Ammi*, L. — OMBELLIFÈRES-AMMINÉES.

Angl. *Small Bonewort*. — All. *Mohrenkümmel*.

L'*Ami Officinal* était naguère l'*Ammi majus*, plante indigène et dont les semences sont peu odorantes; le nouveau *Codex* réintègre à bon droit à sa place l'Ammi de Candie, *Ammi veterum*, qui croît aussi dans le midi de la France, et porte des semences aromatiques amères, réputées stomachiques et carminatives. L'eau distillée de cette Ombellifère se prescrivait autrefois comme cordiale, stomachique, sudorifique et même anticatarrhale, à la dose de 60 à 90 grammes.

**AMOME EN GRAPPE**, *Amomum racemosum*. Fruit de l'*Amomum Cardamomum*, L. — AMOMACÉES.

Angl. *Round Cardamome* (en Angleterre, *the true officinal Cardamome* est l'*Elettaria Cardamomum* ou *Card. de Malabar*). — All. *Nelkenpfeffer*.

Les fruits de l'*A. Cardamome*, qui croît à Java et à Sumatra, doivent leur odeur aromatique, camphrée, très-agréable, à une huile volatile, associée à une huile grasse et qui se distingue par son goût aromatique exempt de toute âcreté. On ne s'en sert pas isolément, mais l'Amome en grappe entre dans la composition du *Diascordium*, de la *Thériaque* et de quelques autres confections.

Il est stomachique cordial, carminatif et aphrodisiaque; c'est-à-dire, en un mot, qu'il appartient aux stimulants diffusibles.

**ANACARDE ORIENTAL**. Fruit du *Semecarpus Anacardium*, L. fils. — TÉRÉBINTHACÉES-ANACARDIÉES.

Angl. *Molucca bean*, *Cashew-nut*. — All. *Elephantenlaus*.

Les fruits de l'*Anacarde oriental* sont entourés de deux enveloppes entre lesquelles se trouve une liqueur épaisse, noirâtre, âcre et caustique, qu'on emploie dans l'Inde comme cathérétique, à la manière de l'alun calciné, de la créosote, de l'iode ou du nitrate d'argent, pour détruire les végétations, avive les plaies et cautériser les dents cariées. L'huile extraite des amandes passe pour vermifuge.

**ANÉMONE DES BOIS, SYLVIE**, *Anemone nemorosa*, L. — RENONCULACÉES.

Angl. *Wood wind flower*. — All. *Busch-Anemone*.

La *Sylvie* est une plante élégante, très-commune dans les bois et douée d'une excessive âcreté. C'est un poison pour les bestiaux, qui périssent dans les convulsions en urinant le sang (*herba sanguinaria*). Elle produit sur la peau

une irritation comparable à celle de la moutarde. On s'en servait comme rubéfiant dans les fièvres et les maladies arthritiques. Appliquée en cataplasme sur
la tête, elle guérit, dit-on, la teigne en deux jours.

### ANÉMONE DES PRÉS ou PULSATILLE NOIRE, *Anemone pratensis*, L. — RENONCULACÉES.

Angl. *Meadow Anemone.* — All. *Wiesenküchenschelle.*

L'*Anémone des prés*, très-voisine botaniquement de la suivante, en partage vraisemblablement les propriétés médicales.

### ANÉMONE PULSATILLE, PULSATILLE ou COQUELOURDE, *Anemone Pulsatilla*, L. — RENONCULACÉES.

Angl. *Pasque flower.* — All. *Küchenschelle.*

La *Pulsatille*, comme l'Anémone des prés et probablement comme un grand
nombre de Renonculacées, doit son action énergique à un principe volatil cristallisable, ni acide, ni alcalin, soluble à chaud dans l'eau et l'alcool, d'où elle
précipite par le refroidissement, et qui a reçu le nom d'*anémonine*.

L'*anémonine* est une substance âcre. Les cristaux fondus produisent sur la
langue une sensation de piqûres et d'élancements, et laissent après eux des
taches blanches comme escharotiques.

La plante fraîche reproduit les propriétés irritantes, vésicantes et même
caustiques de son principe immédiat. Mais, en raison de la volatilité de celui-ci,
elle devient presque inerte par la dessiccation, et les chiens peuvent en manger
impunément 16 à 24 grammes, tandis que 60 grammes de suc frais les eussent
fait périr promptement (Orfila). Outre son action irritante locale, l'anémonine
produit sans doute des effets généraux analogues à ceux de l'aconitine. C'est
une étude physiologique qui n'a pas été faite.

SUBSTANCES SYNERGIQUES, AUXILIAIRES. — Les plantes âcres et toxiques
de la famille des Renonculacées peuvent remplacer ou aider les anémones dans
leur action topique et diffuse.

SUBSTANCES ANTAGONISTES, INCOMPATIBLES. — Ce sont les opiacés, les
mucilagineux, les stimulants diffusibles. Cependant les mucilagineux peuvent
servir de correctifs pour empêcher les effets irritants locaux.

USAGES. — La Pulsatille a été conseillée contre les maladies vénériennes et
les paralysies (Störck), contre les dartres rebelles (Bonnet), contre la coqueluche (de Ramm).

MODES D'ADMINISTRATION ET DOSES. — On donne la Pulsatille en *extrait*
à la dose de 10 à 20 centigrammes par jour en plusieurs prises; ou sous forme
d'*eau distillée* depuis 4 jusqu'à 30 grammes; enfin en *infusion* (2 à 4 gram.
dans suffisante quantité d'eau) qu'on prend par fractions dans les vingt-quatre
heures.

L'*Anémonine* peut se donner en pilules de 0,001 milligr., répétées plusieurs
fois par jour.

**ANETH**, *Anethum graveolens*, L. — OMBELLIFÈRES-PEUCÉDANÉES.
Angl. *Common garden Dill*. — All. *Dill* oder *Till*.

L'*Aneth*, indigène du bassin de la Méditerranée, possède les propriétés stimulantes communes à toutes les Ombellifères aromatiques.

Les semences, plus chargées de principe volatil, sont usitées comme condiment. C'est un remède populaire dans la médecine infantile, pour dissiper les flatulences et les coliques, et comme moyen de masquer le goût des purgatifs et des autres médecines. Ces semences se donnent à un adulte à la dose de 30 centigrammes à 2 grammes.

On prend aussi quelques gouttes de l'*huile essentielle d'Aneth* sur du sucre, ou 30 à 90 grammes d'*eau distillée*. La dose est trois ou six fois moindre pour un enfant, suivant son âge.

**ANGÉLIQUE OFFICINALE**, *Archangelica officinalis*, Hoffm. ; *Angelica archangelica*, L. — OMBELLIFÈRES-ANGÉLICÉES.
Angl. *Garden Angelica*. — All. *Brustwurz, Engelwurz*.

L'*Angélique*, commune dans nos montagnes et répandue sur tout le nord du continent, contient une huile volatile unie à une résine âcre et molle et à une substance amère. Ces principes sont plus abondants dans la racine que dans les tiges et les akènes. La saveur et l'odeur de l'Angélique sont des plus suaves, aussi en fait-on un usage fréquent sur nos tables et habituel en Scandinavie et en Sibérie. Cette plante a d'ailleurs les vertus de ses congénères, et trouve son emploi dans les mêmes cas.

Elle entre dans l'*Eau thériacale* et l'*Eau de Mélisse composée*, dans l'*Orviétan* et le *Baume du Commandeur*, dans l'*Élixir de la grande Chartreuse*, ainsi que dans le *Gin* et le *Bitter* anglais.

**ANGUSTURE VRAIE**. Écorce du *Galipea officinalis*, Hancock, et du *Galipea Cusparia*, DC. — RUTACÉES-DIOSMÉES.
Angl. *Angustura bark*. — All. *Angustura Rinde*.

COMPOSITION. — Les *Galipea officinalis* et *Cusparia* sont des arbres de l'Amérique tropicale, dont l'écorce amère aromatique renferme une huile essentielle, un principe amer particulier, et deux résines, l'une dure et amère, l'autre molle et balsamique.

ACTION PHYSIOLOGIQUE. — L'*Angusture vraie* est un type d'aromatique amer dénué d'astringence, c'est-à-dire qu'elle est à la fois puissamment stimulante comme la Cascarille et tonique à la manière du Colombo ou du Quassi. Ses effets se font naturellement sentir d'abord sur l'estomac et les premières voies, puis sur l'ensemble du système, et en dernier lieu sur les émonctoires par lesquels s'échappent les substances volatiles et résinoïdes. Mêlée à des liquides organiques, elle en arrête la fermentation putride.

USAGES. — L'Angusture est indiquée toutes les fois qu'il s'agit de stimuler les organes digestifs et circulatoires, de soutenir les forces dans les maladies adynamiques ou de les relever à la suite de longues souffrances. Elle rend de services dans les dyspepsies atoniques, dans les fièvres intermittentes et rémittentes bilieuses des pays chauds, dans certaines fièvres continues de mauvais caractère, dans la débilité générale et dans les catarrhes des muqueuses. On en fait aussi des applications topiques sur les ulcères scorbutiques et putrides

MODE D'ADMINISTRATION ET DOSES. — L'écorce des *Cusparia* se donne en *poudre* à la dose de 2 à 4, jusqu'à 12 grammes par jour.

Les moines hispano-américains en font un *extrait*. En Europe, on l'emploie de préférence sous forme de *teinture*, d'*infusion* ou de *décoction* : la première à la dose de 4 à 8 grammes, et la seconde à la dose de 30 à 60 grammes; la troisième étant réservée pour l'usage externe.

**ANIS ÉTOILÉ**. — Voy. BADIANE.

**ANIS VERT** ou **ANIS**, *Pimpinella Anisum*, L. — OMBELLIFÈRES AMMINÉES.

Angl. *Anise, Aniseed*. — All. *Anis*.

Le *Pimpinella Anisum* vient spontanément dans l'archipel grec et en Égypte.

COMPOSITION. — Ses semences contiennent de l'huile volatile, de la résine, de la stéarine et de la chlorophylle combinées, une huile grasse et nombre d'autres principes de moindre importance (Brandes et Reimann). L'huile volatile est même double (Cahours), l'une solide à la température ordinaire (stéaroptène), l'autre liquide (éléoptène); celle-ci trois fois plus abondante que l'autre.

ACTION PHYSIOLOGIQUE. — Les *Anis* sont les semences d'Ombellifère les plus usitées parmi nous en raison de leurs qualités agréables autant qu'énergiques. Quand on les mâche, ils développent un goût fortement aromatique et chaud, qui excite la sécrétion salivaire, et laisse à sa suite, au contact de l'air, une sensation de fraîcheur analogue à celle de la Menthe. Dans l'estomac ils ne produisent qu'une sensation de chaleur, et déterminent par action réflexe des contractions plus énergiques de la tunique musculaire, favorables aux actes chimiques de la digestion et capables d'expulser les gaz qui se trouvent en excès dans le ventricule et même dans le reste du tube digestif.

Absorbée, l'huile essentielle d'Anis porte l'excitation dans l'appareil circulatoire; le pouls devient plus fréquent et plus fort; la chaleur augmente, ainsi que le développement du réseau capillaire. Si la dose est forte, il survient du mal de tête. La sueur met fin à cette fébricule artificielle. Quelquefois il y a accroissement de la diurèse.

L'huile volatile et la résine s'échappent par les voies respiratoires, la sueur, l'urine et le lait. On en reconnaît le parfum dans cette dernière sécrétion, tandis que l'urine acquiert sous son influence une odeur désagréable, qui prouve que l'essence s'est en partie transformée dans la circulation sanguine.

En traversant ses voies d'élimination, l'huile volatile d'Anis produit des effets variables selon l'appareil : excitant l'activité sécrétoire des uns (glandes sudoripares ordinairement; reins quelquefois; mamelles peut-être); diminuant celles des autres (muqueuses en général, particulièrement celles des bronches et de l'appareil urinaire).

Usages. — L'Anis sert à fabriquer une liqueur de table très-estimée, il entre comme condiment dans plusieurs mets.

En médecine, il est employé comme stimulant de la digestion dans la dyspepsie atonique ou par défaut d'action de l'estomac; comme excitant de la contractilité gastro-intestinale, afin d'expulser les gaz en excès; comme calmant des coliques flatulentes, surtout chez les enfants; comme correctif de l'action irritante des cathartiques. Enfin on l'a quelquefois administré dans le but d'activer et de modifier la sécrétion lactée, ou bien de réduire la quantité et de diminuer la purulence de l'expectoration.

Modes d'administration et doses. — On mâche et l'on avale quelquefois des anis en nature, ou ce qu'on nomme des *anis couverts* de Verdun ou de Flavigny, c'est-à-dire enveloppés d'une couche de sucre.

Plus souvent on prend de l'*infusion* d'anis ou de la *teinture alcoolique* (*Anisette de Bordeaux, Crème d'Anis*).

**ANSÉRINE VERMIFUGE**, *Chenopodium anthelminthicum*, L. — CHÉNOPODACÉES.

Angl. *Wormseed.* — All. *Wurmtreibender Günsefuss.*

L'*Ansérine vermifuge*, assez voisine de l'*Ambroisie du Mexique*, est une plante des États-Unis d'Amérique, dont toutes les parties, mais principalement les semences, sont chargées d'une huile volatile à laquelle elles doivent une odeur balsamique et un goût piquant et aromatique.

Action physiologique. — Analogue à celle du *Ch. ambrosioides;* elle s'en distingue cependant par une influence délétère sur les parasites intestinaux de l'homme. Le pouvoir vermifuge du *Ch. anthelminthicum* est en effet mis hors de doute par une longue expérience.

Usages. — Bien qu'elle soit stimulante et antispasmodique, l'Ansérine vermifuge n'est employée que pour chasser les Ascarides lombricoïdes. Ce sont les graines qui sont préférées, à cause de leur plus grande richesse en huile volatile.

On les prescrit en *électuaire* avec du sirop de sucre ou de la mélasse. Le *suc* de la plante se donne à la dose d'une cuillerée à soupe aux enfants, et de quatre à cinq cuillerées aux adultes. Enfin on administre la *décoction* d'une poignée de feuilles dans du lait. L'*huile essentielle* (*wormseed oil*), plus énergique, est administrée même contre le ténia.

**ARBOUSIER**, *Arbutus Unedo*, L. — ERICACÉES.

Angl. *Arbute, Strawberry-tree.* — All. *Erdbeerbaum.*

Les fruits de cet arbuste sont sphériques, hérissés et rouges, ce qui les fait ressembler un peu à des fraises. Les *Arbouses* renferment du sucre et du tannin, qui leur donnent des qualités astringentes et les rendent propres à la fermentation alcoolique ou acétique. Dans les contrées méditerranéennes, on les mange et l'on en fait de l'eau-de-vie et du vinaigre. En outre, les Arbouses sont considérées comme un remède utile pour arrêter la diarrhée et la dysenterie.

**AREC (NOIX D').** Semence de l'*Areca Catechu*, L. — PALMIERS.
Angl. *Catechu palm, Areca nut.* — All. *Arekanuss.*

COMPOSITION. — Les fruits de l'*Aréquier* (*Areca Betel*, Fée) renferment une huile volatile et une matière rouge insoluble, de l'acide gallique et une grande quantité de tannin (Morin).

ACTION PHYSIOLOGIQUE. — Les noix d'Arec ont conséquemment des qualités astringentes énergiques.

USAGES. — Elles conviennent à tous les usages auxquels on emploie les substances astringentes.

Dans l'Inde, la Noix d'Arec est associée aux feuilles d'un *Piper* et à de la chaux vive pour constituer le *Bétel*, masticatoire fameux auquel les indigènes attribuent la propriété d'affermir les dents et les gencives et de rafraîchir la bouche. Cette mixture agit manifestement comme sialagogue, teint la salive en rouge, et détermine une sorte d'ivresse quand on en fait usage pour la première fois. Telle est la confiance des Hindous dans les ingrédients du bétel, que le charbon des Noix d'Arec leur semble le meilleur dentifrice.

La Noix d'Arec fournit l'une des espèces de Cachou (voy. ce mot); de plus, on en compose une sorte d'*électuaire* liquide pour remédier à la constipation qui accompagne la dyspepsie atonique.

**ARGENTINE,** *Potentilla Anserina*, L. — ROSACÉES-DRYADÉES.
Angl. *Silver weed, wild Tansy.* — All. *Silberkraut, Gänserich.*

La *Potentille des oies*, si fréquente dans les fossés et au bord des mares, est chargée de tannin dans sa racine et ses organes de végétation. Elle doit à ce principe immédiat les propriétés astringentes qui l'ont fait vanter contre la diarrhée, la leucorrhée, les hémorrhagies, et employer comme diurétique e même comme fébrifuge à la dose de 2 à 4 grammes de suc ou de 30 grammes de plante sèche bouillie dans un litre d'eau.

**ARISTOLOCHE CLÉMATITE,** *Aristolochia Clematitis*, L. — ARISTO-LOCHIÉES.
All. *Waldrebeosterluzei.*

L'*Aristoloche Clématite*, assez commune dans les vignes, a joui d'une grande réputation, parmi les médicaments indigènes, comme fébrifuge, anti-arthritique et emménagogue.

Sa racine est âcre et fort active : 20 grammes suffisent à faire périr un chien par une action stupéfiante sur le système nerveux (Orfila).

**ARISTOLOCHE LONGUE**, *Aristolochia longa*, L., et

**ARISTOLOCHE RONDE**, *Aristolochia rotunda*, L. — ARISTOLOCHIÉES.
Angl. *Long* and *round Birthwort*.—All. *Lang* und *runde Osterluzei* oder Hohlwurzel.

Les *Aristoloches longue* et *ronde*, spontanées dans nos provinces méridionales et le midi de l'Europe, ont des propriétés analogues à celles de la précédente. Elles sont douées d'une saveur douceâtre, puis amère, et constituent des stimulants énergiques.

On administre les racines de ces deux espèces en *poudre*, à la dose de 8 grammes, en plusieurs prises, ou en *extrait*, à dose moitié moindre, contre la goutte et pour rappeler les règles, contre le catarrhe pulmonaire, etc. L'*Aristoloche ronde* entre dans le fameux remède antigoutteux connu sous le nom de *Poudre du duc de Portland*.

**ARISTOLOCHE SERPENTAIRE** ou **SERPENTAIRE DE VIRGINIE**, *Aristolochia Serpentaria*, Guib. — ARISTOLOCHIÉES.
Angl. *Virginian Snakeroot*. — All. *Schlangenkraut*.

COMPOSITION. — La racine de *Serpentaire* est récoltée dans la partie méridionale des États-Unis d'Amérique. Ses principes actifs sont une huile volatile, une résine molle d'un jaune verdâtre et une matière extractive. L'huile volatile, d'une saveur modérée, possède une odeur forte qui participe du camphre et de la valériane. L'extractif de Bucholz et de Chevallier est très-amer et légèrement âcre.

ACTION PHYSIOLOGIQUE. — La Serpentaire, d'après Jörg, prise à petite dose, provoque l'appétit. A dose plus considérable elle détermine du malaise épigastrique, des nausées et une exonération répétée, sans que les selles deviennent plus liquides. Après absorption, elle augmente la fréquence et la plénitude du pouls, exalte la température de la peau et pousse aux sécrétions; elle peut même aller jusqu'à produire une douleur de tête compressive, des troubles intellectuels, de l'agitation pendant le sommeil. Ces symptômes sont moins intenses que ceux que donne le camphre et plus forts que ceux du *Contrayerva*.

USAGES. — La racine de Serpentaire est employée comme stimulant, dans les cas de torpeur et d'atonie, dans les fièvres malignes continues et intermittentes, le typhus; comme diaphorétique, dans les angines malignes couenneuses et gangréneuses. C'est un alexipharmaque recommandé contre la morsure des chiens enragés et surtout des serpents.

MODES D'ADMINISTRATION ET DOSES. — On administre la *poudre* à la dose de 60 centigrammes à 1$^{gr}$,50 ou 2 grammes; l'*infusion* ou la *décoction* à la dose de 4 grammes dans une quantité d'eau variable, en plusieurs fois. On prescrit la *teinture* à la dose de 10 à 20 gouttes.

La Serpentaire fait partie de l'*Eau thériacale*, de l'*Orviétan*, etc.

**ARISTOLOCHE DU BRÉSIL, MIL-HOMENS**, *Aristolochia cymbifera*, Mart. — ARISTOLOCHIÉES.

L'*Aristoloche Mil-Homens* (*Ar. grandiflora*, Gomez) a des racines amères, nauséeuses, toxiques pour les animaux, même les porcs, lorsqu'elles sont fraî-ches, et qui, à doses thérapeutiques, jouissent de propriétés stimulantes très-utiles, assure-t-on, contre la morsure des serpents venimeux, les affections gangréneuses et putrides.

C'est encore une espèce d'Aristoloche qui se vend depuis quelques années à Paris, sous le nom de *Guaco* (Noël Pascal), et non le *Mikania Guaco* de la famille des *Composées-Eupatoriées*. Cette Aristoloche, dont j'ai employé les tiges volubiles, ou les racines, possède une saveur fortement amère, mais en même temps nauséeuse, qui se fait sentir principalement sur l'arrière-gorge et laisse dans cette région une impression très-persistante. Elle jouit de pro-priétés stimulantes et toniques analogues à celles de la Serpentaire.

**ARMOISE**, *Artemisia vulgaris*, L. — COMPOSÉES ou SYNANTHÉRÉES-SÉNÉCIONIDÉES.

Angl. *Mugwort*. — All. *Gemeiner Beifuss*.

L'*Armoise*, fréquente dans les lieux incultes en Europe et jusqu'en Chine, est un stimulant analogue à l'Absinthe, seulement moins puissant. On la croit antihystérique, fébrifuge et même antiépileptique. Mais on ne la prescrit plus guère que comme emménagogue. Sous ce rapport, c'est un remède popu-laire qui n'est pas sans efficacité.

On se sert des sommités fleuries et des racines; celles-ci à la dose de 4 grammes en *poudre;* celles-là à la dose de 8 grammes en *infusion*.

On prépare encore un *sirop d'Armoise* qui entre dans les potions anti-spasmodiques, et une *eau distillée*. L'un et l'autre se donnent à la dose de 30 grammes.

L'Armoise entre dans la composition de l'*Eau hystérique*, etc.

**ARNICA**, *Arnica montana*, L. — COMPOSÉES ou SYNANTHÉRÉES-SÉNÉ-CIONIDÉES.

Angl. *Mountain Arnica*. — All. *Wolverlei*, *Fallkraut*.

L'*Arnica* habite les régions montagneuses de l'Europe moyenne, et descend jusqu'au niveau de la mer dans le Nord. On fait usage des racines, des feuilles et des capitules.

COMPOSITION. — Ses racines contiennent une huile volatile et une résine âcre. Ses fleurs, analysées par Chevallier et Lassaigne, présentent pour prin-cipes actifs de l'acide gallique, une résine à odeur d'Arnica et une matière amère analogue au *cytisin*, auxquels il faut joindre, selon Bastick, un alcaloïde nommé *arnicine*, lequel est fixe, amer, sans âcreté, légèrement soluble dans l'eau, plus soluble dans l'alcool et l'éther et donnant avec l'acide chlorhydrique un sel cristallin.

ACTION PHYSIOLOGIQUE. — Ainsi que sa composition le faisait prévoir, l'Arnica se distingue par ses propriétés âcres. Avalé, il cause une sensation de brûlure dans la gorge, des nausées, des vomissements et de la gastralgie. Après absorption, il accélère le pouls et la respiration, pousse à la sueur et à la sécrétion urinaire. Il occasionne aussi de la céphalalgie, du vertige et un sommeil pénible (Jörg). A ces symptômes se joignent des tremblements et des convulsions. Chez les femmes il cause, selon Turk, de violentes douleurs abdominales et des menaces d'avortement. Mais un symptôme prédominant de l'action de l'Arnica, ce sont les nausées et les vomissements. Par l'intermédiaire de ces effets ou autrement, la plante amène en définitive une sédation et une débilité en opposition formelle avec les vertus stimulantes qu'on lui prête.

SUBSTANCES SYNERGIQUES, AUXILIAIRES. — L'action physiologique de l'Arnica réclame de nouvelles et plus rigoureuses constatations. Il nous semble que cette action n'est pas très-éloignée de celles des principes actifs des Renonculacées et spécialement de l'aconitine.

SUBSTANCES ANTAGONISTES, INCOMPATIBLES. — Hahnemann prétend que le vinaigre est le contre-poison de l'Arnica. On peut donner avec plus de confiance l'opium comme son antidote dynamique, et le tannin comme son contre-poison chimique.

USAGES. — Les usages de l'Arnica sont loin d'être soumis à des règles rationnelles; l'empirisme, fort peu éclairé par la physiologie, gouverne la pratique en ce qui concerne cet agent. On l'employait autrefois comme émétique, comme fébrifuge, d'où le nom immérité de *quinquina des pauvres;* comme antiputride et tonique, antipsorique et antigoutteux. A titre de vomitif, il convenait quelquefois dans la dysenterie, contre laquelle Stoll l'a préconisé. On le réserve aujourd'hui pour la torpeur cérébrale, et l'Arnica est un remède populaire contre les coups, blessures, commotions; c'est, selon l'expression de Meissner : la *panacea lapsorum.*

MODES D'ADMINISTRATION ET DOSES. — La racine se donne en *poudre,* à la dose de 20 à 30 centigrammes; les fleurs en *infusion,* à la dose de 3 grammes dans 500 grammes d'eau. L'*extrait* représente si mal les propriétés de la plante, qu'il faut le donner à la dose énorme de 4 grammes par jour. D'ordinaire on emploie la *Teinture alcoolique* pure ou étendue d'eau.

**ARRÊTE-BŒUF** ou **BUGRANE**, *Ononis spinosa,* L. — LÉGUMINEUSES-PAPILIONACÉES.

Angl. *Cammock pellywhin, Rest-barrow.* — All. *Ochsenbrechkraut.*

Les racines de la *Bugrane* sont très-longues, blanches en dedans, noires à l'extérieur. C'est dans l'écorce que résident ses vertus apéritives et diurétiques, dont la puissance a été reconnue dès les temps les plus reculés. Cependant toute la plante jouit à un moindre degré des mêmes propriétés. L'*Ononis spinosa* est indiqué dans les diverses circonstances auxquelles s'applique la médication diurétique : dans la diathèse urique, la gravelle, les inflammations de la muqueuse des voies urinaires, les hydropisies, etc. La matière résineuse, aromatique, exsudée par les extrémités des poils nombreux qui couvrent la tige, les feuilles et les calices, communique à l'eau distillée de cette espèce, et, à plus forte raison, à celle de l'*O. Natrix*, les qualités des substances balsamiques, et explique les bons effets qu'on en obtient contre les hémorrhoïdes, le scorbut et les ulcères.

**ARROW-ROOT DE LA JAMAÏQUE**, *Maranta arundinacea*, Plum. et L. — AMOMACÉES.

Angl. *West Indian Arrow-root.*

Ces longues dénominations, anglaise et française, ne sont pas superflues. Outre l'*Arrow-root* proprement dit, il existe, en effet, quatre sortes de fécules qui portent ce nom : ce sont, l'Arrow-root de Portland, fourni par l'*Arum maculatum;* celui des Indes orientales, par le *Curcuma angustifolia;* celui du Brésil, par le *Jatropha Manihot;* enfin, l'Arrow-root de Taïti, dû au *Tacca oceanica.*

COMPOSITION. — D'après Benzon, la racine de *Maranta* est formée de : huile volatile, extractif gommeux, amidon, fibre ligneuse, albumine, chlorure de calcium et eau.

ACTION PHYSIOLOGIQUE. — Les tubercules du *Maranta arundinacea* passent, aux yeux des Indiens de l'Amérique du Sud et de quelques Européens, pour avoir des vertus alexipharmaques. En réalité, la fécule de cette racine, débarrassée de l'huile volatile, n'est autre chose qu'un aliment respiratoire. Elle l'emporte seulement sur d'autres par sa finesse, ce qui en fait un aliment recommandable pour les dyspeptiques, les convalescents et les valétudinaires.

**ARUM, GOUET**, ou **PIED-DE-VEAU**, *Arum maculatum*, L.— AROIDÉES.

Angl. *Cuckoo-pint.* — All. *Aaronswurz.*

COMPOSITION. — L'*Arum maculatum*, qui croît dans les lieux ombragés, est une plante âcre, caustique et vénéneuse quand elle est fraîche, presque inerte, au contraire, lorsqu'elle est sèche. Elle doit, en effet, ses propriétés à une substance volatile et décomposable, tellement fugace, qu'elle ne se retrouve pas dans l'eau distillée de la plante, et ne peut être saisie par l'alcool. Il n'en est pas moins vrai que le suc de l'*Arum maculatum*, entre les mains d'Orfila, a fait périr des chiens en un jour, et que des enfants sont morts pour en avoir mangé les feuilles. Ce principe volatil paraît assez voisin de ceux des Aconits, et des Anémones, qui n'en sont peut-être que des modifications. A part cette substance volatile, les tubercules d'Arum sont presque entièrement formés de fécule facile à extraire.

ACTION PHYSIOLOGIQUE. — A doses modérées, la racine ou les feuilles du *Gouet* causent de la brûlure et du gonflement dans la gorge, des vomissements, des coliques, de la diarrhée et des convulsions. Mâchées en petite quantité, elles occasionnent dans la langue des picotements très-pénibles, qui durent plusieurs heures.

SUBSTANCES SYNERGIQUES, AUXILIAIRES. — Les poisons âcres des Renonculacées et de plusieurs autres familles agissent probablement dans le même sens.

SUBSTANCES ANTAGONISTES. — ANTIDOTES. — Les antagonistes des poisons âcres ci-dessus mentionnés seraient probablement ceux de l'*Arum*. Au dire de quelques auteurs, l'expérience aurait appris que le *Millefeuille* (*Achillea Millefolium*) fait cesser instantanément la douleur de la langue, comparée aux piqûres de milliers d'aiguilles, que produit la mastication de la racine d'Arum.

USAGES. — La racine de *Pied-de-veau*, à la dose de quelques grains seulement, a été employée comme éméto-cathartique violent. On l'a conseillée contre la fièvre et les affections accompagnées de débilité et de cachexie, contre le catarrhe pulmonaire et la céphalalgie. Rien de démontré ni même de rationnel dans la plupart de ces applications, d'autant plus que la racine a été d'ordinaire administrée sèche, c'est-à-dire inerte. Dans la *poudre d'Arum composée*, elle tient simplement la place d'une fécule.

La fécule d'Arum se trouve dans le commerce anglais sous le nom de *Portland Arrow-root* ou *Sago ;* elle est pure et parfaitement comestible.

**ASA FŒTIDA**, *Ferula Asa fœtida*, L. — OMBELLIFÈRES-PEUCÉDANÉES. Angl. *Assa fœtida ferula*. — All. *Teufelsdreck*.

COMPOSITION. — Cette Ombellifère, qui habite la Perse, l'Afghanistan et le Punjaub, fournit, par l'incision de la partie supérieure de sa racine vivace, une gomme-résine fétide, d'une odeur excessivement pénétrante lorsqu'elle est fraîche, et qui persiste des années dans l'espace confiné où elle est répandue. Cette substance renferme, outre des gommes et différents composés organiques et minéraux, de la résine et une huile volatile spéciales. La résine se décompose en deux espèces : l'une soluble, l'autre insoluble dans l'éther. L'huile volatile, d'une odeur exaltée d'*Asa fœtida*, possède une saveur d'abord douce, puis amère et âcre. Elle renferme du soufre et probablement du phosphore au nombre de ses éléments constituants.

ACTION PHYSIOLOGIQUE. — Dans la bouche et l'estomac, l'*Asa fœtida* cause une sensation de chaleur, sans l'irritation locale des gommes-résines purgatives.

D'après Jörg et ses élèves, des doses de quelques centigrammes suffiraient à produire du malaise épigastrique et des dérangements intestinaux, une excitation quasi fébrile du pouls et de la chaleur, avec accroissement de la sueur et d'autres sécrétions, l'excitation génésique dans les deux sexes et des phénomènes d'irritation du côté des organes génito-urinaires. Trousseau et Pidoux n'ont pas rencontré une pareille susceptibilité organique vis-à-vis de l'*Asa fœtida*, car 15 ou 16 grammes de cette substance, pris en une seule fois, n'ont produit d'autre effet que de communiquer, à diverses sécrétions, une horrible fétidité. Ce sont là sans doute des résultats extrêmes dont il faudrait prendre la moyenne pour obtenir la valeur ordinaire du médicament, valeur qui, du reste, doit varier énormément, selon les conditions de santé du sujet. En tous cas, l'expérience physiologique et pathologique démontre ce que la composition chimique, la présence d'une essence sulfurée et peut-être phosphorée, faisait pressentir, c'est que l'*Asa fœtida* jouit de propriétés stimulantes diffusibles incontestables et puissantes.

Cette gomme-résine est absorbée et passe dans les sécrétions, ainsi que le prouve l'expérience de Trousseau et Pidoux. Les Orientaux qui en font usage ont une transpiration infecte, ce que savait Aristophane.

SUBSTANCES SYNERGIQUES, AUXILIAIRES. — Toutes les gommes-résines fétides des Ombellifères, les substances aromatiques et balsamiques, et en général les préparations sulfureuses et phosphorées, les alcools, les éthers, sont synergiques ou auxiliaires de l'*Asa fœtida*.

SUBSTANCES ANTAGONISTES, INCOMPATIBLES. — Les acides, les relâchants, les sels neutres, le froid, etc., contrarient l'action de cette gomme-résine.

USAGES. — Malgré son odeur repoussante, l'*Asa fœtida* est un condiment fort recherché et fréquemment usité en Perse et dans l'Inde, où il sert peut-être à corriger les effets débilitants du climat sur les organes digestifs. Les brahmes l'emploient expressément comme digestif, carminatif et aphrodisiaque.

En Europe, l'*Asa fœtida* est donné dans la constipation atonique avec pneumatose intestinale et dans la colique flatulente. On le prescrit aussi comme emménagogue dans l'aménorrhée torpide de certains chlorotiques et anémiques. Il est rationnellement indiqué, en qualité de balsamo-sulfureux, dans la bronchite chronique accompagnée de sécrétions muco-purulentes, même lorsque ces symptômes se rattachent à une tuberculisation de forme lente et sans complication inflammatoire.

Mais on en réserve surtout l'usage pour des phénomènes nerveux variés, caractérisés principalement par des spasmes et des convulsions, la toux spasmodique, l'angine striduleuse et le spasme glottique, l'asthme, les convulsions infantiles, voire même l'épilepsie; enfin, et par-dessus tout, pour les manifestations multiformes de l'hystérie et des névropathies voisines.

CONTRE-INDICATIONS. — Seulement on doit renoncer à ce moyen dès que l'hystérie devient fébrile et s'accompagne de symptômes d'embarras gastro-intestinal. Il faut éviter de même ses propriétés stimulantes toutes les fois qu'on a affaire à une pyrexie, à une phlegmasie, ou même à une simple phlogose des premières voies.

MODES D'ADMINISTRATION ET DOSES. — L'*Asa fœtida* se donne en nature à la dose de 50 à 60 centigrammes, répétée trois fois par jour, soit en *pilules*, soit en *émulsion*. Pour lavement, la dose est de 4 grammes. La *teinture alcoolique* se prescrit à la dose de 2 grammes.

L'*Asa fœtida* entre dans les *Pilules de Fuller*, la *Potion antihystérique* du Codex, et dans presque toutes les formules contre l'hystérie.

**ASARUM** ou **CABARET**, *Asarum europœum*, L. — ARISTOLOCHIÉES.
Angl. *Common Asarabacca*. — All. *Haselwurz*.

COMPOSITION. — Le *Cabaret* est une plante indigène dont la racine, très-active, renferme deux huiles volatiles, l'une liquide, l'autre cristallisant en aiguilles soyeuses; un principe analogue au camphre, et un autre doué d'amertume. — L'huile volatile, très-âcre, se rapproche du principe volatil de l'*Arum*.

ACTION PHYSIOLOGIQUE. — Toutes les parties de la plante sont irritantes, d'une saveur âcre, d'une odeur poivrée. La poudre de racine, portée dans les narines, provoque l'éternument, un écoulement de mucus et quelquefois une épistaxis. Avalée, elle occasionne des douleurs d'entrailles, des nausées, des vomissements et des évacuations alvines. Elle produit aussi quelquefois un flux urinaire.

USAGES. — L'*Asarum* est le plus violent sternutatoire que nous possédions. On l'a employé comme tel dans diverses affections du cerveau, des yeux, de la face et de l'entrée des voies respiratoires.

Comme émétique, le *Cabaret* n'est surpassé que par le tartre stibié et les ipécacuanhas; 30 à 50 centigrammes de racine fraîche suffiraient pour provoquer les vomissements qu'on n'obtient qu'avec 50 centigrammes à 2 grammes de racine sèche. On la donne en *poudre* et en *infusion*, mais non en *décoction*, à cause de la fugacité de son principe éminemment actif.

L'*Asarum* entre dans la *Poudre Saint-Ange*, l'*Orviétan*, l'*Emplâtre diabotanum*, etc.

**ASCLÉPIADE** ou **DOMPTE-VENIN**, *Asclepias Vincetoxicum*, L.; *Vincetoxicum officinale*, Mœnch. — ASCLÉPIADÉES.
Angl. *Swallow-wort*. — All. *Schwalbenwurz, Giftwurz*.

Le *Dompte-venin*, ainsi nommé parce qu'on le croyait alexitère, est fréquent dans les taillis des terrains secs et pierreux. C'est un poison âcre dont il faut se défier, et qui renferme, selon toute probabilité, entre autres substances, un principe immédiat analogue à l'*apocynine* trouvée dans l'*Apocynum cannabinum*. A petites doses, on peut l'utiliser en médecine. Il a été conseillé comme stimulant et comme purgatif hydragogue dans la scrofule et les maladies de la peau.

**ASPERGE**, *Asparagus officinalis*, L. — ASPARAGINÉES.
Angl. *Common Asparagus*. — All. *Spargel*.

Les jeunes pousses ou turions d'Asperge qui sont un des meilleurs légumes, contiennent, parmi un grand nombre de matières sans importance, deux principes : l'*asparagine* et un extrait aqueux particulier, qui lui donnent ses propriétés les plus apparentes. C'est la matière extractive qui, d'après Plisson et Ossian Henry, communique à l'urine l'odeur repoussante que tout le monde connaît. De son côté, l'*asparagine* paraît être le principe immédiat qui agit sur la circulation et la diurèse.

La racine d'Asperge, privée de ces deux principes, agit cependant encore comme diurétique. Elle fait partie des *cinq racines apéritives, majeures*. On en boit l'*infusion* ou la *décoction* aux repas. On en fait de même avec la décoction des turions. Ceux-ci entrent dans la préparation d'un *sirop* qui a joui d'une certaine vogue comme diurétique et sédatif du cœur.

**AUNÉE OFFICINALE** ou **AUNÉE**, *Inula Helenium*, L.— COMPOSÉES ou SYNANTHÉRÉES-ASTÉROÏDÉES.

Angl. *Elecampane.* — All. *Alant, Helenenkraut.*

COMPOSITION. — L'*Inula Helenium* est une de nos plantes indigènes les plus actives, et cependant les plus abandonnées, parce qu'elle est suppléée par un grand nombre d'autres végétaux de même valeur et plus abondants. Sa racine, outre une matière amylacée particulière, l'*inuline*, du tannin colorant en vert les persels de fer, et d'autres substances peu importantes, renferme des traces d'huile volatile, une résine, un principe cristallisable voisin du camphre, appelé *hélénine*, et un extractif amer, composés auxquels se rapportent ses principales propriétés.

ACTION PHYSIOLOGIQUE. — La racine d'*Aunée*, d'un goût amer et chaud, d'une odeur aromatique et camphrée, agit comme un stimulant doux des organes digestifs, de ceux de la circulation, et consécutivement des principales sécrétions. En plus forte quantité, elle occasionne des nausées et des vomissements.

USAGES. — Elle constitue donc un tonique aromatique, pouvant devenir expectorant, diurétique et diaphorétique. Ces propriétés peuvent être utilisées dans la dyspepsie atonique, les affections avec débilité générale, la dysménorrhée torpide, les catarrhes pulmonaire et bronchique, les fièvres exanthématiques dont l'éruption se fait attendre, et même contre la dépression qui résulte de l'introduction d'un poison ou d'un venin dans l'économie. Il n'est pas besoin de dire que la vertu alexitère admise par les anciens se borne à de la stimulation.

MODES D'ADMINISTRATION ET DOSES. — On donne 4 grammes de cette racine en *poudre* comme stimulant diffusible, et seulement 30 à 40 centigrammes comme stomachique.

La *décoction* de 8 grammes pour un litre d'eau se prend dans la journée.

Le *vin d'Aunée* et le *vin d'Aunée chalybé* se donnent par cuillerées, de 2 à 4 dans les vingt-quatre heures.

D'ailleurs la racine *d'Aunée* entre dans la composition d'une foule de préparations dont les moins oubliées sont le *Sirop d'Erysimum composé* et le *Sirop d'Armoise composé*.

**AURONE DES CHAMPS**, *Artemisia campestris*, L. — COMPOSÉES ou SYNANTHÉRÉES-SÉNÉCIONIDÉES.

Angl. *Southernwood*. — All. *Gartwurzel*, *Eberreiskraut*.

Succédané de l'*Absinthe* (voy. ce mot), dont elle rappelle les propriétés sans les égaler.

**AURONE MALE** ou **CITRONNELLE**, *Artemisia Abrotanum*, L. — COMPOSÉES ou SYNANTHÉRÉES-SÉNÉCIONIDÉES.

Angl. *Balm Mint, garden Mint*. — All. *Citronenkraut*.

C'est un sous-arbrisseau originaire du midi de l'Europe, et dont les feuilles froissées entre les doigts exhalent une agréable odeur de citron. On en prépare une *infusion théiforme* qui est stomachique, carminative et même anthelminthique.

**AVOINE**, *Avena sativa*, L. — GRAMINÉES.

Angl. *Common Oat*. — All. *Haber* oder *Hafer*.

COMPOSITION. — La graine d'*Avena sativa* contient de l'amidon, du sucre, de la gomme, une huile grasse jaune verdâtre, de l'albumine, du gluten, et une troisième substance protéique désignée sous le nom d'*avénine*. Il existerait en outre dans les enveloppes un principe aromatique, enivrant, assez voisin de celui de la vanille (Journet), et qui ne se retrouve pas dans le *gruau d'Avoine*.

Le gruau (*Oatmeal gruel*) est simplement émollient, rafraîchissant et antiphlogistique. On emploie sa décoction dans les phlegmasies thoraciques et les irritations inflammatoires du tube digestif. Sa richesse en matières grasses et en principes albuminoïdes en fait aussi un excellent aliment, par lequel on a quelquefois remplacé le lait maternel.

L'avoine sert à produire de l'alcool.

**AXONGE**. — Voy. GRAISSE DE PORC.

**AYA-PANA**, *Eupatorium Aya-pana*, Vent. — COMPOSÉES ou SYNANTHÉRÉES-EUPATORIÉES.

Cette *Eupatoire*, originaire de la vallée de l'Amazone, jouissait naguère au Brésil d'une réputation fabuleuse contre les fièvres intermittentes, les dartres, les hydropisies et la plupart des maladies rebelles. Ses feuilles sont amères aromatiques ; leur odeur a quelque rapport avec celle de la fève Tonka. Sans être un remède infaillible des cas désespérés, elles sont loin de mériter un oubli définitif. Leurs propriétés, qui sont celles de tous les aromatiques-amers, seraient avantageuses dans les troubles fonctionnels des organes digestifs, les débilités et les cachexies ; les catarrhes des muqueuses, les ulcères atoniques.

# B

**BADIANE** ou **ANIS ÉTOILÉ**, *Illicium anisatum*, L. — MAGNOLIACÉES. Angl. *Badian, Indian Anise*. — All. *Sternanis*.

Cet arbuste de la Chine, des Philippines et du Japon, porte des fruits d'une odeur suave identique avec celle d'anis, mais plus fragrante encore. Leur goût est âcre, amer, chaud et piquant. Leurs propriétés physiologiques ne diffèrent pas de celles des fruits du *Pimpinella Anisum* (voy. *Anis*). On les emploie dans l'extrême Orient et dans l'Inde comme stomachique, carminatif et diurétique. On les donne contre la colique, le rhumatisme, et surtout, en qualité d'alexi-pharmaque, dans les empoisonnements par les substances végétales. Ils servent aussi comme aromates et assaisonnement. On se rince la bouche avec leur infusion, on les brûle à la manière des autres parfums. Enfin on en retire une liqueur fermentée fort agréable.

En Europe, on substitue maintenant l'*Anis étoilé* à l'*Anis* indigène dans la plupart des circonstances où ce dernier était employé. Au point de vue théra-peutique, nous ne pouvons que répéter ce que nous avons dit précédemment (voy. *Anis*).

**BALSAMITE ODORANTE**, *Balsamita suaveolens*, Pers. ; *Pyrethrum Tanacetum*, DC. — COMPOSÉES ou SYNANTHÉRÉES-SÉNÉCIONIDÉES. Angl. *Astmary, Tansy*. — All. *Balsamkraut*.

Le *Pyrethrum Tanacetum*, qui croît dans le midi de la France, possède une saveur chaude et amère, une odeur forte et pénétrante, analogues à celles de la Menthe poivrée. Bien qu'inusité aujourd'hui, c'est une plante énergique qui mériterait d'être employée comme stimulant diffusible. On la donnait autrefois comme stomachique, antispasmodique, emménagogue et vermifuge, à la dose de 4 à 8 grammes en *infusion* et de 2 à 4 grammes en *poudre*.

Linné considérait le *Tanacetum Balsamita* comme un puissant correctif de l'opium.

**BARBATIMAO**. Écorces astringentes de deux INGA du Brésil : 1° l'*Inga Avaremotemo*, Endl., *Mimosa cochliocarpos*, Gomez; 2° l'*Inga Barbatimâo*, Endl., *Acacia astringens*, Reis. — LÉGUMINEUSES-MIMOSÉES.

Les deux *Inga* ont les mêmes propriétés. Leur écorce, amère et fortement astringente, sert également dans le pays au tannage des cuirs et aux usages thérapeutiques des substances astringentes. Elle est d'un usage populaire contre la diarrhée, les écoulements, les hémorrhagies et les hernies. On s'en sert aussi pour raffermir les chairs, modifier les ulcères atoniques, arrêter la putridité.

Ces propriétés ont été mises à profit par les Portugais, mais rarement en France.

**BARDANE.** Trois espèces employées indifféremment : *Lappa major*, *Lappa minor*, *Lappa tomentosa*, DC. — COMPOSÉES ou SYNANTHÉRÉES-CARDUACÉES.

Angl. *Bur, Burdock, Glotbur*. — All. *Klettenkraut*.

La *Bardane* est une des illusions de notre matière médicale indigène. Sa racine est mucilagineuse, inodore, insipide et à peu près inerte. Cependant on lui accorde des propriétés sudorifiques, dépuratives, diurétiques et indirectement antisyphilitiques. C'est tout au plus un mucilagineux qu'on peut manger en guise de salsifis.

Je ne crois pas davantage aux vertus des feuilles pour cicatriser les plaies et guérir la teigne. Les semences, amères et âcres, sont purgatives à la dose de 4 grammes.

**BASILIC,** *Ocimum Basilicum*, L. — LABIÉES.

Angl. *Sweet Basil*. — All. *Basilienkraut*.

Le grand *Basilic*, originaire de l'Inde, y jouit d'une popularité sans égale comme aromate. Il n'agit pas autrement que les Labiées aromatiques en général. C'est un stimulant diffusible qui convient dans l'atonie de l'estomac et de tout le système, les flux muco-purulents, etc. Les Hindous versent le suc des feuilles dans l'oreille pour guérir la surdité, sans doute lorsqu'elle a pour cause un catarrhe purulent du conduit auditif ou l'accumulation du *cérumen*.

Le *Basilic* sert aussi comme condiment en Asie et quelquefois en Europe.

**BAUME DU CANADA,** FAUX BAUME DE GILEAD. Térébenthine liquide de l'*Abies balsamea*, L. — CONIFÈRES.

Angl. *Balm of Gilead Fir; Canada Balsam*. — All. *Canadenischer Balsam*.

L'*Abies balsamea*, répandu dans une grande partie de l'Amérique du Nord, fournit une térébenthine qui ne diffère de celle des Pins et des Sapins de nos contrées que par une odeur moins forte et une saveur plus douce. Elle jouit d'ailleurs exactement des mêmes propriétés physiologiques et médicales. (Voy. *Térébenthine*.)

**BAUME DE LA MECQUE, DE JUDÉE ou DE GILEAD.** Térébenthine liquide des *Balsamodendron Opobalsamum* et *Gileadense*, Kunth. — TÉRÉBINTHACÉES-BURSÉRACÉES.

Angl. *Balm of Gilead*. — All. *Mecca Balsam*.

Il en est de plusieurs qualités. Celui qui vient en Europe est toujours inférieur, les larmes qui s'écoulent spontanément des deux espèces de *Balsamodendron* étant réservées pour les sultans et les pachas. Tel quel, le *Baume de la Mecque* n'en est pas moins d'une odeur agréable, et constitue un stimulant balsamique actif, dont on utiliserait avec avantage les propriétés dans tous les cas où ces sortes d'agents sont recommandés. On s'en sert en Orient pour cicatriser les plaies, pour guérir les affections chroniques des intestins et de la poitrine, et aussi comme sudorifique, excitant et alexipharmaque. Tous ces usages sont rationnels.

Le Baume de la Mecque entre dans la *Thériaque* et dans le *Mithridate*.

**BAUME DU PÉROU NOIR, BAUME DE SAN-SALVADOR** ou **DE SONSONATE.** Extrait du *Myrospermum Pereiræ*, Royle. — LÉGUMI-NEUSES-PAPILIONACÉES.

Angl. *Quinquino.* — All. *Schwartz peruanischer Balsam.*

COMPOSITION. — Le *Baume du Pérou* se compose essentiellement d'une huile volatile (*cinnaméine* de Fremy), d'*acide cinnamique*, et d'une résine considérée comme un *hydrate de cinnaméine*.

ACTION PHYSIOLOGIQUE. — Ce baume possède les qualités générales qui distinguent les substances analogues. Seulement, il agit comme stimulant légèrement âcre. A l'intérieur, de fortes doses déterminent une excitation fébrile caractérisée par la force et la fréquence du pouls et par la soif.

Le *Baume du Pérou* est sécrété principalement par les voies respiratoires et aussi par la peau et les glandes rénales.

USAGES. — Ces propriétés indiquent l'emploi du *Baume du Pérou* dans les affections des muqueuses, non contre celles des voies urinaires, mais de préférence contre le catarrhe pulmonaire, la bronchite chronique simple ou compliquée de tubercules, ainsi que la laryngite chronique. A l'extérieur, on l'emploie pour exciter les granulations charnues et faciliter la cicatrisation des plaies molles et blafardes. Il entre aussi dans la parfumerie.

MODE D'ADMINISTRATION. — On l'administre en *pilules* et en *potion* à la dose de 1 à 2 grammes.

Il entre dans les *Pilules de Morton*, dans le *Baume Nerval* et dans le *Taffetas d'Angleterre*.

**BAUME DE TOLU.** Extrait par incision du *Myrospermum toluiferum*, Kunth. — LÉGUMINEUSES-PAPILIONACÉES.

Angl. *Balsam of Tolu tree.* — All. *Tolu Balsam.*

D'après Fremy, la composition de ce baume est semblable à celle du baume du Pérou. Ses effets physiologiques sont également identiques, et les usages médicaux sont naturellement les mêmes. On en fait un *sirop*, des *pastilles*, une *teinture éthérée* pour inhalations. On l'émulsionne dans des potions.

Il fait partie de la *Teinture composée de Benjoin*.

**BDELLIUM D'AFRIQUE.** Gomme-résine produite par le *Balsamodendron Africanum*, Endl., *Heudelotia Africana*, Guill. — TÉRÉBINTHACÉES-BURSÉRACÉES.

Angl. *Bdellium.* — All. *Bdellium Gummi.*

COMPOSITION. — Cette sorte de *Bdellium* est produite par un arbre du

Sénégal. Elle possède une odeur spéciale assez faible et un goût amer qu'elle doit à une résine et à une huile volatile, associées à de la gomme soluble et à de la bassorine. Elle répand en brûlant une odeur assez agréable.

ACTION PHYSIOLOGIQUE. — Les propriétés du *Bdellium* sont presque semblables à celles de la myrrhe, à l'intensité près. C'est un balsamique mitigé par des principes mucilagineux.

USAGES. — Cette gomme-résine a été employée comme béchique, anticatarrhale, antispasmodique et emménagogue.

Elle entre dans le *Mithridate*, l'*Emplâtre diabotanum* et le *Diachylon gommé*.

BECCABUNGA, *Veronica Beccabunga*, L. — SCROFULARIACÉES.
Angl. *Bach-punghen.* — All. *Bachbungen.*

Le *Beccabunga* vient partout en Europe au bord des ruisseaux. La plante est tendre et gorgée de sucs. Elle a le goût légèrement amer, chaud, piquant et un peu astringent, et renferme du tannin, une huile volatile comme les Crucifères, dont elle se rapproche beaucoup par ses propriétés physiologiques et thérapeutiques.

Après avoir été beaucoup trop vantée, elle est presque inusitée maintenant. Cependant on l'emploie encore comme antiscorbutique, rafraîchissante et dépurative, associée au cresson, au pissenlit, à la chicorée sauvage, etc., dans les *Sucs d'herbes.*

BELLADONE, *Atropa Belladona*, L. — SOLANÉES.
Angl. *Common Dwale, Deadly Nightshade.* — All. *Wolfskirsche, Waldnachtschatten.*

COMPOSITION. — La *Belladone*, commune dans les sols calcaires et ombragés, offre une composition assez complexe. Avec de l'eau, des sels, des substances azotées, de l'amidon, de la gomme, du ligneux, de la chlorophylle et de la cire, elle renferme, selon Brandes, du *supermalate d'Atropine*, qui en est le principe actif, et une substance singulière à laquelle il a donné le nom de *pseudo-toxine*. Plus tard Lübekind a nommé *Belladonine* un alcaloïde volatil distinct de l'atropine, cristallisable, d'une odeur ammoniacale; et Richter a découvert l'*acide atropique*, voisin de l'acide benzoïque.

ACTION PHYSIOLOGIQUE. — La *Belladone* est un violent poison qui, dans un premier degré d'action, produit simplement des effets sédatifs; dans un second degré, des désordres profonds de la motricité, des sens spéciaux et de l'intelligence, et qui, dans le troisième, amène le vomissement, l'impossibilité d'avaler, de parler et de se tenir debout, la syncope et la mort.

Tous ces phénomènes appartenant en propre à l'*Atropine*, nous en donnons plus loin (voy. ce mot) l'exposition détaillée. En attendant, je ne ferai qu'une remarque, c'est que la chaleur excessive et la sécheresse de la gorge, ainsi que la constriction du pharynx, loin de caractériser la belladonine, comme semblent l'indiquer les expériences de Lübekind, appartiennent également à l'atropine, qui les produit à dose cent fois moindre.

USAGES. — Les indications de la Belladone sont celles de l'Atropine (voy. ce mot). Toutefois l'alcaloïde est généralement réservé pour l'usage interne, tandis que la plante et ses préparations pharmaceutiques sont employées de préférence pour l'usage externe. Ainsi c'est l'extrait aqueux de Belladone qu'on emploie contre la rigidité du col utérin pour abréger le travail de l'accouchement et mettre fin aux convulsions (Chaussier, Velpeau, etc.). C'est encore l'extrait dont on se sert pour couvrir des cataplasmes, faire des onctions calmantes au niveau des parties enflammées. Quand on cherche, à l'exemple de Bretonneau et de Trousseau, l'effet laxatif de la Belladone, on s'adresse habituellement à la poudre de feuille, dont on prescrit des doses minimes, 2, 3 à 5 centigrammes pour un adulte, à prendre à jeun dans de l'eau fraîche.

MODE D'ADMINISTRATION ET DOSES. — On se sert habituellement de la feuille, mais la racine a les mêmes vertus. La poudre de feuilles récentes se donne en substance ou incorporée dans une masse pilulaire, à la dose de 5 milli-grammes à 5 ou 10 centigrammes, selon les conditions individuelles. Toutes choses égales, les enfants supportent relativement mieux la Belladone que ne font les personnes adultes ou plus avancées en âge. Il en est de même pour la quinine. C'est tout l'inverse pour l'opium.

L'*extrait de Belladone* par l'alcool se donne à la dose de 2 à 5 centi-grammes, l'extrait aqueux en quantité double. La teinture alcoolique se pres-crit à la dose de 5 décigrammes en potion, et le sirop à la dose de 15 à 30 grammes. Pour l'usage externe, on prépare de la *décoction* de Belladone qu'on emploie en injections et en lotions. On fait aussi des onctions d'extrait de Belladone simplement délayé dans l'eau, ou bien incorporé, soit à de la gly-cérine, soit à de l'huile, de l'axonge ou des pommades. Enfin, la plante s'em-ploie en *fumigations aqueuses* et en *cigarettes*.

BEN OFFICINAL (SEMENCE DE), dite NOIX DE BEN, *Moringa disperma*, Guib. — LÉGUMINEUSES-MORINGÉES.

Angl. *Ben Nut, Acorn*.

Le *Moringa disperma*, Guib. (*Mor. aptera*, Gärtner), croît dans l'Asie Mineure, l'Arabie, l'Éthiopie et aux Moluques. Les amandes de ses semences, appelées *Noix de Ben*, sont âcres, amères, et purgent à la dose de 4 grammes. On en retire une huile grasse qui retient les qualités purgatives de la graine, mais qui n'est guère usitée que dans les arts de l'horlogerie et de la parfu-merie.

BENJOIN DE SUMATRA AMYGDALOIDE. Extrait du *Styrax Benzoin*, Dryand. — STYRACINÉES.

Angl. *Benjamin*. — All. *Benzoharz*.

COMPOSITION. — Le *Benjoin* est un baume solide, formé de deux résines associées à des traces d'huile volatile, à de l'*acide benzoïque*, sans compter une substance analogue au Baume du Pérou, un extractif aromatique et des matières inertes. Pelouze et Fremy remarquent qu'au moment de la sécrétion, le Benjoin est constitué par deux liquides, dont l'un produit la résine, tandis que l'autre, par son oxydation, donne l'acide benzoïque.

ACTION PHYSIOLOGIQUE. — L'action du Benjoin est celle des autres balsamiques : irritante localement, simplement stimulante lorsque la masse s'est diffusée dans toute l'économie. Dans quelques cas il a paru exciter les organes sexuels. Dans la circulation, le Benjoin se métamorphose au moins partiellement, et l'acide benzoïque passe dans les urines à l'état d'acide hippurique. (Voy. ACIDE BENZOÏQUE.)

USAGES. — Le Benjoin est prescrit à l'intérieur contre les affections chroniques de l'appareil respiratoire, bronches et larynx (Trousseau et Pidoux). Son âcreté le contre-indique toutes les fois que l'estomac est très-irritable ou phlogosé, et sa qualité stimulante, lorsqu'il existe de l'éréthisme général.

MODES D'ADMINISTRATION ET DOSES. — On donne le Benjoin à la dose de 1 gram. 50 centigr. à 2 gram. en *poudre*, dans du pain à chanter; mais souvent on lui préfère, pour l'usage interne, les *fleurs de Benjoin* (voy. ACIDE BENZOÏQUE). On fait avec le Benjoin des fumigations aromatiques, utiles pour stimuler la peau chez les faibles et les rhumatisants. Les *pastilles fumantes* servent à masquer les mauvaises odeurs dans les chambres de malades. En Chine, on se sert de la *teinture de Benjoin composée* pour favoriser la cicatrisation par seconde intention.

Le Benjoin entre dans les *Pastilles du sérail*, le *Baume du Commandeur*, les *Tablettes de soufre* béchiques, etc. L'*Eau virginale*, qui sert à la toilette, est ordinairement obtenue avec de la *teinture de Benjoin* précipitée par l'eau.

BENJOIN DE SIAM, à odeur de vanille. Obtenu d'un *Styrax*.

Espèce suave et d'une qualité supérieure, mais ne se distinguant de la précédente par aucune propriété particulière.

BENOITE, *Geum urbanum*, L. — ROSACÉES-DRYADÉES.

Angl. *Common Avens, herb Bennet*. — All. *Benedicten-Wurzel*.

COMPOSITION. — La racine de *Benoîte*, qui est la partie officinale de cette Rosacée indigène, contient une huile volatile, une résine, du tannin et de l'acide gallique, avec d'autres substances inertes.

ACTION PHYSIOLOGIQUE. — Récente, elle développe une odeur qui n'est pas sans analogie avec celle du *clou de girofle*. Son goût est aromatique, astringent et amer. C'est donc un tonique astringent et aromatique.

USAGES. — La racine de *Benoîte* convient dans la diarrhée et la dysenterie chroniques, la leucorrhée, la diathèse hémorrhagique persistante. Infusée dans le vin, elle constitue un assez bon stomachique. On l'a beaucoup vantée contre la fièvre intermittente, mais il fallait en donner jusqu'à 60 grammes.

Elle est maintenant fort peu employée comme fébrifuge. En Angleterre, on la mêle parfois à la bière pour lui communiquer une agréable saveur de girofle.

**BERBERIS** ou **ÉPINE-VINETTE**, *Berberis vulgaris*, L. — BERBÉRIDÉES.

Angl. *Barberry-tree, Pipperidges.*—All. *Berberitzensauer Dorn, Saurach.*

COMPOSITION. — L'*Épine-vinette* est un arbuste indigène dont les fruits rouges renferment des acides malique et citrique en forte proportion. On y a découvert dernièrement deux bases végétales. La première, appelée *Berbérine* par Buchner père et fils, qui l'ont extraite, forme la partie colorante de la plante usitée pour la teinture en jaune. Elle se retrouve également, selon Bädecker, dans le *Cocculus palmatus*, et, selon Perrins, dans le *Menispermum fenestratum*. Son odeur est nulle, sa saveur très-amère et persistante en même temps qu'un peu aromatique. Elle se combine avec les acides pour former des sels jaunes et cristallins.

L'autre alcaloïde, découvert par Polex, porte le nom d'*oxyacanthine*. Ses sels sont incolores et possèdent une saveur amère et astringente.

ACTION PHYSIOLOGIQUE. — Les deux alcaloïdes de l'*Épine-vinette* possèdent des propriétés amères et stomachiques. Le sulfate de Berbérine, à la dose de 80 centigrammes à 1 gramme, exerce aussi une action cathartique. D'un autre côté, la pulpe ou le suc du fruit possède les qualités des acides végétaux.

USAGES. — Cette association de propriétés peut devenir fort utile dans une foule de circonstances où il faut rafraîchir en même temps que tonifier : ainsi, dans l'embarras gastrique, les fièvres bilieuses, même les fièvres intermittentes, rémittentes et continues de diverses natures, principalement d'un caractère adynamique.

Au résumé, sans être un rival du *quinquina*, l'Épine-vinette constitue un bon tonique acidule.

MODES D'ADMINISTRATION ET DOSES. — On donne le *suc* des baies de *Berberis* en nature ; on en fait aussi un *sirop*. Le *quinoïde* Armand paraît être un *extrait de Berberis*, mou ou sec. Il possède une saveur fortement acide et amère en même temps que légèrement sucrée. Ses vertus thérapeutiques sont celles que nous avons assignées à la plante elle-même. Les alcaloïdes en combinaison saline peuvent être administrés sous forme de *pilules*, à la dose de 10 centigrammes à 1 gramme.

**BERGAMOTE**. Fruit du *Citrus Limetta*, Risso, var. *Bergamota*. — AURANTIACÉES.

Angl. *Bergamot.* — All. *Bergamotbirne.*

La *Bergamote*, cultivée d'abord à Bergame, contient dans son zeste une huile volatile verdâtre, la plus lourde de toutes celles du genre *Citrus*, et dont l'odeur suave est extrêmement recherchée. Cette essence est entièrement soluble dans l'alcool à 28°. On l'emploie dans la fabrication des parfums, et comme ténifuge à la dose de 4 à 8 grammes.

**BÉTOINE**, *Betonica officinalis*, L. — LABIÉES.
Angl. *Betonywood*. — All. *Betonienkraut*, *Zehrkraut*.

De temps immémorial les Bretons fumaient la Bétoine à la manière du tabac, et lui donnaient le nom de *Pétun*, qu'ils ont plus tard transféré à la feuille de Nicotiane, et dont Jussieu s'est emparé pour l'attribuer à un nouveau genre de la famille des Solanées, le genre *Petunia* (Decaisne). Il est à remarquer que ce mot Pétun est aussi un des noms brésiliens du Tabac.

L'ancien *Codex* de 1732 mentionne treize formules officinales dans lesquelles entrait la *Bétoine*. Le *Codex* actuel se contente d'en inscrire le nom dans sa matière médicale.

Telle est la rapide déchéance de cette Labiée tant surfaite. A peine l'emploie-t-on, de notre temps, comme sternutatoire et comme sialagogue.

**BEURRE**, *Butyrum*.
Angl. *Butter*. — All. *Butter*.

COMPOSITION. — Le beurre est la matière grasse du lait des Mammifères; celui de vache est formé d'oléine, de stéarine, de butyrine et d'acide butyrique qui lui donne son odeur.

C'est le plus digestible de tous les corps gras; néanmoins, pris en quantité exagérée, il agit comme relâchant et même purgatif. Cet effet se fait sentir d'autant plus vite, que le sujet mange moins d'autres aliments, et que les glandes salivaires, pancréatique et biliaire fonctionnent moins activement.

Comme les autres matières grasses, le beurre convient peu aux personnes disposées à l'obésité, adonnées à une vie sédentaire, dans les climats chauds. C'est un aliment respiratoire qui, s'il n'est pas utilisé à ce titre, ou s'il ne contribue pas à la formation des globules sanguins et à la nutrition, détermine une surcharge nuisible, et accroît sans profit la sécrétion biliaire. Il est très-avantageux, au contraire, dans des conditions inverses, c'est-à-dire lorsque la dépense est proportionnelle, et quand l'économie réclame des combustibles, ou du moins des corps gras nécessaires à la genèse des hématies et des jeunes cellules en général. Ainsi le beurre est très-utile aux sujets faibles, scrofuleux ou tuberculeux. De temps immémorial les Japonais donnent des boulettes de beurre salé à leurs phthisiques, et Trousseau prescrit des tartines de beurre assaisonnées d'un mélange de chlorure de sodium, d'iodure et de bromure de potassium aux enfants lymphatiques, scrofuleux, cachectiques, etc.

En pharmacie, le beurre est un mauvais excipient, à cause de sa facile altération et de la rancidité, qui ne tarde pas à en faire un corps irritant à la place d'un lénitif qu'on prétendait appliquer.

**BIGARADIER**, *Citrus vulgaris*, Risso, *Citrus Bigaradia*, Dub. — AU-
RANTIACÉES.

Angl. *Bitter Orange tree.* — All. *Pomeranzebaum.*

Le *Bigaradier*, qui donne l'*Orange amère*, est aussi en possession de fournir
les feuilles et les fleurs dont on se sert pour les usages domestiques et médicinaux.

FLEURS D'ORANGER. — Elles doivent leur odeur exquise à une huile essentielle abondante. De plus, elles renferment un principe qui jaunit au contact
de l'air par érémacausie, et différents composés organiques ou minéraux.
L'huile volatile, obtenue par distillation, et connue sous le nom de *Néroli*
(voy. ce mot), ne reproduit pas exactement l'odeur de la fleur.

La fleur d'Oranger est un calmant du système nerveux, et peut devenir, à
haute dose, un véritable stupéfiant.

On en fait un usage constant contre les maux d'estomac, les maux de tête et
les malaises nerveux. Chez les très-jeunes sujets elle est narcotique et tient la
place de l'opium. Chez les adultes elle n'est que calmante et antispasmodique.

La fleur d'Oranger se donne en *infusion*, en *pastilles*, ou *bonbons* et sous
forme d'*eau distillée*.

L'*Eau de fleur d'Oranger* de Paris, fabriquée avec la fleur des orangeries,
est incomparablement plus suave et plus estimée que celle qui nous vient de
Provence et du midi de l'Europe. On prend l'une et l'autre par cuillerées à
café, dans une petite quantité d'eau sucrée, à la dose de 20 à 30 grammes dans
un julep. On prépare aussi un *Sirop de fleur d'Oranger*, qui se donne en
potion, à la dose de 30 grammes.

FEUILLES D'ORANGER. — Leur composition est analogue à celle des fleurs ;
elles fournissent une huile volatile, du tannin et une matière extractive. Par la
distillation avec de l'eau, elles donnent également une eau aromatique, mais
d'une odeur beaucoup moins agréable que celle des fleurs, et qui sert à la
falsifier. On reconnaît aisément la fraude à ce que l'acide nitrique n'en altère
pas l'*incoloréité*, tandis qu'avec l'eau de fleur d'Oranger il donne une teinte
rose de Chine plus ou moins prononcée. Je ne connais que l'urine normale
qui donne cette réaction.

Malgré son infériorité par rapport à la fleur, la feuille d'Oranger agit dans le
même sens et sert aux mêmes usages. C'est elle qu'on prescrit le plus ordinairement en infusion, associée au tilleul, à la camomille, etc.

ÉCORCE D'ORANGE AMÈRE. — Le zeste de la Bigarade est chargé d'une huile
volatile semblable à celle de l'Orange douce, mais d'une saveur plus forte,
poivrée et amère, ce qui la fait préférer comme stomachique, tonique et stimulant diffusible, ainsi que comme correctif des médicaments désagréables ou
repoussants. L'amertume l'emporte dans les très-jeunes oranges ou *petits
grains*, aux dépens du principe aromatique. Une variété de Bigaradier fournit
de petites oranges qui, confites dans le sucre, prennent le nom de *chinois* et
sont un excellent stomachique.

L'écorce d'orange est non-seulement tonique et stimulante, mais encore vermifuge et fébrifuge. On la donne à la dose de 3 à 8 grammes. La préparation officinale la plus usitée est le *Sirop d'écorce d'Orange amère*. On emploie aussi la *Teinture d'écorce d'Orange* et la *Confection d'Orange*. En outre, l'écorce d'Orange amère entre dans le *Sirop antiscorbutique*, l'*Esprit carminatif de Sylvius*, la *Teinture stomachique*.

### BILE DE BŒUF, *Bos taurus*, L. — MAMMIFÈRES-RUMINANTS.
Angl. *Oxgall*. — All. *Ochsengalle, Rindsgalle*.

La bile est une des sécrétions les plus complexes de l'organisme, et les principes qu'elle renferme sont d'une telle instabilité, qu'ils varient et se multiplient avec les menstrues dont la chimie se sert pour les séparer et les mettre en évidence. Cependant, à part la taurine, la cholestérine et quelques autres composés d'importance secondaire, on peut dire que la Bile est un savon, et se résume dans le *Cholate* et le *Choléate de soude*. Ainsi la science moderne confirme les vues des anciens sur les propriétés alcalines, savonneuses et fondantes de la bile.

Il s'en faut bien que ce liquide animal soit aussi fréquemment employé que par le passé, et les applications qu'il reçoit sont, ou purement empiriques, ou peu rationnelles.

On a eu l'idée d'administrer la Bile pour suppléer au défaut de la sécrétion hépatique; seulement on a oublié que l'estomac, qui la reçoit d'abord, devait se révolter au contact d'un composé qui lui est étranger et qu'il ne tolère jamais lorsque celui-ci reflue du duodénum par un mouvement antipéristaltique. Pour faire réussir cette idée, bonne en soi, il faudrait emprisonner la bile dans une capsule insoluble dans les liquides gastriques, non fusible à une température 37°,50 centigrades, et qui ne se romprait que dans l'intestin grêle, comme pourrait faire une enveloppe de cire et de résine, soluble seulement dans les sucs alcalins.

La *Bile de bœuf* a été préconisée récemment encore contre cette singulière affection des organes visuels à laquelle on a imposé la dénomination d'*héméralopie*, bien que la maladie consiste, non pas à voir pendant le jour, mais au contraire à ne plus voir dès que le soleil est au-dessous de l'horizon : ce qui lui mériterait le nom d'*Anyctalopie*.

### BISTORTE, *Polygonum Bistorta*, L. — POLYGONACÉES.
Angl. *Bistort, Southwood*. — All. *Schlangen, Natterwurzel*.

La *Bistorte* est commune dans les régions montagneuses et subalpines de la France. Sa racine, très-riche en tannin et en acide gallique, est un de nos meilleurs astringents indigènes, qui convient dans les diarrhées, les flux, la leucorrhée, le scorbut, les aphthes, les maux de gorge, les stomatites, etc.

On la prescrit à l'intérieur à la dose de 4 grammes en *poudre* et de 8 grammes en *décoction*. Elle entre dans la composition du *Diascordium*.

**BLANC DE BALEINE** ou **CÉTINE**. Matière cristallisable de l'huile de *Cachalot* (*Physeter macrocephalus*, L.). — CÉTACÉS.

Angl. *Spermaceti*. — All. *Wallrath*.

La *Cétine* ou *Spermaceti* est une matière grasse, cristalline, douce, onctueuse, très-peu altérable, ayant ainsi les qualités d'un excellent excipient. Aussi est-elle fréquemment utilisée pour la préparation du *cérat simple* et de divers onguents.

Elle a même été employée autrefois comme adoucissant dans la diarrhée et la dysenterie, et, chose incroyable, jusque dans l'inflammation des bronches.

**BLÉ** ou **FROMENT**, *Triticum sativum*, Lamk. — GRAMINÉES.

Angl. *Wheat*. — All. *Weizen*.

COMPOSITION. — Par l'analyse mécanique, le *blé* donne le *son*, formé par les pellicules dans lesquelles se divisent les enveloppes du caryopse, la *farine* ordinaire et la *fine fleur* de *farine* ou *gruau de blé*. La chimie distingue dans le blé, de l'amidon, du gluten, une matière gommeuse et sucrée, une matière grasse, du ligneux, des phosphates terreux et un grand nombre de sels.

Il a été parlé déjà de l'*Amidon* (voy. ce mot). Le *gluten* est la substance albuminoïde qui donne à la pâte la faculté de lever pendant la fermentation. On s'en sert quelquefois pour fabriquer des capsules médicamenteuses. Quant au *son*, il est très-fréquemment employé comme émollient en *fomentations*, *lavements* et *bains*. On en prend aussi la *décoction* intérieurement dans le même but. Les sachets de son grillé servent comme moyen de caléfaction. Le pain de froment additionné de son et l'eau de son bue aux repas sont deux moyens très-efficaces d'entretenir la liberté du ventre chez les personnes sujettes à la constipation. On fabrique avec le blé l'*alcool de grain*. Enfin, la farine de blé est employée intégralement dans l'alimentation sous forme de pain ou de pâtes variées. On s'en sert quelquefois en pharmacie pour couvrir et isoler les pilules, en médecine pour assécher des surfaces humectées par une sécrétion séreuse ou séro-purulente; mais comme elle aigrit facilement, c'est un mauvais absorbant.

**BLUET** ou **BARBEAU**, *Centaurea Cyanus*, L. — COMPOSÉES ou SYNANTHÉRÉES-CARDUACÉES.

Angl. *Blue Bottle*. — All. *Blaue Kornblume*.

Le *Bluet* est maintenant inusité en médecine. Cette admirable fleur ne sert plus qu'à composer des bouquets. On prétend, à la vérité, que ses semences purgent assez bien. Qu'importe, puisque la matière médicale regorge de purgatifs.

**BOIS D'ALOÈS VRAI, BOIS D'AGALLOCHE** ou **DE CALAMBAC**, *Aloexylum Agallochum*, Lour. — LÉGUMINEUSES-CÉSALPINIÉES.

Angl. *Aloes* or *Calambac wood*. — All. *Aloeholz, Paradiesholz*.

Par un rare privilége que le règne animal envie à cette plante, l'*Aloexylum*,

dont le bois sain est blanc et inodore, acquiert sous l'influence d'un engorgement maladif des sucs une odeur suave qui le fait rechercher à l'égal des parfums les plus délicieux. C'est en même temps un médicament stimulant, local
et général, qu'on emploie avec succès pour réveiller les forces, dissiper les
vertiges et la paralysie nerveuse, combattre les vomissements et les flux de
ventre. Mais la Cochinchine en livre bien peu au commerce européen, qui
substitue presque toujours à ce bois précieux le *Bois d'Aigle*, fourni par
l'*Aquilaria secundaria* ou *malaccensis*.

**BOIS AMER DE SURINAM.** — Voy. QUASSIA AMARA.

**BOIS DU BRÉSIL** ou **DE FERNAMBOUC**, *Cœsalpinia echinata*, Lamk.
— LÉGUMINEUSES-CÉSALPINIÉES.
Angl. *Brasilwood*. — All. *Brasilienholz*.
Le *Bois du Brésil*, absolument inusité en thérapeutique, fournit à la teinture
une couleur rouge intense.

**BOIS DE CAMPÊCHE** ou **BOIS D'INDE**, *Hœmatoxylon campechia-
num*, L. — LÉGUMINEUSES-CÉSALPINIÉES.
Angl. *Campeachywood, Logwood*. — All. *Campecheholz, Blauholz*.
Plus coloré encore que le précédent, par une substance particulière que
Chevreul a isolée et à laquelle il a donné le nom d'*hématine*, ce bois possède
une saveur légèrement astringente qui le fait employer comme tonique et
astringent dans les flux, la dysenterie putride, les fièvres adynamiques. On fait
prendre la décoction de 30 grammes de bois ou bien 4 grammes d'extrait.

**BOIS NÉPHRÉTIQUE**. Arbre de la famille des LÉGUMINEUSES.
Angl. *Guilandina*. — All. *Griessholz*.
Le *Bois néphrétique*, qui nous arrive de la Nouvelle-Espagne, est rapporté
au *Coatli* d'Hernandez. Il ne prend une odeur légèrement aromatique que par
le frottement. Son goût est amer et un peu âcre. Ce bois donne une infusion
polychroïte comme le Gaïac. Les indigènes lui attribuent, contre les maladies
des reins, de la vessie et du foie, des propriétés merveilleuses dont aucune
observation précise ne démontre la réalité.

**BOIS DE ROSE DES CANARIES**, *Convolvulus scoparius*, L. — CON-
VOLVULACÉES.
Angl. *Rosewood*. — All. *Rosenholz*.
Le *Lignum Rhodium*, d'une saveur résineuse et amère, exhale une odeur
de rose quand on l'entame par la râpe ou qu'on le brûle.
Réduit en *poudre*, il agit comme sternutatoire.
L'*huile volatile* très-agréable qu'il donne par distillation est employée
comme parfum.

**BOUILLON-BLANC** ou **MOLÈNE**, *Verbascum Thapsus*, L. — SCROFU-LARIACÉES.

Angl. *Mullein, high Taper*. — All. *Wollkraut, Königserkraut*.

Les fleurs de *Bouillon-blanc* sont estimées émollientes et pectorales. On les emploie en infusion contre le rhume, les tranchées, la dysurie. Elles font partie des *Quatre fleurs pectorales*.

**BOURRACHE**, *Borrago officinalis*, L. — BORRAGINÉES.

Angl. *Borage*. — All. *Borretsch*. .

La *Bourrache* passe pour adoucissante, pectorale et sudorifique. Son *infusion* est un remède populaire au début des maladies de refroidissement : bronchites, rhumatismes ; et des fièvres exanthématiques. On en préparait une *eau distillée*, un *suc* et un *extrait*.

Toutes ces préparations sont tombées en désuétude.

**BRYONE BLANCHE**, *Bryonia dioica*, Jacq. — CUCURBITACÉES.

Angl. *White Jalap, Bryony*. — All. *Gichtrübe, Zaunrübe*.

COMPOSITION. — La *Bryone* ou *Couleuvrée* est une liane herbacée indigène, dont la racine, usitée en médecine, contient : 1° une matière amère soluble dans l'eau et l'alcool, la *Bryonine* ; 2° une masse énorme d'amidon ; 3° un peu d'huile concrète de couleur verte et un peu de résine ; 4° différentes substances organiques et inorganiques.

PROPRIÉTÉS PHYSIOLOGIQUES. — La racine de Bryone ou *Navet du diable* laisse exsuder un suc blanc laiteux d'une saveur âcre, amère et désagréable, d'une odeur nauséeuse, qui se dissipe par la dessiccation. Ce suc produit sur les muqueuses une irritation locale, et détermine des selles diarrhéiques. Il peut occasionner des vomissements. Appliquée en grande quantité sur la peau, la Bryone y fait lever des ampoules. Mitigée par le mélange avec la racine de Consoude et formant un cataplasme, elle cause encore des éruptions de boutons à la peau. Introduite dans l'estomac d'un chien, à la dose de 16 grammes, la racine de Bryone n'a pas tardé à le faire périr avec des signes d'inflammation du tube digestif.

ANTIDOTES. — CONTRE-POISONS. — La noix de galle contrarie les effets de la Bryone, suivant Dulong d'Astafort.

USAGES. — Les effets thérapeutiques de la Bryone dérivent en grande partie, sinon en totalité, de son action émétique et drastique. C'est par là qu'elle est utile dans les fièvres bilieuses, les flux de même sorte, les coliques vermineuses. C'est encore en qualité de vomi-purgatif qu'elle agit comme expectorant, qu'elle aide à la résolution des hydropisies ou qu'elle améliore les hypérémies encéphaliques, la manie, etc. Son action dynamique générale, après absorption et diffusion dans le sang, ressort moins nettement de l'observation clinique.

**BUCHU** ou **BUCCO**, *Diosma crenata*, L. — RUTACÉES.

Angl. *Bucku.* — All. *Buccoblatter, Gotterduft.*

COMPOSITION. — Les feuilles de *Bucco*, fournies par plusieurs *Diosma* ou *Barosma* du Cap de Bonne-Espérance, doivent leurs propriétés à la réunion d'une huile volatile jaune pâle, avec une résine et un extractif amer et piquant ou *Diosmine* (Brandes).

ACTION PHYSIOLOGIQUE. — Le *Bucco* ou *Buchu* est un tonique stimulant qui porte d'abord, comme les autres aromatiques, son action sur l'estomac et l'intestin, puis sur le système général par l'intermédiaire des actions réflexes et de la circulation. Ses principes actifs, en passant par les appareils respiratoire, urinaire et cutané, produisent des effets locaux conformes à ceux des autres balsamiques : à savoir, la diminution des produits inflammatoires et plastiques ou purulents, l'accroissement, au contraire, de l'exhalation aqueuse.

USAGES. — Les Hottentots et les natifs du Cap préparent un esprit de Buchu (*Buchu brandy*) très-usité dans les affections chroniques de l'estomac et de la vessie. Le Bucco convient dans l'inflammation chronique et le catarrhe de la vessie ; dans la prostatite et dans la diathèse urique, comme diurétique ; dans les maladies cutanées à titre de sudorifique, et dans la dyspepsie atonique pour ses qualités excitantes.

On prescrit 16 grammes de *feuilles* en *infusion* dans 750 grammes d'eau.

L'*huile essentielle* de Buchu est employée en frictions, en embrocations contre les douleurs rhumatismales localisées, etc.

En Angleterre, la *teinture de Buchu* se donne à la dose de 10 à 40 grammes.

**BUGLE**, *Ajuga reptans*, L. — LABIÉES.

Angl. *Common Selfheal, middle Consound.* — All. *Gulden Gunsel.*

Cette Labiée, commune dans nos bois sablonneux, est à peine odorante et faiblement amère. Néanmoins elle a joui d'une grande réputation comme béchique, vulnéraire et hémostatique. C'est la *Consoude moyenne* ou *petite Consoude* des anciennes pharmacopées. Elle fait partie de toutes les espèces vulnéraires ; mais on ne croit plus guère à ses vertus, qui, à dire vrai, ne sauraient être bien prouvées.

**BUGLOSSE**, *Anchusa officinalis* et *Anchusa italica*, L. — BORRAGINÉES.

Angl. *Bugloss, Oxtongue.* — All. *Ochsen Zunge.*

Les deux *Buglosses officinale* et *d'Italie* passent pour être pectorales et légèrement sudorifiques, propriétés accordées également à une autre plante de la famille, la Bourrache, qu'on emploie davantage.

**BUIS**, *Buxus sempervirens*, L. — EUPHORBIACÉES ou BUXACÉES.

Angl. *Bux-tree.* — All. *Buxbaum.*

Le *Buis*, arbuste commun dans les montagnes calcaires, renferme surtout dans ses feuilles un principe extrêmement amer et nauséeux, dont l'odeur désagréable a quelque chose d'austère et rappelle ses qualités sapides. Son bois fournit une huile volatile par la distillation.

Les *feuilles de Buis* sont purgatives à la dose d'environ 4 grammes. En masse plus forte, elles produiraient sans doute des effets toxiques. A dose plus faible, elles agissent comme sudorifique. *L'huile volatile* a été vantée contre l'épilepsie. Actuellement la médecine ne tire aucun parti de cette plante énergique, si ce n'est d'une manière inconsciente, lorsque les feuilles se trouvent mêlées frauduleusement à celles du Séné ou du Grenadier. On accuse les brasseurs de remplacer quelquefois le Houblon par le Buis.

**BURANHEM** ou **GUARANHEM**, *Chrysophyllum leucophlœum*, Casaretti; et *Chrys. Buranhem*, Riedel. — SAPOTACÉES.

COMPOSITION. — L'écorce de ces deux arbres du Brésil, analysée par Heydenreich, Bernard Derosne, Ossian Henry et Payen, compte parmi ses principaux composés une matière grasse, cristalline (*Stéarine*), de la chlorophylle et de la cire, une matière âcre analogue à la saponine (*Monésine*) et une matière colorante rouge, assez semblable à celle du Quinquina ou du Cachou, de la glycyrrhizine, du manganèse et du fer.

L'extrait de cette écorce, connu sous le nom de *Monésia*, renferme tous ces principes actifs.

ACTION PHYSIOLOGIQUE. — La *Monésia* présente une saveur d'abord douce et sucrée qui devient ensuite âcre et prend fortement à la gorge. Cependant V. Guibert a trouvé qu'elle ne dessèche pas autant la bouche que les autres astringents. Elle agit à la manière des astringents végétaux énergiques

USAGES. — On l'emploie au Brésil contre la leucorrhée, la diarrhée atonique, les hémorrhagies utérines et généralement contre les flux muqueux purulents. On en a fait usage en France et en Allemagne dans les mêmes cas, à la dose de 2 à 4 grammes en *pilules* ou en *potion*.

A l'extérieur, on la donne en injections, en lavements ou lotions et sous forme de pommade ou de suppositoires.

L'association d'une matière sucrée et du mucilage, ainsi que de la cire et de la stéarine, aux principes astringents de la Monésia atténue l'action styptique immédiate de cet extrait, qui, sous le rapport de ses effets locaux, est inférieur à la Ratanhia (Trousseau et Pidoux), tandis qu'il devrait lui être préféré pour l'usage interne, lorsqu'il s'agit de faire pénétrer du tannin dans la circulation sans irriter les premières voies.

On prépare avec l'écorce de Buranhem (Guibert) une *teinture*, un *sirop* et une *pommade*. La première se prend à la dose de 4 à 8 grammes; le sirop se donne par cuillerées à soupe.

**BUSSEROLE, RAISIN D'OURS** ou **UVA-URSI**, *Arbutus Uva-ursi*, L. — VACCINIÉES.

Angl. *Bearberry.* — All. *Bärentraube.*

COMPOSITION. — Les feuilles d'*Arctostaphylos Uva-ursi*, plante indigène des montagnes de l'Europe, de l'Asie et de l'Amérique, contiennent un glucoside : l'*arbutine* (Kawalier), des acides tannique et gallique, des acides citrique et malique, avec des matières terreuses et quelques autres substances organiques.

ACTION PHYSIOLOGIQUE. — La *Busserole* agit comme les autres astringents tanniques. Le tannin, porté dans la circulation, s'y convertit en acide gallique et pyrogallique, et donne naissance à des matières ulmiques qui colorent l'urine en brun. Il résulte du passage de ces principes dans les reins un certain accroissement de la sécrétion urinaire et une diminution des dépôts uriques. A haute dose, les feuilles d'*Uva-ursi* déterminent l'irritation de l'estomac, des nausées et des vomissements.

USAGES. — La Busserole convient à tous les usages que remplissent les astringents végétaux. On la conseille principalement dans les affections chroniques de la vessie, comme diurétique et anticatarrhal. On l'a donnée aussi dans la bronchite chronique avec abondante sécrétion de mucus ou de muco-pus.

MODES D'ADMINISTRATION ET DOSES. — La *poudre* de feuilles d'*Uva-ursi* se prescrit à la dose de 2 à 4 grammes. L'estomac supporte bien l'*infusion* ou la *décoction* d'une quantité double de substance.

On emploie encore de préférence l'*extrait d'Uva-ursi* à la dose de 30 centigrammes à 1 gramme, deux ou trois fois par jour.

# C

**CABARET.** — Voy. ASARUM.

**CACAO.** Semences du *Theobroma Cacao*, L. — MALVACÉES-BYTTNÉRIACÉES.

Angl. *Cacao* ou *Chocolate nut.* — All. *Kakao.*

Le *Theobroma Cacao*, originaire des vallées humides et chaudes de l'Amérique méridionale, fournit des semences dont les amandes servent à fabriquer le *Chocolat*, et dont on extrait le *Beurre de Cacao*, très-employé dans la toilette et en pharmacie.

Outre cette matière grasse, le Cacao renferme une substance azotée analogue à celles du thé et du café, c'est la *Théobromine*, et d'autres principes de moindre valeur. La théobromine est un de ces principes dont la puissance dynamophore est incomparablement supérieure à sa masse, et qui entretient les forces sans réparer les tissus.

Le *Beurre de Cacao*, d'une consistance de suif et d'un blanc jaunâtre, retient l'odeur et la saveur du Cacao grillé. Il est entièrement soluble dans l'éther. Le Beurre de Cacao est un adoucissant local au même titre que les huiles ou les graisses fraîches en général, mais c'est à tort qu'on le considère comme pectoral, humectant et expectorant, et qu'on le prescrit dans les inflammations thoraciques. L'action lénitive de ce corps gras ne va pas au delà de la surface tégumentaire sur laquelle on l'applique. Aussi doit-on réserver le Beurre de Cacao pour la confection des suppositoires, des pommades, des liniments, ou pour servir d'excipient aux substances qu'on veut introduire sous forme pilulaire. Pur, il s'applique également sur les rougeurs, les gerçures et les surfaces irritées.

Le *Chocolat* est une pâte comestible, plus ou moins dure, fournie par les amandes des graines de Cacao broyées finement avec une quantité variable de sucre. On y ajoute souvent de la vanille ou d'autres aromates, pour en faciliter la digestion et le rendre plus agréable, ou bien des fécules de sagou, de salep ou d'arrow-root pour en augmenter non la qualité, mais la masse nutritive. Le Chocolat constitue un aliment sain et savoureux qui convient à certains estomacs torpides et à certains sujets affaiblis. C'est la nourriture habituelle, parfois exclusive, des peuples de race ibérique et de leurs colonies. Son usage se répand aussi beaucoup en Italie et en France, ainsi que dans les autres pays civilisés, non-seulement comme analeptique, mais aussi comme friandise du goût le plus exquis.

Le Chocolat sert, pour la médecine infantile, à dissimuler le médicament et à en masquer les propriétés désagréables.

On compose des chocolats ferrugineux, purgatifs à la magnésie, etc.

Le *Cocoa* est une autre préparation des semences du *Theobroma*, dans laquelle entrent les enveloppes de la graine, qui sont astringentes, avec une proportion d'amandes de Cacao. Ce mélange, doué en partie des qualité agréables du chocolat, convient parfaitement aux personnes dont le ventre est relâché.

Un pharmacien a eu l'idée de l'introduire dans le vin de quinquina.

## CACHOU, *Catechu.*

Angl. *Cashoo, Japan earth.* — All. *Kotechusafe, Japanische Erde.*

Les *Cachous* du commerce sont fournis par le bois de l'*Acacia Catechu*, par les amandes de l'*Areca Catechu* et par les feuilles de l'*Uncaria Gambir.*

1° Cachou de l'Acacia, angl. *Cutch,* or *Catechu of the Acacia Catechu.*

2° Cachou de l'Areca, angl. *Fetel nut, Catechu.*

3° Cachou du Gambir, angl. *Gambir Catechu.*

COMPOSITION. — Ces trois sortes de Cachou ont des propriétés fort analogues. Elles contiennent une proportion considérable de tannin : de 36 à 54 pour 100 ; un principe particulier nommé *catéchine, acide catéchique* ou *cachoutique,* lequel se compose de myriades de petits cristaux invisqués d'une sorte de tissu muqueux, et de l'*acide cachoutannique (acide mimotannique),* ou tannin du Cachou, lequel précipite en vert noirâtre les persels de fer.

ACTION PHYSIOLOGIQUE. — Les Cachous doivent leurs propriétés médicales à l'énorme proportion de tannin qu'ils renferment. Quand ils sont de bonne qualité, leur puissance est supérieure à celle du Kino.

USAGES. — Le Cachou est employé en applications topiques sur les ulcères. On le donne comme stomachique, dans la dyspepsie avec hypérémie et irritation de la muqueuse gastrique; comme resserrant ou constipant, associé à la craie dans les diarrhées et dysenteries chroniques; comme astringent, dans les affections de la gorge et de la bouche, le relâchement du gosier et de la luette, dans les hémorrhagies utérines d'un caractère atonique.

MODES D'ADMINISTRATION ET DOSES. — On peut laisser fondre dans la bouche un morceau d'excellent Cachou, ou bien l'avaler sous forme de *bols* ou de *pastilles*. La dose est de 60 centigrammes à 4 grammes.

On l'emploie aussi en *infusion composée*, en *teinture composée*, en *électuaire* et sous forme de *poudre composée*. Le Cachou, dans ces préparations, est ordinairement associé à la cannelle, quelquefois à la muscade et à l'opium, et au kino.

Il entre dans la *Thériaque*, le *Cachondé*, et fait partie de presque toutes les formules astringentes.

**CADE** ou **OXYCÈDRE**, *Juniperus Oxycedrus*, L. — CONIFÈRES.

L'*huile de Cade* est une sorte de *goudron liquide* produit par la combustion du bois de *Juniperus Oxycedrus*, arbrisseau qui croît communément dans les provinces méridionales de la France. Mais, par extension, on confond sous cette dénomination des produits résineux empyreumatiques, liquides, de tout autre provenance. L'*huile de Cade* est pourvue d'une saveur âcre et presque caustique. Les vétérinaires s'en servent pour guérir les ulcères des chevaux et la gale des moutons.

Les médecins emploient l'huile de Cade contre les affections squameuses rebelles de la peau, spécialement le psoriasis. A l'aide de quelques frictions, les écailles épidermiques s'enlèvent, le derme s'anémie aux endroits qui étaient le siège de la lésion; en un mot, la peau se nettoie momentanément; seulement le mal reparaît, à moins que la diathèse ne se modifie par un traitement général approprié.

**CAFÉ.** Semence du *Coffea arabica*, L. — RUBIACÉES-COFFÉACÉES. Angl. *Coffee*. — All. *Kaffee*.

Le Caféyer est originaire de l'Arabie Heureuse, aux environs de Kaffa.

COMPOSITION. — Les semences, formées d'un embryon très-petit et d'un périsperme corné, contiennent, d'après Payen (outre des substances ternaires dérivées de la cellulose, des matières albuminoïdes et des principes minéraux), de la *caféine*, de l'*acide caféique* ou *chlorogénique*, en combinaison avec de la caféine et de la potasse, une essence concrète et une huile volatile aromatique fluide, une matière grasse fixe ; enfin un tannin particulier, l'*acide café-tannique* (Pfaff.), qui ne précipite pas la gélatine et colore en vert les sels ferriques. La torréfaction modifie notablement cette composition. Elle exalte le parfum de cette graine, soit parce que la matière grasse, fixe, cesse de retenir l'huile essentielle, soit parce qu'il s'en développe de nouvelles quantités aux dépens d'une autre substance préexistante, probablement, selon nous, aux dépens de la caféine, qui disparaît partiellement dans le café brûlé, d'après les analyses comparatives de Schrader. D'ailleurs il se forme deux nouveaux principes, l'un brun et amer, l'autre huileux, volatil et brun, appelé *caféone*.

ACTION PHYSIOLOGIQUE. — La Caféine étant le principe vraisemblablement le plus actif du Café vert ou cru, c'est-à-dire non torréfié, nous allons commencer par établir ses propriétés physiologiques connues.

Prise isolément à la dose de 10 centigrammes, la caféine produit d'abord un léger assoupissement, suivi d'une stimulation circulatoire favorable à l'exercice des fonctions animales, et particulièrement au travail intellectuel. Selon Lehmann, des doses plus fortes, de 30 à 50 centigrammes par exemple, causent une violente excitation des systèmes nerveux et vasculaire, des palpitations cardiaques, avec fréquence, irrégularité, intermittence du pouls, oppression, douleur de tête, trouble des sens, bruissement d'oreilles, scintillations devant les yeux, priapisme et délire. Cependant Delioux prétend que le Café cru ne cause pas l'excitation au même degré que le Café torréfié, ce qui indiquerait un pouvoir stimulant plus marqué de la part des principes aromatiques développés par la torréfaction.

La Caféine se détruit ou s'altère en partie dans la circulation. Liebig pense qu'elle contribue à la formation de la taurine, l'un des éléments de la bile. D'après les expériences de Lehmann, confirmées par celles de plusieurs autres observateurs, la Caféine augmente effectivement la sécrétion de la bile et celle de l'urée.

Le *Café noir*, à doses relativement faibles, occasionne du côté du système cardio-vasculaire des phénomènes d'excitation analogues à ceux qui viennent d'être décrits comme appartenant aux doses fortes de caféine, et détermine avec une exaltation considérable des fonctions intellectuelles une insomnie redoutée par beaucoup de personnes, et recherchée par ceux pour qui le travail de l'esprit doit se prolonger au delà des limites ordinaires. Cette remarque enlève nécessairement une partie de son intérêt pratique à l'emploi séparé du principe actif, ou plutôt de l'un des principes actifs du Café.

SUBSTANCES SYNERGIQUES, AUXILIAIRES. — Le *thé* et la *théine*, le *cacao* et la *théobromine*, presque identiques de composition et d'effets, sont vraisemblablement synergiques du Café et de son alcaloïde. J'en rapprocherai la *Coca* et quelques autres substances. Ses auxiliaires sont certains stimulants diffusibles. Mais, à d'autres égards, le Café trouve des auxiliaires dans les astringents, les amers, le quinquina et la quinine.

SUBSTANCES ANTAGONISTES, INCOMPATIBLES. — ANTIDOTES. — L'opium et les narcotiques hyperémiants; à d'autres égards, les acidules, les éméto-cathartiques, les délayants, les réfrigérants, sont antagonistes du Café, et ne doivent pas être administrés concurremment. L'opium et les sels de morphine, etc., sont les antidotes du café.

USAGES. — Le Café ou la Caféine, et les combinaisons de cette base avec les acides, sont usités depuis longtemps dans la céphalalgie, la migraine (Formey, Rudolphi), la torpeur intellectuelle et nerveuse, la mélancolie et l'hypochondrie; dans les fièvres continues, adynamiques, les fièvres intermittentes (Grindel, Rasori, Delioux, etc.); dans l'asthme essentiel (Musgrave, Pringle, Floyer, Laennec); comme emménagogue en Égypte, d'après Prosper Alpin; comme antidiarrhéique (Lanzoni); plus récemment, on a vanté les bons effets du Café à haute dose pour la réduction des hernies.

Si l'opium est l'antidote du Café, la réciproque est encore mieux démontrée par les recherches d'Orfila et l'expérience journalière des praticiens. L'infusion de Café noir sert à masquer la saveur de plusieurs médicaments amers ou nauséeux : de l'huile de ricin, du sulfate de quinine. Dans ce dernier cas, il se fait un trouble qui indique la formation du tannate de quinine, sel auquel on pourrait en conséquence s'adresser d'abord.

Enfin, dans ces derniers temps on a préconisé le Café non torréfié contre les douleurs de goutte ou de rhumatisme goutteux.

MODES D'ADMINISTRATION ET DOSES. — Le Café cru ou brûlé peut se manger en *grains* ou se prendre en *poudre*. Le plus souvent le Café torréfié se prend en *infusion aqueuse*.

On commence aussi à faire usage de la Caféine par prises de 5 centigrammes réitérées plusieurs fois par jour. Van den Corput conseille l'emploi de plusieurs sels de Caféine, spécialement du citrate, dont il prescrit 15 à 20 centigrammes avec 30 centigrammes de sucre vanillé, en une dose, contre la migraine. Hannon donne des formules de *pilules*, de *lavement*, de *sirop* et de *potion* au *citrate de Caféine*.

On recommande aussi le citrate de fer et de Caféine, le lactate et le malate de Caféine. L'arséniate de la même base, obtenu par Gastinel, a donné des succès contre la fièvre intermittente entre les mains de Schnepp.

CAÏLCÉDRA, *Khaya senegalensis.* — CÉDRÉLACÉES.

COMPOSITION. — L'écorce de *Khaya senegalensis*, Acajou du Sénégal, contient, d'après l'analyse d'E. Caventou, un principe amer, le *caïlcédrin;* de la matière grasse verte, de la matière colorante rouge en abondance et de la matière colorante jaune; de la gomme, de l'amidon et du ligneux; du chlorure de potassium et une essence aromatique.

ACTION PHYSIOLOGIQUE ET USAGES. — Mâché, le Caïlcédra développe une amertume bien marquée, quoique peu intense, due au principe amer dont la proportion est minime. Malgré son défaut d'action sur l'organe du goût, E. Caventou pense que la matière colorante rouge jouit de propriétés actives.

Toujours est-il que le Caïlcédra, d'après les observations de Buland, Duvau et Moutard-Martin, possède une certaine valeur fébrifuge à la dose de 1 gramme ou 1$^{gr}$,50 par jour.

L'extrait aqueux doit être préféré. E. Caventou propose d'introduire le Caïlcédra dans un *vin* et un *sirop* toniques et fortifiants.

**CAILLE-LAIT BLANC**, *Galium Mollugo*, L. — RUBIACÉES-STELLÉES.
Angl. *Lady's Bedstraw, Cheese Rennet.* — All. *Weisse Labkraut.*

Ce *Galium*, l'un des plus vulgaires, vanté autrefois par Jourdan, directeur de l'hôpital de Tain, est devenu depuis quelques années, entre les mains de certains religieux du pays, un prétendu spécifique contre l'épilepsie. Le suc de la plante fraîche se donne à la dose d'environ 200 grammes après vingt-quatre heures de jeûne.

**CAILLE-LAIT JAUNE**, *Galium luteum*, L. — RUBIACÉES-STELLÉES.
Angl. *Yellow lady's Bedstraw.* — All. *Gelbes Labkraut.*

Le *Galium verum* passait pour avoir la faculté de cailler le lait, ce qu'aucune expérience ne justifie (Young, Parmentier). L'erreur populaire vient, je le présume, du nom de *caille-lait* obtenu par corruption de celui de *Galiet*, qui est le mot *Galium* francisé, lequel nom a fini par abuser ceux qui l'employaient sur les vertus absentes de la plante.

Le *Galium verum* était usité en Catalogne contre l'épilepsie, lorsque Bonafous le préconisa en France. Son efficacité n'est pas mieux établie que celle du précédent. En définitive, cette espèce, qui se distingue par une odeur de miel assez fade, pourrait bien être un peu antispasmodique et sudorifique, à la manière du tilleul et du sureau. Une autre espèce du genre, le *Galium Aparine*, passe pour antiscorbutique et antiherpétique ; ses semences ont été proposées pendant le blocus continental pour remplacer le café.

**CAÏNÇA**, *Chiococca anguifuga*, Mart. — RUBIACÉES-COFFÉACÉES.
Le Caïnça est une Rubiacée du Brésil.

COMPOSITION. — Brandes a trouvé dans le *Chiococca racemosa* un principe voisin des alcaloïdes végétaux et analogue à l'émétine, lequel doit exister également dans la racine du *C. anguifuga*, puisque celui-ci partage les propriétés médicinales du premier, qui présente une saveur aromatique amère, nauséeuse, avec une odeur désagréable rappelant celle de la valériane.

ACTION PHYSIOLOGIQUE ET USAGES. — Le Caïnça, pris en petite quantité, purge ; à plus forte dose, il est à la fois drastique et émétique. Indirectement, il devient diaphorétique, sialagogue, diurétique. Les propriétés cathartiques du Caïnça en font un dépuratif, un désobstruant et un résolutif. On peut l'employer avec avantage contre les hydropisies, les affections cérébrales congestives et irritantes, et toutes les fois qu'il s'agit de révulser ou de dériver vers le tube digestif.

La racine se donne en *poudre* à la dose de 1 gramme à 1$^{gr}$,50, ou bien en *infusion* (8 à 16 grammes dans un litre d'eau). L'*extrait* est une mauvaise préparation.

**CAJEPUT**, *Melaleuca minor*. — MYRTACÉES.

Angl. *Lesser Melaleuca*. — All. *Cajeput*.

Cet arbuste des Moluques fournit une huile essentielle épaisse, visqueuse, verdâtre, d'une odeur très-forte, rappelant celle du camphre, du cardamome ou du romarin. Cette huile, rectifiée par une seconde et une troisième distillation, devient limpide, ténue, d'un vert clair et même incolore, et d'une odeur si pénétrante, qu'elle peut occasionner la lipothymie. Sa saveur est piquante, fraîche et amère.

L'huile de Cajeput est un irritant local et un puissant excitant. On l'emploie en frictions contre les douleurs rhumatismales et goutteuses; à l'intérieur, dans la paralysie et les névroses convulsives, les coliques, la pneumatose intestinale, les affections vermineuses. Une ou deux gouttes dans une tasse d'infusion suffisent pour constituer un breuvage stimulant.

**CALAMENT**, *Calamintha officinalis*, Mœnch, *Melissa Calamintha*, L. — LABIÉES.

Angl. *Calamint, mountain Balm*. — All. *Kalamenth, Bergmunze*.

Le *Calament* est une Labiée aromatique amère qui croît dans les lieux boisés, secs et élevés d'une partie de la France et de toute l'Europe méridionale. A son huile essentielle il doit ses qualités excitantes, et à son principe amer son action tonique.

Le Calament entre dans le *Sirop d'Armoise*, la *Thériaque*, la *Poudre chalybée*, le *Sirop de Stœchas*, etc.

**CALEBASSE D'EUROPE, GOURDE** ou **COUGOURDE**, *Lagenaria vulgaris*, Ser. — CUCURBITACÉES.

Angl. *Calabash, Bottle gourd*. — All. *Flaschenkurbis*.

La chair du *Lagenaria vulgaris*, Ser., est amère et purgative. Ses graines font partie des *Quatre semences froides majeures*, avec celles du Melon et du Concombre, ainsi que celles du Potiron, qui sont les plus grosses et les plus faciles à se procurer fraîches presque toute l'année.

Les semences du *Potiron* (*Cucurbita maxima*, Duch.), et du *Giraumon* (*Cucurbita Pepo*), sont recommandées depuis quelque temps contre le ténia, mais il y a longtemps qu'au rapport du docteur Hourau, cité par Mérat et De Lens, on donnait à l'île de France les semences d'une variété de notre Potiron pour chasser le ver solitaire. On faisait prendre 60 grammes d'amandes, réduites en pulpe dans 500 grammes d'eau, en une seule fois; après quoi on administrait de l'huile de ricin. Actuellement on suit à peu près la même pratique, ou bien on fait manger les amandes broyées avec du sucre.

L'*émulsion* des amandes de Cucurbitacées se prescrit comme tempérante ou rafraîchissante dans les phlegmasies des bronches, la fièvre gastrique, les affections aigües des organes génito-urinaires.

**CAMOMILLE COMMUNE, CAMOMILLE D'ALLEMAGNE,** *Matricaria Chamomilla,* L. — COMPOSÉES ou SYNANTHÉRÉES-SÉNÉCIONIDÉES.

Angl. *Common wild Chamomile.* — All. *Gemeine Kamille.*

La *Matricaire Camomille* est indigène et vient dans les lieux cultivés.

COMPOSITION. — Parmi les substances qui entrent dans la composition de ses fleurs, nous citerons, d'après Freudenthal, le bitartrate de potasse et le phosphate de chaux, de l'albumine soluble, un extractif amer, de la résine et une huile volatile d'une belle couleur bleue, anciennement connue. Quand elle est fraîche, cette essence possède une odeur spéciale très-forte, un goût piquant et nauséeux.

ACTION PHYSIOLOGIQUE ET USAGES. — La Matricaire Camomille est tonique, stimulante et antispasmodique. On emploie moins l'infusion de ses calathides que celle de la Camomille romaine; mais, en revanche, c'est elle qui fournit l'huile de Camomille usitée en médecine pour le traitement externe.

L'huile de Camomille possède au plus haut degré les qualités de la fleur, et sert en frictions, en embrocations, soit pure, soit additionnée de camphre et de narcotiques, pour calmer les douleurs rhumatismales et autres, ainsi que pour résoudre les engorgements sanguins ou inflammatoires consécutifs aux contusions, aux entorses, etc.

**CAMOMILLE PUANTE ou MAROUTE,** *Maruta Cotula,* DC., *Anthemis Cotula,* L. — COMPOSÉES ou SYNANTHÉRÉES-SÉNÉCIONIDÉES.

Angl. *Stinking Chamomile.* — All. *Hunds-Kamille.*

La *Maroute,* abondante autour des villages, exhale une odeur fétide dont l'intensité s'accroît encore par le frottement. Elle est antispasmodique et réussit contre l'hystérie; elle est aussi emménagogue dans l'aménorrhée torpide. Ses qualités stimulantes et toniques l'ont fait administrer avec avantage dans les fièvres intermittentes rebelles et la scrofule.

En présence de sa fragrance extraordinaire, il est permis de se demander si elle ne pourrait, comme insectifuge, remplacer la *Pyrèthre* du Caucase.

La Camomille puante se donne en *infusion* (une pincée de fleurs dans 150 grammes d'eau), et en lavement, à la dose d'une poignée.

**CAMOMILLE ROMAINE,** *Anthemis nobilis,* L. — COMPOSÉES ou SYNANTHÉRÉES-SÉNÉCIONIDÉES.

Angl. *Roman Chamomile.* — All. *Romanische Kamille.*

La *Camomille noble* est fréquente dans les lieux secs et pierreux. Ses capitules exhalent un arome très-puissant qui tire un peu sur celui du Coing. Leur saveur est amère, chaude et même brûlante, quand on en mâche pendant quelques instants.

La plante cultivée, à fleurs doubles, offre des qualités semblables, mais moins énergiques.

COMPOSITION. — Les fleurs de Camomille romaine, analysées par Wys, ont donné la composition suivante : Matière grasse, chlorophylle, acide tannique (traces), huile volatile, plusieurs substances amères, de l'albumine et des sels.

L'huile volatile ressemble à celle de la Camomille d'Allemagne, à laquelle elle se trouve probablement toujours mêlée. Le principe amer se distingue par son égale solubilité dans l'eau et l'alcool.

ACTION PHYSIOLOGIQUE. — La Camomille romaine mâchée provoque la salivation; ingérée dans l'estomac, elle stimule sa muqueuse, éveille l'appétit et favorise le travail digestif. En trop grande quantité, elle va jusqu'à produire des vomissements. Après cette action locale, la Camomille agit comme stimulant diffusible; mais, quoiqu'elle soit d'un usage journalier, ses effets dynamiques généraux n'ont pas été étudiés avec tout le soin désirable.

USAGES. — La Camomille est employée comme stomachique et carminative contre les crampes d'estomac et la colique; pour remédier à la constipation atonique, provoquer le flux menstruel, guérir la fièvre, donner du ton à l'économie. De plus, les Anglais et les Suédois donnent l'infusion de Camomille en abondance pour faire vomir.

MODES D'ADMINISTRATION ET DOSES. — On administre la plante en *nature*, l'*infusion*, la *décoction*, l'*extrait* et l'*huile essentielle.*

La *poudre de fleurs*, dont on donnait depuis 60 centigrammes jusqu'à 4 grammes, est presque abandonnée. Plus souvent on se sert de l'*infusion* (5 calathides de fleurs pour 100 grammes d'eau) pour l'usage interne, et de la *décoction* en lavements ou en bains. L'*extrait*, dépourvu d'huile volatile, conserve la valeur d'un tonique amer à la dose de 60 centigrammes à 2 grammes.

L'essence isolée est employée fréquemment en Angleterre, soit dans une infusion, soit en pilules, pour remplacer les préparations dans lesquelles entre la fleur. Elle se donne à la dose d'une ou deux gouttes.

La Camomille sert à faire des fomentations. Enfermée dans des sachets qu'on a trempés dans l'eau bouillante, elle est appliquée sur le corps pour déterminer la caléfaction.

**CAMPHRE DU JAPON.** Stéaroptène du *Camphora officinarum*, Nees, *Laurus Camphora*, L. — LAURACÉES.

Angl. *Japan Camphor.* — All. *Japanisches Kampfer.*

Le *Camphre* ($C^{10}H^{32}O$) est un stéaroptène ou huile volatile concrète qui se rencontre dans une foule de plantes de la famille des Laurinées, de celles des Labiées, des Composées, des Amomées, etc. Le stéaroptène du *Laurus Camphora* est la sorte commerciale la plus importante. Il est légèrement soluble (miscible) dans l'eau, très-soluble dans l'alcool, l'éther, le chloroforme, le sulfure de carbone, les huiles grasses et volatiles et des acides. Outre le Camphre, on trouve dans le Laurier camphrier une essence liquide que Pelouze et Fremy ont décrite sous le nom d'*huile de Camphre*.

ACTION PHYSIOLOGIQUE. — Le Camphre possède une odeur d'une fragrance particulière. Dans la bouche, il produit un goût aromatique avec une sensation de fraîcheur lorsque l'air y pénètre. A la longue il détermine de la rougeur, de la chaleur et de l'enflure de la muqueuse. Il se comporte aussi comme les âcres au contact des surfaces dénudées et des plaies. Dans l'estomac, il détermine une sensation de chaleur, de l'irritation inflammatoire et même des ulcérations, quand il est ingéré en quantité excessive. De cette irritation résultent des nausées, des vomissements et des phénomènes réflexes ou sympathiques qui se confondent avec les accidents provenant de la diffusion du médicament dans toute l'économie. Après absorption, le Camphre amène la précipitation du pouls, et, à dose toxique, des spasmes, des convulsions, le délire, l'éclampsie, l'insensibilité et la mort (Menghini, Alexandre, Carminati, Moiroud, Orfila, etc.).

A dose modérée, le Camphre est exhilarant et anodyn; à dose excessive, il trouble les sens, les facultés intellectuelles et la volition, et amène les symptômes ci-dessus énumérés. De même l'action sur le système vasculaire se partage en deux périodes. Une dose faible ou moyenne excite le centre circulatoire, donne un pouls fréquent et plein, élève la température, et provoque la sueur (Pereira). Des doses toxiques produisent, soit directement après leur pénétration dans le sang, soit indirectement par l'inflammation du tube digestif, des phénomènes de langueur, de collapsus, de paralysie, de refroidissement, avec pâleur de la face et dilatation des pupilles (F. Hoffmann, Pouteau, Cullen, Edwards, Schaaf, Stokes, Trousseau et Pidoux, etc.).

Du côté de l'appareil génital les phénomènes suivent la même loi. Un peu de Camphre excite les fonctions génésiques, beaucoup abat la puissance génitale. Trousseau et Pidoux ont observé ce dernier effet avec 1 gramme 80 centigrammes de Camphre. La dysurie a été décrite par Heberden, Scudery, etc.

En définitive, le Camphre est directement excitant, et ne devient contre-stimulant que d'une manière détournée. Il ne se sépare donc pas des autres substances aromatiques.

Le Camphre a été retrouvé dans le sang de la veine porte et de la mésenterique du cheval par Tiedemann et Gmelin, mais non dans le chyle ni l'urine. Il est éliminé principalement par les voies respiratoires. L'haleine exhale une forte odeur de Camphre chez les personnes et les animaux à qui on en a fait avaler de grandes quantités (Trousseau et Pidoux). Il en est à peu près de même pour la transpiration (Cullen, Moiroud). Notons que Cullen n'a jamais pu constater, non plus que Tiedemann et Gmelin, la présence du Camphre dans la sécrétion urinaire.

USAGES. — Le Camphre est employé comme stimulant général à la fin des inflammations qui ont épuisé l'économie, et dans quelques circonstances analogues. Dans d'autres cas, on le dit antispasmodique et exhilarant, mais ces bénéfices ne sont obtenus que quand la mélancolie ou les convulsions dépendent d'une torpeur ou d'une asthénie du système nerveux. En ce cas, le Camphre est encore excitant.

Quand il provoque la diaphorèse, le Camphre agit de même par l'excitation cardio-vasculaire. C'est ainsi qu'il est utile dans le choléra, dans le rhumatisme ou la goutte atonique.

Les bons effets du Camphre dans l'irritation des organes urinaires et sexuels, ainsi que dans certains empoisonnements, ne s'expliquent pas par le même procédé. On peut en partie s'en rendre compte, soit par les effets tòxiques anesthésiques des hautes doses, soit en admettant que le Camphre, n'étant pas éliminé par l'urine, empêche la cantharide, la scille, le garou, de passer par les reins et d'irriter les canaux urinifères (Gubler).

A l'extérieur, on emploie le Camphre en fumigations, en solution alcoolique ou huileuse, contre les épanchements sanguins, les tuméfactions inflammatoires, les douleurs rhumatismales, etc. La solution de Camphre dans l'éther a été appliquée sur l'érysipèle (Malgaigne, Trousseau). La poudre de Camphre est conseillée pour préserver le visage des marques de la petite vérole.

Les contre-indications du Camphre sont : les états inflammatoires de l'estomac, la fièvre intense, les formes sthéniques et irritatives des spasmes, convulsions et autres symptômes morbides pour lesquels il est conseillé.

MODES D'ADMINISTRATION ET DOSES. — La dose pour l'usage interne doit être de 50 centigr. à 1 gramme. On administre le Camphre en *pilules* et en *émulsion*. L'émulsion est prise en *potion* ou en *lavement*. Elle se prépare avec un jaune d'œuf, ou bien avec un mélange de sucre, gomme arabique et un peu de myrrhe. C'est une forme désagréable et qu'il faut réserver pour l'administration par le rectum.

On prépare une *eau camphrée*, une *eau-de-vie*, un *alcool* et un *vinaigre camphrés*. On a encore le *liniment de Camphre*, le *liniment volatil camphré*, etc.

La poudre de Camphre entre dans le cataplasme aromatique et narcotique de Trousseau. Le Camphre est la base du système thérapeutique de Raspail, qui en fait priser la *poudre*, le fait aspirer à travers des tuyaux de plume (*cigarettes*), l'applique topiquement, uni à l'ammoniaque sous le nom d'*Eau sédative*, laquelle est rubéfiante, vésicante et ne calme que par action révulsive.

Enfin, le Camphre entre dans le *Vinaigre des quatre voleurs* ou *antiseptique*, le *Baume de Genièvre*, le *Baume Chiron*, le *Liniment hongrois* et l'*Emplâtre de Minium* ou de *Nuremberg*.

**CAMPHRÉE DE MONTPELLIER**, *Camphorosma monspeliaca*, L. — CHÉNOPODACÉES.

Angl. *Stinking ground Pine*. — All. *Kampferpflanz, Kampferkraut*.

Cet arbrisseau du Roussillon, de la Provence et du midi de l'Europe n'exhale qu'une odeur de camphre fugace et mal caractérisée, ce qui ne veut pas dire qu'il soit absolument dénué de propriétés actives. On l'a préconisé comme expectorant, anticatarrheux, diurétique, sudorifique et antiherpétique. La *Camphrée* n'est plus guère usitée qu'en Espagne et dans le midi de la France.

**CANNE DE PROVENCE** ou **GRAND ROSEAU**, *Arundo Donax*, L. — GRAMINÉES.

Angl. *Manured Reed.* — All. *Spanisches Rohr.*

Ce géant de nos Graminées indigènes a des rhizomes qui, dans le jeune âge, sont doux et sucrés, et, quoiqu'ils soient inodores, ils fournissent à l'analyse une matière résineuse, amère et aromatique, analogue à celle de la vanille. La fécule y fait absolument défaut (Chevallier).

La racine de Canne de Provence est employée à la dose de 30 à 60 grammes en décoction dans 750 grammes d'eau, comme antilaiteux, chez les femmes qui ne peuvent nourrir ou veulent sevrer.

**CANNELLE BLANCHE**, *Cannella alba*, Murr. — CANNELLACÉES.

Angl. *Laurel leaved Cannella*, or *wild Cinnamon.* — All. *Zimmt.*

Le *Cannella alba* croît aux Antilles et sur le continent américain.

COMPOSITION. — Son écorce, d'après Petroz et Robinet, renferme une huile volatile, une résine, de l'extractif amer, de la cannelline et différents autres ingrédients. L'essence possède un goût âcre ; il n'en est pas de même de la résine (O. Henry), qui est simplement aromatique.

La *Cannelline* est une substance saccharine, cristallisable, non fermentescible.

ACTION PHYSIOLOGIQUE ET USAGES. — La Cannelle blanche, d'une odeur douce qui rappelle celle du *Laurus Cinnamomum*, possède une saveur chaude, aromatique, un peu âcre et amère. Elle jouit des propriétés dynamiques de toutes les substances analogues par leur composition. C'est un stimulant tonique, intermédiaire entre la Cannelle et le Girofle. Dans ses lieux d'origine, on s'en sert comme d'épice et de condiment. En médecine, la Cannelle blanche se donne dans l'atonie des voies digestives et la débilité générale, dans le scorbut. On l'associe à d'autres toniques et à des purgatifs dans le *Vin d'Aloès*, la *Teinture de Gentiane* composée, la *Poudre d'Aloès et de Cannelle* appelée communément *Hierapicra*, et le *Vin de Gentiane*.

**CANNELLE DE CEYLAN**, *Cinnamomum zeylanicum*, Breyne ; *Laurus Cinnamomum*, L. — LAURACÉES.

Angl. *Ceylan Cinnamon.* — All. *Zimmt.*

COMPOSITION. — La seconde écorce du Cannellier de Ceylan renferme, d'après Vauquelin, une huile volatile ; du tannin en abondance combiné avec une matière azotée et soluble dans l'eau à la faveur d'un acide ; du mucilage, une matière colorante, une résine, un acide et du ligneux. Planche y ajoute avec raison de l'amidon.

ACTION PHYSIOLOGIQUE. — L'odeur aromatique de la Cannelle, sa saveur chaude, un peu sucrée, puis piquante et âcre, aussi bien que la nature de ses principes chimiques, marquent d'avance sa place parmi les stimulants les plus énergiques. A faible dose, elle produit en effet une sensation de chaleur à la région épigastrique, et détermine, par action réflexe, l'irritation sécrétoire de l'estomac et la contractilité de la tunique musculaire du tube digestif, ainsi que l'excitation de l'appareil circulatoire. Des doses plus fortes exagèrent ces effets topiques et sympathiques; puis, une fois l'absorption effectuée, il en résulte un mouvement fébrile artificiel et des phénomènes spéciaux du côté des organes sécrétoires. L'action excitante atteint même, selon quelques observateurs, les fibres motrices de l'utérus.

USAGES. — La Cannelle est un condiment apprécié et un tonique stimulant assez souvent employé. On l'associe aux amers pour en corriger le goût, et aux purgatifs pour modérer les coliques. Comme tonique excitant, on l'a prescrite dans les cas de faiblesse et d'atonie, quelle que soit la nature étiologique du mal. Elle entre, par exemple, dans la potion cordiale, administrée à la fin de toute pyrexie ou phlegmasie qui épuise les forces. On la donne aussi comme carminative et antispasmodique. Enfin on la conseille pour arrêter la métrorrhagie.

MODES D'ADMINISTRATION ET DOSES. — La dose de *poudre* est de 60 centigrammes à 1 gramme et jusqu'à 2 grammes. Les diverses préparations de l'écorce se donnent en proportions équivalentes.

L'*essence de Cannelle*, principalement formée par l'hydrure de cinnamyle, se donne à la dose de deux ou trois gouttes. L'*huile volatile de racine de Cannellier de Ceylan* est moins délicate et s'emploie de même.

L'*essence des feuilles* se distingue par la présence d'un peu d'acide benzoïque, et sert aux mêmes usages que l'essence de Girofle.

L'*eau de Cannelle* se donne à la dose de 30 à 60 grammes. On met 4 à 8 grammes de *teinture* dans une potion, ou bien dans 16 à 32 grammes de *sirop*.

La Cannelle entre dans une foule de liqueurs de table et de préparations stomachiques, stimulantes : l'*Hippocras*, la *Poudre aromatique composée*, la *Confection aromatique*, l'*Eau de Mélisse composée*, le *Sirop antiscorbutique*, la *Thériaque*, le *Mithridate*, le *Laudanum liquide*, etc.

**CANNELLE GIROFLÉE DES MOLUQUES**, ou **ÉCORCE DE CULILAWAN**, *Cinnamomum Culilawan*, Blume. — LAURACÉES.

Angl. *Indian Clove bark*. — All. *Nelkenrinde*.

L'écorce du *Cannellier Culilawan* sent le girofle, et sert aux Javanais comme masticatoire et parfum. C'est d'ailleurs un médicament en tout comparable à la Cannelle de Ceylan, et, comme celle-ci, fort employé dans ses lieux de production à titre de tonique stimulant, tant à l'extérieur qu'à l'intérieur, contre la paralysie, le rhumatisme, etc.

L'essence de Culilawan est inusitée en Europe.

**CANNELLE GIROFLÉE DU BRÉSIL.** Écorce du *Dicypellium caryo-phyllatum*, L. — LAURACÉES.

Angl. *Brazilian Clove bark*, or *Clove Cassia bark.*

On peut répéter, à propos de l'écorce du *Dicypellium caryophyllatum*, espèce du Para et des bords du rio Negro, ce que nous disons de celle du *Cinnamomum Culilawan*, naturel aux îles de l'archipel indien.

**CANNELLIER (FLEURS DE)**, *Cinnamomum Cassia*, Fr. Nees, ou *Cin-namomum perpetuoflorens*, Burmann. — LAURACÉES.

Angl. *Cinnamon-tree (flowers of the).* — All. *Zimmt-Kassie (Blümen von der).*

Les fleurs non développées du *Cinnamomum Cassia* (*flores Cassiæ imma-turæ, clavelli Cinnamomi*), analogues aux clous de Girofle, mais plus petites, ont des propriétés et une composition semblable à celles de l'écorce connue sous le nom de *Cassia lignea* ou *Cannelle de Chine*. L'huile volatile qu'on en retire par distillation a la même action physiologique et sert aux mêmes usages thérapeutiques que l'essence de Cannelle de Ceylan.

**CANTHARIDE**, *Cantharis vesicatoria*, Geoff.; *Meloe vesicatorius*, L. — INSECTES-COLÉOPTÈRES.

Angl. *Blister Beetle,* or *Spanish Fly.* — All. *Blasen-Käfer, Spanische Fliege.*

Cet élégant Coléoptère, de la famille des Trachélides, vit sur les arbres de la famille des Jasminées, et particulièrement sur le Frêne.

COMPOSITION. — L'analyse de Robiquet donne les résultats suivants : *Cantharidine;* huile grasse, verte, soluble dans l'alcool; matière grasse insoluble; substance jaune visqueuse, soluble dans l'eau et l'alcool; matière noire soluble dans l'eau, insoluble dans l'alcool; matière jaune soluble dans l'éther et l'alcool; acides acétique et urique libres; phosphates de chaux et de magnésie.

La *Cantharidine*, rangée parmi les substances neutres, est cristalline, de couleur blanche, insoluble dans l'eau —si ce n'est à la faveur des autres prin-cipes constituants de la Cantharide, principalement de sa matière jaune, — so-luble dans l'alcool, l'éther, les huiles fixes et volatiles. Ses principaux dissolvants sont l'acétone et le chloroforme. Elle se dissout dans la soude, de même que dans les acides sulfurique, chlorhydrique et nitrique bouillants. Un acide éner-gique la précipite de la première dissolution, l'eau suffit pour la séparer des suivantes. La Cantharidine ne commence à se sublimer qu'à 120 degrés et ne se volatilise rapidement qu'à 205 degrés. Aussi les effets attribués à sa vapeur dans des conditions de température ordinaire doivent-ils être rapportés, soit à des émanations pulvérulentes, soit à une *huile volatile odorante* qui donne aux Cantharides leur fragrance désagréable, et sur l'existence de laquelle Orfila insiste avec raison.

ACTION PHYSIOLOGIQUE. — Les Cantharides exhalent une odeur piquante, fétide, nauséabonde. Leur saveur est peu marquée, car la sensation d'âcreté et de causticité qu'elles déterminent plus tard paraît due à l'inflammation violente qu'elles excitent sur la langue comme sur tout autre point des téguments. Cette sensation n'est pas plus une affaire de goût que l'impression de l'ammoniaque sur les narines n'est un phénomène d'olfaction. Appliquée sur la peau, la poudre de Cantharides produit au bout d'une heure une sensation de chaleur qui devient bientôt cuisante, douloureuse, et s'accompagne de rougeur et de tuméfaction légère. Il s'ensuit une véritable phlegmasie du derme avec exhalation séreuse ou séro-fibrineuse sous forme de vésicules d'abord isolées, qui deviennent confluentes, et donnent lieu, ou bien à un certain nombre de bulles et ampoules, ou bien à une seule grosse phlyctène qui occupe toute la surface avec laquelle la Cantharide se trouvait en contact. Cet effet n'est complet qu'au bout de huit, douze, seize ou vingt-quatre heures, selon la ténuité de l'épiderme et la vitalité des téguments. Il peut employer quelques heures seulement à se produire, comme il peut faire absolument défaut malgré l'excellente qualité et l'application parfaite du remède. Car la Cantharide n'exerce pas sur la peau une action chimique, fatale, à la manière de l'acide sulfurique ou de la potasse caustique : elle provoque, irrite les tissus vivants qui répondent plus ou moins à son action phlogistique, et quelquefois demeurent inertes malgré un contact prolongé de deux ou trois jours. Mais ce dernier cas, que j'ai bien observé, est excessivement rare.

Dans le premier moment, l'action topique de la Cantharide est sans doute aidée par les acides de la sueur qui dissolvent le principe actif de l'insecte.

Tant que dure la violente phlegmasie déterminée par le contact de la poudre irritante, l'absorption ne s'exerce pas ; mais dès que l'exsudation s'arrête par le fait de l'apaisement du travail inflammatoire en rapport avec l'éloignement du corps irritant, désormais séparé de la superficie du derme par une épaisseur plus ou moins grande de sérosité plastique, alors l'absorption redevient possible. Et comme elle s'exerce sur un liquide albumineux et alcalin nécessairement chargé de cantharidine, celle-ci commence à s'introduire dans la circulation et produit bientôt les effets qui lui sont propres.

Le pouls devient fréquent et plein, la respiration accélérée, la peau chaude et sudorale. L'urine diminue de quantité, et les mictions sont plus fréquentes, accompagnées de douleurs au passage. Ces phénomènes peuvent être très-accusés à la suite de la vésication, mais ils se montrent dans toute leur puissance lorsque la Cantharide est ingérée dans les premières voies. Voici alors ce qu'on observe :

Dans l'estomac, la Cantharide excite de la chaleur ou de la brûlure, de vives douleurs gastralgiques, des nausées et des vomissements. Néanmoins une partie du principe actif est absorbée, et va produire la fièvre artificielle, signalée tout à l'heure, avec une intensité plus grande et une soif ardente. Bientôt se montrent des ardeurs d'urine, des douleurs atroces dans les lombes et le bas-ventre, un priapisme des plus pénibles. Le malade pisse, au milieu de cruelles souffrances, de l'albumine, de la fibrine, du sang, avec une urine rare et concentrée. Il éprouve une violente constriction de la gorge, de la difficulté d'avaler, de l'hydrophobie, du ptyalisme, de la dysenterie, une sensibilité exquise du ventre, comme dans le *péritonisme*. Si le sujet résiste, on voit une période de sédation et d'asthénie succéder à cette effervescence morbide ; le pouls se ralentit et se déprime, la température s'abaisse, et les forces sont dans la résolution. Mais si la dose est trop forte, il survient du délire, des convulsions, le tétanos, l'insensibilité, le coma et quelquefois la mort. A l'autopsie, on trouve une inflammation violente, plastique et ulcéreuse du canal digestif et de l'appareil urinaire, principalement de la vessie.

Les lésions fonctionnelles et anatomiques observées du côté des reins et des voies urinaires indiquent suffisamment que c'est par là que se fait l'élimination de la Cantharidine et des autres principes actifs absorbables. En présence de ces profonds désordres, on admire la tolérance relative du système vasculaire pour la Cantharidine, mais l'étonnement cessera si l'on considère que l'albumine dissimule un grand nombre d'agents nuisibles ou toxiques, lesquels ne recouvrent leur pouvoir de nuire que lorsqu'ils reprennent leur liberté dans les sécrétions non albumineuses.

A mon avis, les graves symptômes observés dans les intoxications du côté du système nerveux ne sont pas uniquement le résultat de l'action directe du poison sur l'encéphale et la moelle ; ils sont quelquefois les effets sympathiques ou réflexes de la violente irritation des organes digestifs et urinaires. Le tétanos lui-même se prête à notre explication, car il se montre fréquemment à la suite des lésions traumatiques de l'abdomen, peut-être parce que, dans cette cavité splanchnique, les *corpuscules de Pacini* sont presque aussi nombreux que vers les extrémités des membres.

La Cantharidine est accusée, à bon droit, d'être l'agent essentiel de tous ces désordres. Cependant la *substance volatile odorante*, considérée par Beaupoil et Orfila comme le principe vraiment toxique de la Cantharide, possède réellement des propriétés irritantes semblables à celles de la Cantharidine.

On cite des cas nombreux d'individus qui, pour être restés endormis à l'ombre des arbres chargés de Cantharides, ont inhalé par les poumons des quantités suffisantes de l'huile volatile pour qu'il en résultât, non-seulement des ophthalmies, des éternuments et des saignements de nez, mais encore des vertiges, la dysurie, l'hématurie et la fièvre (Amoreux, Lyonnet, Boyle).

USAGES. — Localement, la Cantharide sert à produire la rubéfaction, pour exciter la sensibilité et l'irritation de la peau dans la paralysie, les névralgies, les douleurs rhumatismales, etc. C'est aussi le plus sûr et le moins douloureux de tous les vésicants. Elle est pour cela d'un usage vulgaire dans les maladies inflammatoires dont l'acuité commence à céder, ou qui sont parvenues à l'état chronique, notamment dans celles des yeux, des jointures, de la poitrine. Les anciens l'appliquaient sur la morsure des animaux venimeux.

On a cru pouvoir imposer à l'érysipèle une barrière infranchissable en plaçant un vésicatoire sur sa route, c'était une illusion.

Comme agent dynamique général, la Cantharide a été en grande réputation dans l'hydrophobie, le tétanos, la chorée, l'épilepsie et la manie. On n'y croit plus.

Mais on l'emploie encore pour agir sur les organes urinaires, et, d'une manière détournée, sur l'appareil génital. L'irritation cantharidique est conseillée dans la paralysie vésicale, dans le diabète sucré et le diabète albumineux, mais, malgré d'imposantes autorités et malgré l'action coercitive que nous assignons à l'albumine, nous ne pouvons nous défendre de croire que, si son action n'était point paralysée, elle serait plus redoutable qu'utile dans cette dernière affection. Elle est recherchée comme aphrodisiaque par les hommes blasés ou affectés de spermatorrhée, de *tabes*, et devenus impuissants; mais cette pratique n'est pas sans danger pour eux. Quant aux effets emménagogues ou antiherpétiques de la Cantharide, ils sont incertains, trompeurs et doublés d'inconvénients, si ce n'est d'accidents plus fâcheux. Enfin l'école italienne a cru trouver dans la Cantharide un moyen de contre-stimulation. Par malheur, cette substance ne calme l'éréthisme vasculaire que d'une manière détournée, et l'orage qu'elle excite d'abord doit en faire redouter l'intervention.

En somme, la Cantharide, si héroïque dans la médication irritante ou révulsive externe, n'est qu'un agent incertain ou périlleux de la médication interne.

MODES D'ADMINISTRATION ET DOSES. — On se sert de la *poudre* isolée ou incorporée dans des masses emplastiques, de *solutions huileuses* ou *graisseuses*, de *teintures alcoolique, acétique* et *éthérée*, de l'*extrait* alcoolique ou éthéré et de la *cantharidine*.

La *poudre* se donne à l'intérieur depuis 25 milligrammes jusqu'à 10 centigrammes et davantage, en pilules ou pastilles ou dans un liquide doux et mucilagineux. D'après ce que nous avons dit de l'innocuité de la *Cantharidine* incorporée dans le sérum, un véhicule albumineux dissimulant parfaitement ce principe actif serait le meilleur pour l'usage interne.

La *teinture alcoolique* se prescrit à la dose de 5, 10 et 20 gouttes, en potion ou dans un véhicule approprié, une ou plusieurs fois par jour.

Les *teintures acétique* et *éthérée* doivent se donner à doses beaucoup plus faibles. L'*extrait* n'est guère usité. Ces préparations conviennent aussi pour l'usage externe.

FORMULES DIVERSES. — L'*Emplâtre vésicatoire* ou de Cantharides se compose de parties égales de : poix résine, axonge, cire jaune et poudre de Cantharides.

Le *Vésicatoire anglais* diffère surtout par la proportion plus forte (1/3 au lieu de 1/4) du principe actif.

La *Pommade épispastique verte* contient : Poudre de Cantharides, 1 p.; cire blanche, 4 p.; et populéum, 28 p.

La *Pommade dite de Dupuytren* contre la calvitie renferme : Moelle de bœuf, 300 p.; acétate de plomb cristallisé, 5; baume noir du Pérou, 10; alcool à 21°, 50 p.; teinture de Cantharides, 2; teinture de girofle et de cannelle, de chaque 20 gouttes.

**CAOUTCHOUC.** Suc concret du *Siphonia elastica*, Pers. — EUPHORBIA-CÉES ; et des *Ficus elastica* et *F. indica*. — MORÉES.

Angl. *Caoutchouc, Indian rubber, Gum elastic*. — All. *Kaoutchouc, elastiches* oder *Feder-Harz*.

Outre le *Siphonia elastica* (*S. cahuchu*, Schreb. et Wild.) et les deux *Ficus*, on cite le *Jatropha elastica*, L., et l'*Hevea guyanensis*, Aubl., comme fournissant de la gomme élastique.

COMPOSITION. — Le Caoutchouc est un carbure d'hydrogène ($C^8H^7$) solide, élastique, se durcissant par le froid et se ramollissant par la chaleur, mais qui, après avoir été soumis à l'action du soufre ou *vulcanisé*, conserve son élasticité aux basses températures et résiste à l'action dissolvante du pétrole et de l'essence de térébenthine. Son meilleur dissolvant est le sulfure de carbone.

USAGES. — Les merveilleuses qualités physiques du Caoutchouc ont été utilisées pour la fabrication de quelques instruments de chirurgie et pour la prothèse des dents, des mâchoires, etc. On en fabrique des sondes, des bouts de sein, des pessaires à réservoir d'air, des tissus élastiques pour bas et suspensoirs, serre-bras, bandes contentives. Toutefois la presque totalité des sondes et bougies dites de gomme élastique ne sont autre chose que des mèches ou des moules de tissu recouverts de plusieurs couches d'huile de lin séchées à l'air.

Le Caoutchouc est employé aussi dans le traitement des plaies et des maladies de peau, par occlusion. On le dissout préalablement dans le chloroforme, puis, à l'aide d'un pinceau, on l'étale sur la surface qu'il s'agit de protéger. Le suc laiteux de l'arbre dont on a retardé la coagulation par l'ammoniaque sert au même usage (Swediaur, Guibert).

Mille prépare un sparadrap au caoutchouc plus adhésif et moins facile à écailler que les emplâtres ordinaires.

Il faut arriver à 1846 pour voir le Caoutchouc s'introduire dans l'usage médical proprement dit. Le docteur Maurice Haller, instruit par hasard des effets extraordinaires du Caoutchouc chez deux phthisiques, l'administre dans la tuberculisation pulmonaire à la dose de 10 centigrammes à 1 gramme et au delà, et prétend en avoir obtenu de bons résultats. L'expérience a été répétée sans succès. Hanon (de Bruxelles), mieux inspiré, donne le Caoutchouc dissous dans l'essence de térébenthine, et obtient des améliorations que la térébenthine seule eût procurées.

**CAPILLAIRE DU CANADA,** *Adiantum pedatum*, L. — FOUGÈRES.
Angl. *Maidenhair*. — All. *Frauenhaar*.

Le *Capillaire du Canada* renferme des acides tannique et gallique, un extractif amer et une huile volatile.

Il donne une infusion plus amère et plus aromatique que son congénère européen. Aussi lui accorde-t-on la préférence pour la fabrication du *Sirop de Capillaire*, employé comme adoucissant, béchique et légèrement sudorifique, contre les rhumes et les affections catarrhales. On le prend aussi en infusion théiforme.

**CAPILLAIRE DE MONTPELLIER**, *Adiantum Capillus-Veneris*, L. — FOUGÈRES.

Angl. *Lady's hair.* — All. *Venus-Haar.*

Cette espèce sert aux mêmes usages que la précédente.

**CARDAMOME DE CEYLAN** ou **GRAND CARDAMOME**, *Elettaria Major*, Smith. — AMOMACÉES.

Angl. *Greater* or *Ceylan Elettaria.* — All. *Kardamomen.*

Les graines du *Cardamome de Ceylan* renferment, selon Neumann, une forte proportion d'huile volatile, un extrait résineux et un extrait aqueux. Elles sont extrêmement aromatiques et jouissent des propriétés médicales qui appartiennent aux substances de cette sorte. Ce stimulant diffusible n'est pas employé seul, mais il entre dans la confection de la *Thériaque* et du *Diascordium*.

**CARDAMOME DU MALABAR**, **PETIT** et **MOYEN**, *Elettaria Cardamomum*, Maton. — AMOMACÉES.

Angl. *True* or *officinal Cardamon.*

COMPOSITION. — Trommsdorff a trouvé dans le *petit Cardamome :* huile essentielle, huile fixe, sel de potasse (malate?) uni à une matière colorante, fécule, mucilage azoté, phosphate de chaux, matière colorante jaune et fibre ligneuse.

Le *Cardamome du Malabar* offre les mêmes propriétés organoleptiques que le précédent, avec une composition analogue et des indications thérapeutiques semblables. On l'emploie fréquemment dans l'Inde comme stomachique, carminatif, stimulant, etc. Il entre aussi dans un grand nombre de confections, notamment le *Diascordium* et la *Thériaque ;* mais de plus il fait la base de la *Teinture de Cardamome* et de la *Teinture de Cardamome composée*, usitées en Angleterre.

**CAROTTE**, *Daucus Carota*, L. — OMBELLIFÈRES-DAUCINÉES.

Angl. *Carrot.* — All. *Mohrrübe.*

La *racine* du *Daucus Carota* renferme beaucoup de sucre de canne, de la fécule, une matière colorante jaune soluble dans les huiles et l'alcool, de l'acide malique et des sels de chaux et de magnésie.

C'est un aliment agréable et de facile digestion qu'on a vanté contre différentes affections diathésiques, où il n'agit sans doute qu'à titre d'aliment végétal, et contre les vers, qu'il ne moleste guère. La racine de Carotte sauvage aurait dans ce cas des vertus plus marquées. On conseille la racine de Carotte en cataplasme sur les cancers ulcérés : toute autre substance pulpeuse aurait la même qualité sédative. Enfin la décoction de Carotte est un remède populaire contre la jaunisse, à cause de son analogie de couleur avec la maladie.

Les *semences* de Carotte ont des vertus plus réelles qu'elles doivent à leur huile essentielle et à la présence du tannin et d'un principe amer probablement résineux. Elles font partie des *Quatre semences chaudes mineures*, et jouissent des propriétés de celles des autres Ombellifères aromatiques. On les mêle parfois à la bière ; on les prend en *infusion* et en *décoction* comme stimulant diffusible, tonique, diurétique, emménagogue et antihystérique.

**CAROUBIER**, *Ceratonia Siliqua*, L. — LÉGUMINEUSES-CÉSALPINIÉES.
Angl. *Carob-tree, John's bread.* — All. *Johannesbroodbaum.*

Les gousses de cette Légumineuse, indigène dans le midi de la France et de l'Europe, renferment, à leur maturité, autour des graines, une sorte de miel noirâtre d'une saveur sucrée et fraîche. Cette substance, analogue à la pulpe de Casse, est aussi laxative, et convient dans les rhumes, les embarras gastriques, la fièvre de ce nom, la fièvre bilieuse et les phlogoses intestinales, maladies fréquentes dans les contrées de l'Europe et de l'Afrique où croît le *Ceratonia Siliqua.*

**CARRAGAHEEN**, **CARRAGEEN**, ou **MOUSSE PERLÉE**, *Fucus crispus,* L.; *Chondrus polymorphus*, Lamx. — ALGUES-FUCACÉES.
Angl. *Irish Moss.*

COMPOSITION. — Le *Chondrus crispus*, abondant sur nos rochers maritimes, est en grande partie formé d'une gelée végétale, analogue à la pectine et nommée *Carragahéenine*. Il renferme aussi de l'amidon, de l'acide oxalique, du soufre, du chlore, du brôme et de l'iode (Feuchtwanger, Sarphati, Grosse), sans compter d'autres substances minérales : phosphore, potasse, chaux, etc.

USAGES. — La *Mousse perlée* est une substance nutritive, réparatrice pour le système nerveux, pouvant agir comme fondante et résolutive à la manière des composés iodo-bromurés, mais ayant surtout des qualités émollientes et adoucissantes qui la rendent utile dans l'angine glanduleuse et les autres inflammations du vestibule commun aux voies digestives et respiratoires, principalement dans celles qui se rattachent à la diathèse tuberculeuse. On l'emploie également dans certaines diarrhées dysentériformes, la scrofule externe ou interne, le rachitisme, les maladies des reins et de la vessie. Dans certains pays on en prépare des gelées, sorbets et blanc-manger.

En médecine, on l'administre sous forme de *gelée* et de *décoction*, ou bien associée au chocolat et au *cocoa*.

**CARTHAME**, *Carthamus tinctorius*, L. — COMPOSÉES ou SYNANTHÉ-RÉES-CYNARÉES.

Angl. *Safflower* or *bastard Saffron*. — All. *Safflor, Spindelkraut.*

Les fleurs de cette belle Carduacée des Indes sont employées dans la teinture. Elles renferment deux matières colorantes, l'une rouge, l'autre jaune, de l'extractif, de l'albumine et des sels nombreux. La première se nomme *Car-thamine*, ou huile carthamique. Leur couleur rouge mêlée à du talc constitue le *rouge végétal* usité comme cosmétique. Les fruits fournissent une huile que les indigènes trouvent bonne contre les rhumatismes, les paralysies, les ulcères de mauvaise nature. La graine entière, employée dès la plus haute antiquité comme purgatif, sert encore au même usage en Orient. On l'administrait autrefois dans le même but sous forme d'émulsion, à la dose de 8 grammes dans 120 grammes d'eau.

La composition chimique de cette substance est mal connue, et l'on ignore à quel principe elle doit ses effets purgatifs.

**CARVI**, *Carum Carvi*, L. — OMBELLIFÈRES-AMMINÉES.

Angl. *Common Caraway.* — All. *Kümmel.*

Le *Carvi*, commun dans nos montagnes subalpines et sur les collines du nord de l'Europe, offre, en général, la composition et les propriétés des Ombellifères aromatiques (voy. ANIS). Les Allemands et les Anglais font une grande consommation de ses semences dans leurs sauces et leurs pâtisseries. La liqueur dite *Huile de Vénus* leur doit son arome.

En médecine, ces graines servent aux mêmes usages que celles d'Anis; elles font partie des *Quatre semences chaudes majeures.*

Par la distillation, elles donnent l'*huile volatile de Carvi*, qui se prend à la dose de 1 à 10 gouttes. On emploie aussi l'*eau* et la *teinture de Carvi*.

**CASCARILLE OFFICINALE**, *Croton Eluteria*, Swartz, *Clutia Elu-teria*, L. — EUPHORBIACÉES.

Angl. *Seaside Balsam* or *Sweet-wood*. — All. *Cascarille Rinde.*

COMPOSITION. — Le *Croton d'Eleuthère*, l'une des Antilles, fournit une écorce médicinale d'une odeur agréable, d'un goût piquant et chaud, dans laquelle la chimie démontre deux huiles volatiles, une résine amère, de la gomme et une substance amère, de l'oxyde de cuivre (Meissner), et une matière voisine des alcaloïdes végétaux : la *Cascarilline* de Brandes.

ACTION PHYSIOLOGIQUE. — La *Cascarille* est un amer aromatique, c'est-à-dire un tonique stimulant exempt d'astringence. Mêlée avec le tabac à fumer, elle passe pour causer des étourdissements et de l'intoxication.

USAGES. — Cette écorce rend des services dans les affections asthéniques du tube digestif et de l'organisme tout entier. Elle convient dans les diarrhées chroniques, le catarrhe pulmonaire, la fièvre hectique, les hémorrhagies passives. On l'a donnée comme anthelminthique et antipériodique. Elle

s'est montrée utile, en effet, contre les fièvres intermittentes, sans avoir l'efficacité du Quinquina, dont elle augmenterait la puissance (Alibert).

La poudre de Cascarille se donne à la dose de 60 centigr. à 2 grammes.
On en prépare extemporanément une *infusion;* les préparations officinales
sont le *Vin,* le *Sirop* et la *Teinture alcoolique.*

**CASSE OFFICINALE,** *Cassia Fistula,* L. — LÉGUMINEUSES-CASSIÉES.
Angl. *Pudding pipe tree* or *purging Cassia.* — All. *Kassie.*

Le *Cassier,* ou *Canéficier,* originaire de l'Éthiopie, donne d'énormes
gousses cylindriques, connues sous le nom de *Casse en bâtons,* lesquelles
renferment entre leurs fausses cloisons une pulpe noire, sucrée, fade, un peu
nauséeuse, quoique assez agréable, dont voici la composition d'après Vauquelin
et Henry : sucre, gomme, matière analogue au tannin, gluten, matière colorante soluble dans l'éther.

ACTION PHYSIOLOGIQUE. — Selon la dose, la pulpe de Casse est un laxatif
doux ou un vrai purgatif. La manne semblerait, au dire de Vallisnieri, en
exalter la puissance cathartique; mais les effets plus marqués sont en raison
composée des deux purgatifs.

La Casse est un laxatif excellent dans les affections inflammatoires et fébriles,
spécialement dans les fièvres rémittentes bilieuses des pays chauds et dans la
fièvre gastrique de ces climats. Son goût agréable la rend précieuse dans la
médecine des enfants.

MODES D'ADMINISTRATION ET DOSES. — Cette pulpe se donne à la dose de
30 à 60 grammes pour purger un adulte. A un jeune enfant on en donne dix
fois moins.

La *Casse préparée,* c'est-à-dire purifiée, se prescrit à doses moins élevées.
La *confection de Casse* se donne à la dose de 8 à 30 grammes.

La Casse associée à l'huile d'amandes douces constitue la *Marmelade de
Tronchin.*

**CASSIA LIGNEA.** — Voy. MALABATHRUM.

**CASTORÉUM.** Produit sécrété par le *Castor Fiber,* L. — MAMMIFÈRES-
RONGEURS.

Angl. *Castoreum.* — All. *Bibergeil.*

De même que le musc et la civette ou l'hyraceum, le *Castoréum* est fourni
par deux poches qui accompagnent les organes génitaux du Castor (Angl.
*Beaver,* All. *Biber;* c'est l'ancien mot français *Bièvre*).

COMPOSITION. — Les *Castoréums* de Canada et de Russie, différents à
quelques égards, renferment cependant tous deux une huile volatile, de la
résine, de la *Castorine,* des matières albuminoïdes, de l'osmazôme, du carbonate de chaux et d'autres substances.

L'*huile volatile* a l'odeur du Castoréum et un goût amer, âcre. La *Casto-*

*rine* est une substance grasse, cristalline, non saponifiable. La résinè dérive sans doute de l'huile volatile dont elle rappelle les propriétés.

ACTION PHYSIOLOGIQUE. — Le Castoréum est réputé stimulant et antispasmodique, quoique les expériences sur l'homme sain le montrent bien peu actif. Ses principes odorants passent néanmoins dans la circulation, et de là dans les urines, où leur odeur les fait reconnaître. Les menstrues à l'aide desquels on dissout le Castoréum, et les médicaments auxquels on l'associe, ont sans doute une large part dans les résultats thérapeutiques.

USAGES. — Le Castoréum était en grande réputation pour modérer les troubles nerveux qu'on supposait liés à un désordre utérin. Il est un peu délaissé maintenant, à cause de son insuffisance et de son prix élevé.

MODES D'ADMINISTRATION ET DOSES. — Cette substance se donne en *pilules* ou *bols* à la dose de 50 centigr. à 1 gramme, répétée, s'il y a lieu, plusieurs fois par jour.

La *Teinture de Castoréum* se donne à la dose de 4 à 12 grammes. Il en est de même de la *Teinture de Castoréum ammoniacale*, qui est plus active.

CATAIRE, *Nepeta Cataria*, L. — LABIÉES.
Angl. *Catmint.* — All. *Katzenkraut, Katzenmünze.*

Cette plante indigène est certainement active; l'action aphrodisiaque qu'elle exerce sur les chats le prouve suffisamment. Outre les vertus toniques excitantes des Labiées, elle possède des propriétés analogues à celles de la Valériane. Cependant elle est complétement négligée parmi nous.

Les sommités fleuries de cette Labiée se donnaient à la dose de 8 grammes en infusion.

CÉDRATIER DE MÉDIE, *Citrus medica*, L.; *Citrus Cedra*, Gall. — AURANTIACÉES.
Angl. *Citron-tree.* — All. *Citronenbaum.*

Le zeste du *Cédrat* fournit en abondance une huile volatile très-fragrante, rappelant l'odeur de la rose et fort usitée dans la parfumerie. Elle est identique à celle du Citron ou Limon (Dumas); ses effets physiologiques sont analogues également à ceux de cette dernière essence. Elle entre dans la composition de plusieurs liqueurs.

Le suc de Cédrat sert à composer des rafraîchissements.

CÉDRON, *Simaba Cedron*, Planchon. — RUTACÉES-SIMAROUBÉES.
Plusieurs espèces du genre, les *Simaba ferruginea*, *S. Columbo* et *S. humilis*, ont été signalées comme utiles dans les dyspepsies et les fièvres. Récemment le *Simaba Cedron* a été introduit dans la pratique par Hoolher et Rayer. Les expériences de ce dernier observateur démontrent l'efficacité des semences (cotylédons) de Cédron comme tonique et antipériodique, à la dose de 50 centigr. à 1 gramme par jour. En quantité plus forte, elles donnent des nausées et dérangent le corps.

**CENTAURÉE (PETITE)**, *Erythræa Centaurium*, Pers. — GENTIANÉES.
Angl. *Lesser Centaury.* — All. *Tausendgüldenkraut, Fieberkraut.*

La *petite Centaurée*, qui émaille les pelouses des bois, est l'un de nos meilleurs amers. Sa saveur très-austère est exempte d'astringence, ce qui dénote l'absence du tannin. Aussi les sommités fleuries de la plante ont-elles des propriétés toniques très-franches sans avoir l'inconvénient d'amener la constipation.

La petite Centaurée est usitée vulgairement comme stomachique, fortifiante antigoutteuse et même vermifuge. C'est le fébrifuge indigène le plus en vogue après la grande Gentiane. Ses sommités fleuries se prennent en *décoction* à la dose de 15 à 30 grammes dans 500 grammes d'eau. L'*extrait* se prescrit à la dose de 2 à 4 grammes. Elle entre dans le *Baume vulnéraire*, l'*Esprit carminotif de Sylvius*, la *Thériaque*, etc.

**CENTAURÉE (GRANDE)**, *Centaurea Centaurium*, L. — COMPOSÉES ou SYNANTHÉRÉES-CYNARÉES.

Angl. *Greater Centaury, common Rhapontic.*

La *grande Centaurée* est une plante inusitée qui pourrait être substituée à d'autres Cynarocéphales amères et toniques, comme le *Chardon bénit (Centaurea benedicta)* ou la *Chausse-trape (Cent. Calcitrapa)*, dont on se sert fort peu, dans le traitement de la débilité et des fièvres intermittentes. Elle doit probablement, ainsi que ces dernières, son action tonique à la présence du *Cnicin*.

**CERFEUIL CULTIVÉ ou OFFICINAL**, *Anthriscus Cerefolium*, Hoffm.; *Scandix Cerefolium*, L. — OMBELLIFÈRES-SCANDICINÉES.

Angl. *Garden Chervil.* — All. *Kerbel, Gartenkerbelkraut.*

Le *Chærophyllum sativum*, d'un arome agréable, d'une saveur un peu amère et piquante, est un des condiments les plus usuels chez les Européens. On en peut extraire une huile essentielle jaune (Thomson), qui se perd en partie par la décoction, ce qui doit faire préférer l'infusion des feuilles pour l'usage médical. Le Cerfeuil est un calmant résolutif, utile en fomentations dans les blépharites et les conjonctivites (Gubler), dans les contusions, les excoriations de la peau, les engorgements ganglionnaires aigus et ceux des mamelles. On le prend à l'intérieur comme diurétique, emménagogue. Il peut calmer un peu les douleurs hémorrhoïdales et l'éréthisme de l'appareil respiratoire chez les phthisiques. Ses usages divers rappellent ceux de la Phellandrie et de la Ciguë.

**CERISIER CULTIVÉ** ou **GRIOTTIER**, *Cerasus caproniana*, DC. — ROSACÉES-AMYGDALÉES.

Angl. *Cherry-tree.* — All. *Kirschenbaum.*

Les *Cerises* appelées *Griottes* ou *Cerises de Montmorency* se distinguent par leur chair fondante et acide. Elles sont faciles à digérer, rafraîchissantes, et, comme les acidules en général, elles répriment la tendance à la formation spontanée des acides dans l'estomac. Seulement elles possèdent à un degré plus élevé que la plupart des autres fruits (Mialhe) le pouvoir d'alcaliser les urines en raison de la combustion plus facile, par l'oxygène du sang, des acides végétaux qu'elles renferment à l'état de sels alcalins. A un état de maturité parfaite, les Cerises sont accordées comme aliment aux sujets qui entrent en convalescence et à ceux mêmes qui souffrent d'une phlegmasie ou d'une pyrexie.

Le *Sirop de cerises* en dissolution dans l'eau. est fréquemment prescrit comme rafraîchissant et tempérant dans le cours des maladies aiguës, fébriles.

Les *queues* (pédoncules) *de Cerises* passent pour diurétiques. On en boit la *décoction* aux repas ou dans les intervalles.

**CÉTÉRACH** ou **DORADILLE**, *Cetérach officinarum*, DC.; *Asplenium Ceterach*, L. — FOUGÈRES.

Angl. *Spleenwort*. — All. *Milzkraut*.

Les Arabes emploient cette Fougère dans les maladies des voies urinaires. On la dit utile dans la gravelle, la dysurie, la colique néphrétique, et par suite dans les affections vésicales. Elle est presque abandonnée.

**CÉTINE.** — Voy. BLANC DE BALEINE.

**CÉVADILLE**, *Veratrum officinale*, Schlecht. — COLCHICACÉES.

Angl. *Spike flowered, Asagrœa, Indian caustic Barbey.*—All. *Läusekraut, Mexikanischer Läusesaamen.*

La *Cévadille* croît dans les Andes mexicaines, au voisinage de Véra-Cruz.

COMPOSITION. — L'analyse de ses semences par Pelletier et Caventou a donné : matière grasse composée d'oléine, stéarine et *acide cévadique ;* cire, supergallate de *Vératrine*, matière colorante jaune, plus les éléments ordinaires des tissus végétaux et des cendres. On y signale aussi une résine ( *Vératrin* de Couerbe) et une gomme-résine. L'*acide cévadique* ou *sabadillique* est un acide gras, cristallin, fusible et volatil, d'une odeur d'acide butyrique.

La *Vératrine* ou *Sabadilline* est un alcaloïde végétal (voy. VÉRATRINE).

ACTION PHYSIOLOGIQUE. — De même que ses congénères, les *Veratrum album* et *viride*, le *V. officinale* est un poison âcre et irritant. Introduit par la bouche, il occasionne une sensation de brûlure douloureuse qui se propage du gosier jusqu'à l'estomac, provoque la nausée, le vomissement, la purgation, puis les convulsions, le délire et même la mort. Appliquée sur la peau, la Cévadille détermine un picotement pénible. Sur la région précordiale, elle ramène la force des contractions cardiaques. Après un usage interne de quelques jours, elle occasionne une sensation de chaleur et de fourmillement vers la périphérie cutanée et parfois une éruption. La violence de ce poison est telle, qu'on l'a vu, en applications externes, produire l'aliénation mentale et la mort.

Usages. — A part les cas d'affections vermineuses dans lesquelles la Cévadille est recommandée, on ne l'emploie guère à l'intérieur. A l'extérieur, on
l'applique, non sans danger, sur le cuir chevelu, pour tuer les poux. C'est un
moyen auquel il faut renoncer.

Sa *teinture* sert à produire la rubéfaction sur les jointures atteintes de rhumatismes chroniques, ou sur la région du cœur, dans les cas de palpitations
nerveuses. Mais la Cévadille sert principalement à obtenir la Vératrine.

Modes d'administration et doses. — On emploie la poudre contre les
poux sous le nom de *Poudre de capucin;* la *teinture* en frictions sur la peau ;
l'*extrait* à l'intérieur en *pilules*, à la dose de 1 centigramme répétée plusieurs
fois dans les vingt-quatre heures.

**CHAMÆDRYS.** — Voy. Germandrée.

**CHAMÆPITYS.** — Voy. Ivette.

**CHARDON BÉNIT**, *Cnicus benedictus*, Gærtn.; *Centaurea benedicta*, L.
— Composées ou Synanthérées-Carduacées.
Angl. *Blessed Thistle.* — All. *Kardobenedicten, Spinnendistel.*

Cette espèce du midi de la France et de l'Europe doit son épithète aux merveilles qu'on lui attribue. Elle renferme, d'après Morin, une matière grasse
verte, de l'huile volatile, un principe amer (le *Cnicin*) et des sels.

C'est une plante inodore, mais d'une amertume prononcée, ce qui la fait
considérer comme stomachique, fébrifuge, sudorifique et conséquemment
alexipharmaque et alexitère. Ses sommités fleuries se donnent à la dose de
15 grammes en *infusion* dans 500 grammes d'eau.

**CHARDON ROLAND.** — Voy. Panicaut.

**CHÉLIDOINE (GRANDE) ou ÉCLAIRE**, *Chelidonium majus*, L. —
Papavéracées.
Angl. *Greater Celandine, Swallowwort.* — All. *Schwalbenwurz.*
Composition. — La *Chélidoine* se distingue de toutes les autres plantes
de nos contrées par le suc jaune orangé auquel elle doit ses propriétés médicinales. C'est un liquide amer et âcre, caustique, dans lequel Thomson assure
avoir trouvé de la gomme-gutte, tandis que Chevallier et Lassaigne y ont vu
deux matières : l'une résineuse, amère et plus foncée; l'autre jaune orangé,
également amère et gommo-résineuse.

La *grande Éclaire* est un poison irritant (Orfila). Elle cause la rubéfaction
de la peau et une chaleur mordicante dans les mains. A dose moyenne, elle
purge sûrement et fait souvent uriner. On peut donc l'employer comme les
autres purgatifs et diurétiques pour évacuer l'intestin et pour favoriser la
résorption des épanchements séreux. Son suc caustique, appliqué sur des ver-

rues ou des végétations, réussit à les faire tomber. C'est là son usage vulgaire.

Quant aux vertus de la Chélidoine contre les ophthalmies, les scrofules, la jaunisse et les maladies de la peau, elles sont controuvées ou non prouvées. Le *suc* de Chélidoine se donne à la dose de 30 à 40 gouttes au plus; l'*extrait* à la dose de 40 à 60 centigrammes; la *racine* à la dose de 15 grammes en *infusion* dans 750 grammes d'eau.

**CHÊNE ROUVRE**, *Quercus sessiliflora*, Sm.; et **CHÊNE PÉDONCULÉ**, *Quercus pedunculata*, Ehr., deux variétés du *Quercus Robur*, L. — AMENTACÉES-CUPULIFÈRES.

Angl. *Common Oak.* — All. *Eiche.*

COMPOSITION. — L'écorce de *Chêne*, selon Braconnot, contient : *acide tannique* et tannate de chaux, magnésie et potasse; *acide gallique*, sucre incristallisable, pectine et ligneux.

ACTION PHYSIOLOGIQUE. — Elle est semblable à celle de tous les végétaux chargés de tannin (voy. TANNIN ou ACIDE TANNIQUE), mais plus énergique que dans la plupart d'entre eux.

USAGES. — L'écorce de *Chêne* est réservée surtout pour l'usage externe; le tannin (voy. ce mot) pour l'usage interne. La *poudre*, succédané de celle de Quinquina, sert à saupoudrer les plaies gangréneuses, fétides ou de mauvais caractère, les régions de peau qui s'ulcèrent dans le cours des fièvres graves. La *décoction* s'emploie dans les mêmes conditions; elle s'administre aussi en *gargarisme* dans l'angine chronique avec relâchement de la luette, en *injection* dans la leucorrhée, en *lotion* sur les parties relâchées ou herniées. On en donne aussi des bains aux jeunes enfants affaiblis ou affectés de fièvre intermittente. Exceptionnellement, l'*écorce* de Chêne ou son *extrait* ont été administrés par la bouche contre la fièvre intermittente.

La médecine emploie aussi les glands du Chêne yeuse (*Quercus Ilex*) et même ceux du Chêne rouvre. Les uns et les autres contiennent une forte proportion de tannin. Torréfiés, pulvérisés et infusés dans l'eau, ils donnent une liqueur tonique, analogue au café, qui convient aux estomacs paresseux, aux sujets faibles et irritables. On donne le *Café de glands* aux enfants délicats et maladifs.

**CHÈVREFEUILLE**, *Lonicera Caprifolium*, L. — CAPRIFOLIACÉES.

Angl. *Honey-suckle, Woodbine.* — All. *Hahnenfusslein.*

Le *Chèvrefeuille* des jardins, spontané dans le midi de l'Europe, est cultivé pour l'odeur délicieuse de ses fleurs, dont les parfumeurs composent des essences. Les pharmaciens en font un *sirop* estimé cordial et béchique. On s'en sert aussi en gargarisme dans l'angine inflammatoire simple.

**CHICORÉE SAUVAGE**, *Cichorium Intybus*, L. — COMPOSÉES ou SYNAN-
THÉRÉES-CHICORACÉES.

Angl. *Wild Succory* or *Chicory*. — All. *Wegwartwurzel*.

COMPOSITION. — Parmi les principes constituants de la *Chicorée* (racine),
nous citerons un extractif amer, de la résine, du sucre, de l'inuline, et comme
substance dérivée accidentellement, la *gomme sacchocichorine* de Lacarterie.

La Chicorée amère doit à son amertume franche et bien prononcée la réputation dont elle jouit parmi nous contre les langueurs d'estomac, les altérations
du sang et les maladies de peau. On emploie la *décoction* des racines à la dose
de 30 à 60 grammes; des feuilles à dose plus forte, dans 750 grammes d'eau.
On prend aussi le *suc* de la plante associé à celui d'autres espèces dépuratives.
Les *fleurs* de Chicorée sont réputées cordiales; les *semences* passent pour
antiphlogistiques. En outre, l'*extrait* est usité comme stomachique et fondant.
La racine entre dans le *Catholicon* et les *Pilules angéliques*. Enfin, depuis
le blocus continental, la racine de Chicorée a reçu un emploi nouveau. Torréfiée
et pulvérisée, cette racine sert à renforcer le goût et à colorer l'infusion de café,
et même à falsifier la poudre de cette substance alimentaire. On la vend sous
le nom de *Chicorée-moka*.

**CHIENDENT OFFICINAL** ou **PETIT CHIENDENT**, *Triticum repens*, L.
— GRAMINÉES.

Angl. *Dog's Grass, common Wheatgrass*. —All. *Queckengrass, Hundsgrass*.

Les tiges souterraines du *Triticum repens*, appelées *racines de Chiendent*,
sont des parties jaunes, épaisses et succulentes du chaume, qui renferment
une provision de fécule et de sucre. Par la fermentation, elles donnent de
l'alcool.

Leur saveur est douce, un peu sucrée, et leur décoction est extrêmement
usitée en France comme rafraîchissante, délayante, diurétique, antiphlogistique. On augmente son efficacité en l'additionnant de nitre, d'oxymel scillitique.
Associée à la réglisse, la *décoction de Chiendent* constitue la tisane commune
des hôpitaux.

**CHOU ROUGE**. Sous-variété à feuilles rouges du *Chou pommé* (*Brassica
oleracea capitata*, DC). — CRUCIFÈRES.

Angl. *Red Cabbage*. — All. *Braunkohl*.

Le *Chou*, de même que les Crucifères en général, doit ses propriétés à une
huile essentielle sulfurée, à une résine et un extractif amers. La présence du
soufre explique pourquoi le *Bouillon* et le *Sirop de Chou rouge* conviennent
aux personnes dont la poitrine est délicate.

Au reste, l'alimentation par des substances naturelles chargées de soufre,
telles que les œufs, les Crucifères, etc., donne des résultats excellents dans
les affections herpétiques et les maladies des voies respiratoires. On a tort de
négliger cette méthode de traitement hygiénique.

**CIGUË OFFICINALE** ou **GRANDE CIGUË**, *Conium maculatum*, L. —
OMBELLIFÈRES-SMYRNÉES.

Angl. *Common* or *spotted Hemlock*. — All. *Schierling*.

COMPOSITION. —La grande Ciguë (*Cicuta major*, Lam.), commune dans les
lieux humides, fournit à l'analyse les substances suivantes : *Cicutine* ou *Conicine*, *acide conéique*, huile volatile, résine, matière colorante, albumine,
ligneux et sels.

La *Cicutine* (conéine, conicine) est le principe actif de la Ciguë (voy. cet
alcaloïde). L'*acide conéique* lui est associé à l'état de conéate de conicine.
L'huile volatile est la substance à laquelle la plante doit son odeur spéciale.

ACTION PHYSIOLOGIQUE. — La plante répand, surtout lorsqu'elle est
froissée, une odeur fétide spéciale, comparée à celle de l'urine de chat, et qui
peut causer à la longue une sorte de narcotisme.

Ingérée dans l'estomac à dose élevée ou toxique, elle produit l'ensemble des
symptômes que nous décrirons dans l'article consacré à son alcaloïde
(voy. CICUTINE) et qui en font un poison stupéfiant.

L'usage longtemps continué de la Ciguë amène la sécheresse de la gorge et
parfois une éruption cutanée. Les anciens croyaient que cette plante pouvait
tarir le lait, s'opposer chez les filles au développement du sein, et chez les
garçons atrophier les testicules. Cette opinion n'est pas confirmée par l'observation rigoureuse des faits, bien que dans un temps peu éloigné de nous, on
ait signalé la diminution de volume des mamelles. Une propriété mieux démontrée de cette Ombellifère est celle d'accroître assez souvent la sécrétion urinaire. Störck affirme que pendant son usage, les urines déposent un sédiment
épais, glaireux, deviennent mordicantes, et exhalent une odeur nauséabonde :
ce qui donnerait à penser que la Ciguë favorise le mouvement de dénutrition
ou détermine du catarrhe des glandes uropoiétiques.

USAGES. — Les usages de la Ciguë officinale se rapportent à deux chefs
principaux : tantôt on recherche ses propriétés fondantes, résolutives ; tantôt
on utilise sa puissance calmante, stupéfiante. Comme fondant ou altérant, la
Ciguë a été conseillée contre le cancer, les engorgements strumeux des ganglions, les obstructions viscérales, les hypertrophies (*mégalies*, Piorry) du
foie, de la rate, du pancréas, du corps thyroïde, les tumeurs mammaires,
contre les maladies de la peau, les affections syphilitiques, les hydropisies
articulaires.

A titre de calmant, de stupéfiant cérébro-spinal, la grande Ciguë s'emploie
dans la coqueluche, la phthisie, la toux spasmodique, la chorée, la nymphomanie, le satyriasis, le diabète laiteux (galactorrhée), où elle agit sans doute en
éteignant la sensibilité qui, par action réflexe, préside à la sécrétion lactée.
Elle sert encore à calmer les douleurs du rhumatisme ou de la goutte, de
certains ulcères, des cancers encéphaloïdes et squirrheux.

MODES D'ADMINISTRATION ET DOSES. — La Ciguë s'administre de trois
manières : à l'intérieur, par les organes digestifs ; en applications to-

piques sur la périphérie du corps, en inhalation, par les voies respiratoires.

Pour l'usage interne, Cullen préférait la poudre à la dose de 2 grammes par jour; Peyrilhe, le suc frais à la dose de 60 centigrammes à 2 grammes. On n'emploie plus que l'*extrait* en *pilules* de 5 à 10 centigrammes dont on fait prendre d'abord une, puis deux par jour, et dont on élève progressivement le nombre.

Pour l'usage externe, on fait des cataplasmes de la plante fraîche hachée, ou bien on saupoudre de feuilles de Ciguë pulvérisées des cataplasmes émollients. On se sert aussi d'emplâtres confectionnés avec de l'extrait de Ciguë, ainsi que d'une huile chargée par infusion des principes actifs de la plante, etc.

Alibert conseillait la respiration de *vapeurs cicutées*. Dans ces dernières années, Fr. Devay et Guilliermond ont mis en vogue les *Pilules de Conicine*, et une préparation pour l'emploi topique, qu'ils appellent *Baume de Conicine*, qui paraissent être de bonnes préparations. Les Anglais emploient une *Teinture* et de l'*Onguent* ou mieux de la *Pommade de Ciguë*.

**CIRE D'ABEILLES**. Produit de l'*Apis mellifica*. — INSECTES-HYMÉNOPTÈRES.

Angl. *Wax*. — All. *Wachs*.

La *Cire d'abeilles* est composée de deux substances, la *Cérine* et la *Myricine*, la première bien soluble dans l'alcool, la seconde comparativement insoluble. Débarrassée de son odeur et de sa couleur, la Cire blanche, dite *vierge*, est onctueuse, très-douce, non altérable à l'air, et communique ces qualités aux mélanges avec des corps gras, liquides, dans lesquels on la fait entrer.

On l'employait autrefois à l'intérieur, sous forme d'émulsion, dans la diarrhée dysentérique; mais cet usage est abandonné. Lallemand administrait du cérat en injections vaginales et lavements. Ces procédés rentrent déjà dans l'usage externe, pour lequel les préparations ayant la cire pour base sont habituellement réservées.

La Cire blanche entre dans le *Cérat simple* ou *de Galien*, dans l'*Emplâtre* et le *Liniment simples*, et dans une foule de préparations emplastiques qu'il serait trop long d'énumérer. On en compose des bougies destinées à la dilatation des rétrécissements de l'urèthre et des bougies porte-empreintes.

**CITRONNELLE**. — Voy. AURONE MALE et MÉLISSE OFFICINALE.

**CITRONNIER**, *Citrus Limon*, Gall. — AURANTIACÉES.

Angl. *Lemon-tree*. — All. *Citronenbaum*.

COMPOSITION. — L'*épicarpe* de *Limon*, qui porte en France le nom de *Citron*, contient une huile volatile, de l'*hespéridine*, une matière amère (*aurantine*) et de l'acide gallique.

L'huile volatile, d'une odeur fragrante des plus agréables, est composée de deux essences isomères : le *Citrène* (Dumas) et le *Citryle* (Blanchet et Sell).

L'*hespéridine* est une substance cristalline, neutre, résineuse. La matière amère est ce qu'on nomme vaguement un extractif.

Le jus de citron, d'après Proust, est formé d'*acide citrique*, d'acide malique, de gomme et d'extractif amer. L'acide citrique pur se présente à l'état solide.

Les effets et les indications thérapeutiques de ces deux portions des fruits du Citronnier étant entièrement différents, il est nécessaire de les étudier séparément.

1° *Suc de Citron.* — D'une acidité forte et agréable, le jus de Citron étendu d'eau est un des *acidules* les meilleurs et les plus employés dans les fièvres, les phlegmasies, l'embarras gastrique et les diverses affections qui réclament les rafraîchissants et les tempérants; dans les maladies putrides, le scorbut, et même contre les vers.

On prescrit la *limonade citrique*, dont il y a deux espèces : l'une, faite à froid, en exprimant le jus d'un demi-citron dans deux verres d'eau sucrée, ou laissant macérer un citron dépouillé de son zeste et coupé en tranches dans un litre d'eau; l'autre, obtenue en versant de l'eau bouillante sur ces mêmes tranches de fruit imparfaitement dépouillées de leur épicarpe aromatique : c'est la *limonade cuite*. A l'extérieur, le jus de Citron jouit de propriétés astringentes et antiseptiques. On en arrose les ulcères atteints de pourriture d'hôpital; on le porte, à l'aide d'un pinceau, sur les gencives, les joues, la gorge affectées de phlegmasies ulcéro-membraneuses, scorbutiques ou hydrargyriques, de diphthérie maligne, de gangrène.

2° *Essence de Citron.* — Cette huile volatile est un des parfums les plus recherchés, et possède l'action physiologique commune des stimulants diffusibles de cette sorte : de l'anis ou de la térébenthine, par exemple. L'*huile essentielle* se prescrit à la dose de 8 grammes contre le ténia. On en prépare des odeurs, des liqueurs fines, l'*eau de senteur* dite *de Portugal.* L'*alcoolat de citron composé* est une espèce d'eau de Cologne. La *pulpe de Limon* entre dans les *Tablettes stomachiques*, et l'*épicarpe* lui-même se confit pour la table. L'*essence* entrait aussi dans plusieurs confections maintenant tombées en désuétude.

**CIVETTE.** Matière sécrétée par la **CIVETTE** (*Viverra Civetta*, L.), et par le *Zibet* (*Viverra Zibetha*).—MAMMIFÈRES-CARNASSIERS DIGITIGRADES. Angl. *Civet Cat.* — All. *Zibetkatze.*

Le produit de sécrétion ainsi nommé est analogue sous tous les rapports au musc et au castoréum. Moins fragrant que le premier, mais n'ayant pas la fétidité du second, il renferme comme l'un et l'autre une huile volatile odoriférante, une matière résineuse, des corps gras fixes (élaïne et stéarine) et plusieurs autres principes indifférents à ses propriétés physiologiques.

La *Civette* est un stimulant diffusible, antispasmodique et aphrodisiaque, qu'on employait jadis comme le musc dans l'hypochondrie, l'hystérie, la frigidité, les coliques infantiles et d'autres cas morbides, à la dose de 25 à 50 centigrammes en *pilules* ou en *potion*.

**CLOPORTE DES CAVES**, *Oniscus Asellus.* — CRUSTACÉS-ISOPODES. Angl. *Woodlouse.* — All. *Kellerwurm.*

Ce Crustacé est à peu près inerte, et rien ne justifie son antique réputation. S'il est diurétique, ce qui n'est pas impossible, il le doit aux sels qu'il entraîne à la surface de son corps ou qu'il y introduit avec ses aliments, aux chlorures et surtout aux nitrates qu'il rencontre sur les parois des caves et dans les lieux humides et sombres autour des habitations. Aucune spécialité d'action ne le signale par conséquent à l'attention du thérapeutiste, et la mention qu'en fait le *Codex* prouve simplement à quel point nous sommes esclave de la tradition.

**COCA**, *Erythroxylum Coca*, Lamk. — ERYTHROXYLÉES. Angl. *Coca.* — All. *Koka.*

COMPOSITION. — L'*Erythroxylum Coca* est un arbrisseau spontané dans l'Amérique du Sud et cultivé en grand dans la Bolivie. Ses feuilles, appelées *Coca*, ont donné plusieurs alcaloïdes dont le plus important est la *Cocaïne* (Neimann), peu soluble dans l'eau, soluble dans l'alcool et l'éther. Les alcalis en dégagent une autre base liquide, volatile, l'*hygrine*, qui se dissout immédiatement dans l'alcool amylique.

ACTION PHYSIOLOGIQUE. — Les *feuilles de Coca* exhalent une odeur qui, sans être aussi suave, rappelle cependant celle du thé. Leur saveur amère, légèrement astringente, laisse un peu de chaleur et d'âpreté dans la gorge; elle excite la sécrétion salivaire. La Coca produit une excitation légère avec tendance à l'insomnie. Sous ce rapport, c'est un diminutif du thé et du café. Tenue dans la bouche, mâchée et déglutie peu à peu, la Coca tient lieu d'aliments plus massifs pendant deux ou trois jours, mais elle n'en remplit pas exactement le rôle. Il nous semble que cette substance et quelques autres analogues : la théine, la caféine, la théobromine, apportent au système nerveux la force dont elles sont chargées à la manière d'un fulminate, avec cette différence toutefois qu'elles ne la cèdent que lentement et non tout d'un coup. Il en résulte que momentanément les matières combustibles sont inutiles, et que le mouvement de dénutrition peut être retardé ; mais la rénovation des tissus ne saurait être longtemps suspendue, malgré l'intervention des aliments *dynamophores*, et bientôt se fait sentir la nécessité des aliments respiratoires et plastiques.

USAGES. — Outre sa puissance alibile, corroborante, la Coca possède, dit-on, la propriété de conserver les dents, de guérir les stomatites aphtheuse et scorbutique. On l'emploie contre le rhumatisme et la fièvre intermittente. Nous pensons qu'elle serait éminemment utile pour soutenir les forces chez les sujets qu'une affection des organes digestifs a jetés dans le marasme, ou dont le système nerveux est épuisé par toute autre cause.

MODES D'ADMINISTRATION ET DOSES. — La *poudre de Coca* se donne à la dose de 2 grammes répétée quatre à huit fois par jour. Guibert a proposé un *élixir* et un *sirop*. Le *sulfate de Cocaïne*, plus souvent employé, se donne à la dose de 50 centigrammes à 2 grammes.

**COCHENILLE**, *Coccus Cacti*, L. — INSECTES-HÉMIPTÈRES.

Angl. *Cochineal Insect* or *Cocheneel*. — All. *Scharlachwurm*.

La *Cochenille* n'a point de propriétés médicales ; seulement sa matière colorante rouge ou carmin est employée en pharmacie pour communiquer une couleur agréable à diverses préparations contenant des substances actives. C'est dans ce but qu'on prépare un *Sirop* et une *Teinture de Cochenille*.

**COCHLÉARIA**, *Cochlearia officinalis*, L. — CRUCIFÈRES.

Angl. *Common Scurvy-grass*. — All. *Löffelkraut*.

Le *Cran officinal* croît dans les deux hémisphères, au milieu des rochers maritimes et sur les montagnes.

COMPOSITION. — Son suc donne à l'analyse : huile volatile identique avec celle du Raifort (voy. ce mot), et par conséquent sulfurée ; résine amère, extractif amer, gomme, fécule verte et albumine végétale, chlorhydrate et sulfate d'ammoniaque, nitrate et sulfate de chaux (Braconnot).

ACTION PHYSIOLOGIQUE. — Écrasé entre les doigts, le Cochléaria exhale une odeur forte et pénétrante qui se dissipe par la dessiccation. Mâché, il offre un goût amer, piquant, peu agréable, et provoque la sécrétion salivaire. Parvenu dans l'estomac, il détermine une sensation de chaleur. Son action éloignée ou générale est stimulante.

USAGES. — MODES D'ADMINISTRATION ET DOSES. — On le mange comme le Cresson. On le mâche dans les affections scorbutiques de la bouche, pour raffermir les gencives, modifier les ulcérations. A l'intérieur, le Cochléaria est le plus usité de nos antiscorbutiques. Son *suc* se donne non-seulement dans le scorbut, mais dans les engorgements ganglionnaires et viscéraux, les scrofulides, les cachexies et les dyscrasies, à la dose quotidienne de 60 à 150 grammes et au delà.

On prépare une *Eau distillée*, une *Teinture alcoolique*, un *Sirop*, une *Conserve* et un *Extrait de Cochléaria*.

Cette Crucifère entre dans une foule de médicaments officinaux, tels que le *Sirop*, le *Vin* et la *Bière antiscorbutiques*.

Les propriétés excitantes du Cochléaria l'ont fait défendre dans tous les cas compliqués d'irritation générale et d'éréthisme inflammatoire localisé : lorsqu'il existe, par exemple, des hémorrhoïdes, des hémoptysies, des palpitations.

**COIGNASSIER**, *Cydonia vulgaris*, Pers. — ROSACÉES-POMACÉES.

Angl. *Common Quince-tree*. — All. *Wilde Quittenbaum*.

COMPOSITION. — Cet arbre, indigène dans le sud de l'Europe, donne des fruits appelés *Coings*, dont la pulpe a pour composition chimique : sucre, tannin, acide malique, pectine, matière azotée, eau, ligneux, et probablement huile volatile. Ses semences ont pour composition : amygdaline, émulsine, amidon, huile fine, et *Cydonine*, ou matière gommeuse spéciale déposée au centre des enveloppes de la graine.

ACTION PHYSIOLOGIQUE ET USAGES. — L'astringence de la chair du Coing est telle qu'elle n'est pas comestible étant fraîche ; mais on la fait confire par tranches, et l'on en prépare une excellente marmelade, une gelée parfumée, et un raisiné appelé *Cotignac*. Ces confitures possèdent des qualités astringentes toniques et même stimulantes, qui les rendent précieuses pour les sujets dont les entrailles sont généralement relâchées et dans les cas de diarrhée atonique, séreuse.

Le *Sirop de Coing* des pharmaciens possède les mêmes vertus, et sert à édulcorer les boissons qu'on administre contre l'entérorrhée, les écoulements muqueux ou sanguinolents, les vomissements chroniques. Il entre comme auxiliaire dans la *Teinture de Mars cydonisée*, et comme correctif on l'associe aux résines purgatives.

Quant aux *semences de Coing*, elles ne servent qu'à fournir, par *décoction*, du mucilage employé comme émollient à l'extérieur : dans les gerçures des lèvres, des mamelons, dans la conjonctivite, l'érysipèle, les hémorrhoïdes enflammées, l'eczéma des mains, etc.

**COLCHIQUE**, *Colchicum autumnale*, L. — COLCHICACÉES.
Angl. *Common meadow Saffron*. — All. *Wilder Saffran*, *Zeitlose*.

COMPOSITION. — Le tubercule bulbiforme (*Cormus* des Anglais) du *Colchique d'automne*, analysé par Pelletier et Caventou, a donné : matière grasse composée d'élaïne, de stéarine et d'un acide volatil ; alcaloïde semblable à la vératrine et combiné avec de l'acide gallique à l'état de supergallate ; matière colorante jaune, gomme, amidon, inuline en abondance, ligneux et petite quantité de cendres. Plus tard, les recherches de Geiger et Hesse ont démontré que l'alcaloïde du Colchique était distinct de la vératrine : on l'a nommé *Colchicine*. Les semences contiennent également de la Colchicine avec une huile fixe, de la résine et un acide.

La *Colchicine* est cristallisée, inodore, mais d'un goût amer, faiblement alcaline, bien qu'elle neutralise les acides et forme avec eux des sels amers. Elle est soluble dans l'eau, l'alcool et l'éther. D'après Oberlin, la Colchicine est une substance neutre que les acides transforment en *Colchicéine*.

ACTION PHYSIOLOGIQUE. — A doses minimes et répétées, le *Colchique* provoque la sécrétion de la muqueuse intestinale et des glandes salivaires. Les reins, la peau, le foie, ressentent aussi cette influence. A plus forte dose, elle produit de la chaleur d'estomac, des nausées et des vomissements, un sentiment de faiblesse et de malaise, de la céphalalgie, des effets purgatifs, et, le cas échéant, l'éruption menstruelle.

Pendant l'état nauséeux, le pouls se ralentit et la diurèse est accrue, ou bien il se manifeste une sueur profuse. Les vomissements amènent d'abondantes évacuations bilieuses. Enfin, lorsqu'il est ingéré en quantité excessive, le Colchique donne lieu à une exagération des symptômes gastro-intestinaux, accompagnés alors de douleurs aiguës dans le ventre et des phénomènes cholériformes qui succèdent aux superpurgations : la faiblesse et la précipitation du pouls, l'accélération de la respiration, le refroidissement des extrémités, l'atonie musculaire des membres et la suppression de l'urine. Chelius a vu la proportion d'acide urique doubler dans l'espace de deux jours, mais on voit souvent l'inverse dans le rhumatisme aigu, pendant l'usage du Colchique, ce qui porterait à croire que ce médicament diminue plutôt la formation de l'acide urique qu'il n'en favorise l'élimination. On observe aussi quelquefois des convulsions et de l'insensibilité. Le pouls devient intermittent, puis imperceptible, et la mort arrive précédée par une extrême prostration. La nécropsie fait découvrir des traces d'inflammation de la muqueuse digestive et des ecchymoses dans l'épaisseur des tuniques de l'estomac et de l'intestin, à la surface du poumon, du cœur et du diaphragme.

SUBSTANCES SYNERGIQUES, AUXILIAIRES. — La vératrine, l'aconitine et les végétaux dont ces alcaloïdes sont les principes actifs, sont synergiques du Colchique et de la Colchicine. Les purgatifs, les diurétiques, les acidules, la quinine et quelques substances ayant une manière d'agir analogue, peuvent en devenir les auxiliaires.

SUBSTANCES ANTAGONISTES, INCOMPATIBLES. — ANTIDOTES, CONTRE-POISONS.—L'action générale de l'opium, des stimulants diffusibles, est contraire à celle du Colchique : ce qui ne veut pas dire qu'une petite dose d'opium ingérée préalablement dans le but d'engourdir la sensibilité de la muqueuse gastrique ne favoriserait pas les effets éloignés du Colchique en assurant son absorption. Seulement il faut se garder d'administrer concurremment les deux agents à doses équivalentes, sous peine de les voir se neutraliser dans leurs effets les plus apparents. Le tannin s'oppose à la pénétration de la Colchicine dans la circulation, il en est un contre-poison. L'opium, les alcooliques, les essences, etc., en sont les antidotes.

USAGES. — Le *Colchique* est un purgatif drastique, accidentellement un vomitif et indirectement un sédatif de la circulation, un hyposthénisant sudorifique, un sialagogue, un diurétique. Les effets indirects se confondent du reste avec son action généralisée ou diffuse. D'après cela, le Colchique est indiqué toutes les fois qu'on croit utile d'obtenir la sédation générale avec quelques-uns des phénomènes accessoires, par le moyen d'une révulsion sur le tube digestif.

Cette indication se présente dans les affections cérébrales ou pulmonaires, aussi bien que dans les maladies arthritiques. Cependant la coutume est de n'administrer le Colchique que contre ces dernières ; on a même voulu en faire le spécifique du principe goutteux, ce qui est absurde. Le Colchique diminue l'intensité des manifestations goutteuses, abrége les accès, détourne le travail morbide des régions où il s'était primitivement fixé, mais il n'a pas le pouvoir de faire cesser la disposition organique dont dépendent les symptômes ni d'en prévenir le retour.[Il en est de même pour le rhumatisme, dans lequel le remède est employé aussi avec avantage, comme antiphlogistique et palliatif des accidents aigus.

L'action évacuante, spoliatrice du Colchique peut être utilisée dans l'hydropisie, le catarrhe bronchique et dans les maladies inflammatoires en général. Cette plante a été conseillée avec quelque raison dans l'hypochondrie ; elle est moins bien indiquée dans la chorée et l'hystérie. Enfin on s'en est servi pour expulser le ténia.

*Contre-indication.* — Il faut éviter le Colchique chez les sujets dont les entrailles sont irritables ou atteintes d'une lésion consécutive à une maladie antérieure, et l'on doit en suspendre l'usage dès qu'il se déclare des symptômes de surexcitation du côté du tube digestif : douleur, coliques, hypercrinie.

MODES D'ADMINISTRATION ET DOSES. — Les bulbes et les semences de Colchique s'emploient en *poudre* et en *solution* acétique ou alcoolique, rarement sous forme d'*extrait*. Les tubercules bulbiformes, souvent plus énergiques que les semences, ont l'inconvénient d'être moins uniformes dans leur action ; aussi le *Codex* donne-t-il la préférence à celles-ci pour la préparation de la teinture. On prescrit la *poudre* de ces deux parties de la plante à la dose de 10 à 50 centigrammes par jour.

La *teinture alcoolique* des semences de Colchique se donne à la dose de 1 et jusqu'à 8 grammes dans les vingt-quatre heures, dans un véhicule approprié : eau sucrée, tisane amère, infusion de café très-faible. Il est prudent, selon la recommandation de Galtier-Boissière, de ne pas administrer quotidiennement des doses élevées, et de s'arrêter tout à fait dès qu'il y a plus de quatre selles diarrhéiques par jour.

Le *vin de Colchique* est une préparation moins régulière et moins sûre qui se donne à dose double de la teinture.

L'*oxymel de Colchique*, fait avec : le *vinaigre de Colchique* 1 partie, miel 2 parties, se prend à la dose de 15 à 60 grammes dans un litre de tisane en vingt-quatre heures. Le vinaigre de Colchique se compose lui-même de : bulbes de Colchique, 1 partie ; vinaigre fort, 2 parties.

Le Colchique faisait la base de l'*Eau médicinale d'Husson*, et constitue vraisemblablement la partie active des *Pilules de Lartigue*.

**COLLE DE POISSON.** — Voy. ICHTHYOCOLLE.

**COLOMBO (RACINE DE)**, *Cocculus palmatus*, DC. — MÉNISPERMÉES. Angl. *Calumba root.* — All. *Ruhrwurzel.*

La *racine* du *Cocculus palmatus*, qui croît au Mozambique, a pour principaux ingrédients deux matières amères : la *Colombine* et la *Berbérine*, un extractif résineux jaune, une huile volatile, de la cire, de la gomme et 33 pour 100 d'amidon.

La *Colombine* est une substance neutre, cristallisable, inodore et très-amère. La *Berbérine*, également inodore et fortement amère, est une base sans action sur les papiers réactifs, mais pouvant se combiner avec les acides. Elle est plus soluble dans l'eau que la Colombine. L'huile volatile donne probablement à la racine son odeur spéciale.

Action physiologique. — La racine de Colombo, remarquable par son extrême amertume et par l'absence de tannin, ne renfermant d'ailleurs que des traces d'huile essentielle, est un type de tonique amer, exempt d'astringence et de propriétés stimulantes. Elle provoque l'appétit, active les fonctions gastriques, et rend la digestion plus parfaite, sans exposer à la constipation, sans produire d'excitation circulatoire et calorifique : deux avantages précieux dans beaucoup de cas. Pris en trop grande quantité, le Colombo occasionne des vomissements; on le croit même toxique, d'après quelques expériences sur des lapins.

Substances synergiques, auxiliaires.—Les amers non astringents, tels que le Quassi, le Simarouba, le Lichen d'Islande, remplacent le Colombo, dont ils partagent toutes les vertus, tandis que les amers astringents n'en sont que des succédanés imparfaits.

Usages. — La racine de Colombo est un tonique stomachique très-usité parce qu'il n'échauffe pas, et ne détermine ni nausées, ni soif, ni mal de tête, ni fièvre. Non-seulement elle n'est pas rejetée, mais elle calme souvent les envies de vomir. On l'emploie principalement dans la dyspepsie atonique avec débilité générale. S'il existe en même temps de l'accescence gastrique, on peut l'associer à la craie ou bien au bicarbonate de soude. Le Colombo rend aussi quelques services dans les cas de vomissements nerveux, associé à l'eau de Seltz, à une eau gazeuse quelconque ou à la potion effervescente dite de Rivière. Enfin le Colombo est utile comme tonique dans la diarrhée et la dysenterie chroniques.

Modes d'administration et doses. — On prescrit le Colombo en *poudre*, en *infusion* et en *teinture*. La *poudre* se donne à la dose de 50 centigrammes, à 2 ou 4 grammes, en plusieurs prises, au commencement des repas.

L'*infusion* est peu usitée. La *teinture* se prend à la dose de 4 à 8 grammes par jour.

Le Colombo peut être associé aux préparations martiales sans avoir l'inconvénient de les noircir, comme font les amers tanniques.

**COLOPHONE** ou **ARCANSON**. Résine solide du *Pinus maritima*, L. — Conifères-Abiétinées.

Angl. *Colophony*. — All. *Geigenharz*.

La *Colophone* ou *Colophane*, appelée aussi *Brai sec* ou *Arcanson*, est la résine du Pin maritime entièrement débarrassée de son huile essentielle et devenue solide et fragile. Elle se compose d'*acide Colophonique* et de deux acides isomères avec lui : l'*acide pinique* et l'*acide sylvique*. Tous les trois peuvent être considérés comme résultant de l'oxydation de la térébenthine.

La Colophone est brune, très-sèche, friable et inodore. Elle se saponifie avec les alcalis, et se dissout dans l'alcool, l'éther, les huiles grasses et volatiles.

On se sert de sa *poudre* pour arrêter le sang qui s'écoule des piqûres de sangsues. Nous proposons de l'utiliser dans l'intertrigo des enfants et des personnes grasses, en la mêlant à la fécule pour remplacer la poudre de Lycopode dont le prix est très-élevé.

**COLOQUINTE**, *Cucumis Colocynthis*, L. — CUCURBITACÉES.

Angl. *Bitter Cucumber* or *Colocynth*. — All. *Koloquinte*.

Le *Cucumis Colocynthis* croît spontanément depuis le Japon jusqu'aux îles de l'archipel grec et sur le continent africain.

COMPOSITION. — L'analyse de son fruit dénote la présence de matières résineuses, d'une huile fixe (Meissner) et d'une substance amère spéciale : la *Colocynthine* (Meissner, Braconnot), sans compter divers principes communs à la plupart des végétaux.

La *Colocynthine* est le principe amer purgatif de la Coloquinte. C'est une substance jaune brunâtre, translucide, soluble dans l'eau, plus soluble dans 'alcool.

ACTION PHYSIOLOGIQUE. — A doses modérées, la Coloquinte est un purgatif sûr et puissant. Elle agit à la fois comme irritant de la contractilité intestinale et de la sécrétion de la muqueuse digestive, et comme stimulant des autres organes abdominaux. Cependant l'effet diurétique est rapporté principalement à l'action directe sur le rein, qui suit l'absorption du médicament. A doses fortes ou excessives, la Coloquinte exagère ses effets, détermine des évacuations séreuses et même sanguinolentes, avec de vives coliques, du ténesme, des nausées, des vomissements, parfois de la tension et une sensibilité excessive du ventre, la suppression des selles et de l'urine, la rétraction des testicules, le priapisme (Caron, d'Annecy), et la mort. L'autopsie fait reconnaître des signes de gastro-entérite, ainsi que des traces d'inflammation du foie, des reins et de la vessie.

La Coloquinte est moins irritante que la Gomme-gutte, dont elle se rapproche. Comme l'Aloès elle agit manifestement sur le gros intestin.

USAGES. — La Coloquinte, peu employée chez nous, est cependant l'un des purgatifs les meilleurs dont nous puissions disposer, surtout dans les cas d'atonie des organes digestifs avec constipation habituelle. Son action irritante sur l'ensemble des organes abdominaux, et notamment sur le gros intestin, la désigne particulièrement pour triompher des obstructions intestinales, et l'influence, probablement indirecte, qu'elle exerce sur la sécrétion urinaire la recommande, ainsi que la Gomme-gutte (Pereira, Rayer, Gubler), dans les maladies du cœur et les hydropisies, spécialement dans celles qui sont liées à une lésion rénale telle que celle de l'albuminurie aiguë (Pereira, Gubler).

Comme tous les drastiques, la Coloquinte passe pour emménagogue et vermifuge, pour supprimer les écoulements muqueux ou purulents de l'urèthre et des autres muqueuses. Elle est utile par ses effets hydragogues et, dit-on, contre-stimulants, dans les raptus congestifs et les apoplexies qui frappent le cerveau ou les poumons.

La Coloquinte est contre-indiquée lorsqu'il existe des signes d'inflammation des premières voies.

MODES D'ADMINISTRATION ET DOSES. — La *poudre* et la *décoction* sont inusitées. L'*extrait* se donne depuis 25 centigrammes jusqu'à 2 grammes, progressivement; le *vin de Coloquinte* depuis 4 jusqu'à 16 grammes, la *teinture alcoolique* de 1 à 4 ou 8 grammes. L'extrait est la préparation la plus commode. Il fait la base des *Pilules de Morison* et d'un grand nombre de confections oubliées.

**CONCOMBRE,** *Cucumis sativus,* L. — CUCURBITACÉES.
Angl. *Cucumber.* — All. *Gurke, Kukummer.*

Le *Concombre* est un légume aqueux, fondant, dont les vertus rafraîchissantes, tempérantes, et pour ainsi dire antiphlogistiques, sont dues en partie à ces qualités physiques, en partie, sans doute, à la présence d'une substance odorante spéciale dont l'action physiologique nous paraît assez voisine de celle de la pimprenelle et de la figue fraîche. Aussi le Concombre, mangé en salade à l'huile et au vinaigre, est-il excellent durant les chaleurs caniculaires. De même sa pulpe en cataplasme est un bon calmant pour les éruptions cutanées accompagnées de prurit, de douleur et d'inflammation aiguë. L'odeur du Concombre se communique à des liquides et aux corps gras; les *eaux* et les *pommades* ainsi préparées jouissent de propriétés adoucissantes et sédatives qui les font rechercher comme cosmétiques par les personnes dont la peau est irritable.

Les semences du *Cucumis sativus* sont parmi les *Quatre semences froides, majeures;* on en prépare des *émulsions*, éminemment rafraîchissantes, calmantes, et, à l'occasion, pectorales.

Les jeunes fruits d'une variété de Concombre se mangent confits dans le vinaigre aromatisé, sous le nom de *Cornichons.*

**CONCOMBRE SAUVAGE,** *Momordica Élaterium,* L. — CUCURBITACÉES.
Angl. *Wild* or *spirting Cucumber.* — All. *Spring Gurke, esel Gurke.*
COMPOSITION. — La péponide du *Momordica Élaterium*, plante du midi de la France et de l'Europe, présente la composition suivante : Principe cristallisable (*Élatérine*), résine verte, substance amère, amidon, gluten, ligneux et sels.

L'*Elatérine* ou *Momordicine*, principe actif de l'*Elaterium* ou extrait de *Momordica*, est une substance neutre, cristalline, inodore, mais très-amère, insoluble dans l'eau, soluble dans l'alcool, agissant comme purgatif à la dose de 3 à 4 milligrammes. La *résine verte* possède aussi des propriétés cathartiques.

ACTION PHYSIOLOGIQUE. — L'*Elaterium* est une substance amère, âcre et irritante pour toutes les muqueuses, notamment celles des yeux et du tube digestif, ainsi que pour les plaies et les régions de peau dépouillées d'épiderme. A l'intérieur, des doses fortes enflamment la muqueuse gastro-intestinale, occasionnent des vomissements et déterminent une violente superpurgation. Celui de bonne qualité produit de tels effets à la dose de moins d'un centigramme (Clutterbuck, Pereira). L'*Elaterium* est donc le plus violent de tous les drastiques. Les matières évacuées sont séreuses, les selles fréquentes, accompagnées de coliques. Il s'ensuit de la sécheresse de la langue, de la soif et de l'excitation circulatoire.

L'action sur l'utérus est celle de tous les drastiques.

L'*Elatérine*, de même que la Colocynthine, semble pouvoir être absorbée par la peau et produire des effets purgatifs. Introduite dans l'estomac, elle passe dans la circulation, comme le prouve ce fait signalé par Hippocrate : que le lait d'une mère qui en a pris devient purgatif pour l'enfant qu'elle nourrit.

USAGES. — L'*Elaterium* est peu employé à cause de ses inégalités d'action selon les espèces commerciales, et de sa redoutable violence quand il est bien choisi. Ses indications et contre-indications sont celles de la Coloquinte (voy. ce mot). On l'a de plus conseillé dans la goutte, associé à l'opium.

MODES D'ADMINISTRATION ET DOSES. — L'*Elaterium fin* ne se doit donner qu'à la dose de 3 à 6 milligrammes, tandis que les mauvaises sortes n'agissent qu'à la dose de 5 à 15 centigrammes.

On peut employer avec avantage la *teinture alcoolique*, qui tient en dissolution l'élatérine et la résine. L'élatérine elle-même a été prescrite par Golding Bird, soit en *poudre* associée à du bicarbonate de potasse, soit en *solution alcoolique*, à la dose relativement forte de 3 à 6 milligrammes ($\frac{1}{12}$ à $\frac{1}{6}$ de grain anglais).

**CONSOUDE (GRANDE)**, *Symphytum officinale*, L. — BORRAGINÉES.
Angl. *Great Consound, Consound comfrey.* — All. *Beinwell, Schwarty wury.*

La racine de cette *Aspérifoliée*, L., indigène, fournit un mucilage visqueux et tenace, abondant, auquel elle doit des propriétés émollientes. Rien ne ressemble moins, on le voit, à l'idée que les anciens se faisaient des vertus astringentes, consolidantes (*Symphytum Consolida*) et vulnéraires qu'ils attribuaient à la *grande Consoude*. Néanmoins la routine est si puissante, qu'on emploie beaucoup encore le *sirop de Consoude* dans les potions hémostatiques, et que la grande Consoude entre dans quelques compositions estimées vulnéraires, telles que le *Baume de Fioravanti*.

**COPAHU.** Résine des *Copaïfera officinalis*, *C. guyanensis*, *C. Langsdorffii*, etc. — LÉGUMINEUSES-CÆSALPINIÉES.

Angl. *Copahu Balsam*, *Copaïva Balsam*. — All. *Copahu Balsam*, *Copaïva Balsam*.

COMPOSITION. — La térébenthine des *Copaïfera*, arbres du Brésil et de la Guyane, est composée d'huile volatile, de résine jaune sombre (acide copaïvique), de résine brune, molle, et d'eau. Les résines, comme le démontrent les analyses de Gerber, se forment peu à peu aux dépens de l'essence qui s'oxyde.

L'*huile volatile* rectifiée est incolore, d'une odeur aromatique spéciale, d'un goût âcre. Elle est soluble dans l'alcool, le sulfure de carbone et en toute proportion dans l'éther sulfurique. Sa formule est celle de l'essence de térébenthine, $C^8H^{10}$.

L'*acide Copaïvique* est une résine cristallisable, soluble dans l'alcool, l'éther, les huiles fixes et volatiles, formant des sels avec les bases et isomère avec l'acide pinique. La résine visqueuse est indifférente ; ses dissolvants sont les mêmes que pour la précédente.

ACTION PHYSIOLOGIQUE. — A dose un peu forte, le *Copahu* produit dans l'estomac une sensation de chaleur, assez souvent des envies de vomir, parfois des vomissements, presque toujours des éructations ramenant l'odeur de la substance médicamenteuse. Cependant l'estomac ne tarde pas à s'habituer, et digère ensuite plus complétement des quantités modérées de Copahu ; mais, si la proportion en est relativement trop considérable, il en résulte la perte d'appétit, des indigestions et la diarrhée. Ces phénomènes locaux prennent une plus grande intensité lorsque la masse ingérée est plus copieuse encore ; les évacuations alvines sont alors et plus répétées et plus abondantes, et accompagnées de coliques, comme dans une véritable purgation. Plus le Copahu révolte les organes digestifs, plus il est rapidement expulsé et moins il est absorbé ; de là un balancement naturel entre les effets topiques et les effets éloignés ou diffus du médicament.

Parvenu dans la circulation, le *Baume de Copahu* accélère et renforce les mouvements du cœur, élève la température du corps, et produit de la céphalalgie congestive. Puis, ses principes sont éliminés par différents émonctoires : l'huile volatile est entraînée par la respiration et la sueur, et communique à l'haleine, principalement, une odeur accusatrice plus redoutée de celui qui l'exhale que de ceux qui la flairent ; la résine passe surtout dans les urines, qui, plus hautes en couleur, d'un goût amer, dit-on, sentent également mauvais et présentent une altération de composition fort remarquable. Traitées par l'acide azotique, elles se troublent comme si elles étaien albumineuses ; mais le précipité diffère de l'albumine par sa légèreté, par l'absence de furfures distincts, à plus forte raison de grumeaux ou de flocons, et par sa solubilité dans l'éther et l'alcool qui éclaircissent la liqueur (Gubler). Ainsi le prétendu précipité albumineux des urines copahifères n'est, très-habituellement, qu'un précipité résineux. Il arrive cependant, mais d'une manière très-exceptionnelle, que le Copahu détermine l'albuminurie par irritation rénale et même l'hématurie. Sans aller jusque-là, il occasionne souvent de la chaleur et de la titillation dans l'urèthre sain (Kœnig) avant et après la miction. L'élimination de la majeure partie de la résine copaïvique et d'une certaine proportion d'essence par les urines explique suffisamment les effets prédominants du Copahu sur la muqueuse de l'appareil génito-urinaire.

Le passage de l'huile volatile dans les glandes sudoripares, et de la résine probablement dans les glandes sébacées de la peau, appelle aussi de ce côté des phénomènes d'irritation qui se traduisent par de l'érythème, de l'urticaire, de la miliaire rouge, une éruption scarlatiniforme : exanthèmes variés que Judd réduit à deux formes : l'éruption de petites taches pourpres (*small vuniceous patch eruption*), et l'éruption papuleuse (*papular eruption*). Tandis que ces complications s'observent vers la périphérie cutanée, il se passe quelque chose d'analogue du rôle des voies respiratoires, car les malades accusent parfois de la chaleur dans les bronches, une légère oppression et de la toux sèche (Gubler).

En définitive, l'action prochaine ou éloignée du Copahu est calquée sur celle des substances aromatiques et balsamiques en général; seulement, elle se porte davantage sur l'appareil génito-urinaire peut-être parce que l'essence de Copahu se transforme plus que d'autres par oxydation dans le sang, et devient par là plus apte à passer par les reins.

SUBSTANCES SYNERGIQUES ET AUXILIAIRES. — En tête des synergiques du Copahu se placent le Cubèbe, le Matico, le Kawa-kawa, ou *Piper Methysticum* des îles de l'Océanie. Puis viennent d'autres poivres et une foule d'espèces balsamiques, les baumes proprement dits, les térébenthines des Conifères, etc. Les auxiliaires du Copahu, selon Sandras et Diday, sont les purgatifs, d'un usage vulgaire contre la blennorrhagie. Les alcalins, à mon avis, méritent mieux ce titre.

SUBSTANCES ANTAGONISTES. — Les purgatifs agissent à leur manière pour diminuer les flux muqueux, qu'ils peuvent même supprimer tout à coup. On peut débuter par là dans le traitement de la blennorrhagie; mais leur usage devient inopportun dès que la cure de balsamiques est commencée, attendu qu'ils contrarient l'absorption des principes oléo-résineux du Copahu, et deviennent ainsi réellement ses antagonistes.

Les acides en excès sont un peu dans le même cas. Le froid nuit également à ses effets.

USAGES. — Si n'était l'odeur repoussante qui le caractérise, le Copahu serait rationnellement désigné pour combattre les catarrhes de toutes les muqueuses, au même titre que les autres balsamiques; mais cet inconvénient a dû le faire réserver pour les lésions qu'il est le plus apte à guérir :

celles de l'urèthre et de la vessie, contre lesquelles il ne possède d'ailleurs aucune vertu spécifique.

Deux méthodes ont été proposées pour guérir la blennorrhagie par le Copahu. Selon la première, il ne faut donner ce baume qu'après avoir fait céder par un traitement antiphlogistique les symptômes inflammatoires. D'après la seconde, le Copahu devrait être administré d'emblée, quelle que fût l'acuité du mal.

La première est évidemment la seule fondée en principe, et l'expérience prouve que la seconde n'est pas toujours exempte d'inconvénients ou de dangers. Seulement l'incertitude pour les partisans de la méthode de temporisation commence lorsqu'il s'agit de décider de l'opportunité de l'emploi du Copahu, et l'on ne saurait contester qu'au déclin de la médecine physiologique, ils n'aient toujours trop attendu pour arriver aux balsamiques, et que plus tard ils n'aient encore de temps à autre laissé passer l'occasion d'agir. C'est contre cette lenteur excessive que réagissait la précipitation non moins exagérée des promoteurs de l'emploi exclusif du Copahu.

Mieux inspirés, nous commençons aujourd'hui par calmer les phénomènes phlegmasiques lorsqu'ils sont excessivement intenses, comme dans la *cordée*, mais nous nous empressons de recourir aux balsamiques dès que les complications inflammatoires sont apaisées. La douleur en urinant, un certain degré de cystite, le priapisme, ne contre-indiquent pas l'usage du Copahu; seulement il y a lieu en pareil cas de procéder avec ménagement, et de prescrire en même temps des moyens antiphlogistiques : bains, boissons délayantes, etc.

Le Copahu est moins héroïque contre la blennorrhagie des femmes (Ribes, Ricord), parce que chez elles l'uréthrite n'est qu'une partie du mal, et que le catarrhe purulent est ordinairement étendu à toute la cavité du vagin, si ce n'est du col utérin, surfaces que les urines copaïfères ne touchent pas (Trousseau et Pidoux). Aussi Ricord, après avoir démontré la réalité de l'action topique du Copahu, a-t-il eu l'idée ingénieuse de faire pratiquer des injections vaginales avec l'urine chargée des principes balsamiques de cette térébenthine, et la réussite est venue justifier ses prévisions. Ces résultats ont été confirmés par les expériences de Hardy.

Mais, puisque c'est la résine qui passe de préférence par les urines, il serait rationnel de l'administrer seule contre la blennorrhagie; l'expérience a été faite avec succès. J'ai administré le résidu solide de la distillation de l'essence pour les besoins de la parfumerie. Cette substance, à la dose de 4 à 8 grammes par jour, m'a paru agir aussi bien que le baume tout entier; elle a de plus le double avantage de coûter fort peu (2 francs ou 2 fr. 50 c. le kilogr.) et de ne communiquer qu'une odeur faible ou nulle aux diverses exhalations gazeuses qui trahissent le plus inévitablement l'emploi qu'on fait de ce dernier. On pourrait également s'en servir avec avantage contre le catarrhe vésical ; mais pour combattre le catarrhe chronique des bronches, il faudrait toujours s'adresser au Copahu en nature, et mieux encore à son huile volatile, la dose étant ainsi allégée de tout le poids de la résine, qui dans ce cas est inutile.

Mais une partie du Copahu ingéré échappe toujours à l'absorption, et peut servir à diminuer l'hypercrinie muqueuse de la membrane interne des intestins dans l'entéro-colite chronique. Dans ce but, au lieu de favoriser la digestion et l'assimilation du baume en le donnant au voisinage des repas, comme nous croyons utile de le faire lorsqu'on veut obtenir les effets éloignés ou diffusés du médicament, il est préférable de l'administrer à jeun, ou du moins en dehors du travail digestif.

Dans ces dernières années, le Copahu a reçu de la part des dermatologues une nouvelle application. Ils l'ont employé à doses élevées, dans le but de stimuler la peau, et de provoquer un exanthème à la faveur duquel ils espéraient se rendre plus facilement maîtres d'une affection chronique. De bons résultats ont été obtenus ainsi par nos habiles collègues de l'hôpital Saint-Louis.

MODES D'ADMINISTRATION ET DOSES. — Le Copahu s'administre par la bouche et par le rectum.

Malgré son odeur et son goût désagréables, quelques personnes le prenaient sur du sucre ou bien en suspension dans un grand verre d'eau. Plus souvent il était avalé sous forme d'*émulsion*. On a préparé aussi un *sirop* et des *pilules de Copahu*. Tous ces moyens sont abandonnés depuis qu'on sait incarcérer cette substance nauséabonde dans des capsules gélatineuses, ou la dissimuler sous une écorce de sucre.

Les *capsules de Copahu*, de diverses sortes, se donnent au nombre de 6 à 20 par jour dans la blennorrhagie. Il en est de même des *dragées* dites de *Copahine-Mège*, qui communiquent moins d'odeur aux urines et à l'haleine.

Le Copahu se prescrit encore assez souvent sous forme d'*opiat* associé à une quantité double de poudre de Cubèbes. La dose du mélange est de 8 à 24 grammes par jour en plusieurs doses. Nous conseillons la résine molle unie à de la poudre de réglisse à la dose de 4 à 8 ou 12 grammes au maximum, par jour, en bols de 50 centigrammes.

**COQUE DU LEVANT**, *Anamirta Cocculus*, Arnott; *Menispermum Cocculus*, L., Gärtn. — MÉNISPERMACÉES.

Angl. *Cocculus Indicus, Levant Nut*. — All. *Fischkörner*.

COMPOSITION. — La *Coque du Levant* ou *des pêcheurs*, fournie par un arbuste de la côte de Malabar et de l'archipel voisin, a été analysée d'abord par Boullay, puis par Pelletier et Couerbe, qui ont trouvé dans la semence, de la *Picrotoxine*, de la résine, un acide gras, une matière odorante, et dans la Coque, de la *Ménispermine*, de la *Paraménispermine*, une substance alcaline jaune, de l'acide hypopicrotoxique, de la cire, sans compter les principes pour ainsi dire communs à toutes les matières végétales.

La *Picrotoxine* (Boullay), $C^{18}H^{10}O^8$, se rapproche beaucoup des alcaloïdes sans en avoir toutes les propriétés. Ainsi, elle est cristallisée en aiguilles ou filaments et soluble dans l'acide acétique; elle jouit de propriétés toxiques énergiques; mais, d'un autre côté, elle ne forme pas de sels avec les acides et se dissout généralement dans les alcalis. Elle se dissout aussi dans un tiers de son poids d'alcool, dans une proportion un peu plus forte d'éther et dans 150 parties d'eau froide.

La *Ménispermine* est un alcaloïde véritable, soluble dans l'alcool et l'éther, mais non dans l'eau, et qui pourtant ne jouit pas de vertus délétères comme la picrotoxine, qui est neutre.

ACTION PHYSIOLOGIQUE. — La partie active, c'est-à-dire l'amande, est inodore et amère; 30 à 50 centigrammes de cette substance causent des nausées et des vomissements. A dose toxique, elle agit principalement sur les muscles volontaires, probablement par l'intermédiaire de la moelle, et détermine la titubation, le tremblement, l'insensibilité et des convulsions tétaniques analogues à celles de la strychnine, avec cette différence (Cayrade) qu'elles ne sont pas bornées ou du moins presque limitées aux extenseurs, et qu'elles immobilisent le corps dans l'attitude où il a été surpris par l'action toxique. En sorte qu'on peut dire la *strychnine tétanisante*, et la *picrotoxine catalepsiante* (Gubler), car ce dernier principe agit exactement comme le fruit, avec une intensité plus grande. En outre, la picrotoxine ralentit notablement les mouvements du cœur. Elle tue un chien à la dose de 60 centigrammes.

SUBSTANCES SYNERGIQUES, AUXILIAIRES. — La Coque du Levant a pour analogues et pour auxiliaires les poisons convulsivants, et particulièrement ceux des *Strychnos*.

SUBSTANCES ANTAGONISTES. — Ce sont celles qui contrarient les effets des alcaloïdes des Strychnées. Hahnemann prétend, sans qu'on sache pourquoi, que le camphre est l'antidote de la Coque du Levant.

USAGES. — Malgré ses propriétés énergiques et spéciales, la semence de l'*Anamirta Cocculus* n'a pas d'usage médical à l'intérieur. La picrotoxine mériterait cependant d'être essayée dans certaines affections nerveuses, notamment dans la chorée. Actuellement on n'emploie la Coque du Levant sous forme d'*onguent* que pour détruire les poux ou contre le porrigo invétéré (Jaeger).

**COQUELICOT**, *Papaver Rhœas*, L. — PAPAVÉRACÉES.

Angl. *Common red* or *corn Poppy*. — All. *Klapper Rose, wilde Mohn.*

Cette fleur, d'une couleur ponceau éclatante, renferme, selon Riffard, deux matières colorantes, l'une jaune et l'autre rouge. Mais cette analyse par trop insuffisante n'explique ni l'odeur particulière, ni les propriétés légèrement narcotiques du *Coquelicot*.

D'après Navier, l'usage prolongé des pétales du *Papaver Rhœas* chez le chien détermine une coloration bleue rougeâtre de la muqueuse gastrique.

Le Coquelicot fait partie des *Quatre fleurs pectorales*, et se prend en infusion. On en prépare également un *Sirop*.

**COQUELOURDE.** — Voy. Anémone Pulsatille.

**CORAIL DES JARDINS.** — Voy. Piment des jardins.

**CORAIL ROUGE,** *Isis nobilis,* Pallas ; *Corallium rubrum,* Lamk. — Zoophytes-Rayonnés.

Angl. *Red Coral.* — All. *Rothe Koralle.*

Ce magnifique polypier passait autrefois pour avoir des propriétés absorbantes incomparables ; mais on sait aujourd'hui qu'il n'est pas supérieur à la craie, et l'on n'utilise plus en médecine les déchets de cette pierre précieuse, dont on se contente de faire quelquefois une poudre dentifrice facile à falsifier.

**CORIANDRE,** *Coriandrum sativum,* L. — Ombellifères-Coriandrées.

Angl. *Officinal Coriander.* — All. *Koriander, Wanzendille.*

La *Coriandre,* spontanée en France et dans le sud de l'Europe, possède toutes les propriétés physiologiques et médicinales des Ombellifères aromatiques, et les doit, comme elles, à une huile volatile. (Voy. Anis.)

On emploie la semence en *infusion,* et l'huile volatile jaune par *gouttes* sur du sucre ou dans une potion.

La Coriandre servait particulièrement à masquer le goût du Séné dans la *médecine noire,* et comme antipériodique contre la fièvre quarte. Elle est bien peu employée maintenant.

**CORNE DE CERF.** Andouillers du bois de *Cerf (Cervus Elaphus,* L.).— Mammifères-Ruminants.

Angl. *Hartshorn.* — *Hirschhorn.*

La *Corne de Cerf,* tant vantée jadis, passe maintenant pour inerte, ou peu s'en faut. En réalité, cette production n'a pas d'autres propriétés que les os, auxquels elle ressemble tant par sa structure et sa composition chimique. Comme eux, le bois de Cerf est formé d'une substance animale transformable en gélatine et incrustée de carbonate et de phosphate de chaux (Mérat-Guillot). Sa râpure, falsifiée souvent par celle d'os de bœuf, sert à préparer par décoction une boisson adoucissante et une gelée qui entre dans le *blanc-manger.* Calcinée et porphyrisée, la Corne de Cerf, formée en trochisques, est mise dans la *décoction blanche de Sydenham,* si fréquemment prescrite, même de nos jours, contre l'entérite, la diarrhée, la dysenterie. On en obtient encore *l'eau distillée de Cornichons* ou l'*esprit volatil de Corne de Cerf,* liquide huileux, ammoniacal, autrefois usité à la dose de 10 à 30 gouttes comme tonique, antispasmodique, sudorifique, etc., et avec lequel on préparait la *liqueur de Corne de Cerf* succinée ; enfin une *huile empyreumatique* analogue ou plutôt identique avec celle de Dippel, substance azotée très-complexe, renfermant quatre huiles salifiables, plus de la créosote. L'huile animale de Dippel, obtenue de la Corne de Cerf, est stimulante et antispasmodique ; elle agit localement comme tonique et astringent. On l'a employée en applications topiques dans la grangrène, la teigne, etc. A l'intérieur, on s'en est servi pour prévenir un accès de fièvre, une attaque d'épilepsie et pour chasser le ver solitaire.

**COTON**. Duvet de la semence des *Cotonniers* (*Gossypium herbaceum, G. arboreum, G. indicum*, etc.). — MALVACÉES.

Angl. *Common Cotton*. — All. *Baumwolle*.

La substance filamenteuse qui protége les graines des *Gossypium*, plantes originaires de l'Asie, n'est autre que du ligneux ayant pour formule $C^{12}H^{10}O^{10}$.

Elle est inerte, tandis que les graines, au dire du docteur Davis, réussissent en infusion théiforme contre les fièvres intermittentes qui ont résisté au sulfate de quinine.

A l'extérieur, le Coton est employé de plusieurs manières. On en fait quelquefois des compresses et assez souvent des bandes pour l'usage chirurgical. Plus souvent on l'emploie sous forme d'*ouate* pour couvrir les surfaces érysipélateuses ou atteintes de brûlures, afin de les protéger contre l'accès de l'air. Mais la ouate, s'imbibant mal, ne peut remplacer la charpie de lin dans le pansement des plaies. Imprégnée de nitre ou de chlorate de potasse, elle sert à faire des moxas.

Le Coton, soumis à l'action des acides nitrique et sulfurique réunis, se change en cette singulière substance ($C^{12}H^8O^8$) découverte par Schœnbein, et nommée *Xyloïdine, Coton-poudre* ou *Fulmicoton*, laquelle, à son tour, étant dissoute dans l'éther, donne le *Collodion*.

Celui-ci se présente sous forme d'une matière de consistance plus que sirupeuse, légèrement opaline, blanchâtre et exhalant une forte odeur d'éther. Quand le Collodion est étalé à la surface de la peau, l'éther s'évapore en quelques secondes, et laisse une couche membraniforme d'une substance sèche, résistante et très-adhérente.

Le Collodion sert à beaucoup d'usages en médecine et en chirurgie. On l'emploie comme moyen de protection, de contention et de compression. Il remplace l'épiderme sur les surfaces excoriées; par la rétraction qu'il subit en se desséchant, il maintient rapprochées les lèvres des divisions superficielles. Le plus souvent il agit à la fois de plusieurs manières, aussi rend-il des services réels contre les fissures des lèvres, des mamelons, de la région anale; contre les brûlures et les plaies superficielles. On l'a quelquefois appliqué sur le visage au début de la variole pour faire avorter les boutons. Je m'en suis servi pour recouvrir une couche d'iodoforme, abandonnée de sa solution éthérée, et l'emprisonner ainsi au contact de la peau, ce qui a l'avantage de favoriser l'absorption, et de s'opposer à la volatilisation du médicament dont l'odeur est insupportable pour beaucoup de personnes. Ce procédé est préférable à celui de l'incorporation préalable de la substance active dans le Collodion encore fluide, parce que, une fois desséché, le Collodion ne cède, pour ainsi dire, plus le médicament emprisonné dans sa trame. Cependant on a préparé pendant quelque temps, surtout à l'instigation d'Aran, plusieurs *Collodions médicamenteux* : les Collodions opiacé, cantharidal, caustique, ferrugineux, etc.

En pharmacie, le Collodion sert quelquefois à recouvrir les pilules d'une toile solide.

**COURGE POTIRON.** *Cucurbita maxima,* Duch., et le **GIRAUMON,** *Cucurbita Pepo,* L. — CUCURBITACÉES.

Angl. *Pumpion, Pumpkin.*

Le Potiron est le plus gigantesque des fruits de nos pays. On en mange la chair sous différentes formes : potages, tartes, raisiné. Dans quelques contrées, on fabrique avec les graines une huile à manger et à brûler.

Les semences de Potiron sont l'une des *Quatre semences froides majeures.* Elles ont sur les autres l'avantage de pouvoir être employées fraîches la moitié de l'année, aussi s'en sert-on de préférence pour faire une *émulsion* pectorale, rafraîchissante, qui se donne dans les rhumes, les inflammations du tube digestif, etc.

On emploie également la pulpe des graines comme téniafuge.

Le *Giraumon* a la chair plus rouge et le goût plus prononcé; il possède d'ailleurs les mêmes qualités et peut servir aux mêmes usages que le Potiron.

**COUSSO,** *Banksia abyssinica,* Bruce; *Hagenia abyssinica,* Lamk; *Brayera anthelminthica,* Kunth. — ROSACÉES-SPIRÉACÉES.

Angl. *Kousso.* — All. *Blüthen der Wurmwidrigen Brayere.*

COMPOSITION. — Les sommités fleuries du *Brayera anthelminthica,* arbre de l'Abyssinie, fournissent à l'analyse un principe cristallin spécial, la *Koussine* (Bedall), *Cosséin* (Stromeyer), *Kwoséin* (Martin), deux résines dont l'une insipide, l'autre amère et âcre (Wittstein), du tannin précipitant en bleu et du tannin précipitant en vert les sels de fer, une huile volatile ayant l'odeur de la fleur (Ch. Willing), de la matière grasse, de la cire, et quelques autres substances organiques et minérales.

La *Koussine* se présente en cristaux blancs, soyeux, rougissant le papier bleu, d'une saveur astringente, solubles dans l'alcool et l'éther.

La *résine âcre,* également soluble dans ces deux menstrues, est un corps neutre.

L'*huile volatile,* qui s'évapore avec le temps, se dégage cependant par l'ébullition de la plante sèche en répandant une odeur fragrante.

Ce sont ces trois principes, auxquels il faut peut-être joindre les tannins, qui agissent vraisemblablement comme téniacides.

ACTION PHYSIOLOGIQUE. — Le Cousso, doué d'une odeur peu forte, mais passablement nauséabonde, rappelant celle du Sureau, ne détermine pas sur l'homme des effets physiologiques bien marqués. Tout se borne à de l'astriction de l'arrière-gorge, à une légère sensation de chaleur, avec de la nausée ou parfois du vomissement et une excitation très-douce de l'intestin.

En revanche, il paraît exercer une action toxique violente sur les deux espèces de ténia qui, lorsqu'ils sont expulsés après l'administration du Cousso, ne donnent généralement aucun signe de vie.

USAGES. — Le Cousso constitue un vermicide plutôt qu'un vermifuge, et s'administre aussi bien contre le *Tænia Solium* que contre le *Bothriocephalus latus*. C'est un remède fréquemment employé aujourd'hui et souvent avec succès.

MODES D'ADMINISTRATION ET DOSES. — La dose de *poudre* est de 15 à 20 grammes infusée un quart d'heure dans 250 grammes d'eau tiède. Le mélange est avalé en une seule fois. On peut prendre un peu de jus de citron dans de l'eau fraîche pour éviter les nausées et la restitution de la masse par le vomissement, ou des boissons adoucissantes pour calmer la sensation d'astriction de la gorge. Et, comme le Cousso n'est nullement purgatif, il faut le faire suivre de l'ingestion de 20 à 30 grammes d'huile de Ricin, ou d'une bouteille d'eau saline purgative ; quelquefois même il est bon de préparer le sujet par une purgation préalable.

Le Cousso s'administre aussi en *granules* (1 partie de Cousso, 2 parties de sucre) fabriqués par Mentel sur la demande de Bouchardat, et dont on donne 48 grammes, par cuillerées, avec de l'infusion froide de tilleul, dans l'espace d'une demi-heure.

**CRAN DE BRETAGNE.** — Voy. RAIFORT SAUVAGE.

**CRESSON DE FONTAINE,** *Nasturtium officinale,* DC. — CRUCIFÈRES. Angl. *Water Cress.* — All. *Brunnen Kresse.*

COMPOSITION. — Cette plante cosmopolite, qu'on trouve dans les eaux vives des cinq parties du monde, contient, d'après Chatin, une huile essentielle sulfo-azotée analogue à celle des autres Crucifères, un extrait amer, de l'iode, du fer et des phosphates, etc.

L'*huile essentielle* très-amère et très-odorante donne aux plantes la saveur piquante. Contrairement à l'opinion reçue, Chatin soutient que le Cresson, non plus que les autres plantes de la famille, ne perd pas la presque totalité de son huile volatile par la dessiccation. L'iode fixé par la potasse ne se perd pas davantage. Mais le principe huileux volatil peut se dissiper tout à fait par la coction prolongée.

ACTION PHYSIOLOGIQUE. — Le Cresson produit dans la bouche une saveur piquante et amère, et dans l'estomac une chaleur plus ou moins marquée, selon la quantité ingérée. Il est stimulant, et Bobe-Moreau l'accuse d'avoir produit la rougeur de la face, des vertiges et de l'oppression. Les principes introduits dans la circulation sont ensuite éliminés par l'haleine, la peau et les urines, d'où la diurèse abondante parfois observée.

L'usage prolongé du Cresson détermine sur l'économie un effet altérant qui en fait l'un des meilleurs dépuratifs et antiscorbutiques.

USAGES. — Le Cresson se mange habituellement en salade ou comme assaisonnement. C'est un aliment qui convient aux sujets lymphatiques, scorbutiques et goîtreux. On le recommande aussi contre les maladies des voies urinaires, les calculs et contre les catarrhes chroniques des bronches.

Les médecins prescrivent encore le *Suc* et le *Sirop de Cresson*. En outre, le Cresson entre dans le *Sirop antiscorbutique;* il faisait naguère partie de plusieurs préparations actuellement délaissées.

**CRESSON DE PARA**, *Spilanthes oleracea*, L. — COMPÓSÉES ou SYNANTHÉRÉES-SÉNÉCIONIDÉES.

Angl. *Speat leaved Spilanthes.* — All. *Falsche Fleckblume.*

COMPOSITION. — Le *Spilanthes oleracea*, originaire de l'Amérique méridionale et subspontané en Provence, contient, d'après Lassaigne, une huile volatile odorante et âcre, de la gomme, de l'extractif, de la cire, une matière colorante jaune, du sulfate de potasse et du chlorure de potassium. C'est à l'*huile essentielle* qu'il doit ses propriétés énergiques.

ACTION PHYSIOLOGIQUE ET USAGES. — Le Cresson de Para possède une saveur poivrée, brûlante, qui excite la salivation d'abord, et ensuite l'action digestive de l'estomac, avec une sensation de chaleur marquée à la région épigastrique. Son action générale est stimulante. Il est usité comme condiment. On le conseille comme masticatoire et sialagogue, même comme hydragogue et vermifuge. C'est un excellent antiscorbutique, d'autant plus précieux, qu'il est à peu près le seul que produisent certaines contrées chaudes du globe.

On en prépare une *alcoolature* qui se prend à la dose de 10 à 30 grammes en potion, et en quantité plus forte sous forme de collutoire ou gargarisme. Il entre dans plusieurs compositions complexes.

**CROTON-TIGLIUM**, *Croton Tiglium*, L. — EUPHORBIACÉES.

Angl. *Purging Croton.* — All. *Purgier Baum, purgier Holz.*

COMPOSITION. — Cette Euphorbiacée arborescente de l'Inde et de l'extrême Orient fournit des semences dans lesquelles on a découvert : une huile fixe et de l'acide crotonique (Pelletier et Caventou), une huile volatile (Brandes), une résine jaune-brune, de la stéarine, de la cire et quelques autres principes de moindre importance.

L'*acide Crotonique*, l'un des principes actifs du *Tigli*, est un acide gras, volatil, solidifiable à — 5° centigrades, formant des sels avec les alcalis et les oxydes terreux.

L'*huile volatile* et la *résine* ont également une part dans l'action irritante et purgative de l'huile de Croton. Celle-ci est soluble dans les autres huiles fixes et volatiles, dans l'éther et dans l'alcool.

ACTION PHYSIOLOGIQUE. — L'huile de Croton est un irritant âcre des plus violents. Sa vapeur seule cause du picotement, de la rougeur, du larmoiement et de l'inflammation des yeux. Appliquée sur la peau, elle détermine en quelques heures une vive irritation et une éruption dense de petites vésico-pustules. En très-petite quantité sur la langue, elle cause une cuisson extrême et une salivation prolongée. Introduite dans le tube digestif, elle occasionne d'abord une sensation d'âcreté dans le gosier et de chaleur dans l'estomac, avec des nausées parfois suivies de vomissements, puis des coliques, des tranchées et des évacuations alvines très-nombreuses, d'abord fécales, puis aqueuses, et souvent de la supersécrétion urinaire, pourvu que la dose soit d'une demi à deux gouttes. Il résulte quelquefois de cette dernière quantité une véritable superpurgation avec les symptômes cholériformes habituels. A dose plus forte, elle produit des accidents toxiques graves. On a vu survenir des convulsions et la mort en trois jours.

Il n'est pas invraisemblable que l'huile de Croton ne puisse être absorbée même par la peau, et parvenir dans le sang ; mais les purgations observées à la suite de frictions sur la région abdominale ne sont probablement que des faits de coïncidence, et ne suffisent pas à démontrer rigoureusement le passage des principes drastiques dans le réseau sanguin du derme, et de là dans la circulation.

L'action des semences du *Croton Tiglium* ne diffère de celle de l'huile que par une intensité un peu moindre. Toutefois on a vu l'ingestion d'une seule graine fraîche devenir fatale, ce qui semble indiquer que l'huile volatile, alors plus abondante, puisqu'elle se transforme progressivement par oxydation en acide crotonique, est l'agent le plus actif des effets irritants et drastiques de 'huile de Tigli.

Substances synergiques, auxiliaires. — L'huile du *Croton Pavana* et du gros Pignon d'Inde (*Jatropha Curcas*), la résine du *Thapsia garganica*, produisent les mêmes effets. L'huile de Ricin et d'autres purgatifs résineux sont les auxiliaires de l'huile de Croton.

Substances antagonistes. — Toutes les substances émollientes et narcotiques enchaînent un peu les effets irritants du Croton. Malgré cela, ou plutôt à cause de cela, l'addition des mucilagineux et des matières absorbantes inertes est utile, en ce qu'elle empêche l'action de l'huile de s'épuiser sur un seul point, et permet à l'irritation de se continuer le long du tube digestif au fur et à mesure que l'huile se dégage de son correctif.

A dose massive, les mucilagineux et les délayants serviraient à masquer plus complétement en même temps qu'à entraîner le drastique, et remédieraient à ses effets irritants.

Usages. — L'huile de Croton Tiglium est un drastique précieux par son énergie et par le petit volume sous lequel sa puissance s'exerce. Elle convient d'une part aux sujets indociles et difficiles, d'autre part à ceux dont la constipation, l'embarras ou l'occlusion de l'intestin sont accompagnés d'un état torpide du tube digestif, ou qui réclament d'abondantes évacuations pour se débarrasser d'une hydropisie, ou conjurer une hémorrhagie cérébrale, etc.

On y a fréquemment recours dans la colique de plomb; mais elle est contre-indiquée dans les cas d'irritation gastro-intestinale, non-seulement parce qu'elle exaspère cet état morbide, mais encore parce que, dans ces conditions, elle peut être inefficace. Il est à remarquer, en effet, qu'en pareille circonstance les drastiques peuvent n'amener aucune évacuation, tandis que les purgatifs doux, les eaux salines par exemple, donnent de bons résultats : ce qu'on peut expliquer en disant qu'une simple hypérémie favorise l'hypercrinie, tandis que l'inflammation aiguë s'accompagne d'abord d'une diminution sécrétoire et spécialement de la sécheresse des muqueuses.

L'huile de Croton est aussi l'un des agents les plus employés de la méthode révulsive, externe, parce que ses effets sont sûrs, quand elle est de bonne qualité, et qu'ils sont obtenus sans douleurs vives. On utilise principalement ses qualités irritantes dans les inflammations peu aiguës des bronches et du parenchyme pulmonaire, les névralgies et le rhumatisme. Nous ne parlons pas de son action contre-irritante interne, parce que l'huile de Croton ne jouit pas, sous ce rapport, de propriétés qui ne soient communes à tous les purgatifs drastiques.

MODES D'ADMINISTRATION ET DOSES. — A l'intérieur, l'huile de Croton-Tiglium se donne à la dose de 1 à 2 gouttes en *pilules* ou en dissolution dans une huile douce, ou dans de l'huile de ricin. En ajoutant une ou deux gouttes d'huile de Croton à 30 grammes d'huile d'amandes douces, on obtient une espèce d'*huile de Ricin artificielle*. On en fait aussi une sorte de *savon* (*crotonate de soude*), en la combinant avec partie égale de carbonate de soude, ou moitié de son poids de lessive des savonniers. Enfin, on prépare une *teinture* dans la proportion d'une goutte d'huile pour 2 grammes d'alcool (Soubeiran).

A l'extérieur, l'huile de Croton-Tiglium s'emploie pure, étalée sur le milieu d'un emplâtre de sparadrap de diachylum, dont on fait adhérer les bords à la région sur laquelle on veut déterminer l'éruption. Ou bien on l'associe en proportion convenable à un véhicule approprié, tel que l'huile d'olive, l'essence de térébenthine, le liniment savonneux, etc.

**CUBÈBE** ou **POIVRE-A-QUEUE**, *Cubeba officinarum*, Miq. ; *Piper Cubeba*, L. — PIPÉRACÉES.

Angl. *Cubeb Pepper*. — All. *Kubebe, Schwindel-Körner*.

COMPOSITION. — Les fruits du *Cubeba officinarum* de Java, ou *Cubèbes*, contiennent une huile volatile, deux résines, du cubébin, de l'extractif et des matières salines.

L'*huile essentielle*, plus légère que l'eau, reproduit l'odeur du Cubèbe, ainsi que sa saveur chaude, aromatique et amère.

Des *deux résines*, l'une est liquide, âcre, analogue pour le goût et l'odeur au baume de Copahu; l'autre solide, brune et âcre, insoluble dans l'éther.

Le *Cubébin*, semblable au pipérin et incristallisable, est uni à la résine.

Dans cet état, il est soluble dans l'éther, l'alcool, les huiles fixes et l'acide acétique, mais non dans l'essence de térébenthine.

ACTION PHYSIOLOGIQUE. — Pris en quantité modérée, le Cubèbe excite l'estomac, augmente l'appétit et active la digestion. A dose plus forte, surtout si l'estomac est irrité, il occasionne une cuisson pénible, des nausées et des vomissements, des coliques et le dévoiement. Ses effets généraux sont l'augmentation de la température et la soif, parfois de la céphalalgie, des mouvements convulsifs ou de la paralysie partielle.

Les principes volatils résinoïdes du Cubèbe, préalablement admis dans le sang, s'échappent par la respiration en réduisant la sécrétion bronchique : par la sueur et la matière sébacée de la peau, en déterminant quelquefois un exanthème semblable à celui du Copahu : par l'urine, en augmentant la diurèse. Mais il peut également résulter, de doses excessives, des ardeurs d'urines et d'autres symptômes de congestion et d'irritation de l'appareil uro-génital : douleurs lombaires, hématurie, etc. Les urines, chargées des principes résineux du Cubèbe, offrent les mêmes caractères chimiques que lorsqu'elles charrient la résine de Copahu (voy. ce mot).

Les *substances synergiques* et *auxiliaires,* aussi bien que les *antagonistes,* sont les mêmes pour le Cubèbe que pour le Copahu.

USAGES. — On voit d'après cela que le *Poivre-à-queue* mérite d'être employé aussi bien dans les catarrhes des voies respiratoires que dans ceux de la vessie ou de l'urèthre. Cependant le Cubèbe est généralement réservé aux mêmes usages que le Copahu, dont il partage les actions et les indications (voy. ce mot). On l'emploie encore comme carminatif ou stimulant de l'atonie gastro-intestinale, et dans le rhumatisme. Il est doublement utile contre les arthrites blennorrhagiques.

Enfin, les Indiens le font servir à stimuler l'ardeur génitale ; les anciens le donnaient contre la migraine, et les modernes le conseillent, avec quelque raison, dans certaines affections cérébrales, caractérisées par des symptômes congestifs : céphalée, éblouissements, vertiges, titubation (Debout). Le docteur Deiters se loue de son emploi dans l'incontinence d'urine par atonie du col vésical, ou liée à la présence des vers intestinaux.

MODES D'ADMINISTRATION ET DOSES. — Les fruits du Cubèbe se donnent à la dose de 8 à 16 grammes par jour, en *poudre,* délayée dans de l'eau ou sous forme d'*électuaire,* avec quantité suffisante de sirop, ou enfin associée au baume de Copahu, sous forme d'*opiat* mou.

On en prépare un *extrait oléo-résineux* (Dublanc) et un *extrait fluide* ou *essence concentrée,* qui est le produit de la dissolution de l'extrait oléo-résineux dans l'alcool. Le premier se donne en *émulsion, pilules* ou *capsules,* à la dose de 30 centigrammes à 4 grammes ; le second s'administre, aux mêmes doses, en émulsion avec du mucilage de gomme arabique. La *teinture* est peu employée.

Le Cubèbe fait partie de la *Poudre anglaise antigonorrhéique.*

**CULILAWAN.** — Voy. CANNELLE GIROFLÉE.

**CUMIN,** *Cuminum Cyminum*, L. — OMBELLIFÈRES-CUMINÉES.
Angl. *Officinal Cumin.* — All. *Kümmel.*

Cette Ombellifère d'Égypte et d'Éthiopie, cultivée au Sénégal, doit ses qualités aromatiques et stimulantes à une huile essentielle, d'une odeur rebutante et d'un goût très-âcre, mais d'une grande puissance comme stomachique, carminatif et sudorifique.

Les semences de *Cumin*, qui font partie des *Quatre semences chaudes*, entrent comme condiment dans les pâtisseries, et se donnent, à la dose de 2 à 4 grammes, en *infusion* dans 500 grammes d'eau. On en applique, en sachets ou en cataplasmes, sur les engorgements froids. Elles entrent dans la composition de l'*Emplâtre de Cumin*.

**CURAÇAO.** — Voy. BIGARADIER.

**CURARE, OURARI, WOURALI ou WOORARA.** Poison en partie formé par le suc du *Strychnos toxifera*, Benth. — STRYCHNÉES.
Angl. *Curari.* — All. *Curari.*

COMPOSITION. — Roulin, Boussingault et Pelletier n'ont pu parvenir à découvrir dans le Curare un alcali cristallisable. La *Curarine* de Petroz n'est autre que l'extrait amer, incristallisable, mais alcalin et pouvant se combiner avec les acides, soluble dans l'eau et l'alcool, précipitable par la noix de galle, que les précédents chimistes avaient obtenu à un état de moindre pureté.

ACTION PHYSIOLOGIQUE. — Le Curare peut être ingéré impunément dans les voies digestives, exemptes d'excoriations ou d'ulcérations, parce que l'estomac intact le digère sans doute, et ne l'absorbe pas sans avoir anéanti ses propriétés toxiques. Il est au contraire absorbé sans altération par la muqueuse rectale ou bronchique, ainsi que par les solutions de continuité de la peau et des tissus profondément situés. Parvenu dans la circulation, ce poison n'exerce aucune influence sur le cœur, ni sur les actes importants qui s'accomplissent dans les globules ; il respecte également les centres nerveux, les nerfs de sentiment et l'irritabilité musculaire. Son action se concentre sur les filets nerveux moteurs, dont il détruit, de la périphérie vers le centre, l'aptitude à exciter la contraction musculaire (Cl. Bernard, Martin-Magron, Vulpian, etc.), ou, si l'on veut, la conductibilité pour le courant nerveux exodique. La paralysie motrice due au Curare est donc semblable à celle qui suit les maladies aiguës, et à laquelle on a donné le nom de *paralysie asthénique diffuse des convalescents* (Gubler).

SUBSTANCES SYNERGIQUES, AUXILIAIRES. — Bien que le *Strychnos toxifera* passe pour fournir les principaux éléments actifs du Curare, celui-ci possède cependant une action fort différente de celle des plantes de la famille des Strychnées, et la strychnine ou la brucine sont loin d'être les auxiliaires de la Curarine, dont elles passent, au contraire, pour les antagonistes. Cette particularité, et quelques autres, semblent donner raison à ceux qui prétendent que le Curare doit sa principale activité à des venins ou à des poisons végétaux, fournis par d'autres espèces que celles de la famille des Strychnées.

SUBSTANCES ANTAGONISTES. — Les antagonistes dynamiques seraient, selon plusieurs physiologistes, les alcaloïdes des Strychnées, auxquels, d'après les traditions populaires, confirmées par une expérience de Roulin, il faudrait ajouter le sel marin et quelques autres substances. Mais le sel nous paraît agir topiquement sur le poison ou sur la partie blessée, et non par antagonisme dynamique ou antidotisme véritable.

USAGES. — Vella, de Turin, a traité avec succès un tétanique par des injections sous-cutanées de Curare. Mais cette expérience, répétée en France et ailleurs, n'a presque jamais réussi (Manec, Follin, Gintrac). Jusqu'à plus ample informé, on n'est donc pas autorisé à considérer le Curare comme un spécifique du tétanos, ni comme l'antidote de la strychnine. Le Curare a été aussi employé contre l'hydrophobie, l'épilepsie et les spasmes de la face.

MODES D'ADMINISTRATION ET DOSES. — L'ingestion dans les voies supérieures est illusoire. On ne peut donc introduire le Curare que par le rectum, ou par les méthodes endermique et hypodermique. Mais l'absorption par la muqueuse rectale est peu certaine ; restent, en conséquence, les voies périphériques.

C'est aux injections hypodermiques, avec la seringue de Pravaz ou de Lüer, qu'on a recours ordinairement. Il est prudent de n'injecter à la fois qu'*un milligramme de Curare*, en dissolution dans l'eau distillée. L'opération peut être répétée plusieurs fois dans la journée.

**CURCAS**, *Curcas purgans*, Adanson ; *Jatropha Curcas*, L. — EUPHORBIACÉES.

Angl. *Physic Nut*. — All. *Barbados Nussbaum, grosser Wunderbaum*.

COMPOSITION. — Les semences du *Jatropha Curcas*, originaire des Indes orientales et transporté par les nègres en Amérique, contiennent, d'après Soubeiran, une huile fixe, une résine âcre particulière, une matière sucrée, de la gomme, un acide gras, de l'émulsine (?), un acide libre et des sels.

L'*huile de Curcas*, ou *huile infernale*, se distingue par sa faible solubilité dans l'alcool.

ACTION PHYSIOLOGIQUE. — Les *gros pignons d'Inde* causent une sensation de brûlure dans la bouche et dans l'estomac, des nausées, des vomissements, des évacuations alvines, quelquefois une superpurgation, avec transpiration excessive, prostration, étourdissements et délire.

En *frictions* sur la peau, l'huile de Curcas détermine une irritation moins vive que celle du *Croton Tiglium*.

USAGES. — Les semences et l'huile de Curcas sont drastiques, comme les semences et l'huile de Croton, bien qu'à un degré un peu moindre.

Elles sont utilisées comme telles dans la patrie originelle ou adoptive de la plante. Le *suc* de cette Euphorbiacée est appliqué, dit-on, avec succès, comme remède externe des hémorrhoïdes, et les habitants des îles du Cap-Vert s'en servent pour exciter la sécrétion lactée. Dans l'Inde, on s'en frotte le corps pour guérir la gale, les dartres, le rhumatisme.

D'après Descourtilz, le Curcas serait l'antidote du Mancenillier.

**CURCUMA LONG ET ROND**, *Curcuma tinctoria*, Guib. — AMOMACÉES ou ZINGIBÉRACÉES.

Angl. *Longrooted Turmeric*. — All. *Kurkuma, Gelbwurzel.*

COMPOSITION. — Les racines de cette Drimyrrhizée de l'Inde renferment, d'après Vogel et Pelletier, une matière colorante particulière (*Curcumine*), une huile odorante, très-âcre, et d'autres principes inertes.

La *Curcumine*, d'un beau jaune lorsqu'elle est dissoute et étendue, se colore en rouge par les alcalis, et sert à les reconnaître. Elle paraît insipide d'abord, âcre et poivrée ensuite.

ACTION PHYSIOLOGIQUE ET USAGES. — Ils sont analogues à ceux des *Amomum*. Le Curcuma est un excitant des voies digestives et un stimulant diffusible très-énergique. On s'en sert comme condiment, comme stomachique et pour arrêter les diarrhées aqueuses. On lui accorde également des propriétés diurétiques et lithontriptiques, parce que sa matière colorante, éliminée par les reins, communique aux urines une teinte jaune foncée. On se sert, en pharmacie, de cette substance comme matière colorante.

La dose de Curcuma, en *poudre*, est de 2 à 4 grammes par jour ; elle est double quand on n'en prend que l'infusion ou la décoction.

**CYCLAME D'EUROPE** ou **PAIN-DE-POURCEAU**, *Cyclamen Europœum*, L. — PRIMULACÉES.

Angl. *Cyclame or Sowbread*. — All. *Schweinbrod.*

COMPOSITION. — Le tubercule aplati du *Cyclame* a été analysé récemment par de Luca, qui y a découvert une substance active particulière, la *Cyclamine*.

ACTION PHYSIOLOGIQUE. — A l'état frais, cette racine est inodore, amère, âcre, brûlante. Privée, par la dessiccation ou la torréfaction, de ses principes volatils, elle devient comestible. Lorsqu'elle est douée de toute son énergie, elle agit comme un drastique puissant, et même comme un poison âcre et irritant, capable de causer de la gastro-entérite, des selles sanguinolentes, des sueurs froides, des vertiges, des convulsions et la mort.

On croit que les principes actifs de la plante peuvent agir, après absorption par la peau de la région, soit comme vomitif ou purgatif, soit comme diurétique.

Usages. — Le *Pain-de-pourceau* n'est plus employé comme purgatif, à cause de son incertitude et de ses dangers. On peut, sans inconvénient, s'en servir en cataplasme, pour stimuler et résoudre des engorgements froids, indolents. Il serait rationnel d'essayer l'usage interne de la substance active ou Cyclamine, analogue probablement à l'aconitine et aux principes narcotico-âcres des Renonculacées.

Le Cyclame entre dans l'emplâtre *Diabotanum* et fait la base de l'*Onguent d'Arthanita*.

**CYNOGLOSSE**, *Cynoglossum officinale*, L. — BORRAGINÉES.
Angl. *Hound's-tongue*. — All. *Hundszunge*.

Composition. — La racine de Cynoglosse renferme, d'après Cenedilla, un principe odorant, vireux, une matière colorante, grasse, une résine, du tannin, des substances organiques inertes, et des sels.

Action physiologique et usages. — C'est à la substance odorante qu'on attribue les propriétés problématiques de la racine de Cynoglosse, ou plus spécialement de son écorce. Mais aucune expérience ne démontre rigoureusement les vertus anodines de la plante, qui pourrait bien être à peu près inerte comme les autres Borraginées.

Les prétendues *Pilules de Cynoglosse* ont, en réalité, pour base l'extrait d'opium dont elles renferment un peu plus du dixième de leur poids. Elles sont employées aux mêmes usages que les autres préparations opiacées, et leur nom sert à tromper les personnes qui, par préjugé ou autrement, répugnent à l'emploi de ces dernières préparations.

**CYNORRHODON, ROSIER SAUVAGE, ÉGLANTIER SAUVAGE**, *Rosa canina*, L. — ROSACÉES-ROSÉES.
Angl. *Hip* or *Hep*. — All. *Hagebutte*.

Composition. — Le fruit du Rosier, ou Cynorrhodon, contient, d'après Bilz, une huile volatile et une huile grasse, du tannin, du sucre incristallisable, de la myricine, deux résines, des acides citrique et malique, etc.

Action physiologique et usages. — Les Cynorrhodons possèdent une odeur faible, une saveur acide, légèrement astringente et à peine sucrée. Ces propriétés organoleptiques font deviner leurs vertus médicinales. En effet, ces fruits sont tempérants et un peu resserrants. On en fait une *conserve* utile contre certaines diarrhées et l'affaiblissement intestinal, et qui se mange sur les tables en Allemagne.

**CYPRÈS**, *Cupressus sempervirens*, L. — CONIFÈRES.
Angl. *Cypress-tree*. — All. *Cypressenbaum*.

Les cônes ou galbules de *Cyprès* ont une saveur acerbe, amère, très-prononcée, en même temps que chaude et aromatique. Ils la doivent, comme les autres Conifères, à la présence d'une huile essentielle et d'une résine, d'où dérivent leurs propriétés physiologiques et médicales.

Les noix du Cyprès sont employées comme stomachiques, toniques, vulnéraires, astringentes, hémostatiques et fébrifuges. On les prescrit contre les
affections utérines à la manière de la térébenthine et des autres balsamiques;
on les applique sur des hernies pour en obtenir la réduction, etc. La dose pour
l'usage interne est de 4 grammes en *poudre* et de 8 grammes en *infusion.*
Elles entrent dans l'*Emplâtre contre la rupture* et l'*Onguent de la Comtesse,*
et ne méritent pas l'abandon dans lequel elles sont tombées.

# D

### DATTIER.

Angl. *Date-tree.* — All. *Dattelbaum.*

Le *Dattier*, commun dans tout l'Orient, l'Algérie, cultivé dans les deux
péninsules méridionales de l'Europe et jusqu'en Provence, fournit des drupes
savoureuses, chargées de sucre de Canne, qui servent à l'alimentation et à la
médecine.

Les *Dattes* sont classées parmi les *fruits pectoraux* et considérées comme
émollientes, adoucissantes et bonnes contre les maux de gorge, les rhumes, les
inflammations des voies urinaires.

On en fait un *sirop*, une *pâte;* elles entrent dans l'*Électuaire diaphœnix.*

### DAUCUS DE CRÈTE.

Angl. *Candy Carrot.* — All. *Cretischer Mohren-Kümmel.*

Les semences du *Daucus de Candie* sont chaudes et stimulantes, comme
celles des Ombellifères, en général. Elles sont au nombre des *Six semences
carminatives*, et entrent dans la *Thériaque*, le *Mithridate*, le *Sirop d'Armoise*, etc.

### DIGITALE, *Digitalis purpurea*, L. — SCROFULARIACÉES.

Angl. *Purple Foxglove.* — All. *Rother Fingerhut.*

COMPOSITION. — La *Digitale pourprée*, magnifique espèce de nos régions
tempérées, offre une composition chimique complexe et encore mal déterminée,
malgré le grand nombre de travaux dont elle a été l'objet. Outre les principes
fondamentaux des parties vertes des plantes, ses feuilles renferment deux
huiles, dont l'une volatile, une matière grasse, une résine, un principe amer,
la *Digitaline* (Homolle et Quévenne); plus le *Digitalin* et la *Digitalose*
(H. et Q.), les *acides digitalique* et antirrhinique (Morin) et l'*acide digita-
léique* (Kosmann).

La *Digitaline* de Homolle et Quévenne, celle que nous considérons comme
méritant le plus de confiance, est en poudre blanche, à peu près incristallisable,
peu soluble dans l'eau, même bouillante, ainsi que dans l'éther, mais bien
soluble dans l'alcool.

Sans se combiner avec les acides, elle se dissout dans l'acide sulfurique concentré en donnant une couleur successivement brune, noirâtre, améthyste et cramoisie, qui tourne au vert par l'addition de l'eau. Sa solution dans l'acide chlorhydrique est d'abord jaune, puis d'une belle teinte vert-pré.

La Digitaline est une poudre inodore, très-amère, qui excite de violents éternuments. Ingérée dans l'estomac à la dose de 2 à 6 milligrammes, elle ralentit le pouls et augmente la sécrétion urinaire. Elle occasionne aussi des effets purgatifs, phénomènes analogues à ceux que nous offre la Digitale en nature.

ACTION PHYSIOLOGIQUE. — Appliquée sur une muqueuse ou sur le derme dénudé, la poudre de feuilles de Digitale, ou celle de digitaline, produit de la cuisson, une irritation vive pouvant aller jusqu'à l'inflammation et l'ulcération. Cette désorganisation ne doit pas être attribuée à un phénomène chimique, à une combinaison des principes de la plante avec les tissus et les fluides organiques, mais à l'action toxique de ces principes sur les nerfs de sentiment et sur les éléments histologiques de la région, d'où résultent l'exaltation et la perversion fonctionnelles et nutritives qui commencent par la fluxion sanguine pour aboutir au ramollissement, à la gangrène et à l'élimination ulcéreuse.

Rarement la Digitale est ingérée dans l'estomac en assez grande quantité; elle est d'ailleurs trop rapidement incarcérée dans le mucus, pour déterminer sur la muqueuse des effets irritants comparables à ceux qui viennent d'être signalés. Elle occasionne seulement des nausées et des vomissements. A dose faible, elle est même exempte de ces inconvénients, et se borne à produire le ralentissement et la régularité du pouls, en même temps que l'augmentation de la sécrétion urinaire.

A dose excessive, la Digitale donne lieu aux symptômes suivants : nausées, vomissements, salivation, lenteur et souvent irrégularité, quelquefois fréquence et faiblesse du pouls, sueur froide, refroidissement des extrémités, tendance syncopale, céphalalgie gravative, étourdissements, troubles de la vue, perte de sommeil, stupeur ou délire, dilatation de la pupille et convulsions. La mort vient quelquefois terminer la scène.

Les deux principaux effets de ce médicament singulier sont l'accroissement de la diurèse et le ralentissement du pouls, phénomènes connexes, à en juger d'après leur coïncidence fréquente dans les tableaux symptomatiques des divers agents de la matière médicale, bien que la diurèse puisse être augmentée par des médicaments qui, tels que les stimulants diffusibles ou les aromatiques, excitent le cœur et la circulation capillaire. Mais le fait capital dans l'histoire physiologique et thérapeutique de la Digitale, c'est son action sur le centre circulatoire, longtemps ignorée et mal comprise jusqu'à ces derniers temps.

La Digitale ralentit le pouls d'une manière remarquable et le fait tomber à 60, 50, 45 et jusqu'à 32 pulsations par minute, du chiffre de 100 à 120 ou 130 qu'il atteignait auparavant. On observe quelquefois la réduction du double au simple exactement, par exemple de 120 à 60 pulsations, par le fait de l'atténuation progressive, puis de la suppression totale d'une pulsation sur deux en passant par un rhythme formé d'une série de paires de révolutions cardiaques, dans chacune desquelles la première contraction ventriculaire est forte et la seconde faible, avec un *pouls véritablement redoublé*, analogue au *pouls dédoublé* de la fièvre typhoïde (Gubler). A mesure que le nombre des pulsations diminue, le pouls devient plus plein, plus fort et plus résistant, et la colonne de mercure, dans l'hémodynamomètre, s'élève beaucoup plus haut à chaque coup de piston du cœur (Cl. Bernard). La Digitale n'est donc pas un hyposthénisant de la circulation centrale, elle en est plutôt le régulateur et le tonique : elle est moins l'opium du cœur qu'elle n'en est le quinquina (Bouillaud).

Mais tandis que des doses modérées ralentissent et régularisent les battements cardiaques en élevant la tension vasculaire, des doses toxiques ramènent, par un autre mécanisme, la précipitation et le désordre dans ces battements. D'où la nécessité de surveiller la Digitale dans chaque cas particulier, d'autant plus que quelques médecins ont cru reconnaître des inconvénients sérieux, même à des doses faibles, mais longtemps répétées : ce qu'ils attribuaient à l'*accumulation d'action* de la substance. A la vérité, ces inconvénients n'ont pas été constatés par la majorité des observateurs, et s'ils existent, on est en droit de les attribuer plutôt aux *accumulations* de doses lorsqu'on fait usage de pilules renfermant la Digitale en nature.

SUBSTANCES SYNERGIQUES-AUXILIAIRES. — La Digitale est jusqu'ici le seul poison de son genre ; mais, comme diurétique, elle a des analogues dans le règne organique : Scille, Asperge sauvage; et dans le règne minéral : nitrate et acétate de potasse, bromure de potassium, etc., sans compter le froid.

SUBSTANCES ANTAGONISTES, INCOMPATIBLES. — ANTIDOTES, CONTRE-POISONS. — Les antagonistes de la Digitale sont la chaleur, les aromatiques, les alcooliques, l'ammoniaque et les stimulants diffusibles, l'opium et les agents narcotiques congestionnants.

Pereira pense que le tannin peut lui servir de contre-poison, comme aux alcaloïdes proprement dits. Les antidotes dynamiques sont les antagonistes indiqués ci-dessus, et spécialement les alcooliques et les stimulants diffusibles.

USAGES. — A titre de galvanisants des nerfs cardiaques et du système vaso-moteur en général, la Digitale et la Digitaline sont rationnellement indiquées dans tous les cas où l'atonie paralytique de cet appareil nerveux, complexe, constitue le phénomène morbide fondamental, ou bien l'un des éléments importants de l'affection. De ce genre sont : les palpitations asthéniques, idiopathiques des sujets nerveux, l'asystolie des maladies organiques du cœur, les fluxions sanguines viscérales, l'éréthisme fébrile, qui est la phlogose légère de tout l'organisme, et même les inflammations localisées. Indirectement, en diminuant le calibre des capillaires, la Digitale sert à prévenir et à réprimer les hémorrhagies qui se font par les petits vaisseaux. On l'a conseillée surtout contre les métrorrhagies. Par son action diurétique, la Digitale rend des services dans les hydropisies et dans les conditions pathologiques : albuminurie, goutte, gravelle, où l'on veut favoriser la diurèse et l'élimination de produits excrémentitiels sans accroître la congestion rénale.

Ce médicament a reçu à tort d'autres applications fondées sur une mauvaise interprétation de son activité physiologique. Ainsi, on l'a souvent administré à des sujets menacés d'apoplexie ou atteints d'anévrysmes, sous le prétexte de calmer le cœur et de diminuer par là les chances de rupture de l'aorte, par exemple, ou de déchirure de la substance cérébrale. Nous savons maintenant ce qu'il faut penser de cette prétendue asthénie cardiaque produite par la Digitale. Cette substance est hémostatique parce qu'elle agit sur la contraction des capillaires et quoiqu'elle augmente la force d'impulsion du cœur.

La Digitale ne doit être employée dans la fièvre que quand l'excitation circulatoire se trouve hors de proportion avec les autres phénomènes principaux. Elle convient à de certaines palpitations nerveuses, par défaut d'innervation cardiaque, et non à celles qui dépendent d'une stimulation excessive et désordonnée du centre circulatoire. Aussi manque-t-elle souvent son effet dans les palpitations purement névropathiques (Trousseau et Pidoux). Elle produit, au contraire, presque toujours ses effets physiologiques dans les affections chroniques-organiques du cœur où domine l'*amyosthénie* cardiaque. Seulement cette action physiologique n'amène pas toujours des conséquences thérapeutiques également favorables. L'augmentation de puissance de la contraction musculaire du cœur a tout son effet utile dans le rétrécissement aortique ou pulmonaire, tandis qu'elle rend de mauvais services dans les cas d'insuffisance mitrale. La Digitale n'est pas non plus bien efficace dans la dégénérescence graisseuse ou l'atrophie avec dilatation (anévrysme vrai) du cœur.

Conseillée avec instance, par un grand nombre de praticiens, contre la phthisie pulmonaire, la Digitale ne trouve pas, dans cette cruelle maladie, inflammatoire et fébrile, d'indications spéciales à remplir, si ce n'est lorsque, les tubercules dominant à gauche, il existe, selon la remarque de Bouillaud, une excitation circulatoire de voisinage.

Dans la pneumonie, elle peut diminuer l'hyperémie et la fièvre, et favoriser la circulation au travers du poumon condensé. Dans l'aliénation et l'épilepsie, elle agit aussi comme contre-stimulant.

On l'a prescrite contre l'asthme (Ferriar); mais il y a deux espèces d'asthme au point de vue des conditions fonctionnelles du système nerveux (voy. OXYGÈNE), et nous pensons que la Digitale convient à la névrose que calme le bromure alcalin. Elle est également indiquée (L. Corvisart, Duclos, etc.) dans la spermatorrhée d'un caractère irritatif, où le spasme est symptomatique de l'hyperémie.

Enfin, la Digitale donne d'excellents résultats dans le *delirium tremens;* mais elle doit être réservée (Gubler) pour cette période du mal où la congestion des centres nerveux a fait place à l'état asthénique ou d'abincitation qui réclamait l'emploi des stimulants diffusibles et des hyperémiants, tels que les alcooliques et l'opium.

Modes d'administration et doses. — La *poudre de feuille de Digitale récente* se donne en pilules, ou mieux par prises de 5 à 10 centigrammes répétées deux ou plusieurs fois dans les vingt-quatre heures. On emploie des quantités doubles en *infusion*. Pour arrêter les métrorrhagies, les praticiens anglais ont poussé les doses jusqu'à 15 et 30 grammes par jour. Le *sirop* se donne aux enfants par cuillerées à café, et par cuillerées à soupe aux adultes. Les *extraits aqueux* et *alcoolique* sont peu usités; la *teinture éthérée* est presque sans action. Il n'en est pas de même de la *teinture alcoolique*, dont on donne de 12 à 36 gouttes le premier jour dans une potion. La dose peut être portée rapidement à 4, 6 et 8 grammes dans le délire alcoolique. L'*alcoolature* s'emploie aux mêmes doses. Pour l'usage externe, on prescrit la *teinture*, la *décoction* et la *pommade*.

Par la méthode endermique, on utilise la poudre de digitaline et même celle de feuille de digitale; mais on pourrait se servir également de la décoction et de l'alcoolature, ou de la teinture alcoolique. Nous croyons qu'on ferait bien, pour éviter les accidents gastriques de la Digitale, prise par l'estomac, et obtenir des effets plus prompts que par l'absorption superficielle, d'administrer, en *injections hypodermiques*, la solution alcoolique de digitaline.

Celle-ci se donne habituellement en *granules* de 1 milligramme, au nombre de 2 à 6 ou 8 par jour, progressivement. Le *sirop de digitaline* est oublié. Ajoutons que la Digitaline est considérée comme préférable, en raison de la facilité de son administration et de son action sensiblement uniforme, lorsqu'elle sort toujours de la même officine.

**DOMPTE-VENIN.** — Voy. Asclépiade.

**DOUCE-AMÈRE,** *Solanum Dulcamara,* L. — Solanacées.

Angl. *Woody Nightshade, Bittersweet.* — All. *Bittersusstengel, Hirschkraut.*

Composition. — Les tiges de cette Solanée indigène, analysées par Pfaff, ont offert les principes suivants : extrait amer-doux (picroglycion), extractif gommeux, gluten, cire verte, résine contenant de l'acide benzoïque, sels, etc. En outre, Desfosses y a découvert la *Solanine.*

Le *picroglycion,* ou *dulcamarin,* est une substance cristalline, amère, puis douce, que Pelletier concevait comme formée de Solanine unie à du sucre, et que nous considérons comme un *glucoside,* transformable par le ferment salivaire.

La *Solanine* est au contraire un véritable alcaloïde, faiblement amer, cristallisable en aiguilles soyeuses, formant des sels définis, à peine soluble dans l'eau et l'éther, peu soluble dans l'alcool froid, assez soluble dans l'alcool bouillant.

Action physiologique. — La présence d'un alcaloïde explique les effets narcotiques produits par de haute doses de Douce-amère (Murray, Chevallier).

Mais, comme on n'administre pas la Douce-amère en nature, et que la décoction de ses tiges ne peut renfermer que des quantités insignifiantes de Solanine, tous les effets observés à la suite de l'ingestion de cette préparation se bornent à l'augmentation de la sueur, si la décoction est bue chaude et si la température extérieure est élevée, ou de la diurèse, dans les conditions inverses.

USAGES. — La Douce-amère est conseillée, comme dépuratif, dans le catarrhe pulmonaire chronique, les douleurs rhumastimales et goutteuses, et les maladies chroniques de la peau.

# E

**ÉCLAIRE.** — Voy. CHÉLIDOINE (GRANDE).

**ÉCREVISSE**, *Astacus fluviatilis*, L. — CRUSTACÉS-DÉCAPODES.
Angl. *Cray-fish, Lobster*. — All. *Krebs*.

L'Écrevisse est un aliment sain et fort recherché, que des préjugés trans·formaient autrefois en un médicament actif et puissant contre les fièvres, les affections cérébrales, es morsures de serpents, etc.

Les concrétions calcaires destinées au renouvellement du test, et connues sous le nom d'*yeux d'Écrevisse*, sont fréquemment employées comme absorbant antacide. Elles ont pour équivalent le carbonate de chaux, les écailles d'huîtres, les os de Seiche et le phosphate tribasique de chaux, ou terre d'os.

La *Poudre d'yeux d'Écrevisse* se donne à la dose de 2 à 6 grammes, et davantage. Elle entrait dans plusieurs compositions pharmaceutiques actuellement tombées en désuétude.

**ÉLÉMI DU BRÉSIL.**
Angl. *Elemi*. — All. *Elemiharz*.

L'*Élémi du Brésil*, fourni par l'*Icica Icicariba*, DC. (TÉRÉBINTHACÉES-BURSÉRACÉES), était attribué à un arbre d'Éthiopie, l'*Amyris elemifera*, L. Cette résine, d'une odeur forte et balsamique, analogue à celle du Mastic, d'un goût aromatique et amer, jouit des propriétés stimulantes et autres des substances balsamiques. Mais on ne la prescrit pas à l'intérieur, et, pour l'usage externe, elle n'est jamais employée seule. Elle entre dans les *Onguents d'Arcéus* et *Styrax*, dans l'*Emplâtre opodeldoch*, le *Baume de Fioravanti*.

**ELLÉBORE BLANC,** *Veratrum album*, L. — COLCHICACÉES.
Angl. *White Hellebore*. — All. *Weisse Niesewurz*.

COMPOSITION. — Le rhizome de cette plante, qui croît en abondance dans les Alpes et dans les Pyrénées, analysé par Pelletier et Caventou, a donné les résultats suivants : matière grasse, composée d'oléine, stéarine et acide gras volatil; supergallate de *Vératrine*, matière colorante jaune, sels, etc. Simon y a joint la *Jervine*, substance cristalline, fusible et très-inflammable, soluble dans l'alcool, susceptible de donner naissance à quelques sels. Nous donnons ailleurs les caractères de la Vératrine (voy. ce mot).

ACTION PHYSIOLOGIQUE. — Localement, l'Ellébore blanc exerce une action irritante très-énergique sur la peau et les muqueuses. Il provoque de violents éternuments.

Ingéré dans les premières voies, il excite la sécrétion salivaire, en même temps qu'il fait ressentir une saveur âcre ; puis il produit une sensation de chaleur dans l'estomac, et, consécutivement, une augmentation de la sécrétion urinaire, de celle des surfaces muqueuses et de la transpiration cutanée. Des doses fortes ou toxiques occasionnent des vomissements, la superpurgation et l'ensemble des symptômes d'une dysenterie aiguë et violente, auxquels s'ajoutent, quand la terminaison doit être fatale, les phénomènes choléri-formes communs à tous les empoisonnements par les narcotico-âcres.

SUBSTANCES SYNERGIQUES. — Les *Veratrum viride* et *Sabadilla* agissent exactement comme l'Ellébore blanc. Beaucoup de Renonculacées, et particu-lièrement les Aconits, se comportent d'une manière analogue.

SUBSTANCES ANTAGONISTES. — ANTIDOTES. — Voy. VÉRATRINE.

USAGES. — L'Ellébore blanc a été conseillé comme sternutatoire ou errhin, comme émétique, purgatif, antispasmodique, dans la goutte, les maladies de peau, les affections du système nerveux, l'amaurose, la congestion cérébrale. On s'en est servi pour détruire les poux ; mais son usage n'est pas sans incon-vénient dans cette circonstance, à cause de l'absorption de ses principes actifs par des surfaces souvent atteintes de gourme et excoriées.

MODES D'ADMINISTRATION ET DOSES. — La *poudre* de racine d'Ellébore blanc se donne à la dose de 5 à 10 centigrammes au plus, si l'on veut obtenir les effets éloignés ou généraux du médicament. On en donne le double, le triple ou le quadruple pour déterminer des vomissements.

On prescrit quelquefois la *décoction* et le *vin d'Ellébore*. Cependant cette plante est généralement délaissée pour la Vératrine, qui en est le principe actif, et dont l'action est plus régulière et plus sûre.

**ELLÉBORE NOIR**, *Helleborus niger*, L. — RENONCULACÉES-HELLÉ-BORÉES.

Angl. *Black Hellebore*. — All. *Schwarze Niesewurz*.

COMPOSITION. — L'Ellébore noir, qui habite les régions subalpines, dans les montagnes de France et d'une partie de l'Europe, renferme, entre autres principes, dans sa racine, une huile volatile et une huile grasse acide, de la cire, une matière résineuse et un principe amer, de l'acide gallique, etc. La résine molle, décrite par Gmelin, correspond à l'*helléborine* de Bastick, sub-stance neutre, légèrement soluble dans l'eau et dans l'éther, aisément soluble dans l'alcool, non volatile, à laquelle la plante doit en grande partie ses propriétés médicinales, qu'elle conserve, en conséquence, malgré sa dessiccation.

ACTION PHYSIOLOGIQUE. — Appliquée sur la peau, la racine fraîche produit la rubéfaction et même la vésication. Sa saveur est âcre et brûlante. Dans l'estomac, elle agit comme un irritant local, détermine l'hypercrinie de la muqueuse, ainsi que de celle du tube intestinal, du foie et des autres glandes abdominales. A dose plus élevée ou excessive, elle met plus en jeu la sensibilité et la contractilité de l'intestin, et produit une superpurgation avec toutes ses conséquences, c'est-à-dire les symptômes cholériformes, et même la mort.

USAGES. — L'Ellébore noir est peu employé maintenant. C'est un drastique qui ne réussit qu'aux tempéraments phlegmatiques et torpides, et ne convient pas aux personnes irritables ou atteintes de lésions abdominales. On le prescrit dans les affections mentales, depuis la plus haute antiquité, dans l'épilepsie, les hydropisies, la dysménorrhée torpide, les maladies vermineuses et les dermatoses, à la dose de 20 à 60 centigrammes. La *poudre*, à cette dernière dose, est énergiquement purgative. On emploie quelquefois la *teinture*.

L'Ellébore noir entrait dans plusieurs confections, et fait la base des *Pilules de Bacher* et de l'*Extrait panchymagogue*.

**ELLÉBORE VERT**, *Helleborus viridis*, L. — RENONCULACÉES-HÉLLÉBORÉES.

Angl. *Green Hellebore*. — All. *Grüner Niesewurz, Bärwurz*.

Cette espèce, indigène dans presque toute la France, ne diffère médicalement de la précédente que par son action plus forte, au dire d'Allioni. Elle peut lui être substituée, en tenant compte de cette différence.

**ENCENS.** — Voy. OLIBAN.

**ÉPINE-VINETTE.** — Voy. BERBERIS.

**ÉPONGE FINE**, *Spongia officinalis*, L. — ZOOPHYTES-SPONGIAIRES.

Angl. *Officinal Sponge*. — All. *Radeschwamm, Meerschwamm*.

COMPOSITION. — L'Éponge de Turquie et l'Éponge des Indes occidentales, ou de Bahama, qui est plus fine, ont sensiblement la même composition chimique. Outre une substance fondamentale azotée, analogue à la matière épidermoïde ou cornée, de l'huile grasse, etc., on y trouve du chlorure de sodium, du phosphate de chaux, de la silice, de l'alumine, de la magnésie, de l'iode et du soufre.

ACTION PHYSIOLOGIQUE. — L'Éponge, en nature, est un absorbant mécanique qui s'empare avidement des liquides et se gonfle avec force. Incinérée, elle agit par ses principes minéraux, par le soufre et surtout par l'iode.

USAGES. — De là un double usage. L'Éponge, préalablement comprimée sous forme de cylindres et enduite de cire ou ficelée (*Éponge préparée à la cire, Éponge préparée à la ficelle*), s'introduit dans les orifices des conduits ou les trajets fistuleux, qu'elle sert à dilater, soit dans le but de favoriser l'expulsion du fœtus, l'issue du pus ou d'autres matières, soit pour permettre l'introduction du doigt ou des instruments du chirurgien.

La *poudre d'Éponge calcinée* est résolutive, fondante, antiscrofuleuse, par l'iode et le soufre qu'elle renferme. Avant la découverte de l'iode, on la donnait à l'intérieur sous des formes diverses ; on l'appliquait aussi en sachets sur les parties engorgées. Le *Collier de Morand* et la *Poudre strumale* ont réussi contre le goître, jusqu'au jour où Coindet a eu l'idée de leur substituer la substance active découverte par Courtois.

**ÉPURGE,** *Euphorbia Lathyris*, L. — EUPHORBIACÉES.

Angl. *Caper Spurge.* — All. *Springkraut, Purgierkorner.*

COMPOSITION. — Soubeiran a trouvé dans les semences de cette Euphorbe indigène : huile jaune, stéarine, huile brune, âcre, matière cristalline, résine brune, extractif coloré et albumine végétale.

ACTION PHYSIOLOGIQUE. — L'*Épurge* ou *Catapuce* (de l'italien *Cacapuzza*) est un purgatif violent. Localement, elle agit comme rubéfiant et vésicant, à la manière de l'huile de Tigli.

MODES D'ADMINISTRATION ET DOSES. — Les semences d'Épurge sont vulgairement usitées, dans les campagnes, au nombre d'une douzaine, comme purgatif. Quatre suffisent en *émulsion*, quand elles sont fraîches.

L'*huile* de semences d'*Euphorbia Lathyris*, obtenue par expression ou par l'alcool, se donne à la dose de trois à dix gouttes.

On fait aussi usage de ce médicament comme révulsif cutané.

**ERGOT DE SEIGLE,** *Sclerotium Clavus*, DC. ; *Claviceps purpureus,* Tulasne. — CHAMPIGNONS-SPHÆRIACÉES.

Angl. *Spurred Rye* or *Ergot, horned Rye.* — All. *Mutterkorn, roggen Mutterkorn.*

Personne ne doute plus aujourd'hui de la nature fungique de l'*Ergot de Seigle*. Qu'on en fasse un *Sclerotium*, un *Sphacelia* (Lév.), un *Claviceps* ou l'*Oïdium abortifaciens* (Quekett), c'est toujours un Champignon. Seulement, Tulasne pense que le Champignon de l'Ergot n'est qu'une forme transitoire, en d'autres termes, le *stroma* ou *mycelium* du *Cordiceps purpurea*, Fr., et de quelques autres espèces. Plusieurs Graminées, et notamment le Blé, portent des productions semblables. J'en ai constaté sur les *Triticum sativum, T. repens, T. glaucum;* ainsi que sur les *Lolium perenne* et *L. temulentum, Hordeum murinum*, etc. Les différents *Claviceps* parasitaires sur les Graminées jouissent probablement des mêmes propriétés que l'*Ergot de Seigle*. Du moins, le fait est déjà démontré, pour l'*Ergot de Froment*, par les observations des docteurs Grandclément, Pourcher, Gonod et Leperdriel.

COMPOSITION. — L'Ergot de Seigle fournit à l'analyse, d'après Wigger, les principes suivants : ergotine, huile fixe particulière, matière grasse cristalli-

sable, cérine, fungine, osmazôme végétale, matière sucrée, extractif gommeux avec matière colorante rouge, albumine, perphosphate de potasse,
phosphate de chaux avec traces de fer et silice. Selon Winckler, il faudrait y
joindre du formiate de propylamine.

L'*Ergotine* est une substance résinoïde, d'un brun rouge, d'un goût âcre et
amer, qui répand une mauvaise odeur quand on la chauffe. Elle est soluble
dans l'alcool, insoluble dans l'eau et l'éther. Sa puissance est au moins soixante
fois plus grande que celle de l'Ergot; elle tue facilement un petit animal.
Malgré cette action toxique, un doute s'est élevé sur l'identité de ce principe
actif de l'Ergot avec celui qui agit sur la contractilité utérine, puisque ce dernier est soluble dans l'eau. Cependant on reconnaît que l'ergotine peut être
rendue soluble par son association avec d'autres substances.

La *propylamine*, ou la *sécaline* qui n'en serait qu'une modification, est un
alcaloïde auquel Winckler incline, en dehors de toute expérience, à accorder
les propriétés caractéristiques de l'Ergot.

L'*huile d'Ergot*, rarement incolore, est plus souvent d'un brun rouge,
d'un goût faiblement âcre, plus légère que l'eau, soluble dans l'alcool, l'éther
et les alcalis. A la dose de 60 centigrammes à 2 grammes, elle occasionne chez
des mammifères (cobaies, chiens) l'accélération excessive de la respiration et
de la circulation, ou bien la faiblesse extrême, la lenteur et l'intermittence du
pouls, la paralysie générale, l'analgésie et la mort en quelques heures. Cette
huile agit sur l'utérus comme l'Ergot lui-même (Wright, Pereira).

En somme, l'Ergot devrait ses propriétés convulsivantes à trois principes
immédiats.

ACTION PHYSIOLOGIQUE. — L'Ergot possède une odeur spéciale de champignon, forte et nauséeuse, avec une saveur peu prononcée. Dans l'estomac, il
ne donne lieu d'abord à aucune sensation marquée, mais le sujet ne tarde pas,
si la dose est suffisante, à éprouver des nausées et des vomissements qui peuvent
être considérés comme des symptômes d'une action promptement généralisée.
L'absorption des principes de l'Ergot s'accomplit en effet très-rapidement.
Dans un délai de dix minutes, on peut voir se manifester les phénomènes
caractéristiques de ce poison convulsivant.

L'utérus en est le siége d'élection. Si cet organe est gravide, l'Ergot détermine des contractions toniques plus ou moins fortes et prolongées, sous l'influence desquelles ce viscère prend une dureté plus grande, une forme
globuleuse, comme cela a lieu durant les douleurs spontanées de l'enfan-
tement. Ces spasmes, provoqués par l'art, sont, comme les contractions intermittentes normales, accompagnés de sensations pénibles connues sous le nom
de *tranchées* ou *coliques utérines*. Ils sont assez puissants pour amener l'expulsion du fœtus.

En dehors de la grossesse et de l'hypertrophie de son tissu contractile, la
matrice ressent encore l'influence de l'Ergot de Seigle, proportionnellement
au développement de son appareil musculaire spécial. Cet effet se révèle par

des douleurs hypogastriques et par l'issue du sang ou d'autres produits enfermés dans la cavité utérine, ainsi que par la suspension des métrorrhagies. Les symptômes observés du côté des autres appareils de l'économie dans l'*ergotisme aigu* sont les suivants : Nausées et vomissements, douleurs abdominales, évacuations alvines ; sécheresse de la gorge, soif, aversion pour la nourriture ; sensations prurigineuses dans les membres, engourdissement, lassitudes, lourdeur de tête, vertiges, dilatation des pupilles, délire, assoupissement, stupeur ; rarement accélération et plénitude du pouls, presque toujours, au contraire, diminution de fréquence et de force des contractions cardiaques, avec tendance syncopale, pâleur et lividité de la face.

Si variés et si nombreux que soient ces phénomènes, ils peuvent néanmoins être ramenés aux effets fondamentaux de l'Ergot sur les fibres de noyaux, et généralement sur les fibres ou même les cellules contractiles de la vie organique, y compris les parois en apparence anhistes, mais activement rétractiles des capillaires sanguins. L'action tonique ou motrice de l'Ergot se fait sentir sur les tuniques musculaires du tube digestif et de ses annexes, sur le système vasculaire en général, et particulièrement sur les capillaires sanguins des centres nerveux, aussi bien que sur les fibres contractiles de l'utérus, à l'intensité près.

Or, l'anémie cérébro-spinale entraîne à son tour la céphalalgie, les troubles visuels, la torpeur de l'intelligence, l'atonie musculaire, l'asthénie circulatoire : phénomènes de collapsus. Elle peut même, par l'excès de l'asthénie ou de l'impuissance nerveuse, donner lieu à des symptômes ataxiques simulant l'excitation, tels que convulsions et délire. Ainsi tous les effets de l'Ergot s'expliqueraient par la seule propriété de convulser les éléments contractiles d'ordre inférieur, et la diminution de la force excito-motrice de la moelle, reconnue par Brown-Séquard, à la suite de l'administration de l'Ergot comme après celle de la Belladone, serait elle-même un effet détourné de l'ergotisme temporaire. Reste à savoir si le Champignon atteint directement ces éléments moteurs, ou bien si, conformément aux vues de Barbier (d'Amiens), il s'adresse d'abord à la partie des centres nerveux qui régit la contractilité organique, ou, comme nous dirions aujourd'hui, au centre de l'innervation vaso-motrice.

Outre l'ergotisme aigu, il existe un empoisonnement chronique par l'usage du *Seigle ergoté* : c'est l'*ergotisme chronique* ou *constitutionnel*, le seul admis par les auteurs. Celui-ci est l'analogue de la *raphania* de Linné, attribuée au *Raphanus Raphanistrum*, et paraît être la même chose que le *feu Saint-Antoine* (Bacquias). On en distingue deux espèces : 1° l'*ergotisme convulsif*, caractérisé par des lassitudes, des vertiges, des fourmillements, des crampes dans les extrémités, l'obnubilation de la vue, la perte de la sensibilité et les convulsions suivies de la mort; 2° l'*ergotisme gangréneux*, dans lequel se font sentir aussi les fourmillements avec le refroidissement et l'insensibilité des extrémités, auxquels succède la gangrène sèche. Ces différents phénomènes, particulièrement l'*asphyxie* des extrémités et le sphacèle consécutif, trouvent aisément leur explication dans la doctrine exposée à propos de l'ergotisme aigu.

SUBSTANCES SYNERGIQUES-AUXILIAIRES. — Le froid, la Belladone, la Digitale, la térébenthine et d'autres balsamiques, agissent dans le même sens que l'Ergot, et peuvent lui servir d'auxiliaires.

SUBSTANCES ANTAGONISTES, INCOMPATIBLES. — ANTIDOTES ET CONTRE-POISONS. — Les antagonistes de l'Ergot sont : la chaleur, l'opium, les alcooliques et toutes les substances qui, directement ou par l'intermédiaire du système nerveux, produisent l'atonie des muscles de la vie organique et le relâchement des parois vasculaires. Il faut donc éviter de les administrer en même temps que l'Ergot. On doit recourir au contraire à ces moyens pour combattre les effets toxiques de ce Champignon.

Le tannin serait pour l'Ergot un contre-poison chimique, de même que le chlore ou l'acide chlorhydronitrique (eau régale).

USAGES. — L'Ergot de Seigle est principalement employé pour exciter la contractilité des fibres musculaires de l'utérus, dans le but : 1° d'accélérer l'accouchement quand il est ralenti par l'inertie de la matrice, ou qu'un symptôme alarmant met la vie de la femme en péril; 2° de hâter la délivrance due à la même cause; 3° d'exonérer l'utérus, dans le cas de rétention de caillots, d'hydatides, de débris polypeux; 4° d'arrêter les hémorrhagies puerpérales, et même celles qui ont lieu en dehors de la parturition; 5° de favoriser la rétraction du corps de l'utérus après l'accouchement; 6° de remédier à la congestion passive ou phlegmasique de l'organe non gravide; 7° de provoquer l'avortement, lorsqu'il est spontanément commencé, accompagné d'une hémorrhagie inquiétante, et qu'on est sans espoir de pouvoir le conjurer.

L'Ergot est contre-indiqué toutes les fois qu'un obstacle mécanique (étroitesse du bassin, tumeur maternelle ou fœtale, etc.), s'oppose à l'issue du fœtus.

Quoique son action soit incomparablement moins puissante sur les organes pauvres en fibres musculaires ou en éléments contractiles quelconques, l'Ergot rend cependant des services dans un grand nombre d'hémorrhagies capillaires, notamment dans l'hémoptysie et l'hématurie.

On l'a conseillé, sans beaucoup de raison, dans la leucorrhée, la blennorrhagie et l'aménorrhée. On l'a prescrit aussi dans certaines gastralgies et entéralgies.

Il est plus utile dans l'incontinence d'urine par défaut de tonicité du sphincter vésical, dans la spermatorrhée qui reconnaît des conditions analogues, dans l'affection calculeuse pour aider la vessie à se débarrasser de graviers, et dans les affections paralytiques ou autres dans lesquelles intervient probablement un état congestif habituel des centres nerveux. Barbier (d'Amiens) a guéri de la sorte une paraplégie. Brown-Séquard et Trousseau le conseillent aussi dans la méningo-myélite, et je l'ai prescrit dans différents cas de lésions des centres nerveux en général, dont l'hypérémie constitue un élément principal. Mais la science n'est pas encore en état de prouver l'efficacité de ce moyen ni d'en tracer nettement les indications.

MODES D'ADMINISTRATION ET DOSES. — L'Ergot se donne en *poudre*, à la dose de 25 à 50 centigrammes, par prise, mêlé à du sucre, ou enfermé dans du pain à chanter, ou en suspension dans un peu d'eau. Les prises sont plus ou moins rapprochées, selon le but thérapeutique qu'on se propose d'atteindre. S'agit-il d'en finir avec un accouchement qui traîne, on les répète toutes les demi-heures, jusqu'à ce que les douleurs soient efficaces. On se comporte de même si l'hémorrhagie postpuerpérale est inquiétante. Au contraire, on éloigne les doses successives de manière à n'en donner que quatre à huit, régulièrement réparties dans les vingt-quatre heures, lorsqu'on a affaire à de faibles écoulements sanguins, ou à des congestions utérines. Dans ces derniers cas, la dose est souvent abaissée jusqu'à 10 centigrammes, et répétée six ou huit fois par jour pendant une semaine et au delà. C'est de la même façon qu'il faut administrer l'Ergot dans les affections du système nerveux.

L'*infusion* et la *décoction* d'Ergot se préparent avec 4 grammes de poudre dans 500 grammes d'eau, et se donnent par tasses d'environ 100 grammes, à des intervalles variables, depuis une demi-heure jusqu'à quatre heures.

On n'emploie guère en France la *teinture éthérée* ou *alcoolique* d'Ergot, non plus que le *vin d'Ergot* et le *sirop* dit de *Calcar*.

L'*ergotine pure* n'est pas plus usitée que l'*huile d'Ergot;* mais nous employons souvent l'*extrait aqueux*, connu sous le nom d'*Ergotine de Bonjean*. Cet extrait, nécessairement exempt de l'huile âcre et toxique, si ce n'est de l'ergotine elle-même, qui pourrait bien être soluble dans l'eau à la faveur de ses combinaisons naturelles dans l'Ergot, se donne à doses plus élevées que le Champignon en nature. On en met ordinairement 4 grammes dans une potion à prendre par cuillerées aux mêmes distances que les doses de poudre.

**ERYSIMUM.** — Voy. VÉLAR.

**ESCARGOT DES VIGNES** ou **LIMAÇON DES VIGNES**, *Helix Pomatia*, L. — MOLLUSQUES-GASTÉROPODES.

Angl. *Snail.* — All. *Schnecke.*

L'*Hélice vigneronne* n'est nulle part plus abondante, ni mieux nourrie que dans les grandes contrées vignobles de la France. Il n'est donc pas étonnant que sa réputation, grande chez les anciens, se soit perpétuée parmi nos populations rurales. C'est un aliment sain et passablement digestif, lorsqu'il est bien assaisonné, mais qui ne se recommande, d'ailleurs, par aucune propriété médicale importante. Le phosphore et le soufre qu'il renferme se retrouvent aussi bien dans l'albumine de l'œuf et dans une foule de matières animales. L'usage alimentaire des Escargots crus serait plus utile comme moyen d'introduire simultanément, dans nos premières voies, les substances azotées, alibiles et les ferments animaux, destinés à les transformer en peptones. Telle est la vraie supériorité des huîtres sur d'autres comestibles.

L'Escargot est cependant encore employé en médecine ; on a même essayé dernièrement de le remettre en faveur en fabriquant une poudre d'*hélicine*, renfermant les sucs de l'animal. Il était très-fréquemment employé naguère dans les affections catarrhales, la tuberculisation pulmonaire et les cachexies, associé à d'autres substances, sous forme de *bouillon*, de *gelée*, de *sirop*, considérés comme analeptiques, émollients, pectoraux. On préparait aussi une *eau distillée*, un *vin*, une *décoction orgée* et même une *pommade de Limaçon*. Dans le Midi, les *Helix aspersa* et *H. vermiculata* remplacent l'*H. Pomatia* du Centre et du Nord.

**ESSENCE DE TÉRÉBENTHINE. —** Voy. Pin maritime.

**ESTRAGON**, *Artemisia Dracunculus*, L. — Synanthérées ou Composées-Sénécionidées.

Angl. *Tarragon.* — All. *Kayser Salat.*

L'*Estragon*, originaire de la Sibérie, appartient plutôt à l'art culinaire qu'à la médecine. C'est un condiment assez recherché. On s'en sert pour aromatiser le vinaigre. Son odeur forte et pénétrante indique, du reste, que l'*Artemisia Dracunculus* pourrait augmenter le nombre des stimulants aromatiques.

**EUPHORBE DES CANARIES**, *Euphorbia Canariensis*, L. — Euphorbiacées.

Angl. *Canary Euphorbium.* — All. *Euphorbium.*

Les produits de l'*Euphorbia canariensis* ont remplacé, dans le commerce, ceux de l'*E. officinarum* qui croît dans le N.-O. du continent africain.

Composition. — L'*Euphorbium*, ou gomme-résine extraite des tiges de l'Euphorbe des Canaries, se compose de : résine, cire, caoutchouc, bassorine, acide malique, substances minérales, etc. La résine, ou plutôt la double résine en est le principe actif. Elle est d'une âcreté excessive, d'un rouge brun, soluble dans l'alcool, l'éther, l'essence de térébenthine et un peu moins dans l'huile d'amandes douces.

Action physiologique. — L'*Euphorbium* est une substance puissamment irritante, qui rougit et enflamme, jusqu'à la vésication, les régions sur lesquelles on l'applique. La poussière aspirée par les narines ou inhalée par les bronches, cause la rougeur et le gonflement de la face, une violente irritation des yeux, fait éternuer jusqu'au sang, et provoque une toux convulsive, avec bronchite intense et parfois hémoptysie. Il peut en résulter aussi du vertige, le délire, l'insensibilité et des convulsions. Ingérée dans l'estomac, cette gomme-résine occasionne des évacuations par le haut et par le bas, des douleurs atroces dans la gorge, l'estomac, les entrailles, et une violente gastro-entérite avec un pouls précipité, irrégulier, une sueur froide, et la syncope quelquefois suivie de mort.

USAGES. — Avec de pareilles propriétés, l'*Euphorbium*, on le conçoit, doit être repoussé de la thérapeutique interne. Nous avons assez d'autres vomitifs et drastiques moins dangereux et plus faciles à manier. C'est avec la plus grande prudence qu'on doit l'employer comme errhin dans les affections sopo-reuses, apoplectiques. Mais rien ne s'oppose à ce qu'on en continue l'usage, comme topique irritant, pour obtenir la rubéfaction, la vésication et même l'escharification.

On l'emploie comme caustique, en *poudre*, ou en *teinture alcoolique;* comme rubéfiant, incorporé à la poix de Bourgogne, sous forme d'*emplâtre*.

**EUPHRAISE**, *Euphrasia officinalis*, L. — SCROFULARIACÉES.
Angl. *Eyebright*. — All. *Augentrost*.

Cette jolie espèce, commune sur les pelouses sèches des bois, est très-vantée mais à peu près inerte. On ne peut lui soupçonner que des vertus astrin-gentes, d'après sa réaction sur les sels de fer. Aussi est-elle généralement bannie de la pratique officielle et rationnelle.

# F

**FAHAM**, *Angræcum fragrans*, Dup.-Th. — ORCHIDÉES.

Cette Orchidée parasite croît dans les forêts de l'île de France, et le *Codex* recommande la plante fleurie ; mais on ne peut guère se procurer que les feuilles, qui sont, du reste, la seule partie usitée dans le pays. Ces feuilles, un peu amères, exhalent une odeur agréable tirant sur celle de la vanille. Leur infusion est digestive, calmante et très-usitée dans les deux îles sœurs, Maurice et la Réunion, pour calmer la toux, les douleurs de poitrine, les spasmes et l'oppression.

**FENOUIL DOUX**, *Fœniculum dulce*, G. Bauhin. — OMBELLIFÈRES-SÉSÉ-LINÉES.
Angl. *Sweet Fennel*. — All. *Fenchel*.

Le *Fenouil doux* n'est probablement que la forme cultivée du Fenouil commun (*Anethum fœniculum*, L.; *Fœniculum officinale*, E.). Il offre une odeur aromatique, moins forte et plus agréable que celle du Fenouil sau-vage, dont il partage, d'ailleurs, les propriétés, ce qui le fait préférer pour l'usage médical.

On emploie la racine et les semences, qui sont stimulantes, carmina-tives, etc., à la manière de l'Anis.

*L'huile essentielle de Fenouil doux* se donne à la dose de deux à vingt gouttes dans une infusion.

Les semences entrent dans le *Mithridate*, la *Thériaque*, le *Diaphœnix*, l'*Eau vulnéraire;* les racines dans le *Sirop des cinq racines*, l'*Eau générale*, etc.

**FENUGREC,** *Trigonella Fœnum grœcum*, L. — LÉGUMINEUSES-PAPILIO-NACÉES.

Angl. *Fenugreek.* — All. *Kuhkornklee.*

Le *Trigonella Fœnum grœcum*, originaire de l'Orient, croît en Grèce, en Algérie et dans le midi de la France. Ses pousses et ses graines germées sont recherchées comme aliment. Les semences du Fenugrec bouillies ont la saveur des pois, et fournissent un abondant mucilage, utilisé en lavements, en fomentations émollientes, en injections, en collyres. On en fait des cataplasmes. Mais chez nous cette plante est inusitée en médecine, attendu que le mucilage de ses semences n'est guère employé que dans la composition de l'*Emplâtre diachylon simple*, de l'*Onguent d'Althœa*, du *Sirop de Marrube*, etc., préparations actuellement abandonnées.

**FÈVE D'ÉPREUVE DU CALABAR.** Semences du *Physostigma venenosum*, Balfour. — LÉGUMINEUSES-PAPILIONACÉES.

Angl. *Calabar's ordeal Bean* or *Calabar Bean.*

Le *Physostigma venenosum* est une Légumineuse euphaséolée, c'est-à-dire voisine des Haricots, qui croît sur la rivière de Calabar et dans les contrées environnantes du continent africain.

COMPOSITION. — La *Fève du Calabar* décortiquée donne 30 pour 100 de spermoderme et 70 pour 100 d'amande blanche (B. Edwards). Les enveloppes de la graine sont moins actives que les cotylédons. L'amande contient beaucoup d'amidon, de légumine et d'huile fixe, matières inertes, plus 2,7 (5 ou 6, d'après Edwards) pour 100 d'extrait alcoolique où les propriétés actives se trouvent concentrées (Christison). La substance active est environ deux fois aussi soluble dans l'alcool bouillant que dans l'alcool froid. Jobst et Hesse ayant cru l'avoir isolée, l'ont considérée comme un alcaloïde et désignée sous le nom de *Physostigmine.* Mais Amédée Vée, suivant le procédé de Stas, a obtenu une substance plus pure, cristallisée, bleuissant le papier de tournesol, à laquelle il a donné le nom d'*Ésérine*, du mot *Éséré*, qui désigne la Fève d'épreuve dans l'idiome du Calabar.

L'*Ésérine*, cristallisée en lames minces, rhombiques, aisément soluble dans l'éther et le chloroforme, plus encore dans l'alcool, est peu soluble dans l'eau. Elle se combine avec les acides qu'elle neutralise, et donne des sels, la plupart solubles dans l'eau, et plus stables que l'Ésérine pure. Cet alcaloïde possède des propriétés physiologiques et thérapeutiques semblables à celles de la Fève elle-même.

ACTION PHYSIOLOGIQUE. — Le phénomène le plus saillant, déterminé par la Fève du Calabar, comme par son alcaloïde, l'Ésérine, c'est le resserrement de la pupille, qui devient ponctiforme (Fraser, Robertson, Bowman, Donders, von Gräfe, Giraldès, Vée, etc.). Cela coïncide avec la contraction du muscle ciliaire et le changement de courbure du cristallin, et s'accompagne d'une sensation de fourmillement, de tension, de gêne dans l'intérieur de l'œil, qui augmente pendant les essais d'accommodation, ainsi que d'un défaut de vision distincte aux distances moyennes, et d'une sorte de myopie temporaire. Ce phénomène est constant lorsque la solution d'extrait ou de sulfate d'Ésérine est instillée entre les paupières et agit directement sur le globe oculaire. Il manque au contraire assez souvent, quelquefois même il est remplacé par la dilatation pupillaire, quand le poison a été administré par les premières voies (Fraser, Vée).

Introduits dans l'estomac, la Fève d'épreuve et ses dérivés déterminent, au bout de dix minutes environ, les symptômes suivants : pesanteur de tête, vertiges, troubles spéciaux de la vue, nausées, tout cela augmentant quand la vue se porte en haut (Leteinturier); faiblesse musculaire, tremblement dans les membres (Gubler) ; peau froide, pâleur du visage, puis rougeur réactionnelle, ralentissement du pouls, vomissements.

Si la dose est toxique, comme dans l'épreuve juridique des Nègres, elle produit une soif subite et intense, qui devient de plus en plus pénible; la déglutition se montre difficile et même impossible, la salive s'échappe de la bouche, des secousses et de véritables convulsions agitent les muscles, surtout ceux du dos; l'intelligence reste indemne, et la mort survient en trente minutes, à moins que des vomissements ne se produisent, ce qui sauve le sujet (Fraser). Dans les empoisonnements accidentels de Liverpool, le même auteur a constaté des symptômes analogues, et a noté, dans un certain nombre de cas, l'absence de contractilité pupillaire.

Chez les animaux, on a également constaté cette absence, et l'on a observé des contractions fibrillaires, des mouvements convulsifs, l'écoulement d'une bave écumeuse, des états pupillaires variés ; ensuite la paralysie du train postérieur, finissant par s'étendre au tronc et aux membres de devant, le ralentissement et l'affaiblissement de la circulation, une gêne respiratoire extrême et la mort (Fraser).

Appliqué sur les tissus musculaires, l'extrait alcoolique y abolit la contractilité. Le cœur subit cette action comme les autres muscles.

SUBSTANCES SYNERGIQUES-AUXILIAIRES. — Comme antimydriatique, et même comme résolutif du système musculaire, l'opium est synergique de la Fève du Calabar.

SUBSTANCES ANTAGONISTES. — ANTIDOTES. — En ne tenant compte que de la seconde série des symptômes observés chez les animaux, ou de la période de collapsus, on a cru trouver un antagonisme parfait entre la Fève d'épreuve et les Strychnos. Dans cette vue, la Fève du Calabar et la noix vomique, l'Ésérine et la strychnine ont été administrées simultanément ou successivement, mais les résultats n'ont pas été satisfaisants, en ce sens que la rigidité tétanique s'est continuée dans les membres supérieurs, malgré la paralysie dont l'extrait de Fève du Calabar avait frappé le train de derrière. Ainsi, les deux poisons agissaient chacun de son côté. On ne peut donc compter sur la strychnine pour combattre l'empoisonnement par l'Éséré ; mais il faudra s'adresser à l'opium, aux alcooliques, à l'ammoniaque, au café et aux stimulants diffusibles, après avoir donné le tannin comme contre-poison chimique.

USAGES. — Jusqu'ici la Fève du Calabar n'a guère été employée que pour son action antimydriatique, soit lorsque la dilatation pupillaire était spontanée et morbide, rhumatismale ou par cause traumatique, soit lorsqu'elle avait été déterminée, accidentellement ou volontairement, par la belladone ou l'atropine. Seulement, l'application de l'extrait de Calabar doit être répétée plusieurs fois, pendant que l'appareil visuel reste sous l'influence de la Belladone, et employé à doses fortes, parce que son action est à la fois beaucoup moins durable et incomparablement moins énergique que celle de l'agent mydriatique.

La Fève du Calabar sert également à rompre les adhérences contractées par l'iris, tant avec la face postérieure de la cornée qu'avec la capsule antérieure du cristallin. A l'intérieur, on l'a donnée contre la chorée et pour combattre les effets de la Belladone et de l'Atropine (Sédillot).

L'Ésérine est appelée à rendre les mêmes services. Déjà Fano, Gallard et A. Dufour l'ont utilisée dans la mydriase artificielle. De mon côté, je l'ai employée avec avantage dans un cas de paralysie de la troisième paire avec mydriase, et j'ai pu observer chez le sujet, pendant toute la durée de l'action de l'Ésérine, non-seulement une vision plus distincte, mais encore un soulagement très-prononcé de la gêne douloureuse dont le globe oculaire était le siége. J'ai réussi également à déterminer, par l'introduction dans l'œil de quelques gouttes de sulfate d'Ésérine au 1/1000ᵉ, la rupture d'adhérences filamenteuses de la pupille avec la capsule du cristallin, consécutives à une iritis varioleuse.

Comme exemple d'emploi dans la médication interne, A. Vée mentionne un cas de contracture symptomatique des extrémités inférieures, où l'Ésérine fut essayée en injections hypodermiques sans résultat appréciable. J'ai moi-même fait, sans beaucoup de succès, quelques tentatives avec cet alcaloïde, notamment chez une femme affectée de mouvements choréiformes, et qui prit jusqu'à 10 milligrammes de sulfate d'Ésérine dans une seule journée. Mais l'expérience est insuffisante, et toute conclusion serait actuellement prématurée.

MODES D'ADMINISTRATION ET DOSES. — La Fève du Calabar se donne en *poudre*, à la dose de 5 centigrammes d'abord, qu'on porte ensuite à 15 et à 30 centigrammes. L'*extrait alcoolique* doit se prescrire à la dose de 1 centigramme seulement, renouvelée plusieurs fois dans la journée.

Pour l'usage externe, on peut employer l'extrait alcoolique, délayé dans l'eau, ou bien une *solution glycérinée* étendue sur du papier d'après la méthode de Streatfield. Les papiers gradués de Leperdriel, divisés en centimètres et millimètres carrés sont très-commodes. Si chaque centimètre porte 2 milligrammes d'extrait, 2 millimètres suffisent pour obtenir le maximum de contraction en quelques minutes (Reveil). On peut également se servir des *petites tablettes* gélatineuses de Hart. ·

**FÈVE DE SAINT-IGNACE.** Semence de l'*Ignatia amara*, L. ; *Strychnos Ignatii*, Lamk. — LOGANIACÉES.

Angl. *Saint-Ignatius's Bean.*

La *Fève de Saint-Ignace* provient d'une liane des Philippines et de la Cochinchine. Elle se distingue de toutes les autres semences des *Strychnos*, qui sont plates et velues, par sa forme irrégulière et anguleuse. D'ailleurs elle leur ressemble exactement par sa composition et ses propriétés physiologiques (voy. NOIX VOMIQUE). Seulement, Pelletier et Caventou y ont constaté trois fois autant de Strychnine et beaucoup moins de Brucine que dans la Noix vomique. Aussi est-elle plus violemment toxique que cette dernière.

Néanmoins son usage médical est très-borné. Elle entre dans la composition des *Gouttes amères* de Baumé, avec l'alcool, l'absinthe, le carbonate de potasse et la suie. En revanche, elle sert à la fabrication de la strychnine.

**FIGUIER**, *Ficus carica*, L. — MORÉES.

Angl. *Fig-tree.* — All. *Feigenbaum.*

Cet arbre, originaire de la Carie (Asie), exhale de son feuillage une odeur rafraîchissante. Ses feuilles rudes servaient à frotter la surface des hémorrhoïdes pour les faire saigner ; leur décoction était préconisée contre la colique. Le suc laiteux des rameaux passe pour guérir les plaies envenimées ; il est purgatif, et contient, d'après Geiger, du caoutchouc, une résine insoluble dans l'éther, un principe odorant et quelques autres substances.

Mais le Figuier est surtout précieux par ses excellents fruits, qui servent à la nourriture de l'homme, et dont la médecine utilise les qualités adoucissantes, émollientes, dans les angines, les bronchites et les inflammations thoraciques. On en donne la *décoction* pour tisane et pour gargarisme. On en fait aussi des *cataplasmes maturatifs*. Dans les abcès des gencives une moitié de Figue est le seul cataplasme acceptable. Ce sont les *Figues violettes* et les *Figues grasses* qui sont employées de préférence pour ces usages. Les Figues entrent dans la composition de l'*Emplâtre diachylon gommé* et dans le *Mithridate*.

**FOUGÈRE MALE**, *Nephrodium Filix-mas*, Rich. ; *Polypodium Filix-mas*, L. — FOUGÈRES.

Angl. *Male shield Fern.* — All. *Männliches Farrenkraut.*

COMPOSITION. — Le rhizome de la *Fougère mâle* contient, d'après Morin : huile volatile, huile fixe (stéarine et oléine), tannin, acide gallique et acide acétique, sucre cristallisable, amidon, matière gélatineuse insoluble dans l'eau et l'alcool, fibres ligneuses et cendres. Peschier a constaté, avec l'huile volatile, une résine brune, et Batso a décrit un *acide filicéique* et un alcali, la *filicine*.

Les propriétés anthelminthiques résident dans l'*huile volatile.*

ACTION PHYSIOLOGIQUE. — Rien de bien évident chez l'homme. Pour lui, la racine de Fougère mâle est simplement âpre, astringente et nauséeuse, ou vomitive à forte dose. Il en est tout autrement envers les animaux inférieurs, pour lesquels les huiles essentielles sont souvent de violents poisons, témoin la Pyrèthre du Caucase. La racine de Fougère mâle produit sur les parasites né-matoïdes une action puissamment toxique. C'est un véritable *téniacide*, plus efficace, selon Bremser et d'autres observateurs, contre le Bothriocéphale que contre le Ver solitaire.

USAGES. — La racine de Fougère mâle n'est prescrite que comme ténia-fuge, mais on emploie assez fréquemment ses frondes pour en composer des sommiers sur lesquels on couche les enfants faibles et rachitiques, ou ceux qu'on veut préserver des affections vermineuses.

MODES D'ADMINISTRATION ET DOSES. — Le rhizome du *Nephrodium Filix-mas* s'administre sous forme de *poudre,* de *décoction aqueuse* et d'*extrait éthéré.*

La poudre récemment préparée se donne à la dose de 2 à 4 grammes. L'huile, ou plutôt l'oléo-résine impure, extraite, selon la méthode de Peschier, des bourgeons qui terminent les tiges souterraines, et désignée sous les noms d'*Huile de Fougère de Peschier,* d'*Extrait éthéré* ou *Baume de Fougère,* se donne à la dose de 4 grammes par jour, en quatre prises, à un quart d'heure de distance. Trousseau et Pidoux font répéter la dose deux jours de suite, après une journée de diète lactée ; puis ils administrent 50 grammes de sirop d'éther, et une demi-heure plus tard, un looch additionné de trois gouttes d'huile de Croton-Tiglium.

Le *remède de madame Nouffer* se compose de 4 à 6 grammes de poudre prise à jeun, dans 125 à 180 grammes d'eau, et suivie d'un bol purgatif composé de 60 centigrammes de Calomel, d'autant de Scammonée, et de 30 centigrammes de Gomme-gutte.

Le professeur Albers débute par un purgatif salin, après trois jours de diète rigoureuse ; donne le matin deux fois 1$^{gr}$,50 d'extrait, à une heure de distance, et termine, deux heures plus tard, par l'administration d'une dose purgative d'huile de Ricin.

Au fond, c'est toujours la même méthode, qui peut se réduire à ces trois termes : 1° vider autant que possible les intestins ; 2° y introduire l'agent téniacide ; 3° provoquer l'expulsion violente du parasite, dès qu'il a pu subir l'influence toxique du remède.

Le Sirop d'éther, que Trousseau et Pidoux font entrer, dans ce qu'ils veulent bien appeler leur formule empirique, a pour effet de dissoudre l'extrait, et d'en rendre les résultats plus rapides et plus intenses. Il serait avantageusement remplacé par les perles d'éther.

**FRAGON ÉPINEUX** ou **PETIT-HOUX**, *Ruscus aculeatus*, L. — ASPARA-
GINÉES.

Angl. *Knee Holly* or *Butcher's broom.* — All. *Mäusedornbusch.*

La racine, tige souterraine ou rhizome du Petit-Houx, est au nombre des
*Racines apéritives mineures* et fait partie du *Sirop des Cinq racines*. C'est
un diurétique utile et fort anciennement employé dans les maladies des voies
urinaires, l'anurie et l'hydropisie. Les baies rouges de cette plante entrent dans
l'*Électuaire bénédict laxatif.*

**FRAISIER**, *Fragaria vesca*, L. — ROSACÉES-DRYADÉES.

Angl. *Strawberry bush.* — All. *Erdbeerepflanz.*

Le *Fraisier* indigène est usité pour ses fruits et ses racines. Les premiers,
recherchés sur nos tables pour leur parfum délicieux, jouissent en même
temps de propriétés rafraîchissantes et relâchantes, redoutables pour certains
estomacs atones, mais utiles aux sujets pléthoriques et constipés, aux fébricitants, surtout lorsqu'ils sont affectés d'embarras ou de fièvre gastrique. Prises
en grande quantité, les *Fraises* alcalisent les urines par la transformation de
leurs sels alcalins à acides organiques en carbonates de potasse et de soude.
Gesner et Linné en ont vanté, avec raison, les bons effets dans la gravelle et la
goutte. Une *cure de fraises* équivaudrait à une *cure de raisin* contre ces deux
manifestations de la diathèse urique et contre une disposition analogue : la
gravelle biliaire et les affections hépatiques qui en sont l'accompagnement.

La racine de Fraisier donne une décoction d'un beau rouge qui noircit fortement la solution d'un persel de fer. La présence du tannin explique, non-
seulement ses qualités toniques et astringentes, comme cela est généralement
admis, mais encore, selon moi, ses propriétés diurétiques et apéritives; car
les astringents sont les meilleurs auxiliaires des stimulants spéciaux de la sécrétion rénale, lorsque les reins, trop fortement hypérémiés, ne laissent exsuder
qu'une faible proportion d'eau. Le tannin parvient sans doute jusque dans
l'urine, car la matière colorante rouge, qui l'accompagne dans la plante, donne
à cette sécrétion une teinte rosée caractéristique (Mérat et de Lens).

La racine de Fraisier se donne contre la dysurie, la blennorrhagie, en *décoction*, à la dose de 30 grammes dans un litre d'eau.

Elle entre dans la plupart des tisanes dites apéritives.

**FRAMBOISIER**, *Rubus idæus*, L. — ROSACÉES-DRYADÉES.

Angl. *Raspberry bush.* — All. *Himbeere.*

La *Framboisier* est un arbrisseau qui croît spontanément dans les régions
montagneuses de la France, et dont le fruit suave sert à parfumer le vin, le
vinaigre, le sirop, les glaces et les sorbets, auxquels il communique, en même
temps, une magnifique couleur pourpre.

C'est l'un des *Quatre fruits rouges.* Les Framboises sont légèrement acides
et conséquemment rafraîchissantes. On les emploie sous différentes formes:

en tisane, en gargarisme, contre les angines inflammatoires, les fièvres, le scorbut et les maladies où prédomine la diathèse hémorrhagique.

Les feuilles de Framboisier servent aux mêmes usages que celles de Ronce.

**FRAXINELLE** ou **DICTAME BLANC**, *Dictamnus albus*, L. — RUTA-CÉES-DIOSMÉES.

Angl. *bastard Dittany*. — All. *weisser Diptam*.

La racine du *Dictame blanc*, qui croît dans les montagnes du midi de la France et d'une partie de l'Europe, renferme une huile volatile, une résine, un extractif amer, et probablement de la gomme. C'est un tonique aromatique qui passe pour un excellent antispasmodique, diurétique et emménagogue.

On en donnait autrefois l'écorce en *poudre*, en *infusion* ou en *teinture* dans les fièvres intermittentes, l'hystérie, l'épilepsie et d'autres névroses; dans l'aménorrhée, la chlorose, contre les vers, etc. Elle entrait dans un certain nombre de préparations officinales. Actuellement ce médicament serait tout à fait abandonné s'il ne faisait partie de la composition du *Baume de Fiora-vanti*.

**FRÊNE ÉLEVÉ**, *Fraxinus excelsior*, L. — OLÉACÉES.

Angl. *Ash-tree*. — All. *Eschenbaum*.

Deux parties de cet arbre indigène sont employées en médecine : les feuilles et l'écorce des jeunes rameaux. L'*écorce*, qui sembla mériter jadis le titre ambitieux de *Quinquina d'Europe*, est maintenant inusitée, bien que, comme amer et astringent, elle ne soit pas à dédaigner. Les feuilles, au contraire, ont acquis récemment une faveur nouvelle. Elles sont amères et jouissent de propriétés purgatives qui en font un bon succédané du Séné, avec l'avantage de ne pas produire autant de coliques. C'est peut-être à cette action cathartique que la *décoction* de feuilles de Frêne doit en majeure partie son efficacité contre les affections goutteuses et arthritiques. Cependant elle agit sans doute aussi par l'amertume de son principe actif, la *Fraxine* ou *Fraxinine*, découvert par Mandet dans le feuillage et l'écorce, et classé parmi les glucosides.

**FUCUS CRISPUS.** — Voy. CARRAGAHEEN.

**FUCUS VÉSICULEUX.** — Voy. VARECH.

**FUMETERRE**, *Fumaria officinalis*, L. — FUMARIACÉES.

Angl. *Fumitory*. — All. *gemeine Erdrauch*.

L'espèce linnéenne, décomposée en plusieurs autres par les descripteurs modernes, vient communément dans toutes les cultures. Elle est inodore, mais très-amère, et le suc abondant qu'on exprime de la plante entière laisse se former à la surface d'abondants cristaux de malate de chaux (Barbier). On donne ce *suc* à la dose de 60 à 200 grammes par jour dans la scrofule et sur tout les affections dartreuses, contre lesquelles il jouit d'une réputation populaire.

Le *Sirop de Fumeterre* se prescrit aux enfants à la dose de 8 à 30 grammes. On s'en sert aussi chez les adultes pour édulcorer les tisanes amères dépuratives. La *décoction* de Fumeterre dans l'eau, le lait ou la bière est plus rarement employée.

La Fumeterre entre dans le *Vin antiscorbutique* et le *Sirop de Chicorée*.

# G

**GALANGA OFFICINAL**, **GALANGA DE LA CHINE**, **PETIT** et **MOYEN**, *Hellenia chinensis*, Wild.; *Alpinia Galanga*, L. — AMOMACÉES. Angl. *Galangal root*. — All. *Galgant*.

COMPOSITION. — Morin a trouvé dans la racine de Galanga : huile volatile, résine molle, âcre, extractif, gomme, bassorine, etc.

ACTION PHYSIOLOGIQUE ET USAGES. — C'est un aromatique chaud et agréable dont les effetss ont analogues à ceux des autres Amomacées, et spécialement du Gingembre (voy. ce mot). On l'emploie sous les mêmes formes et aux mêmes doses. L'infusion est particulièrement usitée dans la dyspepsie atonique et gastrodynique.

**GALBANUM**,? *Opoïdia galbanifera*, Lindley ?; *Galbanum officinale*, Don. — OMBELLIFÈRES-PEUCÉDANÉES. Angl. *Officinal Galbanum*. — All. *Galban, Mutterharz*.

Le *Galbanum* était attribué au *Bubon Galbanum*, L.; on s'accorde pour rejeter cette opinion, mais on est loin d'être fixé sur l'origine réelle de cette gomme-résine. Tandis que Lindley la rapporte à l'*Opoïdiu galbanifera*, Don croit pouvoir l'attribuer à une Ombellifère encore inconnue, dont il a seulement rencontré les akènes dans le produit médicamenteux, et qu'il nomme, sans plus attendre, *Galbanum officinale*. Enfin, les auteurs du *Codex* pensent que le *Galbanum sec* pourrait être dû à cette plante hypothétique, tandis que le *Galbanum mou* appartiendrait à une Férule.

COMPOSITION. — Une huile volatile, une résine, de la gomme, un peu de matière amère et de l'acide malique, tels sont les principaux ingrédients du Galbanum.

L'*huile essentielle* rappelle à la fois l'odeur du Camphre et celle du Galbanum; sa saveur est d'abord chaude, puis fraîche et amère. La résine est insipide et possède la singulière propriété de fournir, quand on la chauffe, une huile d'un bleu-indigo.

ACTION PHYSIOLOGIQUE. — Ainsi que les autres gommes-résines des Ombellifères, le Galbanum est stimulant, anticatarrhal et antispasmodique. Comme excitant de la circulation, il paraît supérieur à l'*Asa fœtida*, mais il n'atteint pas à sa puissance comme antispasmodique. Les Allemands lui attribuent une influence tellement spéciale sur la matrice, qu'ils l'ont appelé *Résine utérine*.

USAGES. — Le Galbanum sert aux mêmes usages que l'*Asa fœtida*, auquel on l'associe souvent. Il convient particulièrement dans les catarrhes muqueux ou purulents des différents téguments internes. A l'intérieur on l'applique, comme excitant modéré, sur les engorgements froids et indolents, pour en déterminer la suppuration ou hâter la résolution. Arnold l'emploie sous forme de collyre dans les hypérémies passives des yeux, l'œdème des paupières, l'inertie du conduit lacrymal, etc.

MODES D'ADMINISTRATION ET DOSES. — On donne le Galbanum à la dose de 25 centigrammes à 1 gramme 50 centigrammes et plus, soit en *pilules* soit en *émulsion*, avec un jaune d'œuf, dans une solution de gomme arabique. Pour collyre, on l'emploie sous forme de *teinture*. A l'extérieur, on applique l'*emplâtre de Galbanum* qui est réellement un emplâtre de plomb additionné de Galbanum, de térébenthine et d'encens.

Le Galbanum entre dans la *Thériaque*, le *Mithridate*, le *Diascordium*, le *Baume de Fioravanti*, les *Emplâtres diachylon*, *diabotanum*, etc.

### GALIPOT.

C'est le nom de la résine qui se concrète en hiver sur le tronc des Pins dont les plaies ont fourni la Térébenthine fluide durant la saison chaude. En France, elle est recueillie sur le Pin de Bordeaux (*Pinus maritima*, L.). Le *Galipot* ou *Barras* ne diffère de la térébenthine que par la faible proportion de son huile essentielle. La médecine n'en use pas isolément. Il entre seulement dans l'*Emplâtre diachylon*, le *Sparadrap*, l'*Onguent brésilien* et plusieurs autres préparations officinales.

### GALLE DE CHÊNE D'ALEP ou NOIX DE GALLE D'ALEP.

Angl. *Nutgall* or *dyer's Oak*. — All. *Gallapfel*.

Une Galle peut être définie : un fruit monstrueux dont l'embryon est fourni par un insecte et les enveloppes par une plante (Gubler). La *Noix de Galle d'Alep* est une excroissance de ce genre, produite sur le *Quercus infectoria*, Ollivier (AMENTACÉES-CUPULIFÈRES), par le *Cynips gallæ-tinctoriæ*, insecte *hyménoptère* de la tribu des *Gallicoles*. Toutes les espèces de Chênes portent de ces singulières productions, qui sont nombreuses et variées sur les essences européennes, et présentent, avec les Noix de Galle d'Orient, les plus grandes analogies de composition chimique et d'action physiologique.

COMPOSITION. — Pelouze a trouvé, dans 100 parties de Noix de Galle : acide tannique, 40; acide gallique, 3,5; acide ellagique et matière insoluble, 50; matière colorante, 6,5.

Les *acides tannique* et *gallique* seront étudiés plus loin, au point de vue thérapeutique.

L'*acide ellagique* de Braconnot n'est qu'une forme insipide de l'acide gallique, mais à laquelle s'attache un intérêt particulier en raison de la découverte de Th. Taylor, qui a trouvé que le *Bézoard oriental* est un calcul formé dans les intestins de la Chèvre sauvage par cet acide, auquel il donne, en conséquence, le nom d'*acide bézoardique*.

ACTION PHYSIOLOGIQUE. — La Noix de Galle agit par le tannin et l'acide gallique qu'elle renferme (voy. ces mots). C'est donc un astringent énergique, et par suite un tonique, un hémostatique, un modérateur des sécrétions et des phénomènes qui se passent dans les capillaires sanguins.

USAGES, MODES D'ADMINISTRATION ET DOSES. — On administre la Noix de Galle contre les hémorrhagies, principalement celles du tube digestif, contre les catarrhes muqueux, chroniques, et contre les fièvres intermittentes. Comme antidote chimique, la Noix de Galle sert à précipiter les alcaloïdes organiques. A l'intérieur, on s'en sert en gargarisme dans le relâchement de la luette, en injection dans la blennorrhagie chronique et la leucorrhée; en applications topiques sur les ulcères blafards et les plaies fournissant une suppuration profuse, ainsi que sur la muqueuse de l'anus ou du vagin, dans le prolapsus de cette membrane.

On la prescrit en *poudre* et en *pilules*, à la dose de 50 centigrammes à 1 ou 2 grammes par jour, en plusieurs prises. On la donne aussi en *infusion* et en *teinture*, celle-ci à la dose de 2 à 4 grammes, la première à la dose de 30 à 60, et à 120 grammes, le plus souvent comme contre-poison chimique. La Noix de Galle, finement pulvérisée, est quelquefois incorporée à de l'axonge ou à du cérat, pour faire une *pommade* astringente.

### GALLE DE CHINE.

Angl. *Chinese Gall.* — All. *Chinischer Gallapfel.*

La *Galle*, appelée par les Chinois *Ou-poey-tse*, est le produit de la piqûre d'un puceron (*Hémiptère aphidien*) sur les rameaux du *Distylium racemosum*, de la famille des HAMAMÉLIDÉES.

Elle est extrêmement riche en tannin, et ses propriétés ne diffèrent pas sensiblement de celles de la Noix de Galle, dont elle remplit tous les usages.

### GAMBIR CUBIQUE.

Angl. *Gambier* or *Gambir*. — All. *Japonische Erde.*

Le *Gambir cubique* ou *Terre japonaise* est une espèce de Cachou extrait par décoction des feuilles de l'*Uncaria Gambir*, Roxb., de la famille des RUBIACÉES, et qui paraît formé d'*acide cachutique* cristallisé en fines aiguilles. On y trouve cependant aussi beaucoup de tannin, une matière extractive, une substance analogue au rouge cinchonique et du ligneux. Ses qualités sont celle d'un pur astringent, et il s'emploie aux mêmes usages que le Cachou (voy. ce mot).

**GARANCE**, *Rubia tinctorum*, L. — RUBIACÉES.

Angl. *Dyer's Madder, red Madder*. — All. *Krappfarbenroth*.

COMPOSITION. — La *Garance*, spontanée dans l'Europe centrale et cultivée sur une grande échelle en France, produit de longues racines dont voici la composition d'après Kuhlmann : matière colorante rouge, matière jaune ou xanthine, mucilage, substance azotée et substance amère, gomme, sucre, fibre ligneuse, acide végétal, résine et sels. Decaisne a fait voir que pendant la vie de la plante, la racine contient seulement la matière colorante jaune. Cette substance fondamentale se modifie de manière à devenir orange, rouge et pourpre. Celle-ci prend le nom de *purpurine*, la précédente celui d'*alizarine*.

ACTION PHYSIOLOGIQUE ET USAGES. — Les effets de la Garance sur l'économie sont à peine sensibles. Néanmoins on a doté cette racine de propriétés diurétiques, emménagogues, astringentes et toniques.

Quelques personnes, à l'exemple de Sydenham, l'ont aussi administrée contre la jaunisse. Ni ces hypothèses, ni cette pratique ne sont justifiées par les faits rigoureusement observés. Le seul service que la Garance ait rendu jusqu'ici à la médecine, a été de mettre en évidence le mode d'accroissement des os par couches excentriques formées successivement aux dépens du périoste.

**GAROU** ou **SAINBOIS**, *Daphne Gnidium*, L. — THYMÉLÉACÉES.

Angl. *Flax leaved Daphne*. — All. *Serdel Hast*.

Il y a lieu de croire que l'écorce livrée par la droguerie sous le nom de *Garou* appartient souvent au *Daphne Mezereum*, qui est plus répandu et de plus grande taille.

COMPOSITION. — L'écorce de cet arbuste indigène offre une composition analogue à celle du Mézéréon, qui contient, d'après Gmelin et Baer : cire, résine âcre, daphnine, huile volatile, principe colorant jaune, sucre fermentescible, matière azotée, extractif rouge brun, acide malique et sels.

La *résine âcre*, composée elle-même d'une huile essentielle irritante et vésicante, et d'une autre substance, est rendue soluble dans l'eau par les autres ingrédients.

La *Daphnine*, analogue à l'asparagine, est une substance verte, cristalline, d'un goût amer et astringent, soluble dans l'alcool et l'éther.

L'*huile volatile âcre* possède une vapeur d'une odeur piquante qu'entraîne la vapeur d'eau, mais non celle d'alcool (Squire).

ACTION PHYSIOLOGIQUE. — L'écorce de Garou produit sur la langue et dans la gorge une sensation d'amertume bientôt suivie d'une brûlure persistante qu'on ressent parfois encore le lendemain. Sur le tégument externe, elle détermine à la longue de la chaleur, de la cuisson, de la rougeur inflammatoire, allant jusqu'à la formation de vésicules ou d'ampoules séreuses. Mais ces effets épispastiques sont plus longs à se produire que par les préparations de cantharides.

Parvenue dans l'estomac, cette écorce y produit des effets manifestés par une douleur brûlante, des nausées et des vomissements. L'irritation se propage aux intestins, et donne lieu à des coliques, à des selles liquides ou même sanguinolentes ; tandis que la sécrétion salivaire est accrue sympathiquement. Quelquefois il en est de même pour la sueur et l'urine.

Chez les animaux, des doses excessives amènent la fréquence et l'intermittence du pouls, la prostration et la mort. Les principes du Garou pénètrent sans doute dans la circulation sanguine, et passent de là dans certaines sécrétions, mais ils n'exercent aucune influence fâcheuse sur l'appareil génito-urinaire.

USAGES. — Les propriétés irritantes et purgatives du Garou ont été rarement utilisées dans la médication interne contre les maladies de peau, et les engorgements vénériens ou squirrheux, à cause des accidents toxiques qui peuvent en résulter. On les met, au contraire, journellement à profit dans la médication révulsive ou dérivative externe, soit pour produire la rubéfaction et la vésication, soit plutôt pour entretenir la suppuration des exutoires obtenus par d'autres moyens. Le Sainbois a sur les cantharides l'avantage de ne pas agir sur les glandes uropoiétiques et les voies urinaires.

MODES D'ADMINISTRATION ET DOSES. — Comme épispastique, l'écorce de Garou s'applique *en nature* par sa face interne sur la peau, après avoir macéré une heure dans l'eau ou le vinaigre. La vésication n'est obtenue qu'au bout de quarante-huit heures. Plus souvent on emploie la *pommade* préparée, soit avec la *poudre* d'écorce, soit avec l'*extrait alcoolique*. L'alcool est le meilleur menstrue, attendu que le principe actif du Garou est peu soluble dans les corps gras.

Les *Pois suppuratifs* de Wislin sont formés d'écorce d'orange imbibée de solution alcoolique d'extrait de Garou.

La *Pommade de Garou*, obtenue par digestion de la pulpe d'écorce dans l'huile, évaporation de l'eau et addition de cire, représente environ la dixième partie de son poids de Garou.

**GAULTHÉRIE COUCHÉE**, *Gaultheria procumbens*, L. — ÉRICACÉES.

Ce petit arbuste du Canada, appelé aussi *Palommier*, est fort employé dans le pays comme stimulant et diurétique. Ses feuilles, infusées, donnent une boisson fort agréable, utile dans l'asthme, selon Coxe. On en obtient, par distillation, une essence nommée *Winter-green*, qui est la plus pesante de toutes les huiles volatiles, et qu'on emploie pour la parfumerie.

Elle constitue l'*acide méthylsalicylique* de Cahours.

On dit qu'elle entre dans un remède antisyphilitique en usage aux États-Unis.

**GAYAC**, *Guajacum officinale*, L. — RUTACÉES-ZYGOPHYLLÉES.
Angl. *Officinal Guaiacum, Pockwood.* — All. *Französenholz.*

COMPOSITION. — Le *Gayac* est un arbre originaire de Saint-Domingue et de la Jamaïque, dont le bois renferme, d'après Trommsdorff : résine particulière, 26 pour 100; extractif amer et piquant, extractif muqueux, sels, matière colorante et fibres ligneuses.

La *résine de Gayac* (angl. *Guaiacum*) présente une odeur balsamique, légère, qui s'exalte par la pulvérisation et la chaleur. Broyée sous la dent, elle ne développe presque pas de saveur, bien qu'une fois avalée, elle laisse une sensation de brûlure dans le gosier. A l'état de pureté, la résine de Gayac prend le nom de *Gayacine* ou d'*acide gayacique*, parce qu'elle se combine avec les alcalis pour former des savons. Cette substance est remarquable par le polychroïsme qu'elle affecte en présence de différents agents, tels que l'acide nitrique.

ACTION PHYSIOLOGIQUE. — Le Gayac est un stimulant âcre, analogue aux médicaments balsamiques, et particulièrement à la térébenthine. Il doit principalement cette qualité à la résine, dont l'action représente, grossis, les effets du bois de Gayac. Parvenue dans l'estomac, la résine cause une sensation de chaleur poussée jusqu'à la brûlure, si la dose est forte, et suivie de nausées, de vomissements et de selles diarrhéiques ; enfin, de céphalalgie et de fièvre. En quantité moindre, elle produit simplement la sécheresse de la bouche, la perte d'appétit, le relâchement du ventre ou la constipation, l'excitation circulatoire et surtout celle des organes sécréteurs. Mais, selon les conditions diverses où se place le sujet, l'irritation sécrétoire atteint un appareil différent. Avec une température basse, la diurèse se trouve activée ; avec l'aide de la chaleur ambiante et des boissons chaudes, on obtient une sueur profuse. Il se produit aussi des phénomènes de fluxion sanguine du côté des vaisseaux pelviens, avec augmentation ou provocation du flux hémorrhoïdal et du flux menstruel.

A l'intensité près, le bois de Gayac et l'écorce de ce bois agissent de la même manière.

USAGES. — Comme stimulant, le Gayac est conseillé dans la dysménorrhée douloureuse et l'aménorrhée, non liées à un état congestif de l'appareil génital, et dans la stérilité. Comme sudorifique, il est recommandé dans la goutte, le rhumatisme chronique et les dartres. Dans les maladies syphilitiques et scrofuleuses, comme dans le catarrhe pulmonaire chronique, il intervient des deux manières à la fois et peut être fort utile ; seulement, il faut bien se garder de le prendre pour un spécifique, ainsi qu'on faisait au XVIe siècle, après la guérison éclatante du fameux chevalier Ulrich de Hutten. Le Gayac réussit chez les sujets phlegmatiques, mais il ne convient nullement à ceux qui sont pléthoriques et irritables.

MODES D'ADMINISTRATION ET DOSES. — On emploie le bois et la résine, rarement l'*extrait* et le *sirop*. Le *bois* se donne en *décoction* à la dose de 32 à 250 grammes pour un litre d'eau. On en fait une *teinture alcoolique* peu usitée.

La *résine* peut être administrée en *pilules* ou *bols*, en *émulsion* ou en *teinture*, à la dose de 1 à 4 grammes par jour, non compris le véhicule. La *teinture alcoolique*, ou *remède des Caraïbes*, se donne, en conséquence, à la dose de 20 à 30 grammes et au delà.

Dans les pilules, la résine de Gayac est parfois associée à 2 parties de savon médicinal, qui en facilite la dissolution.

### GÉLATINE ANIMALE.

Angl. *Insinglass.* — All. *Hausenblase.*

La *Gélatine*, nommée communément *Colle de Flandre*, est une matière animale quaternaire azotée, du groupe des substances protéiques, qui a pour formule $C^{13}H^{10}Az^2O^5$. Elle se gonfle dans l'eau froide, se dissout dans l'eau bouillante, et forme une gelée plus ou moins consistante, qui, en se solidifiant à l'air, prend une extrême cohésion. Le tannin la coagule et la précipite complétement de sa dissolution.

La substance impure, livrée par le commerce sous le nom de *Colle de Flandre*, est extraite des os, de la peau et des cartilages des Mammifères ruminants, et contient, par conséquent, de la chondrine ($C^{32}H^{26}Az^4O^{14}$).

La *Colle de poisson* est, au contraire, de la Gélatine à peu près pure.

La Gélatine animale, en dissolution dans l'eau, est une substance douce, onctueuse, susceptible d'assouplir la peau et de calmer l'irritation dont le tégument externe est le siége. Aussi l'emploie-t-on dans ce but, en l'ajoutant à l'eau d'un bain simple ou déjà additionné de son ou d'amidon, pour combattre les affections cutanées, accompagnées de prurit et d'inflammation, ou tempérer l'éréthisme général dans certaines maladies phlegmasiques ou nerveuses.

Quelques médecins, très-confiants dans les facultés absorbantes de la peau, ou dans une prétendue action corroborante d'un principe alibile, se persuadent, à tort, que les bains gélatineux sont toniques.

La dose de Colle forte, pour un bain entier, est de 500 grammes, qu'on fait préalablement dissoudre dans l'eau à l'aide de l'ébullition.

**GENÊT PURGATIF**, *Genista purgans*, L., et **GENÊT DES TEINTU-RIERS** ou **GÉNESTROLLE**, *Genista tinctoria*, L. — LÉGUMINEUSES-PAPILIONACÉES.

Angl. *Dyer's Geniste.* — All. *Foerbendes Ginster.*

Le *Genêt des teinturiers* croît communément en France, et le *Genêt purgatif* vient dans les montagnes du Forez, de l'Auvergne et des Pyrénées. Tous deux sont cathartiques et même émétiques, surtout leurs graines, dit-on. Cependant ce sont les sommités fleuries que recommande le *Codex*.

C'est, d'ailleurs, un remède à peu près inusité, malgré les vertus antira-piques qui lui sont attribuées par quelques médecins, d'après l'usage populaire qu'on en fait contre la rage dans quelques provinces de la Russie.

**GENÉVRIER COMMUN**, *Juniperus communis*, L. — CONIFÈRES.
Angl. *Common Juniper.* — All. *Wachholder.*

COMPOSITION. — Les cônes mous ou *Malacônes du Genévrier commun* contiennent : huile volatile, cire, résine, sucre particulier, gomme, acides acétique et malique, potasse, chaux et ligneux.

L'*huile volatile de Genièvre* a l'odeur du fruit, avec une saveur aromatique et balsamique, et ne se dissout pas facilement dans l'alcool. C'est le principe actif par excellence.

ACTION PHYSIOLOGIQUE. — Les baies et les jeunes pousses du Genévrier agissent à la manière des térébenthines, comme excitant des premières voies et stimulant diffusible, en même temps que comme modificateur des sécrétions. Mais l'essence de Genièvre exerce surtout une grande influence sur la sécrétion urinaire, et les praticiens s'accordent pour la considérer comme un des meilleurs diurétiques, sinon le plus puissant. Elle est aussi carminative, sudorifique et emménagogue. A doses très-fortes, elle détermine l'irritation des voies urinaires et même l'hématurie (Ch. Lepois), avec un mouvement fébrile.

USAGES. — Les baies de Genièvre pourraient être prescrites comme anti-catarrhales, aussi bien que les autres balsamiques ; elles ont même été employées à ce titre dans les écoulements de l'urèthre et des organes génito-urinaires. Mais leur spécialité d'action, ou du moins la prédominance de leurs effets du côté de l'appareil urinaire, a fait réserver leur emploi pour les cas où il convient d'augmenter la diurèse : ainsi, dans les maladies du cœur, l'ascite, l'anasarque et les autres hydropisies. Elles sont utiles dans la dyspepsie atonique, les débilités, le scorbut. On se sert aussi du Genièvre pour stimuler la périphérie cutanée, dans les affections rhumatismales chroniques, et de ses vapeurs pour masquer les mauvaises odeurs répandues autour des malades.

MODES D'ADMINISTRATION ET DOSES. — Les baies de Genièvre se prescrivent à la dose de 4 à 8 grammes, en *infusion*, dans 500 grammes d'eau, et en *teinture alcoolique* (liqueur de Genièvre). Le *gin* anglais n'est souvent que de l'alcool additionné d'essence de térébenthine.

Les baies de Genièvre, infusées dans l'eau et fermentées, donnent un vin d'où l'on retire, par distillation, une eau-de-vie aromatique-amère, consommée sur place par les populations des pays forestiers. On en a fait un *Rob*, qui se donnait à la dose de 4 grammes.

L'*huile volatile de Genièvre* se donne à la dose de 2 à 6 gouttes, en *pilules* ou dans une solution mucilagineuse et sucrée.

Le Genièvre entre dans le *Baume opodeldoch*, la *Thériaque diatessaron*, et une foule d'autres confections anciennement en usage.

**GÉNIPI VRAI**, *Artemisia glacialis*, L. — COMPOSÉES ou SYNANTHÉRÉES-SÉNÉCIONIDÉES.
Angl. *Creeping Wormwood.* — All. *Felunbeyfuss, Genipikraut.*

Le *Génipi* ou *Génépi* varie selon les pays et les espèces botaniques qui reçoivent ce nom banal, et qui appartiennent aux genres *Achillea* et *Artemisia*. L'*Achillea nana* donne le Génipi noir ; l'*Artemisia rupestris*, le Génipi blanc ; l'*Artemisia glacialis*, le Génipi des Savoyards ou Génipi vrai. Ces diverses plantes des hautes montagnes sont fortement aromatiques, et passent pour les plus puissants de tous les vulnéraires.

On les prend en *infusion*, à la suite des chutes, contusions ou blessures, ou bien au début des maladies de refroidissement. On en fait aussi des *fomentations* sur les parties contuses.

L'*Absinthe suisse*, si supérieure pour l'arome à l'absinthe ordinaire, est préparée avec le Génipi et colorée en vert par l'infusion alcoolique d'anis ou d'indigo.

**GENTIANE**, *Gentiana lutea*, L. — GENTIANÉES.

Angl. *Common* or *yellow Gentian*. — All. *Bitterwurzel*.

COMPOSITION. — La racine de la *grande Gentiane*, commune dans les montagnes subalpines de nos contrées, renferme un principe odorant fugace, sorte d'huile volatile, un principe amer, une huile verdâtre fixe, un acide organique libre, du sucre incristallisable, de la gomme, une matière colorante fauve et du ligneux (Henry et Caventou).

Le principe amer ou *Gentianin* (*Gentianéine* de Mérat et de Lens) est jaune, cristallin, et communique ses qualités austères à la racine. On y a découvert deux principes distincts, l'un insipide (*Gentisine* ou *acide Gentisique*), l'autre amer (*Gentianite*).

ACTION PHYSIOLOGIQUE. — La *Gentiane* est un type d'amer pur et simple, dénué d'arome et d'astringence, lorsqu'elle est sèche ; car la racine fraîche doit à son principe odorant, volatil, des qualités narcotiques et en quelque sorte toxiques démontrées par les observations de Planche, de Buchner, etc., confirmant l'opinion de Haller : que l'innocuité de la Gentiane n'est pas aussi complète qu'on le suppose.

Desséchée et privée de son principe aromatique, la racine de Gentiane jouit d'une amertume franche, et n'agit plus que comme simple tonique. Elle ouvre l'appétit, stimule les fonctions digestives, précipite le mouvement péristaltique et relâche le ventre. Il en faut des doses très-fortes pour occasionner des vomissements. Barbier dit qu'elle accélère le pouls. La *Gentianine* est absorbée et va porter son action dans tout le système. Elle est éliminée par l'urine et par la sueur, auxquelles elle communique sa saveur amère (Arnemann).

USAGES. — La *Gentiane* est fréquemment employée dans les divers cas morbides auxquels conviennent les amers. Elle doit être préférée aux amers astringents chez les sujets disposés à la constipation, ou chez qui la liberté du ventre est une condition de guérison. On la prescrit habituellement dans les états d'anémie et de débilité, dans la dyspepsie torpide, la goutte, les névroses, l'hystérie et les affections de type intermittent. Mais elle ne réussit que contre les fièvres saisonnières et non contre les accès d'origine palustre. On l'emploie aussi comme antivermineux.

En chirurgie, la racine de Gentiane sert de tente pour dilater les pertuis fistuleux. Projetée en poudre fine sur les exutoires, elle en active la suppuration. On fait avec la *décoction* des fomentations résolutives.

MODES D'ADMINISTRATION ET DOSES. — On prescrit la Gentiane en infusion, en teinture alcoolique, en sirop, en vin, en extrait. On peut également faire prendre de la *poudre* de racine, dans du pain azyme, à la dose de 50 centigrammes à 3 et 4 grammes.

La *tisane de Gentiane* se prépare avec 8 grammes de racine dans un demi ou dans un litre d'eau. L'*extrait* se prend à la dose de 1 à 3 grammes. On donne la *teinture alcoolique* à la dose de 4 à 8 grammes, le *vin* à celle de 120 à 200 grammes, le *sirop* à la dose de 15 à 30 grammes.

On fait aussi une *infusion de Gentiane composée* avec des écorces d'oranges et de citrons; une *teinture de Gentiane composée*, renfermant de l'écorce d'orange et du cardamome; une *teinture de Gentiane ammoniacale* ou *Elixir antiscrofuleux*.

La *Gentiane* entre dans un grand nombre de préparations magistrales, ainsi que dans le *Diascordium*, la *Thériaque*, le *Mithridate*, le *Baume opodeldoch* et beaucoup d'autres préparations officinales.

**GERMANDRÉE, CHAMÆDRYS** ou **PETIT-CHÊNE,** *Teucrium Chamædrys*, L. — LABIÉES.

Angl. *Wall Germander.* — All. *Gamander.*

La *Germandrée*, fréquente dans nos bois secs et sablonneux, est une Labiée amère aromatique, par conséquent tonique et stimulante, qui renferme une huile essentielle en même temps qu'un principe amer et du tannin précipitant en vert les sels ferriques. Après avoir joui d'une grande réputation comme antigoutteuse et fébrifuge, elle est abandonnée aujourd'hui à la médecine populaire, malgré des vertus très-réelles qu'elle partage avec les autres espèces de la même famille, également aromatiques et amères.

On la donne avec avantage en *infusion*, à la dose de 15 grammes pour 750 grammes d'eau, dans la bronchite chronique et les catarrhes des muqueuses; dans la dyspepsie torpide et la tendance au dévoiement. Elle entre dans plusieurs recettes contre la goutte : la *Poudre arthritique*, celle de *Portland*, la *Thériaque d'Andromaque*, etc.

**GINGEMBRE,** *Zingiber officinale*, Roscoe; *Amomum Zingiber*, L. — AMOMACÉES.

Angl. *Narrow-leaved Ginger.* — All. *Ingwer, Imber, Ingher.*

Une seule espèce botanique, probablement originaire d'Asie, mais cultivée dans les trois grands continents sous les tropiques, fournit toutes les sortes commerciales de Gingembre, dont on distingue trois variétés principales d'après la provenance : le *Gingembre* des Indes occidentales, celui des Indes orientales et celui d'Afrique.

Dans chacune de ces variétés il existe deux formes, selon que la racine est intacte (*Gingembre gris* du *Codex*, *Gingembre noir*, des Anglais), ou qu'elle est dépouillée de son enveloppe externe (*Gingembre blanc*).

COMPOSITION. — L'analyse du rhizome de Gingembre, opérée par Morin, a donné : huile volatile, résine molle âcre, résine insoluble dans l'huile et l'éther, les éléments ordinaires des tissus végétaux, acide acétique, soufre, et un grand nombre de substances minérales.

L'*huile volatile de Gingembre* a l'odeur de la racine, avec une saveur d'abord douce, puis âcre et chaude.

La *résine molle* possède une odeur aromatique et un goût aromatique et brûlant.

ACTION PHYSIOLOGIQUE. — Le *Gingembre* est un stimulant aromatique, d'un goût très-piquant et d'une extrême âcreté. En contact avec la muqueuse nasale, il provoque l'éternument ; mâché, il est puissamment sialagogue ; appliqué sur la peau, il cause une sensation de chaleur intense, du picotement et de la rougeur. Cette action, manifestement excitante, se reproduit dans la profondeur des premières voies, et ne tarde pas à se faire sentir, après absorption, sur toute l'économie, et particulièrement sur les organes respiratoires et sur l'appareil génital. On a noté aussi qu'il accroît l'énergie des fonctions cérébrales.

USAGES. — Le Gingembre est un stomachique puissant et souvent employé dans ses lieux de production, ainsi qu'en Angleterre et en Allemagne, dans la préparation des sauces, des pâtisseries et même de la bière.

Cette résine est usitée depuis les premiers âges de la médecine comme alexipharmaque, alexitère et cordial. Elle est, en effet, très-propre à exciter une fièvre éphémère suivie d'une diaphorèse abondante. Elle est utile dans la dyspepsie atonique ou torpide, accompagnée de météorisme et de spasmes ou de coliques flatulentes, et joue le rôle de correctif à l'égard des purgatifs drastiques.

Le Gingembre est employé comme sialagogue, comme moyen de calmer les douleurs dentaires, de dissiper la paralysie de la langue, de resserrer la luette atteinte de prolapsus. Enfin, on applique un cataplasme de Gingembre pulvérisé sur une région douloureuse, à titre de révulsif.

MODES D'ADMINISTRATION ET DOSES. — La *poudre* de Gingembre se donne à la dose de 50 centigrammes à 2 grammes dans du pain azyme ou en *pilules*. L'*infusion* se prépare en laissant macérer, pendant deux heures, 4 à 8 grammes de racine dans 500 grammes d'eau versée bouillante.

On prescrit aussi la *teinture alcoolique de Gingembre* à la dose de 2 à 4 grammes, mais rarement le *sirop*. Quant à la *bière de Gingembre*, elle n'est usitée qu'en Angleterre, où elle est considérée comme un breuvage agréable et salutaire.

Le Gingembre entre dans la plupart des médicaments composés de la pharmacie galénique, la *Thériaque*, le *Mithridate*, le *Diascordium*, etc.

**GINSENG,** *Panax quinquefolium*, L. — ARALIACÉES.

Angl. *Ginseng.* — All. *Funfblätterige Kraftwurzel.*

Le *Panax quinquefolium* croît au Canada aussi bien que dans la Tartarie chinoise, mais il ne jouit pas en Amérique de la réputation qui l'entoure dans l'extrême-Orient. Rien de plus extravagant que les récits des médecins chinois sur les propriétés miraculeuses du Ginseng, qui a le pouvoir de rajeunir et de rendre la virilité. Au contraire, les peuples occidentaux ne le croient bon qu'à faire de la tisane et à remplacer la poudre de réglisse dans la préparation des pilules. Des opinions si diverses peuvent-elles se déduire de l'observation des mêmes faits? On a lieu d'en douter, d'autant plus qu'il existe en Asie une autre espèce, le *Panax Schinseng* (Nees von Esenbeck), qui pourrait bien être plus efficace que la plante commune aux deux continents. Mais quelles que soient les vertus du *Schinseng*, elles ne sauraient justifier l'enthousiasme ridicule des habitants du Céleste Empire, enthousiasme dont il faut chercher ailleurs l'explication. Or, la racine du *Ginseng* est ordinairement bifurquée, et ses deux divisions, renflées progressivement jusqu'au point de soudure, donnent assez bien l'idée des membres pelviens de l'homme; le nom chinois (*Ginseng*) et le nom iroquois (*Garent-oquen*, cuisse d'homme) expriment tous deux cette similitude. Il est bien probable que l'imagination orientale a vu dans cette conformation la *signature* des propriétés extraordinaires attribuées gratuitement à cette racine.

**GIROFLE.** Fleur non épanouie du *Caryophyllus aromaticus*, L. — MYRTACÉES.

Angl. *Aromatic Clove.* — All. *Gewurznägeleine.*

Le *Girofle*, originaire des Moluques, est cultivé à Sumatra, à l'île de France et à la Réunion.

COMPOSITION. — Ses fleurs non épanouies, connues sous le nom de *Clous de Girofle*, contiennent, d'après Trommsdorff: huile volatile, résine insipide, espèce particulière de tannin, extractif, gomme, fibre ligneuse et eau.

L'*huile volatile de Girofle* possède l'odeur spéciale du Girofle avec un goût âcre et brûlant. Elle se dissout dans les menstrues ordinaires des hydrogènes carbonés, et de plus dans l'acide acétique concentré.

Par l'analyse, on la sépare en deux composés: une *huile légère* et une *huile lourde* qui joue le rôle d'acide. Celle-ci a reçu les noms d'*acide Caryophyllique* ou *acide Eugénique*. En outre, Bonastre a découvert l'*Eugénine*, ou stéaroptène d'huile de Girofle, et Lodibert la *Caryophylline*, qui est une sous-résine.

ACTION PHYSIOLOGIQUE. — Le *Girofle* possède une odeur pénétrante fort agréable et un goût aromatique qui n'a rien d'âcre ni de brûlant. C'est d'ailleurs un stimulant diffusible comparable à la cannelle, à la muscade, au poivre, au gingembre. Il doit en grande partie ses propriétés à son huile essentielle, laquelle, employée sous forme un peu massive, est fortement irritante et quelquefois caustique.

USAGES. — Le Girofle est l'un des aromates les plus employés comme condiment. Il convient aux tempéraments lymphatiques, froids, aux sujets apathiques et âgés; mais il a, comme les autres aromatiques, l'inconvénient d'échauffer, de constiper et d'exciter la fièvre.

En médecine, on l'emploie comme stomachique, cordial, carminatif; pour dissiper les nausées, les vomissements et le météorisme. Il sert à corriger le goût et l'odeur des autres médicaments. L'huile volatile, introduite dans les dents cariées, cautérise la pulpe nerveuse et fait cesser la douleur. Mélangée avec des corps gras ou la glycérine, elle sert en *frictions* contre la faiblesse ou la paralysie, les douleurs rhumatismales, etc.

Le *Girofle* entre dans une multitude de composés officinaux toniques, fortifiants, stomachiques et antispasmodiques.

MODES D'ADMINISTRATION ET DOSES. — On emploie la *poudre de Clous de Girofle* avec du sucre et de la gomme à la dose de 20 à 30 centigr., soit en *nature*, soit en *pilules*; l'*infusion* pure ou aiguisée d'ammoniaque; la *teinture alcoolique* et l'*huile essentielle* pure ou bien en *pilules*, en potion, en liniment et en pommade.

**GLAND DE CHÊNE.** — Voy. CHÊNE.

**GOMME ADRAGANTHE.** Produit de l'*Astragalus verus*, Olivier. — LÉGUMINEUSES-PAPILIONACÉES.

Angl. *Tragacanth.* — All. *Trayanth Gummi.*

La gomme *Adraganthe*, rapportée à l'*Astragalus verus*, est fournie en partie par d'autres espèces du genre, spontanées en Orient, telles que les *Astragalus gummifer* et *A. creticus*.

COMPOSITION. — Elle se compose, d'après Guérin-Varry, d'arabine, de bassorine et d'amidon, d'eau et de substances minérales.

La substance, soluble dans l'eau, est une modification de l'arabine, qui a reçu le nom de *Tragacanthine*. La *bassorine* ne fait que s'y gonfler et lui communiquer une excessive viscosité. Selon Guibourt, la Gomme adraganthe serait formée par une matière gélatiniforme organisée.

ACTION PHYSIOLOGIQUE ET USAGES. — C'est une substance émolliente, adoucissante, d'une digestion difficile.

On l'emploie peu pour ses qualités émollientes, si ce n'est dans certaines inflammations de la muqueuse digestive, à la dose de 2 à 4 grammes. Plus souvent elle sert de véhicule à d'autres médicaments, comme le calomel, qu'elle invisque ou qu'elle aide à maintenir en suspension. On emploie pour ce dernier usage le *mucilage* de Gomme adraganthe, qu'on ajoute aux véhicules liquides et qu'on fait entrer aussi dans les pastilles et dans les pilules.

Pour dissimuler et emprisonner les substances actives destinées aux enfants, on a recours à la *poudre de Gomme adraganthe composée*, dans laquelle entrent la gomme arabique, l'amidon et le sucre.

**GOMME AMMONIAQUE.** Gomme-résine du *Dorema Ammoniacum*, Don. — OMBELLIFÈRES.

Angl. *Ammoniacum Dorema*. — All. *Persisches Ammoniakgummiharz*.

La *Gomme Ammoniaque* d'Hippocrate et des anciens était produite par le *Ferula tingitana*. Celle du commerce est actuellement fournie par le *Dorema ammoniacum*, qui habite la Perse.

COMPOSITION. — D'après Braconnot, la Gomme Ammoniaque renferme : résine, gomme, matière gluténiforme et eau. Hagen ajoute une huile volatile.

L'*huile volatile* de Gomme Ammoniaque est transparente et plus légère que l'eau. La *résine*, d'un rouge jaunâtre, insipide, ayant l'odeur déplaisante de la gomme-résine, est soluble dans les alcalis et l'alcool, partiellement soluble dans l'éther et les huiles. C'est vraisemblablement à l'essence que la Gomme-résine Ammoniaque doit uniquement son goût amer, âcre et nauséeux.

ACTION PHYSIOLOGIQUE. — On prévoit donc que si ce médicament a vieilli au contact de l'air et reste en partie privé, par l'évaporation, de son huile volatile, il aura perdu à la fois de ses qualités gustatives et de ses qualités stimulantes ou irritantes. La Gomme Ammoniaque éventée ne produit plus ni l'irritation cutanée, ni l'excitation générale qui appartiennent à la substance récente. Celle-ci renferme une proportion d'huile volatile moindre que dans l'*Asa fœtida* et le *Galbanum*. Son action stimulante est moins intense que celle de ces deux gommes-résines fétides. Néanmoins elle détermine localement la rubéfaction, suivie d'une éruption papuleuse, et, prise à l'intérieur, elle occasionne une excitation circulatoire marquée, ainsi que les modifications sécrétoires dues aux balsamiques en général.

USAGES. — La Gomme Ammoniaque convient dans les affections des muqueuses où prédomine l'élément catarrhal, non, comme on le croit généralement, pour favoriser l'expectoration, mais pour diminuer la sécrétion muqueuse ou muco-purulente. En applications sur les engorgements indolents des glandes ou des jointures, elle agit comme résolutif.

MODES D'ADMINISTRATION ET DOSES. — Pour l'usage externe, la Gomme Ammoniaque s'emploie sous forme d'*emplâtre*. À l'intérieur, on la donne en *pilules* ou en *émulsion*, à la dose de 60 centigrammes à 2 ou à 4 grammes.

Elle fait partie des *Pilules de Scille composées* et de l'*Emplâtre de mercure et d'ammoniaque*.

**GOMME ARABIQUE VRAIE.** Fournie par l'*Acacia vera*, Willd.— LÉGUMINEUSES-MIMOSÉES.

Angl. *Gum arabic*. — All. *Arabisches Gummi*.

Outre la *Gomme arabique* proprement dite, on trouve dans le commerce la *Gomme du Sénégal* (voy. plus bas); la *Gomme des Indes orientales*, fournie par l'*Acacia arabica;* la *Gomme du Cap*, due à l'*A. Karoo;* la *Gomme de Barbarie*, produite par l'*A. gummifera.* Enfin, les *A. tortilis* et *A. Ehrenbergii* fournissent peut-être une partie de la Gomme arabique vraie.

COMPOSITION. — La Gomme arabique vraie est une substance ternaire, $C^{12}H^{10}O^{10}$, uniquement constituée par l'*Arabine*, matière gommeuse, soluble dans l'eau froide, avec de l'eau et des cendres en petites proportions.

ACTION PHYSIOLOGIQUE. — A part les effets adoucissants locaux, et son rôle d'enduit, capable de soustraire les surfaces irritées au contact de l'air et des corps étrangers, la Gomme arabique est dénuée de toute action physiologique. Les effets observés chez les animaux (Viborg, Scheele, Hartwich) et sur l'homme (Regnandot), à la suite de l'injection dans les veines de solutions de gomme plus ou moins chargées et abondantes, sont ceux que détermine tout corps étranger introduit à doses un peu massives dans la circulation sanguine. Quant à l'action sédative des boissons gommées sur les inflammations des voies urinaires, elle s'explique par l'introduction d'une plus grande quantité d'eau dans les sécrétions et par l'influence de voisinage exercée sur l'appareil urinaire par le tube digestif constamment baigné d'un liquide émollient.

USAGES. — La Gomme arabique est un émollient usité dans les irritations de la gorge, du tube digestif, ainsi que dans celles des voies respiratoires et urinaires.

En qualité de substance colloïde, la Gomme est extrêmement peu dialysable et se prête mal aux phénomènes exosmotiques que les boissons aqueuses tendent à provoquer sur le canal intestinal. Sa présence, en quantité un peu considérable, dans l'eau, a donc pour effet de prévenir, d'atténuer l'entérorrhée, qui ne manque pas de se produire quand on abuse des liquides aqueux.

Tel est l'avantage de la solution de gomme sur la plupart des autres tisanes. Mais, en même temps qu'elle empêche l'exosmose, la Gomme s'oppose à l'absorption, et son mucilage est administré dans les empoisonnements, tant pour diminuer la *diosmose* que pour enduire la muqueuse gastrique irritée.

La *poudre de Gomme* sert à arrêter l'écoulement sanguin qui se fait par les piqûres de sangsues.

On emploie la Gomme en pharmacie, soit en *poudre*, soit en *mucilage*, comme excipient et correctif d'un grand nombre de médicaments.

MODES D'ADMINISTRATION ET DOSES. — La Gomme se donne à doses illimitées : en *morceaux*, qu'on laisse fondre lentement dans la bouche ; en *poudre*, qu'on fait dissoudre dans l'eau, c'est-à-dire en *tisane ;* en *pastilles* (angl. *lozenges*), et en *sirop.*

**GOMME-GUTTE.** Gomme-résine de l'*Hebradendron cambogioïdes*, Graham ; *Camboyia gutta*, L. — GUTTIFÈRES.

Angl. *Gamboge.* — All. *Gummi Gutt.*

L'*Hebradendron cambogioïdes* habite Ceylan et l'archipel indien. La substance usitée en médecine est le suc laiteux qui découle de ses rameaux et de ses feuilles, concrété et durci.

COMPOSITION. — La Gomme-gutte, analysée par Braconnot, John et Christison, renferme de la résine, une gomme soluble, du ligneux, de la fécule et de l'eau.

La *résine*, ou *acide Cambogique*, $C^{40}H^{23}O^8$, friable, d'un jaune orangé, insoluble dans l'eau, soluble dans l'alcool, forme des sels avec les alcalis. C'est le principe actif de la Gomme-gutte ; 25 centigrammes procurent d'abondantes selles aqueuses, sans colique ni aucun malaise.

ACTION PHYSIOLOGIQUE. — La Gomme-gutte est un irritant énergique de la muqueuse digestive. A faible dose, elle augmente simplement les sécrétions du canal alimentaire et des reins, et donne lieu à des garde-robes plus fréquentes. A doses fortes ou excessives, elle occasionne des nausées, des vomissements, des coliques, des selles aqueuses, des émissions d'urine plus abondantes, avec dépression du système vasculaire, douleurs de ventre à la pression, refroidissement des extrémités, le tout suivi quelquefois d'un état syncopal et de la mort. A l'examen cadavérique, on trouve la muqueuse du canal digestif enflammée, ulcérée et même mortifiée. Si l'issue est favorable, on observe consécutivement la continuation des tranchées ou des coliques; des épreintes, du ténesme, des selles muqueuses et même ensanglantées, comme dans la dysenterie spontanée.

La Gomme-gutte est donc un purgatif hydragogue qui, pour être moins violent que l'huile de Croton, n'en est pas moins l'un des plus redoutables d'entre les drastiques.

Ses inconvénients sont d'exciter facilement les vomissements ou du moins les nausées, en raison de sa facile solubilité dans le suc gastrique. Mais il possède l'avantage d'exciter la diurèse, en même temps que l'hypercrinie séromuqueuse de l'intestin. L'action congestionnante sur les organes pelviens est supérieure, d'après Sundelin, à celle de l'Aloès.

SUBSTANCES SYNERGIQUES, AUXILIAIRES. — Ce sont l'Aloès, le Jalap, la Scammonée, l'extrait de Coloquinte, et les autres purgatifs résineux et drastiques.

SUBSTANCES ANTAGONISTES. — ANTIDOTES. — Les émollients et les mucilagineux, les narcotiques, sont, jusqu'à un certain point, contraires à l'action irritante de la Gomme-gutte, mais ne méritent pas d'être appelés ses antidotes. Hahnemann prétend que l'alcali du tartre, à savoir, le sous-carbonate de potasse, atténue ses effets irritants.

USAGES. — La Gomme-gutte est indiquée toutes les fois qu'il s'agit d'obtenir une forte purgation, de congestionner l'utérus et la fin de l'intestin, de développer les hémorrhoïdes, et de provoquer le flux caténial chez un sujet dont le tube digestif est languissant et dont l'aménorrhée est torpide. Dans les conditions opposées, ce drastique peut être dangereux.

Tantôt on recherche les effets directs et primitifs, lorsque, par exemple, on veut triompher d'une constipation habituelle ou accidentelle. Tantôt on veut obtenir indirectement par le mécanisme de la révulsion ou de la dérivation, soit l'atténuation d'une fluxion ou d'un travail morbide quelconque, soit la résorption d'épanchements dans le tissu cellulaire et les séreuses. C'est ainsi que la Gomme-gutte devient un agent efficace de la thérapeutique des affections cérébrales et des hydropisies liées aux maladies du cœur ou bien à une dyscrasie sanguine. Elle est aussi employée comme vermifuge, et fait partie constituante du *remède de madame Nouffer*.

MODES D'ADMINISTRATION ET DOSES. — La Gomme-gutte, prise isolément, constitue un laxatif doux, à la dose de 10 à 20 centigrammes, répétée deux à quatre fois par jour ; un purgatif puissant, à la dose de 50 centigrammes et au delà. On l'emploie ordinairement en *pilules*.

On en fait un *savon* qui s'emploie de même.

Cette substance entre dans la composition de la *Teinture de Gomme-gutte*, avec le sous-carbonate de potasse et l'alcool faible ; dans celle des *Pilules écossaises*, des *Pilules de Gomme-gutte composées*, et d'un certain nombre de préparations tombées en désuétude.

**GOMME DU SÉNÉGAL.** Fournie par les *Acacia Verek*, Adans.; *A. Seyal*, Delile ; *A. vera*, Willd. — LÉGUMINEUSES-MIMOSÉES.

Angl. *Gum Senegal*.

La *Gomme* de notre colonie du *Sénégal* offre les mêmes propriétés et la même composition chimique que la Gomme arabique vraie.

Elle agit de même, et sert exactement aux mêmes usages.

**GOUDRON VÉGÉTAL.** Provenant du *Pinus maritima*, L. — CONIFÈRES.

Angl. *Wood Tar*. — All. *Teer Flüssiges*.

Tous les arbres résineux peuvent fournir du Goudron par leur combustion incomplète. En France, c'est du *Pin maritime*, qui couvre les Landes, que nous l'extrayons.

COMPOSITION. — Le *Goudron* est une matière très-complexe, dont les principaux ingrédients sont : une résine empyreumatique (*pyrétine*), une huile pyrogénée (*pyroléine*), de la colophone, de l'huile de térébenthine, de l'acide acétique et de l'eau. Il faut y joindre un certain nombre de produits pyrogénés, décorés des noms les plus bizarres et les plus sonores, dont le plus important est la *Créosote*, découverte par Reichenbach. Soumis à la distillation, il laisse dégager de l'*acide pyroligneux*, de l'*huile volatile de Goudron*, et donne pour résidu de la *poix*. Dans l'huile volatile, Pereira a distingué trois substances qu'il nomme : *résinone*, *résinéone* et *résinéine*.

Il se sépare spontanément du Goudron une solution aqueuse, très-chargée des principes actifs de ce composé, laquelle, d'après Derlon fils, remplacerait avantageusement toutes les liqueurs de Goudron préparées en pharmacie.

Le Goudron est soluble dans l'alcool, l'éther, les huiles fixes et volatiles.

ACTION PHYSIOLOGIQUE. — Analogue à celle des balsamiques, spécialement de la térébenthine, elle en diffère, cependant, par la présence de l'acide acétique, de la créosote et des produits pyrogénés, qui sont fortement styptiques. Aussi le Goudron est-il plus astringent et moins stimulant que la térébenthine.

Localement et à petite dose, le Goudron stimule la contractilité des capillaires, resserre les tissus et les fait pâlir. A cette action positive peut succéder une réaction qui ramène une dilatation exagérée des vaisseaux sanguins et un accroissement de volume et de chaleur dans la région ; ce sont les *effets négatifs* du Goudron. En masse plus considérable, il détermine d'emblée une vive irritation. Dans la bouche, il excite la sécrétion salivaire et donne une sensation d'astriction. Dans l'estomac, il produit des phénomènes analogues ; mais, s'il est ingéré en trop grande quantité, il en résulte des vomissements, des douleurs de ventre et de reins. La vapeur de Goudron, chauffée, occasionne l'irritation de la muqueuse respiratoire et une hypercrinie de cette membrane. Absorbés, les principes actifs du Goudron stimulent le centre circulatoire, réduisent le calibre des capillaires sanguins, et produisent d'autres modifications dans les organes sécréteurs par lesquels se fait leur élimination. Ils diminuent la sécrétion des muqueuses et augmentent celle d'autres organes, tels que les reins.

On a vu l'urine prendre, durant l'usage du Goudron, une teinte rougeâtre et une odeur caractéristique qui se retrouve également dans d'autres produits. En pareil cas, l'acide nitrique dénoterait dans le liquide urinaire la présence des principes résinoïdes, en déterminant un précipité soluble dans l'éther et l'alcool.

Tels sont les effets physiologiques du Goudron sur l'homme. Ils seraient semblables sur les animaux supérieurs. En outre, ce composé paraît exercer une influence fatale sur les organismes placés au bas de l'échelle : mycodermes et autres mucédinées jouant le rôle de ferments. Toujours est-il qu'il arrête la putréfaction et les autres décompositions organiques, en même temps qu'il masque les odeurs des produits de la fermentation putride.

USAGES. — A l'extérieur, on emploie le Goudron pour affermir, déterger et désinfecter les plaies, dont il favorise ainsi la cicatrisation ; pour modifier les dartres rebelles de forme squameuse.

On le prescrit, à l'intérieur, comme tonique de l'estomac, dans la dyspepsie torpide ; comme astringent et détersif, dans les affections inflammatoires et ulcéreuses des premières voies ; comme anticatarrhal et diurétique, comme hémostatique, et, en inhalations, comme tonique de la muqueuse des voies respiratoires. Les principales maladies qui réclament son emploi sont : la bronchite et la laryngite chroniques, compliquées ou non de tubercules ; la cystite catarrhale, la leucorrhée et la blennorrhagie. Même dans la tuberculisation pulmonaire, les préparations de Goudron, en diminuant les sécrétions muqueuses ou purulentes, en empêchant les exhalations sanguines et tonifiant l'économie, constituent un moyen palliatif d'une incontestable utilité, et beaucoup de malades leur doivent en partie la prolongation de leur existence.

MODES D'ADMINISTRATION ET DOSES. — A l'intérieur, le Goudron s'administre en solution aqueuse, en pilules, en capsules, en dragées, en sirop. A l'extérieur, on l'emploie également en dissolution dans l'eau, et, de plus, en pommade et en glycérolé.

L'*eau de Goudron*, préparée *ad libitum*, se prend par verrées ou demi-verrées dans les intervalles des repas, ou mieux, en mangeant, soit pure, soit additionnée de vin.

En *pilules* ou en *capsules*, on administre par jour, en plusieurs prises, depuis 25 ou 50 centigrammes jusqu'à 1, 2, 3 et 4 grammes de Goudron. Il est préférable de les prendre au commencement du déjeuner ou du dîner.

Le *sirop* se donne par cuillerées à soupe, soit pur, soit étendu d'eau ou d'une tisane ayant des propriétés balsamiques. Celui de Dublanc est le plus chargé de principes actifs.

On a essayé de substituer à l'eau de Goudron, résultant d'une simple macération à froid ou d'une digestion à chaud en vase clos, une *liqueur concentrée de Goudron*, obtenue à l'aide d'une proportion très-considérable de sous-carbonate de soude. Mais cette liqueur, fortement alcaline, n'offre plus certaines qualités de l'eau de Goudron, et ne saurait, par conséquent, remplacer facilement celle-ci dans tous ses usages. Au reste, l'expérience n'a pas encore prononcé sur sa valeur. La *pommade* et le *glycérolé* contiennent, ordinairement, environ le huitième, le quart ou la moitié de leur poids de substance active.

En Angleterre, on se sert quelquefois, en applications topiques, contre la teigne, de l'*huile essentielle* complexe (angl. *tar Oil*, franç. *huile de poix*), obtenue par la distillation du Goudron. Péraire et Guibert recommandent spécialement la *résinéone*, qui possède, sous une grande puissance, toutes les qualités du Goudron.

Les *fumigations goudronnées* se font à froid : 1° en plaçant dans la chambre du malade une assiette couverte de Goudron liquide; 2° à chaud, en maintenant en ébullition un mélange indéterminé d'eau et de substance balsamique. Mais pour éviter l'action irritante de l'acide pyroligneux, Crichton conseille d'ajouter 60 à 70 grammes de sous-carbonate de potasse par kilogramme de Goudron.

A côté du Goudron végétal se place naturellement le *Coaltar*, ou *Goudron minéral*, obtenu pendant la distillation de la houille, et qui a fait avec éclat son entrée dans la matière médicale, en 1859, comme antiputride et désinfectant. La composition du Coaltar est fort différente de celle du Goudron végétal. On y trouve, d'après Runge, les *acides phénique, rosalique, brunolique;* des substances alcalines : *ammoniaque, aniline, picoline, quinoléine,* ou *leucol* et *pyrol;* des corps neutres : *toluène, cumène, benzine, naphtaline, paranaphtaline.*

Les trois principes d'une importance majeure à différents titres sont : la Benzine, l'Aniline et l'Acide phénique. Celui-ci, cristallisé en aiguilles, est peu soluble dans l'eau, soluble en toutes proportions dans l'alcool, l'éther et l'acide acétique concentré. C'est un astringent d'une puissance très-supérieure à celle de la Créosote, et par conséquent un caustique. Il jouit par là de propriétés antiputrides extrêmement énergiques. On en fait une *solution* de 1 gramme dans 40 grammes, ou même 7 grammes seulement d'eau chaude pour lotions désinfectantes; une *pommade*, à 4 grammes pour 56 grammes de corps gras, contre le lupus. Reveil préfère le *phénate de soude*.

L'*aniline*, fort peu essayée jusqu'ici, est une substance très-active qui nous semble avoir quelque analogie d'effets avec l'atropine.

D'après ce qui précède, on voit que l'usage interne du Goudron minéral est autrement dangereux que celui du Goudron végétal, et que, s'il possède des propriétés antiseptiques incomparablement plus énergiques, en revanche il ne jouit pas de qualités balsamiques aussi prononcées. Le *Coaltar* doit en conséquence être réservé pour les applications externes, sauf à reprendre isolément avec prudence, pour la thérapeutique interne, les principes actifs que la chimie parvient à en extraire.

On emploie une *émulsion* à parties égales de Coaltar, de savon et d'alcool (Demeaux); un *mélange* de 1 à 3 parties de Coaltar pour 100 de poudre inerte, plâtre ou autre chose; ou bien le *Coaltar saponiné* de Lebœuf, obtenu en prenant une teinture composée de 100 grammes de Goudron dans 24 grammes de solution alcoolique de saponine, qu'on ajoute à une quantité cinq à vingt fois égale d'eau pure. Reveil préfère le *phénate de soude neutre*, ou *phénol sodique* de Bobœuf.

**GRAINE D'AMBRETTE.** — Voy. ABELMOSCH.

**GRAINE DE PARADIS.** — Voy. MANIGUETTE.

**GRAINES DE TILLY.** — Voy. CROTON-TIGLIUM.

**GRAISSE DE PORC, AXONGE** ou **SAINDOUX**. Graisse extraite de la panne (épiploon) du Porc (*Sus Scrofa*, L.). — MAMMIFÈRES-PACHYDERMES. Angl. *Hog's lard, Axunge.* — All. *Schweineschmalz.*

L'*Axonge* est un corps gras, neutre, formé d'oléine et de margarine. Elle est rarement employée seule en onctions adoucissantes sur les surfaces érythémateuses, prurigineuses, excoriées, gercées ou affectées d'eczéma et d'autres éruptions. Habituellement cette graisse entre dans la confection des pommades, des onguents, des emplâtres et de certains liniments.

**GRATIOLE,** *Gratiola officinalis*, L. — SCROFULARIACÉES. All. *Gnadenkraut, Gottesgnade.*

La *Gratiole* est une herbe indigène qui vient dans les prairies humides et les lieux aquatiques.

COMPOSITION. — Vauquelin y a trouvé une matière gommeuse brune, une matière résineuse très-amère, soluble dans l'alcool et dans l'eau à la faveur des autres principes; de l'acide malique, un autre acide indéterminé, du ligneux, de la chaux et de la silice.

La substance amère, ou *Gratioline* (Alibert), est le principe actif de la plante.

ACTION PHYSIOLOGIQUE. — La Gratiole possède une saveur amère et nauséeuse, et jouit de propriétés éméto-cathartiques d'une énergie comparable à celle de la Coloquinte. Des doses excessives produisent des superpurgations violentes avec coliques atroces, syncopes, crampes, refroidissement, selles sanglantes, inflammation consécutive de l'intestin, ictère, etc. La mort a été la conséquence de ces désordres chez des chiens soumis à l'expérience par Orfila.

Bouvier a observé quatre cas de nymphomanie chez des femmes qui avaient pris un lavement de Gratiole, et le fait a été observé depuis (Mérat et de Lens).

USAGES. — Comme tous les drastiques, la Gratiole est utile dans les hydropisies, la congestion et l'apoplexie cérébrales, les maladies du cœur, certains engorgements viscéraux. Par l'intensité de son action spoliatrice, elle peut conjurer un accès de fièvre, une attaque de goutte, ou supprimer momentanément un écoulement uréthral. Elle convient particulièrement dans les affections apyrétiques, chez les sujets d'un tempérament lymphatique, d'une structure molle. Elle est, au contraire, contre-indiquée quand il existe de la fièvre, de l'irritabilité et, à plus forte raison, de la phlogose des premières voies ou des annexes du tube digestif, ainsi que de la congestion utérine et des règles trop abondantes. D'après les observations de Bouvier, on devrait aussi s'en abstenir quand on a lieu de craindre un éréthisme génital excessif. Les paysans robustes s'en servent comme d'un purgatif habituel, d'où vient le nom d'*herbe au pauvre homme* donné à la Gratiole, qui est également un bon anthelminthique.

MODES D'ADMINISTRATION ET DOSES. — La Gratiole se donne en *poudre*, en *infusion*, en *décoction* et en *extrait*.

La *poudre* se prescrit comme émétique, à la dose de 60 centigrammes à 1 gramme; comme purgatif, à dose un peu plus forte. Pour le même objet on fait prendre l'*infusion* de 2 à 4 ou 8 grammes dans une quantité d'eau indéterminée. L'*extrait* se donne à la dose de 30 à 60 centigrammes en plusieurs prises dans la journée.

La Gratiole entrait dans l'*Eau médicinale* de Husson.

**GRENADIER**, *Punica Granatum*, L. — GRANATÉES.
Angl. *Common Pomegranate*. — All. *Granatapfelbaum*.

Le *Grenadier* habite le nord de l'Afrique et toute la largeur du continent asiatique. Il est également spontané en France et dans le midi de l'Europe.

On conserve dans les officines la fleur dite *Balauste*, l'épicarpe nommé *écorce de Grenade* ou *Malicor*, et l'écorce de la racine, actuellement presque toujours remplacée par celle du tronc ou des branches, qui paraît jouir des mêmes propriétés.

COMPOSITION. — Toutes ces parties sont remarquables par la présence de principes amer et tannique.

Dans le *Malicor*, Reuss a trouvé : résine, tannin, tannin oxydé, extractif et gomme. D'après Latour de Trie, l'écorce de la racine contient : matière grasse, tannin, acide gallique, *Granadine*, résine en abondance, cire, chlorophylle et matière insoluble.

La Granadine paraît n'être autre chose que de la mannite. La résine, sans odeur ni goût remarquable, est soluble dans l'eau, dans l'alcool, surtout chaud, et très-peu dans l'éther.

ACTION PHYSIOLOGIQUE. — L'épicarpe, les écorces de la racine et de la tige, ainsi que la pulpe des graines, sont remarquables par leur astringence et produisent, sous ce rapport, les effets physiologiques de l'acide gallique ou du Tannin (voy. ce mot). Mais, dans les écorces, il existe en outre un principe amer et nauséeux qui, lorsqu'elles sont employées à haute dose, détermine des vomissements, de la diarrhée et parfois des étourdissements et des évanouissements.

Ce principe, probablement la résine, exerce sur les organismes inférieurs une action toxique utilisée contre les vers intestinaux.

USAGES. — Depuis le travail de Gomès (1824), l'*écorce de racine de Grenadier* jouit en France et ailleurs d'une réputation méritée comme téniafuge. Mérat la croit également bonne contre les strongles, les ascarides et les autres parasites de l'intestin.

L'*écorce* ou *épicarpe de Grenade* est employée contre les maux de gorge, le relâchement de la luette, la leucorrhée, la diarrhée chronique, etc., à cause de ses propriétés astringentes. Il en est de même des *balaustes* ou fleurs non épanouies. Enfin, la *pulpe des semences*, fortement astringente et légèrement sucrée, dont quelques personnes sont très-friandes, est rafraîchissante en même temps que tonique, et convient mieux que la plupart des autres fruits chez les sujets faibles, atteints de dyspepsie torpide et de relâchement de corps.

MODES D'ADMINISTRATION ET DOSES. — Comme vermifuge, l'*écorce de Grenadier* s'emploie en *poudre*, *décoction* et *extrait*. La première se donne à la dose de 4 à 8 grammes. Pour la décoction, on fait bouillir 64 grammes d'écorce dans 750 grammes d'eau qu'on laisse réduire à 500 grammes par l'évaporation. Cette quantité se prend en trois fois à une heure d'intervalle. Si le ver n'a pas été rendu dans la journée, on administre un drastique le lendemain. On laisse un jour de repos, et, en cas de résultats négatifs, on recommence le traitement trois fois de suite, s'il y a lieu. Contre les oxyures, on donne la *décoction* en *lavement*.

On préfère l'écorce de racine et surtout l'écorce fraîche.

L'écorce de *Grenade* s'emploie en *décoction* pour l'usage interne et pour *gargarismes, injections* et *lotions.* ·

**GRENOUILLE,** *Rana esculenta,* L. — REPTILES-BATRACIENS.
Angl. *Frog.* — All. *Frosch.*

La *Grenouille verte* ou *commune* est comestible en Allemagne, en France, et surtout en Italie. Chez nous, on ne mange que le train postérieur. La chair en est blanche, tendre lorsqu'elle est bien cuite, et savoureuse comme le poulet. Elle est peu nutritive, et convient aux estomacs actifs et aux sujets pléthoriques, aussi bien qu'aux convalescents qu'on veut nourrir très-légèrement.

Avec 125 grammes de corps de Grenouilles dans 500 grammes d'eau, on obtient un *bouillon* qui est adoucissant, relâchant et bon, si l'on en croit Pomme, pour les états de langueur, les affections nerveuses, les maladies chroniques de la poitrine et du bas-ventre.

Autrefois la Grenouille vivante passait pour absorber les venins; aussi en appliquait-on sur les morsures de vipères et dans certains cas d'anthrax malin, ainsi que contre le tétanos. Sans parler de plusieurs autres usages, nous dirons que le *frai de Grenouille* a servi jadis en guise de mucilage dans une foule de circonstances où nous employons actuellement les mucus végétaux.

**GROSEILLIER ROUGE,** *Ribes rubrum,* L. — GROSSULARIÉES.
Angl. *Red Currant.* — All. *Rothe Krausbeere.*

Le *Groseillier rouge,* naturel aux contrées septentrionales de l'Europe et aux montagnes de nos régions tempérées, est très-fréquemment cultivé pour ses fruits acidules qu'on mange au dessert, dont on prépare, dans quelques contrées privées de vignes, une liqueur fermentée assez agréable, et qui doivent à la grande proportion de leur pectine de donner par la cuisson une gelée très-recherchée dans diverses conditions de santé. On en fait aussi des glaces, des sorbets, et l'on prépare un *sirop de Groseille* simple ou framboisé qui contient un peu plus de son poids de sucre.

La Groseille est un des *Quatre fruits rouges* employés en médecine; elle est éminemment rafraîchissante en raison de la grande quantité d'acide citrique qu'elle renferme, et jouit d'ailleurs de toutes les propriétés des acidules, à savoir : une légère action styptique locale, avec pâleur et réfrigération; une diminution momentanée des phénomènes chimiques de l'hématose ; la sédation de la fièvre et finalement l'alcalinité de l'urine, si la dose ingérée est suffisante.

**GRUAU.** — Voy. AVOINE.

**GUARANA,** *Paullinia sorbilis,* Mart. — SAPINDACÉES-PAULLINIÉES.

Les semences du *Paullinia sorbilis,* arbrisseau grimpant de la vallée de l'Amazone, après avoir été grossièrement broyées, additionnées d'un peu de

Cacao ou de fécule de Manioc, et converties en pâte qu'on fait sécher sous forme de cylindres, constituent le produit désigné au Brésil sous le nom de *Guarana*.

COMPOSITION. — Berthemot et Dechastelus ont constaté dans le Guarana : tannate de caféine (*Guaranine*, Théod. Martins), gomme, amidon, matière résineuse d'un brun rougeâtre, huile grasse, colorée par la chlorophylle, et tannin colorant en vert la solution ferrique.

ACTION PHYSIOLOGIQUE. — Le Guarana possède une saveur amère-astringente bien prononcée, et une odeur *sui generis*. Il agit localement et après absorption comme les amers en général (voy. GENTIANE et TANNIN). Cette substance stimule l'estomac languissant, favorise la digestion, relève les forces, contracte les vaisseaux et les fibres musculaires avec lesquels elle se trouve en contact, enraye les phénomènes chimiques qui se passent dans les capillaires sanguins, diminue la supersécrétion intestinale et augmente la sécrétion de l'urine dans certaines conditions déterminées.

USAGES. — Ces propriétés du Guarana en rendent l'emploi réellement utile dans la dyspepsie atonique, la débilité générale, la diarrhée. On s'en est servi avec succès pour combattre ces symptômes chez les convalescents, les malades atteints d'affections adynamiques, les phthisiques. Il a été particulièrement recommandé dans la colite (Meyr), et jusque dans la dysenterie aiguë et subaiguë (Trousseau). Enfin on l'a vanté outre mesure contre la migraine, sous le nom de *Paullinia-Fournier*.

La migraine n'est pas une affection toujours identique avec elle-même. Tantôt simple névralgie, tantôt phénomène prédominant d'une crise qui a sa raison d'être dans un état diathésique variable : accident de forme asthénique ou de forme irritative, l'hémicranie réclame, selon les cas, des traitements tout à fait différents. Certaines migraines demandent l'opium, d'autres le sulfate de quinine. La *Paullinia-Fournier* réussit chez ces dernières, mais pas plus que toute autre préparation de Paullinia. C'est un palliatif qui n'a paru curatif que parce que la constitution du sujet se modifiait par l'âge ou par une autre cause durant l'emploi du remède. Le Guarana, qui réunit les propriétés du café et du tannin, n'agit pas autrement que ces substances, et ne possède pas une efficacité spéciale.

SUBSTANCES SYNERGIQUES ET SUBSTANCES ANTAGONISTES. — Voy. CAFÉ et TANNIN.

MODES D'ADMINISTRATION ET DOSES. — Le *Guarana* ou *Paullinia* s'administre en *poudre* à la dose de 50 centigrammes à 1 ou 4 grammes et au delà ; en *extrait hydro-alcoolique* sous forme de *pilules* de 10 centigrammes répétées quatre ou cinq fois par jour.

On en fait aussi un *sirop*, un *chocolat* et une *pommade*. Ces dernières préparations sont peu usitées.

GUARANHEM. — Voy. BURANHEM.

**GUIMAUVE**, *Althœa officinalis*, L. — MALVACÉES.

Angl. *Common Marsh-mallow*. — All. *Gemeiner Eibisch*.

COMPOSITION. — La racine de cette belle *Malvacée* indigène renferme, d'après Buchner : huile grasse, mucilage, sucre incristallisable, amidon, althéine, etc.

L'*Althéine* est identique avec l'*Asparagine* ou *Asparamide*. Cristallisable, dépourvue d'odeur et de goût, elle est soluble dans l'eau et l'alcool faible. On doit supposer qu'elle exerce une influence sur les propriétés physiologiques de la racine.

ACTION PHYSIOLOGIQUE ET USAGES. — La Guimauve a les qualités émollientes et adoucissantes au plus haut degré, ce qui la fait rechercher, surtout en France, toutes les fois qu'on a besoin des mucilagineux pour l'usage interne comme pour les applications topiques.

La *tisane*, les *pastilles* et la *pâte de Guimauve* sont réputées pectorales. On emploie assez fréquemment le *sirop* pour édulcorer des tisanes adoucissantes dans les angines, les laryngites ou les trachéo-bronchites.

La *décoction* sert à faire des cataplasmes avec la farine de lin, à bassiner les plaies, à fomenter les régions douloureuses, à pratiquer des injections vaginales.

Enfin, la *poudre* est utilisée pour la préparation des pilules, et la racine entière desséchée se donne en guise de hochet aux petits enfants, qui la mâchonnent pendant les souffrances dues à l'évolution dentaire.

**GUTTA-PERCHA**. Extrait de l'*Isonandra Gutta*, Hook., ou d'autres arbres de la famille des SAPOTACÉES.

Angl. *Gutta-percha*.

L'*Isonandra Gutta* (*Gutta-percha tree*) est originaire de l'archipel malais, et spécialement de Singapore. Son suc laiteux, épaissi à l'air, donne la substance précieuse connue sous le nom de *Gutta-percha*.

La Gutta-percha, insoluble dans les menstrues ordinaires, se laisse à peine entamer par l'éther. Ses dissolvants particuliers sont le chloroforme, l'essence de térébenthine et les huiles volatiles, le benzol et le sulfure de carbone.

COMPOSITION. — A part le principe spécial, analogue au caoutchouc qui la constitue presque entièrement, la Gutta-percha contient un acide végétal, de la caséine, une résine soluble dans l'alcool, et une autre soluble dans l'éther et l'essence de térébenthine.

USAGES. — Pour résumer succinctement les nombreux usages thérapeutiques auxquels cette substance est appelée, nous ne pouvons mieux faire que de reproduire ce passage de Littré et Robin (*Dictionn.* de Nysten) : « La malléabilité de la Gutta-percha, jointe à l'avantage qu'elle possède de supporter une certaine élévation de température sans que la forme qu'elle a reçue en soit altérée, la rend d'une utilité constante en médecine et en chirurgie. On fabrique avec la Gutta-percha d'excellents bandages appropriés au traitement orthopédique;

on la substitue avantageusement à la soie huilée pour confectionner les draps de lit employés par les médecins hydropathes. Aussi légère que la soie, non conductrice de la chaleur, absolument imperméable, insensible aux préparations acides ou métalliques qui entrent dans la composition des lotions hydropathiques, elle a sur les tissus soyeux quantité d'avantages. Par sa propriété de se mouler parfaitement sans la moindre résistance sur l'objet qui lui sert de base quand elle a trempé dans l'eau à 50 ou 60 degrés, la Gutta-percha est d'un grand secours pour façonner à la minute les appareils à fractures, pour réunir les tendons divisés, pour envelopper les articulations dans les cas d'entorses. La Gutta-percha, dissoute dans le chloroforme, constitue un topique pour les coupures et les blessures. En effet, à peine ce liquide est-il étendu sur la peau, que le chloroforme abandonne, en s'évaporant, une mince pellicule solide qui protége la plaie contre l'action pernicieuse de l'air, de la poussière et des corps étrangers. On fabrique également avec la Gutta-percha des sondes, des bougies et autres instruments analogues, mais le Caoutchouc est préférable dans certains cas à cause de sa souplesse et de son élasticité. »

Ajoutons que le premier emploi de la solution par le chloroforme est dû à Simpson et Acton. Ce dernier l'a recommandée judicieusement comme moyen de protection contre les poisons contagieux. Robert la préconise contre les dartres squameuses humides. Chassaignac fait en Gutta-percha ses tubes de drainage.

Enfin, dans ces derniers temps, Mannoury et Robiquet ont eu l'idée d'incorporer un grand nombre de médicaments actifs dans la Gutta-percha, afin de pouvoir leur donner toutes les formes et les dimensions réclamées par les circonstances diverses au milieu desquelles l'application doit en être faite. Ils y ont associé spécialement le chlorure de zinc et la potasse caustique ; puis, donnant à la masse des configurations variées, ils ont obtenu des plaques pour la cautérisation des surfaces étalées, des cylindres pouvant remplacer les crayons de nitrate d'argent, des fils pour la ligature des tumeurs, et des pois caustiques pour l'établissement des fonticules.

On voit, d'après cela, que la Gutta-percha est appelée à devenir entre les mains des chirurgiens un agent plein de docilité, de souplesse et d'efficacité. Un grand avenir est réservé à cette substance merveilleuse.

# H

**HACHISCH**. Produit du *Chanvre indien*, variété du *Cannabis sativa*, L. — CANNABINÉES.

Angl. *Hashish* product of the *Indian Hemp*. — All. *Indianisher Hanf*.

Le *Chanvre*, cultivé dans presque toutes les contrées du globe, se rencontre à l'état sauvage en Perse, dans le Caucase et sur les collines dans le nord de l'Inde.

On fait usage des semences et des feuilles.

Les semences, ou *chènevis*, réduites en pulpe, servent à faire des cataplasmes qu'on suppose résolutifs. En émulsion, elles composent une boisson rafraîchissante. L'huile qu'on en retire est donnée en lavement contre la colique de plomb. Mais ces applications sont dénuées de valeur; l'importance thérapeutique appartient aux feuilles du *Chanvre de l'Inde*, qui possèdent des qualités remarquables.

COMPOSITION. — Les feuilles du *Chanvre commun* analysées par Schlesinger ont donné les résultats suivants : substance amère, chlorophylle soluble dans l'éther, id. soluble dans l'alcool, extractif résineux vert, matière colorante, extractif gommeux, malate de chaux, albumine végétale, chaux, magnésie, fer et ligneux.

La *Cannabine* des frères Smith, ou *résine de Chanvre*, correspond à la matière amère et à la résine verte de l'analyse ci-dessus. C'est une résine molle, soluble dans l'alcool et l'éther, les huiles fixes et volatiles, ainsi que dans les corps gras. Son odeur aromatique, nauséeuse, est fragrante surtout quand on la chauffe ; son goût est amer, âcre, quelque peu balsamique. On la considère comme le principe actif de la plante (Smith, Pereira, Gastinel). Cependant J. Personne, frappé des effets narcotiques ressentis par ceux qui séjournent dans une chènevière, croit devoir attribuer les propriétés énergiques du Chanvre à l'huile volatile déjà mentionnée avant son travail, mais obtenue par lui en plus grande quantité, et sur laquelle il a publié un excellent mémoire.

Cette huile essentielle, qu'il a nommée *Cannabène*, possède une odeur étourdissante de Chanvre et une action puissante sur l'économie.

Quand on en respire la vapeur ou qu'on l'avale, on éprouve dans tout son être un frémissement singulier, un besoin extraordinaire de locomotion, suivi d'abattement et même de syncope. Les hallucinations qu'elle produit sont rarement agréables, plus souvent pénibles et remplacées par la stupeur.

Nous avons lieu de penser, malgré la confusion établie entre les effets de l'inhalation et ceux de l'ingestion stomacale, que l'essence de Chanvre introduite par cette dernière voie ne donnerait pas lieu à tous les symptômes indiqués, lesquels rappellent plutôt l'intoxication par les vapeurs de térébenthine ou les émanations des bouquets de fleurs odoriférantes, et par les agents anesthésiques.

Il est probable que les vertus du *Chanvre indien* résident à la fois dans l'essence et dans la résine.

ACTION PHYSIOLOGIQUE. — A doses faibles, le *Hachisch* excite le système nerveux, et communique une activité plus grande à ses manifestations intellectuelles, sensitives et motrices. Il stimule également l'appétit et les fonctions génésiques. A doses plus fortes, il produit l'analgésie et de l'anesthésie, la résolution musculaire, ou bien une sorte d'état cataleptique analogue à celui qu'engendre la *picrotoxine*, et tel, que les muscles, modérément contrac-

tés, mais cependant flexibles, conservent aux membres les attitudes dans lesquelles on les place.

Le délire du *Hachisch* est ordinairement agréable, les idées sont riantes et
quelquefois s'accompagnent d'éclats de rire convulsifs. Cependant il n'est pas
rare non plus que les mangeurs de *Hachisch* deviennent furieux, commettent
des violences, des meurtres, et méritent le nom d'*assassins*, dérivé de *Has-
chaschins*. Le plus souvent la forme des troubles intellectuels et des actes
déterminés par le *Chanvre indien* reflète le tour habituel de l'esprit et le
caractère moral du sujet, ou du moins ses pensées et ses passions dominantes
au moment de l'ingestion du médicament. L'ivresse toxique, aussi bien que
l'ivresse alcoolique, fait tomber le masque sous lequel l'homme civilisé cherche
à dissimuler ses vices ou ses imperfections ; et l'adage « *In vino veritas* » deviendrait une vérité plus générale s'il se transformait en celui-ci : « *In veneno
veritas.* »

A ces symptômes succède le sommeil ou la stupeur, selon les doses employées. La dilatation pupillaire, observée à la suite du *Cannabisme*, intoxication par le *Hachisch*, et qu'on ne peut obtenir directement par l'introduction
de la résine dans l'œil, est peut-être symptomatique de la lésion des centres
nerveux qui cause la stupeur.

On n'observe rien de notable du côté des autres grandes fonctions et des
principales sécrétions, si ce n'est une légère action sudorifique (Pereira), et
une odeur de Chanvre ou de *Fève tonka*, que de larges doses de *Hachisch*
communiquent à l'urine (Ballard, Garrod).

Substances synergiques, auxiliaires. — Comme exhilarant, le Chanvre
a pour auxiliaire le protoxyde d'azote ; comme inébriant, les boissons fermentées et gazeuses ; comme hypnotique et narcotique, l'opium ; comme mydriatique, la Belladone ; comme cinétique, la Coque du Levant. Mais aucune de
ces substances n'est entièrement synergique du *Chanvre indien*, qui ne trouve
peut-être son semblable que dans l'*Urtica dioïca*, espèce dont l'odeur fortement vireuse, lorsque la plante est en masse, rappelle assez bien celle des
chènevières, et dans laquelle Bohlig a découvert des principes constituants
très-voisins de ceux du *Cannabis sativa*.

Substances antagonistes.—Antidotes et contre-poisons. —Les alcaloïdes des *Strychnos*, les acides, le froid, l'électricité sous forme de décharges
intermittentes, voilà autant de moyens qui contrarient l'action du *Hachisch*,
sans pouvoir en être considérés comme les antidotes physiologiques. Nous ne
connaissons pas mieux les contre-poisons chimiques de cette substance
héroïque.

Usages. — On peut utiliser l'action soporifique, stupéfiante, anesthésique,
*hypocinétique* et même mydriatique du *Hachisch* ; mais habituellement, on
n'en recherche que les effets enivrants et exhilarants, dans le but de combattre
la disposition à la morosité, à la mélancolie, au *spleen*, ou bien le délire
sombre, lypémaniaque, qui complique momentanément ces troubles intellec-

tuels et moraux, et se montre parfois accidentellement dans le cours des maladies aiguës (Clendinning, Conolly, Moreau de Tours, Aubert Roche, Brierre de Boismont). Toutefois le *Hachisch* est encore employé comme anodyn et hypnotique chez les sujets qui ne supportent pas l'opium, notamment chez les hystériques et les choréiques, dans les affections pulmonaires et cérébrales, le rhumatisme subaigu, la goutte, etc.

En qualité d'antispasmodique, hypocinétique, c'est-à-dire de modérateur de la contraction musculaire, il a rendu des services dans le tétanos, le choléra asiatique, la chorée, les convulsions infantiles. On l'a essayé contre la rage (Miller, Hodson, Willemin, etc.). D'un autre côté, Alex. Christison lui attribue la propriété de hâter le travail de l'accouchement, et le place au-dessus de l'ergot, comme agent excitateur des contractions utérines. Nous croyons plutôt, avec Gregor, à son action sédative des contractions spasmodiques.

MODES D'ADMINISTRATION ET DOSES. — Le *Chanvre indien* est usité en Orient sous plusieurs formes qui sont : 1° le *Gunjah*, plante séchée après floraison et dont la résine n'a pas été extraite; 2° le *Bang*, consistant en larges feuilles, avec les graines; 3° le *Hachisch*, formé des sommités et des parties tendres de la plante avant la floraison.

La résine, récoltée sur les tiges à la manière du ladanum, porte les noms de *Churrus* et *Momeea*.

En Europe, on prépare un *extrait alcoolique de Chanvre indien* qui se donne à la dose de 5 à 30 centigrammes, et jusqu'à 1 gramme.

La *teinture alcoolique* se prescrit en *potion* à la dose de 20 gouttes jusqu'à 2, 3 ou 4 grammes.

Pour l'usage externe, Grimault recommande un liniment composé de 1 kilogr. de sommités de Chanvre, contusées fortement et infusées dans 2 kilogr. d'huile de Chènevis.

Inglis conseille de prendre sur un morceau de sucre deux gouttes d'une solution de 4 grammes d'*extrait de Chanvre* dans 32 grammes d'huile de Cajeput.

On a préconisé aussi contre la phthisie les *fumigations de Chanvre indien*, imprégné de nitrate de potasse pour favoriser la combustion. On peut en faire des *cigarettes*.

En Asie et en Afrique, on use habituellement des préparations de *Hachisch* obtenues à l'aide de corps gras, huile ou beurre, et associées à du sucre et à d'autres ingrédients sous forme d'électuaires ou de pastilles. Tels sont le *Majoon* de Calcutta, le *Mapouchari* du Caire, et le *Dawames* d'Arabie.

**HELLÉBORE.** — Voy. ELLÉBORE.

**HERBE AUX CHANTRES.** — Voy. VÉLAR.

**HIÈBLE**, *Sambucus Ebulus*, L. — CAPRIFOLIACÉES.
Angl. *Dwarfelder*. — All. *Attich*.

L'*Hièble* ou *Sureau herbacé*, qui croît communément sur le bord des chemins, passe pour avoir des propriétés semblables et même supérieures à celles du *Sambucus nigra*. Cependant l'odeur de ses fleurs nous paraît plus voisine de celle de l'*Aubépine* et des Rosacées, qui fournissent de l'essence d'amandes amères.

Les racines, les fleurs et les baies servent aux mêmes usages que les parties correspondantes du *Sureau* (voy. ce mot).

**HOUBLON**, *Humulus Lupulus*, L. — CANNABINÉES.
Angl. *Common Hop.* — All. *Hopfen.*

Le Houblon, indigène en France, est fréquemment cultivé dans les contrées de l'Europe dont le climat ne permet pas la culture de la vigne. On emploie le cône des fleurs femelles et le *lupulin*, ou la poussière jaune réunie à la base de leurs écailles.

COMPOSITION. — D'après les analyses de Payen, Chevallier et Pelletan, le *lupulin* renferme : huile volatile, principe amer (*Lupulite*), résine ; ligneux, matière grasse, astringente et gommeuse ; acides malique, acétique, carbonique, chlorhydrique, sulfurique ; potasse, ammoniaque, chaux, etc. Outre de nombreux principes communs, les écailles, d'après les mêmes chimistes, contiennent de la chlorophylle, mais sont privées d'huile volatile et de résine.

L'*huile volatile de Houblon* est soluble dans l'eau, mais encore plus dans l'alcool et l'éther. Elle passe pour narcotique. Dans la distillation, l'eau se charge d'acétate d'ammoniaque et d'un peu de soufre.

Le *principe amer* du Houblon, ou *Lupulite*, est une substance ternaire, neutre, incristallisable, très-amère, soluble dans 20 parties d'eau, très-soluble dans l'alcool et faiblement dans l'éther. — Ce principe est dépourvu de toute vertu narcotique.

La matière astringente est de l'*acide tannique*. La *résine*, soluble dans l'alcool et l'éther, provient de l'oxydation de l'essence.

ACTION PHYSIOLOGIQUE. — Les émanations aromatiques du Houblon possèdent des propriétés narcotiques constatées par un grand nombre d'observateurs faisant autorité. La stupeur peut même être la conséquence d'un séjour prolongé dans un magasin de Houblon (Pereira), phénomène conforme à tout ce que nous savons sur les effets anesthésiques et asphyxiques des essences et des odeurs en général.

La Lupuline est un tonique aromatique, légèrement astringent. Elle n'a pas d'autres vertus quand elle est ingérée dans l'estomac (Bigsby, Magendie), et n'est pas plus somnifère que toute autre substance balsamique ; seulement elle excite, selon les circonstances adjuvantes, la perspiration cutanée ou la sécrétion urinaire.

USAGES. — Des oreillers remplis de cônes de Houblon ont été substitués à ceux de plume ou de crin pour les sujets qui, privés de sommeil, ne peuvent supporter les opiacés. C'est un remède populaire dans certains pays. Le Houblon est administré intérieurement comme stomachique et comme tonique de tout le système, dans la dyspepsie atonique, aussi bien que dans la forme irritative ou légèrement phlegmasique, dans les états de débilité et de cachexie, notamment dans le lymphatisme, la scrofule, le scorbut et l'herpétisme.

Le pouvoir sédatif et narcotique du Houblon est moins bien établi, malgré le témoignage de Maton et de Sigmund ; ce qui ne veut pas dire que le Lupulin ne puisse être utile pour calmer les érections, faire cesser les pollutions, et, en général, l'éréthisme génital lié aux lésions inflammatoires de la muqueuse génito-urinaire (Sigmund, Debout, Van den Corput).

Topiquement, le Houblon s'emploie comme résolutif et fondant des gonflements douloureux et comme calmant des ulcères cancéreux.

MODES D'ADMINISTRATION ET DOSES. — On emploie le *Lupulin* en *nature :* de 50 centigrammes à 2 grammes par jour, dans le pain azyme.

Des *cônes de Houblon*, on fait une *infusion*, une *teinture alcoolique* qui se prend à la dose de 2 à 4 grammes ; un *extrait*, dont on donne 30 centigrammes à 2 grammes.

**HOUX COMMUN**, *Ilex Aquifolium*, L. — ILICINÉES.

Angl. *Holly*. — All. *Gemeine Stechpalmen, Hulstbaum*.

COMPOSITION. — Les feuilles de cet arbre sculptural, aux baies de corail, contiennent de la cire, de la chlorophylle, une matière très-amère, neutre, incristallisable ; de la gomme, des sels de potasse et de chaux à acides végétaux et minéraux.

ACTION PHYSIOLOGIQUE ET USAGES. — Par sa composition comme par ses propriétés physiologiques et médicinales, le Houx appartient à la classe des amers. Ses feuilles ont été employées depuis Paracelse contre les affections arthritiques, et plus récemment comme antipériodique (Durande, Rousseau, Constantin, Raynaud, etc.).

On les a données en *poudre* à la dose de 6 grammes, parfois avec succès, contre les fièvres intermittentes palustres. Cependant l'usage en est abandonné.

Les *baies* sont purgatives, émétiques et hydragogues. L'*écorce* ou la *glu* qu'on en tire est vantée comme émolliente et résolutive.

**HUILE DE CADE.** Obtenue de l'*Oxycèdre* ou *Cade* (*Juniperus Oxycedrus*, L.). — CONIFÈRES.

Angl. *Cade Oil*.

L'*Huile de Cade*, noirâtre, fétide, est une espèce de Goudron produit par la combustion du bois d'un grand Genévrier qui croît en Provence et dans le midi de l'Europe. Elle est souvent falsifiée avec d'autres produits empyreumatiques analogues.

Utiles dans les affections cutanées, squameuses, rebelles, cette sorte de goudron liquide s'emploie spécialement contre le psoriasis avec un avantage réel, en ce sens qu'après quelques frictions, espacées d'un ou de plusieurs jours, et entremêlées de bains alcalins et autres, la peau se trouve nettoyée des écailles épidermiques et prête à subir l'influence des topiques plus directement curatifs. L'*Huile de Cade* entre dans le *Baume de Lectoure* et l'*Emplâtre de Baume vert*.

**HUILE DE PALME.** Fournie par l'*Elaïs guineensis*, L. — PALMACÉES. Angl. *Guinea Oil Palm*.

L'*Huile de Palme*, d'un jaune orangé riche, possède, lorsqu'elle est fraîche, une légère odeur de violette, et sert en Afrique et en Amérique aux mêmes usages que le beurre de lait. En Europe, l'industrie s'en empare pour la fabrication des bougies. Les Nègres se servent aussi de cette huile pour oindre leur corps, et nous l'employons en médecine dans les cas de contusions et de foulures. Elle pourrait être substituée aux autres matières grasses dans les préparations pharmaceutiques.

**HUILE DE FOIE DE MORUE.** Fournie par la *Morue blanche* (*Gadus Morrhua*, L.; *Morrhua vulgaris*, Cloq.). — POISSONS GADOÏDES. Angl. *Cod liver Oil*. — All. *Leberthran*.

L'*Huile de foie*, attribuée en général à la *Morue franche*, provient également de plusieurs autres espèces de poissons : *Gadus Callarias*, *Gadus carbonarius*, *Lota vulgaris*, *Lota Molva* et *Brosmius vulgaris*.

On en distingue trois variétés commerciales dont les différences tiennent au mode de préparation : la première, d'un jaune d'or, *Huile de foie pâle*; la seconde, d'un brun clair, *Huile de foie brune*; la troisième, d'un brun foncé, *Huile de foie noire*. On pourrait les appeler, dans le même ordre : jaune, blonde et brune.

COMPOSITION. — L'*Huile de foie de Morue*, minutieusement analysée par de Jongh, a donné les résultats suivants : acide oléique avec *Gaduine* et deux autres substances; acide margarique, glycérine; acide butyrique, acide acétique; acides fellinique et cholique, avec de petites quantités de margarine, oléine et bilifulvine; bilifulvine, acide bifellinique, et deux substances particulières, principe soluble dans l'alcool, principe insoluble dans l'eau, l'alcool et l'éther; iode; chlore et traces de brome; acides phosphorique et sulfurique; phosphore, chaux, magnésie, soude et fer. Mardère réduit les ingrédients de l'Huile de foie de Morue aux principes suivants : résine molle, brune, soluble dans l'éther; résine dure, noire; gélatine, acide oléique, acide margarique, glycérine, et matière colorante.

De Jongh établit en outre, d'après ses analyses, que l'*Huile pâle* contient plus de glycérine et d'acide oléique avec les substances conjointes; l'*Huile noire*, plus d'acides margarique, butyrique, acétique, et des principes constituants de la bile; tandis que l'*Huile brune* est plus riche en iode, chlore et brome, et autres principes minéraux. Mais ces résultats sont discutables, car les substances comprises dans les *pertes* forment un poids considérable, et leur analyse modifierait sans doute beaucoup les chiffres des autres colonnes. Ajoutons que les proportions d'iode, de brome et de phosphore sont toujours très-faibles puisqu'on n'indique pas plus de 4 centigrammes du premier élément, au *maximum*, dans 100 grammes d'huile, et que le second n'a pas pu être exactement évalué. Cette proportion est manifestement trop forte; car Girardin et Preisser n'ont pu retirer que 15 à 18 centigrammes d'iodure de potassium d'un litre d'Huile de foie de Morue. Cependant le phosphore et l'acide phosphorique réunis peuvent atteindre le chiffre de 25 à 26 centigrammes par 100 grammes.

La *Gaduine* est un corps assez mal connu, et dont les propriétés singulières laissent le champ libre aux hypothèses. Je la crois constituée en partie par la matière glycogène du foie, en partie par des substances grasses qui imprègnent celle-ci. Comme la matière glycogène, la *Gaduine* est inodore, insipide, complétement insoluble dans l'eau. A la vérité, on la dit partiellement soluble dans l'alcool et dans l'éther, mais ce ne sont probablement que les substances accessoires qui sont enlevées par ces menstrues. Ce qui reste ou ce qu'on nomme la *modification insoluble de Gaduine*, serait réellement la matière glycogène isolée. En effet, une fois desséchée, cette substance est fragile et pulvérisable, soluble dans l'acide sulfurique, auquel elle communique une couleur rouge de sang, soluble également dans les alcalis, tout cela à la manière de la *Zoamyline*.

ACTION PHYSIOLOGIQUE. — L'Huile de foie de Morue offre généralement une odeur repoussante de poisson et de rancidité, plus prononcée dans celle de couleur sombre, ainsi qu'une saveur âcre, sensible surtout dans l'arrière-gorge, ce qui cause aux malades un dégoût souvent invincible. Lors même qu'elle est acceptée sans répugnance, ce qui arrive presque toujours chez les enfants en bas âge, l'Huile de foie, souvent mal digérée, occasionne des renvois désagréables, des nausées et des vomissements. Il peut en résulter du relâchement d'entrailles et indirectement des effets diaphorétiques et diurétiques. On a aussi noté l'augmentation du flux menstruel, symptôme très-indirect d'un retour à la santé. Quelques personnes ne peuvent souvent s'y habituer; la plupart parviennent à en prendre deux ou trois cuillerées à soupe par jour; quelques-unes en prennent bien davantage sans dérangement des fonctions digestives, ce qui justifie l'opinion que l'Huile de foie est la plus digestible de toutes les huiles.

Prise à haute dose et pendant longtemps, l'Huile de foie de Morue amène quelquefois des éruptions cutanées en rapport avec le passage, à travers les glandes sébacées et sudoripares, des principes âcres et volatils, abondants surtout dans l'huile brune noirâtre. Quand elle est bien supportée, l'Huile de foie de Morue fait engraisser. Bardsley constate que 70 sujets sur 100 augmentent de poids; 21 sont en perte, et les autres restent stationnaires. Si le traitement ne donnait pas de meilleurs résultats que d'augmenter l'embonpoint, le bénéfice serait insuffisant; mais il est probable que l'augmentation de poids représente, au moins dans quelques cas, un accroissement des muscles et de la masse sanguine; indices plus sérieux d'un retour à des conditions de santé. Th. Thomson et Fr. Simon ont démontré qu'effectivement le sang devient plus riche en globules sanguins.

L'influence salutaire de l'Huile de foie de Morue sur la crase sanguine et la nutrition se révèle d'ailleurs avec éclat dans quelques maladies générales, telles que le rachitisme, et confirme notre manière de voir.

A quels principes ce médicament doit-il ses vertus ?

La réponse est indécise. Naguère on n'hésitait pas à mettre tout sur le compte de l'iode et quelquefois du phosphore, auxquels il faudrait joindre le brome ; mais les proportions de ces métalloïdes sont ordinairement si minimes, qu'il a dû naître un doute dans les esprits sévères, et que l'idée de faire jouer le rôle essentiel aux matières grasses elles-mêmes a dû se présenter naturellement : cette opinion compte aujourd'hui en sa faveur de nombreuses autorités (Th. Thomson, Garrod, Williams, Trousseau et Pidoux, Bouchardat, etc.). Reste à savoir comment agit l'Huile de foie de Morue et pourquoi elle l'emporte sur les autres corps gras.

Selon le professeur Bouchardat, l'Huile de foie de Morue est un aliment respiratoire, extrêmement utile dans les états d'asthénie et de langueur qui précèdent ou accompagnent l'évolution de la diathèse tuberculeuse, considérée comme l'expression d'une insuffisance des phénomènes chimiques de l'hématose.

Williams prétend, de son côté, qu'étant éminemment combustible, elle détourne l'oxygène des corpuscules d'exsudation, qu'elle empêche ainsi de passer à l'état de globules de pus. Dans son opinion, elle est d'autant plus efficace, qu'elle présente à nos organes une substance plus fluide, plus stable, et pouvant mieux pénétrer par absorption dans l'intérieur de l'économie. Cette hypothèse ne repose sur aucune base solide. Voici une explication plus concordante avec les données de la physiologie moderne.

La matière grasse est le point de départ de toute formation cellulaire (Swann, etc.), elle est aussi bien le rudiment des corpuscules sanguins (Donné) : on comprend donc la nécessité de son intervention continuelle dans les actes nutritifs. Tel est, à mon avis, le rôle essentiel de l'Huile de foie de Morue. Maintenant la condition qui fait qu'elle remplit mieux que d'autres ce rôle formateur, nous la trouvons dans son origine. Les corps gras, en dépôt dans la glande hépatique, ne sont pas simplement excrémentitiels; nous admettons qu'ils sont en partie destinés, comme la substance glycogène de Cl. Bernard, à fournir des éléments à la nutrition et à la respiration. Leur état moléculaire est sans doute approprié à cette double fonction. Ainsi, rien ne serait plus facile à comprendre que la supériorité de l'Huile de foie, mais de toute espèce d'huile de foie, de mammifère aussi bien que de poisson, sur les huiles ou les graisses tirées des végétaux ou des autres organes des animaux, sans en excepter même le beurre. La matière grasse du lait exige une élaboration préalable dont la substance grasse du foie peut se passer. La première est très-assimilable, j'en conviens; mais la seconde est déjà assimilée; l'organisme en souffrance n'a donc presque rien à faire pour l'intégrer et l'identifier à sa propre nature. En outre, l'Huile de foie de Morue, de même que tous les autres corps gras, sert à la combustion respiratoire.

Quant à l'iode, au brome et au phosphore, leur action est secondaire sans être nulle, car l'influence des petites doses se fait sentir à la longue de la part des médicaments dits altérants.

SUBSTANCES AUXILIAIRES. —SUCCÉDANÉS. —Les huiles de toutes les espèces du genre *Squale* et du genre *Raie* sont presque identiques, et par la composition chimique, et par l'action thérapeutique, à celles qu'on extrait des foies de Morue (Lebœuf, Delattre, Devergie). On peut les substituer indifféremment les unes aux autres. Nous n'en disons pas autant de ce qu'on appelle, dans le commerce, *huile de poisson*, parce que cette huile, provenant de diverses parties du corps, et spécialement de la chair de ces animaux, n'a pas la constitution chimique de celle que fournit la glande hépatique.

En revanche, nous assimilons l'huile des foies de poissons à celle des foies d'oiseaux ou de mammifères, et, pour dire notre pensée, nous croyons que les pâtés de Strasbourg ou de Nérac rendraient à peu près les mêmes services que l'Huile de foie de Morue. Nous recommanderions donc aux sujets qui éprouvent pour cette dernière une répugnance invincible de manger des foies de volailles grasses, aussi bien que des foies de raie, ou de faire entrer dans leur nourriture des animaux entiers, conséquemment pourvus de cet organe, tels que des escargots, des huîtres, des moules.

Quant aux huiles d'olive, d'œillette, de noix, etc., aux graisses des animaux, nous nous refusons à les placer au même rang que les huiles de foies. A la vérité, elles pourraient, après absorption et transformation dans l'appareil hépatique, rendre les mêmes offices que la matière oléagineuse extraite directement du foie des animaux ; mais, cette métamorphose préalable suppose chez le sujet l'intégrité des fonctions de l'estomac et du foie. Or, c'est là précisément ce qui fait défaut chez la plupart des malades auxquels s'adresse la médication ; tandis que la proportion des corps gras se trouve toujours suffisamment représentée dans l'alimentation habituelle pour rendre superflues les additions à titre médicamenteux.

Dans la pensée que l'Huile de foie de Morue agissait comme un corps gras quelconque, chargé d'un peu de phosphore, d'iode, de brome et de chlorure alcalin, J. Personne a préparé une *huile iodée* qui n'est pas sans mérite, et Trousseau a souvent prescrit des tartines couvertes du mélange suivant : beurre très-frais, 300 grammes; iodure de potassium, 15 centigrammes; phosphore, 1 centigramme; bromure de potassium, 1 gramme; chlorure de sodium, 2 grammes. Sans avoir les propriétés de l'Huile de foie, ce beurre médicamenteux a néanmoins rendu de grands services par les agents altérants qu'il renferme en proportion considérable.

Sous la dénomination fallacieuse d'*oléo-morrhuine*, on débite aussi une poudre composée de sucre de lait et de substances minérales supposées actives dans l'Huile de foie de Morue.

L'*hélicine*, préparée, dit-on, avec le suc extrait de l'*Helix Pomalia*, est donnée également, mais sans preuves démonstratives, comme un succédané de l'Huile de foie de Morue.

USAGES. — L'Huile de foie de Morue est indiquée théoriquement toutes les fois que la nutrition et les actes plastiques languissent, comme dans la chlorose, le lymphatisme, la scrofule, la tuberculose, le rachitisme, et généralement dans les dyscrasies et les cachexies. Mais l'expérience a démontré qu'elle est plus efficace dans le rachitisme, la scrofule et la tuberculisation pulmonaire, trois aspects d'une même diathèse. Seulement, tandis qu'elle n'est qu'un palliatif dans cette dernière affection, et même dans la précédente, elle est curative, au contraire, lorsqu'il s'agit du ramollissement des os : c'est là son véritable triomphe.

Elle est aussi très-favorable dans les caries osseuses, les arthrites chroniques passant à la tumeur blanche, les engorgements ganglionnaires et le *tabes* mésentérique. Mais son utilité, quoi qu'on en ait dit, est moins manifeste dans la phthisie pulmonaire. Je ne l'ai constatée nettement que dans les périodes peu avancées du mal, et dans la forme chronique ou lente, analogue à la scrofule externe, observation conforme à celles de Trousseau et Pidoux et d'Homolle.

Ce résultat eût été facilement prévu par ceux qui eussent admis avec nous le caractère purement plastique du médicament, sans aucune spécificité d'action vis-à-vis des diverses entités morbides contre lesquelles on l'a successivement préconisé.

On a conseillé encore, avec succès, l'Huile de foie de Morue dans la goutte et le rhumatisme chroniques, dans quelques cas de paralysie, dans l'ophthalmie chronique, strumeuse, et dans certaines affections cutanées se rapportant, sans doute, particulièrement à la classe des scrofulides (Bazin).

L'usage externe de l'Huile de foie de Morue est peu rationnel ; cependant on l'a employée en *onctions* sur les engorgements ganglionnaires.

MODES D'ADMINISTRATION ET DOSES. — Nous donnons la préférence à l'Huile de foie de Morue blonde sur la jaune et la brune dite noire, parce que la seconde, clarifiée et souvent additionnée d'huile à manger, ne remplit pas l'objet qu'on se propose, et que la troisième, de qualité inférieure, offense plus que toute autre le goût et l'odorat, sans aucune compensation. L'Huile de foie de Morue se digère mieux et laisse moins d'arrière-goût, lorsqu'elle est prise avec les aliments. En conséquence, on doit l'ingérer préférablement au commencement des repas.

Chez un adulte, on débute par une cuillerée à soupe ; puis, on s'élève progressivement à deux, trois ou quatre cuillerées par jour. Chez les enfants, on procède par cuillerées à café ou par cuillerées d'entremets.

De nombreux moyens ont été imaginés pour rendre moins pénible l'ingestion de ce médicament. On l'emprisonne dans des capsules gélatineuses. En Angleterre, on emploie une cuiller fermée, sauf à ses deux extrémités, et qu'on introduit jusqu'au fond du gosier avant de relever le manche pour laisser s'écouler le liquide ; de cette manière, le goût, et surtout le *flavour*, ne se font, pour ainsi dire, pas sentir. Cet instrument ne s'est pas répandu en France.

On additionne quelquefois l'huile d'un principe aromatique : essence de citron, d'anis, de menthe poivrée, pour en masquer le goût déplaisant. Dans le même but, on enduit la cuiller de sirop d'écorce d'orange, ou l'on fait prendre, à la suite, de l'eau ou des pastilles de menthe, une liqueur alcoolique quelconque, du vin d'orange, du café noir.

Pour altérer le sens du goût, on fait fondre dans la bouche quelques grains de sel. Il serait plus efficace de laisser agir une huile volatile sur le palais. surtout la teinture de Pyrèthre, avant d'ingérer l'huile.

L'acide cyanhydrique en petite quantité, associé à un mucilage, est employé, à *Brompton Hospital*, pour dissimuler l'odeur de l'Huile de foie de Morue et calmer l'irritation de l'estomac.

L'Huile a été émulsionnée ou mise en gelée et aromatisée, tantôt avec une huile volatile, tantôt avec l'essence d'amandes amères ou l'acide cyanhydrique, ou bien avec le rhum (Stanislas Martin, Mouchon).

La gélatinisation s'obtient, soit par la gélatine animale ou par la gelée de *Fucus crispus*, soit par l'intermédiaire de la Cétine et d'un sirop.

Un pharmacien de la Rochelle a eu l'idée d'émulsionner l'Huile de foie de Morue à l'aide d'œufs de Raie.

Plusieurs préparations officinales de ce genre ont été proposées sans avoir réussi à se faire adopter par les médecins, ni par le public. Elles ont l'inconvénient de coûter cher et d'augmenter le volume du médicament, sans avoir l'avantage d'en masquer complétement les qualités désagréables.

Le meilleur moyen de faciliter la digestion de l'Huile de foie de Morue, c'est de la donner au commencement des repas, en ayant soin de faire rejeter autant que possible les différents corps gras qui font habituellement partie de l'alimentation.

Pour l'usage externe, on emploie l'huile pure ou additionnée d'iode ; c'est alors l'iode qui agit seul. On a proposé un *savon d'Huile de foie de Morue* et diverses préparations dérivées (Deschamps). L'Huile de foie n'y remplit pas d'autre office que celui de véhicule pour d'autres substances altérantes, telles que l'iodure de potassium.

**HUITRE COMMUNE**, *Ostrea edulis*, L. — MOLLUSQUES ACÉPHALES.
Angl. *Common edible Oyster*. — All. *Gemeine Auster*.

Ce mollusque très-recherché sur nos tables, prospère sur les côtes rocheuses de l'Océan et de la Manche. Cependant la production spontanée devenant inférieure à la consommation, Coste a tracé, pour l'ostréiculture, des règles qu'on commence à pratiquer et dont il est permis d'espérer de bons résultats.

COMPOSITION. — La science attend une analyse bien faite de l'Huître, qui, comme tout organisme très-complexe, renferme nécessairement une foule de principes différents. Tout ce que nous savons, c'est que la chair de ce mollusque contient de l'albumine, de la fibrine, du mucus, de la gélatine, de l'osmazôme et une matière animale phosphorée, et que les cendres fournissent de l'iodure de sodium, des phosphates de fer et de chaux, et généralement les sels en dissolution dans l'eau de mer. Une recherche plus minutieuse y ferait découvrir les substances qui caractérisent l'appareil hépatique, et beaucoup d'autres encore.

Dans l'écaille, on a constaté, outre une matière albuminoïde, du carbonate et du phosphate de chaux, ainsi que de l'alumine, de la magnésie, du fer, des traces de manganèse et même (Chevallier) de la matière grasse.

ACTION PHYSIOLOGIQUE ET USAGES. — Les Huîtres mangées crues sont un aliment à la fois sain et agréable. Les meilleures sont celles de *Cancale*, ainsi que les *Huîtres vertes de Marennes* et les *petites Huîtres d'Ostende*. Ces dernières, excessivement délicates, conviennent spécialement aux malades dont l'appétit est peu éveillé ou les facultés digestives presque nulles.

L'eau qui baigne les Huîtres est apéritive : elle stimule l'estomac et facilite les fonctions de l'intestin. La chair de l'animal représente d'ailleurs un aliment complet, à la manière de l'œuf ou du lait.

L'Huître est, de plus, très-facile à digérer, parce qu'elle est tendre, et qu'étant mangée crue, elle renferme intacts les produits de sécrétion de ses organes digestifs : bile et suc gastrique, et peut aider ainsi à sa propre dissolution.

Telles sont les qualités qui valent aux Huîtres une certaine importance médicale.

On les prescrit dans la dyspepsie torpide, la lienterie, les affections chroniques des voies digestives ; dans la convalescence des maladies aiguës et les états de débilité, de langueur et de cachexie ; dans la scrofule et l'ostéomalacie. On le donne aussi avec avantage aux vieillards, aux personnes constipées, aux ictériques, aux hypochondriaques. L'*eau d'Huître* à la dose de quelques cuillerées par jour a été conseillée dans les mêmes circonstances.

Les *coquilles d'Huître* et leurs excroissances, connues autrefois sous le nom de *perles de Lorraine*, après avoir joui d'une réputation imméritée comme médicament apéritif, stomachique, résolutif, diurétique, voire même antilyssique, etc., sont descendues à l'humble emploi d'absorbants et d'antiacides. Réduites en *poudre*, elles remplacent le sous-nitrate de bismuth, le carbonate calcaire, la poudre d'yeux d'écrevisse, lorsqu'il s'agit d'absorber les acides de l'estomac, de diminuer la sécrétion muqueuse de l'intestin, ou même de fournir aux rachitiques les principes nécessaires à la consolidation de leur système osseux.

HYPERICUM. — Voy. MILLEPERTUIS.

HYSOPE, *Hyssopus officinalis*, L. — LABIÉES.

Angl. *Hyssop.* — All. *Eisop, Isop.*

C'est l'*Ezob* de Salomon ; cependant quelques auteurs croient que la plante biblique est le *Thymbra spicata*, L.

COMPOSITION. — L'*Hysope* ou *Hyssope* est une Labiée aromatique amère des provinces méridionales de la France, dans laquelle on constate une huile volatile fluide, très-brûlante au goût, un stéaroptène identique avec le camphre, une matière résineuse et du soufre (Planche). Herberger a cru y trouver un alcali qu'il a nommé *hyssopine.*

ACTION PHYSIOLOGIQUE ET USAGES. — Cette plante possède à un très-haut degré les propriétés stimulantes et autres des espèces aromatiques. On en fait un usage assez fréquent dans les catarrhes bronchiques et dans la période hypercrinique de la bronchite aiguë. C'est un bon stomachique et carminatif, un sudorifique utile dans le rhumatisme apyrétique et les exanthèmes arrêtés ou rétrocédés, un emménagogue indiqué dans l'aménorrhée torpide. On l'a administrée quelquefois avec succès contre les vers lombricoïdes. On s'en est également servi en *gargarisme* dans les angines simples ou compliquées de diphthérite ou de gangrène : « *et hysopo mundabor* », a dit l'Écriture ; en *collyre* dans les ophthalmies catarrhales, en *fomentations* sur les contusions, les entorses et les blessures.

La dose est d'environ 4 grammes pour 500 grammes d'eau bouillante.

L'*Hysope* entre dans l'*Eau de Mélisse*, le *Baume tranquille* et le *Sirop d'Armoise* composé.

I

ICHTHYOCOLLE ou COLLE DE POISSON. Fournie par le *grand Esturgeon* (*Acipenser Huso*, L.). — POISSONS CHONDROPTÉRYGIENS-STURIONIENS. Angl. *Fishglue, Isinglass.* — All. *Fischleim, Hausenblaze.*

La *Colle de poisson* est la vessie natatoire ou aérienne de plusieurs Esturgeons, et de nombreuses espèces appartenant aux genres *Silurus, Ololithus, Lota* et *Polynemus*, sans compter les Morues, qui en donnent une détestable. L'animal producteur varie selon les pays où se fait la pêche.

Soumises à l'ébullition, ces vessies natatoires, préalablement desséchées, se transforment pour la majeure partie en gélatine pure, et servent à tous les usages auxquels s'applique cette dernière substance. On préfère même à bon droit cette gélatine incolore, inodore et exempte de souillures à toutes celles que le commerce extrait des os ou des rognures de peaux (voy. GÉLATINE ANIMALE), et on la réserve pour les préparations culinaires ou pharmaceutiques.

L'*Ichthyocolle* sert à faire des gelées et des solutions nutritives diversement aromatisées pour les valétudinaires et les convalescents.

On en compose des *emplâtres agglutinatifs*, des *capsules* destinées à contenir des substances actives. Elle sert aussi à la clarification du café, du vin et de la bière.

**IMPÉRATOIRE,** *Imperatoria Ostruthium*, L. ; *Peucedamum Ostru-thium*, Koch. — OMBELLIFÈRES-PEUCÉDANÉES.

Angl. *Masterwort.* — All. *Meisterwurzel, Kayserwurzel.*

L'*Impératoire de montagne*, qui se tire d'Amérique, est analogue à l'Angé-lique, mais plus faible, ce qui lui fait préférer cette dernière. Sa racine était usitée jadis comme sudorifique et alexipharmaque. Elle offre, en effet, une saveur chaude, un peu piquante et amère, qui excite la salivation, stimule l'estomac et les intestins, active la circulation, excite la calorification, pousse à la peau, et peut déterminer des flux vers diverses issues. L'*Impératoire* est donc une plante active qui peut, à l'occasion, remplacer les meilleures Ombellifères aromatiques.

**INDIGO.** Matière colorante bleue fournie principalement par les *Indigo-fera Anil* et *Indigofera tinctoria*, L. — LÉGUMINEUSES-PAPILIONACÉES.

Angl. *Indigo.* — All. *Indig* oder *Indigo.*

COMPOSITION. — La matière colorante appelée *Indigo* est essentiellement formée d'*Indigotine* ayant pour formule (Dumas) $C^{16}H^5AzO^2$; elle renferme aussi, selon Chevreul, une résine rouge et une matière rouge verdâtre unies à du sous-carbonate de chaux, de l'albumine, de la silice, de l'oxyde de fer et quelques sels. Elle fait partie d'une série de matières bleues azotées dont les principales sont le tournesol, le pastel, l'orseille, la pyocyanine et la sub-stance bleue des urines dont j'ai démontré la présence habituelle dans une foule de maladies graves, substance qu'on croit identique avec l'Indigo, mais qui me paraît plus voisine du bleu d'Aniline, et que j'ai nommée provisoire-ment *Indigose urinaire.*

ACTION PHYSIOLOGIQUE ET USAGES. —Longtemps l'Indigo n'a été em-ployé que comme matière tinctoriale ; mais depuis trente-cinq ans environ on l'a préconisé contre les affections spasmodiques : l'épilepsie, les convulsions des enfants, la chorée et l'hystérie.

Roth lui assigne pour effets physiologiques la constriction de la gorge, un goût métallique sur la langue, des nausées, des vomissements, et plus tard la diarrhée ; symptômes accompagnés de cardialgie et de coliques. Après quoi sur-viennent des étourdissements et de la dyspepsie. Les premiers expérimentateurs, guidés sans doute par l'usage populaire dans l'Inde de l'*Indigofera tinctoria* contre l'épilepsie, obtinrent des résultats en apparence très-favorables dans cette effroyable maladie et dans les autres névroses congénères. Mais les suc-cès de l'Indigo furent de courte durée, et Pereira, qui l'a prescrit sur une grande échelle et à doses massives (de 2 à 30 grammes par jour), est obligé de déclarer qu'il n'en a jamais retiré le moindre bénéfice.

En pharmacie, l'Indigo, mêlé au Curcuma, sert quelquefois à colorer en vert les corps gras. Il entre dans l'absinthe suisse.

**IPÉCACUANHA ANNELÉ** ou **OFFICINAL.** Racine du *Cephœlis Ipeca-cuanha*, Rich. — RUBIACÉES.

Angl. *True Ipecacuanha, Ipecacuan.* — All. *Brechwurzel.*

Le *Cephœlis Ipecacuanha* (*Callicocca Ipecacuanha*) habite les provinces chaudes et humides du Brésil. Ses racines, un peu variables selon les localités, donnent trois sortes commerciales d'*Ipécacuanha annelé* : le *brun*, le *rouge* et le *gris.*

COMPOSITION. — Pelletier a trouvé dans l'Ipécacuanha annelé : émétine, matière grasse odorante, cire, gomme, amidon, ligneux, et extractif non émétique.

La *matière grasse odorante*, d'un goût âcre et d'une odeur très-forte ou même insupportable, analogue à celle du Raifort, est composée de deux principes : une substance volatile très-fugace et une matière grasse fixe.

L'*Émétine*, ainsi nommée parce que c'est la *matière vomitive* par excellence, est inodore, avec un léger goût amer, faiblement soluble dans l'eau, bien soluble dans l'alcool, moins dans l'éther et les huiles. Elle se combine avec les acides, à la manière des alcaloïdes, sans toutefois les saturer complétement, et se comporte avec la teinture d'iode et le tannin comme la morphine, en donnant naissance à des précipités d'*iodhydrate? d'Émétine* et de *tannate d'Émétine.* Chez l'homme, 1 centigramme d'Émétine excite la nausée et le vomissement ; 7 à 10 centigrammes provoquent des vomissements répétés et la tendance au sommeil. Ce dernier symptôme, coïncidant avec la paralysie de la sensibilité et la diminution de la motricité (Pécholier), s'est constamment montré à un très-haut degré chez les animaux, après les évacuations nombreuses produites par des quantités considérables d'Émétine impure. Chez quelques-uns, la mort s'en est suivie, et Magendie a trouvé une inflammation intense du tissu pulmonaire et de la muqueuse de tout le canal alimentaire, depuis le cardia jusqu'à l'anus.

L'Émétine réside principalement, presque exclusivement, dans la partie corticale de la racine, dont le *medutillium* est peu actif.

ACTION PHYSIOLOGIQUE. — L'Ipécacuanha, que souvent on nomme *Ipéca* pour abréger, est un irritant plus ou moins vif pour toutes les surfaces tégumentaires. Quand sa poudre pénètre dans les yeux ou reste adhérente à la face, elle occasionne de la rougeur et du gonflement de ces parties. Inhalée, la poussière d'Ipéca provoque la dyspnée, de l'anxiété précordiale, de la suffocation même, et un véritable accès d'asthme qui se termine après une heure par une expectoration plus ou moins abondante. De tels phénomènes s'observent particulièrement chez les garçons de laboratoire chargés de la pulvérisation de cette racine. Si le contact est trop prolongé, il en peut résulter un véritable empoisonnement avec sensation d'oppression pectorale, de constriction de la trachée et du gosier, et pâleur mortelle de la face.

Ingérée dans l'estomac, la poudre d'Ipécacuanha produit des effets variables suivant les doses, bien qu'au fond l'action soit toujours semblable. En masse un peu forte, elle détermine des nausées, et bientôt des vomissements accompagnés de refroidissement de la peau, de sueur profuse, de ralentissement et d'affaiblissement du pouls, de résolution subite des forces. En quantité moindre, l'Ipécacuanha ne donne lieu qu'à des nausées avec salivation, pâleur et dépression musculaire. Enfin, à doses minimes, il ne produit plus qu'un léger malaise, avec une supersécrétion marquée des liquides buccaux et du mucus bronchique, ainsi que des produits d'élimination des glandes abdominales.

Tout cela dérive du même fait, à savoir : l'impression spéciale exercée sur la muqueuse gastrique, propagée aux centres nerveux, sympathiques, puis réfléchie par les ganglions dans toutes les divisions du système vaso-moteur, et jusque dans les cordons nerveux dévolus à la contractilité de l'appareil digestif, quand l'impression est assez forte pour retentir sur le bulbe spinal d'où s'irradient les nerfs vagues. Contraction des capillaires sanguins, réfrigération, hypercrinies, spasmes de la tunique musculaire de l'estomac et mouvements convulsifs synergiques du diaphragme, voilà donc autant de phénomènes réflexes succédant à l'excitation de la muqueuse stomacale par la poudre d'Ipéca. La différence des résultats apparents tient uniquement au degré d'intensité de l'action première (Gubler).

Les vomissements obtenus par l'Ipéca n'atteignent que rarement à la violence de ceux qui sont provoqués par le Tartre stibié, et ne sont jamais suivis des symptômes cholériformes qui rendent parfois ce dernier si dangereux. L'action de la racine émétique est ordinairement douce et exempte d'inconvénients; elle se concentre sur l'estomac, puis secondairement sur l'appareil respiratoire, sans produire beaucoup de dérangement intestinal ni modifier sensiblement la sécrétion urinaire.

SUBSTANCES SYNERGIQUES, AUXILIAIRES.—SUCCÉDANÉS.—Les substances vomitives tirées des minéraux et des végétaux, agissant en partie dans le même sens que l'Ipécacuanha, peuvent l'aider ou le suppléer. Le Tartre stibié, les Sulfates de cuivre et de zinc, la Scille, etc., sont ses auxiliaires; mais il n'a de véritables succédanés que dans les autres racines émétiques : l'Ipécacuanha strié (*Psychotria emetica*, Mutis) et l'Ipécacuanha ondulé (*Richardsonia scabra*, DC.). En effet, les sulfates métalliques se distinguent par leurs qualités astringentes et la privation du pouvoir diaphorétique : la Scille est âcre et pousse davantage aux urines; le Tartre stibié est cathartique autant que vomitif, et ainsi de suite.

SUBSTANCES ANTAGONISTES. — Les narcotiques à doses moyennes, les aromatiques et les stimulants, le froid glacial ou la chaleur vive, sont antagonistes de l'Ipéca et des émétiques.

USAGES. — On demande à l'Ipéca tantôt l'action vomitive, tantôt simplement les effets nauséeux et hypercriniques.

L'action vomitive est recherchée dans le but de débarrasser l'estomac d'aliments indigestes, de mucosités et de produits épithéliaux confondus sous le nom de *saburres*, de substances étrangères, nuisibles ou toxiques; ou bien de provoquer l'afflux et l'évacuation d'une bile surabondante. On excite aussi le vomissement pour obtenir, par son intermédiaire, la supersécrétion de la muqueuse respiratoire, la cessation momentanée d'un éréthisme phlegmasique ou fébrile, d'une fluxion sanguine et d'une congestion apoplectique, d'une hémorrhagie viscérale, d'un état spasmodique ou convulsif, ou même tout simplement de la tonicité musculaire qui s'oppose à la réduction d'une luxation ou d'une hernie. Le vomissement sert encore à favoriser la diaphorèse et les exanthèmes, lorsque la violence de la fièvre enchaîne les actes dont ces phénomènes dépendent. Enfin, on fait vomir afin d'arrêter, par une sorte de bascule ou de balancement fonctionnel, une diarrhée excessive qui compromet l'existence par l'abondance même de la spoliation séreuse.

En conséquence, l'Ipéca trouve son emploi dans les indigestions, les embarras gastro-hépatiques, les empoisonnements, les inflammations thoraciques, les phlegmasies, les fièvres en général, la congestion cérébrale, les hémoptysies, la chorée, les convulsions, la période d'invasion des fièvres éruptives, l'entérorrhée, la dysenterie, etc. Mais on a plus souvent l'occasion de le prescrire comme expectorant, sudorifique et antispasmodique, dans le catarrhe des bronches, l'emphysème, la toux quinteuse, l'asthme, ou comme contre-stimulant dans les pneumonies et les pneumorrhagies, et comme substitutif dans la dysenterie.

MODES D'ADMINISTRATION ET DOSES. — Comme *émétique*, la *poudre d'Ipéca* se donne à la dose de 1 à 2 ou 3 grammes aux adultes, et à dose moitié plus faible aux jeunes enfants. On l'administre en deux ou trois prises, à dix ou quinze minutes d'intervalle, dans de l'eau tiède. Souvent on l'associe à 5 centigrammes de tartre stibié pour en accroître les effets.

Comme *nauséant*, on n'en donne que 5 à 15 centigrammes; comme *incisif*, *expectorant* et *sudorifique*, 5 centigrammes seulement à la fois.

Les *pastilles d'Émétine* colorée, qui contiennent chacune un peu plus d'un demi-centigramme de principe actif, conviennent particulièrement pour ce dernier usage, mais on n'emploie que les *pastilles d'Ipécacuanha*, dont chacune renferme 15 centigrammes de poudre.

L'*infusion* n'est guère usitée, non plus que les *extraits* qui se donnent à la dose de 20 à 60 centigrammes.

L'*Émétine brune*, ou médicinale, est une sorte d'extrait alcoolique exempt de matières gommeuses ou féculentes et de matières grasses ou résineuses.

On prépare un *Vin d'Ipécacuanha* avec 1 partie de racine, 32 parties de *Vin de Xérès*, et un *Sirop* très-usité, principalement dans la médecine infantile. Ce sirop se donne pur, à la dose de 15 à 30 grammes, aux enfants du premier âge. Chez ceux qui sont plus âgés, nous prescrivons souvent le sirop additionné de 30 à 50 centigrammes de poudre d'Ipéca ou de 1 à 2 centigrammes de Tartre stibié. En place d'eau chaude, on leur fait boire de l'infusion de Violette, qu'ils acceptent plus volontiers à cause de sa belle couleur.

L'Ipécacuanha est associé au Séné dans le *Sirop de Desessarts*, à l'Opium et au Sulfate de potasse dans la *poudre* composée, connue sous le nom de *Dower*. Hannay a proposé une *pommade d'Ipéca* pour remplacer l'huile de Croton comme irritant externe. Magendie employait l'*Émétine* brune ou impure en *tablettes* et en *sirop*, mais on a trouvé trop peu d'avantage à se servir de ce principe actif pour continuer à l'extraire.

**IRIS DE FLORENCE**, *Iris florentina*, L. — IRIDÉES.

Angl. *Florentine Orris.* — All. *Florentinische Iris.*

L'*Iris officinal* représente trois espèces botaniques : les *Iris florentina*, *I. pallida* et *I. germanica*.

COMPOSITION. — Le rhizome de l'*Iris* renferme, d'après Vogel, huile volatile, résine âcre, extractif astringent, gomme, amidon et ligneux. On y trouve aussi des cristaux d'oxalate de chaux (Raspail).

ACTION PHYSIOLOGIQUE. — La racine d'Iris possède, avec une odeur prononcée de Violette, une âcreté qu'elle ne perd pas par la dessiccation. Sa *poudre* produit sur la peau de la rougeur et une éruption. Prise à l'intérieur, elle détermine des vomissements et des évacuations abondantes et stimule la sécrétion urinaire.

USAGES. — On s'en servait autrefois comme cathartique contre les coliques et les flatuosités chez les enfants, comme diurétique dans les hydropisies et même comme hypnotique. On en faisait aussi des applications topiques sur les ulcères sanieux et les engorgements indolents.

Aujourd'hui, on emploie la *poudre d'Iris* pour parfumer la poudre de riz qui sert à la toilette; on en prépare une *teinture alcoolique*, vendue sous la dénomination d'*Eau de Violette*. Le *rhizome d'Iris* sert encore à faire des *pois irritants* pour les cautères et des *hochets* de dentition pour les enfants. Ce dernier usage n'est pas sans inconvénients.

La *racine d'Iris* entre dans la *Thériaque* et dans nombre d'autres préparations actuellement inusitées, ainsi que dans plusieurs poudres dentifrices.

**IRIS FÉTIDE**, *Iris fœtidissima*, L. — IRIDÉES.

Angl. *Stinking Orris.* — All. *Stinkinde Iris.*

L'*Iris gigot*, fréquent dans les haies et les bois, a passé pour vulnéraire antidartreux, antiscrofuleux et antispasmodique. Le fait est que son rhizome purge assez énergiquement, et que dans certaines localités, les campagnards utilisent encore cette propriété, que les médecins négligent tout à fait.

**IVETTE** ou **CHAMÆPITYS**, *Ajuga Chamœpitys*, Schreb. ; *Teucrium Chamœpitys*, L.— LABIÉES.

Angl. *Ground Pine.* — All. *Feld Cypress, acker Gamander.*

Cette espèce indigène passe pour laxative. Elle est, en réalité, amère-aromatique, et jouit, en conséquence, de propriétés toniques qui l'ont fait employer dans le traitement de la goutte et du rhumatisme, du catarrhe et de l'emphysème pulmonaire.

Elle est d'ailleurs presque entièrement délaissée par les praticiens modernes.

**IVETTE MUSQUÉE**, *Ajuga Iva*, Schreb.; *Teucrium Iva*, L. — LABIÉES.

L'*Ivette musquée*, qui croît dans le midi de la France, possède une saveur amère, forte, résineuse, et des propriétés plus énergiques que la précédente. Elle était prescrite dans les mêmes cas que le *Chamœpitys ;* de plus, on lui accordait des vertus antispasmodiques, et elle était employée contre la paralysie et l'hydropisie.

# J

**JACÉE DES PRÉS**, *Centaurea Jacea*, L. — COMPOSÉES ou SYNANTHÉRÉES-CYNARÉES.

Angl. *Trinity Herb, Heart's ease.* — All. *Flockenblume.*

La *Jacée des prés*, qu'il ne faut pas confondre avec la *Jacée des champs* (*Viola arvensis*), est une plante amère à peu près inusitée.

**JALAP TUBÉREUX** ou **OFFICINAL**, *Exogonium Purga*, Benth.; *Convolvulus Jalapa*, L. — CONVOLVULACÉES.

Angl. *True Jalap.* — All. *Jalapenwurzel.*

Le *Jalap* croît abondamment dans les bois, aux environs de Xalapa, ville du Mexique qui lui a donné son nom.

COMPOSITION. — Sa racine, analysée par Guibourt, a donné les résultats suivants : résine, sucre liquide, extrait saccharin brun, gomme, amidon et ligneux.

La *résine de Jalap*, soluble dans l'alcool, insoluble dans les huiles fixes et volatiles aussi bien que dans l'eau, est le principe actif de la racine. Buchner et Herberger ont établi que cette résine est composée de deux principes distincts : 1° la *Jalapine* ou *Rhodéorétine*, insoluble dans l'éther, soluble dans l'alcool, incolore, inodore, insipide, jouissant de propriétés acides, et qui semble (Gubler) devoir être rapprochée des *glycosides* par la transformation dont elle est susceptible ; 2° l'*acide Jalapique*, qui est peut-être le principe odorant du Jalap, dont il rappelle l'odeur, présente un goût âcre, une couleur brune, une consistance molle, jouit de réactions acides, se combine avec les alcalis, et se dissout dans l'éther comme dans l'alcool.

ACTION PHYSIOLOGIQUE. — Localement, le Jalap est un irritant. Appliqué sur la plèvre, le péritoine et le canal intestinal des chiens, il occasionne une inflammation partielle (Cadet de Gassicourt). Porté dans l'estomac des Carnivores, il détermine constamment une purgation énergique, tandis que chez les Herbivores ses effets sont incertains (Gilbert, Donné).

Chez l'homme, le Jalap est un purgatif puissant, drastique même, mais inégal dans son action. Il donne lieu fréquemment à des nausées, quelquefois à des vomissements, et assez souvent à des tranchées.

D'un autre côté, on lui accorde l'avantage de ne pas exciter la fièvre, et de ne pas laisser à sa suite une constipation aussi opiniâtre que les autres purgatifs.

USAGES. — Comme purgatif énergique et passablement sûr, le Jalap est souvent employé dans les cas auxquels conviennent les drastiques. On doit l'éviter cependant lorsqu'il existe de l'inflammation ou de l'irritation du canal alimentaire, de la congestion sanguine des organes pelviens ou de la muqueuse rectale et de la tendance aux métrorrhagies.

Le Jalap est employé isolément ou en combinaison, surtout dans la constipation, les affections cérébrales et cardiaques, les hydropisies, la rétention des règles, et l'absence d'un flux hémorrhoïdal habituel. On le donne aussi comme vermifuge.

MODES D'ADMINISTRATION ET DOSES. — La racine de Jalap, à peu près sans saveur, se donne en *poudre* dans du pain azyme, du sirop ou des confitures, à la dose de 1, 2, 3 grammes et au delà.

La *décoction* est une mauvaise préparation, maintenant abandonnée.

La *résine* (*extract of Jalap*) se prescrit à la dose de 20 à 50 ou 80 centigrammes, en *bols*, ou dans les mêmes véhicules que la poudre de racine.

La *Teinture alcoolique de Jalap* est plus usitée en Angleterre qu'en France, où l'on emploie de préférence la *Teinture de Jalap composée* ou *Eau-de-vie allemande*, dans laquelle entrent aussi le Turbith et la Scammonée, et qu'on donne à la dose de 15 à 30 grammes.

Les Anglais font usage d'une *Poudre de Jalap composée*, dans laquelle ils mettent du Bitartrate de potasse et du Gingembre. Enfin, le Jalap fait partie de l'*Elixir antiglaireux* de Guillé, et de la fameuse *Médecine de Leroy*.

**JOUBARBE DES TOITS**, *Sempervivum tectorum*, L. — CRASSULACÉES.
Angl. *Great common Houseleek*. — All. *Gemeine Hauswurz*.

La *grande Joubarbe*, commune sur les toits de chaume, présente dans ses feuilles épaisses, charnues et succulentes, qu'il suffit de réduire en pulpe, un cataplasme tout préparé, et dont les habitants de la campagne n'ont pas manqué de faire usage contre les tumeurs inflammatoires, l'érysipèle, les abcès mammaires, les hémorrhoïdes, et contre les brûlures, en y ajoutant de l'huile. On s'en est servi également pour calmer les arthrites goutteuses.

Le *suc* de Joubarbe est employé en gargarisme ou collyre, comme adoucissant. A l'intérieur, il est donné à la dose de 60 à 100 grammes, en qualité de rafraîchissant, dans les fièvres bilieuses et la dysenterie.

**JUJUBIER**, *Zizyphus vulgaris*, Lamk.; *Rhamnus Zizyphus*, L. — RHAMNACÉES.
Angl. *Jujube-tree*. — All. *Brustbeere*.

Le *Jujubier* est un arbre spontané en Provence et en Italie, dont une variété cultivée donne des fruits rouges, charnus, à saveur sucrée et un peu vineuse, qui sont agréables à manger étant frais.

Les *Jujubes* sont estimées, adoucissantes béchiques, et font partie des *fruits pectoraux*. On en prépare des tisanes délayantes et mucilagineuses que l'eau rend diurétiques et délayantes, en même temps que calmantes pour les irritations bronchiques et pulmonaires.

La *Pâte* dite *de Jujube*, est essentiellement constituée par de la gomme, qui en fait le principal mérite. Presque jamais on n'y fait entrer la décoction des fruits dont elle porte le nom; mais, en revanche, on y ajoute souvent de l'opium pour lui communiquer des vertus anodynes, naïvement mises sur le compte des Jujubes absentes.

**JUSQUIAME NOIRE,** *Hyoscyamus niger,* L. — SOLANACÉES.
Angl. *Black* or *common Henbane.* — All. *Schwarze Pilsenkraut.*
La Jusquiame noire est commune en France.
Toute la plante est active, mais le *Codex* ne prescrit que les feuilles.

COMPOSITION. — L'analyse des semences de cette espèce indigène, faite en dernier lieu par Brandes, a donné les résultats suivants : huile grasse, matière cireuse, résine insoluble dans l'éther, hyoscyamine en combinaison avec l'acide malique, et associée aux malates de chaux et de magnésie, à un sel de potasse et d'ammoniaque; sucre incristallisable, gomme, amidon, albumine, ligneux, et sels alcalins et terreux, silice, manganèse, fer, etc.

L'*Hyoscyamine* est un alcali végétal dont les propriétés sont semblables, sinon identiques, à celles de l'Atropine. Elle est assez soluble dans l'eau, très-soluble dans l'alcool et l'éther, possède un goût âcre, et sa solution, introduite dans l'œil, détermine la dilatation de la pupille.

Morris a retiré de la Jusquiame, par la distillation destructive, une *huile empyreumatique*, identique par ses caractères chimiques avec l'huile empyreumatique de Digitale, et douée des propriétés d'un poison puissamment narcotique.

ACTION PHYSIOLOGIQUE. — A doses faibles et fréquemment répétées, la Jusquiame procure du calme et prédispose au sommeil, sans produire d'accélération du pouls, sans diminuer les sécrétions, ni amener la constipation. A doses fortes, elle fait dormir. Mais il semble que le sommeil soit la conséquence de la cessation des douleurs et des spasmes plutôt que l'effet direct de l'action médicamenteuse (Gubler). Elle occasionne aussi du mal de tête, des étourdissements, du trouble de la vision, de la mydriase et un délire pénible. Tout cela est quelquefois suivi de soif, de nausées, de coliques, de purgations, et, dans quelques cas, de chaleur fébrile et d'irritation cutanée (Fouquier). A ces symptômes se joignent la sécheresse de la bouche, de l'arrière-gorge et des voies respiratoires, la difficulté de la déglutition, l'enrouement, la faiblesse et le ralentissement du pouls. Lorsque la dose est toxique, il survient des vertiges, de l'obnubilation de la vue, de la presbyopie, des hallucinations, un délire furieux, des mouvements convulsifs, la paralysie musculaire, le coma et la mort.

L'ensemble de ce tableau symptomatique s'accorde, on le voit, avec la description des effets de l'*Atropine*. Peu d'hypnotisme, beaucoup de délire fantastique ; la mydriase et la presbyopie, voilà autant d'effets caractéristiques communs à la Jusquiame et à la Belladone. Les distinctions signalées par Schroff, à savoir : la promptitude plus grande des effets mydriatiques de la Jusquiame, la production d'un sommeil plus calme, d'un délire plus tranquille, et l'absence de toute paralysie des sphincters de l'anus et de la vessie, ces distinctions, croyons-nous, reposent sur des différences tout individuelles et ne peuvent servir à caractériser positivement la Jusquiame et son alcaloïde.

Ajoutons un dernier trait aux analogies déjà si étroites qui existent entre les effets des deux Solanées vireuses, c'est l'immunité des Herbivores vis-à-vis de la Jusquiame aussi bien qu'à l'égard de la Belladone.

SUBSTANCES SYNERGIQUES, AUXILIAIRES. — SUCCÉDANÉS. — La Belladone, le Datura, la Jusquiame blanche agissent de la même manière, et peuvent remplacer la Jusquiame noire dans ses applications thérapeutiques.

SUBSTANCES ANTAGONISTES. — Voy. BELLADONE et ATROPINE.

USAGES. — La Jusquiame est employée comme calmant anodyn et antispasmodique, et comme hypnotique indirect dans une foule de circonstances où l'opium est préjudiciable, notamment chez les enfants et les sujets affectés de constipation habituelle, ou atteints de congestion cérébrale et de phénomènes phlegmasiques du côté des centres nerveux. Elle est spécialement recommandable dans l'excitation actuelle ou l'irritabilité mentale habituelle, dans les affections spasmodiques de l'appareil respiratoire et certaines formes d'asthme, dans le spasme du col de la vessie, de l'urèthre ou du sphincter anal, dans l'épilepsie, dans les ophthalmies intenses avec resserrement de la pupille, dans le délire congestif et la névralgie de même caractère, ainsi que dans les douleurs, liées à la névrite, qui accompagnent les phlegmasies de toute nature, *à frigore* ou arthritiques, aussi bien que spécifiques.

MODES D'ADMINISTRATION ET DOSES. — La *poudre de feuilles* est rarement employée à la dose de 20 centigrammes à 2 grammes par jour. L'*infusion* et la *décoction* pour l'usage interne se préparent avec 2 à 4 grammes de feuilles pour 500 grammes d'eau. L'*extrait aqueux* se donne à la dose de 20 centigrammes à 1 gramme et au delà, par fractions, en *pilules;* l'*extrait alcoolique*, à la dose de 5 à 30 centigrammes seulement ; la *teinture alcoolique*, à celle de 1 à 4 grammes environ.

L'*Hyoscyamine* se prescrit à la dose de 1 à 3 milligrammes par jour, dissoute dans de l'eau alcoolisée et triturée avec de la poudre de sucre qu'on divise en plusieurs prises. Il serait mieux d'en faire des *pilules*. Enfin, cet alcaloïde pourrait être administré avec avantage en *injections hypodermiques*.

**JUSQUIAME BLANCHE,** *Hyoscyamus albus*, L. — SOLANACÉES.
Angl. *White Henbane*. — All. *Weisse Pilsenkraut*.

L'*Hyoscyamus albus* est une plante du midi de la France et de l'Europe méridionale, dont la composition chimique et les propriétés physiologiques et thérapeutiques sont les mêmes, à l'intensité près, que celles de son congénère l'*Hyoscyamus niger* (voy. JUSQUIAME NOIRE). On n'est pas d'accord sur la valeur relative de ces deux espèces ; cependant la plupart des observateurs accordent une moindre énergie à la *Jusquiame blanche*, dont on ne trouve guère que les semences dans le commerce.

# K

**KERMÈS ANIMAL**, *Coccus Ilicis*, L. — INSECTES HÉMIPTÈRES.

La *Cochenille du Chêne vert*, ou *Kermès officinal*, a une grande analogie chimique avec la *Cochenille du Cactus*. Lassaigne y a reconnu de la *Carmine* et un principe particulier qu'il a nommé *Coccine*.

Le Kermès, inusité aujourd'hui, a joui d'une certaine vogue comme astringent et tonique. Les médecins arabes, et des modernes, à leur suite, l'ont conseillé comme cordial, exhilarant et aphrodisiaque. On le donnait, à la dose de 4 à 8 grammes, en *poudre* ou en *pilules*. Il entrait dans la *Confection Alkermès* de Mésué, la *Confection d'Hyacinthe*, et dans plusieurs liqueurs de table.

**KINO DE L'INDE**. Suc desséché du *Pterocarpus Marsupium*, Roxb. — LÉGUMINEUSES-PAPILIONACÉES.

Angl. *Tumble Bean*, *Kino*. — All. *Kino Gummi*.

Deux substances sont désignées, dans la droguerie, sous le nom de *Kino* : l'une, appelée *Kino de Botany-bay*, est fournie par l'*Eucalyptus resinifera* ; l'autre, nommée *Kino de l'Inde*, ou *Kino* proprement dit, est attribuée, à tort, au *Pterocarpus erinaceus*, Lamk, qui est étranger à l'Inde, et plus justement au *Pterocarpus Marsupium*, Roxb., arbre de cette contrée.

COMPOSITION. — Le *Kino* est composé d'acide kinoïque, de tannin, précipitant en vert les sels de fer, de pectine, d'acide ulmique et de sels inorganiques avec excès de bases terreuses (Henning).

L'*acide kinoïque* est rouge, beaucoup plus soluble dans l'alcool que dans l'eau chaude. La *Catéchine*, dont on avait admis la présence dans le Kino vrai, n'existerait que dans les substances astringentes confondues avec lui.

ACTION PHYSIOLOGIQUE. — Les effets du Kino sont ceux des substances tanniques, en général ; ils se rapprochent de ceux du Cachou, qu'ils n'égalent pas.

USAGES. — MODES D'ADMINISTRATION ET DOSES. — Le *Kino* se donne contre la diarrhée chronique par atonie viscérale, associé à la craie et à l'opium. Dans la pyrosis, c'est principalement la craie qui agit comme absorbant. D'ailleurs le Kino peut être employé à tous les usages auxquels conviennent les astringents, pour resserrer les tissus et les capillaires, diminuer les sécrétions muqueuses et les exhalations sanguines. On le prescrit, à l'intérieur, contre la leucorrhée, la ménorrhagie, les hémorrhagies en général, la spermatorrhée, le diabète, et en applications topiques sous forme d'*injection*, de *gargarisme* et de *lotion*.

La dose de *poudre* est de 60 centigrammes à 4 grammes ; celle de *teinture* de 4 à 8 grammes.

**KOUSSO.** — Voy. COUSSO.

# L

**LADANUM** ou **LABDANUM.** Résine du *Cistus creticus*, L. — CISTINÉES ou CISTACÉES.

Angl. *Ladanum, Gum Cistus.* — All. *Ladanum Gummi.*

Le *Cistus creticus* est le plus important des Cistes ladanifères, mais d'autres espèces du genre, les *Cistus ladaniferus, C. Ledon, C. laurifolius,* etc., qui viennent en Italie, en Espagne et en Provence, fournissent également une substance résineuse, livrée au commerce sous le nom de *Ladanum*.

COMPOSITION. — Le *Ladanum* pur, d'après Guibourt, consiste en : résine, huile volatile, matières terreuses et poils.

ACTION PHYSIOLOGIQUE ET USAGES. — Ainsi que les autres substances formées de résine et d'huile essentielle, le *Ladanum* est un tonique et stimulant diffusible, bon contre les catarrhes des diverses muqueuses, ainsi que contre les états de débilité et d'atonie des premières voies et de toute l'économie.

Il entre dans plusieurs Onguents ou Emplâtres fondants et résolutifs ; sa résine, extraite par l'alcool, sert à préparer la *Thériaque céleste*.

En Orient, on le brûle comme parfum, associé à de l'Ambre et à du Musc. Il fait partie des *Clous fumants*.

**LAIT DE VACHE,** *Lac vaccinum.*

Angl. *Cow's milk.* — All. *Kuhmilch.*

Le *Lait de la Vache*, femelle du *Bos Taurus*, L., est celui dont l'usage est le plus répandu.

COMPOSITION. — Il se compose d'une solution aqueuse de caséine, de sucre de lait, d'osmazôme, de lactates, phosphates et sulfates à bases alcalines et terreuses, ou d'oxyde de fer, solution tenant en suspension des globules de beurre émulsionné.

Le *Caséum* ou *Caséine* est une substance albuminoïde ou protéique ; le *Beurre*, un composé de stéarine, d'oléine ou élaïne et de butyrine. La *Butyrine* fournit des acides butyrique, caproïque et caprique, qui sont volatils. Le *sucre de Lait*, ou *Lactine*, est une matière ternaire fermentescible, comme le prouve la liqueur spiritueuse obtenue du Lait de jument, et connue, en Tartarie, sous le nom de *Koumiss*. L'*acide Lactique* est un produit de fermentation qui n'existe pas à l'état de liberté dans le lait récent.

Par le repos prolongé, le lait se sépare en deux parties : en bas, une masse considérable de liquide séreux, opalin, qui est le *petit-lait* ou *sérum ;* au-dessus, une couche opaque nommée *crème*, laquelle donne le *beurre* par le battage. La crème est essentiellement formée par la matière grasse émulsionnée. Le sérum représente alors, non-seulement le sucre de lait et les sels, mais encore le caséum, qui se coagule dès que l'acescence se produit, emprisonnant dans sa masse la plus grande partie de l'eau.

Le Lait de Vache diffère notablement de celui des autres mammifères domestiques. Le Lait de Brebis est plus dense, moins séreux, plus riche en beurre. Le Lait de Chèvre, au contraire, moins chargé de beurre, renferme un caséum plus abondant, visqueux et ne se prenant pas en caillot. Le Lait d'Anesse, le plus léger de tous, est pauvre à la fois en caséine et en matière grasse, mais riche en lactine, et se rapproche beaucoup du lait de femme. Enfin, le Lait de Jument ressemble davantage au Lait de Vache.

ACTION PHYSIOLOGIQUE ET USAGES. — Le Lait en général, le Lait de vache en particulier, représente un aliment complet, respiratoire et plastique. Comme tel il ranime les forces, réchauffe le corps et restaure la substance organique. Mais, d'une part, l'extrême dilution sous laquelle les matériaux solides se présentent dans le Lait ; d'autre part, la pénurie des principes odorants et la faible proportion du sel marin, c'est-à-dire des substances jouant le rôle de condiment, sont deux conditions qui rendent l'usage de cet aliment peu favorable aux personnes atteintes de dyspepsie torpide, ou disposées à la diarrhée catarrhale ou séreuse. En revanche, c'est parfois la seule nourriture acceptée par les estomacs irritables, phlogosés, des sujets goutteux, herpétiques, ou de ceux qui ont abusé des épices, des salaisons et des boissons alcooliques. Il est de certaines gastralgies et dyspepsies qui ne guérissent que par le régime lacté.

Le Lait convient également dans la pléthore, la polycholie, l'embarras gastrique, la constipation habituelle, les exanthèmes dartreux. Il est indiqué dans la convalescence en qualité d'aliment atténué et de facile digestion, tenant lieu d'un régime plus compliqué.

On devine, d'après leurs différences de composition, que toutes les espèces de Laits ne s'adaptent pas également à tous les cas morbides. L'expérience apprend, en effet, que le Lait de Vache est le plus rafraîchissant ; le Lait de Chèvre ou bien de Brebis, le plus nourrissant ; le Lait d'Anesse le plus léger. Le premier s'adresse principalement aux entrailles échauffées ; le second, à celles qui sont relâchées ; le troisième, aux estomacs réfractaires à la digestion des matières grasses ; le dernier, à ceux dont l'insuffisance fonctionnelle se trahit par l'indigestion de toute substance un peu riche en principes alibiles. En outre, le Lait d'Anesse convient aux sujets qui, par défaut d'action hépatique ou par une autre cause, ont besoin d'emprunter des aliments respiratoires tout élaborés. De ce nombre sont les tuberculeux, les cirrhotiques, les cachectiques, etc.

Telles sont les applications hygiéniques du Lait. Voici maintenant ses usages médicinaux.

Le Lait est employé comme boisson tempérante et adoucissante, étendu d'eau, ce qui constitue l'*Hydrogala*, d'une infusion aromatique (Tilleul, fleur ou feuilles d'Oranger), ou d'une tisane émolliente (décoction d'orge, de chiendent), dans les maladies inflammatoires, et particulièrement les fièvres et les phlegmasies fébriles. On l'associe souvent aux eaux alcalines et surtout à celles de nature sulfureuse.

Récemment, le docteur Labourdette, s'appuyant sur les expériences de Péligot, a proposé de faire prendre aux scrofuleux tuberculeux, etc., des *Laits médicamenteux* provenant d'animaux aux aliments desquels on mêle des proportions plus ou moins fortes de sel marin, d'iodure de potassium, de bichlorure hydrargyrique. Le Lait, enrichi de chlorure de sodium, serait particulièrement utile aux phthisiques, d'après l'expérience de M. Am. Latour, qui se loue beaucoup de son emploi ; celui qui est chargé d'iodure de potassium réussirait principalement chez les scrofuleux et les syphilitiques, à la période tertiaire. Cette médication est appelée à rendre des services surtout dans le traitement des maladies de la première enfance et chez les sujets épuisés. Déjà, sur la demande des médecins, les grands nourrisseurs de Paris réservent dans leurs établissements un certain nombre de vaches soumises à des régimes spéciaux, et tiennent à la disposition des clients les principales sortes de laits médicamenteux, notamment le *Lait chloruré* et le *Lait ioduré*.

La dose du Lait varie depuis une tasse, d'environ 200 grammes, jusqu'à un litre par jour et davantage, s'il constitue toute la nourriture du sujet.

Le Lait est aussi employé à l'extérieur en *collyre* ou *collutoire, gargarisme, injection, lotion, fomentation, cataplasme,* pur ou mêlé à des substances émollientes et narcotiques. C'est un moyen populaire que les médecins conseillent peu en raison de l'acescence rapide du Lait et des qualités irritantes qu'il acquiert par la fermentation.

Il en est de même du *Beurre,* qui rancit trop vite pour rendre des services réels, en qualité de lénitif et d'adoucissant, sur les plaies, les éruptions et les autres inflammations cutanées.

Le *sucre de Lait* est quelquefois prescrit en *poudre* pour augmenter la masse des substances très-actives, et permettre une division plus facile de la dose totale.

**LAITUE OFFICINALE,** *Lactuca capitata,* DC. — Composées ou Synan-Thérées-Chicoracées.

Angl. *Cabbage Lettuce,* var. *of garden,* or *Coss-Lettuce.* — All. *Lattich.*

La *Laitue pommée* était pour Linné une simple variété du *Lactuca sativa.* Son amertume prononcée justifierait, autant que ses caractères botaniques, l'élévation de cette race au rang d'espèce. Elle la doit à un suc propre, laiteux, plus abondant et mieux formé dans la plante arrivée à son entier développement, lequel brunit et se concrète à l'air en une substance solide, connue dès l'antiquité sous le nom de *Thridace,* et appelée, plus récemment, *Lactucanium* (angl. *Lettuce opium*).

D'autres espèces du genre *Lactuca* fournissent un produit tout semblable à celui de la Laitue officinale, et jouissent des mêmes propriétés médicinales. De ce nombre sont le *Lactuca virosa,* anciennement employé, et le *Lactuca altissima,* dernièrement introduit dans la matière médicale par Aubergier.

COMPOSITION. — Le *Lactucarium,* quelle qu'en soit l'origine, a vraisemblablement toujours une composition semblable. Klink a trouvé celui de la *Laitue pommée* formé de : extrait amer, cire, résine, caoutchouc et eau. L'analyse plus minutieuse d'Aubergier, exécutée sur le *Lactucarium,* extrait du *L. altissima,* est susceptible de jeter du jour sur la composition chimique de la *Thridace* ou *Lactucarium officinal.* En voici les résultats : matière amère, cristallisable, mannite, asparamide, matière cristallisable colorant en vert les persels de fer, résine électro-négative combinée avec la potasse, résine indifférente, ulmate de potasse, cérine, myricine, pectine, albumine, oxalate, acide de potasse, malate, nitrate, sulfate et chlorate de la même base, phosphates de chaux et de magnésie, oxydes de fer et de manganèse et silice.

Le principe amer du *Lactucarium* est neutre, soluble dans 60 à 80 parties d'eau, très-soluble dans l'alcool, moins dans l'éther et se comporte avec une solution alcaline cuivreuse comme une substance sucrée, ou plutôt comme la glycose elle-même.

Il existe aussi dans le *Lactucarium* une *matière odorante,* peut-être une huile volatile, sur le caractère de laquelle les renseignements font encore défaut.

ACTION PHYSIOLOGIQUE. — De profondes divergences séparent les auteurs touchant les effets de la Laitue et de son suc propre. Pour les uns, le *Lactucarium* est un opium mitigé (Coxe). Pour les autres, c'est un analogue de la Jusquiame (François) ou un auxiliaire de la Digitale (Buchner). Les observateurs modernes, ayant expérimenté sur du *Lactucarium* presque toujours aiguisé d'extrait thébaïque, ne sont guère en mesure de trancher la question, et les résultats obtenus sur les animaux, à la suite de l'introduction de doses massives dans le sang, ne nous éclairent pas davantage; car, sous cette forme, les substances les plus diverses et les moins toxiques peuvent produire la stupeur, le coma et les convulsions.

Tout ce que nous pouvons dire avec quelque confiance, c'est que la Laitue est calmante, légèrement anodyne, et que le *Lactucarium,* possédant ces qualités à un plus haut degré, peut devenir hypnotique, principalement chez les jeunes sujets naturellement enclins au sommeil et très-sensibles à l'influence des narcotiques. Le *Lactucarium* diminuerait aussi la chaleur et ralentirait la circulation (François).

USAGES. — La Laitue, qui se mange en salade, est recommandée de temps immémorial aux personnes affectées d'éréthisme nerveux, pour les calmer et les inviter au sommeil. On se sert de la *Thridace* ou du *Lactucarium* pour obtenir une action sédative plus puissante et un léger narcotisme dans les circonstances où l'opium est mal toléré et donne lieu à des inconvénients marqués. C'est particulièrement contre les coliques et la toux fatigante des bronchites ou des grippes intenses que le *Lactucarium* est prescrit. On le donne contre le rhumatisme, l'hypochondrie et la spermatorrhée (Angelot, François). Mais les succès obtenus dans ces derniers cas ont besoin d'être confirmés.

MODES D'ADMINISTRATION ET DOSES. — On emploie les *feuilles* en nature, le *suc* et l'*eau distillée* de la plante, le suc propre épaissi : *Thridace* ou *Lactucarium*, et l'*huile des graines*.

Les feuilles se mangent en quantité variable, ou s'appliquent soit en *cataplasme*, soit en *décoction*, sur des ulcères douloureux, des plaies enflammées. Le *suc de Laitue* se donne à la dose de 60 à 120 grammes. L'*eau distillée* constitue le véhicule de la plupart des potions calmantes ou narcotiques ; elle contient la matière odorante, et jouit de propriétés narcotiques bien prononcées chez les enfants. La Thridace ancienne, peu active, se donnait à doses fortes de 50 centigrammes à 1 ou 2 grammes ; le *Lactucarium* exempt de Morphine, à la dose de 20 à 30 centigrammes en *pilules*, en *sirop*; rarement délayé dans un véhicule aqueux. La *teinture de Lactucarium* n'est pas usitée en France.

L'*huile de semences*, préparée en Arabie et très-usitée en Égypte, est réputée antiaphrodisiaque. Les *semences* mêmes sont au nombre des *Semences froides mineures*.

Enfin, Mouchon, pharmacien à Lyon, préconise, avec raison, l'usage de la *Lactucine*, ou principe actif de la Laitue. Malheureusement, on ne l'obtient guère pure, et les divers procédés recommandés donnent des substances trop disparates pour inspirer une entière confiance aux praticiens.

**LAITUE VIREUSE**, *Lactuca virosa*, L. — COMPOSÉES ou SYNANTHÉRÉES-CHICORACÉES.

Angl. *Strongscented* or *Hemlock Lettuce*. — All. *Stinkender Lattich*.

La *Laitue vireuse*, qui croît dans les endroits abandonnés et les décombres possède une composition et des propriétés analogues à celles des *Lactuca capitata* et *L. altissima*. De plus, elle passe pour être légèrement laxative, diurétique et sudorifique, ce qui fait qu'on en réserve l'usage contre les hydropisies et les obstructions viscérales (Colin, Quarin, etc.). On l'associe à la Digitale et à la Scille.

L'*extrait de Laitue vireuse* se donne à la dose de 20 centigrammes à 1 gramme en *pilules* de 10 centigrammes.

**LAQUE (RÉSINE)**. Sécrétion du *Coccus Lacca*, Kerr. — INSECTES HÉMIPTÈRES.

Angl. *Lake*. — All. *Gummi Lack*.

L'insecte qui fournit la *Résine* ou *Gomme-laque* vit dans l'Inde, sur les *Ficus indica* et *F. religiosa*, ainsi que sur un assez grand nombre d'autres végétaux appartenant à des familles très-éloignées les unes des autres dans l'ordre naturel. On peut douter que le suc résineux, d'abord liquide, qui porte ce nom, soit uniquement fourni par l'animal, à l'exclusion de la plante sur laquelle il vit en parasite.

COMPOSITION. — La *Résine-laque* renferme une résine spéciale, soluble dans l'éther, insoluble dans l'eau et l'alcool, un principe, le *laccin*, intermédiaire entre la résine et la cire, et une matière colorante (Funke); de plus, de la potasse et de la chaux, un acide particulier et de la gélatine (John).

ACTION PHYSIOLOGIQUE ET USAGES. — Une saveur astringente marquée appartient à cette substance, et indique des propriétés toniques auxquelles on accorde généralement quelque valeur. La Résine-laque possède aussi une odeur agréable qui se développe par le frottement, et surtout pendant la combustion.

Dans les arts, on emploie la matière colorante rouge. La résine entière fait la base des meilleures *cires à cacheter* dites *d'Espagne*. En médecine, elle n'est plus employée isolément, mais elle entre dans quelques préparations officinales.

**LAURIER-CERISE**, *Cerasus Lauro-Cerasus*, DC. — ROSACÉES-AMYG-DALÉES.

Angl. *Cherry-Laurel.* — All. *Kirschlorbeerbaum.*

Le *Laurier-Cerise* ou *Laurier-amande* (*Prunus Lauro-Cerasus*, L.), naturel dans l'Asie Mineure, cultivé en Europe, et à peu près naturalisé dans le midi de la France, exhale de toutes ses parties l'odeur d'amande amère, qu'il doit à la présence d'une huile essentielle, éminemment active, laquelle se retrouve aussi en puissance dans les graines de l'*Amygdalus communis* et de plusieurs autres Drupacées.

ACTION PHYSIOLOGIQUE. — A faible dose, le *Laurier-Cerise* est calmant et légèrement antiphlogistique. En quantité plus considérable, il produit des effets sédatifs plus marqués, fait vomir et purge. A dose excessive, il détermine de la céphalalgie, des vertiges, de la titubation, de la gêne respiratoire, la résolution musculaire, ou des convulsions, des phénomènes asphyxiques, et même la mort. A l'autopsie, on observe des congestions viscérales par un sang liquide. Ces symptômes sont tout à fait analogues à ceux des autres médicaments cyaniques (voy. AMANDES AMÈRES, ACIDE CYANHYDRIQUE).

SUBSTANCES SYNERGIQUES. — SUBSTANCES ANTAGONISTES. — Elles sont les mêmes que pour les amandes amères et l'acide prussique.

USAGES. — L'action spéciale du Laurier-Cerise sur l'hématose, en même temps que ses effets sédatifs, l'indiquent, ainsi que les autres cyaniques, comme antispasmodique et comme antiplastique. On le donne de préférence dans les affections névropathiques et les phlegmasies des organes de la respiration : l'angine de poitrine, l'asthme, la toux spasmodique, férine, la coqueluche, la bronchite, la pneumonie.

A l'extérieur, on l'emploie comme topique calmant sur lés cancers, les ulcères douloureux, ce à quoi on peut assimiler jusqu'à un certain point les inhalations de sa vapeur, quand il s'agit d'irritation des voies respiratoires.

MODES D'ADMINISTRATION ET DOSES. — On prescrit les *feuilles* en *cataplasme ;* en *poudre*, à la dose de 20 à 40 centigrammes ; en *infusion*, une feuille fraîche dans 200 grammes d'eau bouillante. Ce sont toujours les feuilles fraîches qu'il faut employer, puisque la substance active, très-volatile, se dissipe en presque totalité par la dessiccation. En conséquence, la *poudre* est une préparation défectueuse, et la condamnation de l'*extrait* est encore plus méritée.

L'*eau distillée de Laurier-Cerise* est d'un usage beaucoup plus général. C'est un médicament efficace, mais malheureusement très-inégal, selon le mode et l'ancienneté de la préparation. Filtrée et débarrassée de l'huile volatile non incorporée par diffusion et simplement suspendue, elle se donne à la dose de 15 à 20 grammes, dans une potion calmante, à prendre par cuillerées. On en prend aisément 5 grammes à la fois.

L'*huile essentielle*, fabriquée en Italie, et vendue sous le nom d'*Essence d'Amandes amères*, n'est presque pas usitée, à cause de sa violence. Il faut l'étendre beaucoup dans un véhicule approprié pour la rendre maniable. Incorporée dans de l'huile d'olive, elle se prend à la dose de 3 milligrammes environ. Mêlée à différents corps gras, en proportion beaucoup plus forte, elle constitue des liniments ou pommades qui jouissent de propriétés sédatives et anodynes.

**LAURIER COMMUN,** *Laurus nobilis*, L. — LAURACÉES.
Angl. *Sweet Bay, Laurel-tree.* — All. *Lorbeerbaum.*

Le *Laurier d'Apollon* habite le sud de l'Europe, et se montre subspontané en Provence. On se sert en médecine des *baies* et des *feuilles*, qui ont des propriétés analogues.

COMPOSITION. — Les baies, analysées par Bonastre, contiennent : huile volatile, laurine, huile fixe, cire (stéarine), résine, sucre incristallisable, extractif gommeux, bassorine, amidon, ligneux, albumine soluble, acide, eau et sels.

L'*huile volatile de baies de Laurier* est une essence soluble dans l'alcool et dans l'éther, d'une odeur forte de Laurier, et d'une saveur aromatique brûlante.

La *Laurine*, ou *Camphre de Laurier*, est un stéaroptène cristallisable, fusible et volatil, d'un goût âcre et amer, d'une odeur analogue à celle de l'huile volatile.

ACTION PHYSIOLOGIQUE. — Les *feuilles* et les *baies* de Laurier commun possèdent à un moindre degré les qualités organoleptiques de l'essence fluide et du stéaroptène. Ce sont des aromatiques puissants, et par conséquent des excitants locaux, des stimulants diffusibles, et des toniques des capillaires sanguins, des astringents et des hémostatiques. A larges doses, les feuilles occaionnent aussi le dévoiement.

USAGES. — Le *Laurier noble* est employé, à l'intérieur, comme stomachique, carminatif, nervin, sudorifique, anticatarrhal, etc.; à l'extérieur, comme excitant, résolutif et fondant. En outre, les feuilles servent comme condiment.

MODES D'ADMINISTRATION ET DOSES. — L'*Eau distillée* est peu usitée. On emploie davantage l'*infusion* de feuilles de *Laurier* : en *lotion*, sur les tissus blafards, ou sur les ecchymoses, les tumeurs indolentes; en *bain*, pour les enfants débiles; en *injection*, contre les prolapsus et le catarrhe des muqueuses. On donne 2 à 4 grammes de *poudre* de feuilles; 4 à 8 grammes en *infusion*, une à cinq gouttes d'*huile volatile* en *potion*, et 1 à 2 grammes de la même essence, incorporée dans 30 grammes de véhicule huileux, comme liniment.

Les baies de Laurier entrent dans l'*Eau thériacale*, l'*Orviétan*, etc.; les feuilles, dans plusieurs préparations officinales. L'*huile de baies de Laurier* fait partie de l'*Electuaire* de ce nom, du *Baume de Fioravanti*, du *Baume vert de Metz*, etc.

**LAVANDE OFFICINALE**, *Lavandula vera*, DC. — LABIÉES.
Angl. *Common Lavander*. — All. *Lavandelblüthen*.

Cette espèce aromatique du midi de l'Europe est encore abondante sur les limites de la Touraine (Decaisne). Les principes constituants de ses sommités fleuries sont une huile volatile très-abondante, une résine, de l'acide tannique, un principe amer et du ligneux.

On s'explique par là les effets stimulants, énergiques et même toxiques de cette Labiée, qui, prise à l'intérieur à trop forte dose, produit parfois des coliques (Kraus). Les *fleurs* de *Lavande officinale* sont employées aux usages des autres aromatiques, et, de plus, en qualité de sternutatoire. Elles ont particulièrement de la réputation contre les maladies asthéniques et la paralysie.

On donne la Lavande en *poudre*, à la dose de 2 à 4 grammes; en *infusion* théiforme, à dose double. On en prépare des *cataplasmes*, des *sachets* résolutifs, des *bains* aromatiques.

L'*eau distillée* se donne à la dose de 30 à 60 grammes; l'*alcoolat*, à celle de 2 à 4 grammes, dans une potion.

L'*eau-de-vie* et le *vinaigre de Lavande* sont usités pour la toilette.

La Lavande officinale entre dans l'*Eau vulnéraire*, les *Baumes tranquille* et *nerval*, le *Vinaigre des quatre voleurs*, l'*Eau de Cologne*, etc.

**LAVANDE COMMUNE** ou **SPIC**, *Lavandula Spica*, DC. — LABIÉES.
Angl. *French Lavander*. — All. *Schmalblättriger Lavandel, Spick.*

Comme sa congénère, la *Lavande Spic* est spontanée dans le midi de la France. Elle possède à un plus haut degré toutes les propriétés de la précédente, et reçoit les mêmes applications. On en fabrique l'*Esprit de Lavande*, et surtout l'*huile* essentielle d'*Aspic*, douée d'une odeur pénétrante, d'une saveur chaude et âcre, et renfermant presque le quart de son poids d'un stéaroptène semblable au Camphre. Cette huile volatile s'emploie topiquement contre la teigne, et en *frictions* contre la paralysie.

**LENTISQUE**, *Pistacia Lentiscus*, L. — TÉRÉBINTHACÉES-ANACARDIÉES.
Angl. *Mastic-tree*. — All. *Mastixbaum.*

Le *Lentisque*, originaire du sud de la France et des régions circum-méditerranéennes, laisse exsuder de son tronc une résine connue sous le nom de *Mastic*, dont voici la composition : faible proportion d'huile volatile; résine soluble dans l'alcool, et jouant le rôle d'acide (*acide Masticique*); résine non acide, insoluble par elle-même, mais soluble dans l'alcool à la faveur de la précédente, se dissolvant également dans l'éther et l'essence de térébenthine (*Masticine*).

Les propriétés physiologiques du Mastic sont celles des résineux et des térébenthines. On l'emploie fréquemment en Orient comme masticatoire; de plus, il y sert aux mêmes usages que, chez nous, la térébenthine et les balsamiques. En Europe, les dentistes s'en servent pour oblitérer les cavités des dents cariées. Il entre dans plusieurs eaux dentifrices.

On en compose une liqueur de table très-bonne et très-estimée des Levantins, qui la nomment *Raki*.

La dose du Mastic, pour l'usage interne, est de 60 centigrammes à 2 grammes, en *émulsion* dans de l'eau gommée ou dans un jaune d'œuf. On en prépare un *sirop*, une *teinture*, un *élixir*. Avec l'aloès, le Mastic constitue le principal ingrédient des *dinner-pills* usitées en Angleterre comme apéritives.

Cette substance entre dans l'*Eau de Luce* (*esprit d'ammoniaque succiné*), ainsi que dans plusieurs onguents et emplâtres. En *solution* dans l'essence de térébenthine, elle donne le vernis commun.

**LICHEN D'ISLANDE**, *Cetraria islandica*, Ach. — LICHÉNACÉES.
Angl. *Iceland Moss*. — All. *Islandisches Moos.*

Le *Lichen d'Islande* habite les contrées froides comme les régions montagneuses des deux grands continents: il est commun dans les montagnes de la France.

COMPOSITION. — Berzelius en a retiré les principes suivants : cire verte, extractif jaune, matière amère, sucre incristallisable, gomme, amidon, acides tartrique et phosphorique, potasse et chaux. L'amidon est de deux sortes :

l'un colorable en bleu par l'iode, l'autre en jaune (*Inuline*). Le premier, insoluble dans l'eau, a mérité l'appellation de *squelette amylacé*. Le principe amer se combine avec les bases (*acide Cétrarique*).

On a distingué encore les acides *fumarique* et *lichenstéarique*, ainsi que le *chlorothalle* ou chromule verte.

ACTION PHYSIOLOGIQUE. — Pris intégralement, le *Lichen d'Islande* est à la fois tonique par sa matière amère, et émollient par le mucilage qui le constitue en grande partie. Débarrassé de son acide cétrarique par l'ébullition dans l'eau, surtout aiguisée de sous-carbonate de soude, il ne garde plus que ses propriétés adoucissantes et nutritives.

USAGES. — Le Lichen d'Islande est préconisé contre la phthisie et les bronchites. Il serait superflu d'insister sur son impuissance contre la tuberculose; contentons-nous de dire qu'il n'agit même que contre l'un des symptômes les moins importants des affections des voies respiratoires : à savoir, l'excitation à la toux. En qualité de substance mucilagineuse, la *décoction* de Lichen, qu'on a soin de *blanchir* préalablement par l'eau bouillante, calme l'irritation de l'entrée des premières voies, diminue le picotement dont l'orifice supérieur du larynx est souvent le siége au début ou dans le cours d'une laryngo-bronchite, et modère, par conséquent, les efforts spasmodiques de la toux.

Avec sa matière amère, le Lichen d'Islande produirait en outre des effets sédatifs et toniques qui ne seraient pas sans avantage dans une affection longue et débilitante. On en administre quelquefois la *décoction non lavée* comme stomachique et fébrifuge; mais elle est en même temps purgative, et l'usage n'en saurait être prolongé sans dommage.

Les habitants des contrées boréales se nourrissent, en partie, du *Cetraria islandica*, débarrassé de son amertume et bouilli dans du lait ou mêlé à de la farine.

MODES D'ADMINISTRATION ET DOSES. — On prend le Lichen sous forme de *gelée* sucrée et aromatisée avec de la cannelle ou de l'eau de fleur d'oranger; en *décoction*, coupée avec le lait et édulcorée. On la mêle aussi dans le chocolat et les potages.

**LICHEN PULMONAIRE**, *Lobaria pulmonaria*, DC.; *Sticta pulmonaria*, Ach. — LICHÉNACÉES.

Angl. *Oak-lungs tree, Lungwort*. — All. *Lungenkraut*.

Le *Lichen pulmonaire*, ou *Pulmonaire de Chêne*, ainsi nommé de son aspect lacuneux et de l'un de ses *habitat*, se rencontre sur les troncs d'arbres dans l'Europe centrale et septentrionale. C'est un succédané du précédent, et sa composition, d'après John, se résume ainsi : résine, chlorophylle, extractif amer, amidon spécial, matière insoluble et sels.

On l'emploie comme pectoral, dans la phthisie pulmonaire et les bronchites, comme amer-astringent dans les hémorrhagies.

La *bière* fabriquée en Sibérie avec ce Lichen passe pour efficace contre l'ictère.

Le *Lichen pulmonaire* se prescrit en *poudre* à la dose de 4 grammes. On en donne deux fois plus en *infusion* ou *décoction*. Il entre dans le *Sirop de mou de Veau*. Les Anglais en font une *teinture*.

**LIERRE COMMUN,** *Hedera Helix*, L. — ARALIACÉES.

Angl. *Common Ivy*. — All. *Ephen, Eppich*.

Le *Lierre* couvre les rochers, les murailles et les troncs d'arbres. Il prend un accroissement considérable dans les contrées méridionales, et laisse découler de ses troncs arborescents un suc résineux qui se concrète en grumeaux solides, opaques, d'un noir rougeâtre, sans saveur marquée, mais odorants, et répandant, quand ils brûlent, un parfum d'encens.

COMPOSITION. — La *Gomme de Lierre*, ou *Hédérine*, renferme, selon Pelletier, de la gomme, de la résine, de l'acide malique et du ligneux. Il faut y ajouter une huile volatile.

ACTION PHYSIOLOGIQUE. — La résine de Lierre est stimulante et tonique ; l'écorce participe de ces propriétés ; les feuilles de la plante sont amères et nauséeuses ; les baies sont austères, purgatives et vomitives.

USAGES. —MODES D'ADMINISTRATION ET DOSES. —On fait un usage habituel des feuilles de Lierre pour le pansement des cautères, dans le but de les tenir humides et de préserver les linges de l'imbibition par le pus. Leur *décoction* a été conseillée pour tonifier les ulcères sanieux et tuer les parasites; leur *pulpe*, en cataplasme, est considérée comme fondante pour les engorgements laiteux froids.

Les paysans se servent quelquefois des *baies* pour se débarrasser de la fièvre intermittente. On les employait comme sudorifique dans la peste de Londres. La résine de Lierre est prescrite comme emménagogue et résolutive. Elle entre dans l'*Onguent d'Althœa* et le *Baume de Fioravanti*.

**LIERRE TERRESTRE,** *Glechoma hederacea*, L. — LABIÉES.

Angl. *Ground Ivy*. — All. *Kriechende Gundelmann*.

Le *Lierre terrestre* croît abondamment dans les lieux ombragés. Son odeur, très-forte, est peu agréable, sa saveur est chaude et amère. Cette plante active est stimulante à la fois et tonique comme les autres Labiées amères-aromatiques. Elle mérite d'être recommandée dans les affections catarrhales des muqueuses, principalement de celles des voies respiratoires, pour lesquelles, du reste, son emploi est vulgaire. Le *Lierre terrestre* agit comme tonique vasculaire et comme anticatarrhal, ou quelquefois comme diurétique dans les affections des reins et des organes génito-urinaires. Il est stomachique, et cette propriété se retrouve à un degré élevé dans les Galles, ou *pommes de Terrète*, produites par un *Diplolepis*, et qui se mangent en Orient, où le Lierre terrestre en porte plus souvent que dans nos climats.

Le *Glechoma hederacea* passe aussi pour vulnéraire, vermifuge et anti-périodique.

On le donnait en *poudre*, en *pilules ;* on en administre encore le *suc* à la dose de 30 à 60 grammes; mais c'est l'*infusion* théiforme qu'on emploie presque toujours (2 à 4 grammes dans 200 d'eau bouillante). Les anciennes préparations officinales, à l'exception peut-être du *sirop*, sont entièrement abandonnées.

**LIMAÇON.** — Voy. ESCARGOT.

**LIME DOUCE** ou **LIMETTE**, *Citrus Limetta*, Risso. — AURANTIACÉES. Angl. *Bergamot Citrus ; sweet Limon.* — All. *Kleine süsse Citrone.*

La *Lime douce*, ou *Citron Bergamote*, est une variété obtenue d'abord à Bergame, et maintenant cultivée dans le midi de l'Europe.

On extrait de son zeste une huile volatile verdâtre, remarquable par son odeur suave et par son poids spécifique énorme. Elle est isomère avec l'essence de citron ($C^8H^{10}$).

L'*essence de Bergamote* entre dans la composition des parfums, et se donnait autrefois comme vermifuge, à la dose de 4 grammes.

**LIMON.** — Voy. CITRONNIER.

**LIN**, *Linum usitatissimum*, L. — LINACÉES. Angl. *Common Flax.* — All. *Gemeiner Flachs, Lein.*

Le *Lin* est cultivé partout en Europe pour sa *filasse*, dont on fait de la toile, et pour ses *semences*, qui servent à différents usages industriels ou médicaux.

La *filasse* (angl. *Flax*, all. *Flachs*) est formée de ligneux à peu près pur. On la file pour en faire de la toile, qui, blanchie et usée, est utilisée par le médecin et le chirurgien sous forme de compresses, de bandes et de charpie.

. Les semences, ou *graines de Lin* (angl. *Linseed*, all. *Leinsamen*), présentent à la surface de leur épicarpe une couche de cellules utriculaires dont les parois, absorbant une énorme quantité d'eau, se gonflent, deviennent gélatineuses, et constituent un mucilage tremblotant ou diffluent. Les amandes, au contraire, sont essentiellement oléagineuses.

COMPOSITION. — Les semences de Lin, analysées par L. Meyer, ont donné les résultats suivants : huile grasse, cire, résine molle âcre, matière résineuse, colorante, extractif jaune avec tannin et sels, extractif doux, acide malique, substances albuminoïdes, amidon, etc.

Le *mucilage* est formé de deux parties, l'une soluble dans l'eau et semblable à l'Arabine, l'autre insoluble et probablement analogue à la Cellulose. L'*huile de Lin* est éminemment siccative, c'est-à-dire oxydable et transformable en une matière solide, élastique, ayant l'apparence d'un vernis. Elle possède une odeur et un goût particuliers. L'alcool la dissout, mais elle est beaucoup plus soluble dans l'éther.

ACTION PHYSIOLOGIQUE. — Les *semences de Lin* sont nutritives, émollientes et adoucissantes. Bouillies entières, dans un nouet de linge qu'on
exprime, elles donnent leur mucilage pour *injections* et *lavements* émollients.
Ce même mucilage, sous le nom de *Bandoline*, sert à lisser et agglutiner les
cheveux. Réduites en *poudre* ou *farine*, elles font la base des cataplasmes
émollients de l'usage le plus vulgaire et l'un des moyens habituels de la médication antiphlogistique. Émulsionnées dans l'eau, elles constituent une *boisson*
réfrigérante, calmante et diurétique, utile dans les affections des voies urinaires.

L'*huile de Lin*, difficilement attaquable par les sucs digestifs, agit comme
laxatif par l'intermédiaire d'une sorte d'indigestion. On s'en sert généralement
pour tout autre chose. Les instruments chirurgicaux tels que : bougies,
sondes, etc., dits de *gomme élastique*, sont fabriqués avec un moule de toile
sur lequel on accumule des couches successives d'huile de Lin qu'on laisse
sécher à l'air et se solidifier.

**LIS BLANC**, *Lilium candidum*, L. — LILIACÉES.
Angl. *Common white Lily*. — All. *Weisse Lilie*.

Cette belle Liliacée, originaire de l'Asie et cultivée dans tous les jardins,
porte des fleurs blanches, emblème de la pureté, dont l'odeur suave, mais
trop forte quand on la respire dans une atmosphère confinée, occasionne de la
céphalalgie, des vomissements, les symptômes d'un empoisonnement véritable,
et quelquefois la mort.

Les pharmaciens et les parfumeurs la recueillent dans des véhicules appropriés. L'*huile de Lis*, obtenue ainsi, passe pour calmante et anodyne; on
l'emploie rarement en *injection* dans les douleurs utérines, plus souvent dans
les maux d'oreille. L'*eau distillée de fleurs de Lis* a été préconisée contre la
toux. Le *pollen* est considéré comme stimulant et antispasmodique.

L'*oignon de Lis*, d'une saveur amère et légèrement piquante qu'il perd par
la cuisson, forme alors une pulpe visqueuse, douce et sucrée, utilisée comme
aliment par quelques peuplades, mais réservée en Europe pour la confection
de cataplasmes émollients et maturatifs.

**LIVÈCHE**, *Levisticum officinale*, Koch.; *Ligusticum Levisticum*, L. —
OMBELLIFÈRES-ANGÉLICÉES.
Angl. *Common Lovage*. — All. *Offizineller Liebstöckel*.

La *Livèche*, spontanée dans les Pyrénées et les régions montagneuses du
midi de la France (*Ache de montagne*), est une plante active, intermédiaire
entre l'Angélique, dont elle est naturellement voisine, et les Ombellifères
fétides. Son odeur aromatique est fragrante, sa saveur chaude; elle laisse
exsuder un suc jaune, gommo-résineux, analogue à l'Opopanax. On fait usage
de ses *semences* et de ses *racines* en *infusion*, en *teinture vineuse* ou *alcoo-*
*lique*, à l'intérieur et à l'extérieur, comme stimulant diffusible. C'est un agent

de la médication excitante et antispasmodique dont on a tort de se priver aujourd'hui.

**LOBÉLIE ENFLÉE**, *Lobelia Inflata*, L. — LOBÉLIACÉES.
Angl. *Bladder, podded Lobelia, Indian Tobacco.*

La *Lobélie enflée*, ainsi nommée à cause de ses capsules vésiculeuses, est une plante originaire de l'Amérique du Nord.

COMPOSITION. — Elle renferme, selon Pereira : principe volatil, lobéline, acide lobélique, résine, chlorophylle, gomme, extractif, caoutchouc et fibres ligneuses. Il faudrait y joindre, d'après Reinsch : cire, stéarine, gluten, et des sels de potasse, chaux, fer et manganèse, à acides organiques et inorganiques.

L'*huile volatile*, ou principe odorant de la Lobélie, possède l'odeur et le goût âcre et nauséeux de la plante.

La *Lobéline*, principe âcre et alcalin spécial, se trouve en plus forte proportion dans les semences. C'est un liquide jaune, légèrement aromatique, plus léger que l'eau, dans laquelle il se dissout, plus soluble dans l'alcool et l'éther, l'essence de térébenthine et l'huile d'amandes douces. La Lobéline est peut-être volatile (Bastick), mais non sans altération (Pereira); elle se combine avec les acides pour former des sels. C'est le principe actif de la plante. A la dose d'un centigramme environ, elle cause des vomissements au chat; en quantité cinq ou six fois plus considérable, elle détermine la prostration immédiate, et dans un délai de quelques minutes la résolution des membres et la dilatation des pupilles.

L'*acide Lobélique* a été confondu d'abord avec l'acide gallique. Enfin, la *résine* est d'une excessive âcreté.

ACTION PHYSIOLOGIQUE. — L'appellation d'*Indian Tobacco* est justifiée par l'analogie d'action constatée entre le Tabac et la Lobélie enflée par les praticiens des États-Unis. Même goût, même sensation d'âcreté dans l'arrière-gorge, même action vomitive, purgative, diaphorétique, contre-stimulante, mydriatique, etc., de la part des deux agents.

A petite dose, la Lobélie enflée excite, à la manière de toutes les substances émétiques, un état nauséeux favorable à la sécrétion des liquides buccaux et bronchiques ainsi qu'à celle de la sueur. Des doses plus fortes poussent aux vomissements, d'où le nom d'*Essence émétique* (*emetic Weed*) donné à la plante. Des vomissements violents, reliés par des nausées incessantes et très-pénibles, sont quelquefois suivis de purgation avec sueur copieuse et prostration extrême. Ces symptômes, ordinairement précédés d'étourdissements, de céphalalgie et de toux, sont accompagnés parfois de sensation de picotement dans tout le corps, jusqu'aux extrémités des doigts et des orteils, de douleurs aiguës dans les voies urinaires pendant la miction. Administrée par le rectum, la Lobélie enflée produit le même malaise, le même mal de cœur, avec sueur profuse et résolution générale des forces, qui résulte de l'action du Tabac (Elliotson). Des doses excessives amènent de semblables symptômes à un degré plus intense, et même la mort, précédée d'une horrible anxiété et de mouvements convulsifs.

SUBSTANCES SYNERGIQUES, AUXILIAIRES. — D'autres espèces de *Lobelia*, notamment le *Lobelia syphilitica*, L. (angl. *blue Cardinal*), le Tabac et jusqu'à un certain point les Solanées vireuses, agissent dans le même sens que la Lobélie enflée.

SUBSTANCES ANTAGONISTES.—ANTIDOTES.—Les antagonistes de la Lobélie sont les mêmes que ceux du *Tabac* (voy. ce mot); signalons particulièrement le Café.

USAGES. — La *Lobélie enflée* est conseillée principalement comme antispasmodique, et surtout dans l'asthme (Cutler) et les désordres des organes respiratoires. Dans l'asthme, elle agit à la fois par son action directe sur l'appareil respiratoire et par l'hypercrinie muqueuse, ainsi que par le relâchement général qui résulte de l'état de nausées et de vomissements où le sujet se trouve plongé. Par extension, on la donne aussi dans le croup, la coqueluche et l'asthme catarrhal. Elle serait utile dans le faux croup ou angine striduleuse (J. Andrew). A l'exemple de Bidault de Villiers, Eberle l'a employée comme émétique dans l'angine couenneuse; de plus, il s'en est servi comme succé-danée du Tabac dans la hernie étranglée.

MODES D'ADMINISTRATION ET DOSES. — La Lobélie se donne en *poudre*, comme expectorant, à la dose de 5 à 30 centigrammes; comme émétique, à celle de 50 centigrammes à 2 grammes. On prescrit l'*infusion* d'une quantité double de la plante.

La *teinture alcoolique* se prend à la dose de 4 à 8 grammes répétée toutes les deux ou trois heures, jusqu'à ce qu'il survienne des vomissements. Il en est de même de la *teinture éthérée*.

**LUPIN,** *Lupinus albus*, L. — LÉGUMINEUSES-PAPILIONACÉES.
Angl. *White Lupin.* — All. *Wolfbohnen.*

Le *Lupin blanc*, originaire du Levant, est cultivé dans les pays circum-méditerranéens pour ses semences, qui sont le plus grossier de tous les légumes (*tristis lupinus*, dit Virgile), et dont ne se nourrissent que les pauvres.

D'après Fourcroy, les *semences de Lupin* contiennent une huile amère, une matière végéto-animale, sans amidon ni sucre, des phosphates de chaux et de magnésie, avec une petite quantité de phosphates de potasse et de fer.

L'amertume de la farine de Lupin avait valu à celle-ci, dans l'antiquité et le moyen âge, la réputation d'un apéritif stomachique et vermifuge. Elle passe pour résolutive, et entrait dans les trochisques de myrrhe.

**LUPULIN.** — Voy. HOUBLON.

**LYCOPODE,** *Lycopodium clavatum*, L. — LYCOPODIACÉES.
Angl. *Common Club-moss.* — All. *Barlappsamen, Strenpulver.*

Le *Lycopode en massue* couvre la terre dans les landes montagneuses et les bruyères, appelées quelquefois *rièses* (*ericetis*), des plateaux élevés de l'Europe.

Ses spores abondantes forment une poussière d'un jaune très-pâle, appelée *soufre végétal*, à cause de sa couleur et parce qu'elle s'enflamme aisément. Cette poussière pollinique, ou, par abréviation, le *Lycopode*, est remarquable par sa propriété répulsive pour l'eau.

COMPOSITION. — La poudre de Lycopode, d'après Cadet, contient : huile grasse, sucre, extractif mucilagineux et *pollénine*. La *Pollénine* paraît être la réunion de plusieurs principes immédiats.

ACTION PHYSIOLOGIQUE ET USAGES. — Le Lycopode n'est pas autre chose qu'un absorbant mécanique et un dessicant. Ses prétendues propriétés sédatives et diurétiques sont entièrement hypothétiques. Aussi n'est-il employé maintenant qu'en qualité de *poudre absorbante*. On en couvre les surfaces excoriées à la suite de l'eczéma, de l'herpès et de l'érysipèle, ou par le fait du contact prolongé de liquides irritants, comme dans l'intertrigo des enfants et des personnes obèses.

On s'en sert en pharmacie pour isoler et couvrir les pilules.

La plante est absolument inusitée.

SUCCÉDANÉS. — Le Lycopode est, dit-on, falsifié avec le pollen des *Typha* et des *Conifères*, qui peuvent le remplacer, et le remplacent effectivement dans nos provinces méridionales.

Sans parler du talc, du plâtre et de la chaux, qui sont également des absorbants mécaniques, nous mentionnerons comme succédanés du Lycopode, la *poudre de bois pourri*, ainsi qu'un mélange en différentes proportions d'amidon et de colophone, lequel aurait sur le Lycopode l'avantage d'un extrême bon marché.

# M

**MACIS.** — Voy. MUSCADIER.

**MALABATHRUM,** *Cinnamomum Malabathrum*, Batka; *Laurus Malabathrum*, L. — LAURACÉES.

Angl. *Malabathrum*. — All. *Indisches Blatt*.

Les anciens récoltaient les feuilles de *Malabathrum* apportées par les vagues de l'Océan, et dont l'origine était pour eux un mystère. Les modernes, malgré les recherches récentes des botanistes voyageurs, n'ont pas encore éclairci tous les doutes, car les Anglais rapportent ces feuilles au *Cinnamomum nitidum* de Hooker et Blume, et au *C. Tamala*.

Le *Malabathrum* est un tonique stimulant, fort énergique et propre à remplir toutes les indications des médicaments du même groupe. Seulement, il est à peu près impossible de s'en procurer. Primitivement ces feuilles constituaient un ingrédient obligé de la *Thériaque*.

**MANDRAGORE**, *Mandragora officinalis*, Mill.; *Atropa Mandragora*, L. — SOLANACÉES.

Angl. *Mandrake plant.* — All. *Alraun, Hundsopfel.*

L'*Atropa Mandragora* est aussi voisin de l'*A. Belladona* par ses propriétés physiologiques et médicales que par ses caractères botaniques. Cette espèce, spontanée dans les régions méridionales de l'Europe, était jadis très-employée comme stupéfiante et narcotique. C'était la *Circée* des magiciens de l'antiquité, et longtemps elle resta un instrument de sorcellerie par lequel les nécromanciens troublaient la raison de leurs adeptes et provoquaient en eux des rêves fantastiques et de bizarres hallucinations.

Scientifiquement, l'histoire de la *Mandragore* se rattache à celle de l'anesthésie chirurgicale. Les premières tentatives pour diminuer la douleur des opérations ont été faites à l'aide de cette plante que prescrivaient déjà, dans ce but, Hippocrate, Celse, Galien, et leurs successeurs immédiats. On se servait de la *feuille* et surtout de la *racine*.

Actuellement, la Mandragore, beaucoup moins active que la Belladone, est presque entièrement délaissée pour cette dernière par la médecine officielle.

**MANIGUETTE** ou **GRAINE DE PARADIS**, *Amomum Granum paradisi*, Afzel. — AMOMACÉES.

Angl. *Grains of paradise.* — All. *Paradies Korner.*

Il existe quatre espèces d'*Amomum* auxquelles les auteurs (Linné, Hooker, fils, Smith et Afzelius) ont attribué les *Graines de paradis*, et ont accolé l'épithète de « *Granum paradisi* ». De son côté, Roscoe a nommé la plante d'Afzelius *Amomum Melegueta*, de l'un de ses noms vulgaires : Malaguette ou Méléguette. Les *Graines de paradis* s'appellent aussi *Graines de Guinée*, à cause de leur provenance, et *Poivre de nègre* ou *Poivre de singe*, en raison de leur saveur chaude et âcre, aussi violente que celle du Poivre.

Elles servent en Afrique à peu près aux mêmes usages que ce dernier condiment. Elles entrent aussi dans quelques formules avec les Cardamomes; mais leur principal emploi a lieu dans la médecine vétérinaire, comme stimulant, et dans l'industrie, pour renforcer la saveur chaude de l'eau-de-vie, du vin, du vinaigre et de la bière.

**MANIOC** ou **MANIHOT**, *Manihot utilissima*, Pohl; *Jatropha Manihot*, L. — EUPHORBIACÉES.

Angl. *Bitter Cassava.* — All. *Maniok.*

Le *Manihot utilissima*, originaire du Brésil, offre deux variétés décrites par Pohl comme espèces distinctes, sous les noms de *Manihot Aïpi* et *M. Janipha*. Celles-ci fournissent la *Cassave douce* et *blanche*, tandis que l'espèce type donne la *Cassave amère*.

COMPOSITION. — La racine de *Cassave amère*, analysée par O. Henry et Boutron-Charlard, a donné la composition suivante : acide hydrocyanique libre, amidon, sucre en petite quantité, sel organique de magnésie, principe amer, matière grasse cristallisable, matière azotée, phosphate de chaux et ligneux.

*L'acide cyanhydrique* est, entre tous, le principe éminemment actif et toxique. On peut cependant soupçonner qu'il n'est pas le seul, en raison des vomissements, des purgations et des autres symptômes abdominaux produits par la Cassave amère, ce qui semble démontrer la présence d'un principe âcre et volatil analogue à celui des autres Euphorbiacées.

La *Cassave* douce se distingue par l'absence de l'acide cyanhydrique et du principe âcre.

ACTION PHYSIOLOGIQUE. — La Cassave douce, comme la Cassave amère, quand celle-ci est dépouillée par le lavage ou la dessiccation de ses principes volatils et toxiques, n'est qu'une fécule alibile et parfaitement innocente. Au contraire, la racine fraîche du *Manihot utilissima* est un violent poison, rapidement mortel. Les propriétés vénéneuses résident dans le *suc* qu'on en exprime, et sont à peu près celles de l'acide cyanhydrique (O. Henry et Boutron-Charlard), auxquelles se joignent sans doute celles de la matière âcre volatile, dont l'existence est rendue probable par les symptômes abdominaux, graves, observés par Barham. Les phénomènes décrits par ce médecin sont : la douleur et le gonflement du ventre, le vomissement, la purgation, l'obscurcissement de la vue, la syncope, l'anéantissement rapide des actions vitales, et la mort en quelques heures. 300 à 400 grammes de jus amènent la mort en une heure, et Ricord Madianna a tué des chiens en dix minutes.

SUBSTANCES SYNERGIQUES ET ANTAGONISTES. — A part la substance âcre et volatile admise par hypothèse dans la racine de Manioc, cette racine a les mêmes auxiliaires et les mêmes incompatibles que l'*acide cyanhydrique* (voy. ce mot), auquel elle doit ses propriétés toxiques.

USAGES. — En Europe, la racine de Manioc n'a d'autre utilité que celle de fournir une substance alimentaire, connue sous des noms différents, suivant son mode de préparation. Il n'en est pas de même en Amérique, où la râpure de cette racine fraîche et pleine de jus est appliquée avec succès sur des ulcères douloureux, de mauvais caractère (Wright), et sur les régions où nichent les *Chiques* (*Pulex penetrans*) (Hamilton).

MODES D'EMPLOI. — Le Manioc donne sa *farine* et sa *fécule*. La farine, provenant de la racine râpée, lavée et exprimée pour la débarrasser de son jus, renferme nécessairement, outre l'amidon, des fibres végétales et des matières albuminoïdes. On en distingue deux sortes : la farine grossière ou *Couaque*, et la fleur de farine, ou *farine de Manioc* proprement dite. Le *pain* ou *galette de Cassave*, qui n'est que de la farine comprimée et cuite sur le plat, est un aliment de première importance dans l'Amérique tropicale.

La *fécule de Manioc* ou *Amidon de Cassave*, porte aussi le nom d'*Arrow-root du Brésil*. Séchée à l'air, elle s'appelle *Moussache* ou *Cipipa*; séchée au feu, elle devient le *Tapioka*, si universellement employé en France. Celui de Rio-Janeiro est plus blanc et d'une plus belle qualité que celui qui vient de Bahia. Le Tapioka sert à composer des potages délicats, d'une digestion facile, et qui conviennent aux estomacs faibles des valétudinaires et des convalescents.

**MANNE.** Suc concret des *Fraxinus Ornus*, L., et *F. rotundifolia*, Lamk. — OLÉACÉES.

Angl. *Manna*. — All. *Manna*.

Les deux arbres d'où l'on extrait la *Manne*, par l'incision des troncs, appartiennent à l'Orient ainsi qu'à la Calabre et à la Sicile. Ce même nom de *Manne* est appliqué du reste à huit espèces différentes de sucs propres, fournis par des végétaux de familles diverses, sans compter la Manne des Hébreux, qui n'était vraisemblablement que le *Lecanora esculenta*, sorte de Lichen dont il se développe parfois, du jour au lendemain, de prodigieuses quantités sur le sable, en Perse, en Arabie et jusqu'en Algérie.

COMPOSITION. — D'après Leuchtweiss, la Manne contient : mannite, sucre, mucilage avec un peu de mannite, de matière résineuse et acide, plus une petite quantité de substance azotée ; matière insoluble, eau et cendres.

La *Mannite*, qui est le principe le plus abondant de la Manne, est un sucre non fermentescible, sans action sur la lumière polarisée, blanc, cristallin, soluble dans 5 parties d'eau froide, dans beaucoup moins d'eau bouillante, très-soluble dans l'alcool. La Mannite, qu'on importe d'Italie en magnifiques masses cristallines, n'exerce à peu près aucune action purgative (Pereira), et ne paraît pas être le principe actif de la Manne (Thenard). La *résine*, au contraire, douée d'une odeur désagréable, d'un goût repoussant et nauséeux, semble, malgré sa faible proportion, représenter l'activité du suc propre des *Fraxinus Ornus* et *rotundifolia*. Elle se développe à l'air et avec le temps aux dépens d'un acide qui l'accompagne (Fourcroy), ce qui explique l'accroissement progressif des qualités laxatives de la Manne qui s'altère.

ACTION PHYSIOLOGIQUE. — A petite dose, la Manne est simplement nutritive, et les vipères en sont, dit-on, très-friandes. Prise en plus grande quantité, elle ne peut être digérée, et produit des effets laxatifs sans irritation musculaire, mais non toujours sans coliques et sans flatulence. La Manne, qui a vieilli dans le droguier, est d'un goût plus désagréable et plus active que celle qui est récente.

USAGES. — La Manne est un laxatif doux et fréquemment usité chez les enfants, qui le prennent sans répugnance dans du lait ou même en dissolution dans l'eau. La dose, pour les jeunes sujets, est de 15 à 30 grammes ; elle est de 30 à 60 grammes pour un adulte.

Selon le degré de pureté, on distingue la *Manne en larmes*, la *Manne en sortes*, et la *Manne grasse*. Celle-ci, qui est la plus impure, est aussi la plus active, mais, à cause de son goût déplaisant, elle est rejetée du *Codex*. La seconde est réservée pour les lavements.

La Manne entre dans la *Marmelade de Tronchin*. On en préparait jadis des *tablettes*, des *pastilles* et un *sirop ;* elle entrait aussi dans l'*Electuaire diacarthame.*

**MARJOLAINE VULGAIRE**, *Origanum Majorana*, L.; et **MARJOLAINE VIVACE**, *Origanum majoranoïdes*, Wild. — LABIÉES.

Angl. *Sweet Marjoram.* — All. *Majoran, Sommermajoran.*

La *Marjolaine vulgaire*, originaire du Levant, est cultivée dans les jardins. Elle est amère, aromatique, et, comme la plupart des Labiées, à la fois tonique et stimulante, anticatarrhale, parfois diurétique et antispasmodique. On lui croyait même des vertus toutes spéciales contre les affections du cerveau et du système nerveux, ce qui la faisait administrer contre les étourdissements, les spasmes, les phénomènes précurseurs de l'apoplexie cérébrale et contre la paralysie. On la prescrivait aussi dans le catarrhe pulmonaire, la chlorose et l'aménorrhée.

C'est un condiment stomachique, assez souvent usité dans le midi de la France. Les propriétés de la Marjolaine vivace sont absolument identiques.

La *Marjolaine* donne une *teinture* et une *eau distillée.* Elle entre dans la *Poudre sternutatoire*, le *Sirop* d'*Armoise*, le *Baume tranquille*, etc. Toutes ces préparations, à l'exception de la dernière, sont très-peu usitées.

**MAROUTE**. — Voy. CAMOMILLE PUANTE.

**MARRONNIER D'INDE**, *Æsculus Hippocastanum*, L. — HIPPOCASTA-NÉES.

Angl. *Horse Chesnut-tree.* — All. *Wilder Kastanienbaum.*

Cet arbre splendide nous est venu d'Orient en 1625.

Il est maintenant cultivé jusqu'en Suède. Son écorce et ses fruits intéressent la médecine.

COMPOSITION.—Pelletier et Caventou ont trouvé dans l'*écorce* du Marronnier d'Inde : matière astringente rougeâtre, huile verdâtre, matière colorante jaune, acide, gomme et ligneux.

Les *Marrons d'Inde* contiennent une énorme proportion de fécule et de la cellulose, avec quelques autres substances. Canzoneri y a signalé l'existence d'une matière non azotée et cependant alcaline, susceptible de se combiner avec l'acide sulfurique et donnant un sel cristallisé en aiguilles soyeuses, à laquelle il a donné le nom d'*Esculine.*

L'*Esculine* ($C^{42} H^{24} O^{26}$) n'est pas un alcaloïde; Würtz la range parmi les *glycosides*. La solution aqueuse, se rapprochant en cela de celle du sulfate de quinine, montre à un haut degré les phénomènes du dichroïsme. Elle est bleue par réflexion, incolore par transmission (Trommsdorff).

ACTION PHYSIOLOGIQUE ET USAGES. — On n'a pas fait une étude méthodique des effets physiologiques du Marronnier d'Inde; tout ce que nous savons, c'est que les cotylédons de la semence présentent un goût austère et nauséeux, et que la poudre d'écorce pèse quelquefois sur l'estomac et produit la constipation ou la diarrhée. C'est une lacune regrettable. Il ne serait pas impossible que le fruit, particulièrement, qui renferme un glycoside jouissant comme le sulfate de Quinine de la singulière propriété du dichroïsme, produisît des effets marqués sur l'économie. Certes, nous n'espérons pas que l'*Esculine* vienne jamais à remplacer la Quinine, mais il ne nous semble pas inadmissible qu'elle montre des vertus fébrifuges, au moins égales à celles de tant d'autres prétendus succédanés de l'écorce du Pérou.

Nous désignerions par conséquent de préférence le principe actif des Marrons d'Inde à l'attention des praticiens, tandis que les recherches se sont presque toujours concentrées sur l'écorce de l'arbre dont les propriétés fébrifuges, signalées par Bon dès 1720, confirmées par Cusson, Buchotz, Hufeland, Ranques et nombre d'autres expérimentateurs, ont été niées par des médecins non moins autorisés.

On a donné l'*écorce du Marronnier d'Inde* à la dose de 12 à 15 grammes par jour en *poudre*. La *décoction* de cette écorce a été également employée.

Il faudra dorénavant revenir à l'*Esculine*, comme au principe réellement actif, et aussi dans le but d'éviter les inconvénients qui résultent pour l'estomac des masses considérables de matière brute qu'il serait nécessaire d'ingérer. L'*Esculine* de Mouchon se donne aisément à la dose quotidienne de 1 à 2 grammes.

**MARRUBE BLANC,** *Marrubium vulgare*, L. — LABIÉES.
Angl. *White Horehound*. — All. *Marienwurzel*.

Le *Marrube*, très-commun au bord des chemins, exhale une odeur forte et déplaisante. Sa saveur est amère, nauséeuse, un peu âcre. Il possède des vertus toniques, stimulantes et même antispasmodiques en rapport avec ses qualités amères, aromatiques et fétides.

On l'a beaucoup employé dans l'hystérie, la chlorose et les affections nerveuses, dans les catarrhes, dans la dyspepsie, le scorbut, l'anasarque et les cachexies. Il était aussi administré comme diurétique, sudorifique et astringent.

C'est réellement une plante énergique, dont la *poudre* se donne à la dose de 4 à 8 grammes. On en met une quantité double dans une *infusion*. L'*extrait*, qui est fort actif, se prescrit à la dose de 15 à 25 centigrammes. Il entre dans la *Thériaque d'Andromaque*, le *Sirop de Marrube de Mésué*, etc.

**MASTIC.** — Voy. LENTISQUE.

**MATÉ** ou **THÉ DU PARAGUAY**, *Ilex paraguariensis*, Lamb.; *Ilex Maté*, Aug. S.-H. — ILICINÉES.
Angl. *Paraguay* or *south-sea Tea*. — All. *Jesuiten Thee*.

Le *Maté* est un tonique stimulant dont les Hispano-Américains font une immense consommation en infusion théiforme, bien qu'elle ne soit pas très-agréable, pour fortifier l'estomac et relever les forces générales. Cet usage populaire me porte à croire que les feuilles de l'*Ilex paraguariensis* jouissent de propriétés semblables à celles du Thé, du Café, de la Coca, et appartiennent par conséquent à cette classe d'aliments que je nomme *dynamophores* pour exprimer qu'ils réparent les forces, non les tissus.

**MATICO,** *Piper angustifolium* R. et P.; *Artanthe elongata* Miq. — PIPÉRACÉES.

Angl. *Matico plant.*

Le *Matico* appartient à la flore du Pérou. Ce sont les feuilles que l'on emploie.

COMPOSITION. — Hodges a trouvé dans le *Matico :* huile volatile, principe amer, résine molle d'un vert foncé, matière colorante brune, matière colorante jaune, chlorophylle, gomme, nitrate de potasse, sels et ligneux. La présence d'une petite proportion de tannin est mal démontrée.

L'*essence de Matico*, de couleur verte, et d'abord fluide, devient épaisse et cristallise avec le temps.

Le principe amer, appelé *Maticine*, est soluble dans l'eau, l'alcool, et non dans l'éther.

ACTION PHYSIOLOGIQUE. — Le *Matico* possède les propriétés communes aux substances aromatiques et balsamiques. Il se rapproche particulièrement du Poivre noir et du Cubèbe, ainsi que de la Térébenthine du Copahu. Son action tonique, stimulante, se fait sentir d'abord sur la muqueuse des premières voies, depuis l'estomac jusqu'au rectum ; elle devient irritante quand les doses sont excessives, et se traduit alors par de la diarrhée. Après absorption et sécrétion, l'huile volatile, la résine et le principe amer agissent sur les émonctoires comme ils ont fait primitivement sur la muqueuse gastro-intestinale, resserrent les capillaires, diminuent la phlogose et la formation du mucus ou du muco-pus, augmentent la diurèse et modèrent l'exhalation sanguine lorsqu'elle existe. Comme les autres médicaments auxquels on le compare, le *Matico* peut déterminer, outre les troubles digestifs, une excitation circulatoire et des exanthèmes sudoraux.

USAGES. — A l'extérieur, le *Matico* est employé par les habitants de l'Amérique du Sud à la manière de la charpie ou de la toile d'araignée, pour étancher le sang, fermer les piqûres de sangsues, et agglutiner les plaies des gencives et du nez. Il a sur ces hémostatiques mécaniques l'avantage d'agir par ses qualités styptiques.

A l'intérieur, le *Matico* est le succédané du Cubèbe et du Copahu, dans la blennorrhagie uréthrale et même la leucorrhée, où ces agents rendent cependant moins de services. Il est utile dans les affections de la muqueuse rectale, et les Indiens s'en servent comme aphrodisiaque.

Le Matico convient dans certaines dyspepsies accompagnées de symptômes de gastrite, notamment dans l'ulcère simple de l'estomac et même dans le cancer de cet organe (Gubler) pour diminuer l'hypérémie, favoriser la reproduction de l'épithélium, calmer la pyrosis et prévenir les hémorrhagies. C'est d'ailleurs un hémostatique efficace dans un grand nombre de cas d'hémorrhagies capillaires, surtout lorsque l'exhalation sanguine a pour siége les voies d'élimination de la résine et de l'huile essentielle. On le prescrit dans l'hématurie, l'hémoptysie, l'hématémèse, le mélæna et même la métrorrhagie.

Le Matico peut encore (Gubler) modifier certains états nerveux mal définis, d'un caractère asthénique ou torpide, ainsi que les sécrétions muco-purulentes de la bronchite chronique simple ou compliquée de tubercules.

MODES D'ADMINISTRATION ET DOSES. — Le Matico se donne en *poudre*, en *infusion*, en *décoction*, en *extrait*, en *teinture* et en *sirop*.

La *poudre*, à la dose de 4 à 8 grammes, se prescrit isolément ou incorporée dans une masse pilulaire.

L'*infusion* se fait avec 30 grammes de feuilles pour 750 grammes d'eau bouillante.

La *décoction* devrait, pour être efficace, se préparer avec des doses égales.

L'*extrait* se prend à la dose de 20 à 30 centigrammes; la *teinture alcoolique*, à celle de 4 à 8 grammes. Enfin, on prescrit 30 grammes de *sirop*.

Dorvault fabriquait autrefois des *Capsules de Matico*, mais l'essence de cette Pipéracée n'est plus employée seule, et les *Capsules* de Grimault nous l'offrent associée au Copahu. L'*électuaire* de Debout contient en outre du Cubèbe.

On ferait bien de prescrire, à la dose d'au moins 10 à 30 gouttes par jour, l'essence de Matico pure ou associée à des substances inactives, afin d'en constater les effets spéciaux.

**MATRICAIRE**, *Pyrethrum Parthenium*, Sm.; *Matricaria Parthenium*, L. — COMPOSÉES ou SYNANTHÉRÉES-SÉNÉCIONIDÉES.

Angl. *Common Feverfew*. — All. *Mutterkraut*.

La *Matricaire*, naturelle dans le centre et le midi de la France, est douée d'une odeur forte, résineuse fétide, nauséeuse, analogue à celle de la Tanaisie, et d'une saveur âcre, très-amère. Elle renferme de la résine, une substance amère et une huile volatile bleuâtre qu'on obtient par distillation. La Matricaire jouit des propriétés toniques, stimulantes et, dans une certaine mesure, antispasmodiques des plantes aromatiques et fétides.

Son odeur spéciale lui a valu une réputation de spécificité contre les troubles des fonctions utérines. On l'emploie pour déterminer l'éruption menstruelle ou la rappeler, provoquer l'accouchement et activer l'écoulement lochial. Elle est aussi en usage dans l'hystérie, les affections nerveuses et vermineuses. Frédéric Hoffmann, Morton, Pringle, etc., l'administraient contre la fièvre intermittente, comme la Camomille.

On donne les *fleurs de Matricaire* à la dose de 1 à 2 grammes ; les *sommités fleuries* en *infusion* théiforme à dose double. Pour un lavement, on prend une demi-poignée de la plante en *décoction*. Le suc se donnait autrefois à la dose de 30 à 60 grammes contre la fièvre intermittente dans les intervalles des accès. La Matricaire entre dans le *Sirop d'Armoise* et l'*Emplâtre de Vigo*.

**MAUVE**, *Malva sylvestris*, L., et *Malva glabra*, Desrous. — MALVACÉES. Angl. *Common Mallow*. — All. *Wilde Malve*.

La *Mauve sauvage*, très-commune autour des habitations, renferme dans toutes ses parties une matière mucilagineuse à laquelle elle doit ses qualités émollientes.

On fait un usage habituel de la *décoction* de la *plante entière* comme adoucissant, lubrifiant, calmant et rafraîchissant ; en *tisane*, *lavements*, *bains*, *injections*, *gargarismes* et *collyres*.

Les fleurs de Mauve, rangées parmi les *fleurs pectorales*, sont généralement prises en boisson théiforme dans les maladies inflammatoires des organes de la respiration et des voies urinaires.

Les *feuilles*, au nombre des *espèces émollientes*, servent plutôt pour l'usage topique, dans les inflammations vésiculeuses, érysipélateuses et phlegmoneuses du tégument externe.

Les *fruits*, plus mucilagineux que tout le reste de la plante, sont excellents en *cataplasmes* et en *lavements*.

La *Mauve* se donne en quantité illimitée ; cependant on prescrit 15 grammes de fleurs pour 750 grammes d'eau en *infusion*.

**MAUVE A FEUILLES RONDES**, *Malva rotundifolia*, L. — MALVACÉES. Angl. *Dwarf Mallow*. — All. *Rundblättrige Malve*.

Cette espèce, également vulgaire, ne diffère de la précédente ni par ses qualités, ni par ses usages. Seulement, ses petites fleurs pâles ne sont pas employées seules. D'un autre côté, ses fruits sont plus chargés de matière visqueuse, et les enfants les mangent avec plus de plaisir.

**MÉLÈZE**, *Larix europœa*, DC. — CONIFÈRES. Angl. *Common Larch*. — All. *Lärchenbaum*.

Le *Mélèze* est un grand arbre des montagnes de l'Europe, qui donne la *Térébenthine* dite *de Briançon*, *de Venise*, *Suisse*, et mieux *Térébenthine fine*; ses branches et ses jeunes pousses produisent aussi une matière gommeuse, soluble dans l'eau, et servant aux mêmes usages que la gomme arabique : c'est la *Gomme d'Orenbourg*, et une substance mielleuse, concrète, connue sous le nom de *Manne de Briançon* (voy. TÉRÉBENTHINE).

**MÉLILOT OFFICINAL,** *Melilotus officinalis,* Lamk. — LÉGUMINEUSES-PAPILIONACÉES.

Angl. *Melilot Trefoil.* — All. *Steinklee, Melilotenklee.*

Le *Mélilot officinal,* commun dans les lieux secs et sur le bord des chemins, répand une agréable odeur analogue à celle de la Fève tonka, et qu'on attribue à de l'acide benzoïque dont Vogel a constaté la présence dans cette Légumineuse. Cet arome, qui s'accroît par la dessiccation, et dont s'empare l'eau bouillante, a valu au Mélilot plusieurs de ses usages économiques et médicinaux.

On le mêle au fourrage pour exciter l'appétit des bestiaux, au tabac à priser pour le parfumer.

En médecine, on s'en sert comme d'un léger antispasmodique et calmant, soit à l'intérieur, dans la colique flatulente, par exemple, soit à l'extérieur, et plus habituellement dans l'érythème cutané et les inflammations légères et superficielles des yeux.

Ce sont les *sommités fleuries* qu'on emploie à la dose de 15 à 30 grammes en *infusion* ou en *décoction,* dans 750 grammes d'eau.

Les *Melilotus italica* et *M. cœrulea* peuvent servir aux mêmes usages.

**MÉLISSE DE MOLDAVIE,** *Dracocephalum moldavicum,* L. — LABIÉES.

Cette plante, appelée aussi *Moldavique,* d'où la dénomination primitive de *Dracocephalum Moldavica,* ce dernier mot étant pris substantivement, ou bien *Mélisse turque,* est douée d'une odeur agréable, et renferme une proportion de 8 grammes d'huile volatile par kilogramme. C'est un succédané de l'espèce suivante.

**MÉLISSE OFFICINALE,** *Melissa officinalis,* L. — LABIÉES.

Angl. *Common Balm.* — All. *Melissenkraut, Citronenkraut.*

La *Mélisse* ou *Citronnelle* croît autour des habitations et dans les lieux incultes, principalement dans les provinces méridionales. C'est, parmi les Labiées aromatiques, l'une de celles dont l'odeur, qui rappelle l'épicarpe du citron, est la plus suave et la plus délicate; aussi sa réputation comme stomachique, cordiale, digestive, tonique et carminative, est-elle générale et très-ancienne. Elle possède d'ailleurs toutes les qualités des espèces chargées d'huile essentielle; mais, pas plus que ces dernières, elle ne guérit la mélancolie, l'hypochondrie, la paralysie, etc. Elle est utile dans ces affections et dans l'aménorrhée, pour stimuler l'estomac, réveiller la circulation. On peut l'employer aussi avec avantage dans les catarrhes des muqueuses.

L'*huile essentielle de Mélisse* se prend à la dose de quelques gouttes dans un véhicule approprié.

On emploie l'*infusion* de la plante entière; l'*eau distillée de Mélisse,* simple, dont on met 60 à 90 grammes dans une potion, et qui donne son nom à la trop fameuse *Eau de Mélisse des Carmes.* On en faisait un *sirop.* Elle entrait dans plusieurs compositions officinales, la plupart inusitées, notamment dans le *Sirop d'Armoise*, la *Poudre chalybée*, etc.

**MENTHE-COQ.** — Voy. BALSAMITE ODORANTE.

**MENTHE CRÉPUE,** *Mentha crispa*, L. — LABIÉES.
Angl. *Frizzled Mint*. — All. *Krause Münze*.
Cette espèce, qui diffère à peine de la *Menthe à feuilles rondes* (*Mentha rotundifolia*, L.), jouit de propriétés physiologiques semblables à celles de la suivante.

**MENTHE POIVRÉE,** *Mentha piperita*, L. — LABIÉES.
Angl. *Peppermint*. — All. *Pfeiffer Münze*.
La *Menthe poivrée* n'appartient pas seulement à la flore de la Grande-Bretagne, comme le feraient croire la dénomination de *Menthe anglaise* et les indications données par quelques auteurs de matière médicale; c'est une plante indigène en Europe, en Asie et même en Amérique, dans les lieux humides.

COMPOSITION. — Ses principes constituants sont : une essence aromatique, une résine, une substance amère, de l'acide tannique et de la cellulose.

L'*essence aromatique* se compose d'une huile volatile et d'un stéaroptène ou camphre.

ACTION PHYSIOLOGIQUE. — La *Menthe poivrée* possède au plus haut degré les propriétés organoleptiques des Labiées aromatiques : odeur pénétrante, saveur camphrée et comme poivrée, suivie d'une sensation de fraîcheur et même de refroidissement, plus marquée lorsqu'un courant d'air atmosphérique arrive au contact de la muqueuse buccale, ainsi que d'une anesthésie notable, mais momentanée, quand l'impression a été trop forte.

La première partie de ces phénomènes est ressentie également dans l'estomac, et l'excitation qui en résulte, retentissant sur le reste de l'économie, donne lieu sympathiquement à une stimulation très-généralisée, indépendamment de l'excitation diffuse qui pourra résulter plus tard de l'absorption de l'essence aromatique et de son passage à travers les parenchymes servant de voies d'élimination.

Dans ce trajet, l'huile volatile de Menthe poivrée se comporte comme ses congénères, et agit sur les formations épithéliales et sur les sécrétions, ainsi que nous l'avons dit à propos de l'Anis et des Ombellifères aromatiques.

Au résumé, la Menthe poivrée stimule l'estomac, active la digestion, provoque la contraction du ventricule, l'expulsion des gaz par les voies inférieures et supérieures; excite le système nerveux par action réflexe; accélère la circulation, élève la température; resserre néanmoins localement le réseau capillaire sanguin des émonctoires que baigne son essence; diminue la sécrétion muqueuse et la genèse épithéliale, ainsi que la sécrétion lactée, accroît au contraire quelquefois la diurèse et la transpiration cutanée.

USAGES. — De cette action physiologique, complexe, se déduisent logique-

ment les indications pour l'emploi de la Menthe poivrée. Aussi est-elle fréquemment usitée comme stomachique, carminative, cordiale et stimulante;
plus rarement comme antispasmodique et emménagogue.                    .

Chose remarquable, cette plante réellement et souverainement active n'est
affectée qu'à des usages rationnels, tandis que tant d'autres remèdes douteux
ou nuls sont dotés par l'imagination des guérisseurs de vertus mystérieuses ou
extraordinaires. L'imagination se tait quand les faits parlent un langage clair,
précis et authentique.

La Menthe poivrée est recommandée contre l'obstruction des viscères, les
catarrhes des muqueuses, ainsi que contre les tremblements nerveux. Elle
n'agit dans le premier cas que parce qu'elle diminue l'hypérémie; dans le second, en modérant l'exhalation du plasma particulier de l'épithélium, qui est le
mucus, et la formation trop rapide des *néocytes* (Gubler) ou *leucocytes* (Ch.
Robin), qu'on appelle globules de mucus, globules de pus, et qui ne sont autres,
selon nous, que les premiers états des cellules épithéliales. Elle ne favorise
donc pas l'expectoration, comme le répétaient sans cesse nos devanciers, mais
elle supprime la matière à expectorer ou la diminue considérablement. Dans
le tremblement asthénique, elle est utile par l'excitation sympathique qu'elle
détermine dans le système nerveux, et par la fièvre artificielle qui en résulte.
« *Febris spasmos solvit.* »

La remarque de Linné, que la Menthe amoindrit ou supprime la sécrétion
lactée chez les vaches, a eu son application dans la pratique médicale. L'usage
de cette Labiée est conseillé aux nourrices pour faire passer leur lait. Rappelons que le camphre est employé aux mêmes usages.

MODES D'ADMINISTRATION ET DOSES. — La *Menthe poivrée* s'administre
souvent en *infusion* théiforme contre les indigestions, la colique et la diarrhée.
Quelquefois on donne les sommités fleuries en *poudre*, à la dose de 2 à
4 grammes.

On emploie l'eau *distillée* à la dose de 60 à 90 grammes dans la plupart
des potions cordiales et stimulantes; le *sirop* à la dose de 30 grammes seulement. On met 6 à 12 gouttes d'huile volatile dans une potion,

L'*esprit de Menthe poivrée* (solution d'huile volatile dans l'alcool) se prescrit à la dose de 2 à 8 grammes, et l'*essence de Menthe anglaise*, qui n'en diffère que par le degré de concentration et d'activité, se donne à la dose de 2 à
5 grammes sur du sucre.

Mais l'un des modes d'emploi les plus usités et les plus commodes est assurément la forme de *pastilles* ou *tablettes* qu'on laisse fondre dans la bouche.

La *Menthe poivrée* sert aussi à l'extérieur en *cataplasmes* résolutifs très-
excitants, surtout rubéfiants et presque vésicants, ainsi qu'en *lotions* sur des
surfaces qu'il s'agit d'animer et sur des ulcères ichoreux dont on veut modifier la sécrétion.

**MENTHE POULIOT**, *Mentha Pulegium*, L. — LABIÉES.
Angl. *Penny-royal*. — All. *Poley Münze*.

Le *Pouliot commun*, très-répandu autour des mares et des fossés qui bordent les routes, doit son nom à ce qu'il a le don de chasser les puces (*Pulex*), propriété que, du reste, il partage avec les autres plantes fortement aromatiques.

Sa composition est pour ainsi dire identique avec celle de sa congénère. La Menthe poivrée et son action physiologique n'en diffèrent que par une moindre intensité. Cependant on lui attribue sans peine des vertus héroïques, comme emménagogue, antispasmodique et antigoutteuse (*Mentha podagraria*). Nous ne lui reconnaissons pas cette spécialité ni cette supériorité d'action, et nous pensons que le fer, auquel Haller l'associait, entrait pour une bonne part dans les effets emménagogues observés chez de jeunes chlorotiques.

Le *Pouliot* entrait dans le *Sirop d'Armoise*, l'*Eau hystérique*, la *Poudre chalybée*. On en prépare encore une *huile essentielle*, un *esprit* et une *essence*, ainsi qu'une *eau distillée* comme pour la Menthe poivrée. Ces préparations et la plante entière s'emploient de même que la Menthe poivrée et à peu près aux mêmes doses.

Le liquide connu en Angleterre sous le nom d'*Eau antihystérique de Penny-royal* est composé d'eau distillée de Pouliot, additionnée de teinture de Bryone composée.

**MÉNYANTHE** ou **TRÈFLE D'EAU**, *Menyanthes trifoliata*. — GENTIANÉES.
Angl. *Common Buckbean, marsh Trefoil*. — All. *Wasserklee, Fieberklee*.

Cette Gentianée anomale habite les lieux aquatiques et marécageux. Elle passe pour servir de nourriture aux Bièvres ou Castors (*Castor fiber*), d'où lui viennent un de ses noms allemands et son appellation latine *Trifolium fibrinum*.

COMPOSITION. — Le *Trèfle d'eau*, analysé par Trommsdorff, a donné 25 pour 100 de matières solides, à savoir : extractif amer, albumine végétale, résine verte (chlorophylle), matière particulière précipitable par le tannin, mais soluble dans l'eau et l'alcool affaibli, gomme brune, fécule (*inuline* ou *ményanthine*), acide malique et acétate de potasse.

L'*extractif amer*, soluble dans l'eau, est le principe actif de la plante.

ACTION PHYSIOLOGIQUE. — Le *Ményanthe* est d'une amertume extraordinaire qui devient nauséeuse; son odeur est peu marquée. Il agit comme tonique non styptique, à la manière des autres amers dépourvus de tannin, et se rapproche ainsi de la Gentiane et de la petite Centaurée, plantes de la même famille.

USAGES. — En Sibérie, on la substitue au Houblon; en Laponie, on ajoute la poudre de sa racine au pain grossier dont se nourrissent les habitants.

La médecine en tire parti dans les fièvres intermittentes, les affections herpétiques, le scorbut, l'anémie, les cachexies, et dans tous les cas où les toniques amers sont indiqués.

MODES D'ADMINISTRATION ET DOSES. — On donne la *poudre* de feuilles à la dose de 60 centigrammes à 1 gramme. On en prescrit le double en *infusion*. Le *suc* se prend à la dose de 30 grammes ; l'*extrait* à celle de 30 à 60 centigrammes.

Le *Trèfle d'eau* est souvent associé à des amers aromatiques. Sa racine et ses feuilles entrent dans l'*Eau générale* et l'*Eau antiscorbutique*.

**MERCURIALE ANNUELLE**, *Mercurialis annua*, L. — EUPHORBIACÉES. Angl. *Annual Mercury*. — All. *Jahriges Bingelkraut*.

La *Mercuriale* ou *Foirole* est l'une des *mauvaises herbes* les plus répandues dans les jardins.

COMPOSITION. — Elle renferme, d'après Feneulle, un principe amer purgatif, du muqueux, de la chlorophylle, de l'albumine végétale, une substance grasse, une huile volatile, de l'acide pectique, du ligneux, des sels et de l'ammoniaque. Le *principe amer purgatif* est soluble dans l'eau.

ACTION PHYSIOLOGIQUE ET USAGES. — La *Mercuriale* doit son nom vulgaire à ses effets cathartiques prononcés. Cependant, débarrassée de son principe actif par l'ébullition dans l'eau, elle devient comestible, et se mange comme épinards dans quelques pays de l'Allemagne. Son suc a un goût salé.

Sans parler des pratiques surannées dont cette plante a été l'objet, on peut dire que de notre temps la Mercuriale ne s'administre plus que sous forme de Mellite et pour l'usage externe. On prescrit le *Miel mercurial*, ou mieux le *Miel de Mercuriale*, en lavement, à la dose de 15 à 30 grammes pour les enfants, et de 30 à 60 pour les adultes, comme laxatif.

Cependant l'*extrait aqueux* (Lemolt) purge aussi par l'estomac, à la dose de 4 à 8 grammes. Il en serait de même de sa *décoction*, mais cette préparation repoussante n'est usitée que par les indigents dans quelques campagnes.

En même temps qu'elle purge, la Mercuriale agit aussi comme diurétique ; elle peut donc rendre des services non-seulement dans la constipation et dans les affections qui réclament les purgatifs, mais encore dans les hydropisies. Linné lui accorde des vertus hypnotiques prédominantes.

La Mercuriale est employée comme laxative, hydragogue, diurétique, emménagogue. Elle devient émolliente après la coction, et peut servir à préparer des cataplasmes adoucissants.

**MEUM**, *Meum athamanticum*, Jacq.; *Athamanta Meum*, L. — OMBELLIFÈRES-AMMINÉES. Angl. *Common Signet*. — All. *Bärenwurz*.

Cette espèce, spontanée dans les montagnes du midi de la France et en Orient, possède une odeur pénétrante et tenace, exaltée surtout dans la racine qui est la seule partie usitée.

Le *Meum* jouit des propriétés des Ombellifères aromatiques en général (voy. ANGÉLIQUE, ANIS, etc.). Il entre dans l'*Orviétan*, la *Thériaque*, le *Mithridate* et d'autres préparations officinales.

**MÉZÉRÉON** ou **BOIS-GENTIL**, *Daphne Mezereum*, L.—DAPHNACÉES.

Angl. *Common spurge Olive*. — All. *Gemeiner Kellerhals*, *Seidelbast*.

Le *Bois-gentil*, ou *Lauréole femelle*, est un arbrisseau indigène dans nos bois montueux.

Nous en avons donné ailleurs la composition chimique (voy. GAROU). Il fournit sans doute une partie des écorces de Garou du commerce, ce qui est sans inconvénient, puisqu'il possède exactement les mêmes propriétés que le *Daphne Gnidium*. Le lecteur trouvera à l'article GAROU tout ce qu'il importe de savoir sur l'action physiologique et les usages thérapeutiques du *Mezéréon*.

**MIEL.** Sécrétion de l'*Abeille domestique* (*Apis mellifica*, L.). — INSECTES HYMÉNOPTÈRES.

Angl. *Hive bee*, *Honey bee*. — All. *Honig*.

COMPOSITION. — Le *Miel* peut être considéré comme une solution concentrée de sucre, mêlée à de la cire et à des matières colorante, odorante et gommeuse (Proust), à des acides végétaux et même à du ferment ou *couvain*.

Le *sucre* est de deux sortes : l'une cristallisable, analogue à du sucre de raisin, l'autre incristallisable, comme la Mélasse ou résidu sirupeux brun du sucre de betterave. Guibourt y a constaté en outre de la Mannite.

Enfin, certains Miels provenant du butin fait par les Abeilles sur des fleurs malsaines contiennent des principes désagréables, nuisibles et même vénéneux.

ACTION PHYSIOLOGIQUE. — Le *Miel* est généralement un aliment sain et agréable au goût, bien que, pris en quantité un peu considérable, il laisse dans l'arrière-gorge une sensation d'âcreté ordinairement légère, mais parfois assez forte, surtout chez les personnes dont la muqueuse est irritable. Par exception, le *Miel de Trébizonde*, récolté sur l'*Azalea pontica*, et certains miels de l'Amérique signalés par Auguste Saint-Hilaire, Humboldt et P. Bonpland, possèdent des propriétés nocives ou délétères, selon la dose, et déterminent un violent mal de tête, des vomissements, la perte des sens, de la motricité, et finalement la mort, à la manière des poisons narcotiques. Mais le Miel de nos contrées n'a aucun de ces inconvénients, il relâche seulement un peu le ventre, ce qui est souvent avantageux. D'ailleurs il offre des qualités variables de couleur, d'odeur et de goût, selon les plantes qui le fournissent.

USAGES. — Le Miel entre pour une proportion importante dans la nourriture de certains peuples; il est également fort usité dans nos campagnes, et sert à la préparation du *Pain d'épice* et de diverses friandises.

On en retire par la fermentation une liqueur spiritueuse, l'*Hydromel vineux*, qui remplace le vin ou la bière.

En médecine, on s'en sert pour édulcorer les tisanes, ou bien on en dissout 60 grammes dans 750 grammes d'eau pour former l'*Hydromel simple*. Employé comme excipient de différentes substances médicamenteuses, il constitue les *Mellites*, et s'il est associé au vinaigre, les *Oxymels*. Les pharmaciens l'emploient aussi pour enrober ou *emmieller* plusieurs agents de la matière médicale.

Le Miel en nature sert quelquefois comme laxatif chez les enfants, à qui il faut en faire avaler 60 à 90 grammes. Plus souvent on se contente de sa solution dans l'eau ou dans la décoction d'Orge et d'autres tisanes, comme rafraîchissant et délayant, dans les maladies aiguës, fébriles, notamment dans les maux de gorge; mais c'est une substance dont les malades se dégoûtent promptement.

**MILLEFEUILLE**, *Achillea Millefolium*, L. — COMPOSÉES ou SYNANTHÉRÉES-SÉNÉCIONIDÉES.

Angl. *Common Milfoil*. — All. *Gemeine Schaafgarbe*.

Le *Millefeuille*, espèce indigène très-vulgaire, a la réputation d'un excellent vulnéraire. On l'emploie surtout contre les coupures, d'où l'appellation d'*Herbe au charpentier*. Les anciens médecins l'ont recommandé comme antispasmodique, carminatif, antipériodique, etc. Ces diverses propriétés auraient besoin d'être établies sur de nouvelles observations. Tout ce qu'on peut dire aujourd'hui, c'est que la plante, étant douée d'un certain arome et d'une faible astringence, peut servir dans les cas où ces qualités sont requises.

On emploie encore quelquefois l'*eau distillée* des sommités fleuries du *Millefeuille*, ainsi que son *huile essentielle*, celle-ci à la dose de 20 à 30 gouttes.

Le Millefeuille entre dans l'*Eau vulnéraire* et quelques autres préparations.

**MILLEPERTUIS**, *Hypericum perforatum*, L. — HYPÉRICINÉES.

Angl. *Saint John's Wort*. — All. *Johannes Kraut*.

Le *Millepertuis*, très-commun dans les lieux herbeux des bois, contient une huile essentielle, une résine, une matière rouge et beaucoup de tannin, principes solubles dans l'alcool. Il possède une saveur amère, astringente, résineuse et une odeur aromatique assez forte quand on le froisse entre les doigts. C'est peut-être le vulnéraire le plus usité. Ses qualités balsamiques et légèrement astringentes justifient un peu cet engouement populaire, et désignent à l'avance le Millepertuis comme moyen utile pour affermir les tissus, diminuer les flux muqueux, les hémorrhagies capillaires, accroître la diurèse, etc. On l'emploie dans certains pays contre la dysenterie. Il a été prescrit comme vermifuge.

Par infusion dans l'huile on obtient l'*Huile d'Hypericum*, qui est rouge et encore usitée comme liniment. L'*huile volatile* se donne à la dose de 8 à

10 gouttes; les *sommités fleuries* à celle de 8 à 15 grammes. Le *Millepertuis* entre d'ailleurs dans un grand nombre de préparations : *Eau vulnéraire, Sirop d'Armoise, Thériaque, Mithridate, Baume tranquille, Emplâtre opodeldoch*, etc.

**MOLÈNE.** — Voy. BOUILLON-BLANC.

**MONÉSIA.** — Voy. BURANHEM.

**MORELLE**, *Solanum nigrum*, L. — SOLANACÉES.
Angl. *Black Nightshade*. — All. *Schwartzer Nachtschatten*.

La *Morelle*, très-commune dans les terres remuées, a été transportée par les Européens dans l'Inde, à Java, à l'île de France et au Brésil.

Cette plante, qui sent le Musc, surtout dans la variété villeuse, est insipide et fort peu active. Cependant ses baies renferment un alcaloïde spécial, la *Solanine* (Desfosses), à l'état de malate, et, d'un autre côté, les médecins croient lui reconnaître des effets stupéfiants ou narcotiques. Il faut que cette action soit bien légère ou qu'elle se perde par la cuisson, puisque la Morelle, usitée comme aliment dès la plus haute antiquité, se mange encore à l'île de France et dans les Antilles, sous le nom de *Brèdes*.

En réalité, la Morelle possède à un faible degré les qualités des plantes de la famille des Solanées. Sa *décoction* est calmante, et s'emploie en *lotions* sur les parties enflammées ou douloureuses, en *lavements*, en *injections* vaginales. L'*herbe écrasée* sert aussi à faire des *cataplasmes* adoucissants. Le *suc* de Morelle en *frictions* autour des yeux produirait une légère dilatation pupillaire (Dunal). Il a été conseillé dans plusieurs cas comme anodyn et antispasmodique, soit à l'intérieur, soit en applications locales.

Actuellement on n'emploie guère la Morelle que pour l'usage externe sous forme de *décoction*. Autrefois on en préparait une huile médicamenteuse par macération des feuilles et des baies. Elle entre dans le *Baume tranquille*, le *Populéum*, etc.

**MOUSSE DE CORSE**, *Gigartina Helminthocorton*, Lamk. — ALGUES-FLORIDÉES.
Angl. *Corsican Moss*. — All. *Corsisches Moos*.

La *Mousse de Corse*, ou *Mousse de mer*, est formée par la réunion d'un grand nombre d'Algues ; on en a compté vingt-deux, parmi lesquelles, les plus abondantes après le *Fucus helminthocorton*, L., sont les *Fucus purpureus* et *F. plumosus*, ainsi que le *Conferva fasciculata*, etc.

COMPOSITION. — La *Mousse de Corse*, analysée par Bouvier, a donné : gelée végétale, fibre, chlorure de sodium, sulfate et carbonate de chaux, fer, manganèse, silice et phosphate calcique. On y a découvert une très-petite quantité d'iode (Straub, Gaultier de Claubry). Ces principes constituants n'expliquent pas les vertus anthelminthiques de cette Algue marine.

ACTION PHYSIOLOGIQUE ET USAGES. — Les effets physiologiques de la Mousse de Corse sont peu marqués. On lui a reconnu une action diurétique et diaphorétique (Farr); il est même permis de supposer qu'elle peut devenir altérante à cause de la très-petite proportion d'iode qu'elle renferme. D'un autre côté, elle est certainement nutritive à la manière de la Mousse de Ceylan ; mais rien n'eût fait prévoir ses effets utiles contre les parasites intestinaux, et spécialement contre l'Ascaride lombricoïde.

C'est en qualité de vermifuge que la Mousse de Corse est à peu près exclusivement employée. Elle jouit aussi de propriétés fondantes et résolutives. Les Corses en font usage pour dissoudre les engorgements. Ce n'est pas une raison suffisante pour y voir un remède contre le cancer.

MODES D'ADMINISTRATION ET DOSES. — La *Mousse de Corse* se donne en poudre à la dose de 1 à 2 grammes, avec du miel ou du sucre, chez les enfants de trois ans et au-dessous. Elle n'est plus usitée en *décoction*; 8 à 16 grammes pour 750 grammes d'eau, dont on prenait une verrée tous les matins, trois jours consécutifs. Mais on prescrit le *sirop* (Boullay) à la dose de 1 à 2 cuillerées le matin dans du lait. La *gelée*, le *saccharolé* et les *tablettes* de Mousse de Corse sont encore des préparations quelquefois usitées.

La *Poudre vermifuge composée* renferme : *Mousse de Corse* et *semen-contra*, aa 10 grammes ; rhubarbe, 5 grammes. A la dose de 1 à 5 grammes, c'est un bon vermifuge.

**MOUSSE D'IRLANDE.** — Voy. CARRAGAHEEN.

**MOUSSENA, MOUCÆNA** ou **BOUSSENA.** Écorce de l'*Albizzia anthelminthica*, Brongn. — LÉGUMINEUSES-MIMOSÉES.

Cette plante abyssinienne, aussi appelée *Musanna* ou *Musenna*, était attribuée à tort au *Rottlera Schimperi*. Corbon et Eug. Fournier l'ont restituée à la famille des Légumineuses, et A. Brongniart l'a dénommée.

COMPOSITION. — L'écorce de *Moussena* renferme, d'après Thinal, une substance incristallisable, d'un goût âcre, soluble dans l'eau et voisine de la saponine ; un principe amer, de la matière grasse, cireuse, une matière colorante jaunâtre, de l'extractif et des sels.

La substance âcre, soluble dans l'alcool, en est le principe actif.

ACTION PHYSIOLOGIQUE ET USAGES. — Le Moussena ne purge pas et ne produit pas d'effet bien apparent sur le sujet auquel on l'administre, mais il agit violemment sur le ténia, le tue, et prépare ainsi son expulsion spontanée ou provoquée par un purgatif. Le malade, qui prend 60 grammes d'*écorce en poudre* mêlée avec de la viande hachée, ou délayée dans du miel, dans de la bouillie de farine, doit être à jeun depuis un jour. Si l'exonération se fait trop attendre, on administre 20 grammes d'huile de Ricin.

Le Moussena aurait sur le Kousso l'avantage de n'être point irritant pour l'estomac et les premières voies. Pruner-bey en a obtenu dix-neuf succès contre le ténia; d'autres expérimentateurs ont été moins heureux, et pour ma part je l'ai prescrit une seule fois sans résultat.

**MOUTARDE BLANCHE**, *Sinapis alba*, L. — CRUCIFÈRES.
Angl. *White Mustard*. — All. *Weisser Senfsamen*.

La *Moutarde blanche* croît dans les moissons maigres, surtout en Flandre ; de plus, elle est l'objet d'une culture en Alsace et en Bretagne.

COMPOSITION. — La *graine de Moutarde blanche* est doublée d'une couche de mucilage solide et soluble dans l'eau, à laquelle elle communique une viscosité remarquable ; seulement, à l'inverse de la semence de Coing ou de Lin, cette couche est établie en dedans de l'épisperme. Les cotylédons renferment un tiers de leur poids d'huile grasse jaune, plus un peu de résine brune, d'extractif et de gomme, de l'albumine, de la cellulose, de l'acide phosphorique libre (John) et des sels : principes auxquels il faut joindre l'*acide sulfosinapisique*, d'après O. Henry et Garot. Cependant, bien que la composition de l'acide sulfosinapisique, déduite de celle du sulfosinapisate de potasse, indique la possibilité de son dédoublement en acides sulfhydrique et sulfocyanate d'allyle, il est constant que la moutarde blanche ne développe pas d'essence de Moutarde, laquelle, d'après cela, ne pourrait se former qu'aux dépens du composé désigné par Bussy sous le nom de Myronate de potasse.

Selon Robiquet et Boutron, la Moutarde blanche doit son goût piquant et son activité à un *principe âcre non volatil* qui ne préexiste pas, et prend naissance en vertu de la fermentation excitée par la Myrosine qui se trouve associée dans la graine à une substance voisine, mais différente du Myronate de potasse.

Mentionnons en outre l'*Érucine* de Simon, qui ne renferme pas de soufre.

ACTION PHYSIOLOGIQUE. — La Moutarde blanche stimule la muqueuse digestive, favorise l'exonération, et augmente la diurèse. A haute dose, elle peut à la longue provoquer une vive irritation et même l'inflammation confirmée du canal intestinal, tant par les effets irritants de son principe âcre que par l'action mécanique des masses de graines qui parfois s'accumulent dans le cæcum et l'appendice iléo-cæcal.

Si le principe âcre peut s'échapper des enveloppes de la graine, il doit en être de même pour la matière mucilagineuse, à laquelle, par conséquent, il est permis d'attribuer une part dans les effets laxatifs. Nous pensons qu'on augmenterait singulièrement l'activité de la graine de Moutarde blanche en la concassant très-légèrement, et qu'ainsi on pourrait se contenter d'en prendre une cuillerée à café au lieu d'une ou deux cuillerées à soupe, qui sont ordinairement nécessaires.

USAGES. — Depuis Cullen et Fouquier, la Moutarde blanche est fréquemment employée contre la constipation atonique et habituelle. On l'a vantée comme sialagogue et comme une sorte de panacée contre tous les dérangements des fonctions digestives. Elle est généralement innocente ; néanmoins il faut s'en défier à la suite des typhlites, des pérityphlites et des pelvi-péritonites, ayant pu laisser des adhérences et d'autres obstacles mécaniques à la contraction intestinale, ce qui favoriserait l'introduction et l'accumulation des corps étrangers dans l'appendice du cæcum.

MODES D'ADMINISTRATION ET DOSES. — On prend une pleine cuillerée à soupe de graine de Moutarde, rarement moins, souvent davantage, soit dans les intervalles des repas, soit en se couchant, la digestion terminée, ou même plusieurs fois par jour. Quelques gorgées d'eau facilitent la déglutition de ces petits corps solides. L'usage en est continué pendant plusieurs semaines, d'ordinaire sans inconvénient.

En Angleterre, on sert sur les tables, sous le nom de *Mustard and Cress*, ou de *Corn salad*, un mélange de graines de Moutarde blanche et de feuilles de *Lepidium sativum* ou *Cresson alénois*.

La *Moutarde blanche* sert à la fabrication de certains condiments de luxe chargés d'aromates, mais auxquels manquent précisément les qualités spéciales qu'on recherche dans la Moutarde noire.

**MOUTARDE NOIRE**, *Sinapis nigra*, L. — CRUCIFÈRES.

Angl. *Common* or *black Mustard*. — All. *Schwartzer Senfsamen*.

La *Moutarde noire* ou *officinale* e trouve assez communément dans les moissons de toute l'Europe.

COMPOSITION. — D'après les travaux de Thibierge, Pelouze, Robiquet, Boutron, Bussy, Fremy et autres, la composition de la *graine de Moutarde noire* peut être ainsi établie : myronate de potasse, myrosine, huile fixe, matière grasse perlée, matière gommeuse, sucre, matière colorante, sinapisine, acide libre, matière verte particulière et sels.

L'*acide Myronique* (Bussy) est un composé pouvant être représenté par du glycose, de l'acide sulfurique et de l'*essence de Moutarde*. La *Myrosine* est le ferment spécial qui dédouble l'*acide myronique* et met l'huile volatile en liberté. Elle est analogue à l'émulsine des amandes, ainsi qu'aux matières albuminoïdes en général.

L'*essence de Moutarde* est une huile volatile sulfurée ($C^8H^5, AzS^2$), incolore ou légèrement nuancée de jaune, d'une odeur pénétrante, et d'un goût âcre et brûlant. Elle possède à la plus haute puissance les effets physiologiques et thérapeutiques de la graine.

Nous n'avons rien à signaler dans la *sinapisine*, si ce n'est qu'elle est dépourvue de soufre, et qu'il serait à désirer que ce nom significatif eût été donné de préférence à l'*acide myronique*, le principe capital entre tous ceux qui préexistent dans la semence de Moutarde noire.

ACTION PHYSIOLOGIQUE. — Appliquée sur la peau, la Moutarde, lorsqu'elle est humectée d'eau, produit très-vite une sensation de picotement et de cuisson accompagnée de rougeur vive. Si le contact se prolonge, il en résulte un exsudat sous-épidermique qui peut, selon le degré de la phlogose artificielle, être simplement infiltré dans le tissu muqueux, et donner lieu à une élevure tout à fait semblable à celle de l'urticaire, ou bien être rassemblé en collection séreuse ou séro-fibrineuse sous des ampoules d'épiderme soulevé. Enfin, lorsque les cataplasmes de Moutarde restent à demeure sur les membres de sujets frappés d'immobilité ou plongés dans le coma, la mortification du derme et des tissus sous-jacents peut en être la conséquence. De tels désordres, avec l'inflammation éliminatrice et les complications qui s'en suivent, ont parfois entraîné la mort (Trousseau et Pidoux). Sur les sens spéciaux, la Moutarde, dans laquelle on a fait se développer l'essence, exerce également une action des plus énergiques. L'huile volatile qui s'en échappe irrite les yeux, les fait rougir subitement et provoque un flot de larmes. En même temps elle pénètre dans les narines, où elle détermine une sensation de piqûre douloureuse suivie d'un écoulement séreux comme au début du coryza, et de là dans les bronches, en donnant lieu à du malaise et à de l'étouffement. Le même picotement est ressenti sur la langue et dans la bouche au contact de la Moutarde, et les effluves qui viennent de l'arrière-gorge dans les narines y produisent un picotement insupportable avec larmoiement réflexe. Cette impression sur les sens de la vue, de l'odorat et du goût, est quelquefois suivie d'une céphalalgie congestive plus ou moins intense, ordinairement fugace.

Dans l'estomac, la Moutarde agit aussi comme irritant; son ingestion est suivie d'une sensation de chaleur plus ou moins cuisante et d'un accroissement marqué dans l'activité digestive. Mais l'abus peut donner lieu à de la phlogose de la muqueuse, caractérisée par de la pyrosis au contact des aliments chauds et stimulants, et bientôt par de l'inappétence et des signes d'irritation gastro-intestinale, tels que vomissements, diarrhée dysentériforme, etc.

L'huile essentielle, portée par la circulation dans les émonctoires, va les exciter, et manifester sa présence par l'augmentation des sécrétions tant de la peau que des reins. Elle se décompose probablement en grande partie dans ce trajet, et laisse dans l'économie une proportion plus ou moins notable de soufre.

USAGES. — L'usage diététique de la Moutarde est très-répandu. C'est un excellent condiment pour les estomacs froids et torpides.

L'usage médicinal n'en est pas moins habituel. On s'en sert rarement à ce titre par les voies gastriques, car il ne faut compter que sur ses effets stimulants, et nullement sur son action émétique, diurétique ou fébrifuge. En revanche, c'est le rubéfiant le plus communément employé, et conséquemment l'agent le plus habituel de la médication révulsive. Mais pour en tirer le meilleur parti et pour éviter tous les inconvénients, les accidents même qui y sont attachés, il importe de suivre les conseils donnés par Trousseau et Pidoux, relativement au mode de préparation des cataplasmes de farine de Moutarde et aux précautions à prendre lorsqu'ils sont en place.

MODES D'EMPLOI. — On se sert de la *farine* et de l'*essence de Moutarde*.

La *farine* de semences de *Moutarde noire* sert quelquefois à saupoudrer l'intérieur des bas, ou des appareils d'ouate et de taffetas ciré dont on entoure les extrémités inférieures des sujets atteints de céphalée, de méningite, etc.; mais elle n'est efficace qu'à la condition d'être humectée par la sueur, et se montre au contraire inerte quand la peau reste absolument sèche. A part cette circonstance, la Moutarde est employée sous forme de cataplasmes appelés *sinapismes*. L'addition de l'eau à la poudre de Moutarde a pour objet non-seulement d'en faire une pâte de consistance molle et d'une application facile, mais aussi, et surtout, de rendre possible la métamorphose du Myronate de potasse en essence de Moutarde. Or, de même que toute fermentation, ce phénomène est favorisé par une température moyenne de 25 à 40 degrés centigrades, tandis qu'il est retardé par une basse température et annihilé par une température qui dépasse 75 degrés. D'un autre côté, il est empêché, comme les autres fermentations, par la présence en proportion considérable d'un acide énergique, de l'alcool, du sel marin, etc. D'où il suit que pour faire un bon sinapisme, il faut éviter d'employer de l'eau bouillante, s'abstenir d'y ajouter force vinaigre, ainsi que le font souvent les garde-malades, et se servir simplement d'eau chaude que la main puisse aisément supporter.

En outre, on ne doit jamais laisser un tel sinapisme en place plus de quinze à vingt minutes, sous peine de voir se produire les lésions locales décrites plus haut. On peut laisser agir un sinapisme pendant un temps beaucoup plus long, mais à la condition de le promener sur de nouvelles régions et de le déplacer à temps.

L'*huile volatile* ou *essence de Moutarde*, exempte de ces inconvénients, jouit au suprême degré de tous les avantages de la farine de Moutarde. Malgré son prix élevé, elle peut être d'un usage économique en raison de la petite quantité qu'il en faut pour représenter des masses considérables de farine. dont la majeure partie est perdue dans un sinapisme qui n'agit sur la peau que par la surface du contact.

J'ai employé avec beaucoup d'avantages, et sur une grande échelle, l'*essence de Moutarde* dans la dernière épidémie de choléra (1866), pour obtenir la rubéfaction, et répondre par là à l'indication de stimuler la périphérie et de calmer les crampes. Cette huile volatile était dissoute, soit dans l'alcool, soit dans l'huile d'amandes douces, dans la proportion de 1 gramme pour 10, 12 ou 15 grammes de véhicule. L'huile a sur l'alcool l'avantage de mieux retenir l'essence, ce qui en rend le maniement plus facile. Les deux solutions agissent, d'ailleurs, avec une égale énergie : en trois ou quatre minutes la rubéfaction est obtenue. Le procédé est d'ailleurs fort simple.

On applique rapidement la solution à l'aide d'un pinceau de charpie sur la partie qu'il s'agit de rubéfier, et immédiatement on recouvre la région d'un morceau de taffetas ciré pour empêcher l'évaporation. On peut se servir, pour ce dernier usage, d'un papier quelconque, imprimé ou non, qu'on a trempé dans de l'huile à manger ou à brûler. Ce procédé de sinapisation est à la fois le plus facile, le plus rapide, le plus sûr et le plus exempt d'inconvénients.

Dans les proportions indiquées ci-dessus, la solution sinapisique donne certainement, et en quelques instants, tous les effets irritants qu'on prétend obtenir, et l'on n'a jamais à craindre que, dépassant le but, elle ne produise la vésication, ni, à plus forte raison, des eschares. Pour obtenir à coup sûr un vésicatoire, il suffit d'employer l'essence sous une forme plus concentrée, par exemple 1 gramme dans 5 grammes seulement de véhicule. Ce moyen de vésication est préférable à la cantharide toutes les fois que l'irritabilité ou la lésion inflammatoire des reins fait redouter pour ces glandes les effets du cantharidisme.

Pour l'usage diététique et pour l'usage médical interne, la Moutarde s'emploie en *farine* délayée dans de l'eau aromatisée ou non. On pourrait également substituer à cette préparation *l'essence* de Moutarde à doses excessivement faibles.

**MUGUET**, *Convallaria maïalis*, L. — ASPARAGINÉES.
Angl. *Lily of the valley.* — All. *Maiblume.*

Les fleurs de cette charmante espèce de nos bois exhalent un parfum suave, mais un peu fort, qu'on a comparé à celui du Musc. Elles étaient estimées céphaliques, c'est-à-dire propres à fortifier l'action cérébrale en même temps que celle du reste du système nerveux. Leur fâcheuse influence sur l'économie, lorsqu'elles sont réunies en gros bouquets dans une chambre fermée, est encore mieux établie. Aussi les fleurs de Muguet ne sont-elles plus employées que comme sternutatoire.

On en prise la *poudre* à la manière de celle du tabac, dont elles surpassent, sous ce rapport, les propriétés, sans en avoir les inconvénients. Comme tous les errhins, les fleurs de Muguet font couler les larmes en même temps que du mucus plus ou moins fluide. *L'Eau d'or*, qui passait anciennement pour ranimer les forces vitales, n'était autre que *l'Eau distillée de Muguet.*

**MURIER NOIR**, *Morus nigra*, L. — MORÉES.
Angl. *Mulberry-tree.* — All. *Maulbeerbaum.*

Le *Mûrier noir*, originaire de Perse, dit-on, est cultivé depuis un temps immémorial dans l'Europe méridionale et dans le midi de la France. Ce sont ses fruits noirs, bacciformes, et non ceux de la Ronce, dont on fait le *Sirop de Mûres*, si fréquemment employé dans les maladies fébriles avec tendance putride ou forme bilieuse, et surtout dans les angines inflammatoires.

On l'emploie en *gargarisme* dans de la décoction de feuilles de Ronce, ou bien pour édulcorer des tisanes adoucissantes et rafraîchissantes. La dose est de 60 grammes pour 300 grammes de gargarisme ou pour 750 grammes de tisane. Ce *sirop* est légèrement astringent.

**MUSC.** Sécrétion du *Chevrotain porte-musc* (*Moschus moschiferus*, L.). — MAMMIFÈRES RUMINANTS.
Angl. *Musk.* — All. *Bisam.*

Le *Chevrotain porte-musc* habite l'Himalaya et les régions montagneuses avoisinantes, en Tartarie, Sibérie, Chine, Cochinchine et Tonquin. Une poche annexée aux organes génitaux du mâle sécrète le Musc. Cette substance précieuse, toujours plus ou moins sophistiquée, nous vient par la Russie (*Musc Kabardin*) et par la Chine (*Musc Tonquin*). Celui-ci est le meilleur.

COMPOSITION. — Les travaux de Guibourt et Blondeau, Geiger et Reinmann, nous ont appris que le Musc est formé de : substance volatile spéciale, ammoniaque, acide particulier incristallisable, stéarine, oléine, cholestérine, résine amère, osmazôme, sels, etc.

Le principe volatil odoriférant n'a pu jusqu'ici être isolé, et diverses hypothèses ont été mises en avant pour expliquer la fragrance excessive et constante du Musc sans perte notable de son poids, ainsi que d'autres particularités difficiles à comprendre avec les données actuelles.

ACTION PHYSIOLOGIQUE. — Ingéré dans l'estomac, le Musc en trouble les fonctions, détermine de la pesanteur épigastrique, des éructations, parfois des nausées et des vomissements, de la diminution d'appétit, ou quelquefois l'effet inverse, la sécheresse de la gorge, la céphalalgie, le vertige. Les phénomènes céphaliques augmentent ensuite et se caractérisent surtout par de la somnolence. Il peut survenir aussi du tremblement et des convulsions. Enfin, le pouls s'accroît en force et en fréquence.

Plusieurs de ces symptômes font défaut dans certains cas et d'autres se présentent. Ainsi on observe quelquefois une assez vive excitation des organes génitaux (Trousseau et Pidoux). Le Musc provoque l'éruption mensuelle chez les femmes, des épistaxis chez les sujets prédisposés, la diaphorèse ou la diurèse chez quelques-uns.

Le principe odorant du Musc est absorbé et circule dans le sang. Tiedemann et Gmelin en ont reconnu l'odeur dans le sang de la veine porte, de la splénique et de la mésentérique. Ce principe est éliminé par la respiration, par la sueur et par l'urine, où sa fragrance particulière le fait reconnaître (Barbier, Trousseau et Pidoux). Il imprègne de même les tissus, car on le constate après la mort dans le cerveau et les organes des autres cavités splanchniques.

SUBSTANCES SYNERGIQUES, AUXILIAIRES. — SUCCÉDANÉS. — Les matières odoriférantes sécrétées par le Castor, la Civette, l'Hyrax du Cap, se comportent exactement comme le Musc, à l'intensité près. Il en est de même de l'Ambre gris. Les senteurs de l'Abelmosch, du *Mimulus* musqué, de l'*Erodium*, de la Mauve et de la Centaurée à odeur de Musc, doivent, selon nous, agir aussi bien que les produits animaux doués du même parfum.

Les substances auxiliaires sont par-dessus tout l'Ammoniaque, qui exalte singulièrement l'odeur du Musc et qui en multiplie la puissance d'action, l'Éther, les stimulants diffusibles, les diaphorétiques.

SUBSTANCES ANTAGONISTES, INCOMPATIBLES. — Ce sont les astringents, les acides, les nauséeux, les vomitifs et les purgatifs, les espèces réputées froides, à quoi il faut ajouter une basse température, les émissions sanguines et toutes les spoliations. Il ne convient donc pas de continuer le Tartre stibié, quand on prescrit le Musc contre le délire péripneumonique.

USAGES. — Les effets stimulants du Musc sur les organes de la circulation et de l'innervation indiquent son emploi dans les cas où le système nerveux pèche par défaut, et où les troubles sensitivo-moteurs, qu'elle qu'en soit la forme, sont au fond de nature asthénique. La surexcitation et l'ataxie des fonctions cérébro-spinales et nerveuses reconnaissent effectivement pour condition prochaine l'absence de force radicale ou le défaut de *stimulus*, aussi bien que la surcharge dynamique et l'excitation du système.

Le Musc sera donc prescrit, en premier lieu, contre les affections franchement asthéniques, dans l'adynamie des fièvres de mauvais caractère, la débilité consécutive aux spoliations de force et de substance ; en second lieu, dans les fausses hypersthénies, dans les violences désordonnées des sujets épuisés. Mais, dans ce dernier cas, il importe de bien établir auparavant le diagnostic.

Le Musc convient dans les spasmes et les convulsions anémiques, ou par insuffisance de l'excitation sanguine sur le système, comme cela se voit chez les enfants au moment de la dentition, chez certains choréiques, chez beaucoup d'hystériques et quelques épileptiques. Il s'adresse également bien au délire asthénique développé sympathiquement dans le cours de la pneumonie, ou, par altération de la crase sanguine, dans la fièvre typhoïde et d'autres affections malignes. Il devient alors un auxiliaire puissant de l'opium, qui est hypérémiant, ainsi que des stimulants diffusibles : ammoniaque, éther, etc.

MODES D'ADMINISTRATION ET DOSES. — Le *Musc* se donne en *substance* sous forme de *poudre* mêlée à du sucre, ou bien en *pilules*, en suspension dans un *julep*, en *lavement*, a la dose de 30 ou 60 centigrammes à 1 gramme, en plusieurs prises dans la journée.

L'*eau distillée* se prend à la dose de 30 à 60 grammes.

La *teinture alcoolique* et la *teinture éthérée*, à celle de 10 à 20 gouttes seulement dans une potion.

Le Musc est presque toujours uni dans la formule à divers antispasmodiques ; mais l'association la plus utile, et que nous recommandons expressément, est celle de l'ammoniaque, dont la présence, dans la potion musquée, tient lieu d'une quantité peut-être décuple de la substance fondamentale.

L'*essence de Musc*, préparée par digestion dans l'eau avec addition d'alcool rectifié et de carbonate de potasse, est usitée comme parfum.

**MUSCADIER CULTIVÉ**, *Myristica moschata*, Thunb.; *Myristica officinalis*, L. — MYRISTICACÉES.

Angl. *True Nutmeg-tree.* — All. *Muscatnussbaum.*

Cet arbre, originaire des Moluques, est cultivé à Java, Singapore, à la Réunion, à Madagascar et ailleurs.

L'amande du fruit constitue la *Muscade* ou *Noix muscade ;* le faux arille qui l'enveloppe s'appelle *Macis* (angl. *Mace*).

COMPOSITION. — La *Muscade* et le *Macis* ont la même composition. Sans parler de l'amidon, du ligneux et d'autres principes indifférents, on y trouve une matière fixe, de consistance butyreuse, et une huile volatile d'une odeur spéciale qui en est le principe actif.

ACTION PHYSIOLOGIQUE. — Les effets de l'huile essentielle de Muscade ne diffèrent pas sensiblement de ceux du gingembre, des cardamomes, des épices, et généralement des autres huiles volatiles.

Au premier degré, c'est-à-dire à une dose modérée, on observe une période d'excitation d'abord locale et gastrique, bientôt généralisée sympathiquement ou par action réflexe, ensuite diffusée par l'intermédiaire de la circulation.

Dans un second degré, succédant à l'ingestion de quantités excessives de substance, il survient des phénomènes de narcotisme précédés de délire, et consistant en somnolence, stupeur et insensibilité. Huit grammes de poudre de muscade ont suffi à produire de pareils désordres, que nous rapprochons, non pas des symptômes toxiques des alcaloïdes, mais bien des effets des *anesthésiques*, lesquels sont tous fortement hydrocarbonés, ainsi que les huiles essentielles.

USAGES. — La Muscade et le Macis sont des toniques d'une extrême énergie souvent employés comme condiment dans les pays chauds et même dans nos contrées tempérées, pour stimuler les fonctions digestives et relever des mets fades ou composés de substances indigestes et peu nutritives.

En médecine, on n'emploie guère la muscade isolément ; elle est ordinairement associée à d'autres aromates, et prescrite comme tonique ou comme stimulant et cordial dans la débilité des organes digestifs, la diarrhée chronique, la chlorose, le *tabes*, la cachexie palustre, et d'autres états morbides caractérisés par l'épuisement et l'atonie.

Elle est conseillée comme masticatoire dans la paralysie de la langue.

On doit l'éviter, ainsi que les autres stimulants diffusibles, dans toutes les phlegmasies du tube digestif et dans les affections aiguës fébriles.

Le stéaroptène, ou *beurre de Muscade*, a servi en *frictions* à guérir la gale.

MODES D'ADMINISTRATION ET DOSES. — La Muscade en *poudre* se prend à la dose de 30 à 60 centigrammes, et jusqu'à 2 à 4 grammes, en plusieurs fois, dans les vingt-quatre heures. Cette quantité doit être nécessairement réduite quand on ajoute dans la formule d'autres substances actives.

L'*huile volatile* ou *essence de Muscade* se donne par gouttes (de 2 à 10) dans une potion à prendre par cuillerées.

Il en est de même de l'*huile volatile de Macis*.

Le *beurre de Muscade*, qui renferme toujours une proportion notable d'essence, est réservé pour l'usage externe, et s'emploie *ad libitum* en *frictions* contre le rhumatisme chronique et la paralysie. Il fait partie de l'*Emplâtre de poix*.

Les *teintures alcooliques de Muscade* se donnent à la dose de 8 grammes

comme cordial et carminatif, ou comme correctif des narcotiques et des purgatifs.

Le Macis et la Muscade entrent dans une multitude de confections, dont les
plus connues sont le *Diaphœnix*, l'*Orviétan*, le *Sirop d'Absinthe*, l'*Elixir de
Garus*, l'*Eau de Mélisse*, le *Vinaigre des quatre voleurs* et la *Thériaque*.

**MYROBALAN CITRIN**, *Myrobalanus citrina*, Gärtn. — COMBRÉTACÉES.
Angl. *Hog Plum-tree*. — All. *Monbinbaum*.

Cette espèce de l'Inde fournissait à la matière médicale, ainsi que plusieurs
de ses congénères, ses drupes inodores d'une saveur acide et astringente, employées autrefois contre l'embarras gastrique, la jaunisse, la diarrhée bilieuse,
et maintenant tombées en désuétude.

L'action des *Myrobalans* se rapproche de celle des fruits de l'Epine-vinette,
des Cynorrhodons et des astringents tanniques acidules.

**MYRRHE**. Gomme-résine du *Balsamodendron Myrrha*, Ehren. et Hemp.
— TÉRÉBINTHACÉES.

Angl. *Myrrh*. — All. *Myrrhe*.

Le *Balsamodendron Myrrha* a été trouvé aux environs de Gison, dans
l'Arabie Heureuse.

COMPOSITION. — La gomme-résine qui en découle se compose, d'après les
recherches de Pelletier, de Braconnot et de Brandes, de : huile volatile, deux
résines, une gomme soluble et une insoluble, benzoates, malates, sulfates,
phosphates et acétates de potasse et de chaux.

ACTION PHYSIOLOGIQUE. — La *Myrrhe* possède les propriétés communes
des toniques stimulants ou toniques balsamiques. A faible dose, elle active les
fonctions digestives; à doses plus fortes, elle excite un mouvement fébrile
pendant lequel et à la faveur duquel l'éruption menstruelle peut se décider.
C'est aussi un anticatarrhal et un constipant. Dans tout cela rien de spécial.
Mais on lui attribue la faculté d'accroître les fonctions assimilatrices et l'activité musculaire, de communiquer aux solides une remarquable fermeté. Ces
assertions réclament une vérification ou un contrôle.

USAGES. — Les indications et contre-indications de la Myrrhe sont celles
des autres balsamiques non fétides, tels que le Mastic, les Baumes du Pérou et
de Tolu, la Cannelle, etc.

MODES D'ADMINISTRATION ET DOSES. — La Myrrhe en *substance* se
donne à la dose de 50 centigrammes à 4 grammes. On emploie aussi l'*infusion*. La *teinture de Myrrhe* se prescrit à la dose de 4 à 8 grammes en
potion.

La *Myrrhe* entre dans plusieurs préparations officinales : la *Thériaque*, les
*Pilules de Cynoglosse*, le *Baume de Fioravanti*, les *Pilules de fer compo-
sées*, les *Pilules d'Aloès et de Myrrhe*, les *Pilules de Rhubarbe* et celles de
*Galbanum composées*.

# N

**NAPEL.** — Voy. ACONIT.

**NARCISSE DES PRÉS**, *Narcissus pseudo-Narcissus*, L. — AMARYLLI-
DÉES.

Angl. *Daffodil*. — All. *Gemeine Narcisse*.

COMPOSITION. — Cette belle plante, commune dans nos prairies tour-
beuses, n'a pas encore livré aux chimistes le secret de sa composition. Qu'on
y ait trouvé de la matière grasse ou de la résine, un principe colorant jaune ou
de l'extractif, de la gomme ou de l'acide gallique et du tannin, rien de tout
cela n'explique les propriétés réellement actives et mêmes toxiques qu'elle
possède.

ACTION PHYSIOLOGIQUE. — Les fleurs de *Narcisse des prés* à la dose
de 1$^{gr}$,50 déterminent des vomissements répétés (Armet et Waltecamps). Il en
est de même de l'*extrait* (Dufresnoy, Weillechèze) à la dose de 10 à 15 centigrammes seulement. L'ébullition dans l'eau semble développer cette propriété
émétique dans les bulbes et les feuilles (L. Deslongchamps). D'ailleurs l'extrait dont on a fait prendre 4 à 8 grammes à des chiens a causé promptement
la mort de ces animaux, en laissant quelques signes d'inflammation sur la
muqueuse digestive.

USAGES. — Tous les usages jusqu'ici connus du *Narcisse des prés* me
paraissent se rattacher à sa vertu émétique. D'abord c'est pour remplacer
l'ipéca que les premiers expérimentateurs l'ont prescrit. Ensuite ses succès
contre la toux férine, la coqueluche, ou contre la diarrhée et même la fièvre,
s'expliquent par les effets secondaires de l'action vomitive qui calme la toux,
résout les spasmes, supprimé la supersécrétion intestinale par un balancement
fonctionnel bien connu, et coupe la fièvre lorsque celle-ci ne s'est allumée
qu'à l'occasion d'un embarras gastrique, ou n'est entretenue que par le mauvais état des organes digestifs.

Il se peut cependant qu'on démontre dans le Narcisse une action spéciale
en rapport avec l'existence d'un principe particulier encore inconnu.

MODES D'ADMINISTRATION ET DOSES. — On a donné les *fleurs* en *poudre*,
à la dose de 1 à 2 grammes; en *infusion*, à dose double, et sous forme de
*sirop*.

Les *bulbes*, d'un usage plus restreint, se donneraient à doses plus fortes.

**NARD CELTIQUE**, *Valeriana celtica*, L. — VALÉRIANÉES.

Angl. *Spikenard*. — All. *Nardenbartgras*.

La *Valériane celtique* est ainsi nommée parce qu'elle croît dans les Alpes
méridionales du côté de la Provence et du Piémont, appelées par les anciens
Alpes celtiques.

La racine, plus petite, moins amère, moins âcre et d'une odeur moins forte que celle de la Valériane officinale, est plus aromatique que cette dernière, dont elle partage les propriétés. Elle est souvent associée au *Valeriana saliunca*, et constitue l'un des ingrédients de la *Thériaque* et du *Mithridate*.

Cette racine est recherchée pour son odeur par les Orientaux et les Africains, qui s'en servent pour adoucir la peau et parfumer les bains.

### NÉNUPHAR BLANC, *Nymphœa alba*, L. — NYMPHÉACÉES.

Angl. *White water Lily, water Rose*. — All. *Weisse Wasserlilie*.

Ce magnifique *Nénuphar*, qu'il répugne de qualifier d'*officinal* et qu'on nomme à bon droit le *Lis des étangs*, a été accusé par les poëtes de détruire l'aptitude aux plaisirs de l'amour, sans doute à cause de la frigidité de son élément et du calme des eaux sur lesquelles il se complaît. Le vulgaire et les médecins ont partagé cette illusion, et pendant des siècles le *Nénuphar* a été employé comme antiaphrodisiaque. Aujourd'hui encore son nom rappelle des propriétés sédatives et calmantes par excellence. Erreur : la racine de Nénuphar sert à la nourriture des Tartares, qui n'en sont pas moins prolifiques pour cela (Pallas), et sa composition montre qu'à côté de la fécule alimentaire, elle renferme des substances plutôt toniques et stimulantes : ainsi du tannin, de l'acide gallique, une résine (Morin). La présence de ces principes explique l'utilité du Nénuphar dans la leucorrhée, la blennorrhagie et même la dysenterie (Mérat et de Lens). Quant à ses vertus anaphrodisiaques et hypnotiques, elles sont encore à démontrer. Elles ne sont pas mieux établies pour les semences. Disons, en terminant et seulement pour mémoire, que la dose de *racine de Nénuphar* en *décoction* était de 8 à 16 grammes.

L'*eau distillée des fleurs* est usitée en Turquie comme cosmétique.

### NÉNUPHAR JAUNE, *Nuphar lutea*, DC. — NYMPHÉACÉES.

Angl. *Yellow water Lily*. — All. *Gelbe Wasserlilie*.

Ce que nous venons de dire du Nénuphar blanc s'applique de tout point au *petit Nénuphar* ou *Nénuphar jaune*. Il paraît même, d'après les auteurs du *Codex*, que les rhizomes vendus actuellement par les herboristes appartiennent au *Nuphar lutea*, tandis que ceux du *Nymphœa alba* sont inusités.

### NÉROLI ou ESSENCE DE NÉROLI. Huile volatile du *Bigaradier* (*Citrus Bigaradia*, Duh.). — AURANTIACÉES.

Angl. *Neroli Oleum*. — All. *Pomeranzen Essenz*.

L'huile volatile qui surnage l'eau distillée de la fleur d'Oranger, et qui trouble la transparence de l'*Eau de fleur d'Oranger* de Paris, est ce qu'on appelle le *Néroli* ou l'*Essence de Néroli*. Cette essence est formée de deux principes, l'un liquide, l'autre solide. Elle n'a pas tout à fait l'odeur suave de la fleur d'Oranger ; cependant elle constitue un aromate fort agréable qui se prend à la dose de 2 à 6 gouttes sur du sucre, comme antispasmodique, dans la gastralgie et d'autres états nerveux.

Soubeiran considère le *Néroli* comme une altération de l'huile essentielle de fleur d'Oranger, moins soluble dans l'eau que cette dernière.

**NERPRUN PURGATIF**, *Rhamnus catharticus*, L. — RHAMNÉES.
Angl. *Common Buckthorn.* — All. *Gemeiner Kreuzdorn.*

Le *Nerprun purgatif* est un arbuste commun dans les bois et les taillis.

COMPOSITION. — Le suc de ses baies, analysé par Hubert, a donné la composition suivante : matière colorante verte, acides acétique et malique, matière gommeuse, sucre et substance amère (*Cathartine?*).

La *Rhamnicine*, découverte par Fleury dans les baies non mûres, est, selon Winckler, un glycoside qui se change en Cathartine et sucre de raisin.

ACTION PHYSIOLOGIQUE ET USAGES. — Les baies de Nerprun sont un puissant purgatif hydragogue, qui a seulement l'inconvénient de causer des coliques et du mal de cœur, et d'occasionner une soif intense. Aussi est-il fort peu usité dans la médecine humaine.

Un gramme de *baies récentes* suffit à produire une bonne purgation, mais il faut 4 grammes de *baies sèches*.

Les paysans des Vosges en font un fréquent usage ; les médecins, au contraire, ne conseillent que le *sirop de Nerprun*, qu'ils associent souvent, à la dose de 15 à 30 grammes, à d'autres substances cathartiques, pour obtenir une purgation énergique dans les paralysies et les hydropisies.

**NICOTIANE.** — Voy. TABAC.

**NICOTIANE RUSTIQUE**, *Nicotiana rustica*, L. — SOLANACÉES. — Voy. TABAC.

**NIGELLE DES CHAMPS**, *Nigella arvensis*, L., et **NIGELLE CULTI-VÉE**, *Nigella sativa*, L. — RENONCULACÉES.

Angl. *Devil in a bush, small garden Fennel flower.* — All. *Schwarzer Kümmel.*

La *Nigelle des champs* est une plante indigène dont les graines, douées d'une saveur chaude et piquante, lui ont valu le nom de *Poivrette*, et peuvent être utilisées comme condiment.

On les dit sternutatoires.

La *Nigelle cultivée* est originaire de l'Orient. Ses semences aromatiques et chaudes servent en Egypte, en Perse et dans l'Inde, à parsemer le pain et les gâteaux, pour les rendre plus appétissants, pour faciliter la digestion et faire engraisser. L'usage s'en est répandu dans le Hanovre, où l'on en met dans les ragoûts, ce qui l'a fait nommer *Toute-épice*.

**NOISETIER** ou **COUDRIER**, *Corylus Avellana*, L. — AMENTACÉES-CUPULIFÈRES.

Angl. *Hazel-tree.* — All. *Gemeiner Haselstrauch.*

Le *Noisetier* est un arbrisseau abondant dans les taillis. Les amandes de ses fruits, d'un goût très-fin et très-bonnes à manger, fournissent environ la moitié de leur poids d'une *huile* qui est alimentaire et peut servir aux usages pharmaceutiques auxquels on emploie l'huile d'Amandes douces.

Avec les amandes fraîches, on fait aussi une *émulsion* très-agréable, adoucissante et rafraîchissante.

**NOIX D'ACAJOU.** — Voy. ACAJOU (NOIX D').

**NOIX D'AREC.** — Voy. AREC (NOIX D').

**NOIX DE BEN.** — Voy. BEN.

**NOIX DE CYPRÈS.** — Voy. CYPRÈS.

**NOIX DE GALLE.** — Voy. GALLE DE CHÊNE.

**NOIX VOMIQUE.** Semence du *Vomiquier* (*Strychnos Nux-vomica*, L.). — LOGANIACÉES.

Angl. *Poison-nut.* — All. *Krähenauge.*

Le *Vomiquier* habite Ceylan, Coromandel et le reste de l'Inde.

COMPOSITION. — Les *semences* du *Strychnos Nux-vomica* ont été l'objet de plusieurs analyses dont les plus récentes sont celles de Chevreul et de Pelletier et Caventou. D'après ces derniers chimistes, elles contiennent : acide strychnique ou igasurique, strychnine et brucine en combinaison avec cet acide ; cire et huile concrète, matière colorante jaune, gomme, amidon, bassorine, fibre ligneuse ; carbonate de chaux et chlorure de potassium dans les cendres.

La *Strychnine* et la *Brucine*, qui sont les principes éminemment actifs de la *Noix vomique*, seront décrits ailleurs (voy. ces mots).

Un troisième alcaloïde, plus récemment découvert par Denoi, dans l'eau mère servant à la préparation des deux premiers, a reçu le nom d'*Igasurine.* Il ressemble beaucoup à la Brucine, si ce n'est qu'il est deux fois et demie plus soluble dans l'eau.

Son action physiologique, intermédiaire pour l'intensité, est d'ailleurs semblable à celle de la Strychnine et de la Brucine. L'écorce du Vomiquier possède aussi des propriétés délétères, et renferme du gallate de Brucine sans Strychnine (Pelletier et Caventou).

ACTION PHYSIOLOGIQUE. — La Noix vomique est un poison pour les plantes (Marcet) et pour les Vertébrés en général, hormis peut-être un oiseau, le *Buceras Rhinoceros*, qui s'en nourrirait sans éprouver aucun dommage.

L'homme est extrêmement sensible à son action, qui est d'ailleurs identique avec celle de son principal alcaloïde, et que nous analyserons soigneusement à l'occasion de la Strychnine (voy. ce mot). Rappelons seulement ici les principaux effets observés sous l'influence de doses croissantes de Noix vomique.

Dans un premier degré, cette semence agit comme amer, tonique et diurétique.

Dans un second degré, elle devient convulsivante, mais les convulsions sont interrompues, ou même ne se produisent qu'à l'occasion de sensations perçues, d'ébranlements mécaniques, de mouvements volontaires.

Enfin, dans un troisième stade, surviennent le tétanos, l'asphyxie et la mort par défaut d'hématose (Cloquet, Christison).

L'examen cadavérique, quelque temps après que la vie s'est éteinte, permet de constater la continuation de la rigidité tétanique, et, à l'ouverture du corps, on découvre les signes de l'asphyxie, notamment la congestion veineuse des poumons et des méninges.

SUBSTANCES SYNERGIQUES ET AUXILIAIRES. — SUBSTANCES ANTAGONISTES. — ANTIDOTES ET CONTRE-POISONS. — Voy. STRYCHNINE.

USAGES. — Ils sont indiqués en détail à l'article STRYCHNINE; contentons-nous de les résumer.

La Noix vomique est un amer héroïque, et peut, à faible dose, remplir toutes les indications des médicaments de cette classe.

A dose plus élevée, elle sert à modérer les désordres moteurs (amyostasie, tremblements, chorée), en augmentant la contraction tonique, constante, du système musculaire. De même elle réveille dans les fibres contractiles l'activité affaiblie ou près de s'éteindre.

Cet accroissement d'action se fait par l'intermédiaire de la moelle, dont la Noix vomique exalte la force excito-motrice. Aussi l'un des principaux usages de ce poison est-il de combattre les paralysies.

Les contre-indications résultent de l'existence d'une lésion des centres nerveux, récente ou en voie d'évolution, ou bien de phénomènes d'irritation dans le cerveau et la moelle.

Les applications secondaires de la Noix vomique sont celles qui en ont été faites à la paralysie du sentiment, à l'impuissance génésique et à diverses affections nerveuses.

MODES D'ADMINISTRATION ET DOSES. — La Noix vomique s'emploie en poudre, en teinture et en extrait.

La *poudre*, rarement usitée, se prend à la dose de 30 à 60 centigrammes par jour.

La *teinture alcoolique* se prescrit souvent comme apéritif et stomachique, à la dose de 5 à 10 gouttes dans un verre à madère d'eau fraîche, au début des repas ; comme stimulant de la moelle, à dose triple ou quadruple, continuée pendant une semaine ou davantage, et qu'on peut encore augmenter jusqu'à production d'un commencement de *strychnisme*.

L'*extrait alcoolique* de Noix vomique se donne à la dose croissante de 5 à

20 centigrammes par jour et au delà, en *pilules* de 25 milligrammes ou de 5 centigrammes, dont on augmente le nombre jusqu'à production du second degré incipient des effets tétaniques. On s'arrête quand la succussion ou le pincement déterminent de petites secousses tétaniformes. C'est la méthode que Trousseau a formulée pour le sirop de sulfate de Strychnine.

**NOYER COMMUN**, *Juglans regia*, L. — AMENTACÉES-JUGLANDÉES. Angl. *Walnut-tree*. — All. *Nussbaum*.

Ce bel arbre est cultivé dans tous les pays tempérés de l'Europe.

Les feuilles, les chatons de fleurs mâles, le péricarpe et l'épisperme exhalent un arome très-fort, possèdent un goût amer et astringent, et jouissent de propriétés physiologiques en rapport avec ces qualités organoleptiques.

COMPOSITION CHIMIQUE. — Le *Brou* ou *péricarpe de la Noix* est composé de tannin, matière âcre et amère, amidon, chlorophylle, acides citrique et malique, oxalate et phosphate de chaux (Braconnot).

La *matière âcre*, analogue aux résines, se dissout dans les alcalis et s'oxyde au contact de l'air en se colorant en brun noir.

La pellicule qui enveloppe l'amande contient également une forte proportion de tannin, ainsi qu'une matière résineuse, odorante et amère.

La composition des feuilles se rapproche probablement beaucoup de celle du Brou.

ACTION PHYSIOLOGIQUE. — Les divers organes de végétation et de reproduction du Noyer, cités plus haut, produisent la stimulation de la sensibilité, qui appartient aux amers résineux, et l'astriction des tissus, due à la présence du tannin. L'odeur d'un arbre ou d'une grande quantité de feuilles réunies passe pour donner lieu à des affections soporeuses, et cause effectivement de la céphalalgie et du malaise. Le Noyer est aussi un bon tonique stimulant de toute l'économie. Sa seconde écorce est, dit-on, émétique, rubéfiante et même vésicante.

SUBSTANCES SYNERGIQUES, AUXILIAIRES. — Dans cette catégorie se placent les amers francs et les amers tanniques en général ; mais on retrouve naturellement une certaine analogie d'action dans les autres espèces du genre. Ainsi le *Juglans cinerea*, arbre du Canada et des États-Unis, offre dans sa seconde écorce des propriétés irritantes, beaucoup plus actives que celles du Noyer commun, propriétés qu'elle doit sans doute à la résine plus abondante, dont Wetherill a démontré la présence, et qui la fait employer habituellement comme révulsif cutané, rubéfiant et vésicant.

On en prépare un *extrait* appelé en anglais : *extract of Butter-nut* or *white Walnut*.

USAGES. — Les *parties vertes* du Noyer étaient anciennement usitées dans l'ictère, les affections cutanées et dans quelques autres états morbides, en qualité de tonique et stomachique. Mais c'est Négrier (d'Angers) qui en a vulgarisé l'emploi contre les affections scrofuleuses, la chlorose, la leucorrhée, etc. L'*amonde* de la Noix fraîche peut servir à faire une *émulsion* agréable et rafraîchissante. L'*huile de Noix* est comestible et peut remplacer l'huile siccative de Lin. Le *tourteau* se mange sous le nom de *Pain de Noix*. Enfin les *Noix* ont eu la réputation d'être vermifuges.

MODES D'ADMINISTRATION ET DOSES. — On n'emploie plus l'*Eau des trois Noix* qui avait été successivement distillée sur des chatons mâles, puis sur des Noix nouées et des Noix mûres; mais on se sert souvent de la *tisane de feuilles de Noyer* (10 grammes de feuilles sèches pour 500 grammes d'eau). L'*infusion* pour l'usage externe doit être beaucoup plus chargée; on recommande aussi la *décoction*, qui n'agit guère que comme solution tannique, et qu'on applique en *lotions, injections* ou *collyres*.

L'*extrait de feuilles de Noyer* se prescrit en *pilules* de 20 centigrammes, au nombre de 2 à 4 par jour; le *sirop de feuilles*, par cuillerées à café ou à soupe.

On compose avec l'extrait une *pommade* résolutive pour les engorgements froids.

Le *ratafia de Brou de Noix* est d'un usage populaire comme stomachique. C'est, de plus, une très-bonne liqueur.

# O

**ŒILLET ROUGE**, *Dianthus Caryophyllus*, L. — CARYOPHYLLACÉES.
Angl. *Red Pink*. — All. *Wilde* oder *Gartennelke*.

Cette espèce, d'une admirable couleur et d'un parfum délicieux, qui rappelle le Girofle, fournit à la matière médicale ses *pétales*, d'un rouge foncé, appartenant à la variété cultivée sous le nom d'*Œillet à bouquets*.

Les *pétales* d'Œillet sont estimés cordiaux, sudorifiques, toniques. On les emploie en *infusion*, à la dose de 8 à 12 grammes pour un demi-litre d'eau, dans les fièvres malignes et les affections septiques. On en prépare aussi un *sirop* qui jouit de propriétés analogues.

L'Œillet entrait naguère dans plusieurs préparations officinales maintenant délaissées.

**ŒUF DE POULE**, *Ovum gallinaceum*. Fourni par la femelle du *Phasianus Gallus*, L.; *Gallus Bankiva*, var. *domesticus*, Temminck. — OISEAUX GALLINACÉS.

Angl. *Hen's Egg*. — All. *Hahner Eyer*.

On croit le *Coq* et la *Poule* originaires de Java. L'*Œuf* se compose de la coquille, de la membrane, du blanc et du jaune. Ces quatre parties ont été utilisées par les médecins et les physiologistes: la membrane pellucide, pour faire des expériences de *diosmose* ou de *dialyse;* la coquille calcaire pulvérisée, comme absorbant; le blanc et le jaune, pour des usages divers dans le détail desquels nous allons entrer.

1° BLANC OU ALBUMINE D'ŒUF (angl. *Egg's White* or *Glaire;* all. *Eiweiss*): — Ce n'est qu'une solution concentrée, 12 grammes pour 85 grammes d'eau, d'albumine fortement sulfurée, contenant une petite quantité de sels et de mucus ou matière protéique incoagulable. Il faudrait cependant, croyons-nous, y joindre une faible portion d'huile qui devient évidente lorsqu'un Blanc d'Œuf, coagulé par la chaleur, va commencer à se dessécher; car on voit alors se former à la surface concave, de petites gouttelettes d'un liquide à peine nuancé de jaunâtre, qui tache le papier et présente au toucher le caractère des corps gras.

Le Blanc d'Œuf est lénitif, adoucissant, comme les mucus en général. Dissous dans l'eau (un blanc pour un litre de liquide) et aromatisé avec de l'eau de fleur d'Oranger, puis sucré, il constitue une boisson excellente dans les affections inflammatoires de l'estomac et du tube intestinal. L'*Eau albumineuse* convient dans la gastrite, l'ulcère simple de l'estomac, l'ictère par phlogose du duodénum et des conduits biliaires, la dysenterie et l'entérorrhée vulgaire ou de cause miasmatique. A l'extérieur, le Blanc d'Œuf dissous dans l'eau est employé en collyre, en gargarisme adoucissant. Il pourrait être injecté dans les cavités muqueuses atteintes d'excoriations, seul ou additionné d'astringents et de narcotiques. On en fait des cataplasmes simples ou rendus médicamenteux par diverses substances. Dans certaines contrées, la moitié d'un Blanc d'Œuf cuit dur est appliqué sur l'œil affecté d'orgelet ou d'une autre inflammation. Battu avec de l'huile, le Blanc d'Œuf constitue un liniment très-efficace contre la brûlure. Enfin, avec des étoupes et des bandes, il sert à construire des bandages inamovibles.

En pharmacie, l'Albumine de l'Œuf sert à la clarification des liquides et à donner plus de légèreté à la pâte de guimauve. Comme elle dissout le fer, on l'a proposée pour administrer ce métal dans un état de grande division. Nous pensons que ce procédé devrait être étendu à beaucoup de préparations métalliques dont l'Albumine peut se charger après les avoir modifiées, pourvu, toutefois, qu'on ne recherche dans ces agents que les effets généraux ou altérants. En solution, sous la forme d'albuminates, le fer, le manganèse, le cuivre, le mercure, l'argent, n'exerceraient aucune action fâcheuse sur les premières voies, pénétreraient plus aisément dans la circulation, et présenteraient déjà, pour ainsi dire, un premier degré d'assimilation. Ces avantages se retrouvent en partie dans les autres matières albuminoïdes, telles que le gluten et le caséum. Il est donc rationnel d'administrer la liqueur de Van Swieten dans du lait, et l'essai du gluten comme véhicule, tenté par un pharmacien de Paris, mérite d'être encouragé.

La propriété que possède l'Albumine, de précipiter un grand nombre de solutions métalliques, fait considérer ce corps comme le contre-poison chimique, par excellence, des sels de cuivre et de mercure; aussi l'usage s'en est-il vulgarisé depuis les travaux d'Orfila. Il ne faut cependant pas oublier que l'Albumine en excès redissout le précipité qu'elle a formé d'abord, et que l'absorption va s'effectuer sur ce nouveau composé aussi bien que sur la solution cuprique ou mercurique ; seulement, sous la forme d'albuminate, le métal a cessé d'être un irritant local. En somme, il faut continuer à administrer l'eau albumineuse dans ces sortes d'empoisonnements, à la condition de provoquer ensuite des évacuations par les voies supérieures et inférieures pour entraîner toute la matière toxique, et prévenir ainsi sa diffusion dans la masse sanguine.

2° JAUNE D'ŒUF OU VITELLUS (angl. *Yelk* or *Yolk;* all. *Eyerdotter*). — Cette substance est composée d'eau, d'albumine phosphorée et d'huile jaune, avec de la matière grasse cristallisable. Mais la couleur jaune n'appartient pas en propre à l'élaïne ; elle est constituée, selon Chevreul, par deux matières colorantes : l'une jaune, analogue à celle de la bile, l'autre rouge.

Le Jaune d'Œuf est donc une sorte d'émulsion de matière grasse maintenue en suspension par l'Albumine. Étendue d'eau chaude, sucrée et aromatisée, elle constitue le *lait de poule,* breuvage adoucissant par sa nature, et sudorifique par la haute température à laquelle on le prend au début des refroidissements et des affections catarrhales. Le *looch jaune* est fait avec du Jaune d'Œuf, de l'huile d'amandes douces et du sirop de guimauve.

L'*émulsion simple* de Jaune d'Œuf sert à dissoudre les corps gras, et particulièrement à nettoyer la tête de sa crasse naturelle ou des épithèmes médicamenteux, ainsi qu'à débarrasser les conduits auditifs du cérumen en excès et durci. Elle sert également à tenir en suspension des médicaments insolubles dans l'eau, et qu'on emploie en lavements : tels que l'onguent mercuriel, le camphre, l'asa fœtida. Sans aucune addition, elle constitue un lavement adoucissant.

Le Jaune d'Œuf entre dans l'*Emplâtre jaune*, l'*Onguent digestif* et l'*Onguent hémorrhoïdal*, aujourd'hui abandonné. Dernièrement, un jeune médecin a eu l'idée d'associer le Jaune d'Œuf à la glycérine pour constituer ce qu'il appelle la *Glyconine;* mais ce mélange a le double inconvénient de sentir mauvais par l'hydrogène sulfuré qui ne tarde pas à s'y développer, et de s'acidifier à cause de la glycérine.

Enfin, le Jaune d'Œuf fournit l'*huile* anciennement usitée en onctions adoucissantes sur les brûlures, les hémorrhoïdes, les boutons de petite vérole, etc.

Ajoutons que ces deux constituants de l'Œuf, et conséquemment l'Œuf tout entier, sont d'excellents aliments qui conviennent particulièrement aux valétudinaires, aux convalescents, aux sujets affectés de diarrhée chronique. Le Jaune, plus digestible que le Blanc, est souvent mêlé au bouillon de bœuf comme premier aliment, à la suite d'une maladie grave. Le Blanc se digère assez bien quand il est *cuit en lait* ou peu coagulé ; durci au feu, il se laisse difficilement attaquer par les sucs digestifs.

**OIGNON COMMUN,** *Allium Cœpa*, L. — LILIACÉES.

Angl. *Onion*. — All. *Gemeine Zwiebel*.

L'*Oignon*, probablement originaire de l'Inde, est cultivé partout pour son bulbe savoureux, qui était adoré des Égyptiens, et que les Juifs de Moïse ont failli préférer au vrai Dieu et à leur liberté.

Il en existe d'innombrables variétés dépendant de deux espèces : l'une rouge, l'autre blanche. Cette dernière est la seule usitée en médecine, parce qu'elle est très-douce et renferme peu d'huile essentielle.

COMPOSITION. — Fourcroy et Vauquelin ont trouvé dans le bulbe de l'Oignon : huile volatile âcre, sucre incristallisable, gomme, fibre ligneuse, albumine, acides acétique et phosphorique, phosphate et citrate de chaux, eau.

L'huile volatile d'*Oignon* est sulfurée et analogue à celle de l'Ail, qui est un sulfure d'allyle. Elle possède aussi des qualités physiologiques semblables.

ACTION PHYSIOLOGIQUE. — L'action physiologique de l'Oignon est plus douce que celle de l'Ail, à laquelle elle ressemble d'ailleurs beaucoup.

USAGES. — Dépouillé de son essence par la décoction prolongée, il devient un aliment fort recherché par toutes les classes de la société. Cru, le bulbe de l'Oignon est un assaisonnement aimé des pauvres.

En médecine, on ne l'emploie presque jamais comme diurétique, stoma-chique ou comme expectorant ; moins rarement il sert à faire des cataplasmes maturatifs, employés surtout par les campagnards.

**OLIBAN** ou **ENCENS**. Gomme-résine du *Boswellia serrata*, Stack.; *Boswellia thurifera*, Colebrooke. — TÉRÉBINTHACÉES.

Angl. *Olibanum, frank Incense*. — All. *Weirauch*.

Le *Boswellia thurifera* croît dans les parties montagneuses de la côte de Coromandel (Inde). Cependant l'Encens passe pour venir d'Arabie, et il paraît certain qu'on en récolte dans une grande partie de l'Afrique, ce qui porte à croire, ou bien que l'aire géographique du *Boswellia thurifera* est plus étendue qu'on ne dit, ou bien que plusieurs espèces distinctes produisent la gomme-résine vendue sous le nom d'*Encens*. En tout cas, on doit distinguer deux sortes d'Encens : celui de l'Inde et celui d'Afrique.

COMPOSITION. — L'Encens de l'Inde, analysé par Braconnot, a donné : huile volatile, résine, gomme, matière gommeuse soluble dans l'eau et dans l'alcool.

L'*huile volatile* est analogue à celle de Térébenthine, mais d'une odeur plus suave, rappelant celle du citron. La *résine* est double, l'une acide, l'autre semblable à la colophone.

ACTION PHYSIOLOGIQUE ET USAGES. — L'*Oliban*, comme la Myrrhe, le Mastic et les autres substances balsamiques, jouit de propriétés toniques et stimulantes assez rarement utilisées dans les catarrhes et les hémoptysies. Il entre dans certains emplâtres, et l'on s'en sert en fumigations pour masquer les mauvaises odeurs.

A l'intérieur, on le prend à la dose de 2 à 4 grammes, émulsionné à l'aide d'un jaune d'œuf.

**OLIVIER**, *Olea europæa*, L. — OLÉACÉES.

Angl. *European Olive, Olive-tree.* — All. *Olivenbaum, Oehlbaum.*

L'*Olivier* croît à l'état sauvage dans le midi de la France et de l'Europe, aussi bien qu'en Orient. Il est cultivé en Provence et en Languedoc pour ses drupes chargées d'une huile excellente, et dont on fait une grande consommation dans tous les pays civilisés.

COMPOSITION. — L'huile d'Olive, selon Braconnot, renferme 72 parties d'élaïne et 28 parties de margarine. Cette proportion considérable de matière grasse cristallisable fait qu'elle se trouble par la gelée et laisse déposer des flocons de margarine.

ACTION PHYSIOLOGIQUE ET USAGES. — L'huile d'Olive n'est, à proprement parler, qu'un aliment respiratoire ou même plastique comme les autres corps gras. Elle est seulement plus difficile à digérer que le beurre. Ingérée seule et en très-grande quantité, elle agit comme laxatif, sans occasionner la moindre colique. On l'emploie rarement dans ce but chez les sujets atteints d'inflammation des voies digestives et uro-génitales. Sous forme d'émulsion avec de la gomme, de l'albumine, du jaune d'œuf ou de l'ammoniaque, elle sert à calmer la toux spasmodique. De même que les autres huiles douces et les graines oléagineuses, l'huile d'Olive a été administrée contre les vers. Unie aux substances âcres et irritantes, elle en empêche les effets fâcheux sur l'estomac, parce qu'elle enduit sa muqueuse d'une couche protectrice en même temps qu'elle recouvre et isole les molécules de la matière active. C'est de la même manière qu'elle agit lorsqu'elle est administrée comme contre-poison. Elle s'oppose ainsi au contact du poison avec l'organisme vivant et en prévient l'absorption, à moins que, comme la cantharidine, le principe toxique ne soit soluble dans les huiles.

A l'extérieur, l'huile d'Olive était employée dans l'antiquité en onctions pour adoucir la peau et assouplir les membres. On s'en sert encore quelquefois pour cet usage et pour préserver la surface du corps de l'absorption des principes nuisibles; mais plus souvent elle constitue le véhicule des substances actives employées en *liniments.* Elle entre aussi dans les *cérats* et les *emplâtres,* et sert aux chirurgiens à enduire leurs instruments pour en faciliter le glissement.

**OPIUM**. Suc épaissi du *Papaver somniferum*, L. — PAPAVÉRACÉES.

Angl. *Opium.* — All. *Opium.*

Nous parlerons ailleurs de la plante (voy. PAVOT BLANC, P. NOIR, P. OEIL-LETTE.) Dans cet article, il ne sera question que du produit qu'elle fournit à la matière médicale.

Il existe dans le commerce plusieurs sortes d'*Opium* distinguées par leur provenance : l'*Opium de Smyrne*, *de Turquie* ou *du Levant*, l'*Opium* dit *de Constantinople*, l'*Opium d'Egypte*, celui *de Trébizonde* ou *de Perse*, et enfin celui *de l'Inde* ou *du Bengale*, auxquels il faut ajouter l'*Opium indigène de France*, le seul qui soit récolté en grand.

COMPOSITION. — Nulle substance n'a été l'objet d'un plus grand nombre de recherches de la part des chimistes les plus recommandables de la France et de l'étranger; mais les principales découvertes appartiennent à nos compatriotes. Séguin découvre la *Morphine* et l'*acide Méconique* en même temps que Sertürner (1804); Dublanc jeune, la *Méconine* (1826), retrouvée plus tard (1830) par Couerbe. En 1832, Pelletier découvre la *Narcéine*, et la même année Robiquet annonce l'existence de la *Codéine*. Depuis lors plusieurs autres principes ont été isolés. Voici, d'après les dernières analyses exécutées par Mulder, par Schinler et par Bilz, la composition de l'Opium : *Morphine* combinée avec l'*acide Méconique*, *Narcotine*, *Codéine*, *Narcéine*, *Méconine*, *Thébaïne*, *Paramorphine*, *Opianine*, *Papavérine*, *Porphyroxine?*, *extractif*, *acide brun*, *acide sulfurique*, *résine*, *huile grasse*, *matière gommeuse*, *caoutchouc*, *albumine*, *principe odorant* (huile volatile) et *ligneux*. Une autre base, la *Pseudomorphine*, n'a été rencontrée qu'accidentellement par Pelletier.

Ainsi ce produit complexe ne renferme pas, normalement, moins de huit alcaloïdes préexistants ou prenant naissance pendant les opérations multipliées auxquelles il est soumis.

La *Morphine* et la *Codéine* seront décrites dans la Pharmacopée.

La *Narcotine* ($C^{44}H^{23}AzO^{14}$), blanche, inodore, cristallisable en prismes, n'affecte pas les couleurs végétales, est insoluble dans l'eau froide, soluble dans 400 parties d'eau bouillante, dans 100 parties d'alcool froid ou 24 parties d'alcool bouillant. Elle se dissout dans l'éther et les huiles essentielles. Magendie la supposait le principe stimulant de l'Opium et la considérait comme éminemment toxique, tandis qu'Orfila et Bally la disaient inerte. Les belles expériences de Cl. Bernard montrent qu'en effet la Narcotine est un agent convulsivant, ce qui justifie l'hypothèse de son illustre maître, mais elles confirment aussi les observations de ses contradicteurs sur l'innocuité relative de la Narcotine.

La *Narcéine* ($C^{46}H^{29}AzO^{18}$), également blanche et inodore, possède un goût légèrement amer et comme métallique. Elle cristallise en longues aiguilles solubles dans 230 parties d'eau bouillante, ou 375 parties d'eau à 60 degrés. Son affinité pour les acides est peu marquée, et elle ne ramène pas au bleu le papier de tournesol rougi.

Elle est certainement très-peu active, eu égard à la morphine; cependant Cl. Bernard et les cliniciens à sa suite (Béhier, Liné, Delpech, Gubler, etc.) ont démontré la réalité des effets hypnotiques de la Narcéine, à doses trois ou quatre fois plus fortes. De plus, Cl. Bernard établit qu'elle est un peu supérieure à la morphine en puissance toxique.

La *Méconine* ($C^{20}H^{10}O^8$) est remarquable par l'absence d'azote. Berthelot l'envisage comme un alcool polyatomique. Son goût, d'abord peu marqué, devient ensuite sensiblement âcre. Elle est sans importance thérapeutique.

La *Thébaïne*, ou *Paramorphine* ($C^{38}H^{21}AzO^6$), est blanche, cristalline, d'une saveur styptique et âcre, très-soluble dans l'alcool et l'éther, à peine soluble dans l'eau. Elle est franchement alcaline, et n'est pas isomérique avec la morphine, comme le croyait d'abord Pelletier. Magendie avait vu que 5 centigrammes de cette substance, injectés dans la jugulaire ou déposés dans la plèvre, agissant comme la strychnine ou la brucine, causent le tétanos et la mort en quelques minutes.

Cl Bernard a vérifié cette action convulsivante de la Thébaïne, qui tient le premier rang, sous ce rapport, parmi les alcaloïdes de l'Opium, de même qu'elle en est le plus délétère. Il serait important de classer les Opiums du commerce d'après les proportions de Thébaïne qu'ils renferment, puisque ce principe est à la fois le plus excitant et le plus dangereux. Tout ce que je peux dire là-dessus, c'est que Merck en a trouvé un centième dans l'Opium du Bengale, et que Pelletier n'en a pas constaté du tout dans l'Opium français.

L'*Opianine* ($C^{66}H^{36}Az^2O^{21}$) est une base qui ne se trouve que dans l'Opium d'Egypte. D'après Kugler, qui l'a découverte, elle possède des propriétés narcotiques aussi énergiques que celles de la morphine.

La *Papavérine* ($C^{40}H^{21}AzO^8$) est faiblement basique, insoluble dans l'eau, difficilement soluble dans l'alcool et l'éther froids. Elle se dissout mieux dans ces liquides à chaud. Merck, qui l'a fait connaître, la croyait indifférente. Cl. Bernard a prouvé qu'elle produit des effets convulsivants, presque aussi prononcés que ceux de la Thébaïne.

La *Pseudomorphine* ($C^{27}H^{18}AzO^{14}$) ne paraît pas toxique, d'après une expérience où un lapin en a pris 40 centigrammes sans inconvénient. Pelletier pense que c'est une combinaison de la Morphine, dans laquelle cette dernière a perdu sa propriété vénéneuse.

L'*acide Méconique* anhydre ($C^{14}HO^{11}$) renferme 9 équivalents d'eau quand il est cristallisé. Il est inerte et n'intéresse le thérapeutiste que parce qu'il se trouve naturellement combiné avec le principal alcaloïde de l'Opium à l'état de *méconate de Morphine*.

Terminons cette exposition en plaçant sous les yeux du lecteur un tableau emprunté au récent travail de Cl. Bernard, et dans lequel les six alcaloïdes principaux de l'Opium sont rangés suivant l'ordre de la plus grande activité, au triple point de vue des effets soporifiques, convulsivants et toxiques.

ACTION HYPNOTIQUE. — 1° *narcéine*, 2° *morphine*, 3° *codéine ;* les trois autres dénués de qualités soporifiques et non classés.

ACTION TÉTANIQUE. — 1° *thébaïne*, 2° *papavérine*, 3° *narcotine*, 4° *codéine*, 5° *morphine*, 6° *narcéine*.

ACTION TOXIQUE. — 1° *thébaïne*, 2° *codéine*, 3° *papavérine*, 4° *narcéine*, 5° *morphine*, 6° *narcotine*.

ACTION PHYSIOLOGIQUE. — L'Opium stupéfie les plantes douées de mouvement, et exerce son influence sur la généralité des animaux avec des variations conformes, dit-on, au degré de développement de leur système nerveux. Il y a pourtant deux réserves à faire : l'une en ce qui concerne les herbivores, qui sont moins touchés par l'Opium parce qu'ils se défendent mieux que les carnivores contre tous les poisons végétaux, témoin les lapins, qui se nourrissent impunément de Pavot et de Belladone ; l'autre relativement à la difficulté d'observer les animaux inférieurs. Malgré les différences réelles qu'introduit dans la symptomatologie de l'Opium la diversité des tempéraments et des races, les effets de cet agent sur les hommes sont autrement précis et certains. Les Nègres, les Malais et les Javanais peuvent être plus excités que les Caucasiques, mais chez eux, comme chez nous, se retrouve toujours l'ensemble des phénomènes du *morphinisme*, dont voici la description :

L'Opium est doué d'une saveur amère, un peu nauséeuse, et d'une odeur caractéristique, l'un des types de celles qu'on nomme vireuses. Appliqué sur la conjonctive, sur une muqueuse ou sur la peau excoriée, il détermine une sensation pénible bientôt suivie d'irritation inflammatoire, ce qui n'empêche pas la diminution considérable ou l'abolition de la sensibilité et de la motricité de se produire dans la région correspondante au bout de quelques instants. Mais, selon Müller, cette paralysie ne se propage pas des extrémités vers les troncs.

Administré à l'intérieur à la dose faible de 1 à 2 centigrammes, l'Opium donne lieu à une légère excitation circulatoire, animation du visage, éclat du regard, sensation de bien-être, alacrité d'esprit, disposition à l'exercice et accroissement de la force musculaire.

A la dose plus forte de 5 à 10 centigrammes, les symptômes de la période d'excitation, plus prononcés que dans le premier cas et accompagnés de fréquence et de plénitude du pouls, sont bientôt suivis de dépression circulatoire, de sécheresse de gorge, de nausées et quelquefois de vomissements avec perte d'appétit, diminution des forces, répugnance pour le mouvement, moindre impressionnabilité des sens et confusion des idées, enfin tendance invincible au sommeil accompagné de rêves riants ou terribles.

A dose excessive ou toxique, l'Opium détermine, pour ainsi dire d'emblée, les symptômes de la *période de collapsus*.

Il n'est pas rare cependant de voir la scène s'ouvrir par des mouvements convulsifs rappelant les effets des poisons tétanisants, et pouvant donner le change sur la nature de l'empoisonnement. Mais presque aussitôt survient la torpeur avec rougeur de la face et des yeux, contraction des pupilles, attitude abandonnée, relâchement musculaire, engourdissement de la sensibilité, somnolence et apparence d'un repos parfait. Et si la proportion du poison est suffisante, le sommeil se transforme en *sopor* et en coma, en même temps que le visage pâlit et devient cadavéreux, sans que les pupilles cessent d'être contractées et ponctiformes. La mort peut rapidement mettre fin aux accidents, ou quand l'économie résiste, la stupeur diminue, le coma fait place à un sommeil prolongé, suivi, au bout de douze à vingt-quatre ou trente-six heures,

d'un réveil tourmenté par des nausées, des vomissements et des étourdissements, auxquels succède un état saburral avec éloignement pour toute espèce
de nourriture.

L'habitude émousse naturellement l'impressionnabilité de l'organisme pour
le poison du Pavot, et quand l'usage s'en prolonge, des doses de plus en plus
fortes sont nécessaires pour obtenir le même degré d'excitation ou d'hypnotisme. J'ai connu un pharmacien militaire qui avalait 4 grammes au moins
d'extrait gommeux d'Opium à la fois, et j'ai vu un malade, cité par Trousseau
comme pouvant ingérer d'énormes quantités d'Opium, qui avait fini par prendre
chaque jour la dose fabuleuse de 750 grammes de Laudanum de Sydenham.
Il croyait en prendre un litre par jour ; mais sa femme m'a avoué qu'elle le
trompait, et qu'elle complétait cette quantité par l'addition d'eau et d'alcool.

A la longue on voit aussi survenir des modifications nouvelles dans l'économie des sujets qui demeurent sous l'influence de l'Opium. Ces phénomènes,
observables chez quelques malades, ont été étudiés sur une grande échelle
dans les pays de l'Orient où règne la fatale habitude de manger ou de fumer
de l'Opium.

Les *thériakis*, ou *mangeurs d'Opium*, recherchent dans cette substance des
effets cordiaux exhilarants, et lorsqu'ils ont obtenu l'animation désirée, ils se
croient au comble de la félicité. Mais pour ramener chaque jour cette bien-
heureuse extase, chaque jour il faut augmenter la dose du stimulant, et si, par
hasard, le mangeur d'Opium est privé de sa ration, il tombe dans l'abattement
physique et moral, reste muet, immobile, en proie aux idées les plus sombres
ou plongé dans une véritable imbécillité. Sous cette double influence énervante,
positive et négative de l'Opium, les grandes fonctions se troublent, les facultés
digestives se perdent, la nutrition languit, et les intestins, frappés d'atonie, s'exo-
nèrent à peine une fois par semaine. Il survient de l'émaciation, de l'impuissance génitale, de la paralysie musculaire ou du tremblement, de l'hébétude,
et le malheureux succombe prématurément au milieu de douleurs que
l'Opium lui-même ne calme plus, et dévoré par une faim qu'il n'est plus en
état d'assouvir.

On reconnaît le mangeur d'Opium à son corps amaigri, à son teint jaune,
à sa démarche tortueuse et chancelante, à l'incurvation de son épine, à ses
yeux brillants et excavés (Oppenheim).

Les inhalations de la fumée d'Opium sont moins dangereuses que l'ingestion
du poison en substance par les voies digestives, et les *fumeurs d'Opium* résistent plus longtemps que les *thériakis;* mais chez ceux-là comme chez ceux-ci,
l'excès longtemps continué finit par amener les mêmes résultats. Cela s'explique parce que, malgré leur fixité ou leur non-volatilité, les alcaloïdes de
l'Opium sont entraînés mécaniquement par la fumée dans la bouche et à
l'entrée des voies respiratoires.

Quelques auteurs ont cherché à atténuer l'impression pénible produite en
Europe par le tableau navrant que les voyageurs de toutes nations ont tracé

de l'état de dégradation des peuples voués à l'abus de l'Opium; mais leur témoignage est suspect, car ces écrivains sont anglais, et personne n'ignore que c'est la Compagnie des Indes qui favorise de toute sa puissance cette ignoble habitude, et qui bénéficie de l'odieux trafic de l'Opium en Chine et ailleurs.

Cela dit, revenons sur les différents effets de l'Opium, pour les mieux analyser et, autant que possible, en donner l'interprétation physiologique.

L'Opium engourdit la sensibilité et la motricité, et diminue la tonicité du système capillaire : telle semble être son action primitive et directe. Par l'anesthésie, il modère les actions réflexes qui ont pour point de départ une sensation. Par l'atonie des capillaires sanguins, il amène : 1° l'accroissement du conflit entre l'oxygène et les parois vasculaires, c'est-à-dire l'exaltation calorifique; 2° à la faveur de la diminution de pression, une accélération des mouvements du cœur, qui augmente encore plus tard par l'excitation calorifique. La précipitation du rhythme respiratoire est liée à cet accroissement des phénomènes de circulation et d'hématose, lequel explique également le sentiment de force et d'activité musculaire, et jusqu'à un certain point, la vivacité des opérations intellectuelles, ainsi que l'excitation génésique, dans la première période du morphinisme.

Les convulsions, ordinairement cloniques, qui marquent parfois le début de l'empoisonnement, sont l'exaspération de cette excitation des centres nerveux, à moins qu'elles ne dépendent en partie de l'action propre de la Thébaïne, de la Papavérine et de la Narcotine.

L'atonie gagne aussi les artères et les veines de gros calibre, et le développement du pouls dépend à la fois de la force d'impulsion cardiaque et du défaut de résistance de la paroi artérielle.

L'anesthésie des premières voies rendrait compte, dans une certaine mesure, de la diminution des sécrétions, caractérisée par la sécheresse de la bouche et du gosier, par l'enduit épithélial de la langue, par l'oblitération de l'appétit, la langueur des facultés digestives et la constipation. Mais cette anorexie et cet état saburral seraient liés aussi au mouvement plus rapide de dénutrition, en rapport avec l'accroissement d'intensité des actes dont le réseau capillaire est le siége ; et la constipation serait en partie un phénomène paralytique. La diaphorèse se rattache, d'ailleurs, aux phénomènes circulatoires et calorifiques, et la rareté des urines est la contre-partie de la poussée qui se fait vers la peau. On doit y joindre la diminution de la sensibilité et de la contractilité du réservoir urinaire. Quant aux phénomènes hypnotiques, ils s'expliquent, selon nous, et dans l'opinion de la plupart des physiologistes, par la congestion des méninges et de la substance cérébrale, à laquelle nous croyons devoir joindre la stupéfaction des centres nerveux, analogue à celle des nerfs de sentiment et de mouvement. La congestion cérébrale se reflète dans les yeux, dont les iris, appareils érectiles, sont tellement épanouis, que la pupille en est presque effacée. La pâleur mortelle qui survient dans les cas graves ne contredit pas cette manière de voir, car elle peut indiquer l'excès même de la congestion centrale exerçant une action révulsive sur la périphérie, en vertu d'un balancement fonctionnel bien connu des physiologistes.

Enfin, l'émaciation et l'altération profonde de l'organisme trouvent naturellement leur explication dans la déperdition incessante de substance et de force qu'amène l'excitation journalière de l'Opium, et dans l'impossibilité d'une restauration suffisante.

Il y aurait bien des détails et bien des correctifs à ajouter à ces propositions. Nous n'avons voulu établir ici que les données principales de la théorie des effets physiologiques de l'Opium, fondée sur la considération de son action intime sur les tissus et les fonctions.

Au résumé, l'Opium agit à la fois comme stimulant et comme sédatif, et la science moderne donne raison et tort aux partisans de Brown, aussi bien qu'à leurs adversaires. Elle nous enseigne, en outre, l'urgence d'une définition plus rigoureuse des termes, et la nécessité d'une analyse plus approfondie et plus scientifique de l'action des médicaments. Derrière le résultat apparent, le thérapeutiste doit chercher la filiation des actes, et remonter aux phénomènes initiaux et élémentaires de l'agent qu'il étudie, sous peine de ne rien comprendre aux faits cliniques, toujours complexes et souvent contradictoires pour ceux qui ne savent pas les interpréter.

L'absorption des principes actifs de l'Opium est la condition indispensable de la plupart des symptômes observés. Cette absorption est démontrée par trois ordres de preuves. D'abord l'odeur de la substance est souvent reconnaissable dans la respiration, dans l'urine et la sueur (Barbier, d'Amiens); ensuite les sécrétions, d'après le même auteur, possèdent des propriétés narcotiques; en troisième lieu, la Morphine a été constatée dans le sang et l'urine par Barruel.

A la traversée des émonctoires, qui sont leurs voies spéciales d'élimination, les principes actifs de l'Opium produisent leurs effets particuliers. Les narcotiques engourdissent la sensibilité et la motricité de la vessie. La matière odorante irrite les glandes sudoripares, et, comme la sueur est à la fois plus âcre et plus abondante, il en résulte des exanthèmes cutanés plus ou moins fugaces : roséole, urticaire, *sudamina* rouges, etc.

SUBSTANCES AUXILIAIRES. — A vrai dire, l'Opium n'a pas de substances synergiques; aucun agent de la matière médicale ne saurait le remplacer, surtout comme hypnotique congestionnant et comme inébriant anodyn. Mais on peut lui trouver des adjuvants : les alcooliques, les stimulants diffusibles et la chaleur; des auxiliaires : les antispasmodiques.

ANTAGONISTES. — ANTIDOTES, CONTRE-POISONS. — Les acidules, les astringents, les tanniques, en particulier, les toniques du système vaso-moteur, et le froid, par conséquent, contrarient l'action de l'Opium. Il en est de même des stupéfiants mydriatiques. Aussi le Café, la Belladone et l'Atropine (Bell, Béhier, etc.) sont-ils antidotiques du suc de Pavot, contre lequel Orfila recommandait de préférence les acides, et dont le contre-poison chimique est celui des alcaloïdes en général, c'est-à-dire le tannin et les substances dont il fait partie. L'antidote par excellence est le Quinquina, ou plutôt le sulfate de Quinine (Gubler).

USAGES ET CONTRE-INDICATIONS. — L'Opium est assurément le remède le plus usité et le plus important de toute la matière médicale. On a dit, avec raison, que sans lui la médecine serait impossible. Ne plus souffrir, c'est être à moitié guéri, et l'Opium enlève la douleur presque instantanément, dans la plupart des cas; sans parler des autres résultats indirects dont profite en même temps celui qui cherche le calme à l'aide de ce narcotique incomparable.

Comme *anodyn*, l'Opium est indiqué dans la plupart des affections éminemment douloureuses : céphalalgies, névralgies, rhumatisme, goutte, gangrène spontanée, sénile et symétrique des extrémités, carie dentaire, coliques intestinales, hernie étranglée, péritonite, coliques hépatiques et néphrétiques; et dans les inflammations accompagnées de vives douleurs et de spasmes, ophthalmies profondes, cystite du col vésical, uréthrite, otite, pleurésie aiguë, pleuro-pneumonie, phlegmons, ulcères, cancers, empoisonnement par les poisons corrosifs, etc.

Comme *sédatif* du système musculaire, l'Opium s'emploie dans les spasmes locaux des uretères et des conduits biliaires, du rectum, de la vessie, de l'utérus lorsqu'il y a menace d'avortement; dans le rétrécissement par contracture de l'urèthre, dans certains asthmes spasmodiques; enfin, dans les affections spasmodiques généralisées : *delirium tremens*, tremblements métalliques, chorées, épilepsie, tétanos et convulsions tétaniformes.

On a recours à ses vertus *hypnotiques* dans une foule de circonstances, que l'absence de sommeil soit le phénomène unique, ou qu'elle constitue un symptôme de la maladie principale.

Souvent on l'associe aux stimulants diffusibles pour obtenir la sudation, au début des maladies de refroidissement, par exemple. D'un autre côté, on s'en sert pour diminuer la sécrétion urinaire dans la polyurie et le diabète sucré, pour arrêter le flux de ventre, la dysenterie, le choléra *nostras* et le choléra épidémique. Mais dans ce dernier cas il agit également comme anodyn et antispasmodique, puisque la diarrhée intense est toujours accompagnée de contractions exagérées des intestins.

L'Opium est encore employé dans certaines affections mentales dépressives et dans certains délires symptomatiques des maladies aiguës. On le prescrit tous les jours à titre de palliatif dans les phlegmasies et les fièvres, tantôt pour favoriser la diaphorèse, tantôt pour calmer la douleur, ou bien pour procurer du sommeil.

Enfin, on le fait entrer dans les formules comme *correctif :* 1° des médicaments d'une énergie redoutable pour l'estomac : des âcres, des caustiques ou au moins des irritants, tels que la teinture de cantharides (Rayer), le tartre stibié; 2° de ceux qui, comme le Calomel, tendent à produire des coliques et du dévoiement.

Mais l'Opium ne doit pas être administré dans toutes les formes et dans tous les cas des diverses affections qui viennent d'être énumérées. C'est là un point de thérapeutique sur lequel il faut être fixé à l'avance.

Ainsi l'Opium convient à la céphalalgie anémique, aux névralgies de même origine, mais ne réussit pas dans les formes congestives, qu'il peut au contraire aggraver. De même, il est très-utile dans le délire symptomatique de la pneumonie, de la fièvre typhoïde, de l'érysipèle et d'autres maladies aiguës, lorsque cet accident, dit nerveux, se rattache à l'asthénie, et particulièrement au défaut de stimulation du centre nerveux de la part d'un sang appauvri ou altéré ; tandis qu'il est nuisible dans le délire qui est une manifestation de l'inflammation des méninges et de la substance cérébrale. L'Opium est un moyen héroïque contre le *delirium tremens* dans son mode ordinaire, mais il échoue plus tard, et entretient les accidents, si le désordre fonctionnel a fini par se compliquer d'un certain degré de phlogose cérébrale. C'est alors la Digitale qui doit intervenir, ou le sulfate de Quinine, ou encore le Bromure de potassium. Nous en dirons autant du tétanos, dont l'Opium est le meilleur palliatif, tant que la moelle, simplement surexcitée, n'est pas encore le siége d'un travail inflammatoire.

Sans nul doute, l'Opium est le meilleur hypnotique ; cependant il peut manquer son effet ou même augmenter l'insomnie, car il ne possède pas une vertu *dormitive* spécifique. Lorsqu'il facilite le sommeil, c'est en plaçant l'organisme dans des conditions anatomiques semblables à celles qui président au sommeil naturel : à savoir, une certaine sédation nerveuse, et surtout la congestion vasculaire de l'encéphale. Or, si l'insomnie résulte d'un excès d'activité circulatoire, la congestion thérapeutique s'ajoutera à la maladie spontanée, au grand détriment du sujet. Dans ce cas, c'est le sulfate de Quinine ou le Bromure alcalin qui fera dormir. En conséquence, l'Opium doit être réservé pour les insomnies anémiques, ou plutôt par défaut de réplétion ou de stase sanguine, lesquelles se montrent généralement chez les spanémiques, les sujets affaiblis, inanitiés. Ces exemples suffisent pour montrer à des cliniciens, d'ailleurs informés, quels sont ordinairement les motifs des indications des préparations opiacées.

MODES D'ADMINISTRATION ET DOSES. — L'*Opium brut*, source des autres préparations pharmaceutiques, est lui-même rarement employé. Pulvérisé, il sert quelquefois à saupoudrer les cataplasmes qu'on veut rendre narcotiques.

Débarrassé par dissolution dans l'eau des feuilles et fleurs de *Rumex* et des autres impuretés, l'Opium brut donne, selon le mode opératoire, différents extraits, la plupart abandonnés, dont l'un, également inusité aujourd'hui, portait du temps de Paracelse le nom de *Laudanum solide*, et plus tard d'*Opium purifié*. On ne trouve maintenant dans les officines que l'*extrait gommeux* ou *extrait aqueux d'Opium*, renfermant les alcaloïdes, la Morphine et la Codéine à l'état de méconates, mais privé en partie de la Narcéine, de la Méconine, de la *Narcotine* et de la *Thébaïne*, celles-ci convulsivantes, ainsi que des matières grasse et résineuse. L'*extrait gommeux*, très-fréquemment employé, se prescrit en *pilules*, quelquefois en *potion*. Les pilules varient de 1 à 5 centigrammes. On en donne une ou plusieurs dans la journée. Étalé sur du taffetas, il constitue un *emplâtre* calmant qu'on applique dans les névralgies au niveau du point douloureux.

On prépare aussi des *dissolutions* d'Opium dans des liqueurs spiritueuses ou acétiques.

Le *Vin d'Opium composé*, ou *Laudanum liquide de Sydenham*, est une solution d'Opium dans le vin de Malaga, avec addition de safran, de cannelle et de girofle. C'est une préparation stimulante en même temps que narcotique, et dont 20 gouttes, mesurées à l'aide d'un compte-gouttes, représentent à peu près 5 centigrammes d'extrait gommeux. Ce laudanum est d'un usage pour ainsi dire vulgaire en *potion*, en *lavement*, en *collyre*, en *liniment*, en *cataplasme*. On en met habituellement 20 gouttes dans un julep à prendre par cuillerées, mais on en donne aisément 6 à 10 gouttes à la fois, et l'on doit en mettre 12 gouttes au moins dans un petit lavement, lorsqu'on a intérêt, comme dans le choléra, d'obtenir une narcotisation prompte et efficace.

Le *Laudanum de Rousseau*, ou *Vin d'Opium obtenu par la fermentation du miel*, renferme une proportion d'Opium plus que double de celle du Laudanum de Sydenham ; 20 gouttes équivalent à 12 centigrammes d'extrait gommeux. Il est employé, suivant cette proportion, de préférence à ce dernier, quand on tient à éviter toute action stimulante étrangère.

La *Teinture d'extrait d'Opium* n'est qu'une simple solution alcoolique d'Opium au 1/13e, à peu près inusitée.

La *Teinture d'Opium ammoniacale*, ou *Elixir parégorique*, est une bonne préparation stimulante et narcotique, parce qu'elle renferme en outre de l'acide benzoïque, du safran et de l'essence d'anis. On en donne de 1 à 4 grammes dans une potion.

Le *Vinaigre d'Opium* est la plus chargée de toutes les teintures opiacées : 4 grammes correspondent sensiblement à 35 centigrammes d'Opium brut, et l'on en prescrit de 7 à 30 gouttes dans les vingt-quatre heures (Monneret). On connaît la *Teinture acétique d'Opium* sous les noms anglais de *black Drops* ou *the Lancaster*, or *Quaker's black Drops*.

Le *Sirop d'extrait d'Opium* contient 4 centigrammes de substance active par 20 grammes. Additionné d'esprit volatil de succin, il devient le *Sirop de karabé*.

Le *Sirop diacode*, qu'on ne prépare plus avec des têtes de Pavot, est quatre fois moins chargé que le précédent, et doit être considéré comme un léger anodyn, utile surtout dans la médecine infantile. Il remplace le *Sirop de Pavot blanc* de l'ancien *Codex*.

L'Opium entre aussi dans plusieurs préparations officinales d'un usage habituel.

La *Poudre de Dower*, composée de sulfate et de nitrate de potasse, de poudre d'Ipécacuanha, de Réglisse et d'extrait d'Opium sec, contient un peu plus du dixième de son poids de ce dernier, et se donne à la dose de 20 à 60 centigrammes et au delà.

La *masse de Cynoglosse* contient le huitième de son poids d'extrait thébaïque, et s'administre en pilules de 5 à 20 centigrammes, dont on donne une ou plusieurs par jour.

La *Thériaque*, parmi ses nombreux ingrédients, compte l'Opium brut, dont elle renferme 5 centigrammes (25 milligrammes d'extrait) dans 4 grammes.

Le *Diascordium* contient moitié moins d'Opium. C'est un électuaire aromatique, astringent et narcotique, fort utile dans les diarrhées et les affections atoniques du tube digestif, à la dose de 1 à 4 grammes par jour.

Les préparations opiacées sont employées à l'intérieur et à l'extérieur, suivant la plupart des modes usités pour l'administration des médicaments, en : *poudre, pilules, potion, collyre, gargarisme, injection, lavement, cataplasme* ou *liniment*, sans compter que nombre d'hommes mâchent l'Opium ou le fument.

Relativement à la *posologie*, une remarque importante doit trouver place ici, c'est que certains sujets sont très-vivement impressionnés par l'Opium et n'en peuvent supporter que des doses extrêmement faibles. Beaucoup de femmes et tous les enfants en bas âge sont dans ce cas. Il en est de même pour les malades disposés aux congestions cérébrales, ou déjà sous le coup d'une hypérémie ou d'une phlegmasie encéphalique. Dans toutes ces circonstances, l'excessive impressionnabilité pour l'Opium s'explique par une seule et même condition anatomique, la vascularité plus grande de l'encéphale et la facile production des fluxions sanguines. Chez le très-jeune enfant, par exemple, la substance corticale est normalement d'un rouge violacé très-remarquable et qui en impose souvent pour une hypérémie morbide. Le praticien, tenant compte de cette disposition, devra, selon la recommandation de Trousseau, ne donner aux enfants au-dessous de deux ans que des doses très-minimes d'Opium, une seule goutte de *Laudanum de Sydenham*, deux tout au plus, dans une petite potion ou dans un lavement. Il en sera encore très-parcimonieux dans les deux ou trois années suivantes.

La même prudence est de rigueur chez les vieillards apoplectiques ou les jeunes filles à l'âge de la puberté, et chez les femmes à l'époque de la ménopause, lorsque les unes et les autres sont sujettes à des raptus sanguins qui les prédisposent aux congestions des centres nerveux.

Il convient alors de débuter par une dose faible, plutôt au-dessous qu'au-dessus de la dose supposée efficace; car, si l'on administrait d'emblée une quantité réputée moyenne de substance active, on risquerait de voir survenir des phénomènes inquiétants de narcotisme et de stupeur.

**OPOPANAX**. Gomme-résine de l'*Opopanax Chironium* Koch; *Pastinaca Opopanax*, L. — OMBELLIFÈRES-PEUCÉDANÉES.

Angl. *Opopanax*. — All. *Heilwurz Gummi.*

L'*Opopanax Chironium* est une Ombellifère du midi de la France et de l'Europe, dont les tiges laissent écouler par incision une substance gommo-résineuse, analysée par Pelletier.

COMPOSITION. — L'Opopanax est composé de résine, huile volatile, gomme, cire, amidon, extractif et acide malique, caoutchouc et ligneux.

ACTION PHYSIOLOGIQUE ET USAGES. — De même que les autres gommes-résines fétides, l'Opopanax est tonique, anticatarrhal et antispasmodique. Rarement usité, bien qu'on l'associe quelquefois au Galbanum, à la Gomme Ammoniaque et à l'Asa fœtida, il fait encore partie de quelques vieilles prépa-rations, notamment du *Mithridate* et de la *Thériaque.*

**ORANGER VRAI** ou **A FRUITS DOUX**, *Citrus Aurantium*, Risso. — AURANTIACÉES.

Angl. *Common* or *sweet Orange-tree.* — All. *Pomeranzenbaum.*

L'*Oranger* est originaire de l'Asie et cultivé dans le midi de l'Europe, en Provence et dans plusieurs autres contrées de l'ancien et du nouveau continent; mais on ignore à quelle époque la variété, ou, si l'on veut, l'espèce à fruits doux, inconnue des anciens, a pu faire son apparition.

Bien que le Bigaradier, à fruits amers, passe pour être en possession de fournir à la médecine ses feuilles, ses fleurs et leurs essences, ses fruits verts et le zeste de ses fruits mûrs, à l'exclusion de l'Oranger à fruits doux, il n'en est pas moins vrai que ce dernier donne une quadruple récolte de feuilles, de fleurs, d'Orangettes vertes et d'Oranges comestibles, et que l'eau de fleur d'Oranger est extraite en grande partie de ses fleurs par distillation.

COMPOSITION DES FLEURS DE L'ORANGER VRAI. — Boullay a constaté les principes suivants : huile volatile ou *néroli*, extractif amer, gomme, acide acétique et acétate de chaux.

COMPOSITION DES ORANGETTES OU PETITS GRAINS (Oranges petites et non mûres.)—Elles contiennent, d'après Lebreton : huile volatile, soufre, chloro-phylle, matière grasse, hespéridine, chaux, potasse, albumine, ligneux, sels à acides minéraux, fer et silice.

L'analyse exacte du *zeste d'Orange mûre* n'a pas été faite, mais elle est probablement très-voisine de celle du Citron. L'huile essentielle qu'on en retire est connue sous le nom d'*Essence de Portugal.*

COMPOSITION DU SUC D'ORANGE DOUCE. — On y trouve : acides citrique et malique, mucilage, albumine, sucre, citrate de chaux et eau.

ACTION PHYSIOLOGIQUE ET USAGES. — Les *fleurs*, les *fruits non mûrs* et l'*essence de l'épicarpe du fruit mûr* de l'Oranger vrai ont sensiblement les mêmes propriétés physiologiques, et servent aux mêmes usages que les parties correspondantes du Bigaradier (voy. ce mot).

Seul, le *jus* de l'Orange douce mérite une mention tout à fait spéciale à cause de ses qualités propres et de ses usages. L'Orange est un des fruits les plus délicieux et les plus excellents; sa chair, éminemment rafraîchissante, convient particulièrement dans les climats chauds et dans l'été des zones tempérées. On en fait sucer le jus aux sujets atteints d'embarras ou de fièvre gastrique, de pyrexies et de phlegmasies fébriles; à ceux qui sont atteints d'un état aplastique du sang; aux convalescents, etc.

En dilution dans l'eau, ce suc constitue, sous le nom d'*Orangeade*, un breuvage également très-usité pour étancher la soif et calmer la chaleur fébrile.

**ORANGER AMER.** — Voy. BIGARADIER.

**ORANGETTE.** — Voy. BIGARADIER.

**ORCANETTE**, *Alkanna tinctoria* Tausch; *Anchusa tinctoria*, L. — BORRAGINÉES.

Angl. *Dyer's Alkanet.* — All. *Farbende Ochsenzunge.*

L'*Alkanna tinctoria* croît sur les côtes de la Méditerranée, en Grèce et en Asie Mineure. C'est l'*Alkanna spuria* des officines, tandis que le *Lawsonia inermis*, fournissant le *Henné* (*al-henna* des Arabes), en était l'*Alkanna vera*.

Comme beaucoup d'autres Borraginées, cette plante offre dans l'écorce de sa racine une matière colorante particulière, nommée par John *pseudo-alkannin*, pour la distinguer de la couleur rouge du Henné, laquelle bleuit par les alcalis et se trouve ramenée au rouge par les acides. Pelletier l'a considérée comme une sorte d'acide gras (*acide anchusique*); on admet généralement que c'est une résine (*Anchusine*).

La racine d'Orcanette cède sa matière colorante aux huiles et aux substances grasses, ce qui permet de s'en servir pour donner une couleur rouge à certaines pommades pour les lèvres et le visage, et à différents cosmétiques.

**ORGE**, *Hordeum vulgare*, L. — GRAMINÉES.

Angl. *Spring Barley.* — All. *Gerste.*

L'*Orge* est cultivée dans toutes les contrées de l'Europe, mais surtout dans le Nord et les terrains maigres où le Blé languit ou cesse de croître. Ce sont ses fruits, ou *caryopses*, qui seuls intéressent le médecin.

COMPOSITION. — D'après Einhof, l'Orge mûre contient environ 70 pour 100 de farine et près de 19 pour 100 de son, le reste est de l'eau.

La farine, selon Payen, est formée d'amidon, de gluten et d'autres matières protéiques, de dextrine ou de glycose, de matière grasse, de cellulose, et de matières minérales, entre-autres (Pelletier) des phosphates, de silice, de chaux et de fer. Proust avait reconnu sous l'épisperme une substance âcre qu'il avait nommée *hordéine;* les recherches ultérieures n'en ont pas confirmé l'existence.

ACTION PHYSIOLOGIQUE ET USAGES. — L'Orge est avant tout une substance alimentaire analogue aux autres céréales. Sa farine renferme seulement un peu moins de gluten et un peu plus de matière grasse et sucrée que celle du froment; elle est donc moins nutritive et plus rafraîchissante. C'est sans doute ce qui l'avait fait choisir par le père de la médecine pour la donner aux malades en proie à des affections aiguës, fébriles. Mais du temps d'Hippocrate, la *ptisane* ne ressemblait guère à la décoction dont nous faisons usage aujourd'hui : c'était un brouet d'orge plutôt qu'une boisson.

Cependant, la *tisane d'Orge*, édulcorée avec du sucre ou du miel, est employée comme délayante et tempérante, à peu près dans les mêmes circonstances que la *ptisane* consistante d'autrefois. La dose est de 15 grammes d'Orge pour 750 grammes d'eau. Seulement on n'emploie que l'*Orge mondé* ou l'*Orge perlé*, appelé aussi *gruau d'Orge ;* c'est-à-dire le grain débarrassé plus ou moins complétement de ses enveloppes dures et résistantes.

On emploie aussi la *décoction d'Orge* en gargarisme et en lotion. La *farine d'Orge* est l'une des *quatre farines résolutives*. En outre, l'*Orge* sert à faire un pain grossier ou à fabriquer une boisson fermentée, la *bière* ou *cervoise*, à laquelle le Houblon donne son amertume et son arome. Pour obtenir la fermentation alcoolique, on commence par faire germer le grain dans lequel se développe alors du sucre aux dépens de la fécule. Cette Orge germée, ou *Malt*, a été préconisée pour ses vertus antiscorbutiques, de même que le résidu de la fermentation ou *drèche*. Les bons effets retirés de ces substances s'expliquent par leur nature végétale d'une part, et d'un autre côté parce que la *diastase* qu'elles renferment aide singulièrement à la digestion des farineux.

**ORIGAN VULGAIRE,** *Origanum vulgare*, L. — LABIÉES.
Angl. *Wild Marjoram*. — All. *Wohlgemuth, Dostenkraut*.

L'*Origan* est une Labiée commune dans nos bois secs, qui présente une composition chimique, des propriétés physiologiques et des usages thérapeutiques analogues à ceux de toutes les plantes aromatiques de la famille. Par sa saveur amère en même temps que chaude et âcre, elle se rapproche pourtant aussi du groupe des Labiées amères aromatiques, telles que le Petit-Chêne et le Scordium.

On la prend en *poudre* à la dose de 2 à 4 grammes. En *infusion*, il en faut une dose double ou quadruple.

L'Origan entre dans l'*Eau vulnéraire*, le *Sirop d'Armoise*, la *Poudre sternutatoire*, etc.

**ORME CHAMPÊTRE,** *Ulmus campestris*, L. — ULMACÉES.
Angl. *Elm*. — All. *Ulm*.

Le *liber*, ou seconde écorce, de cet arbre indigène, est inodore, mucilagineux et un peu amer. Il contient beaucoup d'amidon, et possède ainsi quelques qualités alimentaires en même temps que des propriétés émollientes et légèrement toniques. Il était recommandé par Dioscoride contre les exanthèmes et les croûtes lépreuses; mais on ne s'en servait plus depuis longtemps, lorsqu'un charlatan le préconisa, sous le nom d'*écorce d'Orme pyramidal*, contre les dartres, les scrofules, la gangrène, etc. De bonne foi, un certain nombre de médecins ont cru lui reconnaître des effets remarquables contre cette classe de maladies, ainsi que contre l'ascite. Mais, l'engouement passé, on s'est aperçu que l'Orme pyramidal était à peu près inerte.

Cependant le *Codex* donne la formule d'un *Sirop d'écorce d'Orme* contenant 40 centigrammes d'*extrait* pour 20 grammes.

**OROBE**, *Orobus vernus*, L. — LÉGUMINEUSES-PAPILIONACÉES.
Angl. *Woodpease, Heathpease*. — All. *Erve*.

La *farine d'Orobe* est une des *quatre farines résolutives*. Seulement, Mérat et de Lens prétendent que, sous ce nom, on emploie la poudre de semences d'*Ers* (*Ervum Ervilia*), et jamais celle des graines d'une espèce quelconque du genre *Orobus*. Ces auteurs font remarquer que les semences de l'*O. vernus* ressemblent un peu à celles de l'*Ervum Ervilia*, lesquelles sont indiquées par le *Codex* dans la composition de la *Thériaque*, bien qu'elles soient passées sous silence dans la matière médicale.

**ORPIN** ou **REPRISE**, *Sedum Telephium*, L. — CRASSULACÉES.
Angl. *Rosewort*. — All. *Rosenwurzel*.

Le *Sedum Telephium*, qui croît dans nos bois élevés et secs, doit ses noms vulgaires à sa prétendue puissance cicatrisante des coupures et brûlures.

En réalité, cette plante charnue, et facile à réduire en pulpe pour en faire un cataplasme, n'agit guère autrement que par l'humidité qu'elle entretient sur les plaies; peut-être un peu aussi par la stimulation qu'elle détermine à l'aide de son principe âcre, d'ailleurs fort atténué. On applique quelquefois cet épithème sur les hémorrhoïdes, plus souvent sur les cors, qu'il ramollit et dont il facilite l'extraction. Enfin, on a été jusqu'à conseiller l'Orpin en *tisane* dans les hémoptysies et la dysenterie.

L'Orpin entre dans l'*Onguent populeum*.

**ORTIE BLANCHE**, *Lamium album*, L. — LABIÉES.
Angl. *White dead Nettle*. — All. *Weisse Bienesang*.

Cette Labiée, si commune dans nos contrées, ne se distingue, à part la beauté de ses fleurs, que par des qualités négatives. Elle est inodore, peu sapide et probablement dénuée de toute vertu. On s'est pourtant obstiné longtemps à la dire astringente, et à l'administrer contre les hémorrhagies et les flueurs blanches, ainsi que contre les scrofules. On en prescrivait la *décoction* et le *suc*, celui-ci à la dose journalière de 60 à 120 grammes.

**ORTIE BRULANTE**, *Urtica urens*, L. — URTICACÉES.
Angl. *Small stringing*. — All. *Gemeine kleine Brennessel*.

La *petite Ortie*, ou *Ortie grièche*, est une des mauvaises herbes les plus répandues dans les jardins.

COMPOSITION. — Salladin a constaté dans cette plante une matière azotée, de la chlorophylle unie à un peu de cire, de la matière muqueuse ou gommeuse, une matière colorante noirâtre, du tannin uni à de l'acide gallique, et du nitrate de potasse. Mais le résultat curieux de son analyse, c'est la présence, dans les glandes situées à la base des aiguillons, du carbonate acide d'ammoniaque auquel serait due l'irritation provoquée par les piqûres d'Ortie. Il est permis de supposer que ce n'est pas de l'ammoniaque qui se trouve dans les glandes pileuses, mais plutôt une base telle que la propylamine, l'aniline ou quelqu'un des alcaloïdes dits artificiels qui s'en rapprochent.

ACTION PHYSIOLOGIQUE. — Les tiges et les feuilles de l'*Ortie brûlante* sont garnies d'une multitude de poils roides et piquants pourvus d'une liqueur âcre et irritante qu'ils déposent dans la peau, où elle excite une sensation de cuisson douloureuse accompagnée de rougeur, de gonflement et d'une induration marquée du derme. Au bout de quelques minutes, la douleur s'apaise, la rougeur diminue, mais la trace de la piqûre persiste plusieurs heures et même plus d'un jour, et il reste à son niveau une sensation de démangeaison fort déplaisante.

Quand les piqûres sont multipliées, la sensation primitive est très-pénible, l'inflammation cutanée très-intense et le prurit consécutif intolérable. Cette phlegmasie, jointe à la douleur, peut même exciter un mouvement fébrile de courte durée.

USAGES. — Dès la plus haute antiquité, les praticiens ont utilisé cette excitation factice pour réveiller la sensibilité et le mouvement dans une région qui en est privée, pour ranimer les fonctions cutanées engourdies, ou pour appeler vers la périphérie l'irritation capable de fixer un exanthème qui ne se décide pas ou qui rétrocède, ou bien d'éteindre un travail morbide, profond et dangereux, en vertu de la loi du balancement fonctionnel. L'*urtication* est ainsi devenue un moyen thérapeutique d'une certaine énergie. Le professeur Trousseau, qui a remis cette pratique en honneur, s'en est servi avec avantage dans la paralysie faciale rhumatismale, les paralysies hystériques. Son exemple a été imité par d'autres médecins, et j'ai moi-même pratiqué l'urtication dans des circonstances semblables. J'ai également fustigé d'Orties des cholériques dans la période d'algidité et de cyanose, sans résultat favorable. Les malades se plaignaient beaucoup de la douleur, sans jouir ultérieurement du bénéfice qu'elle apporte dans des affections moins graves. La peau rougissait faiblement, mais ne se réchauffait pas.

L'urtication n'en est pas moins appelée à rendre des services, surtout à la pratique médicale de la campagne, quand on n'a pas d'autres rubéfiants sous la main.

**ORTIE DIOÏQUE**, *Urtica dioïca*, L. — URTICACÉES.

Angl. *Common Nettle*. — All. *Grosse Brennessel*.

La *grande Ortie*, très-commune autour des habitations, exhale, lorsqu'elle est réunie en grandes masses, une odeur très-prononcée, pénétrante, et qui n'est pas sans analogie avec celle du chanvre.

La composition, d'après Salladin, est semblable à celle de sa congénère (voy. ORTIE BRULANTE), et ses poils sécrètent également une matière irritante qui contiendrait du carbonate d'ammoniaque.

L'*Ortie dioïque* est moins rubéfiante que l'Ortie grièche, ce qui ne l'empêche pas d'être préférée pour l'urtication, à cause de sa plus grande taille. On ne croit guère aujourd'hui à ses vertus comme médicament interne; il se pourrait, cependant, qu'elle en eût de bien marquées, à en juger par son odeur, par la présence d'une base alcaline et par les usages auxquels on l'a fait servir empiriquement.

Ses semences, un peu oléagineuses, passaient pour âcres, caustiques, aphrodisiaques et purgatives. Bulliard les croit seulement diurétiques, et recommande de les administrer avec précaution. Infusées, ainsi que les fleurs, à la dose de 4 grammes, elles ont guéri la fièvre intermittente palustre, selon Zanetti.

De plus, les éleveurs savent que l'Ortie, mêlée à la nourriture des vaches, augmente la quantité et la qualité de leur lait; à celle des chèvres, les engraisse et leur donne un air plus vif.

**OSEILLE COMMUNE**, *Rumex Acetosa*, L. — POLYGONACÉES.

Angl. *Common Sorrel*. — All. *Sauerampfer*.

L'*Oseille* ou *Surelle*, cultivée dans les potagers, vit à l'état sauvage dans les prairies et dans les bois.

COMPOSITION. — Les auteurs indiquent dans les feuilles d'Oseille du suroxalate (quadroxalate) de potasse, de l'acide tartrique, du mucilage, de la fécule, de la chlorophylle et du ligneux.

ACTION PHYSIOLOGIQUE. — L'Oseille bien développée est d'une acidité excessive, provoque la salivation, agace les dents, et détermine une sensation de malaise dans l'estomac et même de la gastralgie. Ingérée en grande quantité, elle fait apparaître dans l'urine une multitude de cristaux d'oxalate de chaux. Son usage prolongé peut même amener la *gravelle oxalique*, la plus fâcheuse de toutes (Magendie, Laugier).

USAGES. — L'Oseille est moins un aliment qu'un assaisonnement : on ne devrait s'en servir en cuisine que pour donner un goût acide à la soupe ou corriger la fadeur des œufs durs. Dans cette mesure, son usage serait exempt d'inconvénients, et n'aurait pour résultat que de rafraîchir, de calmer les entrailles échauffées et de favoriser la liberté du ventre.

L'Oseille est, dit-on, diurétique et antiscorbutique. Elle fait la base du *Bouillon d'herbes*, appelé communément *Bouillon aux herbes*, et qui est l'adjuvant obligé de toutes les purgations.

Les feuilles d'Oseille cuites sont appliquées sur les abcès comme *cataplasme* maturatif. On en boit le *suc* au printemps, à la dose de 60 à 120 grammes par jour.

Enfin, c'est de l'Oseille qu'on extrait le *sel d'Oseille* (suroxalate de potasse), lequel, à son tour, fournit la majeure partie de l'acide oxalique du commerce.

Les *racines d'Oseille*, un peu amères et à peine acides, sont réputées diurétiques, mais très-peu employées.

# P

**PANICAUT** ou **CHARDON ROLAND**, *Eryngium campestre*, L. — OMBELLIFÈRES ANOMALES.

Angl. *Common Eryngo*. — All. *Brachdistel, Feldmannstreu.*

Le *Chardon Roland* croît abondamment dans les lieux pierreux et stériles. Sa racine, alimentaire dans quelques pays, est inodore, douceâtre et passe pour apéritive, diurétique, fondante. On l'ordonnait en *infusion* ou *décoction*, à la dose de 15 à 30 grammes dans 750 grammes d'eau, contre les maladies des voies urinaires, l'hydropisie et les obstructions.

**PAREIRA BRAVA**, *Cocculus platyphylla*, A. Saint-Hil.; *Abuta rufescens*, Aubl. — MÉNISPERMACÉES.

Angl. *Pareira brava, Velvet leaf.* — All. *Brasilienische Grieswurzel.*

Le *Cocculus platyphylla* habite les îles et les colonies espagnoles et portugaises de l'Amérique. On emploie sa volumineuse racine, qui est inodore, douceâtre, aromatique, et laisse un arrière-goût amer et déplaisant.

COMPOSITION. — Feneulle, qui en a fait l'analyse, l'a trouvée composée de : résine molle, principe jaune amer, matière colorante brune, matière azotée, fécule, surmalate de chaux, nitrate de potasse et quelques autres sels.

Plus récemment, Wiggers y a découvert un alcaloïde qui forme 4 ou 5 centièmes de la racine sèche. La *Cissampéline* ou *Pélosine* est incristallisable, insoluble dans l'eau, soluble dans l'alcool et l'éther, se combinant avec les acides, et formant des sels solubles dans l'eau, dont le chlorhydrate est incristallisable. La Pélosine représente les propriétés de la plante.

ACTION PHYSIOLOGIQUE ET USAGES. — L'action sur l'homme sain est mal connue; elle est probablement tonique et diurétique, et, d'après ses effets évidents sur certaines affections des voies urinaires, on peut admettre que le *Pareira brava* modifie sensiblement la sécrétion et la muqueuse des conduits.

La racine du *Pareira brava* est vantée comme lithontriptique. On l'emploie également dans la leucorrhée et la blennorrhagie.

MODES D'ADMINISTRATION ET DOSES. — Les Anglais, qui s'en servent plus que nous, donnent cette racine en *poudre*, à la dose de 2 à 4 grammes, en *décoction* ou en *infusion*, en *teinture* ou *essence*, et en *extrait*.

L'*infusion* se prépare avec 20 grammes et la décoction avec 30 grammes de plante dans un litre d'eau. On prescrit 50 centigrammes à 4 grammes d'*extrait de Pareira brava.*

**PARIÉTAIRE**, *Parietaria officinalis*, L. — URTICACÉES.

Angl. *Common wall Pellitory.* — All. *Nachtkraut, Graskraut.*

La *Pariétaire* couvre partout les vieilles murailles humides. Elle leur doit, sans doute, la forte proportion de salpêtre qu'elle renferme, et qui est telle, dit-on, que l'extrait qu'on en préparait aurait un jour pris feu. Ce serait aussi une des plantes qui contiennent le plus de soufre (Planche).

Insipide et inodore, la Pariétaire est estimée adoucissante, rafraîchissante et diurétique. Cette dernière propriété s'explique par la présence du nitrate de potasse.

On donne dans les maladies inflammatoires, dans les hydropisies, mais spécialement dans les affections catarrhales des voies urinaires et la gravelle, soit la *décoction*, soit le *suc* exprimé de Pariétaire qui se prend à la dose de 90 à 120 grammes. Cette plante sert aussi à faire des cataplasmes adoucissants.

La Pariétaire fait partie des *herbes émollientes.*

**PAS-D'ANE.** — Voy. TUSSILAGE.

**PATIENCE SAUVAGE**, *Rumex acutus*, L. — POLYGONACÉES.

All. *Mengelwurz, wilde Rhabarber.*

Sous le nom de *Patience*, on trouve dans les officines françaises les racines de plusieurs espèces linnéennes de *Rumex*, toutes indigènes, et venant dans les pâturages secs, au bord des chemins et autour des habitations. Ce sont : les *Rumex Patientia*, *R. obtusifolius*, *R. acutifolius*. *R. crispus*, *R. divaricatus* et *R. pulcher.* A l'étranger, au contraire, les espèces usitées de préférence sont aquatiques : *Rumex aquaticus* et *R. Hydrolapathum.* Quelles que soient les vertus spéciales qui leur aient été attribuées, toutes ces plantes offrent sensiblement les mêmes qualités et sont aptes aux mêmes usages. Le *R. Patientia*, exclusivement recommandé autrefois dans nos pharmacopées, est une plante de montagne qui a l'inconvénient d'être plus rare que les autres ; le *Codex* lui préfère le *R. acutus*, variété du *R. obtusifolius*, qui vient communément au pied des murs, dans les basses-cours et les lieux ombragés.

La racine de Patience, au dire de Deyeux, contiendrait du soufre. Elle est d'un goût d'abord fade, puis amer et astringent, qui n'a rien de désagréable, ni de nauséabond. La matière colorante rouge située entre l'écorce et le *meditullium·* teint quelquefois, selon Lamarck, les matières intestinales et simule le flux de sang.

La *décoction de Patience* est réputée tonique, apéritive, sudorifique et conséquemment dépurative et antiscorbutique. C'est une des tisanes les plus employées contre les maladies cutanées et dyscrasiques. On la prépare avec

30 grammes de racine sèche ou le double de racine fraîche pour 750 grammes d'eau.

En Suède, on se sert de la racine du *Rumex aquaticus*, L., et en Angleterre de celle du *R. Hydrolapathum*, Hudson (angl. *great water Dock ;* all. *Wassercumpfer*). Cette dernière est inodore, mais possède une saveur âcre et amère. On y a trouvé du tannin.

**PAVOT BLANC** ou **PAVOT OFFICINAL**, *Papaver somniferum, album,* DC. — PAPAVÉRACÉES.

Angl. *White Poppy.* — All. *Weisser Mohn.*

Cette variété cultivée du *Pavot somnifère*, qui est originaire de la Perse, se distingue par ses pétales blancs et ses capsules imperforées. Elle fournit les diverses sortes commerciales d'Opium exotique. Ses feuilles et ses capsules laissent également couler le suc laiteux qui, en se concrétant, constitue l'Opium en larmes; les unes et les autres pourraient donc servir à peu près indifféremment comme calmantes et narcotiques. Les feuilles font partie de l'*Onguent populéum*. Seulement, comme les capsules sont plus chargées de suc propre, ce sont elles qu'on emploie préférablement dans les autres préparations.

Les *Têtes de Pavot* doivent être préalablement débarrassées des semences innombrables qu'elles recèlent avant d'être soumises à l'ébullition dans l'eau, à laquelle cèdent, en partie, leurs principes actifs. La *décoction* se fait avec une tête dans 500 à 1000 grammes d'eau. On s'en sert habituellement comme de l'Opium pour calmer la douleur et procurer le sommeil, soit en tisane, soit en lavement; sous ces deux formes, on ne doit pas dépasser la dose d'une tête moyenne dans un demi-litre d'eau en vingt-quatre heures, sous peine de voir survenir les accidents de narcotisme. Il faut surtout se défier des grosses capsules des provinces méridionales, dont chacune peut représenter de 15 à 20 centigrammes d'Opium, et des capsules vertes ou récentes qui sont plus riches en morphine. Pour l'usage externe, ces précautions sont superflues, pourvu que la décoction de Pavot soit appliquée sur la peau intacte et non sur des surfaces dépouillées d'épiderme et capables d'absorber.

Le *Sirop diacode* était ainsi nommé parce qu'il se préparait avec les têtes de Pavot. Il se donne à la dose de 20 à 60 grammes par jour, en une ou plusieurs cuillerées, comme anodyn et hypnotique.

**PAVOT NOIR, PAVOT POURPRE**, *Papaver somniferum, nigrum,* DC. — PAPAVÉRACÉES.

Angl. *Purple Poppy.* — All. *Schwarzer Mohn, Garten Mohn.*

Le *Pavot pourpre* se distingue du précédent par la couleur de ses pétales d'un rouge violacé et par l'existence de pores ouverts au sommet du fruit.

Ses capsules ne sont pas admises dans le *Codex*, mais elles fournissent néanmoins un Opium indigène, de qualité supérieure, dont on désire généralement que l'usage se répande.

Dumas, Pelletier et Caventou, avaient remarqué que si le suc laiteux des têtes du Pavot pourpre est moins abondant, en revanche il possède une proportion de Morphine plus forte que celle qui se trouve dans l'Opium du commerce. Aubergier (de Clermont), mettant cette observation à profit et suivant les conseils de Belon, a voulu soumettre cette variété de Pavot à une culture étendue et régulière pour en extraire l'Opium, auquel il donne le nom d'*Affium*, l'une des appellations de cette substance en Orient.

L'*Affium*, ou *Opium indigène de Pavot pourpre*, renferme des proportions de Morphine qui varient parfois de 10,5 à 11,2 pour 100. On peut admettre qu'il fournit en moyenne le dixième de son poids d'alcaloïdes. Aubergier en fait un *extrait* qui contient un cinquième de son poids de Morphine, et qu'il divise en granules de 1 centigramme, contenant, par conséquent, chacun 2 milligrammes d'alcaloïde.

Le *Vin d'Affium* est composé de 50 grammes d'Affium pour 500 grammes de vin de Madère, et contient, d'après cela, un dixième de son poids de substance active, c'est-à-dire 1 centigramme de Morphine par gramme. Il est destiné à remplacer les Laudanums liquides de Sydenham et de Rousseau.

On prépare une *teinture alcoolique* et un *sirop d'Affium*.

Chaque cuillerée à soupe de ce sirop, d'environ 20 grammes, représente 2 milligrammes de Morphine.

**PAVOT ŒILLETTE.** Sous-variété du *Papaver somniferum, nigrum*, DC. — PAPAVÉRACÉES.

Angl. *Common Poppy.* — All. *Gemeiner Mohn.*

Ce Pavot, cultivé pour sa graine oléagineuse, porte des capsules très-minces et ne fournissant comparativement que des quantités insignifiantes de suc propre. Elles ne conviennent donc pas à la récolte de l'Opium, bien que leur suc soit d'une richesse exceptionnelle en Morphine, puisqu'une première récolte a fourni 17,83 pour 100 de Morphine parfaitement pure.

Quant aux semences de ce Pavot, on en a retiré l'*huile* connue sous le nom d'*œillette* (ital. *olivetto*, *olietto*). Dans quelques pays, on les mange comme faisaient les anciens. Les Romains composaient un véritable *nougat* avec des semences torréfiées et pétries avec du miel.

**PÊCHER**, *Persica vulgaris*, Mill. — ROSACÉES-AMYGDALÉES.

Angl. *Peach-tree.* — All. *Pfirschenbaum.*

Le Pêcher cultivé est originaire de la Perse. Presque toutes ses parties sont imprégnées de l'odeur d'amandes amères et en possèdent le goût. Les feuilles en sont plus chargées que les fleurs, qui perdent la plus grande partie de leur odeur par la dessiccation. Dans les semences, le parfum d'amandes amères se développe par la fermentation.

COMPOSITION. — Les feuilles fournissent par la distillation une huile essentielle jaune, plus lourde que l'eau, et contenant de l'acide cyanhydrique. Il en est de même des jeunes pousses encore herbacées (Brugnatelli, Gauthier).

ACTION PHYSIOLOGIQUE. — Sans parler de la *Pêche*, fruit délicieux, sucré, légèrement acide et rafraîchissant, mais dont l'abus entraîne du dérangement des organes digestifs, nous dirons que les différents organes du Pêcher, chargés d'essence amère et d'acide cyanhydrique, ou pouvant en fournir, possèdent les propriétés de ces principes constituants (voy. AMANDES AMÈRES et ACIDE CYANHYDRIQUE). C'est ainsi que l'usage immodéré des amandes, des boutons, des feuilles, de l'écorce et même des fleurs, a été plus d'une fois funeste aux hommes et aux animaux. Il en est résulté des étourdissements, des convulsions, des vomissements et des purgations plus ou moins violentes, de la diarrhée sanguinolente, la stupeur et quelquefois la mort.

Les symptômes d'irritation abdominale distinguent l'action des fleurs de Pêcher de celle de l'acide prussique.

USAGES. — On peut se servir des amandes de Pêcher comme de celles de l'amande amère. Les parties herbacées servent à aromatiser les plats sucrés et les liqueurs.

En France, on prescrit les *fleurs* comme laxatif doux et agréable. Les fleurs munies de leur calice, ou les boutons de fleurs, se prennent en *infusion*.

On en prépare un *sirop* plus fréquemment usité chez les enfants comme léger cathartique, à la dose de 8 à 60 grammes. Le *suc des fleurs* est quelquefois employé au même usage.

Les *amandes* servent à faire une *liqueur de noyau*, et les *pêches* sont un aliment recommandé aux personnes échauffées, sujettes à la constipation.

**PENSÉE SAUVAGE**, *Viola tricolor, arvensis*, DC. — VIOLARIACÉES.
Angl. *Three coloured Violet*. — All. *Dreifaltigkeits Blume*.

La *Pensée sauvage*, fournissant un mucus excessivement abondant et n'ayant d'ailleurs qu'un goût légèrement âcre, semble ne pouvoir répondre à l'opinion qu'avaient nos devanciers de ses vertus dépuratives, antiherpétiques et même antisyphilitiques. Cependant, Bergius assure que la plante est purgative et sa racine vomitive. De son côté, Boullay affirme n'y avoir pas trouvé d'émétine.

En somme, il se peut que ces propriétés existent à un faible degré, mais il paraît certain que l'on a beaucoup exagéré les effets altérants de la Pensée sauvage.

Cette plante a été employée contre les dartres, les affections rhumatismales.

**PERSIL**, *Petroselinum sativum*, Hoffm.; *Apium petroselinum*, L. — OMBELLIFÈRES.
Angl. *Garden Parsley*. — All. *Petersilie, Garten Eppich*.

La médecine utilise la racine, les feuilles et les fruits de cette plante, d'une odeur fort agréable, qui croît en Sardaigne et même en Provence, et que l'on cultive dans tous les jardins. Les semences en sont la partie la plus active.

COMPOSITION. — Joret et Homolle ont trouvé dans les akènes du *Persil* les substances suivantes : huile volatile, matière grasse butyreuse, pectine, chlorophylle, tannin, matière colorante, extractif, ligneux, sels inorganiques et apiol.

L'*Apiol* est un liquide jaunâtre, huileux, non volatil, plus dense que l'eau, qui ne le dissout pas ; bien soluble dans l'alcool, soluble en toute proportion dans l'éther et le chloroforme; d'une saveur âcre et piquante, et d'une odeur tenace rappelant celle de la graine.

Les auteurs le considèrent comme le principe exclusivement antipériodique.

A la dose de 1 gramme, l'Apiol détermine une excitation cérébrale légère; à celle de 2 à 4 grammes, il produit une véritable ivresse avec bluettes, étourdissements, titubation, vertiges, sifflements d'oreilles et céphalalgie gravative.

ACTION PHYSIOLOGIQUE ET USAGES. — Les fruits du Persil doivent exciter à un degré plus faible les effets observés de la part de l'Apiol, et ceux des feuilles n'en diffèrent probablement pas beaucoup. La racine passe pour diurétique.

On emploie le Persil comme assaisonnement, comme résolutif sur les contusions, les piqûres d'insectes, les engorgements des mamelles. Le *suc* de cette plante est pris à la dose de 100 à 200 grammes par jour, comme fébrifuge contre la fièvre intermittente. L'*Apiol* est également prescrit comme antipériodique et aussi comme emménagogue.

La *racine de Persil* est une des *Cinq racines apéritives majeures*, et la semence une des *Quatre semences chaudes mineures*.

**PERVENCHE** (**GRANDE** et **PETITE**), *Vinca major* et *Vinca minor*, L. — APOCYNACÉES.

Angl. *Large and small Periwinkle.* — All. *Grosse und kleines Sinngrun.*

Ces sous-arbrisseaux charmants, indigènes, le premier dans le Midi, et le second dans toute la France, portent des feuilles amères et astringentes, employées dans quelques pays au tannage des cuirs, et vraisemblablement chargées de tannin.

Les *Pervenches* doivent sans doute à ce principe immédiat les propriétés qui les ont fait employer comme vulnéraires, astringentes, hémostatiques, et comme moyen de remédier aux engorgements laiteux des mamelles et d'autres organes, ainsi qu'aux affections dites laiteuses.

On se sert particulièrement de la *petite Pervenche* à la dose de 8 à 15 grammes et davantage, en *infusion* ou *décoction*, soit pour tisane, soit pour lavement. Contuse, on l'applique sur les plaies et les meurtrissures.

Elle fait partie du *Faltrank* ou *Thé suisse*, généralement composé de plantes odoriférantes.

**PETIT-CHÊNE.** — Voy. GERMANDRÉE.

**PETIT-HOUX.** — Voy. FRAGON ÉPINEUX.

**PEUPLIER,** *Populus nigra,* L. — SALICACÉES.

Angl. *Poplar.* — All. *Poppel.*

Le *Peuplier noir*, ou *Peuplier franc*, grand arbre indigène, porte au printemps des *bourgeons* enduits d'une épaisse couche résinoïde dont l'odeur rappelle un peu celle du baume de Tolu.

COMPOSITION. — Cette couche de matière résineuse contient d'après Pellerin : huile essentielle odorante, résine, substance gommeuse, acides gallique et malique, matière grasse particulière, albumine, phosphate de chaux et sels divers.

ACTION PHYSIOLOGIQUE ET USAGES. — Les *bourgeons de Peuplier* possèdent les vertus des substances balsamiques formées de résine et d'huile volatile. Leur *teinture alcoolique* a été préconisée contre les catarrhes pulmonaires et en frictions contre les rhumatismes. On en préparait aussi, pour l'usage externe, une huile appelée *Oleum œgirinum.* Maintenant, les bourgeons de Peuplier ne servent plus qu'à la composition de l'*Onguent populéum*, usité principalement contre les hémorrhoïdes compliquées de gerçures interstitielles et de suintement purulent. Les bourgeons du *Populus balsamifera* de l'Amérique septentrionale et de la Sibérie fournissent beaucoup plus de matière résineuse que ceux du *P. nigra*, et sont employés comme balsamiques, diurétiques et antiscorbutiques.

**PHELLANDRIE AQUATIQUE**, *Phellandrium aquaticum,* L.; *Œnanthe Phellandrium*, Lamk. — OMBELLIFÈRES-SÉSÉLINÉES.

Angl. *Water Hemlock.* — All. *Wasserfenchel.*

La *Phellandrie, Cigüe* ou *Fenouil aquatique*, fréquente dans les marais, est une plante active très-nuisible au bétail, qui la mange fraîche, et d'une utilité reconnue en médecine. C'est la semence qu'on emploie.

COMPOSITION. — Nous ne connaissons pas d'analyse détaillée des semences de la Phellandrie, nous savons seulement qu'elles renferment des principes solubles dans l'eau, et d'autres, en plus grande quantité, solubles dans l'alcool, parmi lesquels une substance huileuse, volatile, légèrement ambrée, d'une odeur forte, pénétrante, nauséabonde, à peine diffusible dans l'eau, soluble dans l'alcool, l'éther, les huiles fixes et surtout les essences. Cette substance, isolée par Hutet et désignée par lui sous le nom de *Phellandrine*, est considérée comme un alcaloïde et le principe actif de la plante. Injectée dans les veines d'un chien à la dose de 50 centigrammes, la Phellandrine a produit pendant plusieurs heures de la gêne respiratoire, des tremblements nerveux et de l'anxiété. La même quantité a fait périr deux oiseaux en quelques minutes.

ACTION PHYSIOLOGIQUE ET USAGES. — L'expérimentation sur les animaux ne suffit pas à nous faire connaître l'action physiologique du principe actif de la Phellandrie, dont les effets étudiés chez l'homme sont manifestement sédatifs et stupéfiants. Prise en quantité trop forte, elle va jusqu'à causer des vertiges, des spasmes et de l'anxiété. C'est à la faveur de son action calmante que la Phellandrie produit sans doute les résultats thérapeutiques qu'on en obtient dans la tuberculisation pulmonaire, et qui ont été observés par un grand nombre de praticiens (Thomson, Hufeland, Bertini, Sandras, etc.).

Ernsting la regarde comme apéritive, diurétique, atténuante, lithontriptique, antiscorbutique, et surtout comme fébrifuge. La plupart de ces propriétés sont insuffisamment établies ou absolument controuvées, ou bien elles dérivent comme effets secondaires d'autres actions primordiales, spécialement de l'influence sédative, anodyne, exercée par le médicament.

La Phellandrie et son alcaloïde conviennent aux affections des voies respiratoires accompagnées de douleur, de spasme, de toux fatigante : bronchites, asthme, phthisie pulmonaire.

La *Phellandrine* est d'autant mieux désignée dans ces cas, qu'étant volatile, elle fait élection de la surface pulmonaire pour son élimination. Il en est de même de la cicutine, de la caféine, de la théine, de la théobromine, autres alcaloïdes également volatils. Thomson, médecin danois, a reconnu l'odeur de Phellandrie dans les crachats des malades qui en avaient pris pendant quelque temps.

L'apaisement des symptômes nerveux est suivi de diverses modifications favorables dans l'état local et dans l'économie tout entière : la fièvre se calme, le sommeil revient, et si les tubercules restent, du moins la phthisie est momentanément enrayée. Pour obtenir ce résultat, on associe au *Phellandrium aquaticum*, selon les circonstances, tantôt quelques moyens antiphlogistiques, tantôt des balsamiques ou des toniques astringents et névrosthéniques.

SUBSTANCES SYNERGIQUES, AUXILIAIRES ET ANTAGONISTES. — L'action de la Phellandrie nous paraît analogue à celle de la grande Ciguë (*Conium maculatum*), et reconnaît les mêmes auxiliaires et les mêmes antagonistes.

MODES D'ADMINISTRATION ET DOSES. — Les *semences de Phellandrie aquatique* se donnent en poudre à la dose de 2 à 4 grammes dans les vingt-quatre heures, par prises de 20 à 30 centigrammes dans du pain azyme, dans un véhicule liquide, ou bien sous forme d'électuaire. Ernsting en a donné jusqu'à 15 grammes par jour contre les fièvres intermittentes.

En pommade au trentième, la *Phellandrine* agit comme le baume de Conicine de F. Devay. Dorvault et Guibert conseillent à l'intérieur l'usage des *granules* de 1 milligramme de *Phellandrine*, ou du *sirop* contenant 1 centigramme du principe actif par cuillerée à soupe.

PIED-DE-CHAT, *Antennaria dioïca*, Gärtner ; *Gnaphalium dioïcum*, L. — COMPOSÉES OU SYNANTHÉRÉES-SÉNÉCIONIDÉES.

Angl. *Catsfoot*. — All. *Katzenpfötchenblume*.

Cette jolie espèce indigène, vivace, croît sur les pelouses sèches des montagnes. Elle est réputée béchique, adoucissante et employée dans le rhume, le catarrhe pulmonaire, la grippe, etc. Ses *fleurs* ou *sommités fleuries* font partie des *Quatre fleurs* ou *Espèces pectorales*.

On les prend seulement en *infusion*, le sirop et la conserve étant tombés en désuétude.

**PIGNON D'INDE.** — Voy. CURCAS.

**PIGNON DOUX.** Semence du *Pin à pignons* (*Pinus pinea*, L.). — CONI-FÈRES.

Le *Pin parasol* fait l'ornement des paysages de la Provence et de tout le littoral méditerranéen. On le cultive pour sa beauté et pour ses amandes volumineuses, d'un goût agréable, très-bonnes à manger fraîches, et dont on retire une huile douce et comestible.

**PIMENT DE CAYENNE**, *Capsicum frutescens*, L. — SOLANACÉES. Angl. *Guinea Pepper* or *bird Pepper*. — All. *Spanischer Pfeffer*.

Les fruits jouissent des mêmes propriétés et servent aux mêmes usages que ceux du *Capsicum annuum* (voy. ce mot). On trouve dans les officines anglaises des *pastilles* ou *tablettes* et une *teinture alcoolique* de *Piment de Cayenne*, sous les noms de *Cayenne lozenges* et de *Essence of Cayenne*.

**PIMENT DE LA JAMAIQUE, TOUTE-ÉPICE, POIVRE DE LA JAMAIQUE**, *Myrtus Pimenta*, L. — MYRTACÉES. Angl. *Allspice, Pimenta*. — All. *Englisches Gewurz*.

Cet arbre des Antilles porte des fruits secs du volume d'un pois, qui ont une odeur de girofle avec une saveur un peu poivrée, et dont on extrait une huile volatile plus lourde que l'eau.

Cueilli avant sa maturité et desséché, ce fruit est usité comme condiment, soit entier, soit en poudre, par les Allemands et les autres peuples du Nord. En France, les épiciers le mêlent parfois au poivre ordinaire.

Le *Piment de la Jamaïque* peut remplacer la cannelle, le gingembre, les cardamomes, etc., comme digestif, carminatif et stimulant. On se sert de la *poudre* et quelquefois de l'*huile essentielle*, qui est beaucoup plus énergique.

**PIMENT DES JARDINS, CORAIL DES JARDINS, POIVRE DE GUINÈE**, *Capsicum annuum*, L. — SOLANACÉES. Angl. *Common Capsicum* or *chilly Pepper*. — All. *Spanischer Pfeffer*.

Cette plante américaine, et peut-être asiatique, est maintenant cultivée sur presque toute la surface du globe pour son fruit jaune ou rouge, très-allongé, qui possède des propriétés d'une intensité remarquable.

COMPOSITION. — Le *Piment des jardins* renferme, d'après Braconnot : huile âcre, résine et matière colorante rouge, matière amylacée brune, gomme, substance azotée, ligneux, citrate et phosphate de potasse, chlorure de potassium.

L'*huile âcre*, appelée auparavant résine molle, âcre, par Bucholz, est ce qu'on nomme actuellement la *Capsicine*, bien que Witting eût donné ce nom, en 1822, à ce qu'il croyait une nouvelle base salifiable. La Capsicine est un liquide épais, devenant plus fluide et se volatilisant quand on la chauffe. Elle est légèrement soluble dans l'eau et le vinaigre, très-soluble dans l'alcool, l'éther, l'essence de térébenthine et les alcalis. Deux ou trois centigrammes réduits en vapeur dans une grande chambre, produisent la toux et les éternuments.

ACTION PHYSIOLOGIQUE. — Appliqué sur la peau, le Piment cause la rubéfaction et la vésication. Dans la bouche, il détermine une saveur chaude et brûlante. A petites doses, il fait ressentir de la chaleur dans l'estomac, stimule les fonctions de cet organe et active la digestion. En plus grande quantité, il élève la température du corps, accélère le pouls et excite la soif. En même temps il stimule, dit-on, les organes génito-urinaires. A doses excessives, il occasionne les vomissements et la purgation, produit, selon Vogt, des douleurs abdominales, de l'inflammation gastrique, et, d'après Richter, un certain degré de paralysie, de l'ivresse et des étourdissements.

L'action du Piment, analogue à celle des autres épices, se rapproche particulièrement de celle du poivre.

Le Piment est plus employé comme condiment que comme agent de la matière médicale. Les habitants des climats tropicaux surtout en font un usage continuel pour stimuler leurs organes digestifs énervés par l'excès de la chaleur atmosphérique.

En médecine, on s'en sert pour ses propriétés excitantes locales plus que pour son action stimulante générale, dans la dyspepsie atonique et flatulente. On le donne en gargarisme dans l'angine maligne, et, par suite, dans l'angine scarlatineuse, ainsi que dans le relâchement des parties de l'isthme du gosier. Wright s'en est servi pour arrêter les vomissements noirs, symptômes fâcheux de la fièvre des tropiques. Sous forme de cataplasme, le Piment remplace les sinapismes dans la médication révulsive.

Enfin, dans ces derniers temps, on a préconisé le Piment contre l'affection hémorrhoïdale, et je ne doute pas qu'il ne puisse en effet amener momentanément quelques bons résultats, en agissant sur la sensibilité de la muqueuse digestive et sur sa vascularité, ainsi que sur la contractilité de la tunique musculaire.

MODES D'ADMINISTRATION ET DOSES. — La *poudre* de Piment se donne habituellement à la dose de 30 à 60 centigrammes ; la *teinture alcoolique* à celle de 1 à 4 grammes. L'*infusion* de 8 grammes de Piment dans 250 grammes d'eau bouillante se donne à la dose de 20 à 30 grammes. Dans la scarlatine et l'angine maligne ou diphthéritique, on a fait usage de doses plus fortes de substance active.

En *gargarisme*, on emploie l'*infusion de Piment* plus chargée ou la *teinture* étendue d'eau de rose.

**PIN DE LA CAROLINE,** *Pinus palustris,* Lamb.; *Pinus australis,* Mich. — CONIFÈRES.

Angl. *Swamp Pine, long leaved Pine.*

C'est un grand arbre qui habite principalement les parties méridionales de la Virginie jusqu'au golfe du Mexique.

Il donne en abondance de la térébenthine, de l'essence et de la colophone, non-seulement pour la consommation de tous les États-Unis d'Amérique, mais encore pour l'exportation. Ses produits ne se distinguent par aucune qualité thérapeutique de ceux de même nom qui nous sont fournis par l'espèce suivante.

**PIN MARITIME,** *Pinus maritima,* DC. — CONIFÈRES.

Angl. *Pinaster* or *cluster Pine.*

Le *Pinus Pinaster,* Lamb., croît dans les régions maritimes ou plutôt siliceuses du sud de l'Europe, et couvre d'immenses étendues dans les Landes comprises entre Bordeaux et Bayonne.

C'est en France la principale source de la *Térébenthine* dite, par conséquent, de *Bordeaux,* du Galipot, de l'Essence de Térébenthine et de la Colophone, de la Poix-résine, de la Poix noire et du Goudron. Toutes ces substances ont été ou seront décrites séparément sous leurs vocables, à l'exception de l'Essence, dont nous allons parler ici, après avoir dit quelques mots de la manière dont ces différents produits dérivent les uns des autres.

Le suc propre, poisseux et odorant, qui s'écoule des incisions du tronc, et se concrète en larmes d'abord transparentes et plus ou moins volumineuses, s'appelle *Galipot.* Chauffé dans de grandes chaudières ou laissé en repos au soleil, le Galipot se débarrasse de ses impuretés en devenant plus fluide, et constitue la *Térébenthine* proprement dite. Celle-ci est composée d'un hydrogène carboné liquide : c'est l'*essence* ou *huile volatile;* et d'une substance ternaire qui résulte de l'oxydation de cette essence et qui est solide : c'est la *Colophone.* Ces deux constituants de la Térébenthine peuvent être séparés par la distillation.

La *Poix-résine* n'est autre que la résine ou Colophone brassée chaude avec de l'eau et devenue opaque. La *Poix noire* et le *Goudron* sont des produits empyreumatiques obtenus par la combustion du bois résineux.

ESSENCE DE TÉRÉBENTHINE. — *Caractères chimiques.* — Cette huile volatile est incolore, très-fluide, d'une odeur forte, d'une saveur chaude ni âcre, ni amère. Soluble en toutes proportions dans l'alcool anhydre, elle ne se dissout plus que dans 10 ou 12 parties d'alcool à 85 centièmes. Elle paraît un mélange de plusieurs corps isomères ayant pour formule $C^{20}H^{16}$. En absorbant du gaz chlorhydrique, elle se métamorphose en *Camphre artificiel.* Exposée à l'air, elle s'oxyde et se transforme en deux acides isomériques ($C^{20}H^{12}O^6$), les acides *pinique* et *sylvique,* dont la réunion fait la Colophone. Cette résinification est accompagnée de la production d'une petite quantité d'acide formique.

*L'Essence de Térébenthine* n'est pas une substance toujours identique avec elle-même, car celle de France dévie à gauche et celle d'Angleterre à droite la lumière polarisée.

ACTION PHYSIOLOGIQUE. — Appliquée sur la peau, l'Essence de Térébenthine cause de l'irritation caractérisée par de la rougeur, de la chaleur, du prurit et plus tard par des vésicules, des bulles et une douleur cuisante. A la dose de quelques gouttes, seulement, cette huile volatile occasionne une impression de chaleur dans l'estomac et le ventre. Cette sensation augmente d'intensité avec des doses plus fortes de 2 à 4, à 8 grammes, qui sont alors mal supportées par l'estomac, et donnent naissance, non-seulement à de la pesanteur épigastrique et à des renvois désagréables d'Essence, mais encore à du dérangement intestinal ; en même temps, il survient de la fréquence du pouls, de la diaphorèse, de l'accroissement dans la sécrétion urinaire et dans la fréquence des mictions. L'éruption menstruelle survient, à l'occasion, au milieu de cet appareil symptomatique.

Quelquefois l'excitation dépasse ces limites : l'urine devient rare, sanguinolente et l'émission s'en fait avec douleur ; on observe de la soif, des vomissements et un mouvement fébrile. Mais, en général, ces phénomènes n'ont lieu qu'à la suite de l'ingestion de doses fort exagérées, de 16 à 60 grammes. Ils sont d'autant plus violents, que les évacuations par le haut et par le bas font plus complétement défaut. Dans ce cas, on voit se produire avec la fièvre une profonde dépression du pouvoir musculaire, et des désordres cérébraux, accompagnés parfois d'une grande anxiété ou d'assoupissement. Ces symptômes sont dus à l'action locale sur l'estomac et à l'action éloignée de l'Essence qui passe dans la circulation et s'élimine par la peau, par les reins et principalement par les voies respiratoires. L'air qui s'échappe par les poumons est imprégné des effluves de cette huile volatile ; parfaitement reconnaissables, tandis que les urines exhalent l'odeur de violette ; ce qui prouve deux choses, à savoir : que l'essence de Térébenthine est absorbée et qu'elle se métamorphose en partie dans la circulation.

En traversant les différents émonctoires, l'Essence de Térébenthine détermine des modifications fonctionnelles semblables à celles que nous avons déjà notées souvent à l'occasion des autres balsamiques, c'est-à-dire la diminution de la formation du mucus et des néocytes qu'on nomme globules de mucus ou de pus ; l'augmentation, au contraire, de la diurèse et de la transpiration cutanée. Il en résulte parfois l'hématurie ou la production d'exanthèmes variés : rougeur scarlatiniforme, sudamina rouges, eczéma aigu généralisé. Les doses excessives amènent aussi, du côté des bronches, des symptômes d'irritation indiquant l'existence d'un enanthème de même origine (Gubler).

Parmi ces symptômes de l'Essence de Térébenthine, les uns s'expliquent par la contraction des vaisseaux sanguins et l'apaisement de l'irritation calorifique et trophique ; les autres, au contraire, impliquent une excitation des actes dont le réseau capillaire est le siége, coïncidant avec l'atonie paralytique de ce réseau. Ce dernier résultat appartient aux doses massives, le premier aux doses faibles et moyennes. Chez les animaux mammifères, l'Essence de Térébenthine se comporte à peu près comme chez l'homme. Tiedemann et Gmelin l'ont retrouvée dans le chyle du chien et du cheval. Mais sur les animaux inférieurs, cette huile volatile exerce une action toxique, reconnue dans un grand nombre de principes analogues.

USAGES. — L'Essence de Térébenthine est rationnellement indiquée pour combattre les flux muqueux ou muco-purulents, les catarrhes bronchiques et intestinaux, la blennorrhagie et la leucorrhée.

Son action constrictive sur les vaisseaux capillaires sanguins en fait un des meilleurs hémostatiques, et la plupart des *Eaux hémostatiques* ont pour base une solution d'Essence de Térébenthine. Je l'ai vue souvent réussir contre les hémoptysies des tuberculeux. L'excitation cutanée et le mouvement fébrile qu'elle provoque, à haute dose, sont des conditions favorables à la curation des rhumatismes chroniques et des névralgies de même sorte. L'Essence de Térébenthine a rendu les plus grands services dans la sciatique, depuis Pitcairn, Home, Martinet, etc. Trousseau a étendu heureusement son emploi aux névroses multiformes qui résistent aux moyens ordinaires, et dont elle a souvent triomphé. En suivant son exemple, j'ai obtenu aussi des résultats très-avantageux : dans les gastralgies et les névroses torpides, par des doses élevées, fébrigènes ; dans les névroses irritatives, par des doses faibles, toniques. L'Essence de Térébenthine est conseillée dans l'hystérie, l'épilepsie, la chorée, le tétanos. Cette huile volatile est encore usitée comme carminative et comme moyen de faire disparaître le météorisme intestinal. On l'a prescrite dans la constipation opiniâtre avec quelque succès, dans les fièvres, et notamment la fièvre puerpérale. Elle a parfois été d'une utilité extrême aux sujets affectés de gastrite, d'ulcère simple de l'estomac et même de cancer, en diminuant la vascularité des surfaces malades, s'opposant aux suintements hémorrhagiques, favorisant même la cicatrisation (Trousseau, Gubler). Plusieurs malades ont dû à ce moyen la prolongation de leur existence ou leur guérison, quand il s'agissait de simples ulcérations stomacales. L'Essence de Térébenthine est efficace aussi contre les entérites ulcéreuses chroniques et contre les hémorrhoïdes. Elle fait partie du remède de Durande, préconisé pour la dissolution des calculs biliaires. Enfin, on l'a administrée à la dose de 30 à 60 grammes comme anthelminthique contre le ver solitaire, qu'elle tue et qu'elle aide à expulser. Cependant il ne faut pas trop compter sur son action cathartique, et il est plus sûr de faire suivre son administration de celle d'un purgatif proprement dit, et particulièrement d'huile de Ricin.

A l'extérieur, l'Essence de Térébenthine s'emploie en *collyre* dans les ophthalmies chroniques ; en *frictions*, en fomentations, dans le rhumatisme froid, les névralgies des membres ; en *applications* topiques sur les brûlures, les ulcères atoniques, la gangrène, etc. Elle agit aussi comme rubéfiant et comme vésicant, et l'on peut s'en servir pour obtenir la révulsion.

MODES D'ADMINISTRATION ET DOSES. — L'Essence de Térébenthine se prend comme anticatarrhale et hémostatique, à la dose de 50 centigrammes à 4 grammes; comme stimulant général et comme modificateur de la muqueuse intestinale, à celle de 4 à 8 grammes; comme anthelminthique, à la dose de 30 à 60 grammes. On met également 30 grammes d'Essence dans un lavement. On l'administre tantôt en *capsules* ou en *perles*, tantôt en suspension dans une infusion aromatique, additionnée d'une teinture stimulante, telle que celle de Piment, ou bien émulsionnée à l'aide d'un jaune d'œuf ou d'un mucilage, ou enfin incorporée dans du sirop ou du miel sous forme d'électuaire. On donne aussi depuis quelques années des *bains de vapeur térébenthinée* très-utiles aux rhumatisants.

Le professeur Seitz, de Munich, prescrit ce qu'il appelle l'*huile de Térébenthine ozonisée*, c'est-à-dire ayant subi l'action de la lumière solaire et de l'air dans des bouteilles de verre blanc, et ayant pris une odeur pénétrante et un goût brûlant et amer. Cette substance dite *ozonisée* serait beaucoup plus active que l'autre. Faisons remarquer toutefois que la *Térébenthine au soleil* devrait participer de cette activité.

L'Essence de Térébenthine est associée à l'éther dans le *Remède de Durande*, à l'opium dans la *Mixture de Térébenthine* de Rayer et le *Liniment de Bellencontre*, à l'ammoniaque dans le *Liniment volatil térébenthiné*.

**PIN SYLVESTRE**, *Pinus sylvestris*, L. — CONIFÈRES.
Angl. *Wild Pine, Scotch Fir*. — All. *Wald Fichte*.

Le *Pin sylvestre*, qui croît dans les montagnes d'Écosse, de Danemark, de Norvège, etc., fournit à ces contrées des produits semblables à ceux du Pin maritime et propres aux mêmes usages économiques et thérapeutiques. En Angleterre, la Térébenthine de ce Pin est la *common Turpentine*. Nous avons dit qu'elle se distingue de la nôtre en ce qu'elle dévie à droite la lumière polarisée.

**PISSENLIT** ou **DENT-DE-LION**, *Leontodon Taraxacum*, L.; *Taraxacum Dens-leonis*, Desp. — COMPOSÉES ou SYNANTHÉRÉES-CHICORACÉES.
Angl. *Dandelion*. — All. *Löwenzahn*.

Le *Pissenlit*, la plus ubiquiste peut-être de toutes les espèces végétales, croît dans les cinq parties du monde, partout où l'homme a porté ses pas.

COMPOSITION. — Les feuilles, analysées par Sprengel, ont donné : albumine, mucilage, gomme, sucre, cire, résine, chlorophylle, cellulose.

Le suc laiteux de la racine, d'après John, contient : caoutchouc, matière amère, résine, sucre, gomme, acide libre, phosphates, sulfates et chlorhydrates de potasse et de chaux. Squire y ajoute un principe odorant.

Le principe amer, ou *Taraxacine* (*Dandelion bitter*), soluble dans l'eau bouillante, l'éther et l'alcool, est cristallisable, d'un goût amer et quelque peu âcre. C'est la substance active.

ACTION PHYSIOLOGIQUE. — Le Pissenlit, en qualité d'amer, est tonique et stomachique. Il est aussi diurétique, ce qui lui a valu son nom français. Par ces actions primitives, il amène à la longue des modifications dans la crase sanguine et la nutrition. S'il est mal digéré, le Pissenlit donne de la gastralgie, de la flatulence, des coliques et de la diarrhée.

MODES D'ADMINISTRATION ET USAGES. — Le Pissenlit est employé comme dépuratif, apéritif et tonique dans les maladies chroniques de l'appareil digestif, et spécialement du foie, dans celles de la rate, de l'utérus et dans les maladie cutanées.

On en prend le *suc*, la *décoction* et l'*extrait*. Celui-ci à la dose de 60 centigrammes à 4 grammes, le *suc* à la dose de 60 à 120 grammes. En Angleterre, on fait entrer la *poudre* ou l'*extrait* de *Dent-de-lion* dans du café et du chocolat. Partout ou le mange en salade.

**PISTACHIER**, *Pistacia vera*, L. — TÉRÉBINTHACÉES-ANACARDIÉES.
Angl. *Pistachia-tree.* — All. *Pistazienbaum.*

Le *Pistachier*, originaire de l'Asie Mineure, est cultivé dans le midi de la France pour ses fruits, dont les amandes, de couleur verte, d'un goût agréable, rappellent cependant un peu celui de la Térébenthine, sont servies au dessert, et entrent comme condiment ou comme ornement dans plusieurs préparations alimentaires.

Les *Pistaches* contiennent de l'huile fixe, une fécule colorée, de l'amidon et une matière colorante verte. Leur saveur sensiblement térébenthinée fait présumer la présence d'une petite proportion d'huile essentielle et de résine.

On en prépare une *émulsion* et un *sirop* moins adoucissants que les préparations analogues d'amandes douces, mais convenant mieux dans la période catarrhale de la bronchite. Elles faisaient partie de plusieurs médicaments estimés aphrodisiaques, tels que l'*Électuaire satyrion*, et leur réputation n'était peut-être pas tout à fait usurpée, puisqu'elles sont légèrement balsamiques.

**PIVOINE OFFICINALE**, *Pæonia officinalis*, Retz. — RENONCULACÉES-PÉONIACÉES.
Angl. *Piony.* — All. *Pfingstrose, Pæonie.*

Cette plante, jadis appelée divine, croît spontanément dans les bois du centre et du midi de la France.

Elle possédait, au dire des anciens, les propriétés les plus admirables pour faire cicatriser les plaies les plus meurtrières, guérir la morsure des serpents venimeux, et conjurer les attaques épileptiques, ou rétablir dans sa normale la raison dérangée. Que reste-t-il de toutes ces merveilles? Peu de choses positives.

COMPOSITION. — L'analyse chimique de la racine fraîche, exécutée par Morin, ne désigne pas cette partie de la plante comme devant être douée d'une grande activité. Elle se composerait en majeure partie d'amidon et de ligneux, de gomme, tannin, matière azotée, sucre incristallisable, matière grasse cristalline, acides phosphorique et malique libres et sels divers. Mais elle renferme vraisemblablement un principe actif volatil, car cette racine, amère, nauséeuse, presque vireuse, étant fraîche (Mérat et de Lens), perd une partie de ses propriétés par la dessiccation.

ACTION PHYSIOLOGIQUE. — La présence d'un principe immédiat plus ou moins analogue à ceux des Renonculacées expliquerait peut-être les effets physiologiques et thérapeutiques encore mal définis de la Pivoine, qui paraît, d'après la tradition, exercer une influence sédative sur le système nerveux, et produire aussi des effets émétiques et cathartiques (Bulliard, Grew), à la manière des poisons narcotico-âcres.

USAGES. — MODES D'ADMINISTRATION ET DOSES. — Il n'est donc pas impossible que la Pivoine soit de quelque utilité dans les affections spasmodiques, convulsives et douloureuses. Mais pour s'assurer de la réalité de ces vertus, il faudrait, d'une part, l'administrer seule, et, d'autre part, pouvoir choisir les préparations qui conservent la substance active, ou bien s'adresser directement à ce principe immédiat. On devrait renoncer à la poudre de racine, à l'extrait, au sirop et même à l'eau distillée, et ne faire usage que de la racine fraîche (Murray, Mérat et de Lens), dont le *suc laiteux*, d'une odeur pénétrante, serait prescrit à la dose de 8 à 30 grammes. On pourrait en dire autant par rapport aux semences.

La *racine de Pivoine* entrait dans le *Sirop d'Armoise*, la *Poudre de Guttète*, etc.

**PLANTAIN**, *Plantago major*, *Plantago minor* et *Plantago lanceolata*, L. — PLANTAGINÉES.

Angl. *Cock's head*. — All. *Wegerich Rippenkraut*.

Ces trois espèces, communes partout dans les prés et au bord des chemins, ont joui d'une réputation probablement imméritée comme fébrifuges, fondantes, hémostatiques, etc. Elles sont inodores, d'une saveur herbacée un peu amère et astringente. Le suc des feuilles et des racines teint la salive en rouge, et les sels de fer y décèlent la présence d'une petite proportion de tannin. A ce titre, elles jouissent sans doute de faibles effets toniques qui pourraient être utilisés, à défaut de substances plus actives, pour diminuer l'hypérémie dans les ophthalmies, les angines ou les flux muqueux, dans la leucorrhée, etc. Seulement on se demande ce que peut faire le *Plantain* contre la fièvre intermittente ou contre la phthisie.

On emploie le *Plantain* en *décoction* avec d'autres astringents, pour injections, gargarismes et fomentations. L'*eau distillée* de la plante fleurie, associée ordinairement à celle de rose, constitue un collyre très-fréquemment usité dans la blépharite et la conjonctivite.

**POIRÉE** ou **BETTE**, *Beta Cicla*, L. — CHÉNOPODACÉES.
Angl. *Beet.* — All. *Rüben-Mangold, Beet.*

Le *Beta Cicla* est l'une des deux variétés cultivées du *Beta maritima*, commun sur nos côtes. L'autre variété est la *Betterave*, ou *Beta vulgaris*.

Les feuilles de *Bette* sont larges, tendres, insipides et émollientes, qualités qui leur valent deux emplois : l'un comme aliment herbacé, analogue aux Épinards, l'autre comme moyen de protection des surfaces excoriées ou atteintes d'inflammation.

Les feuilles de Poirée, préalablement ramollies à la flamme ou sur une plaque chauffée, servent habituellement à couvrir les vésicatoires et à entretenir les suppurations.

**POIVRE A QUEUE.** — Voy. CUBÈBE.

**POIVRE DE GUINÉE.** — Voy. PIMENT DES JARDINS.

**POIVRE DE LA JAMAÏQUE.** — Voy. PIMENT DE LA JAMAÏQUE.

**POIVRE LONG**, *Chavica officinarum* ou *Chavica Roxburghii*, Miq. ; *Piper longum*, L. — PIPÉRACÉES.
Angl. *Common long Pepper.* — All. *Spanischer Pfeffer.*

Le *Chavica officinarum* se trouve à l'état sauvage parmi les buissons, au bord des cours d'eau de certaines contrées de l'Inde, ainsi qu'aux Philippines, au Pérou et peut-être au Brésil. On le cultive au Bengale pour ses chatons de fruits.

COMPOSITION. — Ceux-ci contiennent, d'après Dulong : matière grasse, âcre, résineuse?, huile volatile, *pipérin*, extractif azoté, gomme, bassorine, amidon, malates et autres sels.

L'*huile volatile* est incolore, d'une odeur désagréable et d'un goût âcre.

ACTION PHYSIOLOGIQUE ET USAGES. — Le *Poivre long* possède des propriétés physiologiques analogues à celles du Poivre noir, seulement moins intenses (Cullen, Bergius), bien qu'il soit plus âcre, selon d'autres auteurs. Il peut servir aux mêmes usages domestiques et médicinaux. Dans l'Inde, on le prend en infusion, contre les maux d'estomac, ou dans du miel, contre le catarrhe pulmonaire.

Il entre dans le *Mithridate*, la *Thériaque*, le *Diascordium*, l'*Emplâtre épispastique*, etc.

**POIVRE NOIR**, *Piper nigrum*, L. — PIPÉRACÉES.
Angl. *Black Pepper.* — All. *Schwartzer Pfeffer.*

Le *Piper nigrum* est cultivé dans l'Inde et les îles adjacentes, ainsi qu'en Amérique.

COMPOSITION. — Les fruits du *Poivre noir*, analysés par Pelletier, on donné : résine molle âcre, huile volatile, pipérin, extractif azoté, gomme, bassorine, amidon, acides malique et tartrique, potasse, sels de chaux et de magnésie, fibre ligneuse.

Le *Poivre blanc*, qui n'est autre que le *Poivre noir* décortiqué, n'a perdu aucun de ces principes immédiats, car Poutet y a retrouvé le Pipérin.

La *résine de Poivre*, soluble dans l'alcool et l'éther, moins dans les huiles volatiles, possède au plus haut degré les qualités âcres du fruit lui-même. Elle a été employée contre la fièvre intermittente plusieurs fois avec succès par Lucas.

L'*huile volatile* ($C^{10}H^8$) reproduit également le goût et l'odeur du Poivre. On en a fait usage dans quelques formes de dyspepsie liées à la débilité générale. Selon Méli, elle jouit des mêmes vertus fébrifuges que le Pipérin, peut-être parce qu'elle retient une partie de ce principe (Pereira).

Le *Pipérin* ($C^{34}H^{19}AzO^6$), découvert par OErsted, est cristallisé, insoluble dans l'eau froide, légèrement soluble dans l'eau chaude, assez soluble dans l'éther. L'alcool est son meilleur dissolvant. Il est insipide et inodore, ce qui ne l'a pas empêché d'être recommandé par plusieurs médecins comme antipériodique. Il passe même pour être d'un effet plus certain et plus prompt que le sulfate de Quinine, en même temps qu'il est moins cher. La dose est de 30 à 60 centigrammes en *poudre* ou en *pilules*. Plus de 3 grammes pris en vingt-quatre heures (Saint-André) n'ont été suivis d'aucun inconvénient. Magendie a proposé d'administrer le Pipérin dans la blennorrhagie.

ACTION PHYSIOLOGIQUE. — L'âcreté excessive du Poivre sur la langue se traduit, sur le tégument externe, par une vive irritation avec rougeur et vésication. Avalé en petite quantité, il donne une sensation de chaleur épigastrique, stimule l'estomac, active la digestion et excite la circulation. A forte dose, il irrite la muqueuse, occasionne une chaleur brûlante dans le ventricule, la soif, l'accélération du pouls, et, si l'ingestion se répète, une véritable gastrite (Wendt, Lange, Jäger).

L'action générale du Poivre est stimulante et se manifeste par l'accélération du pouls, la chaleur et la sueur. Cette fièvre, au dire de Van Swieten, peut devenir ardente et dangereuse. Elle s'accompagne d'ardeurs d'urine, probablement d'albuminurie et d'hématurie, et parfois d'inflammation des voies urinaires et des testicules.

Les principes actifs du Poivre agissent sur les muqueuses à peu près comme les autres balsamiques, et diminuent considérablement l'activité du mouvement de formation du mucus et des cellules épithéliales. En traversant les glandes sudoripares, ils déterminent, comme ceux du Copahu, etc., des irritations fugaces, notamment l'*urticaria evanida*.

USAGES. — Le Poivre noir est un des condiments préférés en Europe à cause de son arome et de son action digestive. Il est efficace dans la dyspepsie atonique ou torpide, et indiqué principalement pour faire digérer les aliments douceâtres, aqueux, froids à l'estomac. Il ne convient pas, au contraire, chez les sujets échauffés, affectés de pyrosis, dont la muqueuse gastrique est irritable ou enflammée.

Le Poivre noir est un stimulant diffusible, aphrodisiaque, alexitère, carminatif, diurétique, anticatarrhal. Il est vermifuge, et rend des services dans les migraines. Mais, à part l'emploi comme stomachique, le Poivre n'a que deux usages populaires : l'un dans la blennorrhagie, l'autre dans la fièvre intermittente. Depuis Celse, un trop grand nombre d'observateurs autorisés ont vu guérir des fièvres intermittentes par le Poivre noir, pour qu'un doute puisse s'élever sur les vertus antipériodiques de cet agent.

A l'extérieur, le Poivre s'emploie comme irritant, pour favoriser la résolution des engorgements indolents ; comme resserrant ou tonique, dans l'infiltration, l'allongement et le prolapsus de la luette, dans la paralysie de la langue, dans l'état fongueux et mollasse des gencives, l'hyperémie avec tuméfaction de la muqueuse bucco-pharyngienne. On l'applique sur la teigne ; on en saupoudre la tête pour tuer les poux.

En outre, le Poivre est rubéfiant, épispastique, et peut devenir un moyen de révulsion énergique à la portée de tout le monde.

MODES D'ADMINISTRATION ET DOSES. — On mâche le Poivre en *grains* pour provoquer la salivation. En *poudre*, le Poivre noir se mêle aux aliments ; on l'applique sur les surfaces muqueuses à tonifier, ou bien encore comme cataplasme pour remplacer un sinapisme.

A l'intérieur, on le prend comme médicament en *poudre* ou en *pilules*, à la dose de 30 centigrammes à 3 grammes. La poudre se délaye dans du vin blanc ou de l'eau-de-vie.

Dissous, à l'aide de l'alcool et de corps gras, les principes actifs du Poivre donnent des *liniments* excitants ou rubéfiants, employés contre le rhumatisme et la paralysie. La *teinture alcoolique* se prépare avec 1 partie de Poivre dans 8 parties du dissolvant, et la *pommade rubéfiante* avec 1 partie de substance active pour 4 parties d'axonge. Celle-ci est parfois usitée contre les teignes et les affections cutanées.

La *confection de Poivre*, connue en Angleterre sous le nom de *Ward's Paste*, et composée de Poivre noir, semences de Fenouil, de miel, sucre et poudre de Réglisse, a obtenu une certaine célébrité dans le traitement des fistules, des hémorrhoïdes et des ulcérations du rectum. Elle se prend à la dose de 4 à 12 grammes deux ou trois fois par jour.

L'*extrait éthéré de Poivre*, privé de Pipérin, est demi-fluide, et se donne dans les mêmes circonstances que le fruit à la dose de 1 à 30 grammes en plusieurs prises dans la journée.

Le Poivre noir entre dans la *Thériaque d'Andromaque*, le *Mithridate*, le *Diaphœnix* et dans les *Pilules* arsenicales dites *asiatiques*.

**POIX DE BOURGOGNE, POIX DES VOSGES, POIX JAUNE.** Fournie par l'*Épicéa* (*Abies excelsa*, Lamk.). — CONIFÈRES-ABIÉTINÉES.

Angl. *Burgundy Pitch*. — All. *Weisser Harz*.

La *Poix de Bourgogne* est un galipot ou résine molle fournie par le *Faux Sapin* ou *Pesse*, grand arbre de nos montagnes, et qu'on a battue avec l'eau pour la débarrasser de ses impuretés. On n'y trouve que de la résine et une petite proportion d'huile volatile. D'une odeur agréable, d'une saveur parfumée non amère, elle pourrait, comme les autres résines, être absorbée et produire des effets utiles sur la sécrétion des muqueuses et sur d'autres fonctions, mais on la réserve en France pour l'usage externe, dans la médication révulsive ou contre-irritante. Appliquée sur la peau, elle détermine après quelques jours de contact, de la démangeaison, une éruption pustuleuse acnéiforme ou furonculeuse (Rayer). Cette irritation n'est pas l'effet direct de l'action de la résine, mais plutôt la conséquence détournée de la rétention, sous un enduit imperméable, des liquides acides et irritants dont se compose la transpiration cutanée. Une couche de Poix de Bourgogne protége aussi la région qu'elle recouvre contre l'impression de l'air extérieur et contre le refroidissement; de plus, elle soutient et immobilise partiellement la paroi de la cavité splanchnique contre laquelle elle se trouve appliquée. Par cette triple manière d'agir, l'*emplâtre de Poix de Bourgogne* est fort utile dans l'inflammation pleurale avec point intercostal douloureux, dans la pleurodynie et dans quelques cas analogues : bronchite, rhumatisme, etc.

Il est bon de raser les poils avant d'appliquer l'emplâtre, pour ne pas s'exposer à les arracher quand on le retire. Outre cet inconvénient, la Poix de Bourgogne a encore celui d'être odorante, et de constituer une masse lourde, se détachant à demi et faisant de gros plis sous les vêtements. On lui préfère généralement, à cause de cela, le *Papier* dit *chimique*, qui est mince, sans odeur marquée et d'une application hermétique.

La Poix de Bourgogne entre dans l'*Onguent épispastique*, l'*Emplâtre de Nuremberg* et diverses préparations officinales.

**POIX NOIRE**, *Pix nigra*.

Angl. *Black Pitch*. — All. *Schwartzes Harz*.

La *Poix noire* est un produit résineux, modifié par la combustion incomplète des résidus de l'exploitation des térébenthines dans tous les pays où cette exploitation a lieu, et cela sans distinction d'espèces botaniques. Elle se distingue de la précédente par des produits empyreumatiques, analogues à ceux du Goudron, à côté duquel elle se place pour ses propriétés physiologiques aussi bien que pour sa composition chimique.

C'est un tonique stimulant, très-efficace pour combattre une circulation languissante, exciter les fonctions cutanées, et modérer le flux muqueux ou muco-purulent des bronches, des voies urinaires ou de l'intestin.

On l'emploie à l'intérieur sous forme de *pilules*, à la dose croissante de 50 centigrammes à 4 grammes par jour.

Bateman s'en louait beaucoup dans le traitement de l'ichthyose. A l'extérieur on s'en sert quelquefois en *onctions*. La *calotte de Poix noire*, qu'on appliquait autrefois sur la tête des teigneux et qu'on en détachait ensuite violemment, en arrachant une grande partie des cheveux, était un moyen barbare justement abandonné.

L'*Onguent basilicum noir*, ou *Tetrapharmacum*, composé de Poix noire unie à de la cire et à de la résine et dissoute dans l'huile d'olive, est un topique excitant qui convient contre les ulcères atoniques et certaines affections rebelles du cuir chevelu.

La *Poix noire* fait partie de plusieurs autres compositions pharmaceutiques peu usitées.

**POIX-RÉSINE** ou **RÉSINE JAUNE**, *Resina pinea* seu *alba*.
Angl. *Yellow Rosin*. — All. *Harz, Baumharz*.

La *Poix-résine* est le résidu de la distillation des térébenthines pour l'extraction de l'essence, rendu jaunâtre et opaque par la mixtion d'une certaine quantité d'eau.

Elle est essentiellement formée de colophone retenant encore une faible proportion d'essence. A part l'huile volatile, sa composition peut être représentée par un mélange des acides pinique, sylvique et colophonique, avec une trace de résine indifférente. Insoluble dans l'eau, elle se dissout dans l'alcool, l'éther et les huiles volatiles. Avec les alcalis elle forme aussi des combinaisons ou *savons résineux*.

La *Poix-résine* participe des effets de la Colophone et un peu de ceux de l'Essence de Térébenthine. Elle est inusitée à l'intérieur, et n'est employée, comme topique, qu'incorporée dans des confections plus ou moins complexes qu'elle rend agglutinatives ou stimulantes, et conséquemment résolutives ou maturatives, selon les circonstances.

La Poix-résine est la partie active de l'*Onguent basilicum jaune*, qui renferme aussi de la cire et de l'huile d'olive. Elle entre dans le *Diachylum*, l'*Emplâtre épispastique* et celui d'*André de la Croix*, etc.

**POLYGALA AMER**, *Polygala amara*, L. — POLYGALACÉES.
Angl. *Milkwort*. — All. *Bitter Kreuzwurzel*.

Le *Polygala amara* vient sur les pelouses sèches. Les racines et la plante entière possèdent une amertume prononcée, moins forte cependant que dans le *Polygala austriaca*, qui lui ressemble beaucoup.

Toutes ses propriétés résident probablement dans son amertume, et l'on peut croire qu'il est surtout stomachique et tonique ; mais on l'estime surtout pour ses vertus problématiques contre le catarrhe pulmonaire chronique et la phthisie tuberculeuse. Le *Polygala amer* purge à forte dose (Gesner).

On en prescrit la *décoction* à raison de 30 grammes pour 500 grammes d'eau, ou la poudre à dose plus faible.

**POLYGALA DE VIRGINIE**, *Polygala Senega*, L. — POLYGALACÉES.
Angl. *Rattle Snakeroot.* — All. *Klapperschlangenwurzel.*

Le *Sénéga* habite les contrées occidentales et méridionales des États-Unis d'Amérique. Ses racines, usitées en médecine, ont été l'objet d'analyses chimiques réitérées.

COMPOSITION. — Elles renferment, d'après Quevenne : acides polygalique et virginéique, acides tannique et pectique, cérine, huile fixe, matière colorante, gomme, albumine, fibre ligneuse, sels, alumine, silice, magnésie et fer.

L'*acide Polygalique* ($C^{22}H^{18}O^{11}$) est une poudre blanche, volatilisable sans décomposition, soluble dans l'eau et l'alcool, surtout avec l'aide de la chaleur, insoluble dans l'éther, l'acide acétique et les huiles. Il se combine avec les alcalis et les oxydes métalliques. C'est le principe actif du Sénéga, et, bien qu'il soit inodore et d'abord insipide, il ne tarde pas à produire une sensation d'âcreté dans la bouche et de constriction dans le gosier. Il irrite vivement les narines et provoque les éternuments. A la dose de 30 à 50 centigrammes, il cause chez un chien des vomissements, l'embarras de la respiration, et la mort en trois heures. Dix centigrammes seulement injectés dans la jugulaire font périr l'animal en moins de temps encore.

L'acide polygalique réside dans la partie corticale de la racine. Quant à l'*acide virginéique*, c'est un principe gras, volatil, analogue aux acides valérianique, phocénique et butyrique, d'une odeur fort pénétrante, désagréable, d'un goût âcre, soluble dans l'alcool, l'éther, la potasse caustique, à peine soluble dans l'eau.

ACTION PHYSIOLOGIQUE. — Le *Polygala de Virginie* se distingue par son âcreté, d'où dérivent la plupart de ses autres propriétés physiologiques, ainsi que nous l'admettons pour l'Arnica. Introduit dans la bouche et mâché, il cause une irritation prononcée de la partie postérieure de la langue et du gosier, et fait couler des flots de salive. Parvenu dans l'estomac, il fait éprouver une forte sensation de brûlure, des nausées et des vomissements.

Ces effets immédiats et topiques donnent lieu, par sympathie ou par action réflexe, à différents symptômes éloignés : la chaleur et la moiteur de la peau, une sueur plus ou moins abondante, l'accroissement de l'expectoration et de la diurèse. Les vomissements se reproduisent, ils s'accompagnent de douleurs abdominales et sont suivis d'évacuations alvines liquides. Avec de très-fortes doses, ces symptômes sont plus violents; il s'y joint de l'anxiété et des étourdissements, comme à la suite de l'action des drastiques. Des doses modérées, répétées plusieurs fois, finissent par amener un malaise gastrique et la perte d'appétit.

En somme, le Polygala semble devoir toutes ses vertus à ses effets émétocathartiques, ou du moins à l'action irritante qu'il exerce sur le tube digestif. C'est un contre-stimulant analogue non-seulement à l'Arnica et à d'autres poisons âcres tirés du règne végétal, mais encore au tartre stibié.

Ses AUXILIAIRES et SYNERGIQUES, ainsi que ses ANTAGONISTES et ANTI-
DOTES, sont ceux de ces diverses substances.

USAGES. — Le Polygala de Virginie est prescrit, plus habituellement comme
expectorant, dans la bronchite subaiguë et chronique. On le donne comme
émétique, purgatif et sudorifique, dans le rhumatisme, comme emménagogue
dans l'aménorrhée. C'est encore en qualité d'éméto-cathartique qu'il paraît
agir dans le croup, affection contre laquelle il a été vivement recommandé
par Archer, Hardford, Valentin et Bretonneau, dans les ophthalmies, les
fièvres et les hydropisies. Les Indiens emploient le Sénéga contre la morsure
des serpents venimeux.

MODES D'ADMINISTRATION ET DOSES. — La Polygala Sénéga se donne en
*poudre* à la dose de 50 centigrammes à 2 grammes et au delà, par jour. L'*infusion* et la *décoction* se préparent avec 4 à 8 grammes de racine dans
environ 750 grammes d'eau. Le *Sirop de Sénéga* possède les mêmes propriétés, et l'*extrait*, à la dose de 4 grammes dans 750 grammes d'eau, a tous
les avantages de la décoction.

**POLYPODE COMMUN** dit **POLYPODE DE CHÊNE**, *Polypodium vulgare*, L. — FILICACÉES.

Angl. *Common Polypody*. — All. *Engelsuss*.

Le *Polypodium vulgare* vient partout sur les vieilles souches et les murailles. Sa racine, seule partie employée, est douceâtre à peu près comme celle
de la Réglisse quand elle est fraîche, amère et nauséeuse étant sèche. Nous
ne connaissons pas d'analyse récente de cette substance maintenant à peu près
abandonnée, bien qu'elle soit cathartique, peut-être un peu émétique, et qu'à
ce titre, elle puisse avoir quelque efficacité comme remède expectorant, diurétique, antigoutteux, etc.

**POLYPORE AMADOUVIER.** — Voy. AMADOU.

**POLYPORE DU MÉLÈZE.** — Voy. AGARIC BLANC.

**POMME DE TERRE** ou **PARMENTIÈRE**, *Solanum tuberosum*, L. —
SOLANACÉES.

Angl. *Common Potatoe*. — All. *Kartoffeln*.

Le *Solanum tuberosum* est originaire de la côte occidentale de l'Amérique
du Sud. On emploie les racines ou épaississements de ses rameaux souterrains.

COMPOSITION. — D'après Michaelis, la *Pomme de terre* renferme : eau,
amidon, ligneux, gluten, graisse, gomme, asparagine, extractif, chlorure de
potassium, citrate de potasse et acide citrique libre ; plus, des silicates, phosphates et citrates de fer, manganèse, alumine, soude, potasse et chaux.

En outre, Baup, Spatzier et Otto ont découvert de la *solanine* dans les
bourgeons, ainsi que dans les feuilles, les tiges et les fruits. La décoction de

Pomme de terre doit, sans doute à la présence de cet alcaloïde, les propriétés nuisibles qu'elle possède. Nauche a vu qu'elle augmente les sécrétions hépatique et rénale, et qu'elle agit sur le système nerveux.

ACTION PHYSIOLOGIQUE. — L'extrait obtenu des parties herbacées de la plante, ainsi que des bourgeons des tubercules, produit quelques effets narcotiques à la dose de 10 à 15 ou 20 centigrammes (Latham, Nauche).

Les tubercules, convenablement cuits sous la cendre ou bouillis, constituent un aliment sain, facilement digestible et servant principalement à la combustion respiratoire.

USAGES. — L'*extrait* est employé comme anodyn et antispasmodique contre la toux, les spasmes, les douleurs rhumatismales, à la dose de 1 à 5 centigrammes, réitérée, s'il y a lieu, plusieurs fois dans les vingt-quatre heures.

Les *tubercules* à l'état cru et réduits en pulpe sont un remède populaire contre la brûlure. Bouillis, ils servent à faire des cataplasmes émollients. C'est d'ailleurs un excellent antiscorbutique. On les mange seuls, ou bien la farine est incorporée dans le pain.

La *fécule de Pomme de terre* ($C^{12}H^{10}O^{10}$) possède les propriétés communes des substances féculentes, et notamment de l'amidon. Elle entre dans les sauces et dans diverses préparations alimentaires, telles que les chocolats de qualités inférieures. On en fabrique un sagou artificiel, du sucre et de la dextrine.

La *dextrine*, isomérique avec l'amidon, a acquis une véritable importance en chirurgie pour la fabrication des bandages inamovibles, selon la méthode du professeur Velpeau. Voici comment on procède : La poudre de dextrine (100 grammes) est humectée d'alcool camphré (60 grammes) pour en isoler les grains, puis on ajoute l'eau peu à peu, avec ménagement, en même temps qu'on agite le mélange de manière à faire une pâte de consistance de miel coulant, dans laquelle on trempe la bande de toile qu'on roule ensuite, et qu'on applique autour du membre fracturé préalablement environné de compresses ou de coussins et d'attelles. La pâte dextrinée ne tarde pas à sécher, et l'appareil acquiert une dureté considérable. Devergie considère le bandage dextriné comme utile dans l'eczéma des membres inférieurs, compliqué de varices et d'œdème.

La dextrine entre dans la confection des *pains de luxe*, et sert à la fabrication de la bière et d'autres liqueurs analogues. On en fait une tisane qui remplace celle de gomme.

**POMME ÉPINEUSE.** — Voy. STRAMOINE.

**POMMIER CULTIVÉ**, *Malus communis*, Lamk. — ROSACÉES-POMACÉES.

Angl. *Apple-tree.* — All. *Aepfelbaum.*

Le *Pommier* est originaire des forêts de la Gaule. La culture a rendu ses fruits plus volumineux, succulents, sucrés et même parfumés. Les *Pommes* renferment du sucre, une grande quantité d'acide malique, des sels organiques et minéraux et de la cellulose. Elles offrent un goût plus ou moins acidule et agréable, et quelques-unes de leurs *meilleures variétés* sont recherchées comme dessert et mangées *au couteau;* les autres servent à faire une boisson fermentée appelée *Cidre.* Cuites, les Pommes sont faciles à digérer, et conviennent aux convalescents qui ne peuvent encore supporter qu'une alimentation peu substantielle, et aux sujets échauffés et constipés.

En effet, les Pommes, comme les végétaux acidules en général, sont rafraîchissantes et tempérantes. Elles diminuent l'hypérémie de la muqueuse gastro-intestinale, calment l'éréthisme de l'appareil digestif, facilitent l'exonération intestinale, apaisent la circulation et la calorification, et tendent à rendre les urines alcalines. On ne les conseille cependant pas dans ce but, et l'usage ne s'est pas établi empiriquement de faire une *cure de Pommes* comme on fait une cure de raisin. La raison en est que les Pommes fatiguent davantage l'estomac, et que l'acide malique, même combiné avec la potasse ou la soude, s'oxyde moins aisément que l'acide citrique, par exemple (Mialhe).

Les Pommes, surtout celles de *reinette,* servent à préparer par décoction une tisane fort agréable aux malades atteints de fièvre, d'embarras gastrique, d'état bilieux, d'ictère, etc. Elle est parfois légèrement laxative. On l'a vantée contre l'asthme, la phthisie, et, plus justement, contre la gravelle. Ce qui paraît certain, c'est que les affections calculeuses sont à peu près inconnues dans les pays où l'on fait usage de cidre. Les *cataplasmes de pommes* cuites s'appliquent sur les furoncles et les inflammations des paupières.

La Pomme entre dans l'*onguent de Mésué* contre les gerçures.

**POTIRON,** *Cucurbita maxima,* Duch., et le **GIRAUMON,** *Cucurbita Pepo,* L. — CUCURBITACÉES. — Voy. COURGE.

**POULIOT COMMUN.** — Voy. MENTHE POULIOT.

**POULIOT DES MONTAGNES.** Plantes fleuries de plusieurs espèces du genre *Teucrium.*

Angl. *Nep.* — All. *Bergmünz.*

On distingue en droguerie : 1° le *Pouliot des montagnes,* à fleurs blanches, formé par les *Teucrium Polium* et *T. montanum;* 2° le *Pouliot* à fleurs jaunes, qui représente les *Teucrium aureum* et *T. flavescens,* toutes espèces linnéennes. On a confondu sous le même nom le *Teucrium creticum.*

Ces *Labiées* du midi de la France et des contrées circum-méditerranéennes, sont toutes aromatiques-amères, et conséquemment stimulantes et toniques. Elles conviennent dans les diverses circonstances auxquelles s'appliquent les amers aromatiques, et notamment le Scordium. On les emploie en Orient contre la diarrhée simple, la dysenterie et même le choléra. J'ai démontré en 1849 que le prétendu *Stachys anatolica,* préconisé contre cette dernière maladie, n'était autre que le *Teucrium Polium,* var. *capitatum.*

**POURPIER CULTIVÉ,** *Portulaca sativa*, L. — PORTULACÉES. .
Angl. *Purslane*. — All. *Portulak*.

Le *Pourpier*, spontané dans l'Inde, s'est répandu dans presque toutes les régions du globe.

C'est une plante charnue, tendre, presque insipide, qui jouit de propriétés tempérantes, rafraîchissantes, antiscorbutiques, diurétiques, etc. On la mange confite au vinaigre, en salade, cuite avec les viandes, et de diverses autres façons. Son *eau distillée*, probablement inerte, est donnée rarement en potion.

Les *semences de Pourpier*, considérées comme vermifuges, sans qu'on sache pourquoi, sont employées comme telles en Perse, et entrent dans le *Remède de Renaud*, contre le ver solitaire. Elles font partie des *Quatre semences froides mineures*.

Le *suc de Pourpier* se donne comme rafraîchissant et antiscorbutique à la dose de 60 à 120 grammes. Les semences faisaient partie d'un grand nombre de confections entièrement abandonnées.

**PRÊLE D'EAU,** *Equisetum fluviatile*, et **PRÊLE D'HIVER,** *Equisetum hiemale*, L. — EQUISÉTACÉES.
Angl. *Common Horse-tail*. — All. *Kannenkraut*.

Ces *Prêles* se rencontrent communément dans les lieux aquatiques.

COMPOSITION. — Diebold a trouvé dans l'*Equisetum hiemale* : chlorophylle, cire, matière extractive jaune, fécule, gallate de chaux, sucre, acide malique, oxyde de fer, sels, etc. Il faut y joindre une proportion considérable de silice (Pictet et John).

ACTION PHYSIOLOGIQUE ET USAGES. — Les Prêles sont astringentes, et par là constipantes, toniques, diurétiques, anticatarrhales. On les a conseillées contre la fièvre, les hydropisies, la phthisie, la blennorrhagie, la diarrhée, etc. Elles se donnent en *décoction* à la dose de 8 à 12 grammes de plante sèche, moins de plante fraîche, dans 750 grammes d'eau, par tasses de 100 à 150 grammes toutes les deux heures.

**PRIMEVÈRE,** *Primula veris*, L. — PRIMULACÉES.
Angl. *Cowslip*. — All. *Schlusselblume*.

La *Primevère* est une des plus charmantes fleurs printanières des régions du centre et du nord de la France (dans le midi, on ne trouve que le *Primula acaulis*).

COMPOSITION. — Ses racines contiennent, d'après Saladin, un peu d'*arthanitine*, une huile essentielle d'une odeur de fenouil, du malate et du phosphate de chaux, de l'acide pectique et une matière soluble dans l'alcool.

L'*arthanitine* est un principe actif du *Cyclamen*.

ACTION PHYSIOLOGIQUE ET USAGES. — On ne sait rien de positif sur les effets physiologiques de la Primevère, qui passe pour anodyne et hypnotique

(Boerhaave, Linné). Les parties vertes sont comestibles et réputées antiscorbutiques. Les fleurs sont utiles en *infusion* pour modérer les douleurs goutteuses, calmer l'irritation de la poitrine dans le rhume et le catarrhe bronchique, et pour dissiper l'hémicrânie, le vertige (Chomel). On en met une poignée dans 750 grammes d'eau, qu'elles teignent en jaune.

L'*eau distillée* entre quelquefois encore dans les juleps calmants.

**PRUNIER COMMUN**, *Prunus domestica*, L. — ROSACÉES-AMYGDALÉES. Angl. *Plum-tree*. — All. *Pflaumenbaum*.

Le *Prunier*, qu'on croit originaire de Damas, est cultivé partout pour ses fruits sucrés, acidules et rafraîchissants, parfois très-parfumés, qui conviennent dans les ardeurs de l'été, et généralement aux personnes échauffées ou sujettes à la constipation.

Les *prunes* se mangent fraîches ou confites à l'eau-de-vie ou bien en compotes, etc. Fermentées dans l'eau, elles donnent une liqueur spiritueuse, usitée dans le nord de l'Europe et dans les pays de montagnes, et dont on extrait de l'alcool. C'est principalement la *Couetche* qui sert à cet usage. Avec les Prunes écrasées dans l'eau, on fait une boisson rafraîchissante. Séchées au four, elles deviennent des *pruneaux*, dont il faut distinguer deux espèces fort différentes : l'une qui figure sur les tables (*Pruneaux d'Agen* et *de Tours*), l'autre conseillée spécialement aux malades et aux convalescents, et qui sert à procurer la liberté du ventre.

Les *Pruneaux noirs*, dits *à médecine*, faits avec le *petit Damas noir*, sont aigres et beaucoup plus relâchants que les autres. On y ajoute quelquefois un peu de séné pour en augmenter l'action cathartique.

La *pulpe de Prune* entre dans le *Lénitif*, la *Confection Hamech*, l'*Electuaire diaprun*, etc.

**PSYLLIUM** ou **HERBE AUX PUCES**, *Plantago Psyllium*, L., et **PLANTAIN DES SABLES**, *Plantago arenaria*, L. — PLANTAGINÉES. Angl. *Clammy Plantain*. — All. *Sand-Wegerich*.

L'*Herbe aux puces*, indigène dans la Provence et le Languedoc, est appelée ainsi à cause de la forme, de la petitesse et de la couleur de ses graines.

Ses semences fournissent dans l'eau bouillante un mucilage abondant, semblable à celui de la graine de Lin et servant aux mêmes usages. Le *mucilage de Psyllium* est émollient, calmant, relâchant, et se prend en *boisson*, en *lavement* et en *fomentation*, dans les cas d'inflammation, d'irritation et de spasmes. Cependant, comme il est beaucoup plus cher que celui de la graine de Lin, on le réserve pour les ophthalmies.

Les semences du *Plantain des sables* remplacent parfaitement celles du *Psyllium*.

**PULMONAIRE OFFICINALE**, *Pulmonaria officinalis*, L. — BORRA-
GINÉES.

Angl. *Common Longwort.* — All. *Lungenkraut.*

Les feuilles de cette belle plante, commune dans nos bois, sont marquées de
taches blanches d'un effet agréable, mais rappelant la disposition des masses
tuberculeuses dans les poumons, ce qui, sans doute, les a fait considérer, par
une sorte de *signature*, comme propres à guérir la phthisie et l'hémoptysie, ou du moins les rhumes et les catarrhes. Elles sont fort insignifiantes,
mucilagineuses, d'un goût légèrement nitreux et à peine astringent, par
conséquent elles ne peuvent être regardées que comme émollientes et adoucissantes.

**PYRÈTHRE OFFICINALE**, *Anacyclus Pyrethrum*, DC.; *Anthemis
Pyrethrum*, L. — COMPOSÉES ou SYNANTHÉRÉES-ANTHÉMIDÉES.

Angl. *Pellitory of Spain.* — All. *Speichelwurz.*

La *Pyrèthre* habite l'Orient, l'Algérie et le nord de l'Afrique.

COMPOSITION. — Parisel a trouvé dans la racine de Pyrèthre les principes suivants : matière âcre (*Pyréthrine*), inuline, gomme, tannin, matière colorante,
ligneux, chlorure de potassium, silice et trace de fer.

La *Pyréthrine* est le principe actif de la racine et se trouve en plus grande
abondance dans l'écorce. C'est une matière résineuse d'une saveur âcre et
brûlante, insoluble dans l'eau, soluble dans l'éther et l'alcool, plus encore dans
l'acide acétique et les huiles fixes et volatiles, partiellement soluble dans la
potasse.

ACTION PHYSIOLOGIQUE. — La Pyrèthre est un irritant local fort énergique. Maintenue sur la peau, elle agit comme rubéfiant; appliquée sur la
langue et sur les parties intérieures de la bouche, elle cause une sensation
de chaleur cuisante, faisant place à une impression de froid vif quand l'air est
aspiré par la bouche, et détermine un afflux instantané de salive. C'est le
plus puissant de nos sialagogues. La même impression de chaleur se fait
sentir dans l'estomac, et, selon toute probabilité, le principe actif introduit dans
la circulation détermine la stimulation générale et les autres phénomènes qui
se manifestent à la suite de l'ingestion des substances balsamiques.

USAGES. — Rarement la Pyrèthre est administrée à l'intérieur pour stimuler l'estomac. Presque toujours on s'en sert comme sialagogue, dans le but
de dégorger les glandes salivaires et les follicules de la muqueuse bucco-pharyngienne; de faire cesser par substitution les névralgies gingivales et dentaires,
et par révulsion, celles de la face; enfin, de remédier à la paralysie de la langue.
Je l'ai prescrite assez souvent aux convalescents, chez qui les fonctions digestives ne se réveillent pas assez vite; chez les dyspeptiques et les sujets affectés
d'embarras gastrique, pour exciter la sécrétion salivaire, nettoyer la bouche
de son enduit épithélial et muqueux, et ramener ainsi la réaction alcaline
normale de l'entrée des voies digestives, ce qui a le double avantage de prévenir

le mauvais goût provenant de l'acescence des aliments, de celle du vin surtout, d'ouvrir l'appétit et de favoriser la digestion.

MODES D'ADMINISTRATION ET DOSES. — La racine de Pyrèthre est employée en substance comme *masticatoire*, à la dose, selon moi, trop forte, de 2 à 4 grammes. La *poudre* est sternutatoire et sert à tuer les poux.

La *teinture de Pyrèthre* est de deux sortes : l'une *forte*, l'autre *faible*. Celle-ci résulte de l'infusion de 1 partie de Pyrèthre dans 16 parties d'esprit de Romarin, et sert à la toilette. La *teinture forte*, au contraire, comporte 1 partie de racine pour 4 parties seulement d'alcool à 36°. On la prescrit en collutoire à la dose de 2 grammes dans 50 grammes d'eau.

La *teinture éthérée*, extrêmement âcre, s'applique imbibée dans du coton sur les dents cariées et douloureuses. Il en est de même du *Vinaigre de Pyrèthre*.

L'*huile de Pyrèthre*, préparée par digestion de 2 parties de racine dans 4 parties d'huile d'olive, est employée comme rubéfiant.

On prépare aussi des *Pastilles de Pyrèthre*, qui sont sialagogues.

**PYRÈTHRE DU CAUCASE**, *Pyrethrum carneum* ou *Pyrethrum roseum*, DC. — COMPOSÉES ou SYNANTHÉRÉES-ANTHÉMIDÉES.

Les huiles volatiles en général éloignent les insectes et les animaux inférieurs, mais certaines essences leur sont particulièrement nuisibles. De ce nombre est le principe actif de la *Pyrèthre du Caucase*, qu'on réduit en *poudre* et dont on se sert pour se débarrasser des puces et des punaises. Dans les localités où ces parasites abondent, on ne peut goûter de repos qu'à la condition d'en saupoudrer l'intérieur de ses vêtements et de son lit. Des instruments variés sont en usage pour insuffler la poudre de Pyrèthre dans les recoins où se réfugient ces êtres insupportables et dégoûtants.

J'ai émis ailleurs (voy. CAMOMILLE PUANTE) l'opinion que la Maroute pourrait rendre les mêmes services.

**PYROLE OMBELLÉE** ou **WINTERGREEN**, *Pyrola umbellata* L. ; *Chimaphila umbellata*, Nutt. — PYROLACÉES.

Angl. *Wintergreen*. — All. *Waldmangold*.

La *Pyrole ombellée* est commune aux États-Unis, au nord de l'Asie et de l'Europe. Ce sont les feuilles qu'on emploie.

COMPOSITION. — D'après Martens, elles contiennent : extractif gommeux amer, extractif oxydé, résine molle et chlorophylle, résine dure, balsamique, tannin et acide gallique, fibre ligneuse et eau. Il faudrait sans doute y joindre une huile essentielle (Pereira).

Les principes actifs sont la substance amère, la résine et l'acide tannique.

ACTION PHYSIOLOGIQUE. — Les feuilles fraîches du *Wintergreen* exhalent une odeur spéciale quand on les froisse; leur goût est astringent, amer et d'une âcreté forte. Appliquées sur la peau, elles vont jusqu'à produire la vésication.

L'*infusion* des feuilles sèches produit dans l'estomac une sensation de chaleur agréable, stimule l'appétit et le travail digestif, et agit comme tonique. En
même temps elle excite la sécrétion urinaire, et diminue considérablement la
proportion de l'acide urique et des urates, en augmentant la diurèse aqueuse.

USAGES. — La Pyrole ombellée est employée comme apéritive, stomachique et tonique, chez les sujets débilités; comme diurétique chez ceux qui
sont atteints d'hydropisie ou dont les organes génito-urinaires souffrent d'un
catarrhe ou d'une inflammation ancienne, liée ou non à l'affection calculeuse;
enfin comme tonique chez les scrofuleux.

MODES D'ADMINISTRATION ET DOSES. — Le *Chimaphila* se donne en *décoction* et en *extrait*, celui-ci à la dose de 50 centigrammes à 1 gramme. Dans
la décoction on met 30 grammes de la plante pour 750 grammes d'eau. La
dose est de 30 à 60 grammes. L'essence de *Wintergreen* n'est pas fournie
par la Pyrole ombellée, mais par le *Gaultheria procumbens* (voy. ce mot).

# Q

**QUASSI AMER** ou **BOIS AMER DE SURINAM**, *Quassia amara*, L.—
RUTACÉES-SIMAROUBÉES.

Angl. *Quassia*. — All. *Quassienholz*.

Le *Quassi amer* habite les bords du Surinam, dans les Guyanes hollan-
daise et française.

COMPOSITION. — Analogue à celle du Quassia de la Jamaïque (voy. ce mot).

ACTION PHYSIOLOGIQUE. — Toutes les parties de cet arbrisseau sont douées
d'une excessive amertume, sans mélange d'astringence ni de goût aromatique
et sans odeur. C'est la racine qu'employait le nègre *Quassia*, et c'est encore
la partie que recommande le *Codex*.

Le *Quassi amer* se distingue, comme le *Quassia de la Jamaïque* (voy. ce
mot), de la plupart des amers, par l'absence de toute trace de tannin, et se rapproche par là de la Gentiane et de la petite Centaurée, dont il offre d'ailleurs
les propriétés physiologiques. C'est un amer pur et franc, très-énergique d'ailleurs, et n'ayant aucun des inconvénients des amers-astringents et aromatiques. Même à haute dose, il n'occasionne pas la constipation, ni ne cause
aucune excitation circulatoire, aucune irritation locale ou générale; il ne
donne pas lieu à des nausées ou à des évacuations alvines, ce qui n'empêche
pas son action tonique, apéritive et stomachique.

USAGES. — MODES D'ADMINISTRATION ET DOSES. — On emploie le Quassi
dans la dyspepsie atonique, la débilité générale, la chlorose, la leucorrhée, les
vomissements spasmodiques, la fièvre non symptomatique, soit en *poudre*, à
la dose de 30 centigrammes à 2 grammes, soit en *tisane*, à la dose de 5 gram.
pour 500 grammes d'eau. C'est la *macération à froid* qui convient le mieux.
On prend aussi de 20 à 100 grammes de *vin de Quassi*, ou de 5 à 15 gram.

de *teinture alcoolique*. Au reste, l'exactitude dans la prescription des doses de cet amer franc n'est pas de rigueur, puisqu'il est sans inconvénient d'en exagérer la quantité; aussi a-t-on pris l'habitude d'en employer des copeaux qu'on laisse macérer une ou plusieurs heures dans de l'eau de fontaine. Les calices de *Bois de Surinam* qu'on emplissait d'eau fraîche pour en boire le contenu, après quelque temps de contact, avaient le désagrément de se couvrir promptement d'une végétation de mucédinées blanches qui communiquaient à la macération un goût détestable de moisissure.

**QUASSIA DE LA JAMAÏQUE,** *Picræna excelsa*, Lindl. ; *Simaruba excelsa*, DC. — Rutacées-Simaroubées.

Angl. *Lofty bitter Woodtree.* — All. *Jamaïka-Quassienholz.*

Ce bel arbre de la Jamaïque a été introduit comme succédané du précédent, dont il partage toutes les qualités et avec lequel il est souvent confondu. C'est aussi le *Bittera* ou *Bitter Ash.*

Composition. — Le *bois* du *Simarouba élevé* contient : huile volatile une trace, principe amer (*quassite*), extractif gommeux, pectine, fibre ligneuse et sels (Pfaff, Pereira).

La *Quassite* ou *Quassine*, ou *Bittérine* ($C^{10}H^6O^3$), est un corps neutre qui se présente en petits cristaux prismatiques, inodores, d'une amertume intense, très-solubles dans l'alcool et fort peu dans l'eau ou l'éther. Sa solubilité dans l'eau est accrue par quelques sels et principes végétaux.

Action physiologique. — Le *bois* du *Picræna excelsa* est un amer énergique et franc, dénué de toute propriété irritante, stimulante ou styptique. Il se comporte exactement comme le Quassi amer, et rend les mêmes services dans les mêmes circonstances. Toutefois les expérimentations sur les animaux et quelques faits cliniques semblent prouver que le Quassi de la Jamaïque possède une influence sur le système cérébro-spinal et des propriétés toxiques.

Il est connu depuis longtemps que l'eau chargée de cette substance est un excellent poison pour les mouches. Harel a montré récemment que le Simarouba élevé n'est pas moins nuisible aux lapins: 5 centigrammes de son extrait alcoolique introduits dans une plaie de la cuisse ont causé la mort chez deux de ces animaux. Des lotions faites sur des ulcères avec de la décoction de Quassi ont amené la paralysie complète des extrémités inférieures chez un chien (Kurtz). D'un autre côté, le même auteur a vu survenir l'amaurose, et Kraus l'amblyopie, à la suite de l'usage prolongé de cette substance; tandis que Barbier a remarqué des mouvements involontaires des bras et des jambes chez des femmes nerveuses qui buvaient l'infusion de Quassi. Ces dernières observations sont peu probantes, et dans les cas de Barbier on doit reconnaître l'horripilation occasionnée par l'impression d'une substance sapide éminemment déplaisante.

Quoi qu'il en soit, les faits expérimentaux conservent leur valeur et autorisent le rapprochement fait par Pereira entre le Quassi de la Jamaïque et l'acide picrique. Il est permis d'y voir un agent analogue à la Coque du Levant et jusqu'à un certain point à la Noix vomique. On pourrait donc concevoir les substances amères comme formant une série graduée dans laquelle on passerait de la plus innocente à la plus toxique par des nuances intermédiaires.

USAGES. — Le Quassi de la Jamaïque est principalement employé dans la dyspepsie torpide et les différents états maladifs où l'on a recours au Bois de Surinam. Selon Delioux de Savignac, le Bittera possède réellement des propriétés antipériodiques, mais bien inférieures à celles du Quinquina et de l'Arsenic. De plus, on a pensé qu'il pourrait être utile dans l'amaurose et les affections cérébrales. Kraus le conseille spécialement dans les cas de photophobie comme adjuvant de la Jusquiame et de la Belladone.

On a proposé aussi l'infusion de Quassi en *lotion* sur les blessures et les plaies compliquées, dans le but d'éloigner les insectes.

MODES D'ADMINISTRATION ET DOSES. — Le bois de Simarouba élevé ne se donne pas habituellement en poudre, mais en *infusion* prolongée dans l'eau bouillante.

On se sert aussi de la *teinture alcoolique*, à la dose de 2 à 8 grammes.

En Angleterre, on emploie une *teinture de Quassia composée*, dans laquelle entrent le Cardamome et la Cannelle, chacun à la dose de 2 à 4 grammes.

QUILLAI SAVONNEUX, *Quillaia Smegmadermos*, DC. — ROSACÉES-SPIRÉACÉES.

Le *Quillaia saponaria*, Poir., est un arbre du Chili dont l'écorce, de saveur piquante et poivrée, sert, dans ce pays, en guise de savon. Mêlée à l'eau, elle la fait mousser et enlève les taches de graisse.

COMPOSITION. — Boutron-Charlard et O. Henry lui assignent la composition suivante : matière spéciale très-piquante, soluble dans l'eau et l'alcool, matière grasse, chlorophylle, sucre, gomme, matière colorante brune, amidon, acide libre, malate de chaux et différents sels.

Le principe spécial signalé en premier lieu n'est autre que la *Saponine*, trouvée d'abord dans la Saponaire d'Égypte (*Gypsophila Struthium*, L.) et la Saponaire officinale.

USAGES. — Outre les usages domestiques indiqués ci-dessus, le *Quillai savonneux* peut en recevoir d'analogues en pharmacie et en médecine. Il serait utile, par exemple, pour en composer des bains, des lotions ou des injections agissant à la manière des solutions alcalines ou savonneuses sur les corps gras, et destinés à nettoyer la peau, les conduits auditifs, etc. Il a été essayé, dans ce but, par le docteur Lailler, médecin de l'hôpital Saint-Louis.

QUINQUINA. Écorces des *Cinchona*. — RUBIACÉES.
Angl. *Cinchona Bark*. — All. *China Rinde*.
Le genre *Cinchona* est nombreux en espèces qui habitent presque toutes

les montagnes de la Bolivie, du Pérou, de la Nouvelle-Grenade et de l'Équateur, dans l'Amérique méridionale.

Il s'en faut bien que toutes ces espèces aient une égale valeur au point de vue thérapeutique ; les unes sont éminemment actives, les autres à peu près inertes. Les écorces de ces dernières sont ce qu'on appelle les *faux Quinquinas.*

Les *Quinquinas vrais* diffèrent autant les uns des autres par leur composition chimique que par leurs effets physiologiques et thérapeutiques, suivant les types botaniques qui les fournissent et les conditions dans lesquelles la végétation ou la récolte s'est effectuée. D'où l'importance des distinctions pratiques à établir entre les diverses sortes commerciales. Mais pour être bien saisies, ces distinctions exigent la connaissance préalable de la composition chimique et de la structure des *Écorces du Pérou.*

COMPOSITION. — Voici la liste des constituants organiques que Pelletier et Caventou assignent aux Quinquinas : Quinine, Cinchonine, Aricine, Quinidine, acides kinique, tannique et kinovique, rouge cinchonique, matière colorante jaune, matière grasse verte, acides, gomme et ligneux.

Les cendres varient de 34 à 58 millièmes du poids de l'écorce. Quelques-unes (Calisaya, Huanuco) sont vertes, à cause de la présence du Manganate de potasse, et les analyses de Puttfarcken sont favorables à l'idée que la proportion de la chaux diminue dans l'écorce à mesure qu'augmente celle des alcaloïdes végétaux.

Les Quinquinas renferment en outre (Fabbroni, Trommsdorff) une *huile volatile* à laquelle ils doivent leur odeur particulière, et qui possède une saveur âcre. L'action de ce stimulant diffusible est insignifiante.

Le tannin du Quinquina, ou *acide Quinotannique,* identique avec l'acide Cachoutannique (Pelouze et Fremy), est moins astringent que celui de la Noix de Galle, et précipite en vert les sels ferriques. Il absorbe l'oxygène de l'air avec une remarquable facilité, et se transforme en *rouge cinchonique,* acide carbonique et eau. Avec une moindre intensité, l'acide Quinotannique agit comme le tannin proprement dit. Il est probable qu'il subit plus que ce dernier l'action comburante de l'oxygène dans le sang, et qu'il est en partie brûlé quand il arrive dans les émonctoires, à moins que l'action protectrice de l'albumine ne s'oppose à cette oxydation. Le rouge cinchonique est inodore, insipide, à peine soluble dans l'eau froide, un peu plus dans l'eau chaude, mais très-soluble dans l'alcool et les alcalis. On admet néanmoins qu'il peut contribuer légèrement aux effets astringents de l'écorce.

L'*acide Kinique* ou *Quinique* existe vraisemblablement en combinaison avec les alcaloïdes des Quinquinas et avec la chaux. Par lui-même il est probablement inerte ; toujours est-il que le Kinate de chaux ne possède ni astringence, ni amertume. Nous n'avons, du reste, aucune connaissance positive sur cet acide et ses combinaisons.

L'*acide Kinovique,* ou *Amer kinovique,* moins répandu que le précédent, n'a été constaté que dans le *Quinquina Calisaya* et le *Q. nova*, dans celui-ci probablement à l'état de Kinovate de chaux. L'amertume prononcée de ce principe fait supposer qu'il peut être non-seulement tonique, mais encore fébrifuge ; cependant Weil ne lui a pas reconnu cette dernière propriété.

Les *alcaloïdes* des Quinquinas se trouvent dans les écorces, en combinaison avec un ou plusieurs acides : les acides kinique et tannique, selon Pelletier, Caventou et la plupart des auteurs ; l'acide kinique et le rouge cinchonique, d'après O. Henry et Plisson.

Les deux principaux de ces alcaloïdes seront décrits ailleurs, et je me contente d'en inscrire ici les formules atomiques, pour les mettre en regard de celles des autres principes semblables et en tirer quelques inductions qui intéressent la matière médicale.

La *Cinchonine* $= C^{40}H^{24}Az^2O^2$, et la *Quinine* $= C^{40}H^{24}Az^2O^4$ : celle-ci ne diffère, par conséquent, de la première que par 2 molécules d'oxygène en plus, et l'on trouvera légitime l'hypothèse de Pelletier consistant à considérer les alcaloïdes des Quinquinas comme des degrés d'oxydation d'un radical qui aurait pour formule $C^{40}H^{24}Az^2$. Mais, de plus, il est permis de se demander, comme je l'ai fait, il y a vingt ans, si la Quinine ne pourrait pas se former avec les progrès de la végétation aux dépens de la Cinchonine, ce qui semble d'autant plus vraisemblable, que les écorces des Quinquinas gris, plus chargées de Cinchonine, sont plus petites et appartiennent à des branches plus jeunes que celles des Quinquinas jaunes où prédomine la Quinine.

Ces deux alcaloïdes capitaux possèdent chacun deux isomères découverts et décrits par Pasteur : la *Cinchonidine* et la *Cinchonicine* d'une part ; la *Quinidine* et la *Quinicine* d'autre part. Reste seulement l'*Aricine* ou *Cinchovatine*, dont la formule ($C^{46}H^{20}Az^2O^8$) s'éloigne notablement des précédentes.

La Quinidine et la Cinchonidine se trouvent dans le produit que livre le commerce sous le nom de Quinoïdine ; la Quinicine et la Cinchonicine, obtenues des sulfates de Quinine et de Cinchonine par la chaleur, peuvent, selon Pasteur, se produire sous l'influence des rayons solaires dans les écorces qui ne les contiennent jamais naturellement.

L'action physiologique et thérapeutique de la Quinine et de la Cinchonine sera exposée avec tout le soin désirable dans les articles spécialement consacrés à ces deux alcaloïdes dans la Pharmacopée (voy. ces mots).

La *Quinidine*, cristallisable, neutralise parfaitement les acides, se dissout dans 1500 parties d'eau froide, dans 750 parties d'eau bouillante, dans 45 parties d'alcool froid, dans 3,7 parties d'alcool bouillant et dans 90 parties d'éther. Avec l'identité de composition atomique, la Quinidine possède, eu égard à la Quinine, une similitude complète de propriétés médicales. Bauduin et Pereira l'ont vue guérir la fièvre intermittente tierce avec la même sûreté que le sulfate de Quinine lui-même, à la dose de 60 centigrammes seulement.

La *Quinicine* se présente sous forme d'une masse résineuse, demi-fluide et amère, presque insoluble dans l'eau, aisément soluble dans l'alcool.

La *Cinchonidine*, cristallisée, est insoluble dans l'eau froide, à peine soluble dans l'eau bouillante. Elle se dissout assez bien dans l'alcool, mal dans l'éther, un peu mieux dans le chloroforme. On ne sait rien sur les propriétés physiologiques et thérapeutiques de ces deux composés.

La *Cinchonicine* est insoluble dans l'eau, soluble dans l'alcool et se sépare de ses solutions sous forme d'une résine fluide. Forget l'a prescrite dans un cas de fièvre intermittente, et quoiqu'elle en ait triomphé, il ne la croit pas comparable au sulfate de Quinine. Cependant elle a bien réussi dans un cas de rhumatisme articulaire aigu (A. S. Taylor et G. O. Rees).

Enfin, l'*Aricine* est cristallisable, soluble dans l'alcool, peu soluble dans l'éther, à peine soluble dans l'eau. Douée d'une saveur amère et d'une réaction alcaline, elle forme avec les acides des sels solubles et cristallisables. La *Paricine* de Winckler en est très-voisine. Il n'a point été fait de recherches suivies sur l'action thérapeutique de l'Aricine; cependant on la croit généralement inerte.

Siège des principes actifs des quinquinas. — Delondre conclut de ses expériences : 1° que les feuilles et les fruits ne présentent aucune trace d'alcaloïdes; 2° que l'écorce des racines en contient moins que celle du *caudex* ascendant; 3° que les liquides obtenus par incision du tronc ou des branches offrent en dissolution toutes les substances que l'eau enlève à l'écorce.

Mais ce n'est pas toute l'épaisseur de l'écorce qui est pourvue d'alcaloïdes. Ni l'épiderme, ni la couche subéreuse n'en renferment la moindre parcelle; seulement les observateurs ne s'accordent pas sur celle des deux autres stratifications corticales à laquelle ces principes appartiennent. Pereira les attribue au liber; il mentionne toutefois un cas où il en existait dans une couche intermédiaire à celui-ci et à l'enveloppe herbacée. Pour Bouchardat, Howard et la plupart des auteurs, c'est le tissu celluleux, vert, ou *mesophlœum*, qui a le privilége de contenir les alcaloïdes, sous forme de petites masses blanches, bien observées par Pereira, qui n'y a cependant découvert aucune apparence de cristallisation, tandis qu'Howard y a vu des cristaux microscopiques parfaitement déterminés. Ces cristaux, composés de quinates et de tannates de quinine et de cinchonine, diffèrent essentiellement des raphides ordinaires, qui sont des sels à bases alcalines ou terreuses.

Mode de production de ces principes. — Pelletier concevait la formation des divers alcaloïdes des Quinquinas par l'oxydation de plus en plus avancée d'un principe préexistant. J'ai introduit, en outre, cette vue que l'oxydation s'effectuerait avec le temps dans les écorces plus anciennes. D'après le docteur de Vry, chimiste associé à Junghuhn pour les essais de culture du Quinquina à Java, les alcaloïdes seraient le produit de la réaction de l'ammoniaque contenue dans l'écorce sur l'acide quinotannique ($C^{14}H^8O^9$), auquel elle fournit de l'azote, comme l'urine ammoniacale en fournit au lichen (*Roccella tinctoria*) pour développer une matière colorante bleue, l'orseille.

Puisque nous avons mentionné les essais de culture des Hollandais, ajoutons que les Anglais, qui marchent toujours en avant dans le progrès industriel, ont suivi ce bon exemple dans l'Inde, et que leur tentative a été couronnée d'un plein succès. Decaisne a montré récemment, à l'Académie des sciences, des graines mûres de bonne qualité provenant de ces plantations déjà prospères, qui bientôt viendront en aide à la production défaillante des forêts naturelles du nouveau monde.

DIVISION DES SORTES COMMERCIALES DE QUINQUINAS. — Sous le rapport géographique qui respecte passablement les liens naturels en raison de la circonscription des espèces dans des contrées relativement restreintes, on divise les Quinquinas en ceux : 1° de la Bolivie ; 2° du Pérou ; 3° de la Nouvelle-Grenade. La division la plus précise et la plus sûre, celle qui serait fondée sur les caractères botaniques des espèces, n'est pas encore possible aujourd'hui, à cause de l'incertitude des déterminations.

En France, on partage habituellement les Quinquinas en trois groupes fondés sur l'apparence extérieure, et répondant en partie à des différences de composition chimique :

1° *Quinquinas gris ;* 2° *Quinquinas jaunes ;* 3° *Quinquinas rouges.*

Ainsi que le fait remarquer Bouchardat, et que le confirme la savante commission du *Codex*, cette distinction pèche en ce sens que, d'une part, une même espèce a été rangée parmi les gris, les jaunes et les rouges, selon les temps et les lieux, et que, d'autre part, on réunit dans le même groupe des Quinquinas excellents ou nuls : le *Quinquina Huanuco*, par exemple, et le *Quinquina Jaën*, qui ne renferme que de l'aricine.

Cette division est bonne tout au plus pour la séparation des écorces de différents âges appartenant à des espèces déterminées, et qui, par ce seul fait qu'elles ont été récoltées sur des troncs plus ou moins volumineux ou des rameaux plus ou moins jeunes, possèdent une coloration, une structure, des dimensions et par suite une composition chimique différentes.

Dans ce sens restreint que j'admets, on peut dire qu'en général, les *Quinquinas gris* sont plus astringents, contiennent beaucoup de Tannin et de Cinchonine, mais peu de Quinine ; tandis que les *Quinquinas jaunes*, beaucoup plus amers et moins astringents, sont très-riches en Quinine et pauvres en Cinchonine. Les *Quinquinas rouges*, intermédiaires aux deux autres, sont également astringents et amers, et contiennent des proportions moyennes de Quinine et de Cinchonine. Ils tiennent aussi le milieu, pour la texture et les dimensions, entre les écorces grises, qui sont les plus minces et les moins fibreuses, et les jaunes, qui sont épaisses et fortement fibreuses.

Parmi les *Quinquinas gris*, on doit signaler : 1° celui de *Loxa ;* 2° le *Q. de Lima* ou *Huanuco ;* 3° le *Q. Huamalies ;* 4° le *Q. Calisaya* roulé.

Parmi les *Quinquinas rouges* : le *rouge vif* et le *rouge pâle de l'Équateur ;* le *rouge de la Nouvelle-Grenade* ou de *Mutis*, et le *rouge verruqueux*.

Les meilleurs *Quinquinas jaunes* sont le *Calisaya jaune royal ;* le *Calisaya de la Nouvelle-Grenade;* le *Quinquina Carabaya,* le *Q. Pitaya,* le *Quin-quina jaune du roi d'Espagne,* etc.

De toutes ces sortes commerciales et d'un grand nombre d'autres que nous passons sous silence, le *Codex* n'en admet que trois dont nous allons mainte-nant nous occuper particulièrement.

**QUINQUINA GRIS HUANUCO,** *Cinchona micrantha,* Ruiz et Pavon, non Pöppig ni Weddell. — RUBIACÉES-CINCHONÉES.

Angl. *Grey silver Bark.* — All. *Graue China; China Huanuco* oder *Ha-vane.*

Ce Quinquina tire son nom commercial de la province de Huanuco, où croît le *Cinchona micrantha,* P., et où il porte le nom de *Cascarilla provinciana.* Guibourt l'a nommé *Quinquina de Lima.*

On en trouve deux sortes dans le commerce : l'une de qualité supérieure (*fine grey Bark*), attribuée par quelques auteurs au *Cinchona nitida,* R. et P.; l'autre moins bonne, nommée (*coarse grey Bark*), rapportée au *C. micrantha,* Pöppig.

La première est le *Quinquina rouge de Lima,* Guib., et le *Quina cana legi-tima,* Laubert. Elle possède une odeur argileuse douceâtre, que Berger dit lui être spéciale. Son goût est astringent, aromatique et amer, nullement désa-gréable. Cette écorce donne 2,113 pour 100 d'alcali, à savoir : Quinine, 0,571; Quinidine, 0,142; Cinchonine, 1,4 (Howard). Bouchardat lui assigne pour richesse moyenne 6 grammes de Sulfate de Quinine et 12 grammes de Sulfate de Cinchonine par kilogramme.

La seconde sorte, appelée par Guibourt *Quinquina de Lima gris brun,* est la *Cascarilla provinciana* de Pöppig; elle offre un goût amer, astringent, acide et aromatique. Son odeur est celle du bon Quinquina gris. Howard y a trouvé 1,773 pour 100 d'alcaloïdes, se décomposant ainsi : Quinine, 0,243; Quini-dine, 0,28; Cinchonine, 1,25.

Soubeiran a retiré de 500 grammes de Quinquina Huanuco, sans distinction de variétés, 6 grammes de Sulfate de Cinchonine. Il ne mentionne pas la Qui-nine. Un kilogramme de la même écorce a fourni à Delondre 2 grammes de Sulfate de Quinine et 10 grammes de Sulfate de Cinchonine. Les auteurs du *Codex* indiquent la proportion moyenne de 0,027 de Cinchonine.

Le *Quinquina Huanuco gris,* dont Bouchardat reconnaît trois variétés : le *gris fin de Lima,* le *gris de Lima en grosses écorces,* et le *gris de Lima blanc,* est cependant assez facile à ne pas confondre avec les Quinquinas gris de mauvaise qualité, ce qui l'a fait adopter d'abord dans les hôpitaux de Paris et ensuite dans le nouveau *Codex.* De plus, il possède des qualités toniques et fébrifuges très-prononcées, en raison de la proportion assez forte d'alcaloïdes qu'il renferme.

La difficulté, au contraire, de distinguer le *Quinquina gris de Lima (Cin-chona Condaminea,* Weddell, *C. academica,* Guib.) du pseudo-Loxa de Bergen, a fait renoncer à recommander comme officinale cette écorce, d'ailleurs aussi active que la précédente, connue dans le pays sous le nom de *Cascarilla fina de Uritusinga*, et appelée *crown Bark* par les Anglais, qui en font, comme savons, un grand usage.

### QUINQUINA CALISAYA, QUINQUINA JAUNE ROYAL, *Cinchona Calisaya*, Weddell. — RUBIACÉES-CINCHONÉES.

Angl. *Royal* or *genuine yellow Bark*. — All. *Königs China*.

Le *Cinchona Calisaya* croît dans le district de la Paz, en Bolivie.

Dans le pays, on en reconnaît trois sortes, qui sont : l'*orangé*, le *foncé* et le *pâle*. La première, plus abondante dans le commerce, est la variété officinale.

Elle se subdivise en deux sous-variétés, selon que les écorces sont minces et roulées sur elles-mêmes (*quilled yellow Bark*), ou bien plates et épaisses (*flat yellow Bark*) ; celles-ci provenant du tronc et des grosses branches, celles-là des petits rameaux.

Le Quinquina Calisaya, roulé et muni de son épiderme, fournit de 15 à 20 grammes de Sulfate de Quinine, et de 8 à 10 grammes de Sulfate de Cinchonine par kilogramme.

Le même poids de Quinquina Calisaya plat et privé de périderme donne généralement 30 à 32 grammes de Sulfate de Quinine et 6 à 8 grammes de Sulfate de Cinchonine. Exceptionnellement, des écorces choisies ont donné le double de cette énorme proportion de Quinine (Guillermond et Glénard). Cette écorce est d'un goût très-amer d'abord, à peu près sans mélange de stypticité. L'amertume se développe graduellement par la mastication. Le défaut d'astringence est en rapport avec la faible proportion de tannin.

### QUINQUINA ROUGE.

Angl. *Red Bark, red Cinchona*. — All. *Rothe China*. — Esp. *Cascarilla colorada, Casc. roxa verdadera*.

La couleur rouge appartient aux écorces de nombreuses espèces de *Cinchona*, parmi lesquelles on doit citer les *Cinchona oblongifolia*, *C. ovata*, *C. micrantha*, *C. nitida*, *C. succirubra*, et même le *C. Calisaya*. Weddell affirme que le vrai Quinquina rouge du commerce est produit par le *Cinchona ovata*. Le *Codex* n'en recommande que deux espèces : le *Quinquina rouge non verruqueux*, fourni par le *Cinchona micrantha*, d'autres disent par le *C. nitida*, R. et P., et le *Quinquina rouge verruqueux*, dû au *C. succirubra* de Pavon.

Le Quinquina rouge est importé de Lima et de Guayaquil. Son goût est fortement amer, quelque peu aromatique, sans être ni aussi intense ni aussi persistant que celui du *Quinquina Calisaya ;* son odeur est faible et analogue à celle de la tannée.

COMPOSITION. — Selon Pelletier et Caventou, le Quinquina rouge contient : Kinate de Cinchonine, Kinate de Quinine et Kinate de chaux, matière colorante rouge vif, soluble (tannin), matière grasse, matière colorante jaune, ligneux et amidon. Soubeiran et Bouchardat établissent que le Quinquina rouge vif fournit 20 à 25 grammes de sulfate de Quinine, et 10 à 12 grammes de sulfate de Cinchonine, tandis que le Quinquina rouge pâle ne donne que 15 à 18 grammes de sulfate de Quinine, et 5 à 6 grammes de sulfate de Cinchonine par kilogramme.

Le bon Quinquina rouge possède en conséquence des propriétés physiologiques et médicales analogues à celles du *Quinquina Calisaya*, avec cette différence que, renfermant moins d'alcaloïdes et plus de principes astringents, il est plus styptique et moins fébrifuge.

Au résumé, quand il s'agit d'obtenir les effets antipériodiques au plus haut degré et sous le moindre volume de médicament, c'est au *Quinquina Calisaya* qu'il faut s'adresser. Si l'on recherche à peu près également l'action fébrifuge et l'action astringente, c'est le *Quinquina rouge* qui mérite la préférence. Veut-on surtout l'action tonique, résultant de la présence du tannin et des alcaloïdes dans l'écorce du Pérou, le *Quinquina gris* répond suffisamment à cette double exigence.

ACTION PHYSIOLOGIQUE DES QUINQUINAS. — Les écorces du Pérou appliquées sur une muqueuse ou un tissu vasculaire protégé par une couche épithéliale produisent un resserrement de ce tissu et une contraction marquée des capillaires sanguins. Cette astriction se fait sentir dans l'estomac aussi bien qu'ailleurs, et donne lieu à l'augmentation de l'appétit, en même temps que des facultés digestives. Dans l'intestin, elle se traduit par une contraction péristaltique plus énergique, un besoin plus impérieux d'aller à la garderobe et l'exonération plus facile. Mais, par l'usage répété du médicament, la constipation fait place à cette fausse diarrhée.

Sympathiquement, l'action stomachique, se répercutant dans le reste de l'organisme, stimule les grandes fonctions et relève les forces. Cette action tonique généralisée se soutient par l'introduction des principes actifs de l'écorce dans la circulation sanguine. Le pouls devient plus fort et plus résistant et la puissance musculaire augmente.

Cependant des doses trop fortes et trop longtemps soutenues finissent par fatiguer les organes digestifs et les irriter. Il en résulte des nausées et même des vomissements, la perte d'appétit, la soif et la sécheresse de la langue, la constipation, un mouvement fébrile, et finalement des symptômes d'une véritable gastro-entérite.

La stimulation poussée jusqu'à l'irritation a fait place à l'action tonique et corroborante des premiers jours.

Dans le sang et dans les parenchymes qu'ils traversent, les principes actifs du Quinquina exercent la même influence que sur la muqueuse digestive, augmentant la plasticité du fluide nourricier et la tonicité des tissus, diminuant au contraire les actes calorifiques et sécrétoires, et rendant les organes, notamment le système nerveux, plus aptes à se charger de force.

Poussée à l'extrême par l'absorption rapide de quantités considérables des principes actifs, cette disposition se traduit chez l'homme sain par une apparence d'engourdissement et de torpeur fonctionnelle, qui a fait dire que le Quinquina est non-seulement sédatif, mais stupéfiant; et chez les fébricitants par la cessation de la fièvre, ce qui l'a fait appeler fébrifuge ou antipériodique. Nous reviendrons plus amplement sur ces faits, à l'occasion des alcaloïdes qui les représentent grossis et dégagés de l'action tonique spéciale des substances astringentes (voy. QUININE et CINCHONINE).

USAGES. — De l'ensemble de ces propriétés physiologiques se déduisent rationnellement plusieurs indications thérapeutiques. Topiquement, le Quinquina raffermit les tissus relâchés, réduit la vascularité de ceux qui sont hypérémiés, modère ou supprime les exhalations séreuses ou muqueuses exubérantes. Il sera donc employé avec avantage sur les ulcères fongueux, mollasses et saignants, sur les régions qui, recouvertes par le tégument interne ou externe, sont boursouflées ou œdématiées, ou dont les tissus offrent une laxité extrême; sur les muqueuses affectées de catarrhe purulent : ainsi dans le prolapsus de la luette, de la muqueuse rectale, dans l'œdème passif des extrémités inférieures, du scrotum, etc., dans l'intertrigo, la leucorrhée et tant d'autres cas analogues aux précédents.

Le Quinquina peut encore servir localement, soit à neutraliser chimiquement, par son acide tannique, les alcaloïdes végétaux, soit à détruire la fermentation putride dans les liquides organiques, ou bien à frapper de mort les organismes inférieurs dont l'action nocive s'exerce sur nous de différentes manières. Comme agent de la médication générale, l'écorce du Pérou trouve son emploi dans les états morbides caractérisés par l'atonie des tissus, la débilité fonctionnelle, surtout lorsque ces symptômes sont accompagnés de paresse vaso-motrice, d'exaltation calorifique et de l'ensemble des phénomènes qui se rattachent à l'amoindrissement de l'activité du système nerveux sympathique. Elle est fort utile, par exemple, dans les dyscrasies, les *tabes*, les cachexies avec ou sans produits accidentels : tuberculose, carcinose, syphilis, farcin chronique, pyohémie, etc., dans les fluxions viscérales, les congestions passives, la diathèse aplastique du sang (scorbut et purpura), la galactorrhée, les suppurations épuisantes, etc.

Mais le triomphe du Quinquina est son action pour ainsi dire spécifique contre la fièvre intermittente palustre, saisonnière ou de toute autre origine, pourvu qu'elle soit franche, exempte de complications organiques, c'est-à-dire non symptomatique d'un travail inflammatoire. Il montre la même puissance contre les affections intermittentes indépendantes de l'influence maremmatique ou s'y rattachant, malgré leurs formes anomales, et que, dans ce cas, on nomme fièvres larvées. Telles sont certaines congestions viscérales et certaines névralgies également de forme congestive. Au reste, la vertu sédative du Quinquina se fait sentir également sur les états fébriles et inflammatoires à type continu, pourvu qu'ils ne soient pas entretenus par des lésions trop avancée d'un organe ou d'un appareil de l'économie. C'est ainsi que l'Écorce du Pérou est administrée avec succès dans le cours des fièvres continues et dans le rhumatisme. Nous reviendrons plus longuement sur tous ces faits, et nous exposerons les diverses méthodes de la médication quinique, lorsque nous traiterons du principal alcaloïde du Quinquina généralement substitué maintenant à l'écorce en substance, quand on veut obtenir les effets antiphlogistiques et antipériodiques (voy. SULFATE DE QUININE).

MODES D'ADMINISTRATION ET DOSES. — On fait un usage assez fréquent de la *poudre de Quinquina* soit à l'extérieur, soit à l'intérieur. Tantôt l'écorce est grossièrement pulvérisée, tantôt elle est réduite en poudre presque impalpable. Dans le premier cas, elle sert ordinairement à la fabrication de différents produits secondaires, tels que le *vin de Quinquina;* dans le second, elle sert à saupoudrer des plaies atones, et comme moyen à la fois absorbant et astringent. Seulement, je pense qu'on devrait toujours recourir à la poudre fine, dont la plupart des cellules, brisées mécaniquement, cèdent plus facilement aux différents menstrues les principes actifs dont elles sont chargées. Je la prescris habituellement pour préparer la macération à froid aussi bien que le vin de Quinquina, ce qui dispense d'ajouter à celui-ci l'alcool destiné à faciliter la dissolution des kinates de quinine et de cinchonine. La *poudre de Quinquina gris Huanuco*, comme celle des Quinquinas rouge et Calisaya, se donne par la bouche à la dose de 50 centigrammes à 20 grammes dans du pain azyme ou sous forme d'opiat, avec une quantité suffisante de sucre. La poudre de Quinquina est quelquefois associée à celle de Cannelle ou de Rhubarbe pour prévenir la constipation, sans rien enlever de l'action tonique.

*Préparations de Quinquina par l'eau.* — On emploie la *macération* de Quinquina à froid, l'*infusion* dans l'eau bouillante et la *décoction*. La première n'entraîne guère que le quart (Soubeiran) des alcalis, avec la plus grande partie des substances astringentes, solubles : tannin ou rouge cinchonique. La seconde est plus chargée d'alcaloïdes. Quant à la troisième, elle contient la majeure partie de ce qui constitue l'extrait aqueux : les kinates de Quinine, de Cinchonine et de chaux, la gomme, le rouge cinchonique soluble (acide tannique), la matière colorante jaune, l'amidon et une portion des composés de rouge cinchonique et d'alcaloïdes. La liqueur transparente à chaud est toujours opaline quand elle est refroidie, à cause de la précipitation du tannate d'amidon et de la moindre solubilité à froid des composés de rouge cinchonique et d'alcaloïdes.

En conséquence, on prescrira la macération en qualité d'astringent et la décoction comme fébrifuge. L'addition d'une petite quantité d'acide sulfurique ou chlorhydrique à la poudre de Quinquina favorise singulièrement la dissolution des principes actifs. Il faut, au contraire, se garder d'employer des alcalis minéraux qui rendraient la solution plus colorée, mais inerte, parce que les tannates alcalins sont dénués d'astringence et que les alcaloïdes organiques seraient précipités (Bouchardat).

La *décoction de Quinquina acidulée* se prépare avec : Quinquina Calisaya, 20 grammes ; eau, un litre ; acide sulfurique alcoolisé, 2 grammes.

L'*extrait mou de Quinquina gris* obtenu par l'eau se donne à la dose de 50 centigrammes à 12 grammes par jour, en *pilules* ou en *potion*. C'est une bonne préparation tonique et même antipériodique ; mais sous ce dernier rapport elle est inférieure à l'*extrait de Quinquina jaune Calisaya*.

L'*extrait sec de Quinquina*, ou sel essentiel de Lagaraye, très-pauvre en alcaloïdes, n'est guère qu'un tonique astringent.

PRÉPARATIONS DE QUINQUINA PAR L'ALCOOL. — L'alcool à 21° est préférable à celui qui est plus concentré, parce qu'il dissout mieux les kinates.

La *Teinture de Quinquina* se prend à la dose de 2 à 15 grammes.

La *Teinture de Quinquina composée* ou *Vin d'Huxham*, contient de la Serpentaire de Virginie et de l'écorce d'Orange amère.

Le *Vin de Quinquina*, préparé selon la formule du *Codex*, se prend à la dose de 50 à 150 grammes par jour. Bouchardat conseille d'élever la proportion du Quinquina pour obtenir une liqueur fébrifuge. Voici la formule :

Quinquina Calisaya, 125 grammes ; écorce d'Angusture vraie, 15 grammes ; alcool, 250 grammes ; vin blanc de Bourgogne, acide, 1000 grammes.

De 50 à 100 grammes comme fébrifuge ; de 20 à 30 grammes comme tonique.

Le *Vin de Quinquina composé* renferme de la Camomille et de l'écorce d'Orange ; c'est une excellente préparation tonique.

L'*Extrait alcoolique de Quinquina* est un fébrifuge très-énergique quand il est préparé avec du Calisaya ou avec des écorces riches. Dose, de 30 centigrammes à 4 grammes.

La *Résine de Quinquina*, qui contient, outre les alcaloïdes, des matières grasses et colorantes, est dans le même cas.

Le *Quinium* de Labarraque est un extrait alcoolique de Quinquina à la chaux qui est dosé, et renferme des proportions sensiblement constantes des deux alcaloïdes principaux de l'écorce du Pérou ; 4 grammes 50 centigrammes de cet extrait représentent un gramme de Sulfate de Quinine uni à 50 centigrammes de Sulfate de Cinchonine. On en fait des pilules de 15 centigrammes, et un *Vin de Quinium* dont on donne de 50 à 100 grammes comme tonique et une dose double comme fébrifuge.

Le *Sirop de Quinquina* se prescrit à la dose de 30 à 60 grammes par jour. Il en est de même du *Sirop de Quinquina au vin de Madère* ou de *Lunel*.

On prépare aussi des *tablettes* et un *électuaire de Quinquina*. Le *Bolus ad quartanam* contient 30 grammes de Quinquina Calisaya ; 1 gramme d'Émétique, et 100 grammes de Sirop d'Absinthe. L'émétique est décomposé par le tannin et n'agit plus comme tel. On prend 6 à 20 grammes de cette préparation dans la journée en plusieurs doses.

Mentionnons encore plusieurs *cérats de Quinquina*, plusieurs *cataplasmes* antiseptiques de *Quinquina camphrés*, un *liniment antiseptique* ayant la même composition et une *poudre dentifrice*.

Enfin, l'*Éther quinique*, en inhalations, a été vanté en Italie contre les fièvres intermittentes.

**QUINTEFEUILLE,** *Potentilla reptans*, L. — ROSACÉES-DRYADÉES. Angl. *Cinqfoil leaved Grass.* — All. *Fünffingerkraut.*

La *Quintefeuille* étale ses tiges rampantes le long des fossés et des chemins. Sa racine, dont l'écorce est insipide et le cœur fort amer, était usitée dès le temps d'Hippocrate contre les fièvres intermittentes. On l'a conseillée aussi comme astringente dans la diarrhée et la dysenterie, et en gargarisme contre les angines inflammatoires, pultacées, couenneuses et gangréneuses.

La dose de *poudre* est de 8 à 16 grammes à l'intérieur. On prend la *décoction* d'une quantité double de racine dans 500 grammes d'eau.

La Quintefeuille entre dans l'*Eau générale*, la *Thériaque*, le *Baume vulnéraire*, etc.

# R

**RAIFORT SAUVAGE, CRAN DE BRETAGNE,** *Cochlearia Armoracia*, L. — CRUCIFÈRES.

Angl. *Black Radish.* — All. *Meerrettig.*

Le *Raifort* n'est pas rare dans l'ouest de la France, dans les lieux humides.

COMPOSITION. — La racine, analysée par Gutret, a fourni les principes suivants : huile volatile âcre, résine amère, extractif sucré, gomme, amidon, ligneux, albumine, acide acétique, acétate et sulfate de chaux.

L'*huile volatile* possède un goût d'abord douceâtre, puis âcre et brûlant, avec une odeur excessivement développée de Raifort sauvage. Une seule goutte suffit à infecter une chambre. Légèrement soluble dans l'eau, elle se dissout aisément dans l'alcool. Elle contient du soufre et de l'azote, mais pas d'oxygène, et se rapproche beaucoup de l'essence de moutarde. Appliquée sur la peau, elle l'enflamme et détermine la vésication.

ACTION PHYSIOLOGIQUE. — De même que son huile essentielle, mais avec moins d'énergie, le Raifort irrite la peau et peut soulever l'épiderme. Ses émanations odorantes provoquent une abondante sécrétion de larmes. Mâchée, sa racine excite un flux de salive. Son infusion, introduite dans l'estomac, cause une sensation de chaleur et des vomissements. Il en résulte quelquefois, avec de la transpiration, une diurèse copieuse. Au résumé, le Raifort est un stimulant âcre et piquant dont l'action peut se généraliser après absorption.

USAGES. — Le Raifort est usité comme condiment. C'est un excellent masticatoire et un rubéfiant énergique qu'on peut substituer à la moutarde. On peut en employer l'*infusion* pour faire vomir. Son *sirop* convient à cer-

taines formes d'enrouement. En qualité de stimulant général, de diaphorétique et de diurétique, le Raifort sauvage a été conseillé dans la paralysie, le
rhumatisme chronique, la goutte, le catarrhe chonique des muqueuses, et les
hydropisies. C'est le plus puissant de nos antiscorbutiques.

MODES D'ADMINISTRATION ET DOSES. — La *racine de Raifort sauvage*
se donne râpée à la dose de 2 à 4 grammes. L'*eau distillée* se prescrivait dans
l'affection calculeuse. L'*infusion composée*, dans laquelle entrent les semences
de moutarde, est stimulante, diurétique à la dose de 30 à 60 grammes.

La *teinture de Raifort composée*, avec de l'écorce d'Orange et de la Muscade, s'associe comme stimulant à des infusions diurétiques, à la dose de 4 à
12 grammes.

**RAISINS SECS**. Fruits desséchés de la *vigne* (*Vitis vinifera*, L.). —
AMPÉLIDÉES.

Angl. *Dried Grapes* or *Raisins*. — All. *Getrocknete Trauben*.

Les *Raisins secs* usités en médecine sont de deux sortes : 1° Le *Raisin de
Corinthe* (*Uvæ Corinthiacæ*, seu *Passulæ minores*), extrêmement petits, et
exempts de pepins ; 2° le *Raisin de Malaga* (*Uvæ Malacensæ*, ou *Passulæ
majores*). C'était autrefois le *Raisin de Damas* ou *de Smyrne* qui portait
cette dernière dénomination.

COMPOSITION. — D'après Bérard, le jus de Raisin mûr contient : matière
odorante, sucre, gomme, matière glutineuse, acide malique, malate de chaux,
bitartrate de potasse et surtartrate de chaux.

Par la dessiccation, le Raisin perd, en même temps que son eau, une proportion assez considérable de son acide libre, et gagne du sucre.

ACTION PHYSIOLOGIQUE ET USAGES. — Les Raisins sont un aliment respiratoire d'un caractère rafraîchissant, qui, pris en quantité trop forte, peut
amener de la flatulence et des désordres des organes digestifs. Frais, gorgés
de suc et plus fortement acides, ils sont tempérants, antiphlogistiques, et alcalisent les urines, par suite de la transformation de leurs sels alcalins en carbonates des mêmes bases. Secs, plus sucrés et moins acides, ils se comportent
un peu différemment, mais restent adoucissants. Avec les Figues, les Dattes
et les Jujubes, ils constituent les *Quatre fruits pectoraux*. On en donne la
*décoction* dans les rhumes, le catarrhe, les ardeurs de poitrine et d'entrailles
qui accompagnent la grippe et suivent les refroidissements. Ils entrent dans la
plupart des préparations pectorales et béchiques : *pâtes, sirops,* etc.

On les retrouve aussi dans les formules de la *Décoction d'Orge composée,*
de la *Décoction de Gayac*, de la *Teinture de Cardamome composée*, de la
*Teinture de Séné* et de la *Teinture de Quassia composée*.

**RAISIN-D'OURS**. — Voy. BUSSEROLE.

**RATANHIA**, *Krameria triandra*, R. et P. — POLYGALACÉES.

Angl. *Rhatany*. — All. *Peruanische Ratanhiawurzel.*

Le *Krameria triandra* habite la région des Quinquinas, dans les cordillères des Andes du Pérou et de la Bolivie, et fournit la Ratanhia péruvienne ou de Payta, qui est la plus répandue. Mais il existe deux autres sortes de Ratanhia : l'une dite *Savanilla*, ou de la Nouvelle-Grenade, qu'on ne sait pas encore rapporter à son espèce botanique ; l'autre des Antilles, provenant du *Krameria Ixine.*

COMPOSITION. — La racine de Ratanhia (Trousseau et Pidoux écrivent *Ratania*), renferme, selon Peschier, 42 pour 100 de tannin, un peu d'acide gallique, de la gomme, de l'extractif, de la matière colorante et de l'acide kramérique. L'acide tannique de cette racine précipite en gris brun les persels de fer. L'*acide kramérique*, encore mal défini, jouit également de propriétés styptiques (Peschier).

ACTION PHYSIOLOGIQUE. — Les vertus de la Ratanhia résident dans son tannin et son acide gallique, et peut-être un peu dans l'acide kramérique. C'est un amer astringent, produisant à un degré intense tous les effets des agents de cette classe (voy. TANNIN, etc.)

USAGES. — La Ratanhia était d'abord employée par les dames péruviennes pour affermir les gencives et, dit-on, pour se blanchir les dents. On la recommande encore en collutoire ou en gargarisme contre la gingivite scorbutique ou la simple tuméfaction des gencives, ainsi que contre le relâchement de la luette et l'angine inflammatoire légère. Mais ce n'est là qu'un cas particulier d'un usage plus général dans toutes les affections caractérisées par l'atonie des capillaires ou des tissus contractiles et par la débilité locale ou générale. On prescrit la Ratanhia dans les cachexies, les hydropisies passives, les hémorrhagies de même nature, les flux muqueux ou purulents.

MODES D'ADMINISTRATION ET DOSES. — On emploie rarement la *poudre* à la dose de 50 centigrammes à 4 grammes, plus souvent l'*infusion*, et surtout l'*extrait aqueux.*

L'*infusion* se prépare avec 10 ou 20 et même 30 grammes de racine pour 1000 grammes, 500 grammes au moins, d'eau bouillante. On en prend de 30 à 60 grammes à la fois, ou bien on s'en sert pour l'usage externe. On la préfère à la décoction parce que, dans celle-ci, le tannin passe en grande partie à l'état insoluble. Cependant la décoction a été recommandée en collyre dans les kératites chroniques.

L'*extrait* se donne en *pilules* ou en *potion*, à la dose habituelle de 2 à 4 grammes. Trousseau et Bretonneau en prescrivent un gramme seulement, dans un quart de lavement, contre la fissure anale.

La *teinture alcoolique de Ratanhia*, inusitée chez nous, se donne à la dose de 5 à 20 grammes.

Le *sirop de Ratanhia*, qui contient 1 gramme d'extrait pour 32 gram., est conseillé aux personnes affaiblies par des hémorrhagies répétées ou par une diarrhée chronique, qui doivent faire un usage prolongé du médicament.

**RÉGLISSE**, *Glycyrrhiza glabra*, L. — LÉGUMINEUSES-PAPILIONACÉES. Angl. *Liquorice*. — All. *Süssholz, Lakritzenholz*.

Le *Glycyrrhiza glabra* appartient au midi de la France et de l'Europe.

COMPOSITION. — La racine de Réglisse contient, d'après Robiquet : glycyrrhizine, amidon, asparagine, huile résineuse, albumine, fibre ligneuse, sels (phosphates et malates de chaux et de manganèse). La *Glycyrrhizine*, ou sucre de Réglisse, est incristallisable, soluble dans l'eau et l'alcool. Elle se combine avec les bases, et les sels et les acides la précipitent de ses dissolutions. L'*huile résineuse* donne à la racine le léger degré d'âcreté qu'elle possède.

ACTION PHYSIOLOGIQUE. — La racine de Réglisse est plutôt un aliment respiratoire ou un condiment sucré qu'un véritable médicament ; mais elle a sur le sucre de canne et sur les autres matières sucrées un avantage trop peu apprécié : c'est de ne pas se métamorphoser sous l'influence des ferments qui pullulent dans les premières voies chez la plupart des fébricitants et des malades. Tandis que les spores d'*Oïdium albicans*, presque toujours présentes dans le cours des maladies tant soit peu graves et prolongées (Gubler), transforment instantanément les boissons sucrées en matières acides ou âcres et désagréables, elles respectent au contraire la Glycyrrhizine, ce qui épargne aux patients une souffrance réellement fort pénible, ainsi que les inconvénients attachés au mauvais état de la bouche et des premières voies, c'est-à-dire l'inappétence, la dyspepsie et l'insuffisance de la réparation organique.

USAGES. — Aussi ne saurais-je trop recommander, lorsque cette fâcheuse disposition de la bouche rend intolérables les boissons sucrées, de recourir à la Réglisse comme substance édulcorante. Au reste, c'est un moyen populaire, et la Réglisse fait partie de la *Tisane commune* des hôpitaux de Paris. C'est aussi la base de cette boisson qui se vend dans les rues de la capitale et ailleurs sous le nom de *Coco*.

MODES D'ADMINISTRATION ET DOSES. — La racine de Réglisse, ratissée pour la débarrasser, autant que possible, de son amertume, se donne en infusion, ordinairement associée à d'autres substances médicamenteuses, particulièrement au Chiendent. On en fait un *extrait sec* d'une couleur sombre, d'une saveur douce et sucrée, qu'on laisse fondre dans la bouche, et qui sert à la maintenir humide en faisant affluer continuellement la salive. Telle est son utilité réelle dans les angines, les rhumes ou la grippe.

On en prépare des *tablettes* ou *losanges*, qu'on aromatise de différentes façons. Généralement les malades les préfèrent à tous les autres bonbons, parce qu'ils ne laissent pas d'arrière-goût aigre et désagréable, comme font les sucreries.

**REINE-DES-PRÉS.** — Voy. ULMAIRE.

**RÉSINE COMMUNE.** — Voy. POIX-RÉSINE.

**RÉSINE JAUNE**. — Voy. POIX-RÉSINE.

**RÉSINE LAQUE**. — Voy. LAQUE.

**RHAPONTIC**, *Rheum Rhaponticum*, L. — POLYGONACÉES.
Angl. *Pontic Rhubarb*. — All. *Pontischer Rhabarber*.

Cette espèce croît en Thrace et sur les bords du Pont-Euxin, d'où lui vient son nom. On la cultive en France pour sa racine médicinale ; en Angleterre, pour ses pétioles et nervures de feuilles qu'on mange en confitures, en tartes et en poudingues. Les Cosaques en mangent aussi les pousses et les feuilles, qui sont acides, pour combattre le scorbut.

Les racines offrent une saveur amère, mucilagineuse et un peu astringente, avec l'odeur affaiblie de celles de la Rhubarbe, dont elles se distinguent chimiquement par la présence d'un principe particulier, la *Rhaponticine*. C'est un laxatif plus doux que la Rhubarbe elle-même, et de propriétés toniques plus prononcées. Il convient particulièrement aux sujets débilités et dont les entrailles, fatiguées par une diarrhée prolongée, demeurent irritables.

Le *Rhapontic*, fort peu usité maintenant, entrait dans la *Thériaque*. Il sert à falsifier la Rhubarbe. Il en est de même des racines des *Rheum undulatum* et *R. compactum*, qui s'en rapprochent beaucoup.

**RHUBARBE DE LA CHINE**, *Rheum palmatum*, L. — POLYGONACÉES.
Angl. *China Rhubarb*. — All. *China Rhabarber*.

Le *Rheum palmatum* est spontané dans l'empire mogol et sur les confins de la Chine.

COMPOSITION. — Ses racines, d'après les analyses de Pfaff, Henry, Caventou, Brandes, Schlossberger, Döpping et d'un grand nombre d'autres chimistes contiennent : matière jaune cristalline, granuleuse, résine, acides tannique et gallique, extractif amer, sucre incristallisable, amidon, pectine, malate et surtout oxalate de chaux, sulfate de potasse, chlorure de potassium, phosphate de chaux, oxyde de fer et quelques autres substances. Il faut y ajouter une matière odorante, sinon une huile volatile (Pereira), dont l'odeur peut être imitée par un mélange d'acide nitrique, d'aloès et de chlorure de fer (Zenneck).

La matière jaune cristalline de Henry, ou acide *chrysophanique* ($C^{10}H^8O^3$), est appelée aussi *acide rhabarbarique*, *rhéine*, etc. Elle est inodore, insipide, volatile, passablement soluble dans l'alcool, mais non dans l'eau ni dans l'éther.

La *résine* se décompose en trois espèces, que Schlossberger a nommées *aporétine*, *phéorétine* et *érythrorétine*. Tagliobo lui a reconnu des propriétés purgatives à la dose de 60 centigrammes. Cette résine, insoluble par elle-même, se dissout cependant dans l'eau froide, à la faveur des autres principes.

L'*oxalate de chaux* renferme quatre proportions d'acide (quadroxalate), et se présente en cristaux groupés dans l'intérieur des cellules sous forme de *raphides conglomérées*. C'est un des ingrédients les plus importants de la Rhubarbe, dont il explique en grande partie l'action cathartique.

ACTION PHYSIOLOGIQUE. — A faible dose, de 20 à 30 ou 40 centigrammes, la rhubarbe agit comme tonique amer-astringent sur les organes digestifs. Elle ouvre l'appétit et stimule les fonctions gastriques, en même temps qu'elle régularise les évacuations alvines. A dose plus forte, de 1 à 3 ou 4 grammes, elle opère comme un purgatif doux, causant à peine quelques coliques, mais ne déterminant jamais aucune irritation du tube digestif. La constipation secondaire mise sur le compte de l'astringence doit être attribuée aux modifications fonctionnelles que toute purgation entraîne à sa suite. Pendant l'usage soutenu de la Rhubarbe, les sécrétions acquièrent une coloration particulière, indiquant le passage de quelques principes dans le sang et les émonctoires. L'urine devient soit jaune, soit d'un rouge jaune ou rouge de sang, ce que Heller rapporte à ses conditions acides dans le premier cas, et alcalines dans le second. Alors elle teint le linge et rougit par la potasse caustique. Il ressort des expériences de Schlossberger, que cette coloration est due, non pas à l'acide chrysophanique, mais à deux des résines qu'il a décrites : la *phéoréline* et l'*érythroréline*. La sécrétion cutanée, spécialement dans l'aisselle, se colore de même, et le lait des nourrices acquiert quelquefois des qualités purgatives.

USAGES. — Comme apéritif, stomachique et tonique, la Rhubarbe se donne dans la dyspepsie des sujets constipés, lymphatiques, dont les sécrétions gastro-intestinales font défaut.

Comme purgatif, on l'administre dans des cas analogues. Elle convient particulièrement chez les enfants scrofuleux, chez les personnes affectées d'une constipation habituelle. C'est aussi un des meilleurs agents cathartiques auxquels on puisse s'adresser quand on croit à la nécessité d'évacuer des matières intestinales irritantes, ou de mauvaise nature, pour arrêter une diarrhée entretenue par leur présence.

La Rhubarbe est souvent employée comme *adjuvant*, ou comme *correctif* de divers agents médicamenteux. On en fait l'auxiliaire de la magnésie, des sels neutres et du calomel, ou bien on l'associe au fer et au mercure pour maintenir la liberté du ventre.

Nous ne parlons pas de son application topique pour animer les ulcères indolents, ce qui aurait eu quelquefois pour effet d'amener une purgation assez énergique.

MODES D'ADMINISTRATION ET DOSES. — Les Chinois mâchent de la Rhubarbe par petits morceaux, comme tonique et même comme laxatif. Cet exemple est rarement imité en Occident. On prend ordinairement la Rhubarbe en *poudre*, dans du pain azyme ou entre deux tranches de soupe, au début du repas, à la dose de 20 à 60 centigrammes, comme stomachique et léger laxatif. Mentel fabrique avec 3 parties de sucre pour une partie de Rhubarbe des *granules* d'un usage très-commode. La macération de 8 grammes de Rhubarbe dans 500 grammes d'eau froide donne une *tisane* ou *hydrolé*, dont l'action laxative est très-sûre, mais le goût très-repoussant. Il n'y a pas de bonnes raisons pour préférer jamais cette médecine liquide à la poudre et aux granules, ou bien aux *dragées* de Rhubarbe de Garnier.

La *Teinture alcoolique de Rhubarbe* constitue aussi un bon médicament, moins difficile à faire accepter par les malades, à cause de son petit volume, puisqu'elle se prend comme tonique à la dose de 10 à 15 grammes seulement.

A l'étranger, on fait usage de plusieurs *Teintures composées de Rhubarbe*: l'une stimulante, dans laquelle se trouvent associés le Safran, le Gingembre et le Cardamome; l'autre amère, avec addition de Gentiane; la troisième purgative, par la présence de l'Aloès.

Il existe deux *Extraits de Rhubarbe* : l'un *aqueux*, l'autre *alcoolique*, s'administrant tous deux aux mêmes doses : 15 à 30 centigrammes comme stomachique, 4 grammes comme purgatif.

Les *Vins de Rhubarbe*, à la *Cannelle*, à la *Gentiane* et aux aromates (*Teinture de Darel*) sont peu usités.

Le *Sirop de Rhubarbe* simple se donne comme laxatif aux petits enfants, par cuillerées à café; mais on emploie presque exclusivement le *Sirop de Chicorée composé*, dans lequel se trouvent réunis à la Rhubarbe des racines et des feuilles de Chicorée, de la Fumeterre, de la Scolopendre et des baies d'Alkékenge, du Santal citrin et de la Cannelle.

Mentionnons encore les *Tablettes de Rhubarbe* et l'*Electuaire catholicum*, ou de Rhubarbe composé.

**RHUS RADICANS et RHUS TOXICODENDRON.** — Voy. Sumac vénéneux.

**RICIN**, *Ricinus communis*, L. — EUPHORBIACÉES.
Angl. *Palma Christi*. — All. *Wunderbaum*.

Le *Ricinus communis* est spontané dans l'Inde, où il est arborescent et fréquemment cultivé en Europe, où il devient annuel et herbacé.

COMPOSITION. — Les semences de Ricin, analysées par Geiger, ont donné les résultats suivants : 1° dans les enveloppes, résine insipide et extractif, gomme brune, ligneux; 2° dans les amandes : huile grasse, gomme, caséine ou albumine, ligneux et amidon. De plus, il faut admettre avec Pereira l'existence d'un *principe* volatil âcre (*acide ricinoléique ?*) révélé par la sensation particulière de sécheresse qui se produit dans les yeux et le gosier lorsqu'on reste exposé à la vapeur se dégageant d'un mélange de semences de Ricin concassées et d'eau bouillante (Guibourt).

Ce principe n'est peut-être pas préformé, mais il peut prendre naissance par fermentation, en présence de l'air et de l'eau, ainsi que semblent l'indiquer certaines expériences de Planche, de Bussy et de le Canu.

Enfin, Soubeiran admet dans le Ricin une substance âcre fixe, probablement de nature résineuse, résidant, soit dans l'embryon (Jussieu), soit dans l'albumen (Boutron-Charlard et O. Henry), ou dans la tunique interne de l'épisperme (Dierbach). D'ailleurs Calloud a trouvé, dans le marc des semences soumises à la presse, un principe âcre qui excite le vomissement à la dose d'environ 30 à 40 centigrammes.

ACTION PHYSIOLOGIQUE. — Les semences de Ricin possèdent d'énergiques propriétés purgatives et une âcreté considérable. Une seule a produit des vomissements et des effets purgatifs ; trois ou quatre ont pu mettre la vie en péril (Bergius, Lanzoni). La violence de cette action s'explique par l'intervention des principes âcres, volatil et fixe, plus encore que par l'action de l'huile grasse qui est simplement cathartique.

On reconnaît aussi aux applications de feuilles de Ricin sur les mamelles des propriétés emménagogues (M'William, Tyler Smith). Selon M'William, elles agissent davantage lorsque les seins sont petits et flétris, provoquent l'éruption menstruelle si la période est éloignée, ou causent un flux immodéré si elle est imminente.

HUILE DE RICIN (angl. *Castor Oil*).

L'Huile de Ricin, visqueuse, d'un jaune pâle, se congèle vers 16° et se solidifie à l'air à la manière des huiles siccatives. Elle se dissout aisément dans l'éther, mais sa solubilité dans l'alcool est extrêmement remarquable. Elle communique même aux autres corps gras la faculté de se dissoudre dans ce liquide.

On distingue plusieurs sortes d'huile de Ricin suivant les provenances et les procédés d'extraction ; la meilleure est préparée par expression à froid et ne contient que peu ou point de matière âcre.

L'Huile de Ricin, avalée en quantité considérable, de 15 à 20 grammes par exemple, laisse dans la bouche un goût nauséeux, qui la fait quelquefois rejeter par le vomissement, et produit assez rapidement des tranchées et des selles diarrhéiques dans lesquelles on reconnaît aisément le corps gras sous forme de gouttelettes ou d'une sorte d'émulsion. Quand celui-ci s'est présenté (Brandes) sous forme de nodules indurés, il est probable que le sujet avait pris auparavant de la magnésie, avec laquelle l'Huile de Ricin avait pu se combiner.

C'est un purgatif modéré et très-sûr, exempt de toute action irritante sur le canal digestif, et dont les effets sont dus, soit à une influence spéciale, inexpliquée jusqu'ici, sur la muqueuse, soit à une sorte d'indigestion suivie de selles lientériques, puisque la matière indigérée se retrouve dans les déjections.

L'usage de l'Huile de Ricin ressort nettement des qualités que nous venons de lui reconnaître. C'est un purgatif excellent, particulièrement recommandable dans les cas d'irritation des organes abdominaux. Il n'a d'autre inconvénient que son goût nauséeux, qui le rend un objet de répulsion pour la plupart des malades. Toutefois on parvient à masquer ce goût déplaisant en ajoutant à l'Huile du bouillon de bœuf dégraissé et très-chaud, ou bien de l'infusion de Café torréfié. A l'aide de ce dernier correctif, on parvient à le faire prendre sans peine aux jeunes enfants ainsi qu'aux personnes les plus susceptibles.

Outre son emploi dans la médecine évacuante, l'Huile de Ricin sert encore à modifier le Collodion, auquel elle communique une remarquable élasticité et qu'elle empêche de se rompre par le déplacement des parties qui en sont re-couvertes.

Comme purgatif, l'Huile de Ricin s'administre à la dose de 10 à 60 grammes. Ce maximum représentait anciennement la dose habituelle, mais on s'est aperçu que la moitié ou même le tiers de cette quantité suffisait ordinaire-ment à produire des effets purgatifs, et la dose de 30 grammes est aujourd'hui la plus généralement usitée. Elle peut être abaissée à 20 grammes en conser-vant toute son activité, et chez des sujets soumis à la diète, 15 et même 10 grammes sont suffisants.

Nous avons indiqué ci-dessus le café noir comme correctif ; on peut encore masquer le goût de l'huile par une liqueur alcoolique quelconque ou par une infusion aromatique de Menthe, de Girofle, etc.

L'Huile de Ricin est aussi quelquefois donnée en *émulsion* à l'aide d'un jaune d'œuf ou d'un mucilage de gomme adraganthe. Enfin, on a imaginé de la prendre dans une cuiller d'étain fermée par un couvercle, et dont le manche creux permet à la pression atmosphérique d'agir sur le liquide pour en faciliter la chute dans l'intérieur du gosier. On plonge l'instrument jusque dans le pharynx, puis on en relève le manche ; alors l'huile contenue coule vers l'œsophage, et la déglutition s'exécute sans qu'il y ait contact entre le médicament et la base de la langue, ainsi que l'isthme guttural. De cette manière, on évite l'impression désagréable qu'il produit sur l'organe du goût. Le même procédé est employé pour l'Huile de foie de Morue.

On a publié plusieurs formules de *Potions à l'Huile de Ricin*, différant par le mode d'émulsionnement et par l'espèce et le nombre des correctifs : alcoolat de Citron, sirop tartrique, suc d'Orange, infusion aromatique de Fenouil, etc.

Parola a proposé l'emploi de la *Teinture alcoolique* et de la *Teinture éthérée de Ricin*, lesquelles seraient quatre fois plus actives que l'Huile, sans être plus irritantes.

**RIZ**, *Oryza sativa*, L. — GRAMINÉES.

Angl. *Rice*. — All. *Reiss*.

Le *Riz*, originaire de l'Asie, est cultivé dans un grand nombre de contrées humides des régions chaudes ou tempérées du globe.

COMPOSITION. — Les semences de Riz, analysées par Braconnot, ont donné : amidon, ligneux, matière glutineuse, huile incolore, sucre incristal-lisable, gomme, acide acétique, phosphates de potasse et de chaux, chlorure de potassium et sels végétaux de chaux et de potasse.

Le Riz se distingue des autres céréales par la minime proportion de ses matières grasses et protéiques. Ce n'est pour ainsi dire que de la fécule pure.

ACTION PHYSIOLOGIQUE. — Aussi le Riz est-il un aliment moins complet que le Blé ou le Seigle, et ne devient-il suffisamment réparateur qu'à la condition d'être associé à du lait ou à d'autres substances azotées. Mais il ne pêche que par défaut, et c'est à tort qu'on l'a accusé de produire des désordres du côté de la vision. Tout au plus occasionnerait-il un affaiblissement de la vue par suite d'une nutrition imparfaite. Rien ne justifie non plus l'idée du docteur Tytler, qui attribue au Riz le choléra épidémique qu'il nomme *Rice disease*. Le choléra naît dans les rizières des régions tropicales parce que ce sont des marécages.

Mais le Riz est moins relâchant que les autres céréales, à cause, sans doute, de la très-petite quantité de matière grasse qu'il renferme; c'est d'ailleurs un aliment très-facile à digérer.

USAGES. — Telles sont les raisons qui le font employer dans certaines affections des organes digestifs, et spécialement contre la diarrhée. Seulement le Riz ne convient guère que dans la diarrhée bilieuse, dans celle qui est symptomatique d'une entérite, et non dans l'entérorrhée consécutive à l'ingestion de boissons aqueuses froides, ni dans l'affection cholérique.

On mange le Riz sous bien des formes, mais en médecine on ne le donne guère qu'en décoction. L'*Eau de Riz* est ordinairement édulcorée avec le sirop de Coing. On l'associe assez souvent au vin de Bordeaux, et parfois à des principes acidules, tels que le sirop de Groseilles.

La *Farine de Riz* sert à faire des cataplasmes émollients, supérieurs à ceux de graine de Lin parce qu'ils ne s'altèrent pas comme ces derniers, ne deviennent pas irritants, et n'ont pas d'odeur.

La fine *Poudre de Riz* sert à la toilette comme la poudre d'amidon. Il faut rejeter celle qui est parfumée avec la racine d'Iris, toutes les fois que la peau est affectée ou simplement irritable.

**ROMARIN**, *Rosmarinus officinalis*, L. — LABIÉES.
Angl. *Common Rosemary*. — All. *Rosmarin*.

Le *Romarin* est un arbuste du midi de la France et du bassin de la Méditerranée.

COMPOSITION. — Cette plante odoriférante renferme une *huile volatile particulière*, une matière amère (résine ?), de l'acide tannique et du ligneux.

Le Romarin est carminatif, stimulant, et possède en général les propriétés physiologiques des autres Labiées.

L'*infusion de Romarin* (4 à 8 grammes de sommités fleuries pour 500 grammes d'eau) est cependant rarement employée en médecine dans les névroses, la paralysie, les catarrhes, etc. Mais on s'en sert dans la parfumerie, notamment pour la confection de l'*Eau de la Reine de Hongrie* et de l'*Eau de Cologne*, qui l'a remplacée.

Le Romarin entre dans le *Baume opodeldoch*, le *Baume tranquille* et un grand nombre d'autres préparations officinales presque toutes inusitées.

**RONCE SAUVAGE**, *Rubus fruticosus*, L. — ROSACÉES-DRYADÉES. Angl. *Wild Bramble*. — All. *Wild Dorn, Holzartiger, Brombeerstrauch*. La *Ronce* croît communément dans les haies, qu'elle embellit de ses fleurs et de ses fruits.

Ses *feuilles* sont astringentes et employées fréquemment en *décoction* dans les angines inflammatoires et quelquefois dans le flux muqueux de l'intestin ou la dysenterie confirmée, ainsi que dans l'hémoptysie.

**ROQUETTE CULTIVÉE**, *Eruca sativa*, Lamk, *Brassica Eruca*, L. — CRUCIFÈRES-BRASSICÉES. Angl. *Garden Rocket*. — All. *Garten Rancke*. L'*Eruca sativa* vient naturellement dans nos provinces méridionales.

Comme beaucoup de Crucifères, et particulièrement comme les espèces des genres *Brassica* et *Sinapis*, la *Roquette* est chargée de principes volatils d'une odeur forte, d'une saveur âcre et piquante ou amère, analogues à celles de l'essence d'Alliaire ou de Moutarde, et qui lui communiquent des propriétés stimulantes. Ses semences sont plus âcres que ses feuilles, et se rapprochent de celles de la Moutarde par leurs effets irritants locaux.

La Roquette est stimulante, diurétique, antiscorbutique. Les poëtes latins lui ont fait une réputation d'aphrodisiaque par excellence.

Une pareille vertu est difficile à prouver, mais elle existe vraisemblablement à un certain degré dans une plante si bien pourvue de principes excitants. La Roquette possède toute son énergie un peu avant de fleurir.

**ROQUETTE SAUVAGE**, *Brassica Erucastrum*, L. — CRUCIFÈRES-BRASSICÉES. Angl. *Wild Rocket*. Le *Brassica Erucastrum* vient çà et là dans les lieux sablonneux de la France. La dénomination de *Roquette sauvage*, qui lui est accordée ici, a été donnée aussi à une autre plante de la famille, le *Diplotaxis tenuifolia*, DC. (*Sisymbrium tenuifolium*, L.), qui possède une odeur forte et désagréable, et mérite d'être appelée *Fausse Roquette*.

La Roquette sauvage est analogue à la Roquette cultivée pour sa composition et ses propriétés physiologiques.

**ROSE A CENT FEUILLES**, *Rosa centifolia*, L. — ROSACÉES-ROSÉES. Angl. *Hundred leaved* or *Cabbage Rose, Centifolium Rose*. — All. *Gefullte Rose*. Cette belle *Rose*, originaire de l'Asie, est une de celles qui sont appelées *pâles*, par opposition aux Roses rouges de Provins. Elle est douée d'une odeur suave, mais moins fragrante que celle de la suivante.

COMPOSITION. — La science ne possède point d'analyse satisfaisante des pétales de Rose, cependant il est permis de leur assigner la composition suivante : huile essentielle, acide gallique ou tannique, matière colorante, substance saccharine ou extractif doux de Pfaff, fibre ligneuse, oxyde de fer et sels minéraux (Pereira).

L'huile volatile, ou *Essence de Rose* (angl. *Attar* or *Otto of Roses*), est jaunâtre, solide à la température ordinaire, peu soluble dans l'alcool froid, d'une odeur trop forte pour être agréable, quand elle est en masse concentrée, mais devenant un parfum délicieux lorsque ses émanations sont répandues en petite proportion dans l'atmosphère. Elle se décompose en deux essences, l'une solide, l'autre fluide. La première, la plus considérable, est un hydrogène carboné ; on ignore encore la composition exacte de la seconde.

L'*extractif doux* ou *sucré* de Pfaff paraît être le *principe laxatif* de la Rose.

ACTION PHYSIOLOGIQUE ET USAGES. — L'odeur exquise de la Rose n'est pas sans inconvénient, ni même sans danger, quand on la respire en grande abondance dans une pièce fermée. Dans ce cas, elle occasionne de la céphalalgie, des évanouissements et des phénomènes nerveux parfois hystériformes. Il en peut même résulter de l'irritation locale, manifestée par des éternuments et de l'inflammation des yeux.

Mâchés, les pétales de la Rose à cent feuilles développent un goût légèrement sucré, aromatique, et à peine astringent. Ingérés dans l'estomac en suffisante quantité, ils agissent comme un laxatif très-doux. On en use à ce titre dans la médecine de la première enfance. Les pétales de Rose servent aussi à faire des sachets parfumés, des eaux de senteur, des liqueurs de table. Confits dans le sucre, ils constituent une friandise délicieuse dont l'usage est très-répandu à Constantinople et en Orient.

L'*huile essentielle* est employée dans la parfumerie pour faire l'*Huile antique à la Rose*, le *Lait de Rose*, l'*Eau de Lavande*.

MODES D'ADMINISTRATION ET DOSES. — On prépare une *Eau distillée de Rose* fréquemment employée en *collyre*, comme très-léger styptique, dans les conjonctivites et les ophthalmies peu intenses, ou pour aromatiser d'autres substances, le *Cérat*, le *Cold cream*.

A l'intérieur, on emploie le *Sirop de Rose* comme laxatif, à la dose de 8 à 32 grammes, et le *Sirop de Rose composé* avec addition de séné, comme purgatif.

Mentionnons encore l'*Alcoolat de Rose*, l'*Huile rosat*, l'*Onguent rosat* et la *Pommade* pour les lèvres, préparations servant à la toilette. Il existe aussi un *Sucre rosat*.

**ROSE DE DAMAS**, *Rosa Damascena*, L. ; *Rosa prænestrina*, Pline. — ROSACÉES-ROSÉES.

Angl. *Damask Rose*. — All. *Damasische Rose*.

La *Rose de Damas*, également asiatique, plus colorée, plus odorante que la Rose à cent feuilles, offre d'ailleurs une composition chimique et des propriétés semblables. On la cultive en grand dans un village des environs de Paris, d'où son nom de *Rose de Puteaux*. Elle fleurit une grande partie de l'année, et est appelée, à cause de cela, *Rose de tous mois* ou *Rose des quatre saisons*.

La *Rose de Damas* subit les mêmes préparations et sert exactement aux mêmes usages que sa congénère, à laquelle elle est supérieure en fragrance et en richesse d'huile volatile.

**ROSE ROUGE** ou **ROSE DE PROVINS**, *Rosa Gallica*, L.; *Rosa Milesia*, Pline. — ROSACÉES-ROSÉES.

Angl. *French* or *red Rose*. — All. *Essigrose*.

La *Rose rouge* habite la France et le sud de l'Europe.

COMPOSITION. — L'analyse des pétales a donné à Cartier les résultats suivants : huile volatile, matière colorante, tannin, acide gallique, matière grasse, albumine, sels de potasse solubles, sels calcaires insolubles, silice et oxyde de fer.

ACTION PHYSIOLOGIQUE ET USAGES. — Les pétales de Rose rouge possèdent des propriétés légèrement styptiques en rapport avec la présence du tannin et de l'acide gallique. Ils agissent donc comme astringents et aromatiques. On les a vus parfois produire des effets laxatifs dus probablement en partie à l'excitation causée sur la muqueuse intestinale par les substances astringentes et à l'action réfléchie sur les fibres contractiles du tube digestif.

Les Roses rouges ont été vantées par les Arabes et quelques modernes comme un excellent remède contre la phthisie, parce que, sans doute, elles tonifient, refrènent le mouvement fébrile, et diminuent le flux intestinal, les sueurs et jusqu'aux sécrétions pulmonaires ou bronchiques. On les emploie comme astringentes, pour l'usage externe, dans la leucorrhée et quelques autres affections.

MODES D'ADMINISTRATION ET DOSES. — A l'extérieur, on emploie la *décoction de feuilles*, ou mieux de *pétales de Rose* en lotions, lavements et injections uréthrales ou vaginales.

La *Tisane de Rose rouge* se prépare par infusion de 10 grammes de pétales dans un litre d'eau.

Le *Vin rosat* et le *Vinaigre rosat* sont obtenus par la macération de 120 grammes de Rose rouge sèche dans un litre de véhicule. Ce sont de bons astringents qu'on peut employer en injections, en les étendant de six à huit fois leur quantité d'eau.

Le *Sirop de Rose rouge* est peu usité. Il en est autrement du *Mellite* ou *Miel rosat*, qu'on prescrit journellement à la dose de 30 grammes dans 200 grammes d'eau, comme gargarisme astringent, dans les angines inflammatoires et pultacées.

La *Conserve de Rose rouge* est, comme les préparations précédentes, un astringent léger et très-agréable, assez employé dans l'atonie de l'appareil diges-tif et la diarrhée séreuse, à la dose de 2 à 4 et 8 grammes par jour. Elle sert aussi d'excipient à d'autres médicaments.

**ROSE TRÉMIÈRE** ou **PASSE-ROSE**, *Althœa rosea*, Cav. ; *Alcea rosea*, L. — MALVACÉES.

Angl. *Hollyhock.* — All. *Stockrose, Roseneïbisch.*

Le *Codex* recommande les fleurs de cette magnifique *Malvacée* comme un succédané de celles de la Guimauve et de la Mauve sylvestre. Les racines ont été également employées pour remplacer celles de la Guimauve (voy. ce mot).

**ROSIER SAUVAGE, ÉGLANTIER SAUVAGE**, *Rosa canina*, L. — ROSA-CÉES-ROSÉES.

Angl. *Dog-Rose.* — All. *Hundrose.*

Le *Rosier sauvage* fait l'ornement des buissons et des haies dans toute l'Europe. Ses fleurs sont consommées à titre de Roses pâles, mais c'est particulièrement pour ses fruits ou *Cynorrhodons* qu'il figure au *Codex*.

COMPOSITION. — D'après Bilz, les Cynorrhodons contiennent : huile volatile, huile grasse, tannin, sucre incristallisable, myricine, résine solide, résine molle, cellulose, albumine, gomme, acides citrique, malique et sels organiques et minéraux.

ACTION PHYSIOLOGIQUE ET USAGES. — La chair des Cynorrhodons est acide, styptique et légèrement sucrée. Elle devient plus douce et comestible lorsqu'elle a subi l'influence de la gelée. Récoltés avant leur parfaite maturité, les fruits de l'*Églantier sauvage* sont plus âpres et plus astringents ; c'est alors qu'on les soumet aux préparations pharmaceutiques. On en fait une sorte de *conserve* recommandée dans la diarrhée et l'atonie intestinale. Elle est nutritive, rafraîchissante et sert de véhicule à d'autres médicaments.

En Allemagne, on mange une *confiture* de fruits de *Rosier sauvage*, servie ordinairement comme assaisonnement de la viande rôtie.

**RUE**, *Ruta graveolens*, L. — RUTACÉES.

Angl. *Common* or *garden Rue.* — All. *Gemeine Raute.*

La *Rüe*, spontanée en France et dans le sud de l'Europe, est cultivée dans nos jardins.

COMPOSITION. — L'analyse de Mahl donne les résultats suivants : huile volatile, extractif amer, chlorophylle, matière végéto-animale particulière, acide malique, gomme, albumine, amidon et ligneux.

L'*huile volatile*, d'un jaune pâle, possède un goût amer-âcre. Elle est un peu plus soluble dans l'eau que les autres essences ; c'est le principe actif de la plante.

L'*extractif très-amer* est insoluble dans l'alcool et l'éther. Il exerce également une action stimulante qui peut être poussée jusqu'à l'inflammation.

ACTION PHYSIOLOGIQUE. — L'odeur de la Rüe est forte et désagréable, son goût amer et nauséeux. Localement, la Rüe agit à la manière d'un irritant âcre, produisant la rougeur, le gonflement de la peau et à la longue la vésication.

Les effets généraux sont ceux des stimulants et des narcotico-âcres tout ensemble. Dans trois cas d'empoisonnement, publiés par Hélie, les sujets ressentirent les effets suivants : inflammation et gonflement de la langue, salivation, douleur épigastrique, vomissements continuels, coliques, fièvre, soif, démarche chancelante, mouvements convulsifs, étourdissement, vue confuse, contraction pupillaire, rêvasserie, somnolence, et après quelques jours avortement. Pendant la stupeur le pouls était faible, très-petit et d'une extrême lenteur, puisque dans un cas il ne battait que trente fois par minute. Il y avait une profonde débilité, des défaillances, du refroidissement de la peau.

Les expériences d'Orfila sur les chiens confirment ces vertus énergiques de la Rüe. La mort de l'un deux a suivi l'introduction dans l'estomac de 200 grammes de suc de la plante, et la muqueuse gastrique fut trouvée enflammée.

SUBSTANCES SYNERGIQUES, AUXILIAIRES. — Les huiles essentielles sont en partie synergiques de la Rüe, par leurs qualités stimulantes. Sous d'autres rapports la Rüe trouve des analogues dans la Sabine et l'Ergot. Beau pense même qu'elle leur est supérieure dans son action convulsivante sur l'utérus, et qu'en tout cas elle réussit à influencer cet organe quand les autres agents de stimulation ont échoué.

SUBSTANCES ANTAGONISTES, INCOMPATIBLES. — L'Opium et la Belladone, en qualité de narcotiques, sont probablement antagonistes de la Rüe.

USAGES. — Malgré sa puissante activité, ou plutôt à cause de cette activité même et des vertus spéciales qu'on lui connaît, les usages de la Rüe sont fort restreints. Elle pourrait entrer en ligne avec les meilleurs stimulants diffusibles, mais on la réserve pour les cas de dysménorrhée ou de suppression des règles contre lesquels elle jouit d'une réputation populaire, et souvent elle devient entre les mains des matrones et des médicastres un instrument d'avortement illicite.

Cependant ses qualités stimulantes sont quelquefois utilisées dans les coliques flatulentes, particulièrement chez les enfants. On l'a employée aussi avec avantage dans les convulsions infantiles, l'hystérie et l'épilepsie. On l'a prescrite comme anthelminthique et on l'a mangée comme condiment. Enfin, elle a été regardée comme un alexitère d'une puissance souveraine.

Topiquement, la Rüe est un antiseptique, un rubéfiant employé pour stimuler et résoudre les engorgements froids et les contusions.

MODES D'ADMINISTRATION ET DOSES. — En raison de la volatilisation de son principe actif, la *poudre* de feuilles de Rüe est une préparation défectueuse qu'on employait autrefois pour déterger les ulcères de mauvaise nature. Beau conseillait des *pilules* de Rüe et de Sabine, contenant chacune 5 centigrammes de poudre de l'une et de l'autre substance. On emploie la Rüe en *infusion*, à la dose de 2 grammes dans 500 grammes d'eau quand il s'agit de l'usage interne. La dose est de 5 grammes pour la même quantité d'eau pour un lavement excitant.

On fait aussi un *sirop* et une *confection* de Rüe, dans laquelle entrent un grand nombre de stimulants, ainsi qu'un *onguent* ou *pommade*, dans laquelle la Rüe se trouve associée à l'Absinthe et à la Menthe.

L'huile volatile de Rüe, très-active, se prend à la dose de 2 à 6 gouttes dans de l'eau sucrée.

# S

**SABINE**, *Juniperus Sabina*, L. — CONIFÈRES.
Angl. *Common Savin.* — All. *Sadebaum.*

Le *Juniperus Sabina* habite les contrées méridionales de la France et de l'Europe, surtout en Italie, au pays des Sabins.

COMPOSITION. — Les analyses de Berlisky et de Gardes montrent dans la *Sabine* les principes suivants : huile volatile, résine, acide gallique, chlorophylle, extractif, ligneux et sels calcaires.

L'*huile volatile*, $C^{10}H^8$ (Dumas), présente exaltée l'odeur désagréable de la plante avec un goût âcre et amer. Elle se dissout très-bien dans l'éther, dévie *à droite* la lumière polarisée, et, traitée par l'acide sulfurique, donne une essence impossible à distinguer de celle du Thym.

ACTION PHYSIOLOGIQUE. — Appliquée sur des parties vasculaires et mal protégées par l'épithélium, sur les muqueuses saines et même sur la peau, la poudre de Sabine provoque une irritation vive, une inflammation véritable, la vésication et jusqu'à l'ulcération. Quand son huile volatile imprègne les tissus, elle y suspend les échanges de substances qui sont l'essence de la nutrition et supprime les actes vitaux sans détruire la trame organique. C'est un mortifiant et non un caustique chimique.

A l'intérieur, elle fait sentir ses qualités irritantes sur la muqueuse digestive. De fortes doses occasionnent des douleurs épigastriques, des vomissements, des déjections alvines et tous les signes d'une violente phlegmasie gastro-intestinale avec les troubles sympathiques que cette lésion appelle à sa suite. Prise en moindre quantité, la Sabine est mieux tolérée. En tout cas ses principes actifs sont absorbés, et portent, de toutes parts, leur action stimulante ou irritante, suivant la dose. Il en résulte de la fièvre, de la salivation, de la cholirrhée, de la fréquence d'urine, de l'hématurie et quelquefois de la métrorrhagie. On a vu la vie s'éteindre au milieu de ces désordres, et l'autopsie a permis de constater les signes d'une violente inflammation du canal alimentaire, et une fois la rupture de la vésicule du fiel, qui avait laissé épancher son contenu dans la cavité péritonéale. Le foie a été trouvé volumineux.

La Sabine exerce principalement son action irritante ou stimulante sur le tube digestif, qui la reçoit d'abord, et sur les reins, chargés en grande partie de son élimination. Ses autres effets sont secondaires dans l'ordre d'importance comme dans l'enchaînement sérial. L'action emménagogue, démontrée par Home et d'autres observateurs, paraît être attachée à l'impression que fait au passage l'huile volatile sur les surfaces internes des organes uro-poiétiques étroitement liés à l'appareil génital. Quant aux vertus abortives de la Sabine, elles n'ont rien de direct ni de constant, et le fœtus n'est souvent expulsé qu'au milieu d'accidents terribles qui mettent la vie de la femme en péril. Encore, des doses considérables et longtemps répétées sont-elles parfois demeurées sans résultats. Fodéré parle d'une femme qui, pour se faire avorter, prit chaque matin, pendant vingt jours, une centaine de gouttes d'huile volatile de Sabine, et qui accoucha à terme d'un enfant vivant.

SUBSTANCES SYNERGIQUES, AUXILIAIRES. — Les huiles volatiles, les térébenthines et les corps qui en renferment, jouissent de propriétés physiologiques plus ou moins analogues à celles de la Sabine. Dans son action locale, elle peut être aidée par les toniques, les substances rubéfiantes, vésicantes ou légèrement cathérétiques. Comme abortive, la Sabine trouverait des auxiliaires dans les drastiques, le séné et les convulsivants de l'utérus.

SUBSTANCES ANTAGONISTES. — ANTIDOTES, CONTRE-POISONS. — Nous ne voyons point à la Sabine d'antagonistes dynamiques bien caractérisés. Mais les émollients, les mucilagineux, les astringents, peuvent en atténuer l'action locale. Les opiacés, les narcotiques et les stupéfiants peuvent calmer l'irritation qu'elle a fait naître.

USAGES. — MODES D'ADMINISTRATION ET DOSES. — La *poudre* ou le *suc* exprimé de la plante sert à faire tomber les verrues, à ranimer les ulcères indolents, et à faire périr les parasites de la gale et de la teigne. Une *poudre composée* à parties égales de Sabine et de vert-de-gris est considérée, par quelques praticiens, comme le topique le plus efficace pour réprimer les végétations syphilitiques. En Angleterre, le *Cérat de Sabine* sert à entretenir les vésicatoires (*perpetual blisters*).

A l'intérieur, la Sabine a été conseillée dans le rhumatisme chronique, l'hystérie et surtout dans l'aménorrhée torpide des chlorotiques. L'expérience semble favorable à l'opinion de ceux qui croient que c'est le plus puissant et le plus certain de tous les emménagogues. Administrée avec ménagement, la Sabine est exempte d'inconvénients sérieux; cependant on doit éviter d'y recourir toutes les fois qu'il existe une inflammation de l'utérus et des viscères pelviens, ou bien quand on a lieu de soupçonner une grossesse.

La *poudre* se donne à la dose de 50 centigrammes à 2 grammes par jour en plusieurs prises; c'est une mauvaise préparation, parce qu'elle est privée, par la dessiccation, d'une grande partie de son huile essentielle.

La *décoction* et l'*extrait* sont passibles des mêmes objections. L'*infusion* se fait avec 1 à 5 grammes de plante pour un litre d'eau. La *teinture alcoo lique* se donne en *potion* à la dose de 4 grammes. L'*huile essentielle*, qui est la meilleure préparation, se prend à la dose de 2 à 10 gouttes.

**SAFRAN**, *Crocus officinalis*, L. — IRIDÉES.
Angl. *Saffron, Saffron Crocus*. — All. *Saffran*.

Le *Crocus officinalis* est une plante de l'Asie Mineure, abondamment cultivée en France dans le Gâtinais, et en Espagne.

COMPOSITION. — Les *stigmates de Safran* contiennent, d'après les analyses de Vogel, Bouillon-Lagrange et Aschoff : huile volatile, cire, *polychroïte*, gomme, albumine soluble, fibre ligneuse et matière balsamique soluble dans l'éther et l'alcool.

L'huile volatile, d'où dépendent sans doute les propriétés du Safran, est d'un goût brûlant, âcre, un peu amer ; elle est légèrement soluble dans l'eau.

ACTION PHYSIOLOGIQUE ET USAGES. — Le Safran est un stimulant aromatique, d'une odeur et d'une saveur spéciales et très-prononcées. Ses émanations respirées en grande abondance causent la céphalalgie, la prostration des forces, et parfois un état en apparence voisin de l'apoplexie, pouvant être suivi de mort. On reconnaît dans ces symptômes une analogie d'action avec les aromes des fleurs en général, et avec les anesthésiques.

Pris à l'intérieur, il agit comme excitant, cordial, stimulant diffusible, et même, ajoute-t-on, comme narcotique. Murray prétend que le Safran équivaut à l'opium et au vin réunis.

La matière colorante du Safran (*polychroïte*) teint en jaune les matières fécales, et après absorption, les urines et les sécrétions diverses, mais non pas les os.

On emploie le Safran comme condiment et comme médicament. A ce dernier titre, il est usité pour ses vertus exhilarantes, antispasmodiques, sédatives et surtout emménagogues, dans l'hypochondrie et la mélancolie ; dans l'hystérie, l'asthme et même la coqueluche ; enfin dans la suppression des lochies ou des règles, quand l'économie pèche par défaut d'excitation.

MODES D'ADMINISTRATION ET DOSES. — Le Safran se donne en *poudre* ou en *pilules*, à la dose de 20 à 50 centigrammes comme stomachique, ou de 50 centigrammes à 2 grammes, comme emménagogue. Vulgairement on le prend en *infusion théiforme*, en quantité plus considérable.

La *teinture* et l'*alcoolat* sont des stomachiques agréables qui se prennent à la dose de 5 à 10 grammes. On prépare aussi un *extrait* peu usité, et un *Sirop de Safran.*

L'*Électuaire de Safran composé*, ou *Confection d'Hyacinthes*, est une préparation qui renferme des absorbants : terre sigillée et pierres d'écrevisse, associés à des stimulants aromatiques : Cannelle, Dictame, Santal citrin, Myrrhe et Safran. On en a supprimé les Hyacinthes, qui étaient inertes. La dose est de 2 à 5 grammes dans les dyspepsies acescentes atoniques. Le Safran entre dans la *Thériaque*, le *Mithridate*, le *Laudanum liquide de Syden-ham*, etc.

**SAGAPÉNUM.** Gomme-résine du *Ferula persica*, Willd. — OMBELLI-FÈRES. — PEUCÉDANÉES.

Angl. *Sagapénum*. — All. *Sagapen Gummi.*

Le *Ferula persica* croît en Perse, en Médie et en Arabie.

COMPOSITION. — Le *Sagapénum*, analysé par Pelletier, a donné les résultats suivants : résine, gomme, huile volatile, bassorine, malate de chaux et matière particulière indéterminée.

*L'huile volatile* possède une odeur alliacée forte et une saveur amère, chaude et alliacée.

La *résine* elle-même offre une forte odeur d'Ail. Elle se dissout tout entière dans l'alcool, mais l'éther la dédouble en deux résines : l'une soluble, l'autre insoluble.

ACTION PHYSIOLOGIQUE ET USAGES. — Le Sagapénum agit comme les autres gommes-résines fétides des Ombellifères, et sert aux mêmes usages théra-peutiques. Sa puissance paraît intermédiaire entre le Galbanum et l'Asa fœtida (voy. ces mots). On le donne en *substance pulvérisée* ou sous forme *pilulaire*, à la dose de 25 centigrammes à 2 ou 4 grammes, comme stomachique et to-nique dans la dyspepsie flatulente avec constipation ; comme stimulant diffu-sible, dans les affections soporeuses, l'hystérie et autres névroses.

**SAGOU.** Fécule des *Sagus Rumphii*, Willd. ; *Sagus farinifera*, Gärtner ; *Phœnix farinifera*. — PALMIERS.

Angl. *Sago*. — All. *Sago*.

Les *Palmiers* dont les stipes fournissent le Sagou habitent Sumatra, Bor-néo, les Moluques, les Philippines et les îles de l'archipel indien.

Il n'existe pas d'analyse du Sagou, mais on doit le considérer comme iden-tique avec les autres fécules, par sa composition élémentaire, et comme un aliment respiratoire équivalent à la fécule de pomme de terre, au riz, à l'arrow-root, etc.

Le commerce fournit deux espèces de Sagou : le *pulvérulent* et le *granulé*. Ce dernier n'est qu'imparfaitement soluble dans l'eau bouillante. Le Sagou pulvérulent est donc préférable comme aliment léger, de facile digestion à donner aux valétudinaires et aux convalescents.

**SAINBOIS.** — Voy. GAROU.

**SALEP.** Tubercules des *Orchis mascula*, L., *Orchis Morio*, L., et autres. — ORCHIDÉES.

Angl. *Oriental Salep*. — All. *Salep*.

Le *Salep* se récolte ordinairement en Perse, bien que les espèces botaniques qui le fournissent soient abondantes dans nos contrées.

COMPOSITION. — Les tubercules frais de ces Orchis contiennent un principe odorant particulier qui se dissipe par la dessiccation, de l'amidon, une matière mucilagineuse, une petite quantité d'extractif amer, du ligneux, des sels et de l'eau.

Le Salep a les qualités nutritives des autres substances amylacées. C'est un aliment léger, facile à digérer, émollient et adoucissant. On prépare une *Tisane de décoction de Salep*, avec 3 grammes de Salep pulvérulent dans 300 grammes d'eau.

**SALSEPAREILLE DU MEXIQUE**, *Smilax medica*, Schlecht., et **SALSEPAREILLE DE HONDURAS**, *Smilax Sarsaparilla*, L. — ASPARAGINÉES.

Angl. *Sarsaparilla* or *Sarza*. — All. *Sarsaparille*.

Le *Smilax medica* habite les pentes orientales des Andes du Mexique, et nous vient par la Vera-Cruz. Le *Smilax Sarsaparilla*, expédié de la Jamaïque, croît naturellement dans la presqu'île de Honduras, d'où lui vient son nom commercial. Il existe en droguerie beaucoup d'autres sortes de Salsepareilles provenant des différents États de l'Amérique du Sud, mais qui, plus difficiles à se procurer pures ou moins efficaces, ont été exclues du *Codex*.

Pereira divise les Salsepareilles en deux groupes, selon qu'elles sont pourvues ou exemptes d'amidon, distinction utile en pratique, puisque les deux espèces officinales appartiennent précisément à la seconde catégorie, dans laquelle on remarque des racines plus menues et plus riches en principes actifs, la surcharge amylacée se faisant sans doute aux dépens de ceux-ci, ou du moins diminuant nécessairement la proportion de ces principes relativement à la masse. Les Anglais étaient donc bien inspirés quand ils préféraient les Salsepareilles minces aux Salsepareilles gonflées d'amidon, et les savants auteurs du nouveau *Codex* ont eu raison de suivre leur exemple.

COMPOSITION. — On peut tirer des analyses de Cannobio, Pfaff, Palotta, Batka et Thubeuf, la composition suivante : principe cristallin, résine, huile volatile, matière colorante, gomme, bassorine, amidon, albumine, cellulose, huile grasse aromatique, acide acétique, nitrate de potasse, chlorures de potassium, calcium et magnésium, carbonate de chaux, oxyde de fer et alumine. Le principe cristallisé, découvert par Palotta, et dénommé par lui *Parigline* ou *Parilline*, a été désigné plus tard sous les noms de *Smilacine* (Folchi), et de *Salseparine* (Thubeuf), et considéré par Batka comme un acide (*acide Parillinique*). Poggiale a démontré l'identité de ces divers principes immédiats.

La *Smilacine*, $C^8H^{7\frac{1}{2}}O^3$ (Poggiale), est une substance inodore, insipide, légèrement soluble dans l'eau froide, plus soluble dans l'eau chaude; soluble dans l'alcool, l'éther et les huiles. Elle se dissout dans les acides minéraux, sans pour cela se combiner de manière à former des sels, et paraît analogue à la Saponine.

D'après Cullerier, la Smilacine, bien supportée à la dose de 30 centigrammes, a pu produire, à celle de 50 centigrammes environ, de la pesanteur d'estomac et des nausées. Les symptômes morbides ont paru amendés à la suite de son emploi, et dans un cas la guérison a pu lui être attribuée. Palotta constate que la Parigline agit comme débilitant, apaise la circulation, produit quelquefois la constriction de l'œsophage, et excite la nausée et la diaphorèse.

ACTION PHYSIOLOGIQUE. — Les effets physiologiques de la Salsepareille ont été mal étudiés, et l'on n'a pas assez tenu compte de la nature des médicaments qui lui ont été presque toujours associés, et des qualités du liquide qui lui servait de véhicule. Ce qui ressort le plus nettement de l'observation des faits, c'est le pouvoir que possède cette racine, à dose forte, de produire des nausées, des vomissements, la prostration des forces, l'engourdissement, la répugnance pour tout mouvement, et le dégoût de toute nourriture. La diurèse et la diaphorèse sont des phénomènes secondaires se rattachant à l'état nauséeux.

Prise en petite quantité, mais répétée journellement, la Salsepareille agirait d'une tout autre façon. Elle excite, dit-on, l'appétit et la digestion, accroît la force et le volume des muscles, et rétablit dans un meilleur état de santé ceux qui souffrent d'éruptions, d'ulcérations, de douleurs rhumatismales. Aussi a-t-on l'habitude de considérer cette racine comme un altérant ou un *dépuratif du sang*. Il est permis de supposer que ces résultats sont obtenus par l'intermédiaire des effets produits directement sur l'appareil digestif et sympathiquement sur le reste du système. Toutes les substances émétiques jouissent, à faible dose, de la propriété de provoquer les sécrétions gastro-intestinales et celles des glandes annexes, d'ouvrir l'appétit, d'accélérer le cycle fonctionnel, de renouveler plus rapidement la masse sanguine et les tissus, et, en outre, d'abattre l'éréthisme phlegmasique ou fébrile, d'amener la sudation, et d'établir vers la muqueuse digestive une révulsion favorable à la guérison des affections cutanées. Tel est, à mon avis, le rôle de la Salsepareille dans la curation des maladies diathésiques ou constitutionnelles, contre lesquelles on l'a préconisée.

USAGES. — Loin de nier les vertus thérapeutiques de la Salsepareille, je les accepte, à la condition de les interpréter physiologiquement. Si la Salsepareille est antiarthritique, antidartreuse et antisyphilitique, c'est par le mécanisme indiqué ci-dessus, et non par une action spécifique, plus ou moins mystérieuse, sur une ou plusieurs entités morbides, inconnues dans leur essence.

D'autres altérants ont une manière d'agir différente.

Quoi qu'il en soit, la Salsepareille a rendu des services, principalement dans les maladies syphilitiques invétérées, dans les maladies de peau rebelles, dans le rhumatisme chronique, et dans certains états cachectiques, indépendants de ces trois diathèses, et se rattachant en partie à la scrofule. Le plus souvent elle n'a pris qu'une part secondaire à la curation : le mercure ou l'iodure de potassium, l'arsenic ou le soufre, les anodyns ou les bains de vapeur, l'huile de foie de Morue, ou les toniques et les reconstituants, ont presque tout fait.

D'ailleurs, l'action spéciale de la Salsepareille doit être favorisée par des moyens adjuvants, tels que les purgatifs et les sudorifiques, qui lui sont ordinairement associés.

MODES D'ADMINISTRATION ET DOSES. — La racine des *Smilax* se donne en *substance*, ou sous forme d'*infusion*, de *décoction*, de *vin*, de *teinture*, d'*extrait* et de *sirop*.

La *poudre* est inusitée. La *tisane* se fait avec la décoction de 64 grammes de racine dans 1000 grammes d'eau. La *teinture alcoolique* et le *vin* de Salsepareille sont rarement prescrits en France.

L'*extrait alcoolique* serait peut-être la meilleure préparation. On prépare aussi un *extrait aqueux solide ;* mais, en Angleterre, on réunit les deux menstrues, eau et alcool, pour obtenir de 80 parties de racine une partie d'extrait fluide d'un usage commode.

Le *sirop* est fréquemment usité pour édulcorer des tisanes dépuratives.

La Salsepareille est souvent unie aux trois autres espèces sudorifiques : le Gayac, le Sassafras, et la Squine, dans la décoction sudorifique et le *bochet simple* de l'Hôtel-Dieu de Lyon (Pétrequin). La *Tisane de Feltz* est préparée avec : Salsepareille, 60 grammes; colle de poisson, 10 grammes; sulfure d'antimoine impur, 80 grammes, et eau, 2000 grammes. Le sulfure d'antimoine cède une petite proportion de sulfure d'arsenic qui donne ses vertus à cette décoction composée. Rayer a proposé de remplacer le sulfure d'antimoine par 1 ou 2 milligrammes d'acide arsénieux. A prendre par verrées : un litre par jour.

La *Décoction de Zittmann* renferme, outre la Salsepareille, de l'alun, du kino, du mercure doux, du cinabre, des feuilles de Séné et du Fenouil.

Le *Sirop de Salsepareille composé*, sirop sudorifique ou sirop de Cuisinier, est une préparation défectueuse qui renferme de la Bourrache, des Roses pâles, du Séné et de l'Anis.

**SANDARAQUE.** Résine du *Thuia articulata*, Desf. — CONIFÈRES.
Angl. *Gum Juniper, Juniper rosin.* — All. *Sandarach, Wachholderharz.*

La *Sandaraque* découle spontanément, pendant la chaleur, des troncs du *Thuia articulata* qui croît en Algérie.

Cette résine, qui sert à faire des vernis, est, comme les substances aromatiques du même genre, stomachique, stimulante et astringente. Elle augmente la diurèse, parce qu'elle est sécrétée par les reins, après avoir parcouru la circulation. Les gens du pays l'emploient contre la diarrhée, les hémorrhoïdes, etc.

**SANG-DRAGON.** Résine du *Calamus Draco*, Wild. — PALMACÉES.
Angl. *Dragon's blood.* — All. *Drachenblut.*

Le *Calamus Draco* est un Palmier de l'archipel indien, dont le fruit donne la résine communément appelée *Sang-dragon* ou *Sandragon*.

On donne aussi ce nom à des produits du *Dracœna Draco* (Liliacées) et du *Pterocarpus Draco* (Légumineuses).

COMPOSITION. — Le *Sang-dragon* contient, d'après Herberger, les principes suivants : résine rouge, ou *draconin*, huile fixe, acide benzoïque, oxalate et phosphate de chaux. En conséquence, il participe de la nature des baumes.

ACTION PHYSIOLOGIQUE ET USAGES. — Des thérapeutistes autorisés le déclarent inerte. Cependant il n'est pas possible qu'une substance formée de résine et d'acide benzoïque soit absolument dénuée d'action physiologique. Au reste, l'expérience populaire, confirmée par celle des médecins, a prouvé que cette substance résineuse possède des vertus moins merveilleuses, assurément, que ne les montrait l'enthousiasme un peu irréfléchi des premiers observateurs, mais pourtant réelles et utiles.

De même que les autres balsamiques, le Sang-dragon est utile pour resserrer les tissus, diminuer les flux muqueux et augmenter la diurèse. La présence de l'acide benzoïque lui donnerait, en outre, la faculté de diminuer un peu la proportion d'acide urique. Il convient, par conséquent, dans les catarrhes des voies urinaires, la leucorrhée, etc., et peut-être dans la diathèse lithique.

**SANGSUE MÉDICINALE**, *Hirudo medicinalis*, L. — ANNÉLIDES HIRUDINÉS.

Angl. *Leach, blood sucking Leach*. — All. *Blutegel*.

Moquin-Tandon décrit onze espèces de Sangsues, dont deux sont principalement employées. La première est l'*Hirudo provincialis*. Car, ainsi nommée parce qu'elle est commune en Provence. La seconde est l'*Hirudo medicinalis*, Ray, L., qui se rencontre dans les ruisseaux et les étangs des contrées plus septentrionales de la France et de l'Europe. Celle-là s'appelle aussi *Sangsue verte*, et celle-ci *Sangsue grise*. La Sangsue grise est la seule dont le *Codex* fasse mention ; c'est aussi l'espèce la plus commune dans le commerce. Au reste, il se pourrait que l'autre n'en fût qu'une simple variété.

La bouche de la Sangsue est armée de trois mandibules cornées, denticulées et tranchantes, qui font dans la peau une triple entaille rayonnée. La succion s'exerce ensuite par un mécanisme de ventouse, et l'Annélide ne se détache, en général, que lorsqu'il est gorgé de sang.

Il importe de savoir la quantité de sang dont peut se charger ainsi une Sangsue. Alph. Sanson a fait là-dessus quelques expériences, d'où l'on peut conclure qu'en moyenne, une Sangsue absorbe 5 à 6 grammes de sang. Mais cela ne représente guère que la moitié ou le tiers de celui qui est versé par une piqûre qu'on laisse saigner deux heures sous des cataplasmes. Quelquefois même chez des sujets hémorrhaphiliques, ou bien accidentellement affectés d'un état aplastique du sang, comme dans le scorbut, le purpura, les fièvres malignes, les piqûres de Sangsues saignent extraordinairement, et cette hémorrhagie peut non-seulement compromettre les résultats de la médication ou grever l'avenir d'une anémie difficile à guérir, mais même devenir immédiatement menaçante pour la vie du malade. Pour prévenir une telle complication, il faut avoir soin, lorsqu'on a lieu de la craindre, d'appliquer les Sangsues loin des veinules superficielles d'un calibre un peu considérable, et au niveau de surfaces résistantes sur lesquelles la compression puisse s'établir efficacement : par exemple, sur les côtes, de préférence aux espaces intercostaux, sur les condyles du fémur plutôt qu'au pourtour de l'anus.

Puis, une fois l'accident produit, il faut mettre en œuvre tous les moyens hémostatiques usités en pareille circonstance. Les plus simples sont les applications d'amadou, de toile d'araignée, de charpie, de chiffon brûlé, de poudres absorbantes, et notamment de colophone. Si cela ne suffit pas, on y ajoute des lotions d'alcool ou d'eau vinaigrée, des tampons d'amadou ou de charpie imbibés de perchlorure de fer ou chargés de poudre de tannin ou d'alun, et soutenus par une légère compression digitale ou circulaire à l'aide d'une bande et de compresses graduées. En cas d'insuccès de ces moyens énergiques, on a recours à la cautérisation au fer rouge ou à la pierre infernale, suivie également d'une compression méthodique. Enfin, comme dernière ressource, on étreint la petite plaie dans une serre-fine, ou l'on traverse de part en part, à l'aide d'une épingle, un pli de peau comprenant la piqûre saignante, et l'on comprime la base de la saillie cutanée, en roulant un fil en huit de chiffre autour de l'épingle, comme dans la suture entortillée.

Les Sangsues constituent un des agents habituels de la médication antiphlogistique. Elles sont un moyen commode de tirer une quantité à peu près déterminée de sang localement, au niveau du point malade ou sur la région jugée la plus convenable pour une émission sanguine. Sous ce rapport, les Sangsues ne sauraient être remplacées par les ventouses scarifiées, ni même par les Sangsues artificielles. Ainsi une Sangsue peut être facilement appliquée sur une gencive malade ou dans la narine, ou bien sur le col utérin.

Quand on prescrit une application de Sangsues, on doit tenir compte de la quantité de sang à tirer et du siége d'élection pour pratiquer l'émission sanguine. Au point de vue de la spoliation de l'économie, il importe peu que l'issue soit ouverte dans une région ou dans une autre. Cette circonstance acquiert au contraire une certaine valeur, si l'on a pour objet tout à la fois de spolier et de dériver. Dans la dysménorrhée douloureuse, par exemple, il n'est pas indifférent d'appliquer les Sangsues à la base de la poitrine ou même à l'hypogastre, ou bien autour des parties génitales externes ou sur les extrémités inférieures. Cette dernière région est de beaucoup la meilleure, et pour épargner toute perte de sang inutile, il est encore préférable (Trousseau) de poser les Sangsues sur les saillies des condyles fémoraux.

Les effets physiologiques des applications de Sangsues sont ceux des autres émissions sanguines, avec cette différence, par rapport à la phlébotomie, que la perte de sang, se faisant d'une manière plus lente, ne donne pas lieu aux mêmes symptômes de faiblesse et d'anémie qui s'observent parfois à la suite d'une saignée de la veine. La syncope est rare, si le sujet demeure couché ou assis, ou si du moins il ne se fatigue pas immédiatement après. Mais les accidents consécutifs se produisent également bien dans les deux cas, et l'on voit à la suite d'une application de sangsues survenir la céphalalgie, les troubles nerveux, les palpitations, l'étouffement, la dyspepsie atonique et l'insomnie, quelquefois le délire et le coma, aussi bien qu'après une saignée du bras.

Les Sangsues s'introduisent parfois accidentellement dans les muqueuses et produisent de graves accidents, dont on cite plusieurs exemples fameux. En pareille circonstance on peut suivre le conseil de Bibiena, et administrer des doses répétées de vin, dans lequel ces Annélides ne peuvent vivre longtemps. L'eau salée aurait la même efficacité, car c'est à l'aide de quelques grains de sel qu'on parvient généralement à leur faire lâcher prise.

L'emploi des Sangsues réclame quelques précautions spéciales pour le faire réussir. Afin de les exciter à mordre, on les roule dans un linge pour les assécher, on enduit de lait les surfaces qui doivent les recevoir, ou bien on les emprisonne dans un verre de petite dimension qu'on renverse sur la peau et qu'on tient en place jusqu'à ce qu'elles se soient fixées. Parfois même on les applique une à une à l'aide d'un tube étroit qu'on porte sur le col de l'utérus, par exemple, ou dans l'intérieur d'une cavité muqueuse.

Quant au nombre des Sangsues à appliquer, il doit être calculé d'après l'intensité des phénomènes physiologiques et fébriles, d'après la taille et d'après la force du sujet. On se rappellera alors que les enfants en bas âge supportent mal les émissions sanguines, et qu'il en est de même des sujets chlorotiques ou anémiques. Chez un enfant au-dessous de trois ans, on ne doit pas tirer plus de 30 à 60 grammes de sang, ce qui, d'après les évaluations précédentes, correspond à trois ou quatre Sangsues. Chez un adulte, on prescrit dix à vingt Sangsues à la fois, quand on veut obtenir une déperdition instantanée et assez considérable. On peut se borner à une demi-douzaine, au plus, lorsque l'émission sanguine artificielle est destinée à suppléer aux flux habituels physiologiques ou morbides, à rappeler les menstrues ou les hémorrhoïdes.

Enfin, si l'on veut obtenir un écoulement constant, ou du moins prolongé, sans faire perdre une grande quantité de sang, on applique seulement une ou deux Sangsues à la fois, en ayant soin de les remplacer dès qu'elles tombent. C'est ce que nous faisons ordinairement dans les inflammations de l'encéphale et des méninges.

**SANICLE**, *Sanicula europœa*, L. — OMBELLIFÈRES ANOMALES.
Angl. *Sanicle*. — All. *Sanikel*.

La *Sanicle* est une plante indigène dont le nom vient de *sanare*, et qui jouissait d'une immense réputation comme vulnéraire. Par elle toutes les con-

tusions, plaies et fractures, guérissaient sans encombre. Aussi l'École de
Salerne lui avait-elle consacré deux vers qui, jadis, se traduisaient ainsi :

> Avec la Bugle et la Sanicle
> On fait aux chirurgiens la nique.

L'engouement est fini depuis longtemps, et c'est à peine si l'on sait aujour-
d'hui que la *Sanicle* est amère-astringente.

**SANTAL CITRIN.** Bois du *Santalum album*, Roxb. — SANTALACÉES.
Angl. *Yellow Sanders wood.* — All. *Gelbes Sandelholz.*

Le *Santalum album* est un arbre de l'Inde et de l'archipel voisin, qui se
retrouve au Chili et ailleurs. Garcias, Molina et Mérat lui attribuent le bois
de Santal blanc, et d'un autre côté Gaudichaud a décrit, sous le nom de *Santalum Freycinetianum*, une autre espèce à laquelle se rapporte, selon lui, le
*Santal citrin.*

Le Santal citrin possède une odeur suave, qui devient plus prononcée quand
on le mouille et surtout quand on le brûle. On en retire par la distillation une
huile volatile qu'on mêle à l'huile de Rose. Ce bois, l'un des *trois santaux*,
est vanté comme cordial et alexipharmaque, et entre avec ses homonymes
dans plusieurs préparations officinales : le *Sirop de Chicorée*, la *Confection
d'Hyacinthe*, etc. En Orient, surtout en Chine, on le brûle comme parfum
et l'on en fait de petits meubles de luxe.

**SANTAL ROUGE.** Bois du *Pterocarpus indicus*, Wild. — LÉGUMINEUSES-
PAPILIONACÉES.
Angl. *Red Sanders wood.* — All. *Rothes Sandelholz.*

Le *Pterocarpus indicus* habite les montagnes de Coromandel et de Ceylan.
Son bois est insipide, et ne développe une légère odeur que lorsqu'il est frotté
et râpé.

COMPOSITION. — Pelletier y a trouvé une matière colorante végétale, qu'il
a nommée *Santaline*, de l'extractif, de l'acide gallique et du ligneux.

La *Santaline*, d'un rouge sombre, d'une apparence résineuse, insoluble
dans l'eau, est soluble dans l'alcool, l'éther, les solutions alcalines, l'acide acétique, et un peu dans les huiles volatiles.

USAGES. — Le *Santal rouge* accompagne les deux autres Santaux dans
les préparations officinales dont il a été fait mention ci-dessus (voy. *Santal
citrin*). On le prescrit à la dose de 2 à 8 grammes. De plus, il est employé
en pharmacie comme substance colorante, par exemple dans la *Teinture de
Lavande composée.*

Le *Pterocarpus indicus* produit aussi, d'après les auteurs du *Codex*, une
résine rouge nommée *Sang-dragon*, très-analogue à celle du *Calamus Draco*,
et généralement attribuée au *Pterocarpus Draco.*

**SANTOLINE** ou **AURONE FEMELLE**, *Santolina Chamæcyparissus*, L. — COMPOSÉES ou SYNANTHÉRÉES-SÉNÉCIONIDÉES.

Angl. *Sweet scented Lavander*. — All. *Garten Cypresse*.

La *Santoline*, plante du midi de la France et de l'Europe, possède une odeur forte et pénétrante, et un goût amer, dû à une huile volatile très-énergique.

Ces qualités indiquent une puissance stimulante qui peut être utilisée comme celle des aromatiques en général, pour exciter l'estomac ou l'économie entière. On l'a employée comme stomachique, stimulant diffusible, antispasmodique, et surtout comme anthelminthique.

La Santoline expulse même le *Ténia*. On se sert de l'huile essentielle à la dose de quelques gouttes, 10 à 15, et jusques à 2 grammes, sur du sucre ou dans un véhicule aqueux. Quelquefois on l'a administrée dans du miel avec 50 centigrammes de calomel.

Bayard, de Nancy, employait les semences d'*Aurone femelle* en guise de *Semen-contra*.

**SAPIN VRAI**, *Abies pectinata* DC.; *Abies taxifolia*, Desf.; *Pinus Picea*, L. — CONIFÈRES-ABIÉTINÉES.

Angl. *Silver Fir, Pitch-tree*. — All. *Weiss Tanne, edel Tanne*.

Ce bel arbre de nos régions subalpines fournit à la matière médicale les *Bourgeons de Sapin* et la *Térébenthine au citron* (voy. TÉRÉBENTHINE DU PIN ARGENTÉ), ainsi que les divers produits qui en dérivent.

Les *bourgeons de Sapin* ont leurs écailles recouvertes d'une couche de matière résineuse, formée de résine et d'essence, à laquelle ils doivent des propriétés médicinales communes à toutes les substances d'une semblable composition. Ils sont réputés antiscorbutiques, stomachiques, diurétiques, etc., et possèdent réellement toutes ces vertus, en ce sens qu'ils sont stimulants et toniques, et qu'en excitant les sécrétions, ils diminuent la production du mucus et du muco-pus.

On prescrit souvent la *décoction*, cependant l'*infusion* est préférable, puisqu'elle garde le principe volatil. Celle-ci se prépare avec 8 à 16 grammes de bourgeons de Sapin dans 700 grammes d'eau bouillante.

Pour l'usage externe, j'ai souvent conseillé la décoction additionnée de 4 grammes de bicarbonate de soude par litre, afin de favoriser la dissolution de la résine et d'agir comme *antacide* sur des sécrétions purulentes. Ce liquide réussit très-bien en injections contre la leucorrhée.

On connaît, sous le nom d'*Essence de Sapin*, une substance ayant la consistance de la mélasse, avec un goût amer, acidule et astringent, qui n'est autre qu'une décoction de jeunes rameaux d'*Abies nigra* (*black Spruce*), dont les propriétés sont analogues à celles de la décoction de bourgeons de Sapin, et qui sert en Angleterre à la préparation d'une espèce de bière, *Sprucebeer* (*Abietis cerevisia*), contenant aussi du Piment, du Gingembre et du Houblon, et qui constitue une boisson assez agréable en été, rafraîchissante, diurétique et antiscorbutique.

**SAPIN ÉLEVÉ, FAUX SAPIN, PESSE** ou **EPICÉA**, *Abies excelsa*, Lamk.; *Pinus Abies*, L. — CONIFÈRES-ABIÉTINÉES.

Angl. *Norway Spruce-fir.* — All. *Gemeine Fichte* oder *roth Tanne.*

L'*Abies excelsa*, commun dans nos montagnes, est le plus grand arbre du continent européen, abstraction faite du *Laricio*, qui habite la Corse.

Il fournit la vraie *Poix jaune* ou *Poix de Bourgogne* (voy. ce mot). Les bourgeons servent aux mêmes usages que ceux du précédent. On les prend sous forme de *décoction* ou de *bière*, dans les affections scorbutiques, rhumatismales et goutteuses. Ils sont associés au Sassafras, au Gayac et aux baies de Genièvre, dans la *Teinture de Pin composée* de la Pharmacopée prussienne.

**SAPONAIRE OFFICINALE**, *Saponaria officinalis*, L. — CARYOPHYLLACÉES.

Angl. *Soapwort.* — All. *Seifenkraut.*

La *Saponaire* croît en France, dans les buissons et au bord des fossés.

Elle est inodore et légèrement amère. Ses feuilles, et principalement ses racines, donnent une décoction qui mousse comme de l'eau de savon, à cause de la présence d'un principe particulier, la *Saponine*, décrit par Bussy, qui l'a trouvé également dans la Saponaire d'Egypte, le Quillai savonneux, le Jalap, l'Arnica, le Polypode et beaucoup d'autres plantes.

COMPOSITION. — La racine de Saponaire contient, d'après Bucholz : résine brune et molle, saponine impure, gomme, cellulose, apothème d'extrait et eau. La *Saponine*, d'une saveur âcre, est un corps neutre, ternaire, soluble dans l'alcool, très-soluble dans l'eau, à laquelle elle communique de la viscosité, la faculté de mousser par l'agitation, et celle d'enlever les taches de graisse.

La *Saponine* dissout les corps gras à peu près comme feraient les oléates de potasse ou de soude, qu'elle ne saurait du reste remplacer pour l'usage interne, puisque ces sels agissent en qualité d'alcalins. C'est probablement un préjugé que d'accorder à la Saponaire des propriétés fondantes, désobstruantes, dépuratives, sudorifiques, etc., et ses succès dans les engorgements lymphatiques, l'ictère, le rhumatisme chronique, la goutte, la syphilis et d'autres affections, doivent être sans doute rapportés aux médicaments spéciaux employés concurremment.

La Saponaire est employée en *décoction* (15 grammes de plante sèche, 30 à 60 grammes de plante fraîche, dans 750 grammes d'eau). On prend aussi 30 à 60 grammes de *suc*, ou bien 1 à 2 grammes d'*extrait*.

**SAPONAIRE D'ORIENT**, *Gypsophila Rokejeka*, Delile. — CARYOPHYLLACÉES.

Cette racine a été attribuée au *Gypsophila Struthium*, L., ainsi nommé parce qu'on a pensé qu'il devait être le *Struthium* des anciens.

Sa composition est analogue à celle de la Saponaire officinale. Elle renferme notamment de la Saponine (Wahlenberg, Bussy), et possède les mêmes propriétés que la précédente.

**SARRIETTE**, *Satureia hortensis*, L. — LABIÉES.
Angl. *Summer Savory*. — All. *Garten Saturei*.

La Sarriette croît aux lieux arides du midi de la France. Cette Labiée possède, avec une odeur aromatique forte et une saveur amère chaude, toutes les propriétés des plantes aromatiques de cette famille : de la Menthe ou de la Sauge, par exemple. On l'emploie comme condiment.

Ses *sommités fleuries* entrent dans l'*Eau générale* et l'*Eau impériale*. Leur *infusion vineuse* est recommandée dans le catarrhe bronchique.

**SASSAFRAS**, *Sassafras officinarum*, Nees; *Laurus Sassafras*, L. — LAURACÉES.
Angl. *Sassafras-tree*. — All. *Fenchelholz*.

Ce sont les racines de cet arbuste de l'Amérique du Nord qui sont connues sous le nom de *Sassafras*, mais on appelle aussi *Sassafras du Brésil*, l'écorce du *Nectandra cymbarum*, Nees, et *Noix de Sassafras* (angl. *Pichurim bean*), les semences des *Nectandra Puchury*, *major* et *minor*.

COMPOSITION. — La racine de Sassafras contient une huile volatile, une résine et de la matière extractive. L'*huile essentielle* est un stimulant diaphorétique.

ACTION PHYSIOLOGIQUE. — Le Sassafras doit à l'huile essentielle son action stimulante et sudorifique, dont on assure les effets à l'aide de boissons chaudes et de caléfaction artificielle.

USAGES. — Cette racine est plutôt employée comme sudorifique, rarement seule, plus souvent associée à la Salsepareille et au Gayac. On la recommande dans les affections cutanées rhumatismales et syphilitiques. On doit l'éviter quand il existe de l'inflammation et de la fièvre.

MODES D'ADMINISTRATION ET DOSES. — Le Sassafras se donne en *poudre*, à la dose de 4 grammes, et en *infusion*, à celle de 8 grammes.

Le *Thé de Sassafras*, additionné de lait et sucré, se vend dans les rues de Londres à la pointe du jour, sous le nom de *Saloop*.

L'*huile essentielle* se donne à la dose de 2 à 10 gouttes dans un véhicule approprié.

Le Sassafras est un constituant de l'*Extrait de Salsepareille composé*.

**SAUGE OFFICINALE**, *Salvia officinalis*, L. — LABIÉES.
Angl. *Sage*. — All. *Salbey*.

La *Sauge officinale* est naturelle au Languedoc, à la Provence et au midi de l'Europe. Cette Labiée frutescente possède une odeur fortement aromatique, mais ingrate, et une saveur amère qu'elle doit à une *huile volatile* très-abondante, laissant déposer du camphre. Elle est puissamment tonique, stomachique, stimulante de la circulation, de la calorification et de la diaphorèse, antilaiteuse et anticatarrhale.

On la prescrit ordinairement en *infusion* à la dose de 12 grammes de feuilles ou de sommités fleuries dans 250 grammes d'eau. On l'emploie aussi en *sachets* et *fomentations vineuses* sur la peau, les engorgements et les tumeurs indolentes. On en met les feuilles dans les ragoûts, on les fume en guise de tabac. Quant à rendre les femmes fécondes, si elles ont donné quelquefois ce résultat, les *sommités fleuries* l'ont amené en faisant cesser le catarrhe utérin qui les frappait de stérilité.

### SAUGE SCLARÉE ou ORVALE, *Salvia Sclarea*, L. — LABIÉES.

Angl. *Common Clary.* — All. *Zahmes Scharlachkraut.*

La *Sauge sclarée*, spontanée dans la majeure partie de la France, jouit d'une odeur beaucoup plus agréable que sa congénère. Outre son huile essentielle, elle contient des benzoates. Elle est employée comme condiment aromatique en Autriche et en Angleterre. On trouve qu'elle donne l'odeur d'Ananas aux gelées de fruits dans lesquelles on l'introduit, et Ettmuller assure qu'elle communique au vin blanc un parfum de Muscat et le rend plus enivrant. D'ailleurs cette plante passe pour stimulante, cordiale et antispasmodique. Elle se prend en *infusion* comme la précédente.

### SAULE BLANC, *Salix alba*, L. — SALICINÉES.

Angl. *Willow.* — All. *Weide.*

Le *Salix alba*, qui croît en abondance sur le bord de nos rivières et dans les endroits humides, ne se distingue de ses nombreux congénères indigènes, les *Salix caprea, S. pentandra, S. purpurea*, etc., par aucune vertu spécifique.

COMPOSITION. — L'écorce du *Saule blanc*, analysée par Pelletier et Caventou, a donné les principes suivants : matière colorante jaune, amère; matière grasse verte; tannin, magnésie et acide organique. Plus tard Brugnatelli et Fontana entrevoyaient un principe spécial, la *Salicine*, que Leroux parvenait ensuite à retirer à l'état de pureté.

La Salicine ($C^{26}H^{18}O^{14}$) est un glycoside (Würtz) qui se rencontre tout formé dans la généralité des espèces des genres *Salix* et *Populus*. Elle est blanche, cristallisée; 100 parties d'eau froide n'en dissolvent que 5 à 6 parties, mais elle est beaucoup plus soluble à chaud et se dissout assez bien dans l'alcool. L'acide nitrique la transforme en *Hélicine*, qui renferme 2 molécules d'hydrogène en moins, et peut se dédoubler en glycose et en essence de Spirée ulmaire. De plus, elle se métamorphose directement en glycose et *Saligénine*, sous l'influence de la synaptase, ce qui implique un défaut de stabilité autorisant la supposition que la Salicine pourrait bien se détruire également en présence des ferments digestifs. On sait déjà que dans les organismes animaux, la

Salicine est invariablement transformée en *acide salicylique*, et les insectes qui se nourrissent d'écorce de Saule produisent, dit-on, cette métamorphose.

C'est, d'ailleurs, une substance d'une amertume forte et franche, jouissant de propriétés toniques analogues à celles de la Quinine, sans avoir au même degré l'inconvénient d'irriter l'estomac. La Salicine est absorbée et s'oxyde dans la circulation; on la retrouve dans l'urine à l'état d'hydrure de salicyle (*acide salicylique*, $C^{14}H^6O^4$).

On l'emploie comme succédané du sulfate de Quinine, auquel elle est inférieure, surtout en puissance antipériodique. C'est néanmoins un tonique qui n'est pas à dédaigner dans la dyspepsie, la débilité générale avec anémie, dyscrasie et cachexie, et même dans la fièvre intermittente. Elle se donne en *poudre*, à la dose de 50 centigrammes à 2 grammes dans du pain azyme, ou bien dissoute dans une infusion aromatique. On dit son action plus rapide quand elle est administrée simplement en poudre.

Duhalde et Halmagrand l'ont associée au cyanoferrure de sodium, et prescrivent des pilules de 20 centigrammes du sel double, comme équivalent de 10 centigrammes de sel de Quinine.

ACTION PHYSIOLOGIQUE ET USAGES. — L'écorce du Saule blanc est un amer astringent dont les propriétés sont dues à la présence du tannin, et principalement à celle de la Salicine. Son action physiologique se confond par conséquent avec celle de son principe immédiat.

L'écorce de Saule est employée en *poudre* et en *décoction*, soit à l'extérieur, comme astringent, sur des plaies, des contusions, etc., soit à l'intérieur, en qualité de tonique dans les troubles digestifs, les états de langueur et de débilité consécutifs aux maladies aiguës, dans les hémorrhagies, les flux muqueux; en qualité de fébrifuge, dans les fièvres intermittentes vernales, automnales et palustres; enfin, à titre d'anthelminthique.

La *poudre* d'écorce de Saule se donne à la dose de 2 à 4 grammes, et la *décoction* se prépare avec 30 grammes d'écorce pour 500 grammes d'eau : à prendre depuis deux cuillerées jusqu'à une verrée chaque fois.

**SAXIFRAGE (GRANDE)** ou **BOUCAGE**, *Pimpinella magna*, L. — OMBELLIFÈRES.

Angl. *Saxifraga, Stonebreak*. — All. *Steinbrech*.

Le *Pimpinella magna* est une Ombellifère indigène qui habite les bois humides. La variété à fleurs blanches donne la *racine de Saxifrage blanche;* la variété à fleurs roses donne la *Saxifrage noire* des officines.

COMPOSITION. — Sa racine, qui est la partie usitée, contient un suc bleu, soluble dans l'alcool. L'analyse de Bley lui assigne pour composition : huile volatile, résine, acide benzoïque, huile grasse, albumine, sucre, fécule, extractif, acides acétique et malique, ligneux.

ACTION PHYSIOLOGIQUE. — Les racines des deux *Boucages* sont stimulantes et toniques; mais ces qualités existent à un degré plus élevé dans celles de la *petite Boucage* (*Pimpinella Saxifraga*), qui ont une odeur forte, une saveur amère, et contiennent beaucoup plus d'huile essentielle.

La *grande Saxifrage* est employée comme astringent tonique, stomachique et stimulant, contre les catarrhes, l'angine glanduleuse, la laryngite chronique, la paralysie de la langue.

On se sert particulièrement de la *petite Boucage* pour masquer l'odeur et la saveur déplaisantes du Séné et de la Rhubarbe.

La dose de ces racines est de 2 grammes, en *poudre*, et de 4 à 8 grammes, en *infusion*.

**SCABIEUSE**, *Scabiosa succisa*, L. — DIPSACÉES.

Angl. *Field Scabious*. — All. *Ackerscabiöse*.

Différentes espèces indigènes du genre *Scabiosa*, sont employées en médecine comme amères et dépuratives : ce sont les *Scabiosa arvensis*, *S. sylvatica* et *S. succisa*. Celle-ci, la seule mentionnée au *Codex*, joint à l'amertume commune aux trois espèces un certain degré d'astringence. De même que ses congénères, elle est estimée dépurative, sudorifique, et usitée comme telle dans les affections dartreuses avec déterminations morbides vers l'un ou l'autre tégument. En outre, ses propriétés légèrement styptiques l'ont fait employer contre la leucorrhée, l'amygdalite et les ulcères atoniques.

**SCAMMONÉE D'ALEP.** Gomme-résine du *Convolvulus Scammonia*, L. — CONVOLVULACÉES.

Angl. *Scammony*. — All. *Scammonien*.

Le *Convolvulus Scammonia* habite les haies et les buissons, en Grèce et dans l'Asie Mineure.

COMPOSITION.— La racine de ce Liseron, analysée par Marquart, contient : résine, cire, *convolvuline*, gomme, amidon, extractif, ligneux et sels. La résine, la cire, et une partie de la gomme sont contenues dans le suc laiteux des vaisseaux laticifères, lequel doit, en conséquence, être considéré comme la source de la *Scammonée*, dont voici la composition, d'après les analyses de Bouillon-Lagrange et Vogel, et de Marquart : résine, cire, extractif, gomme, amidon, bassorine, gluten, albumine, cellulose et sels.

La *résine*, décolorée par le charbon, est une substance inodore et à peu près insipide, bien qu'elle soit le principe actif de la Scammonée. Elle est soluble dans l'éther et l'essence de térébenthine.

ACTION PHYSIOLOGIQUE. — La *Scammonée* est un purgatif puissant et même drastique, ayant toutefois l'inconvénient d'être inégal dans ses résultats, non-seulement à cause des falsifications dont il est l'objet, mais encore en raison des conditions individuelles, variées, qu'il rencontre. On attribue son défaut d'action à la présence d'une couche épaisse de mucus, tapissant et protégeant la muqueuse digestive contre son impression irritante (Pereira). Il est difficile de concevoir la muqueuse intestinale couverte partout d'une épaisseur de mucus assez grande pour la garantir absolument du contact de la matière purgative; j'aime mieux admettre l'absence des sécrétions alcalines, bile et suc pancréatique, capables de dissoudre la résine, et de réaliser ainsi les conditions indispensables à son action physiologique. La Scammonée, comme les autres résines ou gommes-résines, comme l'Aloès, a probablement besoin de la salive et des sécrétions hépatique et pancréatique pour agir sur l'intestin ; mais, une fois commencée, son action s'accroît nécessairement par l'hypercrinie réflexe qu'elle excite du côté du pancréas et du foie.

Un fait singulier a été remarqué par Rayer et par Willemin, c'est que des doses plus élevées de Scammonée ou de sa résine purgent moins que des doses plus faibles. Deux circonstances peuvent l'expliquer : ou bien une masse plus grande de gomme-résine ne trouve pas dans les premières voies de quoi se dissoudre, ou bien elle excite l'irritation inflammatoire jusqu'à ce point, de supprimer la sécrétion intestinale, ainsi que cela se passe dans beaucoup de phlegmasies.

USAGES. — La Scammonée convient parfaitement aux sujets dont les entrailles sont inactives et torpides, fort mal au contraire à ceux qui souffrent d'une irritabilité ou d'une phlogose des voies digestives. Elle rend particulièrement de bons services chez les enfants, à cause de son insipidité et de la petite quantité qu'il en faut pour les purger convenablement. On l'associe fréquemment au calomel, pour obtenir une purgation forte, et à quelques minoratifs, quand on ne recherche qu'un effet cathartique modéré.

Pour en assurer l'action, il serait peut-être utile de faire prendre concurremment une certaine quantité d'une préparation alcaline ; cependant Rayer a trouvé que cette addition ne rend pas l'effet purgatif plus marqué. La Scammonée est employée dans la constipation opiniâtre et dans les affections vermineuses, spécialement chez les enfants. En qualité de purgatif hydragogue, elle est un agent de la médication résolutive dans les maladies cérébrales ou thoraciques, pulmonaires et cardiaques, et dans les hydropisies.

MODES D'ADMINISTRATION ET DOSES. — La Scammonée se donne en *poudre*, à la dose de 50 centigrammes à 1 ou rarement 2 grammes, enfermée dans du pain azyme, dans de la confiture ou simplement délayée dans du lait.

La *résine de Scammonée* se prescrit à la dose de 40 à 60 centigrammes, en *potion*, dans du lait sucré, et aromatisé d'essence ou d'eau de Laurier-cerise (Planche), ou sous forme de *savon* et de *sirop* vanillé. Le savon de résine pourrait être remplacé par un mélange de Scammonée et de savon médicinal.

On en fait une *teinture alcoolique* au dixième, et une sorte de sirop de Punch additionné de cette solution normale, à raison de 3 grammes, par exemple, pour 30 grammes de sirop, ce qui représente 30 centigrammes de substance active (Lepage). On prépare aussi des *biscuits purgatifs à la Scammonée* (Meynet), des *pilules hydragogues composées* (Champouillon), et une *poudre antiarthritique purgative*, qui se prend à la dose de 2 à 5 grammes.

La Scammonée entre dans l'*Electuaire Diaphœnix*, qui est un cathartique assez énergique, et par là dans la *Potion purgative* et le *Lavement purgatif des peintres.*

Insérée dans un coing qu'on faisait cuire pour corriger l'âcreté du purgatif, la Scammonée prenait anciennement le nom de *Diagrède.*

**SCEAU-DE-SALOMON,** *Polygonatum vulgare,* Desf. — ASPARAGINÉES. Angl. *Salomon's Seal.* — All. *Salomonssiegel.*

Le *Sceau-de-Salomon,* commun dans les bois sablonneux, a joui d'une grande réputation contre les affections goutteuses et rhumatismales. Il est maintenant inusité.

Cependant sa racine et son fruit, ce dernier surtout, jouissent, d'après Schröder, de propriétés émétiques. La racine était employée comme astringente, en application topique pour empêcher le retour des hernies après leur réduction, et comme vulnéraire sur les contusions et les plaies. Les Russes la prennent encore, à la dose d'environ 2 grammes, comme préservatif de la rage.

Son *eau distillée* a servi de cosmétique.

**SCHŒNANTHE DE L'INDE,** *Andropogon Schœnanthus,* L. — GRAMINÉES.

Angl. *Lemon grass.*

Pereira soupçonne que trois espèces ont été confondues sous le nom d'*Andropogon Schœnanthus* : le *Schœnanthe d'Amboine,* celui d'*Arabie* et l'*Andropogon citratum,* DC., auquel se rapporte indubitablement, selon lui, la plante indienne appelée *Lemon grass* par les Anglais. De Candolle est le premier qui ait remarqué l'odeur de citron exhalée par un Andropogon très-voisin de l'*A. Schœnanthus,* et qui se soit servi de ce caractère pour distinguer ces deux variétés d'un même type. Cette odeur ressemble aussi à celle de la Mélisse officinale ou Citronnelle. Elle est due à une huile volatile qu'on extrait par la distillation, et qui nous vient de Ceylan, Bombay et Madras, sous le nom de *Lemon grass oil.* Cette essence, d'une odeur mixte de rose et de citron, s'appelle en parfumerie, *essence de Verveine,* parce qu'en effet elle rappelle la fragrance spéciale du *Verbena triphyllos.*

Le *Lemon grass* est employé comme diaphorétique, au début des rhumes, dans les Indes orientales et en Amérique, où il a été introduit depuis longtemps. Ce sont les feuilles dont on fait usage en *infusion* théiforme. Dans l'Inde, on se sert aussi des *pétioles* succulents, pour donner une agréable odeur à de certaines pâtisseries (*curry,* plur. *curries*).

A la Martinique, on ne sait pourquoi, cette plante passe pour vénéneuse et abortive.

**SCHŒNANTHE OFFICINAL** ou **SCHŒNANTHE ARABIQUE,** *Andropogon lanigerum,* Desf. — GRAMINÉES.

Angl. *Camel's hay Straw; sweet smelling Rush.*

Cette Graminée couvre les deux Arabies.

Elle possède une odeur aromatique et des propriétés stimulantes et diapho-rétiques en rapport avec la présence d'une huile volatile. On l'administre à la dose de 2 à 4 grammes, en *infusion* théiforme.

Elle entre dans la *Thériaque* et le *Mithridate.*

**SCILLE**, *Scilla maritima*, L. — LILIACÉES.
Angl. *Sea Onion, officinal Squill.* — All. *Meerzwiebel.*

La *Scille maritime* habite les rivages de la Méditerranée, en France, en Algérie, en Espagne et en Sicile.

COMPOSITION. — D'après les analyses de Vogel, Tilloy, Buchner et Marais, on peut considérer les bulbes de Scille comme ayant la composition suivante : matière volatile et âcre, principe amer particulier (*scillitine*), résine, mucilage, gomme, sucre liquide, tannin, cellulose, citrate, tartrate et phosphate de chaux, avec quelques autres substances de peu de valeur.

La *matière âcre* est probablement volatile, bien que cela soit contesté, car les bulbes perdent en partie leur âcreté par la dessiccation, et Athanasius a pu tuer un chien avec 60 grammes d'eau distillée de Scille fraîche. L'amertume attribuée à cette matière appartient, selon Wittstein, à un autre principe.

La *Scillitine* (Vogel) est cristallisable, hygrométrique (Pereira la dit très-soluble dans l'eau), déliquescente et insoluble dans l'eau (Bouchardat), très-soluble dans l'alcool, l'éther et l'acide acétique, neutre aux papiers réactifs; d'un goût d'abord fortement amer, puis douceâtre (Pereira), ainsi que cela s'observe dans plusieurs glycosides.

La *Scillitine* est le principe actif de la plante. D'après les expériences de Marais et Gosselin, elle est toxique à la dose de 5 centigrammes, et produit une vive inflammation de l'appareil digestif, même à une dose moindre. Elle agit d'abord sur l'estomac comme vomitif et purgatif violent; le narcotisme survient ensuite, et la mort semble avoir lieu par la paralysie du cœur. Appli-quée par la méthode endermique, la Scillitine agit plus rapidement et se montre presque exclusivement narcotique. Un lapin est tué en trente-sept minutes, et un chien en moins d'une heure et demie.

Dans la cuticule des écailles du bulbe, on rencontre de nombreuses *raphides* de phosphate ou d'oxalate de chaux.

ACTION PHYSIOLOGIQUE. — A doses modérées, la Scille excite des nausées et des vomissements, rarement de la diarrhée. En plus petite quantité, elle ne donne lieu qu'à un accroissement de sécrétion des muqueuses bronchique et gastro-intestinale, ainsi que des reins, ou, à leur défaut, du tégument externe. L'action diurétique est la plus prononcée et la plus constante, mais elle est d'autant moins manifeste que les effets éméto-cathartiques sont plus intenses. Ces particularités ont reçu plusieurs explications, suivant l'idée qu'on s'est faite du mode d'action du médicament. Voici comment nous interprétons les phénomènes. La Scille agit principalement sur les premières voies, et, selon la dose, elle donne lieu, soit à un simple malaise gastrique, accompagné seulement d'un peu de nausée, soit à des évacuations par le haut ou par le bas. Dans le premier cas, les sécrétions aqueuses des reins, ou accidentellement de la peau, se trouvent accrues ; dans le second, cette hypercrinie ne se produit pas à cause de la puissante dérivation qui se fait du côté du tube digestif. En d'autres termes, l'impression faite sur la muqueuse gastrique est le phénomène primitif et fondamental, les autres symptômes sont secondaires et dérivent du premier par sympathie ou action réflexe. Pour se rendre compte de la diurèse, il n'est pas besoin d'invoquer le passage des principes de la Scille à travers les glandes uropoïétiques. Nous en dirons autant de la diminution de fréquence du pouls, qui est réelle, mais qui s'observe indépendamment de toute cause spéciale, chaque fois qu'il existe des nausées et des vomissements.

Ce n'est pas à dire pour cela que les principes actifs de la Scille ne puissent être absorbés : ils le sont sans doute quelquefois, seulement la clinique ne nous enseigne pas encore à discerner les symptômes dus à leur présence dans le sang, de ceux qui se rattachent à leurs effets locaux sur l'appareil digestif. Toutefois on retrouve, dans le tableau de l'empoisonnement par la Scille, quelques traits qui rappellent les résultats des expériences de Gosselin et Marais. A dose excessive, la Scille agit comme un poison âcre qui devient indirectement narcotique ou stupéfiant. Les symptômes qu'elle produit sont des vomissements, des évacuations alvines, des coliques, la strangurie, des urines sanglantes, le refroidissement, une sueur visqueuse, des convulsions, la torpeur, le coma, et la mort. A l'autopsie, on constate une violente inflammation, et parfois la gangrène de l'estomac et des intestins.

SUBSTANCES SYNERGIQUES, AUXILIAIRES. — Les agents de la médication émétique sont synergiques de la Scille pour son action sur l'appareil digestif comme pour ses effets diurétiques. Comme stimulant direct de la sécrétion urinaire, elle aurait des analogues dans la Digitale et le promure de botas-

SUBSTANCES ANTAGONISTES. — ANTIDOTES. — Les antagonistes de la Scille sont ceux des autres émétiques et des poisons âcres, à savoir : les aromatiques, les eaux acidules gazeuses froides, et, par-dessus tout, les opiacés. Ceux-ci en doivent être considérés comme les antidotes.

USAGES. — La Scille est peut-être le plus efficace des diurétiques. Elle est employée comme telle dans les hydropisies dépendant d'une affection du cœur ou d'une dyscrasie, quand il n'existe aucune complication irritative ou inflammatoire du côté des organes digestifs. Elle agit de même quand on se borne, suivant la recommandation de Van Swieten, à obtenir la nausée, sans aller jusqu'au vomissement, parce qu'alors, conformément à nos idées, l'irritation sécrétoire se porte vers le rein. La grande quantité d'eau soustraite au sang appelle l'absorption périphérique, et l'anasarque se réduit ou disparaît par ce

L'action expectorante de la Scille est beaucoup plus incertaine ; cependant on y a recours quelquefois avec avantage, non dans les affections thoraciques aiguës, mais dans les rhumes qui se prolongent, dans le catarrhe chronique simple ou compliqué d'emphysème.

Plus rarement on recherche les effets émétiques de la Scille, parce qu'ils sont inconstants et ne s'obtiennent souvent qu'au prix d'une irritation fâcheuse de la muqueuse gastrique. Cet inconvénient est d'autant plus regrettable, que le vomissement est éminemment favorable, non-seulement à l'expectoration des mucosités bronchiques, mais encore à l'hypercrinie des canaux aériens.

MODES D'ADMINISTRATION ET DOSES. — La Scille se donne en *poudre*, à la dose de 10 à 30 centigrammes ; en *teinture*, à celle de 20 à 30 gouttes. L'*extrait* n'est pas usité.

Le *Vin scillitique* se donne par cuillerées à café. Le *Vinaigre scillitique*, pur, est réservé pour l'usage externe, mais il entre dans une préparation souvent employée : c'est l'*Oxymel scillitique*, qu'on prescrit à la dose de 15, 30 ou même 60 grammes par jour. Il entre dans des potions diurétiques et sert à édulcorer des tisanes. Le *Miel scillitique* se donne à la même dose.

En Angleterre, on donne le *Sirop de Scille* et le *Sirop de Scille composé*, dans lequel entrent le Sénéga et le Tartre stibié (c'est le *Coxe's hive Sirup*). Contrairement à ce qui a lieu pour tous les autres sirops, celui-ci ne se donne qu'à la dose de 5 à 15 gouttes pour les enfants, et à celle de 2 à 8 grammes pour les adultes.

Le *Vin scillitique amer* (*Vin diurétique amer de la Charité*) renferme des écorces de Quinquina gris, de Winter et de Citron, ââ 60 grammes ; des racines d'Asclépias, d'Angélique, des bulbes de Scille, ââ 15 grammes ; des feuilles d'Absinthe et de Mélisse, ââ 30 grammes ; des baies de Genièvre et du Macis, ââ 15 grammes ; le tout macéré dans 4 kilogrammes de vin blanc. La proportion de la Scille est relativement faible, et son action est entièrement effacée par celle des substances amères, astringentes et aromatiques. Ce vin s'administre à la dose de 50 à 100 grammes par jour. Trousseau a donné la formule d'un autre *Vin diurétique*, dit *de l'Hôtel-Dieu*, dans lequel il fait entrer : baies de Genièvre, 50 grammes ; Scille, 5 grammes, et feuilles de Digitale, 16 grammes, pour 750 grammes de vin blanc. C'est une excellente préparation qui rend des services dans un grand nombre de cas.

On associe fréquemment la *Scille* à la Digitale, à la Scammonée et au calomel, dans les formules magistrales.

**SCOLOPENDRE**, *Scolopendrium officinale*, Smith. — FOUGÈRES.
Angl. *Hart's tongue*. — All. *Hirschzunge*.

Cette *Fougère* indigène croît dans les puits et les rochers humides. Elle est à peu près inerte et fort peu usitée maintenant. On l'a crue pectorale et sudorifique, astringente et vulnéraire, diurétique et désobstruante. Le fait est que desséchée, elle ne conserve même pas son goût légèrement styptique ; que son odeur aromatique est à peine sensible, et qu'elle ne produit aucun effet physiologique notable.

**SCORDIUM** ou **GERMANDRÉE D'EAU**, *Teucrium Scordium*, L. — LABIÉES.

Angl. *Water Germander*. — All. *Knoblausgamander*.

Le *Scordium* habite en France les lieux humides et le bord des eaux. C'est une plante fortement amère, aromatique, dont l'odeur rappelle un peu celle de l'Ail, et que ses propriétés organoleptiques, autant que l'expérience de tous les âges, désignent comme un agent vraiment énergique et trop délaissé de notre matière médicale indigène. Winkelber y a découvert un rincipe particulier doué d'une grande amertume qu'il communique à l'eau bouillante. Malgré cela, le *Scordium* serait peut-être entièrement oublié, s'il ne donnait son nom à l'une des meilleures confections de la Pharmacopée galénique. Cependant le *Scordium* est réellement utile comme tonique et anticatarrhal, dans la torpeur et le relâchement des organes digestifs, dans l'asthénie générale, le scorbut, les dyscrasies et les cachexies, dans les flux muqueux des bronches, contre les ulcères sanieux, la gangrène, etc.

Le *Scordium* se prend en *infusion*, à la dose d'une petite poignée dans 750 grammes d'eau. Le *suc* a été donné à la dose de 4 à 8 grammes, avec ou sans excipient. L'*eau distillée*, les *sirops*, l'*extrait* et la *teinture* sont inusités; mais en revanche on se sert habituellement du *Diascordium*, dont il fait partie constituante.

**SCROFULAIRE**, *Scrofularia nodosa*, L. — SCROFULARIACÉES.

Angl. *Figwort*. — All. *Braunwurzel*.

La *grande Scrofulaire*, dont on emploie les racines et les sommités fleuries, est une plante commune dans les lieux couverts des campagnes de presque toute l'Europe.

Elle est d'un goût amer et âcre, d'une odeur forte et nauséeuse, qui produit une irritation locale, et elle paraît pouvoir agir comme excitant lorsqu'elle est introduite dans les voies digestives.

En qualité d'âcre et d'irritant, elle peut guérir la gale; on conçoit aussi qu'elle rende quelques services contre la scrofule, en échauffant les tumeurs et les foyers indolents de manière à en accélérer la résolution, ou bien la fonte purulente et l'évacuation; mais son action interne dans la diathèse scrofuleuse est peu probable. On l'a conseillée en gargarisme, mais il est vraisemblable qu'elle ne réussissait que dans les cas d'angine glanduleuse ou muqueuse chronique, à titre de substitutif, ou bien comme stimulante dans le prolapsus de la luette. Faut-il voir un effet semblable dans sa prétendue efficacité contre les hémorrhoïdes? Ses semences passent pour vermifuges, ce qui donnerait une certaine consistance à cette idée.

On employait l'*eau distillée* contre les taches de rousseur, et la *décoction* pour l'usage interne, à la dose de 16 à 20 grammes dans 750 grammes d'eau.

**SÈCHE** ou **SEICHE**, *Sepia officinalis*, L.—MOLLUSQUES CÉPHALOPODES.
Angl. *Cuttle fish.* — All. *Tintenfisch.*

La *Sèche* abonde dans l'Océan, plus encore dans la Méditerranée. Sa chair est un aliment qui convient à peu d'estomacs, et auquel les anciens attribuaient les propriétés les plus diverses et souvent les plus contradictoires. Hippocrate, Pline et Marcellus en conseillaient même les œufs dans différentes occasions. Aujourd'hui leur coquille interne, connue sous le nom d'*Os de Sèche*, est la seule partie usitée.

Cette coquille, composée d'un peu de matière azotée et de beaucoup de carbonate et de phosphate de chaux, n'a pas d'autres propriétés et ne saurait remplir d'autres offices que ceux qui appartiennent aux coquilles d'œufs, aux écailles d'huître, aux yeux d'écrevisse et autres absorbants du même genre.

La *poudre d'os de Sèche* est donc absorbante et antacide, et, comme telle, elle est appelée à rendre des services dans la pyrosis, a diarrhée et même la leucorrhée. En ce sens, elle peut être considérée comme astringente, puisqu'elle resserre. Mais rien n'autorise à la dire apéritive, emménagogue, aphrodisiaque, etc., ni à la croire antipériodique, ainsi que cela s'est fait dans ces derniers temps, et que l'ont prétendu des hommes de bonne foi, abusés par de fausses apparences.

**SEDUM ACRE.** —Voy. VERMICULAIRE BRULANTE.

**SEIGLE**, *Secale cereale*, L. — GRAMINÉES.
Angl. *Common Rye.* — All. *Rockenkorn.*

Le *Seigle*, cultivé comme céréale dans les terres maigres, est spontané dans les régions désertiques qui entourent la mer Caspienne.

La farine de Seigle se distingue de celle du Froment par une moindre quantité d'amidon, de sucre et de gluten, et par une plus forte proportion de gomme, d'albumine et de matière grasse. Elle donne un pain plus gris, plus ductile et plus lourd, se desséchant beaucoup plus lentement.

Le *pain de Seigle* (angl. *Rye bread;* all. *Schwartz Brod*) est très-nutritif, mais relâchant, surtout pour ceux qui n'y sont pas habitués. Il convient donc particulièrement aux personnes ordinairement constipées, c'est-à-dire à la plupart des femmes de nos grandes villes, des hommes de cabinet et des valétudinaires.

Les *fruits du Seigle torréfiés* ont été proposés pour remplacer le Café. On en fait servir le *son* et le *gruau* aux mêmes usages que les parties homologues du Blé (voy. ce mot).

**SEIGLE ERGOTÉ.** — Voy. ERGOT DE SEIGLE.

Ainsi que Trousseau et Pidoux le font judicieusement remarquer, le *Seigle ergoté* n'est, à bien dire, que la céréale entremêlée d'ergot, mais non l'ergot isolé.

**SEMEN-CONTRA, SEMENCINE** ou **BARBOTINE**, *Artemisia contra*, L. — COMPOSÉES ou SYNANTHÉRÉES-SÉNÉCIONIDÉES.

Angl. *Wormseed.* — All. *Wurmsamen, Zittwersamen.*

Le *Semen-contra* (*Semen Cinœ Levantinum, Halepense, vel Alexandrinum*) n'est pas formé des semences, mais bien des boutons ou fleurs non épanouies de l'*Artemisia contra*, plante de Perse, et de plusieurs autres espèces d'Armoise qui habitent l'Orient.

COMPOSITION. — Analysée par Weckenroder, la *Semencine* a donné les résultats suivants : huile volatile, principe amer, substance résineuse amère, résine verte, cérine, extractif gommeux, ulmine, malate de chaux, silice, fibre ligneuse et matière terreuse.

En 1830, Kahler y a découvert un nouveau principe immédiat qui reproduit les qualités médicinales de la plante, et a reçu le nom de *Santonine*.

La *Santonine* ou *Semencine* (all. *Wurmsamenstoff*), $C^{30}H^{18}O^6$, n'est pas un alcaloïde, mais se comporte à la manière d'un acide, d'où la dénomination d'*acide Santonique* qui lui a été imposée, et qu'il faudrait préférer. Cette substance, parfaitement cristallisable, est insipide et inodore, quoique volatile. Elle est peu soluble dans l'eau et se dissout facilement dans l'alcool bouillant. Combinée avec les alcalis, elle donne des sels cristallisables et solubles.

Prise à la dose de 25 centigrammes à 1 gramme, la Santonine détermine un malaise épigastrique, comme un délabrement d'estomac semblable à de la faim, des éructations et un sentiment de lassitude générale (Giacomini). Les sujets accusent de singuliers troubles visuels ; pour eux, tous les objets sont colorés en vert ou en jaune (Spencer Wells). En même temps les urines prennent une teinte jaune caractérisée (Mauthner). Ces colorations annoncent l'oxydation de la Santonine dans l'économie, et sa transformation en *Santonéine* (Phipson) ou en *Santonicine* (Kletschinsky). L'urine conserve sa couleur intense pendant trente-six heures.

La Santonine, à la dose de 10 à 15 centigrammes répétée plusieurs fois, est énergiquement vermifuge (Merk). Mauthner, plus hardi, administre la Santonine à la dose de 20 centigrammes chez un enfant de six ans, et atteint 2 grammes pour un adulte. Toutefois Spengler a vu des effets toxiques produits chez un enfant de quatre ans par cette même dose de 20 centigrammes, mais cela doit être exceptionnel, car les autres praticiens qui l'ont employée (Calloud, Voillemier, Tuccinei, Smith, etc.) n'ont rien observé de semblable.

La sûreté d'action, ajoutée à l'insipidité, fait de la Santonine un médicament recommandable contre les ascarides et les oxyures vermiculaires. Elle est surtout efficace contre les lombrics, et n'a que peu de prise sur les oxyures, si ce n'est en lavement.

La Santonine peut être donnée en poudre, aux doses précitées. Calloud en a fait des *tablettes* qui contiennent environ 2 centigrammes et demi de substance active, et dont on fait prendre deux à dix par jour aux enfants.

Van den Corput l'associe au calomel dans la proportion d'un cinquième pour quatre cinquièmes de protochlorure, et fait prendre en quatre prises dans l'espace de quarante-huit heures, 15 à 25 centigrammes de Santonine avec 75 centigrammes à 1 gramme de sel mercuriel.

ACTION PHYSIOLOGIQUE ET USAGES. — Après ce que nous venons de dire du principe actif du *Semen-contra*, il est superflu d'insister sur les propriétés physiologiques et médicinales de ce médicament.

Employé autrefois comme stomachique, résolutif, antispasmodique, etc., le *Semen-contra* n'est usité maintenant que comme vermifuge, en *poudre*, à la dose de 4 à 8 grammes, chez les adultes, moitié moindre chez les enfants, répétée, s'il y a lieu, deux ou trois jours de suite ; en *infusion*, à dose double dans 500 grammes d'eau. On en fait des *bols*, des *opiats*. Il entre dans le *Pain d'épice vermifuge* et dans la plupart des préparations anthelminthiques. On l'associe à des aromates ou à des purgatifs pour augmenter son pouvoir vermifuge.

**SÉNÉ D'ÉGYPTE**, dit **SÉNÉ PALTE**, *Cassia acutifolia*, Delile. — LÉGUMINEUSES-CASSIÉES.

Angl. *Senna.* — All. *Sennesblätter.*

Il existe dans le commerce plusieurs espèces de *Sénés* : 1° le *Séné d'Egypte*, fourni par le *Cassia acutifolia*, qui croît dans les vallées à l'est et au sud d'Assouan ; 2° le *Séné d'Alep* ou *d'Italie*, qui provient du *C. obovata ;* 3° le *Séné de Tripoli*, du *C. œthiopica ;* 4° le *Séné de la Mecque*, du *C. lanceolata ;* 5° le *Séné d'Amérique*, produit par le *Cassia marylandica.*

Quoique le Séné adopté par le *Codex* soit rapporté au seul *Cassia acutifolia*, on y trouve cependant mêlées des feuilles du *C. obovata*, et parfois du *C. œthiopica*, sans compter celles du *Cynanchum Arguel*, et du *Tephrosia apollinea.*

COMPOSITION. — D'après l'analyse de Lassaigne et Feneulle, le *Séné palte* ou *d'Alexandrie* contient : cathartine, matière colorante jaune, huile volatile, huile fixe, albumine, mucus, acide malique, malate et tartrate de chaux, acétate de potasse, sels minéraux et ligneux.

*L'huile volatile* possède une odeur et une saveur nauséeuses. *L'eau distillée de Séné*, qui en renferme, agit comme un doux laxatif.

La *Cathartine*, ou principe purgatif, d'une odeur spéciale, d'un goût amer et nauséeux, très-soluble dans l'eau et l'alcool, insoluble dans l'éther, est un composé ternaire, neutre. 15 à 20 centigrammes de cette substance occasionnent des nausées, des coliques et des évacuations alvines.

ACTION PHYSIOLOGIQUE. — Le Séné est un purgatif énergique et constant, qui se distingue de tous les autres par la prédominance de son action sur les fibres contractiles de l'intestin.

Ingéré dans l'estomac, il produit habituellement des nausées, des coliques et des tranchées, accompagnées de borborygmes; puis des selles plus ou moins répétées, féculentes et non séreuses, ainsi que le remarquent justement Trousseau et Pidoux, qui insistent aussi avec raison sur l'intensité des coliques et des contractions péristaltiques. Lorsque la dose est forte, cette action hypercinétique ou convulsivante se propage aux fibres musculaires des autres organes abdominaux, notamment de l'utérus et de la vessie, donnant lieu parfois chez les femmes grosses à des décollements placentaires, à des hémorrhagies utérines et des avortements, ou bien à des accouchements prématurés. Le Séné provoque aussi des flux hémorrhoïdaux et l'éruption menstruelle. Du côté de la circulation il produit promptement de la dépression, et ensuite de l'excitation se traduisant par l'état du pouls, d'abord faible et ralenti, puis fort et plus fréquent, ainsi que par le refroidissement périphérique primitif, suivi d'une élévation consécutive de température. Ces deux périodes correspondent aux deux phases successives : de symptômes exclusivement abdominaux d'une part, et secondairement, de réaction générale.

En somme, le Séné excite la sensibilité de la muqueuse gastro-intestinale, occasionne un peu d'hypercrinie et beaucoup de coliques et de spasmes musculaires, comme s'il portait, par l'intermédiaire des nerfs eisodiques, son irritation sur le centre spinal qui gouverne les mouvements des intestins, de l'utérus et de la vessie. Son action est en effet trop prompte pour rendre vraisemblable la nécessité de son absorption préalable et de sa translation à la moelle épinière. Le fait de l'absorption n'en est pas moins réel, car le lait des nourrices qui se purgent avec du Séné devient purgatif pour leur nourrisson, ce qui prouve en même temps que la Cathartine est éliminée par les mamelles. Une fois introduite dans la circulation, cette substance peut donc agir directement sur le centre spinal, ou bien être excrétée par l'intestin, et d'une manière ou d'une autre déterminer des effets purgatifs.

Les diverses espèces de Sénés ne possèdent pas exactement la même intensité d'action. Au premier rang se place le Séné officinal ou d'Égypte. Les follicules sont aussi moins actifs que les feuilles. Mais ce qui accroît singulièrement la violence de celles-ci, ce sont les feuilles d'Arguel (*Cynanchum Arguel*) et de Redoul (*Coriaria myrtifolia*), qui s'y trouvent quelquefois mêlées par fraude, et leur communiquent des propriétés toxiques redoutables (Rouillure, Delile, Nectoux, Pugnet).

Substances synergiques, auxiliaires. — Les purgatifs en général sont plus ou moins synergiques du Séné, qui, en qualité d'hypercinétique ou convulsivant, se trouve avoir des analogies étroites avec le Dompte-venin, l'Arguel, la Coque du Levant, la Noix vomique, etc., même avec les astringents, y compris le Café. Les correctifs qu'on lui donne habituellement sont le Thé, le Café, et, comme pour les autres purgatifs, les substances aromatiques. Seulement il y a lieu de se demander si cette combinaison d'agents est toujours bien rationnelle, et si plutôt que d'amoindrir les effets du Séné par l'action contraire des aromatiques, par exemple, il ne vaudrait pas mieux diminuer la dose de la substance purgative sans préjudice d'une petite quantité d'un correctif s'adressant à ses qualités olfactives et gustatives.

SUBSTANCES ANTAGONISTES, INCOMPATIBLES. — L'opium, les narcotiques et les stupéfiants, les stimulants diffusibles à haute dose, nuisent à la plénitude des effets physiologiques du Séné. Les préparations opiacées sont spécialement propres à atténuer l'action excessive de la Cathartine.

USAGES. — L'action convulsivante du Séné sur la tunique musculaire de l'intestin en fait un agent précieux de la médication évacuante dans les cas de constipation invincible, d'engouement stercoral ou herniaire, de volvulus, d'iléus, et généralement de ce qu'on réunit sous le titre d'occlusions intestinales. Pour triompher de ces obstacles, des doses fortes sont indispensables, et de plus elles doivent avoir pour auxiliaires des substances qui, telles que les sels neutres, font pleuvoir dans le canal alimentaire une plus grande abondance de mucus et de sérosité.

A dose faible, le Séné, associé à différents laxatifs, est l'un des meilleurs moyens d'assurer la liberté du ventre chez les personnes sujettes à une constipation habituelle de nature atonique.

Aussi ce purgatif était-il très-fréquemment employé, malgré son goût détestable et nauséabond, malgré ses effets irritants et douloureux, toutes les fois qu'une action énergique était réclamée par les conditions morbides. Cependant le Séné est formellement contre-indiqué dans les cas d'inflammation du canal alimentaire et du péritoine, chez les hémorrhoïdaires, chez les femmes grosses ou sujettes aux ménorrhagies, ou affectées de prolapsus utérin, ou rectal. L'action stimulante qu'il exerce sur la circulation le rend aussi moins opportun que les purgations salines ou l'huile de Ricin dans les maladies aiguës fébriles.

MODES D'ADMINISTRATION ET DOSES. — On ne donne presque jamais 4 à 8 grammes de *poudre* de feuilles de Séné comme purgatif; mais quelquefois l'*infusion* de 15 grammes de Séné palte dans 200 grammes d'eau, à prendre en une seule fois. L'eau simple peut être remplacée par de la décoction de pruneaux, qui masque bien le Séné pour les enfants et les personnes délicates. Pour les premiers, on ne ferait plus prendre la dose ci-dessus que par fractions.

L'*extrait de Séné* est inusité.

La *Médecine noire*, ou *Potion purgative*, est un apozème composé de Séné, de Rhubarbe, de Manne et de sulfate de soude, que nos palais repoussent et qui n'est presque jamais conseillé.

La *Tisane royale* se compose de Séné, sulfate de soude, Cerfeuil et Pimprenelle ââ, 15 grammes; Coriandre, 4 grammes; eau tiède, 1 litre; et Citron en tranches, n° 1. A prendre dans la matinée en plusieurs fois.

Le *Thé de Saint-Germain* est un purgatif doux, dont voici une recette donnée par Bouchardat, d'après Pierlot : Feuilles de Séné préparées à l'alcool,

125 grammes; fleurs de Sureau, 60 grammes; semences d'Anis et de Fenouil, ââ 25 grammes; crème de tartre, 20 grammes. Le *Thé de Smyrne*, d'Étienne, est une préparation analogue. Les follicules de Séné servent aux mêmes usages que les feuilles, mais à doses plus fortes. La Cathartine ne s'est pas encore introduite dans la pratique, mais un pharmacien de Paris a réalisé un progrès sensible en fabriquant des *capsules purgatives* (Laroze) chargées des principes actifs du Séné, sous une forme tellement condensée, que quatre ou cinq de ces capsules suffisent pour déterminer une purgation complète.

**SENEÇON**, *Senecio vulgaris*, L. — COMPOSÉES OU SYNANTHÉRÉES-SÉNÉ-CIONIDÉES.

Angl. *Roundsel.* — All. *Gemeine Kreuzkraut.*

Cette plante, une de celles qui pullulent davantage dans nos climats, n'a qu'une saveur fade, herbacée, et passe non-seulement pour fondante et résolutive (Boerhaave), mais pour antispasmodique (Finazzi), anthelminthique (Ray, Tournefort), enfin pour émétique et purgative, aux yeux d'un grand nombre de vieux praticiens. Rien de tout cela n'est démontré, ni même vraisemblable, et l'on a bien fait de renoncer au suc, à la décoction et aux cataplasmes de Seneçon vulgaire.

**SERPENTAIRE DE VIRGINIE.** — Voy. ARISTOLOCHE SERPENTAIRE.

**SERPOLET**, *Thymus Serpyllum*, L. — LABIÉES.

Angl. *Mother of Thyme, Lemon Thyme.* — All. *Quendel.*

Le *Serpolet*, connu de tout le monde, couvre les terrains secs et en plein soleil de véritables tapis embaumés. Son odeur, toujours agréable, ressemble dans une variété à celle du Citron.

COMPOSITION. — Herberger a trouvé dans le Serpolet : huile volatile, matière grasse, chlorophylle, tannin précipitant en vert les sels ferriques, carbonates et sulfates de potasse et de chaux, etc. L'*huile volatile*, très-fragrante et caustique, dépose du camphre. Elle est donc composée d'un stéaroptène dissous dans un éléoptène commun à la plupart des essences de la famille.

ACTION PHYSIOLOGIQUE ET USAGES. — De même que les autres Labiées aromatiques, le Serpolet jouit de propriétés stimulantes, antispasmodiques, anticatarrhales, céphaliques, diurétiques, emménagogues, etc.

On s'en sert en *infusion* théiforme dans certaines dyspepsies, dans l'hypochondrie, la mélancolie, dans les catarrhes chroniques des bronches, dans l'aménorrhée, l'anasarque et les états de débilité. Cette même infusion dissipe l'ivresse alcoolique (Linné). On en prépare des bains toniques et fortifiants, des fomentations stimulantes et résolutives. L'*infusion* se prépare avec 4 à 8 grammes de sommités fleuries dans 500 grammes d'eau bouillante.

L'*huile essentielle* entre quelquefois dans les potions cordiales ; on en met une ou deux gouttes dans les dents cariées.

**SÉSÈLI DE MARSEILLE,** *Seseli tortuosum,* L. — Ombellifères-Sésé-
linées.

Angl. *French Hartwort.* — All. *Büschelblättriger Seseli.*

Le *Sésèli officinal,* ou *Fenouil tortu,* qui vient en Provence, porte des
semences à peine du volume de celles de l'Anis et d'une odeur un peu analogue, qui sont réputées stomachiques, carminatives, anthelminthiques, diurétiques, anticatarrhales et emménagogues.

Elles entrent dans l'*Eau générale,* le *Mithridate* et la *Thériaque.*

**SIMAROUBA,** *Simaruba officinalis,* DC.; *Quassia Simaruba,* L. fils. —
Rutacées-Simaroubées.

Angl. *Bitter Simarouba* or *mountain Damson.* — All. *Simaroubarinde,
Ruhrrinde.*

C'est un arbre de Cayenne qui croît aussi aux Antilles, à la Louisiane et à
la Caroline, et dont l'écorce de la racine appartient à la matière médicale.

Composition. — Morin y a constaté les principes suivants : quassine,
résine fragile, huile volatile, aromatique, ayant l'odeur de Benjoin, fibre
ligneuse, alumine, sel ammoniacal, acide malique et trace d'acide gallique,
malate et oxalate de chaux, oxyde de fer et silice. Pfaff y ajoute du mucilage
constituant un quart du poids de l'écorce.

Action physiologique. — Le *Simarouba* possède une amertume intense,
semblable à celle du Quassi, et exempte d'astringence marquée, mais légèrement aromatique. A dose faible, il n'agit pas autrement que les amers francs;
en plus grande quantité, il purge et fait vomir, provoque la transpiration et la
sécrétion urinaire.

Les Nègres en sont moins affectés que les blancs (Wright).

Usages. — Desbois de Rochefort le classe parmi les émétiques, et Bichat
propose de le substituer à l'Ipécacuanha. Toutefois on ne s'en sert qu'à titre
d'amer et de tonique dans l'anorexie, la dyspepsie et les fièvres intermittentes.
Le Simarouba a été principalement recommandé dans les conditions asthéniques et la forme chronique de la dysenterie, seul ou uni à l'Opium (Ant. de
Jussieu, Wright, O'Brien, etc.). On l'a aussi administré dans les fièvres continues graves, les scrofules, l'hydropisie, la chlorose, la diarrhée chronique et
la tympanite intestinale (Degner, Pringle, Tissot, Werlhof, etc.). Sa propriété
émétique le rendrait peut-être utile même dans les premières périodes de la
dysenterie (Mérat et de Lens).

Modes d'administration et doses. — Le *Simarouba* se donne en
*poudre* à la dose de 60 centigrammes à 2 grammes. On en prend 8 grammes
en *infusion* dans 500 grammes d'eau et autant en *décoction.* L'*extrait*
se prescrivait à la dose de 20 à 25 centigrammes; il est inusité, ainsi que le
*sirop.*

**SOUDE COMMUNE,** *Salsola, Soda,* L., et **SOUDE ÉPINEUSE,** *Salsola Tragus,* L. — CHÉNOPODACÉES.

Angl. *Soda.* — All. *Soda.*

Ces deux *Salsola* sont des espèces *halophytes*, c'est-à-dire habitant les marais salés du bord de la mer ou des régions *méditerriennes* salifères, telles que certains cantons de la Lorraine. On les cultive même pour en obtenir le carbonate de soude impur (voy. ce mot), également fourni par le *Salsola Kali*, par plusieurs *Salicornia*, par des *Atriplex* et des *Chenopodium*.

Ces diverses plantes, réunies et séchées, sont soumises à l'incinération. Leur cendre constitue la *Soude* du commerce, qu'on fabrique surtout en Languedoc. Celle d'Aigues-Mortes s'appelle *Blanquette*, et celle de Narbonne *Salicor* (angl. *Barilla*). Pour ce qui regarde l'usage thérapeutique, voyez CARBONATE DE SOUDE.

**SPIC.** — Voy. LAVANDE COMMUNE.

**SPIGÉLIE ANTHELMINTHIQUE,** *Spigelia Anthelmia*, L. — LOGANIACÉES.

Angl. *Demerara Pink-root*.

La *Spigélie anthelminthique* est une plante annuelle originaire de l'Amérique du Sud et des îles voisines (Brésil, Cayenne, Antilles).

COMPOSITION. — Cette plante a été analysée par Ricord-Madiana, qui y a trouvé :

1° Dans la *racine* : graisse solide, cire, résine molle appelée *Spigéline*, résine, extractif brun non toxique, gomme, ligneux, albumine et acide gallique.

2° Dans les *pétioles* et les *feuilles* : huile volatile, graisse, cire, chlorophylle, matière gommeuse noirâtre, fibre ligneuse et acide gallique.

La *Spigéline*, substance non azotée, est le principe éminemment actif de la plante. Elle est amère, nauséeuse, purgative et cause une sorte d'ivresse. A la dose de 7 à 8 centigrammes seulement, elle fait périr un chien ou un chat en vingt minutes.

ACTION PHYSIOLOGIQUE. — La Spigélie est tellement toxique, qu'elle a reçu en France le nom de *Brinvillière*, en souvenir de la fameuse marquise de Brinvilliers, de sinistre mémoire. Fraîche, son odeur est vireuse, fétide, et peut occasionner une sorte de narcotisme; sa saveur est amère, nauséeuse et très-persistante. Ingérée dans l'estomac, elle cause des vomissements, des éblouissements, de la stupeur, de la dilatation pupillaire, des soubresauts de tendons, de la dyspnée, etc. (Coxe). Le docteur Browne dit qu'elle procure le sommeil aussi certainement que l'Opium. Deux cuillerées de son suc données à un chien l'ont tué en deux heures. Des faisans auxquels on avait fait avaler des graines de cette plante firent mourir plusieurs personnes qui en mangèrent à Philadelphie. La Spigélie est toxique pour les vers intestinaux comme pour les animaux supérieurs.

Malgré l'insuffisance de ces renseignements sur l'action physiologique de la Spigélie anthelminthique, si l'on tient compte de la famille à laquelle elle appartient et des effets mieux connus de sa congénère, la *Spigélie du Maryland*, on admettra l'espèce du *Codex* au nombre des poisons convulsivants. La Spigélie du Maryland (*Spigelia Marylandica*, angl. *Carolina Pink*, *perennial worm Grass*), dont la composition est analogue à celle de la précédente, donne lieu, en effet, au vertige, à la diminution de la vision, à la dilatation pupillaire, à des spasmes des muscles faciaux, et quelquefois à des convulsions générales. Elle est également vermicide.

USAGES. — Les deux *Spigélies* ne sont employées que comme anthelminthiques : en *poudre*, ou la dose de 50 centigrammes à 1 gramme, pour un enfant de trois à quatre ans ; à celle de 2 à 4 grammes, pour un adulte (*Spigelia Marylandica*), ou de 30 à 60 centigrammes et de 1 à 2 grammes (*Spigelia Anthelmia*). Celle-ci se donne aussi en *sirop* et en *décoction*, à la dose de 8 grammes dans 500 grammes d'eau, dont on prend 60 à 120 grammes par jour. Cette dose peut être remplacée par deux ou trois feuilles fraîches.

On assure l'effet en administrant ensuite de l'huile de Ricin.

**SPILANTHE.** — Voy. CRESSON DE PARA.

**SQUINE**, *Smilax China*, L. — ASPARAGINÉES.
Angl. *China-root*. — All. *Chinawurzel*.
Le *Smilax China* habite la Chine, le Japon et la Cochinchine.

COMPOSITION. — Sa racine, analysée par Reinsch, a donné les résultats suivants : cire, résine balsamique, smilacine, sucre, matière colorante résineuse, matière colorante gommeuse rouge, acide tannique, amidon, gluten, ligneux et sels.

ACTION PHYSIOLOGIQUE ET USAGES. — Les effets physiologiques de la *Squine* sont peu apparents, cependant on la croit diaphorétique, et elle le devient manifestement lorsqu'elle est prise en boisson. Son goût fade, légèrement amer à la fin, ne décèle d'ailleurs aucune propriété énergique.

On emploie la Squine, comme dépurative, dans les mêmes circonstances que la Salsepareille, à savoir : dans le rhumatisme, la goutte, les dartres invétérées, et surtout dans la syphilis constitutionnelle. Rarement elle est administrée seule ; presque toujours on l'associe à la Salsepareille, au Gayac et au Sassafras, qui constituent avec elle les *Quatre bois sudorifiques*, en sorte qu'il est aussi difficile de savoir ce qu'elle vaut isolément comme sudorifique et dépurative que de se convaincre des vertus antisyphilitiques du mélange auquel on joint à peu près toujours des préparations mercurielles ou iodurées. Prosper Alpin dit que la Squine augmente l'embonpoint. Le fait est que la racine du *Smilax pseudo-China* sert à engraisser les porcs dans l'Amérique septentrionale.

La Squine entre dans la *Décoction sudorifique* et la tisane appelée *Bochet simple* de l'Hôtel-Dieu de Lyon.

**STAPHISAIGRE**, *Delphinium Staphisagria*, L. — RENONCULACÉES-HELLÉBORÉES.

Angl. *Louse-seed, Stavesacre seed.* — All. *Läusesamen.*

La *Staphisaigre* croît dans le midi de la France, en Italie, en Grèce. Ses semences sont la seule partie officinale.

COMPOSITION. — Lassaigne et Feneulle l'ont trouvée composée de : principe amer brun, huile volatile, principe amer jaune, matière azotée et mucilagineuse, delphine combinée avec l'acide malique et sels minéraux.

La *Delphine* est une base alcaline, cristallisable, formant avec les acides des sels définis et plus solubles qu'elle-même. Elle est peu soluble dans l'eau, très-soluble dans l'alcool et l'éther, inodore, d'une saveur d'abord amère, puis excessivement âcre.

D'après les expériences d'Orfila, elle constitue un poison irritant qui, à la dose de 30 à 40 centigrammes, occasionne chez les chiens des vomissements et des selles diarrhéiques, puis de l'agitation, de la titubation, de la faiblesse et des mouvements convulsifs.

ACTION PHYSIOLOGIQUE ET USAGES. — Les semences de Staphisaigre sont émétiques et purgatives. Mâchées, elles sont amères, âcres et brûlantes; avalées, même en petite quantité, elles irritent fortement le gosier. Données à un chien, elles peuvent le faire périr, et l'on trouve la muqueuse digestive enflammée. Les effets toxiques se produisent également à la suite de l'application sur une plaie vive, et les animaux inférieurs, poissons, insectes, en ressentent la funeste influence.

Les anciens employaient la Staphisaigre comme éméto-cathartique. De nos jours on ne s'en sert plus que contre la gale, et spécialement contre les poux; encore est-il prudent de s'assurer de l'intégrité du cuir chevelu, afin d'éviter l'absorption par des surfaces érodées ou entamées par des fissures.

MODES D'ADMINISTRATION ET DOSES. — On se sert de la *poudre* de Staphisaigre pour saupoudrer la tête et, au besoin, le corps des sujets qui portent des poux. La *décoction*, à la dose de 30 grammes de graines pour 90 grammes d'eau, a été conseillée contre la gale, et en *lotions* pour déterger les ulcères.

Autrefois on employait la *décoction* de quinze semences dans de l'eau miellée, comme éméto-cathartique. En poudre, on ne devrait, selon la remarque de Mérat et de Lens, l'administrer qu'à faible dose, 10 centigrammes, par exemple, dans un véhicule mucilagineux, contre les maladies non inflammatoires, et quand les premières voies n'ont aucune tendance à la phlogose.

La Staphisaigre est la substance active de la *Pommade and phthiriasim.*

**STŒCHAS**, *Lavandula Stœchas*, L. — LABIÉES.

Angl. *French Lavander.* — All. *Stœchas.*

Cette plante, qui tire son nom des îles d'Hyères (*insulæ Stœchades*), où elle croît en abondance, comme dans les terrains siliceux du midi de l'Europe, possède les qualités des Labiées aromatiques en général, et spécialement celles de la Lavande officinale (voy. ce mot). Elle sent le camphre, et son huile essentielle renferme un stéaroptène abondant.

On emploie le *Stœchas* dans le catarrhe pulmonaire, l'aménorrhée torpide, certaines gastralgies (Alibert). Les *sommités fleuries* se prennent à la dose de 4 à 8 grammes en *infusion* théiforme. Elles entrent dans le *Sirop de Stœchas*, le *Mithridate*, le *Sirop d'Erysimum composé*, etc.

## STRAMOINE ou POMME-ÉPINEUSE, *Datura Stramonium*, L. — SOLANACÉES.

Angl. *Thorn Apple*. — All. *Stechapfel*.

Le *Datura Stramonium* est une espèce indigène qui vient dans les terres remuées et les décombres. On fait usage des feuilles et des semences.

COMPOSITION. —Les *feuilles*, selon Promnitz, contiennent : résine, extractif, y compris la daturine, fécule verte, albumine, phosphates et sels végétaux de chaux et de magnésie, fibre ligneuse.

La *Daturine* est un alcaloïde dont la formule $C^{34}H^{23}AzO^6$ est identique avec celle de l'Atropine, à laquelle elle ressemble d'ailleurs extrêmement. Elle est blanche, cristalline, inodore, d'un goût amarescent comme celui du Tabac. A peine soluble dans l'eau froide, plus soluble dans l'eau bouillante, elle se dissout aisément dans l'alcool, moins bien dans l'éther, et se combine avec les acides minéraux pour former des sels.

Comme l'Atropine et l'Hyoscyamine, l'alcaloïde du *Datura* est un poison mydriatique. Seulement la dilatation pupillaire qu'il produit au plus haut degré est, dit-on, moins durable qu'avec la Belladone. Toutefois Taylor établit que la mydriase dure plusieurs jours, lorsqu'elle a été déterminée par la solution de Daturine introduite entre les paupières. Ses autres effets sont d'ailleurs fort analogues à ceux de ses congénères. Absorbée et portée par le sang aux différents organes, la Daturine est éliminée par les reins et se retrouve dans l'urine. Allan l'y a constatée trois fois par la méthode de Henry.

ACTION PHYSIOLOGIQUE. — Ingérées dans les premières voies ou appliquées en *poudre* sur une surface dépouillée d'épiderme, les semences de *Stramoine* donnent lieu aux symptômes suivants :

A dose faible ou modérée, le *Datura* émousse la sensibilité et soulage la douleur, dilate la pupille et trouble légèrement la vue ; occasionne un peu de sécheresse de gorge et de soif, ordinairement un peu de relâchement du ventre, quelquefois de la diurèse ou bien de la sueur, en même temps que l'élévation de la température et l'accélération du pouls. A dose élevée, il produit des nausées, des vertiges, un sentiment de faiblesse et d'affaissement général, une stupeur légère ; puis de l'agitation, des spasmes, une dilatation énorme des pupilles avec obscurcissement de la vue, céphalalgie, délire furieux avec hallucinations continuelles, insomnie opiniâtre, soif ardente, sécheresse et constriction pénible de la gorge, dysphagie, peau sèche et chaude se couvrant parfois d'une éruption scarlatiniforme. On a noté aussi la rareté de l'urine et la fréquence de la miction, quelquefois de la cardialgie, des vomissements et de la diarrhée.

Si le cas doit être fatal, le sujet perd la voix, la sécheresse du pharynx rend la déglutition impossible; la mydriase est extrême, les yeux demeurent insensibles à la lumière; le collapsus et la stupeur succèdent à l'agitation délirante; il survient des convulsions ou bien la paralysie, le refroidissement, et enfin la mort. Si l'organisme triomphe de l'action toxique, on voit les symptômes se calmer peu à peu, tout danger disparaître en quelques heures, et bientôt même toute trace d'empoisonnement s'effacer. Néanmoins on a vu le délire et la cécité, ainsi que la mydriase, persister plusieurs jours et même plusieurs semaines. Cette puissance du *Datura* pour produire des hallucinations, des visions fantastiques, lui avait valu, au moyen âge, les noms d'*Herbe aux sorciers*, d'*Herbe au diable*.

Ainsi le *Datura* est un poison narcotique cérébral, qui fait surtout délirer et stupéfie, mais qui ne fait pas dormir. Son action, quoi qu'en dise Vogt, est très-semblable, si ce n'est identique, à celle de la Belladone.

SUBSTANCES SYNERGIQUES, AUXILIAIRES. — Les *Datura ferox, D. fastuosa, D. Metel* et *D. sanguinea* peuvent être substitués à la Stramoine, dont ils partagent les vertus. La Belladone est également synergique du *Datura Stramonium*. Il en est de même de la Jusquiame, et jusqu'à un certain point des autres Solanées vireuses, qui ont toutes entre elles une évidente analogie d'action.

SUBSTANCES ANTAGONISTES, INCOMPATIBLES. — ANTIDOTES, CONTRE-POISONS. — L'Opium est vraisemblablement l'antidote de la Stramoine au même titre qu'il l'est de la Belladone. On peut présumer que les alcooliques ne seraient pas non plus sans influence sur les symptômes du *Daturisme*. Le Tannin et la Noix de galle sont les contre-poisons chimiques de l'alcaloïde.

USAGES. — Ses propriétés physiologiques recommandent le *Datura* dans les névroses, les névralgies et les affections douloureuses.

En qualité d'*anodyn*, il est usité dans le tic douloureux, la sciatique et les autres névralgies périphériques ou viscérales; dans le rhumatisme, la photophobie, les ulcères irritables, les hémorrhoïdes douloureuses, les brûlures. En qualité d'*antispasmodique*, on l'emploie contre l'asthme et les dyspnées analogues, contre la coqueluche, la nymphomanie et le priapisme. On l'a aussi conseillé, mais avec moins d'avantages, dans certaines névroses accompagnées d'hallucinations et de délire, ou bien de convulsions, comme dans la chorée et l'épilepsie. Enfin, les oculistes s'en sont servis comme *mydriatique*, et Jobert (de Lamballe) lui donne la préférence sur l'Atropine. C'est dans l'asthme spasmodique et les névralgies que la Stramoine réussit le mieux, mais spécialement, selon nous, dans la forme congestive des névralgies. De même elle doit être conseillée préférablement dans les névroses cérébrales liées à un état hypérémique de l'encéphale, et peut rendre des services même dans l'épilepsie, quand les accès convulsifs reconnaissent cette condition anatomique pour cause prochaine, occasionnelle ou excitatrice. Störk, Odhelius, Bretonneau et autres ont obtenu des guérisons ou des améliorations par ce moyen. D'autres cliniciens ont observé quelques bons résultats dans la folie, et Moreau (de Tours) a posé les indications du traitement par le *Datura* dans cette maladie. Anderson, Sims, Laënnec, Cayol, Trousseau, ont obtenu d'excellents effets de l'emploi du *Datura* dans l'asthme et en ont vulgarisé l'usage.

En un mot, pour nous servir d'une expression de Trousseau et Pidoux, le *Datura* peut tout ce que peut la Belladone ; il jouit seulement de propriétés plus actives.

MODES D'ADMINISTRATION ET DOSES. — La Stramoine se donne en *poudre :* les *feuilles* à la dose de 5 centigrammes, les *semences* à celle de 25 milligrammes seulement. Ces doses peuvent être portées progressivement, mais avec prudence, du simple au sextuple, dans les vingt-quatre heures.

L'*infusion*, de 5 à 50 centigrammes de feuilles dans 150 grammes d'eau, se prend en plusieurs fois. L'*extrait aqueux* se donne à la dose de 2 à 20 centigrammes, et l'*extrait alcoolique* à celle de 2 à 10 centigrammes.

L'*extrait de semences de Stramoine* se prend à la dose de 1 à 10 centigrammes seulement. Le *vin de semences* s'administre par gouttes. Il en est de même de la *teinture alcoolique* et de l'*alcoolature*, dont on donne 2 à 20 gouttes.

La *teinture éthérée*, l'*huile* et la *pommade de Stramoine* sont usitées en frictions. La pommade est formée d'une partie d'extrait alcoolique et de quatre parties d'axonge. On prépare aussi un *emplâtre de Stramoine*.

Enfin, dans l'asthme, on emploie fréquemment les *cigares de feuilles* de *Datura Stramonium* qu'on fait fumer pendant les accès.

Les diverses préparations de Stramoine, poudre, décoction, extrait, ont été appliquées avec succès par la méthode endermique (Trousseau et Pidoux). Elles ont cependant l'inconvénient d'être plus irritantes que celles de la Belladone et de la Jusquiame.

La Daturine, employée comme mydriatique (Jobert, de Lamballe), est susceptible de recevoir toutes les applications de l'Atropine.

**STYRAX LIQUIDE.** Provenant du *Liquidambar orientale*, Lamk. — AMENTACÉES-BALSAMIFLUÉES.

Angl. *Liquid Storax*. — All. *Flüssiger Storax*.

Ce produit était attribué naguère au *Styrax officinalis*, arbre de la Provence et des Alpes maritimes.

Le *Liquidambar oriental* habite la Grèce, l'Archipel et l'Asie Mineure.

COMPOSITION. — Le Baume demi-fluide, obtenu par expression ou par décoction de son écorce, se compose, d'après Simon : d'huile volatile (styrol), d'acide cinnamique, de styracine, d'une résine molle et d'une résine dure.

Le *Styrax calamite* en diffère principalement par la présence de l'acide *b*enzoïque à la place de l'acide cinnamique.

L'*huile volatile*, *Styrol* ou *Cinnamène* ($C^{16}H^8$), est extrêmement volatile, d'un goût brûlant et d'une odeur aromatique spéciale; soluble dans l'éther et dans l'alcool.

L'*acide cinnamique* ($C^{18}H^8O^4$), qui existe aussi dans les Baumes du Pérou et de Tolu, résulte de l'oxydation de l'hydrure de cinnamyle ou essence de Cannelle. Il est faiblement aromatique, d'un goût âcre, peu soluble dans l'eau, mais bien soluble dans l'alcool. Pris à la dose de 4 à 5 grammes, au moment de se coucher, il est absorbé, et, comme l'acide benzoïque, il se convertit dans le sang en acide hippurique qui passe dans les urines.

La *Styracine* ($C^{24}H^{11}O^2$) est une substance cristallisable, insoluble dans l'eau, soluble dans l'éther et l'alcool bouillant.

ACTION PHYSIOLOGIQUE. — Cette composition dénote, de la part du *Styrax liquide*, des propriétés excitantes communes à tous les balsamiques. Son action se fait sentir sur l'estomac d'abord, et sympathiquement sur l'ensemble de l'organisme; puis, après absorption, sur les émonctoires, et spécialement sur les surfaces muqueuses. Les appareils urinaire et respiratoire ressentent particulièrement son influence, qui se traduit, pour le premier, par de la diurèse, et l'accroissement de l'acide hippurique, aux dépens peut-être de l'acide urique; pour le second, par la diminution de la sécrétion bronchique, ce qui l'a fait nommer *expectorant stimulant*.

USAGES. — Le *Styrax liquide*, comme le *calamite* et les autres sortes de *Styrax*, est principalement employé dans les affections catarrhales des voies respiratoires, ainsi que dans celles des organes génito-urinaires, pour restreindre ou faire cesser la sécrétion mucoso-purulente. Il remplace le Copahu et le Cubèbe dans le traitement de la blennorrhagie et de la leucorrhée (Lhéritier). En application topique sur des ulcères sanieux, il réduit la suppuration, lui fait acquérir de meilleurs caractères, et agit, en un mot, comme détersif.

MODES D'ADMINISTRATION ET DOSES. — Le Styrax liquide est donné en *pilules* à la dose de 50 centigrammes à 2 et 4 grammes par jour. Il serait commode de l'enfermer dans des capsules gélatineuses de Lehuby.

L'*Extrait alcoolique de Styrax* sert à la parfumerie et fait partie de la *Teinture de Benjoin composée*, ainsi que des *Pilules de Styrax composées*, dans lesquelles entrent aussi l'Opium et le Safran.

L'*Onguent de Styrax* se compose presque à parties égales de colophone, de résine élémi, de cire jaune, de Styrax liquide et d'huile de noix. C'est un détersif et siccatif, qu'on additionne souvent de Laudanum et de cérat.

**SUCCIN** ou **KARABÉ**. Résine fossile.

Angl. *Amber*. — All. *Bernstein*.

Le *Succin* ou *Ambre jaune* se rencontre au voisinage de la mer, en Provence et en Picardie, mais surtout sur les bords de la Baltique, où l'on en fait
une récolte suivie.

COMPOSITION. — Il renferme, selon Berzelius : huile odoriférante, inti-
mement combinée avec une résine jaune entièrement soluble dans l'alcool,
l'éther et les alcalis ; résine difficilement soluble dans l'alcool froid, mais
soluble dans l'éther et les alcalis ; *acide succinique*, et principe (*bitume*) insoluble dans les menstrues qui viennent d'être nommés, mais facilement soluble
dans le chloroforme, et constituant alors le vernis d'Ambre, usité en photo-
graphie.

L'*huile volatile* est un irritant local, énergique, qui agit comme rubéfiant
et s'emploie quelquefois en *friction* contre le rhumatisme et la paralysie. A
l'intérieur, c'est un stimulant diffusible qu'on prescrit à la dose de 10 à 15
gouttes dans l'hystérie et l'aménorrhée. Elle entre dans la Teinture d'Ammoniaque composée. On la transforme, à l'aide d'acide nitrique concentré, en une
résine d'un jaune orangé, ayant une odeur musquée, et désignée sous le nom
de *Musc artificiel*. Cette substance, réputée antispasmodique et nervine, a été
employée dans la coqueluche et les fièvres nerveuses, sous forme de *teinture*,
à la dose de 3 à 4 grammes.

L'*acide Succinique* ($C^8H^5O^7$) est soluble dans l'eau et l'alcool, mais non
dans l'essence de térébenthine. Il possède des propriétés stimulantes antispasmodiques, diurétiques et diaphorétiques. On l'emploie dans la goutte et le
rhumatisme chroniques, dans les éruptions rétrocédées et les crampes. La dose
est de 30 centigrammes à 1 gramme.

ACTION PHYSIOLOGIQUE ET USAGES. — Le Succin ne prend d'odeur marquée que par le frottement ; sa saveur est âcre, bitumineuse et désagréable.
Ses effets physiologiques, d'ailleurs fort peu sensibles, sont ceux des balsamiques en général.

L'Ambre jaune a joui autrefois d'une grande réputation comme antispasmodique, anticatarrhal, aphrodisiaque et emménagogue. On le donnait en *poudre*,
à la dose de 50 centigrammes à 4 grammes.

La *teinture de Succin* est souvent employée à la dose de 2 à 4 grammes
dans une potion.

Les *vapeurs* qui se dégagent du Succin projeté sur des charbons ardents
ont été conseillées contre les douleurs, et pour fortifier les parties qu'on y
expose.

Les *colliers d'Ambre*, qu'on mettait jadis autour du cou des enfants, passaient pour avoir la vertu de favoriser l'évolution dentaire et de prévenir les
convulsions. Nous pensons avec Mérat et de Lens, Trousseau et Natalis Guillot,
qu'ils n'ont d'autre mérite que d'empêcher l'intertrigo du cou chez les petits
enfants trop gras.

Le Succin et ses préparations entrent dans une multitude d'anciens médicaments, parmi lesquels le *Baume de Fioravanti*, l'*Eau de Luce* et le *Sirop de Karabé*, qui est opiacé, sont les seuls qu'on prescrive quelquefois. L'Eau de Luce est une teinture alcoolique de Succin, additionnée de savon médicinal, de Baume de la Mecque et d'Ammoniaque, qu'on prescrit à la dose de 10 à 20 gouttes dans un verre d'eau ou dans une potion.

**SUCRE DE CANNE**, extrait de la *Canne à sucre* (*Saccharum officinarum*, L.). — GRAMINÉES; et de la *Betterave* (*Beta vulgaris*, L.). — CHÉNOPODACÉES.

Angl. *Sugar*. — All. *Zucker*.

La *Canne à sucre*, ou *Cannamelle* (angl. *Sugar Cane*), probablement originaire de l'Inde, est cultivée sous les tropiques, en Asie, en Afrique et dans le nouveau continent. La *Betterave*, principalement cultivée dans le nord de la France pour l'extraction du sucre, est une variété à racines succulentes d'une espèce indigène dont le type est le *Beta maritima*.

Le *Sucre de Canne* ($C^{12}H^{11}O^{11}$) se distingue des autres principes sucrés par sa belle cristallisation et par son goût exquis. Il se dissout à parties égales dans l'eau froide, en toute proportion dans l'eau bouillante, et seulement dans 50 parties d'alcool. Il est absolument insoluble dans l'éther.

Le sucre est un aliment respiratoire, exceptionnellement un aliment plastique, puisque les Nègres s'en nourrissent parfois exclusivement, et toujours un condiment fort agréable, dont on fait une consommation progressivement croissante dans les pays civilisés. Il se présente sous plusieurs formes. La plus ordinaire est le *Sucre blanc raffiné*. Une autre est le *Sucre candi blanc* ou *jaune*, en gros cristaux. Puis nous trouvons les sucres plus ou moins impurs, connus sous les noms de *Cassonade* et de *Moscouade*, ainsi que les *Mélasses*, distinguées par les Anglais en *Mélasse proprement dite* et en *Treacle*. Dans les colonies on fait aussi usage du *Suc* sirupeux de la Canne.

Le *Sucre d'Orge* n'est autre que du Sucre de Canne fondu, rapidement solidifié et passé à l'état vitreux. Enfin le *Caramel*, ou sucre brûlé, est une substance acide qui a pour formule $C^{12}H^9O^9$.

ACTION PHYSIOLOGIQUE. — Le Sucre, par l'impression vive et agréable qu'il produit sur l'organe du goût, excite la sécrétion salivaire et prépare l'activité gastrique, à laquelle il fournit d'ailleurs un objet. Introduit dans la circulation sanguine, il devient un combustible et contribue à la formation des matières grasses de l'économie. Il entretient donc la respiration et tend à augmenter la surcharge graisseuse.

Pris en trop grande quantité, le Sucre se transforme partiellement en acide lactique, en présence de l'épithélium buccal ou des spores de Mucédinées, fréquentes dans les détritus des premières voies, rend la bouche épaisse, pâteuse et acide, agace et corrode les dents, échauffe, constipe, donne la soif, oblitère l'appétit et cause de l'embarras gastrique. Le superflu peut passer dans les urines, et constituer une glycosurie transitoire. A la longue, l'abus de cette substance peut même entraîner des inconvénients plus graves pour la santé, et donner lieu à des altérations scorbutiques, telles que le ramollissement des gencives, les ulcérations de la bouche, et, dit-on, la surabondance de l'acide urique dans la sécrétion rénale. Si le Sucre était le seul aliment ingéré, on verrait, comme chez les chiens de Magendie, survenir l'amaigrissement, la prostration, l'ulcération de la cornée, et la mort.

USAGES. — Le Sucre, outre ses usages alimentaires, sert à édulcorer les boissons fades et à masquer le goût de celles qui sont répugnantes. Quand on le suce ou qu'on le laisse fondre lentement dans la bouche, il entretient la sécrétion de la salive et du mucus buccal, fait disparaître la sécheresse de la langue et de la gorge, calme la chaleur et les picotements de ces régions, rend la déglutition, l'expuition, l'expectoration et la parole plus faciles, et empêche la toux fatigante des laryngo-trachéites surtout. Aussi est-ce l'un des moyens les plus fréquemment employés dans les angines légères et les rhumes. Mais l'abus est bien près de l'usage, et, pour peu que cela dure, le sujet ressent les inconvénients signalés tout à l'heure, à propos de l'action physiologique. Dans ce cas, on doit préférer les matières sucrées infermentescibles, telles que la racine ou le suc de réglisse, ou bien la gomme arabique. Le professeur Piorry a conseillé l'emploi du Sucre à haute dose dans le diabète sucré, et assure en avoir obtenu de bons résultats. Un verre d'eau sucrée, aromatisée ou non avec de l'eau de fleur d'oranger, est souvent un excellent digestif, un palliatif de la pyrosis et de la gastralgie. Le *Sucre de Betterave*, qui renferme une certaine proportion de saccharate de chaux, est plus utile sous ce rapport que celui plus pur de la Canne.

Gosselin a fait à la chirurgie une application ingénieuse de la propriété que possède le Sucre, de se combiner avec la chaux pour constituer un saccharate soluble. Dans un cas où la cornée transparente était imprégnée d'éclaboussures de chaux vive délitée dans l'eau, il a réussi à faire disparaître les opacités cornéales, calcaires, en faisant agir à chaque instant un *collyre d'eau sucrée*. On insuffle du *Sucre candi en poudre* sur les taies et sur les ulcères de la cornée. On l'applique également sur les aphthes, les gerçures des mamelons et les ulcères baveux. Brûlé sur une pelle chauffée au rouge, le Sucre répand des vapeurs épaisses et très-odorantes, qui servent à masquer les mauvaises odeurs dans les chambres des malades.

Enfin le Sucre est recommandé comme contre-poison des préparations de cuivre et même d'arsenic.

La *Cassonade brune* et la *Mélasse* jouissent de propriétés laxatives qu'on utilise quelquefois, soit en les faisant manger, soit en les administrant sous forme de lavement dans du lait ou un autre liquide émollient.

En pharmacie, le Sucre est un moyen de conservation pour les substances organiques, facilement altérables, dont on fait des sirops, des robs, des électuaires, des conserves. C'est un adjuvant dans les tablettes, pastilles, pâtes, poudres, etc. Il sert de correctif aux résines et gommes-résines drastiques, dont il adoucit l'action.

Il est bon de savoir que le Sucre altère quelquefois la composition des médicaments, avec lesquels il se trouve en contact prolongé. C'est ainsi qu'il transforme le sublimé corrosif en protochlorure hydrargyrique. Si l'on tenait à administrer le premier sel, il faudrait donc éviter de l'incorporer dans un sirop.

La seule préparation à mentionner dans cet article est le *Sirop de sucre*, ou *Sirop simple*, employé comme édulcorant et comme moyen de donner de la cohésion et de la consistance à diverses autres préparations médicamenteuses.

La *Liqueur de caramel* est usitée comme matière colorante.

**SUIF DE MOUTON**. Graisse de l'*Ovis Aries*, L. — MAMMIFÈRES RUMINANTS.

Angl. *Sheep Tallow*, *Mutton Suet.* — All. *Hammels* oder *Schöpsentalg.*

C'est la graisse qui environne les reins du Mouton (*sevum, adeps præparatus*).

COMPOSITION. — Les analyses ont été faites par Chevreul et Bérard. Voici l'indication des principes immédiats : stéarine et oléine en forte proportion, margarine et hircine en petite quantité.

ACTION PHYSIOLOGIQUE ET USAGES. — Le *Suif* est, comme les autres graisses, un aliment respiratoire, mais fort indigeste. Ses effets locaux sont émollients et adoucissants ; de plus, il abrite les surfaces irritées contre l'accès de l'air, et sert, à ces différents titres, contre les gerçures, les inflammations cutanées et le coryza.

Sa consistance très-solide et sa difficile fusion le font employer de préférence à d'autres corps gras, dans la confection des emplâtres. Saponifié avec l'ammoniaque, le Suif de Mouton donne la *Pommade ammoniacale de Gondret*, qui sert à obtenir une vésication rapide pour les applications médicamenteuses par la méthode endermique.

**SUMAC DES CORROYEURS**, *Rhus coriaria*, L. — TÉRÉBINTHACÉES-ANACARDIÉES.

Angl. *Coriar's Sumach.* — All. *Gerberbaum.*

Le *Sumac*, arbuste de nos provinces méridionales et des pays circum-méditerranéens, est remarquable en automne par ses feuilles d'un rouge vif, d'un goût amer et acide, qui renferment une énorme proportion de tannin, et servent, en Orient, au tannage des cuirs. Les semences sont employées comme condiment acidule.

Les Turcs se servent des *feuilles de Sumac* contre la dysenterie. On les administre comme antipériodiques, à la dose de 15 à 24 grammes par jour (Pellicot), mais elles ne possèdent aucune propriété spéciale contre la fièvre intermittente, et n'agissent vraisemblablement que comme tonique astringent.

Le *Fustet* (*Rhus Cotinus*), qui habite également le midi de la France, passe aussi pour un succédané du Quinquina (Zsoldos).

**SUMAC VÉNÉNEUX,** *Rhus radicans* et *Rhus Toxicodendron*, L. — TÉRÉ-BINTHACÉES.

Angl. *Trailing poison Oak* or *Sumach*. — All. *Giftbaum*.

Les *Rhus radicans* et *Toxicodendron* sont deux espèces extrêmement voisines, qui habitent les États-Unis d'Amérique, et jouissent chacune d'une préférence marquée, la première en Europe, et la seconde dans le nouveau monde.

COMPOSITION. — Aucune analyse satisfaisante de ces plantes actives n'a été effectuée jusqu'à présent ; nous savons seulement qu'elles renferment un principe volatil âcre, une substance noircissant au contact de l'air, du tannin et de l'acide gallique.

ACTION PHYSIOLOGIQUE. — Le *Sumac vénéneux* possède la singulière propriété d'émettre, non pas au soleil, mais la nuit, de l'hydrogène carboné, mêlé de vapeurs âcres et irritantes, lesquelles agissent énergiquement sur certains sujets exposés à leur influence, et produisent une violente démangeaison suivie de rougeur, de gonflement érysipélateux du visage, des mains et même des régions couvertes par les vêtements et surtout des parties génitales. Quelquefois les traits du visage sont complétement déformés par la tuméfaction et deviennent méconnaissables ; il existe une grande ardeur dans la bouche et le gosier ; des phlyctènes couvrent les surfaces enflammées. Puis le travail phlogistique s'apaise, et laisse à sa suite une desquamation épidermique en écailles ou en lambeaux plus ou moins étendus.

A ces faits remarquables on ajoute une particularité bien autrement extraordinaire : c'est la nécessité d'une sorte d'incubation pour le développement des effets spéciaux de ces émanations toxiques. Cette opinion se fonde d'abord sur l'apparition des symptômes un, deux ou trois jours seulement après qu'on a commencé à s'exposer aux émanations malfaisantes ; en second lieu, sur l'expérience de Lavini, qui se servit du suc laiteux de l'arbuste, et n'observa les conséquences de l'*inoculation* que longtemps après. Le premier fait n'a rien de singulier et s'explique tout naturellement, sinon par l'accumulation des doses, du moins par l'accumulation d'action de la substance volatile et âcre qui serait incapable d'exciter du premier coup une vive inflammation, mais qui, trouvant le second ou le troisième jour une peau déjà irritée, finit par atteindre à toute sa puissance pathogénique. Quant à l'expérience mentionnée plus haut, elle n'est rien moins que concluante. Comment croire, en effet, que les accidents généraux survenant seulement vingt jours après l'application sur l'index de deux gouttes de suc laiteux, aient pu être la conséquence de la pénétration du principe toxique dans l'économie ? L'auteur signale, en y attachant de l'importance, deux taches qui se seraient montrées une heure après que les gouttes de suc irritant avaient été enlevées. Ces taches étaient dues, selon nous, au changement de couleur qu'avait subi naturellement la petite couche de substance restée adhérente à la phalange. Pour ce qui est des phénomènes généraux observés trois semaines plus tard, nous les croyons absolument indépendants de l'expérience. C'était vraisemblablement une attaque spontanée d'*eczema rubrum*.

D'après Fontana, le Sumac vénéneux, pris à l'intérieur, ne produirait aucun effet fâcheux, soit qu'on emploie les feuilles et les tiges, ou bien le lait qui en découle à l'époque de la floraison. Cependant les cliniciens ont constaté que, si de petites doses donnent plus d'activité aux fonctions digestives, et n'ont d'autre inconvénient que d'occasionner un peu de spasme ou de ténesme vésical (Trousseau et Pidoux); si elles se bornent à augmenter les sécrétions de la peau, des reins et des intestins, à ramener un peu de sensibilité et de mouvement avec sensation de brûlure, de picotement ou de tiraillement dans les membres paralysés; d'un autre côté, des doses fortes ont donné lieu à des douleurs épigastriques, à des nausées, des vomissements, des étourdissements, de la stupeur et du gonflement inflammatoire des parties paralysées. Pereira en conclut que le Sumac vénéneux est à la fois âcre et narcotique.

USAGES. — Les homœopathes emploient le Sumac vénéneux dans les affections cutanées. Les médecins ne l'ont guère appliqué qu'au traitement des paralysies (Dufresnoy, Bretonneau, Trousseau). Le professeur Trousseau et son illustre maître l'ont prescrit avec succès dans les paraplégies sans lésion organique, consécutive à une commotion de la moelle. Il conviendrait également, selon Pereira, dans les paralysies asthéniques anciennes, ainsi que dans le rhumatisme chronique, dans les formes rebelles de maladies cutanées et dans quelques cas d'amaurose et d'affections nerveuses des yeux.

MODES D'ADMINISTRATION ET DOSES. — Les auteurs ne s'accordent pas sur les doses auxquelles il convient d'administrer la *poudre de feuilles de Sumac vénéneux*. Tandis que les Anglais emploient seulement 2 à 3 centigrammes de *Rhus Toxicodendron* pour commencer, puis doublent la dose et ne l'augmentent chaque fois que de la même quantité, selon l'effet produit, Trousseau prescrit d'emblée une prise de 25 centigrammes de *Rhus radicans* à l'heure du repas, et double, triple, quadruple la dose, s'il y a lieu, les jours suivants, jusqu'à ce qu'il atteigne le maximum de 4 grammes par jour.

**SUREAU**, *Sambucus nigra*, L. — CAPRIFOLIACÉES.
Angl. *Common Elder*. — All. *Flieder*, *Hollanderbaum*.

Le *Sureau* est un arbuste commun dans les haies, autour des habitations, qui fournit à la matière médicale ses fruits, ses fleurs et son écorce.

COMPOSITION. — Il n'existe pas d'analyse de l'*écorce* de Sureau. Les *fleurs* renferment d'après Eliason : huile volatile, résine âcre, acide tannique, deux extractifs, gomme, fibre ligneuse, gluten, albumine, malates de potasse et de chaux, sels minéraux et trace de soufre.

Le *suc des baies de Sureau* contient : acide malique, un peu d'acide citrique, sucre, pectine et matière colorante devenant rouge par les acides et verte par les alcalis.

ACTION PHYSIOLOGIQUE. — La *seconde écorce* du Sureau ou enveloppe herbacée, est inodore, douceâtre, amère et nauséeuse. Elle occasionne des vomissements et des selles liquides. C'est un éméto-cathartique, hydragogue. Les *feuilles*, d'une odeur forte et déplaisante, jouissent de propriétés semblables, mais moins énergiques. En Lorraine, les paysans les mangent en salade pour se purger.

Les *fleurs* fraîches sont d'une odeur un peu fétide qui se corrige par la dessiccation. Leurs émanations odorantes ont produit parfois une sorte de narcotisme. Elles jouissent, comme diaphorétiques, d'une réputation à peu près universelle qu'elles paraissent mériter, surtout lorsqu'elles sont sèches et qu'elles ont perdu les qualités légèrement éméto-cathartiques qui rappellent les vertus de l'écorce et des feuilles.

Les *baies de Sureau*, d'un goût acidulé et sucré, passent pour sudorifiques et purgatives, bien qu'elles ne possèdent que les propriétés d'un purgatif hydragogue.

USAGES. — MODES D'ADMINISTRATION ET DOSES. — La *seconde écorce* de Sureau se prend à la dose de 30 à 60 ou 90 grammes, comme émétique et comme purgatif, dans les hydropisies. Il en est de même des *feuilles*. Le *suc de l'écorce de la racine* a été employé à la dose de 15 à 60 grammes. L'*infusion de fleurs de Sureau* se fait avec 2 ou 3 pincées de fleurs dans 500 grammes d'eau bouillante, et se prescrit comme sudorifique dans les maladies de refroidissement, toutes les fois que la suppression de la transpiration a pu jouer un rôle dans la production de l'état morbide : ainsi dans le rhumatisme, les bronchites, les angines, les exanthèmes répercutés. Cette même infusion sert en *fomentations calmantes* sur les surfaces irritées, affectées d'érysipèle. On la considère, ainsi que les fleurs sèches en sachet, comme résolutive dans les engorgements froids, l'œdème, etc.

Le *suc des baies*, concentré et additionné de sucre, est employé sous le nom de *Rob de Sureau*, comme cathartique, à la dose de 4 à 16 grammes.

**SURELLE** ou **ALLELUIA**, *Oxalis Acetosella,* L. — OXALIDÉES.
Angl. *Common wood Sorrel.* — All. *Gemeiner weisser Sauerklee.*
Cette jolie plante vient à l'ombre des bois, dans la plus grande partie de l'Europe.

COMPOSITION. — Le *suc* exprimé de la *Surelle* fournit par l'évaporation du bioxalate de potasse : c'est là tout ce que nous savons de positif sur sa composition ; mais, par analogie, on peut admettre la présence des différents principes constituants de l'*Oxalis crenata*, analysé par Payen, parmi lesquels nous distinguons, outre l'oxalate de potasse, l'acide oxalique libre, l'oxalate d'ammoniaque, une substance aromatique et différentes matières minérales ou orga. niques.

ACTION PHYSIOLOGIQUE ET USAGES. — La Surelle est inodore, d'un goût fortement acidulé et très-agréable. Elle jouit des propriétés rafraîchissantes et tempérantes des acides végétaux, ce qui lui a valu l'appellation de *Citron du Nord*.

On l'emploie dans les fièvres et les phlegmasies fébriles, ainsi que dans le scorbut. Dans cette dernière affection, on la mange en salade, ou bien on en boit le *suc* à la dose de 15 à 60 grammes. Dans les autres cas, on en fait une *infusion* dans l'eau ou le petit-lait.

Le sel qu'on retire de la Surelle, c'est-à-dire le suroxalate de potasse, ou *Sel d'Oseille*, peut être substitué à la plante dans la préparation des boissons rafraîchissantes. On en met 8 grammes dans 750 grammes d'eau sucrée pour faire une limonade agréable. Ce sel fait la base de la *poudre tempérante* de Rosenstein.

L'oxalate de potasse passe inaltéré dans les urines, où le microscope le fait aisément reconnaître à sa forme octaédrique. En ingérer beaucoup, c'est donc s'exposer à une irritation rénale et à la production de calculs mûraux. D'ailleurs ce sel, avalé en quantité excessive, produit des accidents toxiques qui, dans plusieurs cas, se sont terminés par la mort (voy. OXALATE ACIDE DE POTASSE).

C'est assez dire que nous considérons son emploi et celui de la Surelle comme pouvant être nuisibles ou dangereux.

# T

**TABAC** ou **NICOTIANE**, *Nicotiana Tabacum*, L. — SOLANACÉES.
Angl. *Common* or *Virginian Tobacco*. — All. *Tabaksblätter*.

Le *Tabac* est originaire de l'Amérique tropicale, d'où sa culture s'est répandue sur tout le nouveau continent, en Europe et dans la plus grande partie du globe.

COMPOSITION. — D'après l'analyse la plus récente, celle de Conwell, les feuilles fraîches de Tabac renferment : gomme, mucilage, acides tannique et gallique, chlorophylle, matière pulvérulente verte, huile jaune ayant l'odeur, e goût et les propriétés de la plante, résine jaune pâle, nicotine, substance analogue à la morphine, matière colorante orangé rouge et nicotianine.

La *Nicotine* ($C^{20}H^{14}Az^2$) est un alcaloïde liquide incolore, d'une odeur âcre et d'un goût âcre et brûlant. C'est un des alcalis végétaux volatilisables; les autres sont la Conicine, la Caféine, la Théine et la Théobromine. Ses vapeurs irritantes reproduisent au plus haut degré l'odeur caractéristique du Tabac. Il est soluble dans l'eau, l'alcool, l'éther, les huiles fixes et volatiles, se combine avec les acides et forme des sels déliquescents, parmi lesquels l'acétate est incristallisable.

La proportion de Nicotine varie considérablement dans les divers Tabacs, suivant les lieux de production. Celui qui en renferme le plus, est le *Tabac du Lot* (7,96 pour 100). Le *Tabac de Virginie* en contient 6,87 pour 100 ; celui d'*Alsace*, 3,21 pour 100 ; celui de la *Havane*, 2 pour 100 seulement, et celui de la *Turquie*, une proportion beaucoup plus minime encore.

La *Nicotianine* (Hermbstädt), *Camphre de Tabac* (Gmelin), est une huile volatile concrète, insoluble dans l'eau et les acides dilués, soluble dans l'éther et la potasse caustique.

Le *Tabac à fumer*, qui a subi une fermentation spéciale, offre une composition différente. Zeise y a trouvé : huile empyreumatique particulière, acide butyrique, acide carbonique, ammoniaque, paraffine, résine empyreumatique, acide acétique, oxyde de carbone et hydrogène carboné. Dans cette analyse, il n'est pas question de Nicotine, mais ultérieurement Melsens en a démontré la présence dans le Tabac à fumer.

ACTION PHYSIOLOGIQUE. — Le Tabac est doué d'une odeur spéciale et nullement déplaisante, du genre de celles qu'on appelle vireuses. Son goût est à la fois amer et piquant. Il laisse une impression de chaleur dans le gosier, ainsi que dans l'estomac quand on l'avale, et donne lieu à de la nausée avec une sensation de malaise spécial, analogue à celui qui précède la syncope. De petites doses répétées agissent comme diurétique et moins habituellement comme laxatif.

A doses fortes, le Tabac détermine promptement des nausées, suivies de vomissements et de purgation, avec douleurs abdominales et sensation de défaillance épigastrique. En même temps il se produit une langueur, une faiblesse extraordinaire avec relâchement des muscles, tremblement des membres, anxiété, tendance syncopale, affaiblissement de la vue et confusion des idées. Les pupilles se dilatent, le pouls devient petit et fréquent, la respiration quelquefois laborieuse ; la peau se refroidit, se couvre d'une sueur glaciale, et des mouvements convulsifs peuvent terminer la scène. Ou bien, si la dose est toxique, ce moment de désordre moteur est suivi d'une période de paralysie et de torpeur précédant la mort.

Pendant que ces symptômes se déroulent, il existe une diminution considérable de la sensibilité tactile ; rarement il survient un véritable sommeil.

Le *Tabac à priser* cause sur la muqueuse nasale une double sensation olfactive et tactile. Celle-ci consiste en un vif picotement donnant lieu, par action réflexe, à des éternuments plus ou moins répétés, accompagnés d'une abondante sécrétion de mucus. Le séjour de la poudre de Tabac dans les narines a paru produire, dans quelques cas, des étourdissements, de la prostration, de la somnolence et même des accidents plus graves ; mais de tels phénomènes, liés à l'absorption des principes actifs du Tabac, ne sont possibles que lorsque la sécrétion muqueuse fait défaut, ou que la membrane de

Schneider est exulcérée. Les inconvénients du Tabac à priser sont plus mani-
festes lorsqu'il se répand dans l'arrière-gorge, et surtout lorsqu'il est dégluti.
Il en résulte nécessairement les effets des petites doses, prises directement par
la bouche.

Fumé, le Tabac provoque la sécrétion de la salive et du mucus buccal, et
amène l'ensemble de symptômes décrit plus haut, à l'occasion du Tabac ingéré
dans l'estomac. Quelques pipes fumées coup sur coup ont suffi à déterminer
la mort chez des novices (Marshall-Hall, Gmelin). Plus souvent ceux-ci en
sont quittes pour des vomissements et une purgation. Mais l'usage habituel et
longtemps continué émousse la susceptibilité de l'économie, et les fumeurs,
devenus insensibles aux mauvais effets de la plante, jouissent sans mélange du
calme et de la tranquillité d'esprit singulière que leur apportent ses vapeurs
narcotiques. Toutefois l'abus du Tabac à fumer entraîne, pour l'individu et
pour la société, des inconvénients et même des dangers dont Jolly a tracé avec
éloquence le sombre tableau. Ce sont d'abord des troubles de la digestion et
de la crase sanguine; ensuite des névroses multiformes, et consécutivement la
cachexie et la déchéance de l'espèce. Les phénomènes nerveux consistent en
étouffements, palpitations, spasmes bronchiques, gastro-entéralgie (Praag), auxquels il faudrait joindre l'angine de poitrine (Beau).

Le *Tabac à chiquer* n'est guère usité que par les marins et les hommes
de la plus basse classe. Pris sous cette forme, il agit localement à la manière
du Tabac à fumer, et peut produire aussi quelques-uns des effets généraux
du poison.

Appliqué sur des surfaces excoriées, le Tabac a donné lieu quelquefois à
des accidents d'intoxication dont la terminaison a pu être funeste. Des laye-
ments de Tabac, même à dose raisonnable, ont été suivis de semblables résultats. Ces effets observés sur l'homme sont confirmés par les expériences
pratiquées sur les animaux, notamment sur les Carnivores, car les Herbivores
sont incomparablement moins sensibles à l'action des poisons végétaux.

En définitive, ce qui caractérise principalement la Nicotine, c'est son action
puissamment dépressive sur le système nerveux, et spécialement sur la circulation. Ceux-là se trompent, qui voient dans ces effets une analogie avec ceux de
la Digitale, laquelle calme les désordres du cœur, non pas en amoindrissant son
activité, mais bien en augmentant sa force impulsive et régularisant l'emploi de
cette force. L'analogie est plus réelle, par rapport à l'Aconit (Vogt, Sundelin)
et aux Solanées vireuses, dont le Tabac se distingue principalement parce qu'il
ne produit aucun délire.

Les vertus du Tabac résident à peu près tout entières dans la *Nicotine*, qui
agit sur les organismes vivants avec une violence presque sans égale, et comparable seulement à celle de l'acide Cyanhydrique, de l'Aconitine et de l'Atropine. Deux gouttes suffisent à tuer un chien de moyenne taille (Orfila) en
quelques minutes. Quand la dose est moins massive, et que la mort se fait
attendre, on observe l'accélération de la respiration, qui est accompagnée d'un

bruit particulier dû, soit au spasme des voies respiratoires (Praag), soit à la contraction très-brusque du diaphragme (Claude Bernard). Un ralentissement marqué succède toujours à cette accélération. Les pupilles se dilatent, des phénomènes convulsifs se montrent du côté des yeux et des membres, consistant en spasmes cloniques et toniques, ou tétaniformes. Puis surviennent l'adynamie, accompagnée de tremblement musculaire, et la mort. La sécrétion urinaire ne s'est pas montrée modifiée, et celle de la salive a été augmentée dans moins de la moitié des cas. Enfin, on a observé les vomissements et les évacuations alvines toutes les fois que les animaux ont survécu.

Quant à l'*huile empyreumatique*, sans exercer comme la Nicotine une action paralysante sur le cœur, elle n'en constitue pas moins un violent poison. Une seule goutte appliquée sur la langue d'un chat l'a fait périr en deux minutes, dans des convulsions, le cœur continuant à battre avec force et régularité.

SUBSTANCES SYNERGIQUES, AUXILIAIRES. — En tête, nous devons placer les autres espèces de Tabacs : les *Nicotiana latissima*, *N. rustica*, *N. Persica*, *N. repanda*, etc.; puis viennent les *Lobelia inflata* et *syphilitica*; ensuite les Solanées vireuses, et enfin les Aconits et l'Aconitine, ainsi que les Renonculacées toxiques, etc. De plus, tout ce qui anémie, tout ce qui épuise le système nerveux, peut être considéré comme adjuvant dynamique de la Nicotine.

SUBSTANCES ANTAGONISTES, INCOMPATIBLES. — ANTIDOTES ET CONTRE-POISONS. — Les antagonistes du Tabac sont les toniques, les stimulants et particulièrement les cordiaux, les spiritueux, le Café; tous les excitants mécaniques : frictions, flagellation, acupuncture, ou physico-chimiques: électrisation, ustion, etc. Les antidotes les meilleurs sont les alcooliques et le Café.

Ce dernier agit même de deux façons : dynamiquement et chimiquement par le tannin qu'il renferme et qui précipite la Nicotine à l'état insoluble. Le Thé se comporte de même, et les astringents tanniques, en général, sont les contre-poisons du Tabac. Il faudra donc éviter de les associer à ce dernier, ou de donner concurremment avec lui des stimulants diffusibles.

USAGES. — L'action dépressive du Tabac sur le système nerveux, et surtout ses effets relâchants sur le système musculaire, indiquent l'emploi de cette plante ou de son alcaloïde dans les affections où le symptôme principal est le spasme musculaire simple ou tétanique, intermittent ou continu. Au contraire, les qualités anodynes, diurétiques, émétiques ou cathartiques, sont trop incertaines et environnées de trop d'inconvénients pour qu'il soit raisonnable de les rechercher.

Tout au plus serait-on autorisé à joindre le Tabac aux purgatifs proprement dits, afin de favoriser les résultats en amenant le relâchement des fibres musculaires. C'est ainsi qu'il paraît agir dans certaines constipations, dans l'iléus ou volvulus et dans l'étranglement herniaire. Mais c'est là un moyen extrême auquel il ne faut recourir que lorsque tous les autres ont échoué. Plus d'une fois, un lavement de tabac a déterminé des symptômes d'empoison-nement dont l'issue a été fatale. On doit, en général, le proscrire dans tous les cas où la vie n'est pas mise en péril par le mal spontané, et dans tous ceux où les forces vitales sont déjà profondément déprimées et la circulation languis-sante. Ainsi nous ne l'admettons ni dans la constipation simple, ni dans la rigidité du col utérin, ni dans les états soporeux et asphyxique, ni dans les affections vermineuses, parce qu'il constitue, dans ces cas, une arme à deux tranchants qui peut être funeste au malade; ni dans le phimosis et le para-phimosis, l'érysipèle, l'ascite et l'anasarque, parce que le moyen est sans effi-cacité. Nous n'en voyons guère l'utilité dans la dysurie et l'ischurie, alors même qu'on peut les supposer dépendre d'un spasme du col vésical. En ce cas, la Belladone fait bien mieux notre affaire. Mais le Tabac est appelé à rendre de réels services dans les convulsions toniques, et particulièrement dans le tétanos, dont Curling rapporte dix-neuf cas de guérison par ce moyen.

On peut l'essayer également dans l'hydrophobie, dans l'épilepsie compliquée, et, pourvu qu'on y mette beaucoup de prudence, dans quelques autres états convulsifs, tels que l'asthme et le spasme de la glotte.

MODES D'ADMINISTRATION ET DOSES. — Le Tabac est rarement admi-nistré en *substance*. Cependant, comme émétique, on en donne 25 à 30 centi-grammes.

L'*infusion* se donne en *lavement* à la dose de 4 grammes pour 250 grammes d'eau bouillante (formule de la Pharmacopée anglaise). Le *Codex* de 1837 prescrivait 30 grammes de feuilles de Tabac pour un lavement, ce qui était excessif, ainsi que Bouchardat le fait justement remarquer. Il est vrai que les feuilles de Nicotiane étaient associées à un purgatif qui en neutralisait partielle-ment les effets. Fowler fait prendre à l'intérieur 2 à 4 grammes seulement d'une pareille infusion. Nous pensons qu'en effet, la dose de 2 grammes est suffisante, en lavement aussi bien que par les voies supérieures. La prépa-ration la plus usitée en Angleterre, pour l'usage interne, est le *vin de Tabac au xérès*.

La *fumée* de Tabac est conseillée aussi comme antispasmodique aux per-sonnes non blasées. Tantôt on la fait aspirer par les poumons, tantôt on l'in-troduit dans le rectum à l'aide d'un appareil spécial.

A l'extérieur, le Tabac s'emploie en *cataplasmes* et en *infusion*, en *fumée* et en *onctions*. Quelques médecins ont conseillé, à tort, la décoction qui per-met la volatilisation de la plus grande partie de la Nicotine. Ceci nous amène à faire une remarque importante relativement à l'usage médical du Tabac : c'est qu'il ne suffit pas de spécifier la dose de cette plante, il faudrait encore en indiquer l'espèce, ou plutôt la sorte commerciale qu'il convient d'employer, attendu que, comme on l'a vu plus haut, le principe actif varie du simple au sextuple.

**TACAMAHACA (RÉSINE), TACAMAQUE HUILEUSE.** Fournie par l'*Icica Guyanensis*, Aubl. — TÉRÉBINTHACÉES.

On compte sept sortes de *Résines tacamaques* dont les principales sont fournies par des *Iciquiers*. La *Tacamaque huileuse* se distingue par l'abondance de son huile volatile, son odeur très-forte et très-agréable, rappelant celle du Cumin, et par sa saveur parfumée devenant un peu amère.

Toutes ces substances ont des propriétés semblables, qu'elles partagent d'ailleurs avec les balsamiques dont la composition est analogue, tels que les Térébenthines, le Mastic, etc. Ainsi elles sont toniques, stimulantes, anticatarrhales, antispasmodiques, et parfois diurétiques ou diaphorétiques. La Tacamaque huileuse l'emporte seulement sur les autres par ses vertus stimulantes, diaphorétiques et par la prédominance de son action sur les voies respiratoires, en raison de la forte proportion d'huile essentielle qu'elle renferme.

On employait la résine Tacamahaca à l'intérieur, à la dose de 50 centigrammes à 2 grammes, comme stimulante, anticatarrhale et antispasmodique; à l'extérieur, comme excitante et résolutive.

Elle entrait dans plusieurs préparations officinales maintenant inusitées, et fait encore partie du *Baume de Fioravanti*.

**TAMARINIER**, *Tamarindus indica*, L. — LÉGUMINEUSES.
Angl. *Common Tamarind-tree.* — All. *Sauerdatteln.*

Le *Tamarinier* habite les contrées intertropicales de l'Asie, de l'Afrique et de l'Amérique, où l'on fait un usage habituel de la *pulpe* de ses fruits, qu'on expédie en Europe sous deux formes : 1° unie encore à la gousse privée seulement de son épicarpe et confite dans le sirop de sucre; 2° extraite du légume avec les semences et des fibres ligneuses, et condensée par la coction.

COMPOSITION. — Vauquelin a démontré dans la pulpe de Tamarin les principes suivants : acides citrique, tartrique et malique libres, bitartrate de potasse, sucre, gomme, gelée végétale, parenchyme et eau.

ACTION PHYSIOLOGIQUE. — Par le sucre, la gomme et la pectine, le Tamarin est un aliment respiratoire; par les acides libres et le bitartrate potassique, il devient rafraîchissant et laxatif.

USAGES ET MODES D'ADMINISTRATION. — Dans les pays chauds, la pulpe de Tamarin est usitée, comme aliment acidulé, en boisson, sorbets et confitures.

Délayée dans l'eau très-chaude, puis passée et refroidie, la pulpe de Tamarin donne un breuvage frais, tempérant et fort agréable, qui convient dans les maladies inflammatoires et fébriles, particulièrement dans les fièvres putrides, bilieuses ou gastro-hépatiques, ainsi que dans l'embarras gastrique et la diarrhée bilieuse non fébriles et toutes les fois que les acidules et les laxatifs se trouvent indiqués. On l'associe fréquemment au Séné, bien qu'elle passe, à tort peut-être, pour diminuer l'action de ce purgatif et des cathartiques résineux.

La dose est de 10 à 30 grammes et au delà; 15 grammes suffisent dans un litre d'eau pour donner une tisane légèrement tempérante; on en met cependant d'ordinaire une dose double. Il faut 60 grammes de pulpe pour agir comme laxatif.

A la place d'eau, on emploie assez souvent le petit-lait, ce qui constitue le *Sérum tamarindé*.

La pulpe de Tamarin entrait dans le *Catholicon* et nombre d'autres confections tombées en désuétude.

**TANAISIE**, *Tanacetum vulgare*, L. — COMPOSÉES ou SYNANTHÉRÉES-SÉNÉCIONIDÉES.

Angl. *Common Tansy*. — All. *Rheinfarn*.

La Tanaisie est une espèce indigène, spontanée et cultivée pour sa beauté et pour ses propriétés médicinales.

COMPOSITION. — La plante fleurie, analysée par Peschier, a donné les résultats suivants : huile volatile, huile grasse, cire ou stéarine, chlorophylle, résine amère, matière colorante jaune, tannin et acide gallique, extractif amer, gomme, fibre ligneuse et acide tanacétique.

L'*huile essentielle*, jaune ou verte, possède l'odeur de la plante avec un goût chaud et amer. La *matière amère* est en partie résineuse (Peschier). L'*acide tanacétique* est cristallisé, et forme des sels insolubles avec la chaux, la baryte et l'oxyde de plomb.

ACTION PHYSIOLOGIQUE ET USAGES. — La Tanaisie produit les effets des toniques aromatiques et amers : elle agit par son essence, sa résine et par son tannin. Son odeur est aromatique, désagréable; son goût très-fort, aromatique, amer et nauséeux. Sa puissance est considérable; cependant elle n'est pas toxique, même lorsqu'elle est prise en grande masse. Il n'en est pas ainsi de son huile volatile, qui, à la dose de 15 grammes, a produit, chez un sujet, de violentes convulsions cloniques, des troubles respiratoires, l'affaiblissement progressif des contractions cardiaques, jusqu'à ce que la mort eût lieu par suite de leur entière suspension.

Les jeunes pousses de Tanaisie servent de condiment en Angleterre et dans les pays du Nord. Cette plante n'est guère usitée dans la médecine officielle, cependant on l'a conseillée comme tonique et stimulante dans la dyspepsie, la gastrodynie, le météorisme, les vertiges, l'hystérie et même l'épilepsie, ainsi que dans la fièvre intermittente, le rhumatisme chronique et la goutte froide. On l'emploie comme vermifuge, à l'instar du Semen contra, qu'on falsifie, du reste, avec les semences de Tanaisie, vendues sous le nom de Barbotine.

MODES D'ADMINISTRATION ET DOSES. — On donnait autrefois 30 à 40 grammes du *suc* de la plante, 2 à 4 grammes de poudre ou le double, en infusion, dans 60 grammes d'eau versée bouillante.

L'*huile essentielle* peut être prise à la dose de 1 ou 2 gouttes sous forme pilulaire, avec de la poudre vermifuge. Quant aux *semences*, elles se donnent soit en infusion, soit en poudre, celle-ci à la dose de 1 à 5 grammes dans du lait ou du miel.

**TAPIOKA.** — Voy. MANIOC.

**TÉRÉBENTHINE,** *Terebinthina.*
Angl. *Turpentine.* — All. *Terpenthine.*

On donne le nom de *Térébenthine* à toute substance naturelle oléo-résineuse, c'est-à-dire composée d'une résine et d'une huile essentielle. Le type est pris dans la Térébenthine de Chio, *Resina terebinthina,* fournie par le *Pistacia Terebinthus.* On considère aussi le Copahu comme une Téré-benthine, mais la plupart des produits qui portent ce nom sont des sucs propres de la famille des Conifères, notamment des genres *Pinus, Abies* et *Larix.*

COMPOSITION. — Les Térébenthines sont généralement d'une consistance visqueuse se rapprochant davantage tantôt de la fluidité, tantôt de la mollesse, selon la proportion plus ou moins forte du principe volatil, fluide, eu égard à la matière résineuse solide.

L'*huile essentielle* est ordinairement formée de deux hydrogènes carbonés isomériques. C'est la substance primitive et fondamentale, celle qui a pris nais-sance d'abord dans l'organisme végétal, et dont la résine dérive.

La résine est en effet une matière oxydée ternaire, jouant le rôle d'acide, se décomposant en deux principes : les *acides pinique* et *sylvique*, auxquels se joint quelquefois l'*acide pimarique.* L'exposition à l'air et le contact des corps oxydants transforment lentement ou rapidement toute l'essence en principes résineux, et augmentent par degrés la consistance de la térébenthine en même temps qu'ils en diminuent la fragrance et l'activité. Quand on laisse à l'oxygène atmosphérique le soin d'oxyder la masse, il faut toujours beaucoup de temps pour que la transformation soit complète; cependant pour certaines *Térében-thines,* qui méritent le nom de *siccatives,* l'opération marche relativement assez vite. La Térébenthine communique son odeur à l'eau qui la baigne, et dans laquelle on peut l'émulsionner à l'aide d'un jaune ou d'un blanc d'œuf, ou même encore d'un mucilage végétal. Elle est soluble, du moins partielle-ment, dans l'alcool, l'éther, l'huile de pétrole et les huiles volatiles.

ACTION PHYSIOLOGIQUE. — L'action topique et une partie de l'action géné-rale de la Térébenthine se rapportent à l'essence (voy. PIN MARITIME). Appli-quée sur la peau, la Térébenthine agit comme excitant, puis comme irritant, et détermine à la longue de la chaleur, de la rougeur et une éruption vési-culeuse. Avalée, elle cause dans l'estomac une sensation de chaleur, avec du malaise lorsque la dose est forte, et provoque des mouvements péristal-tiques réflexes qui peuvent amener l'exonération.

Dès lors, et principalement après l'absorption, la Térébenthine produit une excitation générale déjà décrite à propos de l'essence (voy. ce mot). Comme celle-ci, elle stimule la circulation, s'échappe en partie par l'appareil respira-toire et la peau, en partie par les reins, dont elle accroît la sécrétion. Mais c'est l'huile volatile, non modifiée et reconnaissable à son odeur habituelle, qui suit la première voie, tandis que la résine et la portion d'essence oxydée dans le sang se dirigent du côté des glandes rénales, et communiquent à l'urine l'odeur de violette, ainsi que la propriété de donner, par l'acide nitrique, un précipité soluble dans l'alcool et l'éther.

Il est probable que les acides pinique, sylvique et pimarique de la résine, passent dans la sécrétion urinaire à l'état de pinate et de sylvate ou de pimarate de soude.

Cette détermination élective de chacun des constituants de la Térébenthine vers un émonctoire spécial explique les différences d'action des diverses espèces ou sortes commerciales de cette substance médicamenteuse, suivant leur degré de consistance, et par conséquent suivant les proportions relatives de résine et d'huile essentielle qu'elles renferment. Une Térébenthine liquide s'adresse spécialement aux voies respiratoires et à l'appareil sudoral, comme fait l'essence, dont l'action serait même exclusivement bornée à ces régions de l'économie, si elle était inattaquable par l'oxygène du sang. Au contraire, une Térébenthine molle ou presque solide agit presque exclusivement sur les reins et sur les organes génito-urinaires, en raison de la prédominance de la résine sur l'huile volatile. Il n'est donc pas tout à fait exact de dire que l'essence est la partie la plus active du mélange. Assurément, elle produit plus que la résine l'excitation vasculaire ou nerveuse, ainsi que l'exanthème sudoral, mais elle cède le pas à la résine pour l'influence exercée sur l'appareil uro-génital. En d'autres termes, l'huile volatile possède exclusivement les qualités d'un stimulant diffusible et d'un modificateur de la muqueuse respiratoire ou des glandes sudoripares ; tandis que la résine, sans action sur ces émonctoires, non plus que sur la circulation, est l'unique agent des phénomènes qui se passent du côté des organes génito-urinaires.

Ces phénomènes consistent en une augmentation de la diurèse aqueuse avec diminution de la vascularité des glandes uropoiétiques et de la muqueuse des canaux parcourus par l'urine, amoindrissement de l'exhalation du plasma de l'épithélium, et conséquemment réduction du flux muqueux ou purulent, quand il existe. Du côté de la muqueuse bronchique il se passe des changements analogues, se traduisant aussi par la diminution ou la suppression de la sécrétion catarrhale. Si donc les râles cessent d'être entendus dans la poitrine, cela tient non pas, comme on le répète généralement, à ce que l'expectoration est plus facile, mais à ce que la matière de l'expectoration fait défaut. La Térébenthine et les autres substances balsamiques ne sont donc pas des expectorants, mais des *anticatarrhaux*, aussi bien pour la muqueuse respiratoire que pour celle de l'urèthre.

Aux doses où l'on emploie d'ordinaire la Térébenthine, la quantité d'huile qu'elle renferme est généralement insuffisante pour produire les troubles de l'innervation qui signalent parfois cette dernière, et qui rappellent les effets des anesthésiques et des substances analogues, telles que le camphre et les émanations odorantes des fleurs. C'est ce qui a pu faire croire que les oléorésines bornaient leur action aux appareils de la vie organique, tandis que les essences s'adressaient au système nerveux de la vie de relation.

USAGES. — Les Térébenthines sont utiles principalement dans les flux muqueux ou purulents des voies uro-génitales et de l'arbre aérien, ainsi que dans le catarrhe chronique de l'intestin avec ou sans altération anatomique de la muqueuse. On les administre aussi à l'intérieur dans le rhumatisme chronique. Pour ces différents usages, l'espèce de Térébenthine est loin d'être indifférente. Les Térébenthines fluides, non siccatives, conviennent dans les rhumatismes et les affections des organes respiratoires, tandis que les Térébenthines consistantes, ou facilement oxydables dans la circulation, doivent être préférées pour les catarrhes de l'appareil génito-urinaire.

Pour l'usage externe, les Térébenthines sont employées comme topiques détersifs et digestifs sur les ulcères sanieux et indolents.

MODES D'ADMINISTRATION ET DOSES. — La Térébenthine peut se donner en *capsules* comme le Goudron. Quelquefois on l'administre sous forme d'*émulsion* ou d'*électuaire*. L'émulsion s'obtient avec du jaune d'œuf ou bien avec un mucilage ; l'électuaire avec du sucre ou du miel. Ordinairement on la mêle à une poudre inerte pour en faire des *pilules*.

La Térébenthine peut être aisément solidifiée à l'aide de la magnésie calcinée, qui se combine avec la résine acide et forme un résinate qui absorbe l'huile volatile. On en augmente également la consistance en faisant agir la chaleur, qui dissipe une grande partie de l'essence et laisse la résine simplement amollie par le reste de l'huile volatile : c'est ce qu'on nomme *Térébenthine cuite.*

La Térébenthine se donne intérieurement à la dose de 1 à 4 grammes par jour, par prises de 20 à 50 centigrammes, sous l'une des formes indiquées ci-dessus. Cette dose quotidienne peut être exceptionnellement dépassée.

Les Térébenthines font partie du *Baume de Fioravanti* ou alcoolat de Térébenthine composé, des *Onguents d'Arcœus* et *épispastique*, des *Emplâtres diabotanum*, *diachylum* et de *galbanum*, du *Baume de soufre*, des *Pilules mercurielles*, du *Savon de Starkey*, etc.

**TÉRÉBENTHINE DE L'ÉPICÉA. —** Voy. POIX DE BOURGOGNE.

**TÉRÉBENTHINE DU MÉLÈZE,** *Larix europœa*, DC. — CONIFÈRES. Angl. *Larch* or *Venice Turpentine.* — All. *Lärchen Terpenthine.*

La Térébenthine fournie par le Mélèze, dite aussi *Térébenthine suisse* ou *Térébenthine fine*, et, dans le commerce, *Térébenthine de Strasbourg*, est la plus usitée en pharmacie. Elle se compose de deux huiles volatiles, de beaucoup d'acide pinique, d'un peu d'acide sylvique, d'une résine indifférente, insoluble dans l'huile de pétrole, d'un extractif amer, et d'une petite quantité d'acide succinique qui lui vaudrait, à la rigueur, le titre de baume. Elle est assez épaisse, d'une odeur pe  agréable, pas très-forte, d'une saveur amère, puissante et laissant une sensation d'âcreté dans la gorge. A peine oxydable à l'air, elle n'est point siccative et non solidifiable par un seizième de magnésie calcinée.

Ces qualités la désignent spécialement pour les catarrhes des voies respiratoires, à l'exclusion de ceux des organes génito-urinaires. Mais c'est surtout l'essence extraite de cette Térébenthine qu'il faudrait réserver pour les névroses et les affections tégumentaires, cutanées ou bronchiques, puisque, ne s'oxydant pas, elle conserverait plus longtemps dans la circulation son action spéciale d'hydrogène carboné, et passerait presque tout entière par la respiration et l'appareil sudoripare.

**TÉRÉBENTHINE DU PIN D'AMÉRIQUE**, *Pinus palustris*, Lamb. — CONIFÈRES.

Angl. *White Turpentine*.

Cette Térébenthine, appelée aussi de *Boston* ou du *Pin tœda*, présente une consistance variable, demi-fluide ou molle, avec une odeur aromatique et une saveur chaude, piquante et amère. Elle s'emploie aux mêmes usages que la suivante.

**TÉRÉBENTHINE DU PIN MARITIME**, *Pinus maritima*, Lamb. — CONIFÈRES.

Angl. *Bordeaux Turpentine*.

La *Térébenthine de Bordeaux* ou *commune* offre une composition chimique semblable à celle de la Térébenthine du Mélèze, seulement elle ne renferme pas d'acide succinique. Elle possède une odeur désagréable, un goût âcre, amer et nauséeux ; aussi est-elle moins estimée que les autres pour l'emploi pharmaceutique. Cependant elle jouit de l'avantage de se solidifier par l'addition d'un seizième de magnésie calcinée. Elle est aussi très-siccative à l'air, par conséquent très-oxydable dans le sang, et répond mieux que d'autres à l'indication de guérir les flux muqueux et purulents des reins, de la vessie et de l'urèthre.

**TÉRÉBENTHINE DU SAPIN ARGENTÉ**, *Abies pectinata*, DC. — CONIFÈRES.

Angl. *Strasburgh Turpentine*.

Cette Térébenthine, dite aussi *Térébenthine au citron*, *d'Alsace* ou *de Venise*, se distingue des précédentes par la présence d'une résine cristallisable (*abiétine*), et renferme aussi une petite proportion d'acide succinique ou peut-être d'essence de citron. Son odeur est agréable et son goût modérément âcre et amer. Elle est très-siccative comme la précédente, dont elle a les propriétés spéciales.

C'est avec la Térébenthine du Sapin argenté qu'on prépare l'*Eau térébenthinée* et la *Térébenthine cuite*.

**TÉRÉBENTHINE DU SAPIN BALSAMIFÈRE**, *Abies balsamea*, Lindl. — CONIFÈRES.

Angl. *Canadian Turpentine, Canada Balsam.*

Le *Baume du Canada*, analysé par Bonastre, a donné : huile volatile, résine, sous-résine, caoutchouc, trace d'acide acétique, extractif amer et sels.

Il offre une odeur agréable, un goût légèrement amer et quelque peu âcre. Il est très-siccatif, et se solidifie par la magnésie, comme la Térébenthine de Bordeaux ; aussi est-il assez souvent employé avec avantage contre les blen-norrhées et les catarrhes chroniques de la vessie (Ricord, Gubler, etc.).

**TÉRÉBENTHINE DE CHIO, TÉRÉBENTHINE DU TÉRÉBINTHE**, *Pistacia Terebinthus*, L. — TÉRÉBINTHACÉES-ANACARDIÉES.

Angl. *Chian* or *Cyprus Turpentine.* — All. *Cyprischer Terpenthine.*

Le *Térébinthe* habite la Provence, l'Égypte et tout le Levant. Il fournit une Térébenthine d'un jaune verdâtre et d'une consistance de miel, mais plus glutineuse, d'une saveur douce et d'une odeur agréable, rappelant celle du Citron et du Jasmin.

Ce produit, dont il n'a pas été fait d'analyse chimique exacte, présente vraisemblablement une composition analogue à celle des Térébenthines des Conifères, avec des propriétés physiologiques semblables. Lorsqu'on peut se procurer de la Térébenthine du Térébinthe, on la fait servir aux mêmes usages que celle du Mélèze. Elle a sa place dans les formules de plusieurs on-guents et emplâtres, et c'est elle qu'on faisait entrer jadis dans la *Thériaque* préparée à Venise.

**THAPSIE**, *Thapsia garganica.* — OMBELLIFÈRES-THAPSIÉES.

Cette Ombellifère est très-commune en Algérie, surtout dans la province de Constantine. Sa racine contient une résine irritante qu'on en extrait à l'aide de la chaleur, et que Reboulleau et A. Bertherand ont introduite dans la matière médicale.

La résine du *Thapsia*, appliquée sur la peau, produit successivement la rougeur, la vésiculisation et même la vésication véritable, selon le temps que dure le contact et selon les qualités de la substance. C'est donc un moyen révulsif d'une grande intensité, et dont l'usage commence à se répandre beau-coup dans la pratique médicale.

Reboulleau prépare un *Sparadrap de Thapsia* d'une belle couleur jaune, très-adhésif et d'un emploi beaucoup plus commode que l'huile de Croton, qu'il faut préalablement étaler sur le centre d'un emplâtre de diachylum, et qui manque souvent son effet parce qu'elle est de mauvaise qualité.

L'*emplâtre de Thapsia* fait lever, du jour au lendemain, des myriades de petites vésicules miliaires sur un fond rougeâtre de peau irritée, sans causer d'ailleurs ni démangeaison excessive ni douleur forte. Quelquefois l'éruption met trente-six heures à se compléter. La dessiccation s'en fait très-rapidement; on la favorise en faisant une onction d'huile d'amandes douces sur la région, ou bien en la poudrant de farine de riz ou d'amidon.

Le *Taffetas à la résine de Thapsia*, préparé par Leperdriel, jouit des mêmes propriétés.

L'usage externe du *Thapsia* est le même que celui de l'huile de Croton ; ses indications sont celles d'un agent énergique de la médication révulsive. On s'en servait anciennement en Barbarie contre les maladies chroniques de la peau.

**THÉ,** *Thea chinensis*, Sims. — TERNSTROEMIACÉES.

Angl. *Black* and *green Tea*. — All. *Schwartz* und *grünen Thee*.

Les variétés commerciales du *Thé* sont nombreuses et se divisent en deux catégories : les *Thés verts* et les *Thés noirs*, que plusieurs botanistes rapportent à deux espèces distinctes : le *Thea viridis*, L., et le *Thea Bohea*, L., aujourd'hui réunies sous le nom de *Thea sinensis*.

Les différentes variétés de l'arbrisseau qui donne le *Thé* croissent spontanément dans l'empire chinois et les contrées adjacentes de la Cochinchine.

COMPOSITION. — Le Thé renferme une substance volatile, une huile grasse, de la théine, une matière caséeuse, de la gomme, du tannin et du ligneux.

La *Théine* ($C^{16}H^{10}Az^4O^4 + H^2O^2$) est un alcaloïde volatil, identique avec la *Caféine*, qui se trouve non-seulement dans le Thé et le Café, mais aussi dans le Guarana ou Paullinia, ainsi que dans le Maté ou Thé du Paraguay. Le Guarana en contient même autant que le meilleur Thé, c'est-à-dire 5,07 pour 100. Selon Péligot, le *Thé hysven*, qui est le plus riche, fournit 5,40 pour 100 de Théine, tandis que le *Thé péko*, qui est le plus pauvre, n'en donne que 2,70. Ce chimiste a fait voir aussi que les diverses sortes de Thés renferment une quantité notable de caséine, qui en augmente les qualités nutritives. Les auteurs ne sont pas d'accord sur les proportions relatives de tannin, dans les deux sortes principales du Thé. H. Davy et Franck en indiquent une plus forte dans le Thé noir, tandis que, selon Brande et Pereira, il y en aurait davantage dans le Thé vert.

ACTION PHYSIOLOGIQUE. — Les effets du Thé sont fort analogues à ceux du Café (voy. ce mot). Le tannin, dont il renferme 35 à 48 pour 100, lui donne des propriétés astringentes et toniques ; la Théine ou caféine lui communique des qualités stimulantes qui se traduisent par l'accélération des battements du cœur, l'accroissement de l'activité cérébrale et l'insomnie.

Toutefois, dans certaines conditions, le Thé semble exercer un pouvoir sédatif sur le système vasculaire, et augmente la diurèse à la manière de la Digitale.

A haute dose et chez des sujets prédisposés, le Thé donne lieu à des sensations pénibles, et agit comme narcotique. Une forte infusion de cette plante, introduite dans l'abdomen d'une grenouille, a causé la paralysie du train de derrière (Lettsom). Malgré la différence de ces effets, le Thé, ou plutôt la

Théine me semble une de ces substances *dynamophores*, types des véritables corroborants, qui cèdent de la force aux appareils d'innervation, et remplacent momentanément les aliments de la combustion respiratoire.

USAGES. — Le Thé est surtout usité comme aliment. Ses feuilles, infusées dans l'eau bouillante, donnent une boisson aromatique et stimulante, d'un goût agréable et fort recherchée des peuples qui habitent les contrées froides et humides du globe.

A titre médicamenteux, le Thé est cependant employé très-souvent dans les ndigestions ou dans les affections qui réclament l'emploi des stimulants diffusibles et des sudorifiques. Dans ce dernier cas, l'ingestion d'eau très-chaude est plus utile encore que la présence de la théine.

En qualité de diurétique, le Thé est favorable aux personnes dont les urines sont rares et chargées, aux goutteux et aux graveleux, ainsi qu'aux hydropiques. Mais j'ai remarqué que l'infusion de Thé pousse davantage aux urines quand elle est prise immédiatement après le repas et que le sujet évite la chaleur et les causes de sudation.

Comme stimulant du système nerveux central, on l'emploie, ainsi que le Café, dans le narcotisme thébaïque, et Clutterbuch le conseille pour dissiper la stupeur des fièvres graves. D'un autre côté, son action vaso-motrice l'a fait recommander par T. Percival et Pereira dans les maladies fébriles et inflammatoires, où il paraît avoir donné de bons résultats. Enfin, l'infusion de Thé sert, par son tannin, à neutraliser les effets toxiques des alcaloïdes végétaux et des substances qui en renferment.

MODES D'ADMINISTRATION ET DOSES. — Rarement on mâche des feuilles de Thé. Presque toujours, au contraire, on les prend en *infusion* à la dose de 4 à 12 grammes pour 500 grammes d'eau bouillante.

La dose doit varier non-seulement suivant les conditions individuelles et suivant le résultat qu'on veut obtenir, mais aussi suivant l'espèce de Thé employé. Le Thé vert, étant de beaucoup le plus excitant, doit être pris en quantité plus faible.

On fait quelquefois usage de *pastilles* ou *bonbons de Thé*, qui ne sont pas de simples friandises, mais peuvent rendre des services réels, soit pour ranimer les forces, soit pour apaiser instantanément, chez certains gastralgiques, le sentiment de la faim qui n'est alors qu'une hallucination de l'estomac.

**THÉ DU PARAGUAY**. — Voy. MATÉ.

**THYM**, *Thymus vulgaris*, L. — LABIÉES.
Angl. *Common* or *garden Thyme*. — All. *Gemeiner Thymian*.
Ce sous-arbrisseau habite les terrains calcaires ou le bord de la mer, dans le midi de la France et le sud-ouest de l'Europe.

COMPOSITION. — Les principaux constituants de cette Labiée sont : huile volatile, tannin, principe amer et fibre ligneuse. L'*huile essentielle* de Thym, d'abord rouge, devient blanche par une seconde distillation. Elle se compose, selon Lallemand, du *Thymène*, essence liquide, isomérique avec celle de Térébenthine, et du *Thymol*, stéaroptène peu différent du Camphre proprement dit.

ACTION PHYSIOLOGIQUE. — USAGES. — Les principales propriétés du Thym dépendent de son huile volatile, qui est fragrante et agréable, et lui donne les qualités des stimulants diffusibles et des aromatiques en général (voy. CAMPHRE et ESSENCE DE TÉRÉBENTHINE).

La plante entière possède en outre les qualités toniques des amers astringents. On l'emploie comme condiment aromatique et comme moyen d'éloigner les insectes. On en prépare une *infusion* stimulante et des *bains* fortifiants.

L'*huile essentielle de Thym* se prescrit par *gouttes* sur du sucre, ou en *potion*. On en imbibe aussi du coton pour l'appliquer sur les dents cariées et en cautériser la pulpe nerveuse.

**TILLEUL**, *Tilia europœa*, L. — TILIACÉES.
Angl. *Lime-tree*. — All. *Linde*.

Le *Tilleul* est indigène dans une grande partie du continent européen. Il en existe plusieurs variétés élevées au rang d'espèces : le *Tilleul à petites feuilles* (*Tilia microphylla*, all. *Kleinblätterige* oder *Winter Linde*), et le *Tilleul à grandes feuilles* (*Tilia platyphylla*, all. *Sommer Linde*).

Les fleurs sont à peu près la seule partie de cet arbre employée en médecine. Elles possèdent une odeur agréable qu'elles doivent sans doute à la présence d'une huile essentielle, et sont très-recherchées comme antispasmodique. C'est un remède populaire dans les indispositions qui dépendent d'un état nerveux, d'un refroidissement ou d'une indigestion. Mondées de leurs pédoncules et de leurs bractées, bien séchées et conservées à l'abri de l'humidité, elles donnent une infusion d'une odeur suave et d'un goût extrêmement agréable, que Mérat et de Lens conseillent de substituer au Thé de Chine pour l'usage alimentaire.

Les *fleurs* de Tilleul sont fréquemment associées à la fleur ou à la feuille d'Oranger, pour servir à la préparation d'une *infusion* calmante et antispasmodique. On en met une pincée pour 150 à 200 grammes d'eau bouillante.

L'*Eau distillée de Tilleul* est souvent employée en potion à la dose de 60 à 120 grammes.

**TONKA (FÈVE)**. Semence du *Coumarouna odorata*, Aublet. — LÉGUMINEUSES-GÉOFFRÉES.

Le *Coumarou* est un arbre de Cayenne, dont la semence ou haricot offre une saveur amère avec l'odeur exaltée du Mélilot.

COMPOSITION. — D'après Boullay et Boutron-Charlard, la *Fève tonka* renferme : matière sucrée fermentescible, acide malique libre, malate acide de chaux, gomme, matière grasse ou coumarin, amidon, sel ammoniacal, et ligneux. Le *Coumarin* est un principe odorant, voisin des huiles essentielles, et primitivement confondu avec l'acide benzoïque.

USAGES. — La *Fève tonka* sert de parfum. On en met dans le Tabac à priser et dans les hardes pour les préserver des insectes.

**TORMENTILLE**, *Tormentilla erecta*, L.; *Potentilla Tormentilla*, DC. — ROSACÉES-DRYADÉES.

Angl. *Tormentil, Septfoil.* — All. *Aufrechte Rothwurz, Ruhrwurz.*

La *Tormentille* est commune dans les bois et les pâturages secs. Sa racine est la partie usitée en médecine.

COMPOSITION. — Meissner y a constaté : huile volatile, résine, cérine, myricine, tannin, matière colorante, gomme ou pectine, extractif et fibre ligneuse.

ACTION PHYSIOLOGIQUE. — USAGES. — La racine de Tormentille doit au tannin ses propriétés astringentes et toniques. C'est un des meilleurs astringents indigènes. On l'emploie dans la diarrhée et la dysenterie chroniques, les hémorrhagies passives et l'hématurie des troupeaux, ainsi que contre la fièvre intermittente.

A l'extérieur, on en fait usage contre la leucorrhée, les ulcères baveux, le ramollissement des gencives, les contusions et les épanchements sanguins.

La *racine* de Tormentille se prend en *poudre*, à la dose de 2 à 4 grammes. La *décoction* de 60 grammes de substance dans un litre d'eau se prend à la dose de 30 à 60 grammes, comme tonique astringent. On s'en sert aussi en *lotions, fomentations* et *injections.*

La Tormentille entre dans la composition de la *Thériaque* et du *Diascordium.*

**TRÈFLE D'EAU.** — Voy. MÉNYANTHE.

**TURBITH VÉGÉTAL**, *Ipomœa Turpethum*, Brown. — CONVOLVULACÉES.

Angl. *Indian Jalap Turpeth.*

Le *Convolvulus Turpethum* croît dans les Indes occidentales.

COMPOSITION. — La racine, analysée par Boutron-Charlard, a donné : huile volatile, résine, matière grasse, albumine, fécule, matière colorante jaune, ligneux, sels et oxyde de fer.

ACTION PHYSIOLOGIQUE. — USAGES. — Le *Turbith végétal* est purgatif comme ses congénères. Il agit lentement, à la manière de l'Aloès, et sa puissance est inférieure à celle du Jalap. On ne le prend guère maintenant, mais c'était autrefois le cathartique des maladies chroniques, de la paralysie et de la goutte.

On employait l'*extrait de Turbith* à la dose de 1 gramme à 1$^{gr}$,50, et la *résine pure* à dose moitié plus faible. Cette racine entrait dans un certain nombre de préparations officinales tombées en désuétude.

**TUSSILAGE** ou **PAS-D'ANE**, *Tussilago Farfara*, L. — COMPOSÉES ou SYNANTHÉRÉES-EUPATORIÉES.

Angl. *Colt's-foot.* — All. *Huflattich.*

Le *Pas-d'âne* croît communément dans les terres argileuses, humides et dénudées. En France, nous ne nous servons que de ses fleurs, mais en Allemagne ses feuilles sont d'un usage plus habituel.

La plante tout entière est amère-astringente et mucilagineuse; elle est donc à la fois tonique et béchique. Aussi le Pas-d'âne est-il fréquemment employé mêlé aux *trois autres fleurs pectorales* pour calmer la toux (*Tussilago*) et faciliter l'expectoration dans les rhumes et les catarrhes bronchiques.

Les *fleurs* du *Tussilago Farfara* se donnent en *infusion* (une pincée pour un litre d'eau bouillante). Elles entrent dans le *Sirop d'Erysimum* et dans celui de *grande Consoude.* Le sirop, la conserve et l'eau distillée sont inusités.

Les *feuilles pilées* forment un cataplasme émollient; leur *suc* se donne contre la toux.

# U

**ULMAIRE** ou **REINE-DES-PRÉS**, *Spiræa Ulmaria*, L. — ROSACÉES-SPIRÉACÉES.

Angl. *Dropwort, Queen of the meadow.* — All. *Geisbart, Wiesenspierstaude.*

La *Reine-des-prés* est commune dans les herbages humides et au bord des eaux.

Cette plante, dont les feuilles sont astringentes, est douée par conséquent de propriétés toniques et resserrantes, auxquelles on a recours dans les diarrhées et la dysenterie chroniques. Quant aux fleurs, elles possèdent une odeur agréable, due probablement à une huile essentielle qui leur communique des vertus stimulantes et diaphorétiques.

En qualité d'astringent, la *Spirée ulmaire* devient, en certaines circonstances, un diurétique utile, et l'on peut en recommander l'usage dans les affections organiques du cœur, le diabète albumineux ou maladie de Bright, les hydropisies et les hypérémies rénales avec diminution de la sécrétion urinaire. Comme le tannin réside principalement dans le système foliacé, ce sont, à mon avis, les *feuilles* d'Ulmaire qu'il faut conseiller en infusion à la dose de 4 à 8 grammes pour un litre d'eau bouillante.

Généralement on emploie l'infusion de fleurs.

**UVA URSI.** — Voy. BUSSEROLE.

# V

**VALÉRIANE CELTIQUE**, *Valeriana celtica*, L. — VALÉRIANÉES.
Angl. *Altea Nard.*

La *Valériane celtique* habite les Alpes méridionales, appelées Celtiques par les anciens, depuis le Piémont jusqu'en Istrie.

Sa racine, d'une odeur moins forte, d'une saveur moins âcre et moins amère que celle de la Valériane officinale, est en même temps plus aromatique. Associée à la racine du *Valeriana saliunca*, All., elle constitue en partie le Spicanard usité en Afrique et en Orient pour se parfumer le corps et pour aromatiser les bains. Mais le vrai *Spicanard* des anciens est fourni par le *Valeriana Jatamansi*, Roxb. (*Nardostachys Jatamansi*, DC.).

La Valériane celtique, dont l'action physiologique et les vertus thérapeutiques sont analogues à celles de la Valériane officinale (voy. ce mot), est employée contre l'hystérie et l'épilepsie. Elle est un des ingrédients de la *Thériaque* et du *Mithridate*.

**VALÉRIANE PHU**, *Valeriana Phu*, L. — VALÉRIANÉES.
Angl. *Garden Valerian*. — All. *Garten Baldrian.*

La *Valériane Phu* habite les hautes montagnes de l'Europe, la Sibérie, etc, mais on la cultive comme plante d'ornement, sous le nom de *Valériane des jardins.*

Ses propriétés sont à peu près celles de la Valériane officinale, que pourtant elles n'égalent pas. Les Baskirs la considèrent comme un puissant fébrifuge.

**VALÉRIANE SAUVAGE**, *Valeriana officinalis*, L. — VALÉRIANÉES.
Angl. *Officinal Valerian*. — All. *Baldrianwurzel.*

La *Valériane officinale* est dite sauvage par opposition à la précédente, parce que, se trouvant presque partout en Europe à l'état spontané, elle n'est pas l'objet d'une culture.

COMPOSITION. — L'analyse de Trommsdorff établit de la manière suivante la constitution chimique de la racine de Valériane : huile volatile et acide valérianique, amidon, albumine, matière extractive (valérianine), extractif jaune, résine molle balsamique, mucilage, valérianate de potasse, malate de potasse et de chaux, sulfate et phosphate de chaux, silice et fibre ligneuse.

L'huile volatile de Valériane, non rectifiée, se compose de cinq principes immédiats dont deux fondamentaux : la *Bornéine*, isomérique avec l'essence de Térébenthine, et le *Valérol*, $C^{12}H^{10}O^2$; les trois autres, accessoires, sont l'*acide valérianique*, la *résine* et un *camphre* ou stéaroptène.

Fraîche et purifiée, l'essence de Valériane est d'une odeur non désagréable. A la dose d'une ou de plusieurs gouttes, elle est puissamment stimulante et antispasmodique.

L'*acide Valérianique* ou *Valérique* ($C^{10}H^3O^3+HO$) est identique avec l'acide phocénique, obtenu par Chevreul de l'huile de Baleine, et se trouve dans les fruits du *Viburnum Opulus*, ainsi que dans les produits de décomposition de diverses substances végétales et animales. Son goût est âcre et son odeur forte rappelle un peu celle de la racine de la plante. Il est légèrement soluble dans l'eau et se dissout en toutes proportions dans l'alcool et l'éther. Il se combine avec les bases pour former des sels presque tous solubles.

La *Valérianine* et l'extractif jaune ont une saveur amère et sont solubles dans l'eau.

ACTION PHYSIOLOGIQUE. — A petites doses, la Valériane ne produit pas d'effets physiologiques appréciables. Des doses fortes ne donnent lieu parfois qu'à des symptômes peu apparents : une légère incertitude de la myotilité, un peu de céphalalgie et des vertiges fugaces (Trousseau et Pidoux). Toutefois, à la suite de l'ingestion de quantités massives de la racine ou de son extrait, on observe de la céphalalgie, de l'excitation mentale, de la photopsie, des étourdissements, des impatiences, de l'agitation, des mouvements spasmodiques, et, dit-on, de l'accélération du pouls, de la chaleur de la peau et de la sueur. Ces phénomènes se résument dans le mot *excitation*.

La *Valériane* est donc un stimulant du système nerveux, c'est-à-dire un *nervin ;* seulement on peut se demander si elle agit directement sur le centre cérébro-spinal, ou si, comme le pensent Trousseau et Pidoux, elle porte d'abord son action sur le système ganglionnaire.

Dans les expériences faites sur l'homme, on s'est généralement contenté d'introduire la Valériane par la voie stomacale ; mais, en présence des effets singuliers observés chez le chat sous l'influence de l'odeur de cette racine, il est permis de croire que les émanations du principe volatil introduites dans les narines et les canaux aériens détermineraient également, dans l'espèce humaine, des phénomènes d'excitation. Il se pourrait, en conséquence, que les inhalations d'essence de Valériane fussent plus profitables aux sujets nerveux que ne sont les prises d'extrait portées dans les voies digestives.

USAGES. — Le mode d'action de la Valériane sur l'appareil cérébro-spinal lui assigne un usage rationnel dans les troubles des fonctions nerveuses qui consistent en un défaut de stimulation ou peut-être de tonicité du système nerveux. Par exemple, le médicament serait indiqué dans les spasmes, convulsions et autres désordres résultant d'une perte de sang excessive, tandis qu'il serait inopportun ou nuisible dans le cours de phénomènes semblables développés sous l'influence d'une phlegmasie cérébro-spinale ou d'une simple hypérémie active, ou bien encore par le fait des poisons convulsivants.

En d'autres termes, la Valériane n'est *antispasmodique* que dans les cas où les spasmes expriment l'asthénie se produisant par défaut d'incitation, à peu près comme la contraction musculaire qui coïncide avec l'ouverture du circuit se déclare au moment où cesse l'intégration de la force par le courant électrique.

Il suffirait, d'après cela, de déterminer la série des états morbides dans lesquels les désordres nerveux résultent d'un défaut de *stimulus* pour dresser du même coup la liste des cas qui réclament l'emploi des préparations de Valériane.

Sans être en mesure de réaliser ce progrès, nous pouvons cependant faire voir que certains faits expérimentaux s'accordent avec ces vues théoriques. Ainsi la Valériane est impuissante à guérir l'épilepsie franche et les convulsions symptomatiques de la méningo-encéphalite ou des tumeurs cérébrales, c'est-à-dire celles qui dépendent manifestement d'un état irritatif ou d'un excès de *stimulus;* elle ne compte des succès que dans les formes essentiellement asthéniques des désordres nerveux qui surviennent chez les sujets anémiques, énervés, et spécialement chez les femmes débiles, dites nerveuses ou hystériques.

En somme, malgré l'exemple fameux de Fabius Columna, la Valériane est d'une faible ressource contre l'épilepsie proprement dite : les succès qu'on a obtenus se rapportent à des cas d'hystérie épileptiforme; mais son efficacité est plus prononcée dans l'hystéricisme simple, les spasmes, les vapeurs et ce qu'on appelle les maux de nerfs, dans les différents troubles fonctionnels caractérisés par la torpeur et la débilité générales, la faiblesse du pouls, le vertige et l'insomnie anémiques, la réfrigération, le tremblement musculaire, les névralgies et autres symptômes d'un défaut de stimulation. Trousseau et Pidoux insistent particulièrement sur l'utilité de la Valériane contre les vertiges asthéniques.

Cet antispasmodique stimulant est encore appelé à rendre des services dans les flatuosités, les palpitations, l'aphonie, les paralysies du mouvement et de la sensibilité, symptômes purement nerveux liés à l'état hystérique. La Valériane convient également à quelques hypochondriaques et dans certaines formes de fièvre nerveuse où les phénomènes inflammatoires sont peu accusés. Elle a été employée avec beaucoup d'avantages, par Rayer, dans plusieurs cas de polydipsie, alors que parfois diverses autres médications, et notamment les opiacés, avaient échoué.

Enfin, la Valériane a été conseillée dans l'asthme nerveux, dans l'amblyopie, probablement anesthétique et dans l'anaphrodisie.

MODES D'ADMINISTRATION ET DOSES. — On peut employer la Valériane en substance, ou des préparations de cette racine par l'eau, l'alcool et l'éther, ou bien encore son huile essentielle.

La *poudre* se prend à la dose de 1 à 10 grammes. C'est une forme très-sûre qui n'a que l'inconvénient d'être trop massive.

L'*eau distillée de Valériane* est peu usitée. La *tisane,* par infusion ou macération de 10 grammes de racine dans un litre d'eau, l'est davantage.

La *teinture alcoolique* et la *teinture éthérée* sont rarement employées, la première, à la dose de 5 à 15 grammes, la seconde à celle de 2 grammes seulement. L'*extrait de Valériane fluide* n'est autre qu'une teinture alcoolique-éthérée réduite par l'évaporation, et dont on prend 10 à 30 gouttes dans un peu d'eau.

L'*extrait de Valériane* est la préparation la plus employée : il se donne à la dose de 2 à 4 grammes en pilules de 25 à 50 centigrammes.

L'*essence de Valériane* se prescrit à la dose de 6 à 10 gouttes dans une potion (Baraillier).

Les combinaisons de l'acide valérianique avec les bases ont été souvent recommandées sans avoir pu conserver leur vogue momentanée. C'est qu'en effet, l'acide valérique ne représente qu'une partie des principes actifs de la plante, et les sels qu'il forme agissent principalement par leur composant électro-positif. Tels sont les valérianates de fer, de zinc et de quinine. Il est donc beaucoup plus commode et plus sûr d'employer les préparations usuelles de ces bases, sauf à leur associer l'extrait de Valériane. La seule association véritablement utile, à mon avis, est celle de l'ammoniaque avec les principes immédiats de la Valériane officinale, non pour faire un sel défini, mais pour donner à la plante un auxiliaire puissant, qui en décuple, pour ainsi dire, l'action, comme cela s'observe, à l'égard du castoréum, du musc et de quelques autres antispasmodiques.

La *teinture de Valériane ammoniacale*, à la dose de 2 à 4 grammes, est peut-être la meilleure préparation au point de vue de la puissance stimulante.

Le *Valérianate d'ammoniaque* de Pierlot s'en rapproche beaucoup, puisqu'il renferme, outre le sel ammoniacal, une proportion considérable d'*extrait alcoolique* contenant tous les principes actifs de la racine. La dose du Valérianate d'ammoniaque pur (Laboureur et Fontaine) est de 10 à 50 centigrammes; celle de la *Liqueur de Pierlot* est de 6 à 30 gouttes, dans une potion.

Le *Valérianate de zinc*, introduit dans la matière médicale par le prince L. Lucien Bonaparte, a été employé en *poudre*, en *pilules* et en *potion*, à la dose de 10 à 20 centigrammes par jour (Devay) contre les névralgies faciales, les migraines, etc. S'il était démontré que cette combinaison fût efficace, il serait plus économique, selon la remarque de Trousseau et Pidoux, de réunir dans une même formule l'oxyde de zinc et la poudre ou l'extrait de Valériane.

Nous ferons la même réflexion relativement aux Valérianates de fer et de quinine, lesquels, pas plus que le précédent, ne se trouvent dans le commerce à l'état de sels bien définis, mais sont souvent représentés, soit par du bisulfate de quinine, soit par un sel de fer quelconque, additionnés l'un et l'autre d'huile volatile de Valériane.

**VANILLE**, *Vanilla sativa*, Schied. — ORCHIDÉES.
Angl. et all. *Vanilla*.

La *Vanille* est fournie par plusieurs espèces du genre *Vanilla* : les *Vanilla sativa* et *V. sylvestris*, originaires du Mexique; les *Vanilla : aromatica*, du

Brésil ; *V. guyanensis*, de Surinam ; *V. palmarum de Bahia*, et *V. pompona*, du Mexique. Seulement la meilleure sorte appartient au *Vanilla sativa*.

COMPOSITION. — Bucholz a trouvé dans la Vanille givrée ou cristallisée, les principes suivants : huile fixe odorante, résine molle, extractif amer avec un peu d'acétate de potasse, extractif astringent, acide et amer, extractif doux, matière sucrée avec acide benzoïque, gomme, amidon, ligneux, acide benzoïque et quelques autres matières. Les cendres renferment des carbonates de soude, potasse, chaux et magnésie, du sulfate de chaux et d'autres sulfates, de l'alumine, des oxydes de fer et de cuivre.

La nature du *principe odorant* est encore mal connue. Les cristaux qui forment du givre à la surface de la gousse sont considérés comme de l'acide benzoïque.

ACTION PHYSIOLOGIQUE. — USAGES. — La Vanille est un stimulant aromatique voisin du baume du Pérou. Elle passe pour avoir des effets exhilarants, et pour accroître la force musculaire et la puissance génésique. La présence d'une forte proportion d'acide benzoïque peut en faire un moyen de diminuer l'acide urique chez les goutteux ; mais on ne l'a employée jusqu'ici que dans la mélancolie, l'hystérie, la frigidité, le rhumatisme chronique, la fièvre adynamique, etc.

On s'en sert en parfumerie et comme moyen d'aromatiser les crèmes, les glaces, les liqueurs, le chocolat.

MODES D'ADMINISTRATION ET DOSES. — La Vanille s'administre en *poudre* et en *teinture* alcoolique : la première, à la dose de 50 centigrammes, mêlée à de la poudre de sucre ; la seconde, appelée aussi *essence de Vanille*, à la dose de 8 grammes dans une potion.

**VAREC VÉSICULEUX**, *Fucus vesiculosus*, L. — ALGUES-FUCACÉES.
Angl. *Common sea Wrack*. — All. *Meerauswurf*.

Le *Varec vésiculeux* habite les bords de la mer dans toutes les contrées du globe.

COMPOSITION. — Ce Fucus, d'après Gaultier de Claubry et d'autres chimistes, est composé de : cellulose, mucilage (*carragahéenine*), mannite, huile odorante, matière colorante et amère, sulfates de potasse, soude, chaux et magnésie, chlorure et iodure de sodium, phosphates de fer et de chaux, oxyde de fer et silice.

Brûlé à l'air libre, il laisse des cendres connues sous le nom de *Soude* (angl. *Kelp*); calciné en vase clos, il donne un charbon appelé *Ethiops végétal*, et qui retient avec le carbone et les sels une petite proportion d'iode, laquelle peut cependant faire défaut.

ACTION PHYSIOLOGIQUE. — USAGES. — Le Varec vésiculeux, d'un goût nauséeux et d'une odeur forte de plante marine, est comestible pour les chevaux et les ruminants, et ne détermine chez eux aucun symptôme apparent et caractéristique. Cependant on a signalé chez l'homme l'excitation de l'estomac et l'activité accrue du travail digestif, ainsi que l'augmentation de la sécrétion urinaire. L'action lente qu'il exerce sur l'économie animale est du genre de celles qu'on nomme altérantes, et se rapporte sans doute à la présence des sels neutres qu'il renferme en abondance, et surtout à la petite proportion de son iodure de sodium.

Le *Fucus vesiculosus*, agissant à la manière des doses faibles d'Iode, modifie par conséquent la circulation capillaire, et fait prédominer le mouvement de dénutrition sur celui de composition, d'où la résorption de la graisse en réserve, des exsudats plastiques et des tissus non complétement organisés. Aussi cette Algue, employée déjà par Gaubius et Baster comme fondant, et appliquée par Russell à la guérison du goître avant la découverte de Courtois, a-t-elle été vantée dans ces derniers temps comme moyen de faire maigrir.

MODES D'ADMINISTRATION ET DOSES. — Le docteur Duchesne-Duparc prescrit la *poudre*, l'*extrait* hydro-alcoolique et la *décoction* contre l'obésité.

L'*extrait* mêlé à la *poudre* sous forme pilulaire, dans la proportion de : extrait hydro-alcoolique de Fucus, 30 grammes; poudre, 5 grammes, se prend à la dose de 1 à 24 grammes par jour.

La *décoction* se prépare avec 10 à 20 grammes de plante sèche dans un litre d'eau. On a fait aussi des *cigarettes* de Fucus.

L'Ethiops végétal se donnait, à l'intérieur, à la dose de 25 à 30 centigrammes et davantage, contre le goître. Russell faisait aussi pratiquer des frictions avec la plante au niveau des parties engorgées.

**VÉLAR, TORTELLE** ou **HERBE AU CHANTRE**, *Sisymbrium officinale*, DC. ; *Erysimum officinale*, L. — CRUCIFÈRES.

Angl. *Hedge Mustard*. — All. *Heilsame Hederich*.

Le *Vélar* est commun le long des murs et des fossés. C'est une plante chargée de principes irritants. Ses semences agissent à la manière de celles de la Moutarde, et ses feuilles elles-mêmes jouissent de la propriété d'exciter et de faire rougir la peau. Ces effets sont dus probablement à des principes volatils sulfurés, etdès lors il est permis de croire que l'*Erysimum* possède une double vertu stimulante et altérante, dont l'utilité est manifeste dans les affections chroniques des voies respiratoires. Localement, il excite les parties qu'il touche et provoque les sécrétions bucco-pharyngiennes, et par voisinage ou action réflexe, celles du larynx et des bronches. Après absorption, il modifie l'état général, qui souvent entretient le mal, en même temps qu'il améliore les conditions de la muqueuse aérienne.

Le *Vélar*, rarement prescrit par les médecins, jouit d'une réputation populaire contre le rhume, l'enrouement et le scorbut, depuis que le *chantre* de Notre-Dame, dont parle Racine dans ses lettres à Boileau, a composé avec cette *herbe* un spécifique contre la toux.

Mérat et de Lens disent que les semences sont employées préférablement en *poudre*, à la dose de 4 grammes, et en *sirop*, à celle de 30 à 60 grammes. Le *Codex* prescrit la plante au moment de la floraison. On fait quelquefois usage, dans la bronchite chronique, du *Sirop d'Erysimum composé*, dans lequel entrent des substances pectorales et amères, ainsi que des aromatiques : raisins secs et Capillaire du Canada, Chicorée, Romarin, Stœchas et Anis, etc.

**VERGE-D'OR**, *Solidago Virga-aurea*, L. — COMPOSÉES ou SYNANTHÉRÉES-ASTÉROÏDÉES.

Angl. *Golden Rod, Saracen's Woundwort*. — All. *Gemeine Goldruthe, St-Peterstab*.

Cette herbe vivace, commune dans nos bois, est amère et astringente. On peut donc la considérer comme tonique et vulnéraire, même comme diurétique en certains cas. Mais c'est surtout en qualité de vulnéraire qu'elle était recommandée jadis, et l'on se servait de sa *décoction* pour lotionner les contusions, les plaies de mauvais caractère et les ulcères putrides. Elle fait partie du *Faltrank* ou *Vulnéraire suisse*.

**VERMICULAIRE BRULANTE**, *Sedum acre*, L. — CRASSULACÉES.

Angl. *Mountain Knotgrass*. — All. *Scharfe Knorpel, Mauerpfeffer*.

Cette petite plante est très-fréquente sur les murs et les terrains arides.

COMPOSITION. — D'après Caventou, le *Sedum acre* contient une matière grasse soluble dans l'éther, un principe âcre jaune, semblable à la bile, de la chlorophylle et de la cellulose.

ACTION PHYSIOLOGIQUE. — Comme son nom l'indique, la *Vermiculaire brûlante* est un irritant énergique. Appliquée sur la peau ou les muqueuses, elle cause de la cuisson et fait naître une fluxion sanguine très-vive. Sa saveur est poivrée, ardente, et laisse un arrière-goût d'âcreté cuisante qui persiste dans la gorge.

Le suc de la plante, à la dose de 15 à 30 grammes, est fortement émétocathartique et détermine à plus haute dose une violente inflammation des organes digestifs. Orfila a fait périr des chiens en moins de vingt-quatre heures par l'ingestion d'environ 140 grammes de ce suc irritant.

USAGES. — En qualité de rubéfiant, la Vermiculaire brûlante peut être employée comme résolutif et comme moyen d'animer les ulcères atoniques, d'échauffer les abcès froids, et de favoriser la résorption des épanchements séreux ou sanguins. Comme irritant interne, elle peut rendre aussi quelques services à la médication révulsive; c'est probablement de la sorte qu'elle a pu agir favorablement dans quelques cas d'épilepsie ou de chorée et de coliques néphrétiques, peut-être même dans la fièvre intermittente, circonstances où l'on est en droit d'invoquer aussi l'excitation générale qui résulte de l'impression faite sur la muqueuse digestive, ou bien l'intervention des effets émétocathartiques. Cette espèce semble jouir également de la propriété de remédier aux accidents du scorbut; elle est d'un usage populaire en Suède contre cette maladie (Linné); mais il y a lieu de croire qu'elle agit plutôt comme topique stimulant sur les ulcères et les fongosités des gencives et de la muqueuse buccale que comme modificateur de la crase sanguine et de la nutrition.

MODES D'ADMINISTRATION ET DOSES. — On donnait le *Sedum acre* en *poudre* avec du sucre, à la dose de 50 à 75 centigrammes par jour, contre l'épilepsie. Dans la fièvre intermittente, on administrait en plusieurs tasses la *décoction* d'une poignée de plante dans un litre de bière, réduit à moitié par l'ébullition. Contre le scorbut, on employait cette même décoction en collutoire et en gargarisme.

Le *suc* se prenait à la dose d'une demi-cuillerée à soupe dans du vin.

Pour l'usage externe, on se servait de cataplasmes de *plante fraîche contuse*.

L'emploi de la *Vermiculaire brûlante* est complétement abandonné aujourd'hui.

**VÉRONIQUE OFFICINALE**, *Veronica officinalis*, L. — SCROFULARIACÉES.

Angl. *Male Speedwell.* — All. *Heilsamer Ehrenpreis.*

La *Véronique officinale*, commune dans les bois, reçut l'appellation prétentieuse de *Thé d'Europe*, parce qu'on crut un moment qu'elle pourrait rivaliser avec l'excellent Thé de Chine.

C'est une plante d'une odeur faible, mais agréable, d'un goût légèrement amer-aromatique, astringent, et dont les propriétés sont peu saillantes. On l'a cependant beaucoup vantée contre les maladies chroniques de la poitrine, les hémorrhagies, les maladies de la peau et comme vulnéraire. Sans être nuls, ses effets toniques, stomachiques et diurétiques, qu'elle doit principalement à la petite quantité de tannin qu'elle renferme, sont assez faibles pour justifier l'abandon dans lequel cette plante indigène est maintenant tombée.

Elle n'est plus guère usitée que dans les pays du Nord, en *infusion* prise très-chaude, comme sudorifique, ou plus tiède, comme diurétique. La Véronique officinale était l'une des *Espèces aromatiques pectorales*.

**VERVEINE ODORANTE**, *Verbena triphylla*, Lhér.; *Lippia citriodora*, Kunth. — VERBÉNACÉES.

Angl. *Vervain, Pigeon's Herb.* — All. *Eisenkraut, Eisenhart.*

Cet arbrisseau élégant, originaire de l'Amérique du Sud, est cultivé en orangerie.

Les feuilles, froissées entre les doigts, répandent une odeur puissante plus agréable encore que celle du Citron. Ruffo a proposé de s'en servir pour aromatiser le punch et les crèmes. Leur infusion chaude est très-parfumée, et peut se donner comme stomachique et comme diaphorétique.

**VERVEINE OFFICINALE**, *Verbena officinalis*, L. — Verbénacées.

Angl. *Vervain, Holy herb*. — All. *Gemeines Eisenkraut, Eisenhart*.

La *Verveine sacrée*, que les anciens vénéraient et que les Druides ne cueillaient qu'avec une truelle d'or, passait alors pour avoir la propriété magique d'exciter l'amour et de produire des enchantements. Elle vit tristement aujourd'hui le long des grands chemins, sans honneur et sans emploi, ou du moins c'est à peine si de temps à autre quelque médicastre en fait usage en forme de cataplasme, sous le prétexte de résoudre des engorgements, en attirant le sang en dehors. L'erreur vient, sans doute, de ce que le suc rougeâtre de la plante teint le linge à la manière du sang.

Somme toute, la Verveine est une plante simplement amère et légèrement tonique, qui ne se distingue par aucune vertu spéciale.

**VÉTIVER**, *Andropogon muricatus*, Retz. — Graminées.

Angl. *Vittie-vayr* or *Cuscus*.

Le *Vétiver* est commun le long de la côte de Coromandel et du Bengale. Sa racine est importée à Bombay sous le nom de *Cuscus*.

Composition. — D'après les analyses de Vauquelin, Henry et Geiger, cette racine est composée de : fibre ligneuse, amidon, extractif amer, résine, huile volatile, acide chlorhydrique et sels calcaires. Cap est même parvenu à dédoubler l'huile volatile par la distillation.

Action physiologique. — Le *Vétiver*, d'une odeur extrêmement fragrante, ne possède qu'un goût amer et faiblement aromatique. Pour l'homme, ce n'est qu'un léger excitant et diaphorétique; mais pour les animaux inférieurs, les émanations odoriférantes de cette racine paraissent être vraiment toxiques.

Usages. — Aussi l'infusion de Vétiver est-elle usitée dans les Indes à la fois comme antispasmodique et comme sudorifique, stimulant diffusible et emménagogue. On a cherché aussi en France et ailleurs à utiliser ses vertus excitantes contre le choléra. Foy a conseillé l'infusion de cette racine contre le rhumatisme et la goutte.

Le Vétiver est aussi employé pour chasser les poux et pour éloigner les insectes des vêtements et des fourrures. Dans l'Inde on en fabrique des stores qu'on humecte pendant la grande chaleur du jour, ce qui a l'avantage de rafraîchir et d'embaumer l'air.

Modes d'administration et doses. — La *poudre de Vétiver* se prend à la dose de 1 à 2 grammes en *pilules*. L'*infusion théiforme* se prépare avec 4 à 8 grammes de substance pour un litre d'eau. L'*infusion concentrée* exige 50 grammes de racine dans 300 à 400 grammes d'eau, et se prend par cuillerées à soupe. La *teinture alcoolique* se donne par cuillerées à café.

L'*huile essentielle de Cuscus* est très-recherchée dans la médecine des Hindous, comme stimulant aromatique. Elle se prend par gouttes.

**VIOLETTE ODORANTE**, *Viola odorata*, L. — VIOLARIÉES.

Angl. *Sweet Violet.* — All. *Wohlriechendes Veilchen, Marzveilchen.*

La *Violette* est une charmante fleur indigène, dont on cultive des champs entiers dans le midi de la France. On emploie les fleurs et les racines.

COMPOSITION. — Dans l'infusion des fleurs, Pagenstecher a découvert : principe odorant, matière colorante bleue, sucres cristallisable et incristallisable, gomme, albumine, sels de potasse ét de chaux.

De la racine comme des semences, des feuilles et même des fleurs, Boullay a retiré un principe âcre qu'il a nommé *Violine.*

La *Violine*, ou *Emétine indigène*, est une poudre d'un goût amer et âcre, légèrement soluble dans l'eau, insoluble dans l'éther et précipitée de sa solution par la Noix de Galle. Son action est semblable à celle du principe actif de l'Ipécacuanha.

ACTION PHYSIOLOGIQUE ET USAGES. — Comme celles dé toutes les fleurs, les émanations des Violettes, dans un espace confiné, peuvent produire des symptômes toxiques, depuis la céphalalgie, les étourdissements et la tendance syncopale, jusqu'aux accidents qui simulent l'apoplexie cérébrale.

Prises à l'intérieur, les fleurs sont adoucissantes et laxatives. Quant aux racines, elles deviennent vomitives et purgatives, à la dose de 2 à 4 grammes, et peuvent être substituées à l'Ipécacuanha. Il est à remarquer que cette propriété émeto-cathartique est considérablement développée dans un autre groupe de la famille des Violariées, et que les *Ionidium Ipecacuanha*, *I. microphyllum* et *I. parviflorum* peuvent être employés comme succédanés de l'*Ipécacuanha officinal.*

L'*infusion des fleurs* sert encore de moyen d'épreuve pour constater la réaction acide ou alcaline.

Le *Sirop de Violette* est fréquemment employé comme adoucissant pectoral en dissolution dans de l'eau chaude.

**VIPÈRE**, *Vipera Berus*, Daud. —REPTILES OPHIDIENS.

Angl. *Viper.* — All. *Viper, Otter, Natter.*

La *Vipère*, ainsi nommée parce qu'elle est vivipare, est commune dans les contrées sèches et rocheuses de la France; sa morsure venimeuse cause assez souvent des accidents graves chez l'homme et chez les animaux domestiques.

Ce n'est pourtant pas son venin qui a joué le rôle le plus important en thérapeutique. A la vérité, Demathis l'a proposé comme remède de la rage, d'après ce fait, qu'un chien enragé avait pu boire après avoir été mordu par une Vipère, ce qui d'ailleurs ne l'avait pas empêché de mourir ; mais les tentatives faites dans ce sens n'ont jamais réussi, et l'idée en est oubliée depuis longtemps. Au contraire, l'ancienne réputation de la chair de cet Ophidien survit à son usage, et personne n'ignore les merveilleuses propriétés dont on la gratifiait dans les premiers âges de la médecine.

La Vipère n'avait pas seulement une chair échauffante, stimulante et aphrodisiaque, utile aux sujets phlegmatiques, engourdis et impuissants ; elle possédait en outre des vertus alexipharmaques, sudorifiques et diurétiques. Bien plus, elle était souveraine contre les dartres invétérées, les ulcères réputés incurables, contre le scorbut, la syphilis, la variole maligne, les paralysies, et généralement contre les affections les plus profondes et les plus rebelles. Tout cela, ai-je besoin de le dire, n'est qu'un tissu de préjugés ou d'erreurs propagés à travers les siècles par la crédulité des médecins, aussi robuste parfois que celle du vulgaire.

On employait de vingt manières différentes ce merveilleux agent : en *poudre*, en *trochisques*, en *bouillon*, en *gelée*, en *vin*, en *sirop*. On en administrait isolément la graisse liquide ou le fiel. Le foie et le cœur desséchés formaient le *bézoard animal*. Avec les têtes enfilées, on faisait des colliers préservatifs du croup. Enfin la Vipère entrait dans l'*Orviétan*, la *Poudre d'Écrevisse composée* et la *Thériaque*.

De tous ces usages un seul subsiste encore maintenant ; mais nous pouvons affirmer sans crainte qu'il n'est pas moins irrationnel que les autres. Si la Vipère commune tient aujourd'hui la place de la Vipère d'Égypte dans la formule compliquée de la Thériaque, c'est qu'une tradition respectable par son antiquité même la protège encore contre les sévérités de la science moderne.

**VIPÉRINE COMMUNE**, *Echium vulgare*, L. — BORRAGINÉES.
Angl. *Viper-Bugloss*. — All. *Otternkopf, Natterwurz*.

La *Vipérine*, très-vulgaire en France, dans les lieux secs, doit son nom à sa prétendue efficacité contre les morsures de Vipère. La vertu antiépileptique de sa racine n'est pas moins illusoire, et nous ne pouvons accorder à cette plante que les qualités mucilagineuses de la Bourrache et de quelques autres espèces de la famille des Aspérifoliées.

**VIPÉRINE DE VIRGINIE.** — Voy. SERPENTAIRE DE VIRGINIE.

**VULVAIRE**, *Chenopodium Vulvaria*, L. — CHÉNOPODACÉES.
Angl. *Stinking Orach* or *Goosefoot*. — All. *Stinckender Gansefuss, Hundsmelde*.

Cette plante remarquable vient très-communément autour des habitations, dans les lieux incultes, mais abondamment pourvus de détritus animaux.

COMPOSITION. — D'après Chevallier et Lassaigne, la *Vulvaire* contient de l'albumine, de l'osmazôme, une résine aromatique, de la chlorophylle, de la cellulose, une grande quantité de nitrate de potasse et des sels divers ; plus du sous-carbonate d'ammoniaque. Mais Dessaignes, guidé par l'analogie d'odeur, a recherché et trouvé la propylamine dans cette Chénopodée, en sorte que les réactions observées par Chevallier devraient être attribuées à cet alcaloïde artificiel et non à l'ammoniaque elle-même.

La *Propylamine* ($C^6H^9Az$) peut être représentée par une molécule de propylène ($C^6H^6$) et une d'ammoniaque ($AzH^3$). C'est un liquide volatil, d'une odeur forte et pénétrante analogue à celle de l'ammoniaque, et qui, par sa diffusion dans l'atmosphère, devient assez semblable à celle de la saumure de harengs ou de sardines. Elle se dissout dans l'eau, qu'elle rend fortement alcaline ; se combine énergiquement avec les acides, et forme des sels généralement solubles dans l'eau et dans l'alcool, et susceptibles d'exhaler une odeur de poisson, soit qu'on les chauffe ou qu'on les traite par un alcali-fixe. Cet alcaloïde se rencontre dans les fleurs d'Aubépine et les fruits du Sorbier, dans plusieurs *Chenopodium* et dans l'huile de foie de Morue.

D'après les expériences tentées sur lui-même, V. Guibert conclut que la Propylamine est pour la peau un léger excitant, pour la muqueuse un caustique, et pour le système artériel un hyposthénisant. Le fait est qu'elle fait un peu rougir le tégument externe, qu'elle cause une sensation de chaleur ou de brûlure dans les premières voies et qu'elle ralentit le pouls. Seulement, de nouvelles expériences sont nécessaires pour permettre d'assigner à ce ralentissement sa véritable signification.

Awenarius a, le premier, fait des applications de ce principe à la thérapeutique. Il l'emploie dans les rhumatismes articulaire et viscéral, aigu et chronique, dans les prosopalgies, ainsi que dans les hémiplégies et les paraplégies.

Comme topique à appliquer sur la peau, Guibert conseille de se servir de la Propylamine pure. Pour les muqueuses, elle doit être plus ou moins diluée.

A l'intérieur, Awenarius la donne en potion, de 1 à 4 grammes et davantage dans 125 grammes d'eau distillée, aromatisée avec un oléo-saccharure de Menthe poivrée.

ACTION PHYSIOLOGIQUE ET USAGES. — A part l'odeur nauséabonde de marée ou de poisson pourri qui a valu son nom vulgaire à la plante qui nous occupe, nous ne savons rien de positif sur ses propriétés physiologiques, dont l'étude emprunte pourtant un nouvel intérêt à la découverte de la Propylamine parmi ses principes constituants.

La croyance populaire, d'accord avec l'expérience de quelques cliniciens (Houlton, Churchill), attribue au *Chenopodium Vulvaria* des propriétés emménagogues. Cullen le considère comme un puissant antispasmodique dans l'hystérie. De telles vertus sont assez vraisemblables. On peut aussi supposer que la Vulvaire rendrait quelques services dans les cas où la Propylamine est décidément utile, mais nous ne pouvons là-dessus que nous en référer à l'expérimentation ultérieure.

En raison de la volatilité de son alcaloïde, on devra employer la plante fraîche, soit l'*infusion*, soit le *suc exprimé*. Cullen administrait le *suc épaissi* ou l'*extrait* à la dose d'environ 30 centigrammes à 1 gramme.

WINTER (ÉCORCE DE), *Drimys Winteri*, R. Brown. — MAGNOLIACÉES. Angl. *Winter-bark tree*.

Le *Drimys Winteri* est un arbre du Chili, du Pérou et de la Nouvelle-Grenade.

COMPOSITION. — Son écorce, analysée par Henry, a donné : huile volatile, résine, matière colorante, tannin, acétate et sulfate de potasse, chlorure de potassium, oxalate de chaux et oxyde de fer.

L'*huile volatile*, plus légère que l'eau et décomposable en deux substances, l'une fluide, jaune verdâtre, l'autre de consistance graisseuse, possède une saveur âcre et brûlante.

ACTION PHYSIOLOGIQUE ET USAGES. — L'action physiologique de l'*Écorce de Winter* est en rapport avec la présence du tannin, et surtout avec celle d'une essence aromatique très-puissante. Elle est donc tonique et principalement stimulante à la manière de la Cannelle de Ceylan et de la Cannelle blanche. On l'emploie du reste dans les mêmes cas, c'est-à-dire comme stomachique, sudorifique, tonique, alexipharmaque, etc., dans la dyspepsie atonique, les paralysies, le scorbut et beaucoup d'autres affections.

Ses *feuilles infusées* peuvent servir aux mêmes usages que l'*écorce*. Celle-ci se donne en *poudre*, à la dose de 2 à 4 grammes.

# Y

**YEUX D'ÉCREVISSE.** — Voy. ÉCREVISSE.

# Z

**ZÉDOAIRE LONGUE,** *Curcuma Zedoaria*, Roscoë. — AMOMACÉES. Angl. *Long Zedoary*. — All. *Zitwerwurzel*.

Le *Curcuma Zedoaria* croît dans l'Inde et à Ceylan. Ses propriétés et ses usages sont les mêmes que ceux du *Curcuma aromatica*.

**ZÉDOAIRE RONDE,** *Curcuma aromatica*, Roscoë. — AMOMACÉES. Angl. *Round Zedoary*.

La *Zédoaire ronde* est originaire des mêmes contrées que la précédente.

COMPOSITION. — Les constituants de la Zédoaire ronde, d'après l'analyse de Morin, sont : huile volatile, résine, gomme, amidon, fibre ligneuse, matières azotées, acide acétique libre, acétate de potasse, soufre, sels de potasse et de chaux, alumine, silice, oxyde de fer et de manganèse.

ACTION PHYSIOLOGIQUE ET USAGES. — La Zédoaire ronde est un stimulant aromatique moins chaud que le Gingembre ou le Galanga, mais encore très-puissant et fort estimé des Arabes, qui l'emploient comme stomachique, vermifuge, sudorifique et alexipharmaque.

La dose est de 2 à 4 grammes en *poudre*, et de 4 à 8 grammes en infusion.

La *Zédoaire ronde* entrait dans une foule de préparations officinales, dont les moins oubliées sont l'*Orviétan* et la *Thériaque céleste*.

# DEUXIÈME SÉRIE

SUBSTANCES TIRÉES DES MINÉRAUX ET PRODUITS CHIMIQUES.

## A

**ACÉTATE DE CUIVRE BASIQUE, SOUS-ACÉTATE DE CUIVRE, VERT-DE-GRIS,** *Subacetas cupricus.*

Angl. *Subacetate of Copper, Blue and green Verdigris.* — All. *Grün-span.*

Le *Vert-de-gris* n'est pas un sel défini, néanmoins il est formé principalement d'acétate de cuivre bibasique, qui a pour formule $C^4H^3CuO^4, CuHO^2 + 5HO$, et qui, insoluble dans l'alcool, se sépare dans l'eau en acétate soluble et acétate tribasique insoluble.

ACTION PHYSIOLOGIQUE. — Bien qu'il ne soit que partiellement soluble dans l'eau, l'*Acétate de Cuivre basique* appliqué sur une muqueuse, sur une production vasculaire mal protégée par l'épithélium, ou même sur une région de peau privée d'épiderme solide, agit comme escharotique superficiel.

Ingéré en petites quantités longtemps répétées, il produirait les effets altérants, peu accusés d'ailleurs, qui appartiennent aux *Sels de Cuivre* en général et qui en ont fait employer quelques-uns contre les névroses graves. Mialhe croit que son action est liquidéfiante et désobstruante. De même l'introduction des doses fortes et massives donne lieu aux vomissements et aux autres phénomènes d'irritation ou de phlegmasie gastro-intestinale qui caractérisent les préparations cupriques.

USAGES. — On se garde d'employer le Vert-de-gris à l'intérieur, à cause de son action toxique. Cependant on l'a administré à faibles doses dans les syphilis rebelles.

A l'extérieur, on s'en sert en *poudre* pour exciter les ulcères indolents et pour faire tomber les végétations des organes génitaux. Dans ce dernier cas, on l'associe d'ordinaire à la poudre de Sabine.

PRÉPARATIONS OFFICINALES. — La plus simple est la *poudre fine.*

L'*Onguent ægyptiac* est un *Oxymel* dans lequel l'Acétate de Cuivre est réduit à l'état d'oxydule par la matière sucrée, et même partiellement à l'état de cuivre métallique. On l'appelle aussi *Miel escharotique*, à cause de son effet le plus saillant. C'est un stimulant détersif et cathérétique, qu'on emploie dilué dans l'eau, en gargarisme, dans les angines ulcéreuses et de mauvaise nature, ou qu'on applique à l'aide d'un pinceau sur les ulcères syphilitiques, scorbutiques, scarlatineux, les lupus de la bouche et du gosier, ainsi que sur les solutions de continuité qu'il s'agit d'aviver. On peut en faire également usage contre les dartres parasitaires et contre certaines blépharites, etc.

La *Cire verte* est un emplâtre de Sous-acétate de Cuivre qu'on applique sur les cors pour les détruire.

L'*Onguent vert*, formé de Verdet et d'Onguent basilicum, est usité comme digestif animé.

### ACÉTATE DE CUIVRE CRISTALLISÉ, VERDET CRISTALLISÉ, *Acetas cupricus.*

Angl. *Crystallised Verdigris.* — All. *Essigsaures Kupferoxyd, Krystallisirter Grünspan.*

Les *Cristaux de Vénus* ($C^4H^3CuO^4+HO$) se dissolvent dans cinq fois leur poids d'eau bouillante et en petite quantité dans l'alcool. L'ébullition de leur solution étendue dégage de l'acide acétique et laisse précipiter un sel tribasique. Chauffé à sec vers 250 degrés, le *Verdet cristallisé* laisse s'échapper de l'acide acétique; c'est même le procédé à l'aide duquel on obtient le *Vinaigre radical.*

L'Acétate de Cuivre cristallisé possède les propriétés des sels de Cuivre en général, et sert aux mêmes usages que le Sulfate de Cuivre, dont il surpasse l'activité.

### ACÉTATE DE PLOMB, SEL DE SATURNE, SUCRE DE SATURNE, *Acetas plumbicus.*

Angl. *Neutral Acetate of Lead, Sugar of Lead.* — All. *Bleizucker.*

C'est l'*Acétate neutre de Plomb* ($C^4H^3PbO^4+3HO$), lequel se dissout dans une demi-partie d'eau et dans 8 parties d'alcool.

ACTION PHYSIOLOGIQUE. — Le *Sucre de Saturne* est nommé ainsi parce qu'il offre une saveur à la fois sucrée et astringente, avec un arrière-goût métallique désagréable.

Localement, l'Acétate de Plomb exerce une action styptique sur les tissus et coagulante sur les matières albuminoïdes avec lesquelles il forme des composés en majeure partie insolubles dans l'eau et les acides. Des doses fortes introduites dans l'estomac déterminent une vive irritation de la muqueuse, avec sensation de brûlure, douleur à l'épigastre et vomissements. Absorbé en grande quantité à la fois, l'Acétate de Plomb va porter dans tout le système son action astringente, diminue la sueur et les autres sécrétions, et combat la tendance aux hémorrhagies. Mais, s'il est pris à petites doses longtemps répétées, il agit comme altérant et détermine la colique sèche, les paralysies, les névroses et tous les autres symptômes du *saturnisme chronique* qui seront décrits à l'article PLOMB (voy. ce mot).

USAGES. — L'Acétate de Plomb a été principalement employé pour son action astringente, topique ou généralisée, particulièrement dans le flux muqueux du canal digestif, des bronches et des organes génito-urinaires. C'est à ce titre qu'il a été conseillé dans le choléra et la diarrhée chronique, dans le catarrhe pulmonaire et contre les sueurs nocturnes et la diarrhée colliquative des phthisiques. C'est encore par la même raison qu'on l'a prescrit dans les hémorrhagies capillaires, dans la salivation mercurielle et d'autres cas où prédominait quelque hypercrinie ou quelque relâchement de tissu, comme la leucorrhée et la blennorrhagie, l'ophthalmie catarrhale ou purulente, les plaies à suppuration profuse, les gonflements congestifs ou œdémateux. On a encore prescrit l'Acétate de Plomb dans les névralgies (Gairdner), contre la pneumonie (Strohl, Leudet) et contre la tuberculose (Beau).

Mais l'usage prolongé de ce médicament, même à l'extérieur, peut donner lieu aux plus redoutables accidents, puisqu'il en peut résulter la paralysie ou l'épilepsie. Il faut donc ne le prescrire d'une manière continue qu'avec la plus grande réserve, et seulement alors qu'on ne croit pas pouvoir le remplacer par un équivalent. Or, ce cas est infiniment rare, si toutefois il se présente. Certes l'état cachectique des sujets empoisonnés par le plomb semble bien contraire à l'évolution des maladies irritatives et inflammatoires, et Beau a pu penser que par l'intermédiaire de cette altération de l'économie, il parviendrait à entraver la marche de la tuberculisation pulmonaire. Mais au prix de quels dangers ce résultat serait-il obtenu, et les malades y trouveraient-ils un soulagement réel? Pour mon compte je ne le crois pas et je serais d'autant moins porté à conseiller en pareil cas l'usage prolongé de l'Acétate plombique, que j'ai vu plusieurs fois la tuberculose naître ou poursuivre vivement son cours chez des cérusiers de Clichy profondément cachectiques et en proie aux accidents habituels de l'empoisonnement saturnin.

Comme absorbant de l'hydrogène sulfuré, l'Acétate de Plomb est un réactif et un moyen désinfectant.

MODES D'ADMINISTRATION ET DOSES. — Le sel de Saturne se donne à l'intérieur à la dose de 10 à 20 ou 30 centigrammes par jour (on a dépassé même parfois le double de cette dose), ordinairement en pilules de 5 centigrammes en combinaison avec l'opium.

Thomson et Laidlow recommandent d'ajouter du vinaigre ou de l'acide acétique au sel de Plomb, afin de l'empêcher de se transformer en carbonate de cette base, au contact des carbonates ou de l'acide carbonique en dissolution dans l'eau. Ce soin serait superflu si l'Acétate de Plomb ne devait agir que par absorption. Pour l'usage externe, l'Acétate de Plomb s'emploie en solution concentrée, et quelquefois à l'état solide, contre la conjonctivite granuleuse, par exemple (Cunier).

*Mixture d'Acétate de Plomb contre la teigne.* — Bouchardat conseille le topique suivant contre les affections cutanées parasitaires : Acétate de plomb, 5 grammes; crème épaisse, 50 grammes. On applique la mixture sur la surface malade préalablement débarrassée des croûtes et godets faveux.

SUBSTANCES INCOMPATIBLES. — Si l'on tient à employer, non pas un sel de Plomb quelconque, mais l'Acétate neutre, il importe d'éviter les substances qui, par double décomposition ou autrement, peuvent donner naissance à un nouveau composé aux dépens du sel de Saturne. On repoussera donc l'acide sulfurique et les sulfates solubles, qui donnent du Sulfate de Plomb parfaitement inerte. Il en sera de même des phosphates et des chlorates. Les eaux de source fortement chargées de sulfates et de carbonates ou d'acide carbonique sont encore dans le même cas. Quant à l'opium, bien qu'il donne lieu, en présence de l'Acétate de Plomb, à une double décomposition avec production d'Acétate de Morphine, le phénomène est si restreint en raison de la petite dose de narcotique habituellement associée, que la majeure partie du sel de Saturne demeure intacte et que la double action reste assurée.

### ACIDE ACÉTIQUE DU BOIS, *Acidum aceticum.*

Angl. *Acetic Acid, Pyroligneous Acid.* — All. *Essig, Roher Holzessig.*

L'*Acide acétique*, l'un des plus fréquents dans le règne végétal, est aussi un des produits les plus habituels de la décomposition des plantes par le feu. Par la distillation sèche le bois en fournit une proportion considérable, qu'en raison de son origine on désigne sous le nom d'*Acide pyroligneux*. Telle est la source de la plus grande partie de l'Acide acétique du commerce. Dans le produit de la première opération, l'Acide acétique est loin d'être pur; pour le séparer du goudron, il faut le soumettre à une seconde distillation. Alors on obtient d'abord de l'*Esprit de bois* ou *pyro-acétique*, c'est-à-dire de l'acétone, puis de l'Acide acétique encore mêlé à une petite portion des autres principes qui l'accompagnaient primitivement, et qu'on soumet à des purifications ultérieures.

L'Acide acétique du bois sert à obtenir les acétates, notamment le Verdet cristallisé, d'où l'on extrait le *Vinaigre radical* et l'*Acétate de soude*, qui donne l'*Acide acétique cristallisable* (voy. ces mots).

### ACIDE ARSÉNIEUX, OXYDE BLANC D'ARSÉNIC, ARSENIC BLANC, *Acidum arseniosum.*

Angl. *Arsenious Acid, white Arsenic, Poison flour.* — All. *Arsenige Säure, Weisser Arsenik, Gift Mehl.*

L'*Acide arsénieux* ($AsO^3$) se présente *amorphe* ou *cristallisé* dans deux systèmes, exactement comme l'oxyde d'antimoine avec lequel il est isomorphe. Sous la première forme il est vitreux et transparent, mais avec le temps il devient opaque de la superficie vers la profondeur de la masse, comme fait le sucre d'orge, ou le verre à vitres dans les vieux monuments. C'est l'indice d'un retour à l'état cristallin, et ce changement moléculaire est accompagné de phosphorescence.

Les deux formes diffèrent par la densité et par le degré de solubilité. L'acide transparent se dissout dans 103 parties d'eau à 15 degrés, et dans 9,33 seulement d'eau bouillante; celui qui est opaque ne demande que 80 parties d'eau fraîche et 7,72 parties d'eau bouillante. L'Acide arsénieux est soluble aussi dans l'alcool et les huiles.

ACTION PHYSIOLOGIQUE. — L'*Arsenic blanc* est un poison pour la plupart des êtres de la nature, y compris les végétaux. Quelques espèces botaniques inférieures échappent pourtant à cette règle générale. Les solutions arsenicales nourrissent même le *Mucor imperceptibilis*, DC., ainsi qu'une Algue filamenteuse voisine des *Leptomitus* ou des *Hygrocrocis*.

Les effets toxiques appartiennent au métalloïde et non à la combinaison de celui-ci avec l'oxygène; toutefois, comme le *Codex* ne mentionne pas le corps simple, je vais exposer ici, dans ses détails, l'histoire thérapeutique de l'Arsenic.

Appliqué sur les tissus vivants, l'*Acide arsénieux* produit des effets locaux dont le dernier terme est l'escharification suivie d'inflammation éliminatrice, les premiers degrés se caractérisant par de l'irritation avec douleur, chaleur et fluxion sanguine. Mais cette irritation et cette mortification ne sont pas le fait d'une simple action chimique comparable à celle du chlore qui s'empare de l'hydrogène des organes, de la potasse qui les transforme en savon, de l'acide nitrique qui les oxyde, ou bien par son pouvoir électro-négatif détermine la formation de composés basiques avec lesquels il peut se combiner. Non, l'Arsenic, après avoir imprégné les éléments histologiques, respecte leur structure, seulement il s'oppose à l'échange de matériaux qui constitue l'essence de la nutrition, et provoque consécutivement l'inflammation ulcérative qui doit séparer le vif d'avec la partie mortifiée. Ce mode d'action est analogue à celui du tartre stibié et de la cantharide. De telles substances n'agissent pas sur le cadavre. Pour que leurs effets demeurent sensibles, il faut la réaction des organes vivants. C'est autre chose pour les caustiques chimiques, qui détruisent aussi bien les tissus morts que ceux actuellement doués de vie.

Si l'Arsenic agit en arrêtant les actes vitaux, on conçoit que ses effets escharotiques seront d'autant plus prononcés que la vitalité sera moindre dans les parties exposées à sa puissance. Il produit en effet des désordres plus profonds et plus rapides dans les tissus exsangues que dans ceux où une circulation active entraîne incessamment le poison : dans les épigenèses condamnées à périr prématurément que dans les parties normales ayant droit de domicile et naturellement vivaces. C'est ainsi que l'Arsenic poursuit au loin les subdivisions d'une masse cancéreuse en respectant les cloisons de l'organe primitif dans les interstices duquel cette production morbide s'est développée; tandis que le caustique sulfurique, par exemple, détruit circonférentiellement tout ce qui se présente sur son passage, comme ferait le fer rouge. La moindre résistance du produit accidentel, relativement aux tissus normaux, vis-à-vis du métalloïde, s'explique par la vitalité et la longévité moindres des éléments histologiques morbides, ainsi que par la moindre vascularité de leur assemblage. L'Arsenic n'est donc pas ce caustique intelligent qu'on pourrait croire, et qui, sachant épargner les parties saines, s'en irait à la recherche de la production nuisible jusque dans les profondeurs des régions affectées ; c'est un agent aveugle comme les autres, qui se diffuse indifféremment dans toute la substance environnante, mais dont l'action n'étant pas assez brutale pour être inévitable, varie selon qu'il rencontre dans son chemin des tissus plus ou moins résistants et des conditions plus ou moins favorables à la réalisation de ses effets. Dans une masse de cellules naturellement caduques, telles que celles de l'encéphaloïde, il anéantit subitement les actes vitaux, tandis que dans un tissu abondamment pourvu de capillaires sanguins, l'Arsenic, rapidement emporté par la circulation, n'a pas le temps de s'accumuler en quantité suffisante pour frapper de mort les éléments histologiques qui, d'ailleurs, mieux nourris, résistent davantage à la destruction.

En définitive, l'eschare produite par l'Arsenic est une sorte de momification plus voisine de l'état asphyxique de la substance cérébrale au début du ramollissement par oblitération artérielle, qu'elle ne l'est de la masse informe et anhiste laissée par la potasse ou par un caustique chimique d'une égale violence.

On observe à la superficie du corps, chez les sujets exposés aux poussières arsenicales, principalement sur les doigts, autour des ongles, des lésions en forme de pustules ou d'ulcères à pic, d'apparence chancreuse (Lailler). Les mêmes individus sont exposés à la perforation de la cloison des fosses nasales aussi bien que les ouvriers qui préparent le bichromate de potasse.

Administré par la bouche, l'Acide arsénieux se montre à peu près dépourvu de saveur, mais développe dans la gorge une sensation de chaleur et d'âcreté qui se répète dans l'œsophage et jusque dans l'estomac, où elle est quelquefois suivie d'une véritable gastrodynie, de nausées et plus rarement de vomissements.

A un faible degré cette stimulation de la muqueuse gastrique provoque dans les premiers temps, chez quelques sujets, un accroissement marqué d'appétit qui ne tarde pas à s'évanouir pour faire place dans quelques cas à l'anorexie, lorsque l'usage du médicament se prolonge. Quand la dose est suffisante, on voit alors se joindre à la douleur gastrique du relâchement de corps avec des coliques, l'augmentation de la sécrétion rénale et la sécheresse de la peau ; parfois un mouvement fébrile ou bien une grande langueur avec éloignement pour tout mouvement et besoin de sommeil. Des doses plus longtemps répétées ou un peu plus fortes amènent de la démangeaison des paupières, suivies d'une blépharite manifeste, d'une conjonctivite ordinairement modérée et quelquefois d'un œdème prononcé des paupières (*œdema arsenicalis*). Il survient aussi de la salivation, ainsi qu'une éruption cutanée avec chute des cheveux et de la barbe. Consécutivement, au bout de quelques semaines ou de plusieurs mois, on voit apparaître sur diverses régions du corps, spécialement au niveau des anciennes plaques psoriasiques ou dartreuses, des taches brunâtres, sombres, probablement de nature pigmentaire et non dues à la présence d'une combinaison du métalloïde, comme la coloration des sujets soumis à l'action du nitrate d'argent. Quand les doses sont trop fortes ou trop longtemps continuées, il en résulte une exagération des symptômes gastrointestinaux décrits tout à l'heure : dyspepsie flatulente, pyrosis, gastralgie, inappétence, soif, nausées, vomissements, diarrhée, coliques, langue saburrale, avec ptyalisme, ou bien avec sécheresse et mauvais goût dans la bouche. A ces phénomènes se joignent la céphalalgie, le vertige, la somnolence, la fréquence, la petitesse et parfois l'irrégularité du pouls, l'oppression et une toux sèche. Les membres deviennent douloureux, tremblants ou agités de mouvements convulsifs, faibles, engourdis, et enfin paralysés. On observe de l'œdème des paupières et des extrémités inférieures. Enfin, le sujet, conservant sa connaissance jusqu'au bout, ou bien passant par des alternatives de délire et de coma, finit par s'éteindre.

Si la quantité d'Acide arsénieux était d'emblée tellement massive, qu'elle fût immédiatement toxique, on verrait se dérouler successivement les symptômes d'une phlegmasie plus ou moins violente du tube digestif et ceux qui appartiennent aux désordres des systèmes circulatoire et nerveux, les premiers pouvant revêtir la forme cholérique. Sensation de brûlure dans les premières voies, sécheresse et constriction de la gorge, hydrophobie, vomissements quelquefois bilieux, d'autres fois sanguinolents, douleurs de ventre et diarrhée muqueuse ou même sanguinolente, rareté et suppression de l'urine, crampes, refroidissement et sueur froide, tels sont les principaux symptômes observés au début. Ensuite se manifestent les désordres nerveux : défaillance, syncope, convulsions, paralysie, insensibilité, délire et coma. La paralysie arsenicale est analogue (Christison), parfois identique (Gubler) à celle de l'empoisonnement saturnin. Premièrement elle frappe principalement les extenseurs ; en second lieu elle atteint surtout la région dorsale de l'avant-bras ; enfin elle laisse relativement intacts les muscles radiaux.

Les lésions observées après la mort du côté du tube digestif sont de la rougeur, des ulcérations, des taches gangréneuses et des extravasations sanguines. Des phénomènes semblables se montrent du côté des organes de la circulation, de la respiration et de l'appareil génital et parfois vers les centres nerveux. Le sang du cœur est fluide et noirâtre.

L'Arsenic, absorbé par les muqueuses ou par la peau excoriée, ainsi que par le tissu cellulaire ou les organes profonds, ne tarde pas à paraître dans l'urine, où il est facile de le déceler à l'aide de l'appareil de Marsh et des procédés chimiques qui le mettent en évidence. Il s'élimine également par d'autres voies, et les éruptions arsenicales secondaires, de même que la blépharite, l'œdème palpébral et la salivation, sont vraisemblablement les indices du passage du métalloïde par les glandes cutanées, muqueuses et salivaires. L'élimination peut durer de quelques jours à six semaines (Gubler), et quand elle a cessé spontanément, il est facile de faire reparaître l'Arsenic dans la sécrétion uri-

naire en administrant de l'iodure de potassium, qui favorise la dénutrition des
organes, dont l'Arsenic est devenu partie intégrante. Il est rationnel de penser
que ce corps simple se substitue en partie au phosphore, dans l'albumine et le
plasma, pour entrer ensuite dans la trame organique. Toujours est-il qu'on le
retrouve en abondance jusque dans les cheveux (Gubler), et probablement
dans l'épiderme et les autres éléments caducs, ce qui constitue encore une voie
d'élimination.

L'ensemble symptomatique décrit ci-dessus ne concorde guère avec le
tableau séduisant tracé par Tschudi et d'autres médecins, des sujets qui, en
Styrie et ailleurs, font un usage quotidien d'Acide arsénieux dans le but d'engraisser ou de se rendre plus aptes à l'ascension des montagnes. A la vérité, les
*arsenicophages* n'emploient que des doses minimes de la substance toxique,
ou du moins ils n'arrivent que lentement et par degrés à des quantités un peu
fortes ; il est cependant permis de penser que les effets obtenus ne sont pas
toujours aussi satisfaisants que les récits des observateurs tendraient à le faire
croire, et que l'appellation de tonique appliquée à l'Arsenic demande quelques
réserves et quelques explications.

Le mode opératoire de cet agent est d'ailleurs encore très-imparfaitement
connu. Néanmoins on se rendrait assez bien compte de ses effets en admettant
de sa part, soit par une action de présence, soit de toute autre manière, une
influence modératrice directe ou indirecte sur la combustion respiratoire. La
sédation de l'*hématocausie* (oxydation du sang), peut-être par l'intermédiaire
d'une action sthénique sur l'appareil nerveux vaso-moteur, donnerait la raison
des effets fébrifuges et antipériodiques, de même que la moindre consommation des substances hydrocarbonées ferait comprendre l'emmagasinement de
la graisse et l'augmentation de l'embonpoint, ainsi que l'aspect plus favorable
de l'habitude extérieure du corps. Par le même procédé s'expliqueraient le
calme des mouvements respiratoires et l'accomplissement plus facile de la respiration dont les exigences se sont abaissées. L'amaigrissement, la perte des
forces, en un mot l'état d'étisie des animaux privés d'Arsenic, après en avoir
reçu pendant longtemps une ration journalière, dépendrait de la combustion
exagérée, véritablement fébrile, qui s'emparerait de ces organismes habitués
à l'action modératrice du poison. Enfin l'accroissement d'appétit, signalé chez
les *toxicophages* et observé chez quelques malades, dépend, selon nous, de l'irritation légère exercée sur la muqueuse gastrique, et en second lieu de la cessation du mouvement fébrile, qui entretenait l'inappétence. Quant à l'intolérance de l'économie pour l'Arsenic, dès que la fièvre est tombée (Sistach),
elle trouve son explication dans cette circonstance : que l'agent rencontrant
moins de résistance, son effet dépasse aisément le but thérapeutique pour
atteindre aux limites de l'intoxication. Il en est de même pour l'opium, la belladone, le sulfate de quinine et les autres médicaments héroïques.

SUBSTANCES SYNERGIQUES, AUXILIAIRES. — Les acides, les astringents,
l'ergot et les autres agents toniques du système vaso-moteur, y compris le froid,

ceux qui s'opposent à l'oxydation sanguine par un procédé quelconque, et notamment les cyaniques, sont les adjuvants de l'Arsenic. Les alcaloïdes du Quinquina et les bromures alcalins ont une manière d'agir analogue. A part ses effets émétiques, l'antimoine serait de tous les médicaments le plus complétement synergique de l'Arsenic. On lui attribue comme à ce dernier la faculté d'entraver la respiration (Schmidt et Breitschneider, Mialhe).

SUBSTANCES ANTAGONISTES, INCOMPATIBLES. — ANTIDOTES, CONTRE-POISONS. — Les stimulants diffusibles et la chaleur, les alcooliques, l'opium surtout, peuvent être considérés comme les antagonistes et les antidotes dynamiques de l'Acide arsénieux, dont les contre-poisons chimiques sont l'eau de chaux, la magnésie et le sesquioxyde de fer hydratés, donnant naissance à des arsénites insolubles.

USAGES. — Si l'Arsenic agit principalement en diminuant les phénomènes d'oxydation et les actes organiques liés à la calorification, ce médicament doit trouver son emploi rationnel dans tous les cas où l'état morbide est constitué essentiellement par l'exaltation de la combustion respiratoire, l'hypérémie des capillaires sanguins et les phénomènes de phlogose, avec ou sans mouvement fébrile, et dans ceux où ce syndrome se rencontre comme élément morbide principal ou important. C'est en effet dans des conditions analogues que l'Arsenic a été administré avec le plus de succès.

Il réussit particulièrement contre les névralgies intermittentes, à la condition toutefois d'être soumis à des règles qui en assurent l'efficacité. Les doses et le mode d'emploi, la durée du traitement, varient selon les cas, et spécialement suivant qu'on veut obtenir des effets fébrifuges ou altérants.

La médication altérante se contente de doses faibles (5 à 10 milligrammes par jour, en deux fois); mais ces doses doivent être continuées un, deux ou trois mois sans interruption, ou bien avec quelques jours de repos seulement à la fin de chaque mois; et le médicament, pour être mieux assimilé, doit être pris au début des repas, soit dans de l'eau froide, soit dans une eau minérale naturelle arsenicale, ferrugineuse ou alcaline, telle que celles de Vichy ou de Bussang.

La médication antipériodique réclame ordinairement des quantités plus fortes d'Arsenic (de 2 à 5 centigrammes dans les vingt-quatre heures), qu'il convient de prendre par fractions, afin d'éviter l'action irritante locale et la révolte de l'estomac, ainsi que les phénomènes généraux d'intoxication. Boudin a posé des règles qui pourraient se formuler de la manière suivante : 1° Ouvrir le traitement par un éméto-cathartique ; 2° donner l'Arsenic en plusieurs prises, la dernière deux heures avant le retour présumé de l'accès; atteindre rapidement la dose *maxima* en la fractionnant beaucoup pour obtenir la tolérance, et, dès que celle-ci fait défaut, abaisser proportionnellement la quantité journalière du fébrifuge et en faire prendre une partie par le rectum; élever la dose plus ou moins, selon l'intensité du mal, et continuer l'administration de l'Arsenic pendant un ou deux mois, s'il le faut, pour extirper une fièvre ancienne ; 3° prescrire un régime substantiel et abondant, composé principalement de viandes noires et de vins généreux.

A la faveur de cet *entraînement*, ainsi que de la précaution de nettoyer les premières voies par un vomi-purgatif et du soin apporté dans la graduation des doses et la fixation des intervalles des prises, Boudin, Maillot, Fremy et un grand nombre de médecins français et étrangers, ont obtenu d'excellents résultats de l'emploi de l'Arsenic dans le traitement des fièvres palustres et des névralgies intermittentes, probablement de celles qu'on nomme congestives (Gubler). L'Arsenic semble même avoir sur la quinine l'avantage de s'opposer plus longtemps aux récidives (Boudin, Fremy), sans doute à cause de sa permanence dans l'économie comme partie intégrante des tissus. L'Arsenic a rendu également des services dans l'épilepsie (E. Alexander, Harles), dans la chorée (Rayer, Aran), dans d'autres névroses graves (Tessier, de Lyon), dans l'asthme (Dioscoride, G. Weith, Koepl), dans la congestion cérébrale (Lamare-Picquot). On l'a beaucoup préconisé contre les dartres invétérées, surtout celles de forme squameuse, et plusieurs dermatologues paraissent avoir à s'en louer (Willan, Biett, Cazenave, Devergie). Il peut être utile encore dans les affections pulmonaires pour enrayer le travail inflammatoire et la fièvre hectique (Ettmüller, Beddoes, Trousseau et Pidoux), mais ce serait se leurrer d'un vain espoir que d'attendre de l'Arsenic la curation des tubercules ou de la diathèse cancéreuse. Il ne faut pas compter non plus sur ses effets anthelminthiques.

Contre les produits hétéromorphes, l'Arsenic n'agit que comme topique destructeur. C'est du reste un des escharotiques les plus employés pour faire tomber les tumeurs cancéreuses superficielles et modifier les régions cutanées affectées de lupus ou de dartres rongeantes. La plupart des praticiens, depuis frère Côme jusqu'à Manec, emploient l'acide arsénieux sous forme très-massive, dans la pensée de produire une désorganisation sûre et rapide, comme par les caustiques ordinaires. Dupuytren se servait de préparations plus diluées, parce qu'il croyait suffisant d'obtenir une violente phlegmasie. Nous pensons, de notre côté, que des doses mitigées donneraient de bons résultats, pourvu que le poison fût assez concentré pour tuer localement les éléments histologiques.

Pour éviter les accidents généraux qui pourraient suivre l'absorption d'une trop grande quantité de substance toxique, il convient de n'appliquer le caustique arsenical que sur une surface restreinte, ne dépassant pas chaque fois 4 centimètres carrés.

Enfin l'Arsenic est usité comme épilatoire, mais c'est l'orpiment qui sert à cet usage.

MODES D'ADMINISTRATION ET DOSES. — L'Acide arsénieux est administré à l'intérieur en *solution*, en *poudre*, en *pilules*, en *fumigation*, et à l'extérieur sous forme de *pâtes*. Dans ce dernier cas on pourrait essayer l'emploi des injections parenchymateuses conseillées comme substitutives par Luton. La *Solution arsenicale de Boudin* contient 1 gramme d'Acide arsénieux par litre d'eau distillée, et se prend par doses de 10 à 20 gouttes (un demi à 1 milligramme du principe actif) à la fois, tous les quarts d'heure. Il est plus commode d'étendre préalablement cette solution d'une quantité quadruple de vin blanc, d'infusion de Café ou d'eau pure, et de prendre une demi ou une pleine cuillerée à café du mélange.

Pour injection intestinale, Boudin conseille 50 grammes de la solution ci-dessus, soit 5 centigrammes d'Acide arsénieux dans 100 grammes d'eau distillée.

La *Poudre arsenicale* (Boudin) se compose de 1 partie d'Arsenic blanc et de 2 parties de sucre. Chaque dose doit représenter un demi-centigramme du principe actif.

Trousseau et Pidoux administrent des *pilules* de 2 milligrammes au nombre de deux à huit par jour.

La *Liqueur de Fowler* est constituée par 5 grammes d'Arsenic blanc et autant de carbonate de potasse en solution dans 500 grammes d'eau. Elle se donne par *gouttes*, depuis 5 jusqu'à 20 par jour. Devergie propose de substituer une solution d'Acide arsénieux et de carbonate de potasse, ââ 10 centigrammes, dans 500 grammes d'eau fortement teinte par la cochenille. Chaque gramme de solution ne contient que 2 décimilligrammes du principe actif. Aran a réduit encore de moitié la proportion d'Acide arsénieux, ce qui permet de doser la solution par cuillerées.

A l'extérieur, on emploie des poudres contenant des proportions diverses d'Acide arsénieux. La *Poudre forte* due à frère Côme, et dont celle de Rousselot n'est qu'une modification, en contient un huitième; la *Poudre faible* d'Antoine Dubois, 1/25e seulement, le reste étant formé de Sulfure rouge de Mercure, avec de l'éponge torréfiée pour la première et du Sang-dragon pour la seconde. Ces poudres peuvent d'ailleurs être employées sous forme de pâte, d'onguent ou de trochisques.

On peut aussi se servir comme caustique d'une solution concentrée d'Acide arsénieux dans la glycérine.

**ACIDE AZOTIQUE.** — Voy. ACIDE NITRIQUE.

**ACIDE CARBOLIQUE.** — Voy. ACIDE PHÉNIQUE.

**ACIDE CHLORHYDRIQUE, ACIDE HYDROCHLORIQUE, ACIDE MURIATIQUE,** *Acidum chlorhydricum.*

L'*Acide chlorhydrique* du commerce, qui est mêlé d'acides sulfurique et sulfureux, d'acide nitreux, de chlore, de chlorure de fer et parfois d'arsenic, doit être réservé pour l'usage externe. On peut l'employer comme caustique et pour la préparation de pédiluves ou même de bains généraux excitants, à la dose de 32 à 125 grammes dans le premier cas, et à celle de 300 grammes dans une baignoire de la capacité de 300 litres.

Nous donnerons dans la Pharmacopée, à l'article ACIDE CHLORHYDRIQUE DISSOUS, l'histoire physiologique et thérapeutique de cet hydracide.

## ACIDE CITRIQUE, *Acidum citricum.*

Angl. *Citric Acid.*

L'*Acide citrique* ($C^{12}H^8O^{14}$) est répandu, à l'état libre ou en combinaison avec la potasse, dans un grand nombre de fruits : citrons, oranges, cerises, groseilles, framboises, et presque tous les fruits rouges. La saveur acide en est très-forte, mais en même temps très-agréable, lorsque la dilution est suffi - sante.

Quant à son action physiologique et thérapeutique, elle se confond avec celle des autres acides végétaux, et généralement avec celle du citron (voy. ce mot), dont l'acide citrique est le principe actif.

L'*Acide citrique* est donc employé pour composer des boissons rafraîchissantes, tempérantes, utiles dans l'embarras gastrique, la fièvre de même nom, les affections hépatiques, la fièvre typhoïde et les maladies septiques ou putrides, ainsi que dans le scorbut, la pourriture d'hôpital, etc.

La *Limonade citrique* se prépare avec 1 gramme d'acide dans un litre d'eau, aromatisée avec quelques gouttes d'alcoolat de citron et convenablement sucrée, ou bien avec 60 grammes de *Sirop d'Acide citrique*, d'après la formule du *Codex*, avec addition d'alcoolature de citron, 15 grammes. Ce mélange constitue le *Sirop de Limon;* on obtient le *Sirop d'Orange*, en se servant d'alcoolature d'orange pour aromatiser.

Les confiseurs préparent sous le nom de *Limonade sèche* une poudre composée de 1 partie d'acide citrique pour 32 parties de sucre, avec essence de citron ou d'orange q. s. pour aromatiser, dont on met une cuillerée dans un verre d'eau.

## ACIDE HYDROCHLORIQUE. — Voy. ACIDE CHLORHYDRIQUE.

## ACIDE MURIATIQUE. — Voy. ACIDE CHLORHYDRIQUE.

## ACIDE NITRIQUE. — Voyez, dans la Pharmacopée, ACIDE NITRIQUE OFFICINAL.

## ACIDE OXALIQUE, ACIDE DU SUCRE, *Acidum oxalicum.*

L'*Acide oxalique* ($C^4H^2O^8$) existe dans les aliments de l'homme : oseille, et dans les médicaments : rhubarbe, gentiane, à l'état d'oxalate de potasse ou de chaux. Dans cette dernière combinaison il fait partie de la sécrétion urinaire, et constitue les calculs mûraux, heureusement fort rares dans nos climats, mais probablement plus communs chez les Lapons et autres peuples hyperboréens, qui se nourrissent en partie de lichens, généralement riches en oxalates.

ACTION PHYSIOLOGIQUE. — A petites doses, l'*Acide oxalique* est rafraîchissant à la manière des autres acidules (voy. SURELLE); mais en masse plus considérable, de 8 à 30 grammes, par exemple, il produit des désordres qui parfois ont rapidement amené la mort. Une acidité brûlante se fait sentir dans la gorge quand on l'avale, puis s'étend dans l'œsophage et l'estomac, et, selon le degré de concentration de la liqueur, il survient des vomissements immédiats ou dans le délai d'un quart d'heure à une demi-heure. Ces évacuations sont suivies de prostration générale, de tendance syncopale, de stupeur. Le pouls devient irrégulier, petit, presque insensible; la respiration rare, spasmodique; la sensibilité et le mouvement s'éteignent, la peau se refroidit, la cyanose se caractérise, et la mort met souvent un terme aux souffrances du patient.

Ces symptômes ultimes sont ceux qui accompagnent les plus graves lésions du tube digestif et méritent l'épithète de cholériformes. Effectivement, l'examen cadavérique démontre : ou bien l'existence d'une violente inflammation de la muqueuse gastro-intestinale, ou bien des altérations singulières de la tunique interne, qui, en raison de sa teinte grise et comme lavée, semble avoir été soumise à l'ébullition ou traitée par l'alcool, et qui est souvent détachée par lambeaux, laissant à nu le tissu sous-muqueux.

L'Acide oxalique est donc manifestement un poison irritant et corrosif. Est-il encore autre chose ? Cela reste à démontrer. Dans notre opinion, la paralysie, la cyanose et les autres phénomènes de collapsus se rattachent tout naturellement aux désordres dont les organes digestifs sont alors le siège, sans qu'il soit besoin d'invoquer un empoisonnement du sang dont l'existence est cependant possible.

USAGES. — L'Acide oxalique sert quelquefois de succédané aux acides tartrique et citrique, beaucoup plus agréables et moins dangereux que lui. C'est-à-dire qu'on en fait des limonades pour calmer la soif et la chaleur dans le cours des pyrexies et des phlegmasies. Nardo croit même pouvoir soutenir, d'après une longue expérience, que cet acide l'emporte sur ses analogues comme antiphlogistique, ce que nous avons quelque peine à admettre sans preuves démonstratives.

MODES D'ADMINISTRATION ET DOSES. — On fait avec l'Acide oxalique une *limonade* et des *pastilles;* 50 centigrammes à 1 gramme suffisent pour acidifier un litre d'eau. On fera bien de s'en tenir à la plus faible dose.

Les *Pastilles pour la soif*, préparées avec un mélange de 4 grammes d'Acide oxalique pour 250 grammes de sucre, avec essence de citron et mucilage de gomme adragante, q. s., peuvent être remplacées avantageusement par les bonbons acides au vinaigre, à la groseille, au citron et à la grenade, que vendent tous les confiseurs.

**ACIDE PHÉNIQUE, PHÉNOL, ACIDE CARBOLIQUE,** *Acidum phenicum.*

L'*Acide phénique* ($C^{12}H^6O^2$) est aussi nommé *Alcool phénylique* ou

*Hydrate de phényle.* C'est un des nombreux produits de la distillation du goudron de houille, qui a pris, dans ces derniers temps, une importance considérable dans l'industrie et dans la pratique médicale. Il existe dans le castoréum, et même en petite quantité dans les urines de l'homme et des grands
mammifères.

ACTION PHYSIOLOGIQUE ET USAGES. — L'Acide phénique est un astringent beaucoup plus puissant que la créosote, et porte si loin cette action
constrictive des tissus et coagulante de l'albumine, qu'à dose concentrée, il
tanne et corrode pour ainsi dire la peau, et surtout les muqueuses. Telle est
la raison de son action désinfectante et antiseptique, analogue mais très-
supérieure à celle du tannin.

A peine introduit dans la matière médicale, le *Phénol* jouit déjà d'une
vogue extraordinaire qu'il doit moins encore à sa valeur propre, laquelle est
pourtant très-réelle, qu'aux efforts simultanés de quelques-uns de ses admi-
rateurs. Ce qu'il y a de mieux constaté, c'est son pouvoir antiputride; aussi
le conseille-t-on comme désinfectant des urines et des matières fécales, sans
parler des immondices des grandes villes. On l'a recommandé aussi contre les
ulcères fétides, dans la nécrose et le traitement des plaies gangréneuses
(Turner). On s'en est même servi comme escharotique dans des cas analogues.

Il a été proposé (Lemaire) comme moyen de guérir la gale instantanément
et la teigne en trente ou quarante jours.

Enfin, on a voulu (Browne, Roberts) utiliser à l'intérieur ses effets astringents en l'administrant à doses faibles (une goutte, par exemple, en solution
dans l'eau) contre la diarrhée chronique et les vomissements.

Guibert donne pour la solution la formule suivante : Acide phénique,
1 gramme; eau, 40 grammes.

Whitehead recommande contre le lupus une pommade composée d'Acide
phénique, 4 grammes, et de spermaceti, 56 grammes.

Depuis quelque temps on trouve dans les pharmacies de petits flacons de
poche semblables à ceux dans lesquels on renferme de l'alcali volatil et destinés aux mêmes usages, c'est-à-dire à fournir en voyage le moyen de neutraliser instantanément l'action du venin d'une abeille, d'une guêpe ou même
d'une vipère. Il y a lieu de craindre que l'action styptique et coagulante de
cette substance ne soit un obstacle à sa pénétration dans les petites blessures
faites par ces animaux dangereux.

L'expérience n'a pas encore prononcé de manière à donner à cet égard
toute sécurité. (Voy. GOUDRON VÉGÉTAL.)

**ACIDE DU SUCRE.** — Voy. ACIDE OXALIQUE.

**ACIDE SULFURIQUE.** — L'*Acide sulfurique* du commerce contenant les
acides chlorhydrique et hyponitrique, de l'oxyde de plomb, assez souvent

de l'arsenic et habituellement des matières organiques, ne convient pas pour l'usage médical proprement dit. Nous renvoyons donc les commentaires thérapeutiques sur ce composé, à l'article ACIDE SULFURIQUE PURIFIÉ de la Pharmacopée.

### ACIDE TARTRIQUE, *Acidum tartaricum.*

Angl. *Tartaric Acid.* — All. *Weinsäure.*

L'*Acide tartrique* ($C^8H^6O^{12}$) est extrait du tartre du vin, mais il se rencontre également à l'état libre ou en combinaison avec la potasse, dans les tamarins, la pomme de terre, l'oseille, les cornichons, et dans une foule de végétaux.

L'action physiologique et les usages thérapeutiques sont absolument les mêmes pour les Acides tartrique et citrique (voy. ce mot), à cette différence près que l'Acide tartrique possède un goût moins agréable. Mais comme il est moins cher que son congénère, on le substitue très-souvent à celui-ci dans la fabrication de la limonade rafraîchissante qu'on prescrit aux malades fébricitants.

Le *Codex* prescrit un *sirop* et une *poudre tartrique*, semblables respectivement aux préparations analogues d'acide citrique et servant aux mêmes usages dans la médecine des pauvres.

### ALCALI VOLATIL. — Voy. AMMONIAQUE LIQUIDE.

### ALCALI VOLATIL CONCRET. — Voy. CARBONATE D'AMMONIAQUE.

### ALCOOL. — Voy. ALCOOL RECTIFIÉ.

### ALUN. — Voy. SULFATE D'ALUMINE ET DE POTASSE.

### AMMONIAQUE LIQUIDE. — Voy. AMMONIAQUE PURE.

### ANTIMOINE. — Voy. ANTIMOINE PURIFIÉ.

### ARGENT. — Voy. ARGENT PURIFIÉ.

### ARSENIC BLANC. — Voy. ACIDE ARSÉNIEUX.

### AZOTATE DE POTASSE. — Voy. NITRATE DE POTASSE.

# B

**BICARBONATE DE SOUDE.** — Voy. CARBONATE DE SOUDE (BI-).

**BIOXYDE DE MANGANÈSE.** — Voy. OXYDE DE MANGANÈSE.

**BISMUTH.** — Voy. BISMUTH PURIFIÉ.

**BITUME DE JUDÉE,** *Asphaltum.*

Le *Bitume de Judée* est une sorte de goudron solide, fossile, qu'on rencontre à la surface des eaux du *lac Asphaltique* ou *mer Morte.* Il servait dans l'antiquité à embaumer les corps, et les momies égyptiennes lui doivent leur merveilleuse conservation. Plus tard on l'employait en applications topiques et à l'intérieur comme résolutif, fondant, antispasmodique. Sa vapeur était usitée en fumigations contre le rhumatisme, et l'huile essentielle que l'on en obtenait par distillation se donnait, ainsi que le Bitume lui-même, dans les phthisies exemptes de fièvre.

Actuellement l'asphalte entre encore dans la composition de la Thériaque et n'a plus d'autre usage.

**BLEU DE PRUSSE.** — Voy. CYANURE DE FER HYDRATÉ.

**BOL D'ARMÉNIE,** *Bolus orientalis.*
Angl. *Red Armenian Bole, Bole armeniack.*

Le *Bol d'Arménie* est une terre rouge qui se rencontre également en Europe et ailleurs. Il est composé, selon Bergmann, de silice, alumine, magnésie, chaux, fer et eau. Les *Bols de Blois* ou *de Paris* ont une composition semblable et servent aux mêmes usages.

Avec une pareille composition chimique, le Bol d'Arménie ne peut manquer d'être absorbant, desséchant, et jusqu'à un certain point astringent, anti-catarrhal, hémostatique. C'est un absorbant chimique et mécanique tout ensemble, et l'astriction qu'il exerce sur les premières voies dépend en partie de la formation d'un sel soluble aux dépens de son oxyde de fer attaqué par les acides libres de l'estomac.

On peut l'employer à l'extérieur sur les surfaces excoriées par le contact de liquides irritants : fèces, pus, urine ; à l'intérieur, contre l'acor et la pyrosis, la diarrhée muqueuse et la dysenterie chronique.

La *Terre de Lemnos*, la *Terre à foulon*, et d'autres substances minérales argilo-siliceuses, remplissent les mêmes indications.

**BORATE DE SOUDE, BORAX,** *Boras sodicus.*
Angl. *Borax or Bicarbonate of Soda.* — All. *Borax, Natrum bibora-cicum.*

Le *Borate de Soude* se rencontre naturellement en dissolution dans l'eau minérale de San-Restituto, dans l'île d'Ischia, et dans celle de certains lacs du Thibet. Comme le Borax artificiel obtenu avec l'acide borique de Toscane, c'est un Biborate hydraté ayant pour formule : $2BoO^3NaO + 10HO$.

Le Borax possède une réaction alcaline moins prononcée que le Carbonate de Soude, dont il est le succédané.

En solution, il absorbe l'acide carbonique, et dissout la fibrine, l'albumine, la caséine et l'acide urique.

ACTION PHYSIOLOGIQUE. — Porté dans l'estomac, il ne cause aucune sensation marquée, à moins que la dose n'en soit excessive, auquel cas il donne lieu à des nausées et à des vomissements. Dans le sang, il se comporte comme les alcalins en général, et peut amener, à la longue et à hautes doses, l'hypoglobulie, l'état aplastique, et conséquemment la tendance hémorrhagique ; en un mot, la cachexie scorbutique qui succède à l'usage excessif des préparations alcalines.

Le *Borate de Soude* se retrouve inaltéré dans l'urine (Wöhler, Stehberger), dans le sang de la veine porte, dans la bile et la salive (Binswanger).

Pendant son passage à travers la peau, il déterminerait (Binswanger) une éruption impétigineuse. En traversant les reins, il stimule la sécrétion urinaire et favorise la dissolution de l'acide urique. C'est donc un diurétique et un lithontriptique. Pendant son séjour dans la circulation, il peut favoriser la combustion respiratoire, ou même à petites doses liquéfier un peu le sang, et, à ce titre, servir d'adjuvant à l'hémorrhagie mensuelle ; mais le Borax ne nous paraît avoir aucun effet sur la contraction utérine, et n'exerce aucune influence qui puisse lui mériter le nom d'aphrodisiaque.

USAGES. — Comme les autres alcalins, le Borax est un absorbant antacide qu'on peut utiliser à l'intérieur dans l'acescence gastrique, et à l'extérieur dans l'intertrigo, dans la balano-posthite et la leucorrhée, dont le produit est toujours acide (Gubler), et dans certaines ophthalmies catarrhales où le mucus puriforme acquiert la même réaction.

L'emploi topique du Borate de Soude peut encore être avantageux contre certaines affections cutanées comme moyen de dissolution des pellicules d'épiderme, cimenté par de la matière sébacée, et de nettoyage de la peau, dans les cas d'eczéma et d'éruption prurigineuse due à l'accumulation des produits des glandes sudoripares. Ce sel est fréquemment employé contre le muguet, dont il contribue à détruire les conditions d'existence en saturant les acides de la bouche ou de la région quelconque, telle que la rainure préputiale, où se développe également l'*Oidium albicans*.

Le Borax ne conviendrait guère pour la médication alcaline générale, en raison de l'hétérogénéité de son acide, eu égard à la composition normale de nos humeurs. Mais cette circonstance le rend plus stimulant que le Bicarbonate de Soude pour les glandes rénales ; aussi l'a-t-on conseillé comme diurétique et litholytique.

MODES D'ADMINISTRATION ET DOSES. — On prescrit le Borax en *garga-risme* à la dose de 5 grammes dans 250 grammes d'infusion de feuilles de ronce avec 50 grammes de miel rosat. Le *collutoire* se compose de 5 grammes de Borax pulvérisé avec 50 grammes de miel. Ces formules ne nous paraissent pas répondre parfaitement aux exigences des cas morbides auxquels on prétend les adapter, attendu la transformation facile des sucres fermentescibles en acides lactique ou acétique au contact de la mucédinée du muguet. J'ai proposé la formule suivante : Borax, 10 grammes; eau, 200 grammes; essence de menthe et teinture de pyrèthre, ââ 10 gouttes, pour *gargarisme* ou *collutoire*. La dose de Borax peut être aisément augmentée de moitié, et si l'on tient à obtenir des effets plus intenses, on doit recourir à la poudre de Borax, grâce à laquelle on fait parfois disparaître du jour au lendemain, l'action mécanique aidant, une couche confluente de muguet étendue à la totalité de la cavité buccale.

Pour *lotions* dans les affections cutanées, nous recommandons la proportion de 10 à 20 grammes de Borax dans 300 grammes d'eau de laurier-cerise.

La *pommade* se prépare avec 5 grammes de Borax pour 30 grammes d'axonge.

Trousseau conseille contre le catarrhe laryngé un *sirop* composé de 15 grammes de Borate de Soude pour 300 grammes de sucre.

La solution boratée pour lotions peut servir également, soit en *lavement*, soit en *injections* vaginales ou uréthrales, soit en *collyre;* seulement, dans ce dernier cas on peut la diluer davantage.

**BORAX.** — Voy. BORATE DE SOUDE.

**BROME.** *Bromum.*
Angl. *Bromine.* — All. *Brom, Stinkstoff.*
Le *Brôme*, découvert par Balard dans les eaux mères des salines, existe dans toutes les eaux minérales qui ont lavé des bancs de sel gemme, et dans celles de la mer, ainsi que dans beaucoup de plantes marines, à l'état de combinaison avec la soude ou la magnésie.

ACTION PHYSIOLOGIQUE. — Ce corps simple, intermédiaire pour l'énergie comme pour les propriétés chimiques entre l'iode et le chlore, possède des qualités éminemment irritantes qui en rendent l'emploi difficile. Appliqué sur la peau, il la corrode et jaunit l'épiderme. Introduit dans les voies digestives, il cause dans la bouche une sensation d'âcreté fort pénible, suivie d'une ardeur durable dans l'arrière-gorge et d'une impression analogue sur la muqueuse gastrique. Dix gouttes ingérées à la fois déterminent des coliques et du spasme intestinal manifesté par des borborygmes et des éructations; des doses plus fortes amènent des efforts de vomissements plus ou moins violents. Ces symptômes locaux sont accompagnés ou suivis de phénomènes sympathiques consistant en douleurs compressives ou lancinantes dans les avant-bras et le pourtour de la tête, et quelquefois en convulsions de la face et des membres (Andral, Fournet). Consécutivement, se développent des lésions inflammatoires dans les organes touchés par la substance irritante ou caustique.

Dans une forme plus atténuée, le Brôme agirait en partie comme les bromures alcalins par le fait de sa combinaison partielle avec la soude du sang (voy. BROMURE DE POTASSIUM).

USAGES. — La parenté chimique du Brôme et de l'iode, l'association constante de ces deux métalloïdes ou plutôt de leurs combinaisons salines dans les eaux réputées pour leurs propriétés fondantes, résolutives et antistrumeuses, tout cela désignait le Brôme comme un agent de la curation des affections scrofuleuses et tuberculeuses. Il a paru agir efficacement non pas comme résolutif, mais comme sédatif dans les arthrites chroniques (Andral, Fournet). On a vu fondre pendant son administration interne et externe des engorgements considérables et d'apparence tuberculeuse des ganglions lymphatiques (Pourché, Magendie, Glower, Höring).

Le Brôme a été aussi préconisé comme le spécifique du croup et de l'angine couenneuse, parce qu'il désagrége les fausses membranes (Ozanam, Golitzinski), et comme désinfectant à la manière du chlore (Löwig, Duflos).

Une solution étendue de ce métalloïde, dépouillée de ses effets irritants locaux, agirait probablement dans le même sens que les bromures alcalins, c'est-à-dire comme sédatif des phénomènes capillaires et galvanisant du système vaso-moteur.

A l'extérieur le Brôme vient d'être employé avec succès, pendant la guerre civile, par les médecins de l'armée fédérale américaine, comme désinfectant, sur les plaies gangréneuses ou affectées de pourriture d'hôpital.

MODES D'ADMINISTRATION ET DOSES. — Le Brôme se donne à l'intérieur à la dose de 2 à 30 gouttes dans de l'eau distillée ou dans un julep gommeux. On en pourrait faciliter la dissolution à l'aide d'une certaine proportion d'alcool.

L'alcool est aussi un ingrédient de la mixture adoptée pour l'usage externe (10 gouttes de Brôme, 4 grammes du véhicule alcoolique).

Magendie conseillait, en *frictions* sur les glandes lymphatiques, une pommade composée de : Brôme, 6 gouttes, et Bromure de potassium, 2 grammes, pour 40 grammes d'axonge.

# C

**CARBONATE D'AMMONIAQUE, ALCALI VOLATIL CONCRET,** *Carbonas Ammoniæ* seu *Ammonicus.*

Angl. *Carbonates of Ammonia, Volatile* or *smelling Salt; Baker's Salt.* — All. *Ammoniacum carbonicum, Flüchtiges Laugensalz.*

L'*Alcali volatil concret* est un sesquicarbonate d'ammoniaque ayant pour formule $3CO^2,2AzH^4O+3HO$, lequel prend naissance pendant la décomposition putride des matières animales. Il est soluble dans le double de son poids d'eau, se volatilise intégralement à l'air libre, et perd auparavant le quart de son alcali en gagnant du protoxyde d'hydrogène.

ACTION PHYSIOLOGIQUE. — Le Carbonate d'Ammoniaque, étant volatil et pouvant dégager de l'ammoniaque libre au contact de l'eau et surtout d'une base fixe, jouit nécessairement de propriétés analogues à celles de l'ammoniaque, mais beaucoup moins énergiques. C'est donc un stimulant diffusible d'une certaine importance, en même temps qu'un irritant local et un caustique, selon la dose et la durée d'action. (Voy. AMMONIAQUE.)

Notons cependant d'abord l'action vomitive qu'il possède à haute dose, ensuite la disposition à la toux et une remarquable sécrétion de mucus bronchique indiquée par Wibmer; et d'un autre côté, la cachexie, l'émaciation musculaire, les urines brunes, troubles et fétides, la fièvre hectique, les hémorrhagies multiples et le marasme observés par Huxham chez un jeune homme qui mangeait du Carbonate d'Ammoniaque comme du sucre, et qui périt misérablement par suite de cette incroyable habitude.

SUBSTANCES SYNERGIQUES, AUXILIAIRES. — L'ammoniaque caustique et l'acétate d'ammoniaque, le musc, le castoréum, la valériane, l'opium, les aromatiques et les alcooliques, aidés par une température élevée, sont les succédanés ou les adjuvants de l'action pharmacodynamique du Carbonate d'Ammoniaque.

SUBSTANCES ANTAGONISTES. — ANTIDOTES, CONTRE-POISONS. — Les boissons froides et d'une nature émolliente ou rafraîchissante, les alcaloïdes du quinquina et les corps d'une action analogue, le tannin, etc., contrarient les effets du Carbonate d'Ammoniaque, et peuvent en être considérés comme les antidotes dynamiques. Ses incompatibles sont : les acides, les alcalis fixes et leurs carbonates, les sels de fer, à l'exception du tartrate ferrico-potassique, le calomel, les sels de plomb, etc. Ses contre-poisons chimiques sont les acides énergiques, qui, en saturant l'alcali volatil, neutralisent sa causticité.

USAGES. — L'*Alcali volatil concret* se donne à l'intérieur comme stimulant de la circulation et de la diaphorèse, dans les maladies algides, dans les fièvres éruptives dont l'exanthème se fait mal, et toutes les fois qu'il importe de déterminer une abondante sudation ou du moins une vive excitation périphérique. On l'a vanté, probablement à tort, dans le vrai croup. On comprend mieux son action dans la scarlatine grave, l'hystérie et les convulsions infantiles, et même dans la glycosurie, où il agirait comme antacide dans les premières voies et comme stimulant diffusible lorsqu'il est parvenu dans la circulation.

Le Sous-Carbonate d'Ammoniaque a encore été conseillé dans la scrofule, les paralysies, et avec plus de raison, du moins comme diaphorétique, dans les maladies syphilitiques.

À l'extérieur, on peut s'en servir, à l'exemple de Chaussier, de préférence à la pommade de Gondret, pour obtenir la cautérisation ou simplement la rubéfaction et la vésication.

MODES D'ADMINISTRATION ET DOSES. — Le Carbonate d'Ammoniaque se donne comme stimulant et diaphorétique à la dose de 50 centigrammes à 2 grammes ; comme émétique, à celle de 1 gramme 50 centigrammes, répétée, s'il y a lieu.

Ce sel est ordinairement administré en solution aqueuse plus ou moins étendue et quelquefois en pilules, associé le plus souvent à des substances auxiliaires : opiacés, alcooliques ou balsamiques. Son action est très-supérieure à celle de l'acétate d'ammoniaque.

On en met de 2 à 5 grammes avec 20 grammes de rhum dans une *potion diaphorétique* contre la glycosurie (Bouchardat). La même dose associée à l'extrait d'opium se prescrit en pilules dans la même affection. Contre la bronchite chronique, Williams (de Cork), combine le carbonate alcalin avec la gomme ammoniaque, l'ipéca et la morphine.

Cazenave a fait préparer un *sirop de Carbonate d'Ammoniaque* d'un emploi commode, et destiné à remplacer le sirop de Peyrilhe dans le traitement des dermatoses squameuses invétérées.

Il existe aussi un *liniment de Sous-carbonate d'Ammoniaque* pour les douleurs rhumatismales.

Enfin, quand on veut le faire servir à la rubéfaction ou à la vésication, on en saupoudre un emplâtre de diachylum qu'on maintient appliqué sur la région choisie pour devenir le siége de cette phlogose thérapeutique.

**CARBONATE DE CHAUX.** — Voy. CARBONATE DE CHAUX PRÉCIPITÉ.

**CARBONATE DE MAGNÉSIE, HYDROCARBONATE DE MAGNÉSIE, MAGNÉSIE BLANCHE,** *Hydro-Carbonas magnesicus.*

Angl. *Heavy and light Carbonate of Magnesia.* — All. *Kohlensäure Bittererde, Basisch Kohlensäure Bittererde.*

Le *Carbonate de Magnésie* ($3CO^2$, $4MgO + 4HO$) possède les qualités absorbantes et antacides de sa base terreuse, et peut servir aux mêmes usages. Il ne diffère de la magnésie calcinée que par le dégagement de son gaz carbonique en présence d'acides plus puissants, tels que ceux du suc gastrique, ce qui constitue même un avantage sensible toutes les fois qu'il existe un certain degré d'irritabilité stomacale.

On l'administre ordinairement en poudre à la dose de 50 centigrammes à 5 grammes, délayé dans l'eau ou enfermé dans du pain azyme. Mais on prépare aussi une *Eau magnésienne* et une *Eau magnésienne gazeuse*, dans lesquelles le carbonate de soude et le sulfate de magnésie donnent lieu, par double décomposition, à du Carbonate de Magnésie et à du sulfate de soude, le premier étant maintenu en dissolution par un excès d'acide carbonique (6 volumes), introduit par pression.

L'Eau magnésienne gazeuse ne diffère de l'autre que par une quantité moitié moindre de substances salines. On les prescrit toutes deux par verrées dans l'acescence gastrique et la gastralgie concomitante, et l'on doit, selon nous, les préférer à d'autres absorbants, lorsqu'on veut obtenir concurremment des effets laxatifs.

## CARBONATE DE PLOMB, CÉRUSE, *Carbonas plumbicus.*

Le *Blanc de Plomb*, ou *Blanc de Céruse* ($PbO,CO^2$), se rencontre rarement à l'état natif; c'est presque toujours un produit de l'art, et les ouvriers qui le fabriquent ou qui le manient sont exposés à de graves dangers.

Action physiologique. — Appliqué sur la peau saine ou sur des surfaces excoriées, la *Céruse* produit des effets peu sensibles; cependant elle agit comme astringent dès que les acides normaux ou pathologiques en dissolvent une proportion notable qui passe à l'état d'acétate ou d'un autre sel soluble. Absorbé lentement et graduellement, soit par les plaies cutanées et les surfaces simplement affectées d'intertrigo (Kopp, Gubler), soit par les voies respiratoires ou digestives, le Carbonate de Plomb donne lieu aux phénomènes suivants : langueur des fonctions digestives, pâleur anémique, constipation, arthralgie et mélalgie, courbature générale, colique sèche, analgésie, et plus tard paralysie spéciale des extenseurs des avant-bras, quelquefois de ceux des jambes, rarement hémiplégie ou bien céphalalgie, délire et convulsions éclamptiques. Ces derniers accidents se terminent d'ordinaire par la mort.

Le plomb qui sature l'économie s'échappe par les différentes voies d'élimination, soit directement, soit après avoir fait partie intégrante des organes. Il s'échappe notamment par les urines, où il est d'ailleurs assez difficile de le démontrer, et se retrouve dans le cerveau et les autres parenchymes. Le goût sucré, accusé souvent par les ouvriers cérusiers, doit être attribué au Carbonate de Plomb apporté par l'air et qui se dissout dans les acides du liquide buccal, plutôt qu'au sel plombique versé par les glandes salivaires ou muqueuses. La coloration ardoisée des gencives à la sertissure des dents, et celle moins fréquente des joues et des lèvres (Gubler), produite par une sorte de tatouage au contact des dents mutilées ou hérissées de tartre, sont vraisemblablement formées de sulfure de plomb. Il en est certainement ainsi (Gubler et Quevenne) de la couche noirâtre qui couvre habituellement la muqueuse du cæcum et du voisinage du côlon chez les saturnins (Legroux et Lailler, Gubler). Les sujets en proie à l'intoxication saturnine sont, moins que les hommes en santé, exposés aux états morbides inflammatoires et fébriles. L'analgésie accompagne le défaut de tendance à l'éréthisme vasculaire et à la phlogose; elle marque une disposition toute contraire de l'organisme.

Substances synergiques, auxiliaires. — Tout ce qui diminue les phénomènes de calorification, d'hématose et de nutrition dont les capillaires sanguins sont les agents ou le théâtre, tout cela favorise l'action de la Céruse et des composés de plomb : tels sont le froid modéré et continu, la digitale, la quinine, les bromures alcalins, etc.

SUBSTANCES ANTAGONISTES. — ANTIDOTES, CONTRE-POISONS. — Au contraire tout ce qui fouette la circulation, tout ce qui excite l'hypérémie et la phlogose exerce une influence antagoniste par rapport aux préparations saturnines. La chaleur, les irritants locaux, les stimulants diffusibles, sont dans ce cas. L'iodure de potassium agit à la fois comme excitant circulatoire et comme agent de dénutrition permettant l'élimination plus prompte du poison.

USAGES. — MODES D'ADMINISTRATION ET DOSES. — Jusque dans ces derniers temps le Carbonate de Plomb n'était employé qu'à l'extérieur, soit comme ingrédient de la plupart des masses emplastiques, soit dans quelques préparations spéciales, lorsque Beau crut pouvoir en tirer parti contre une des maladies les plus funestes : la tuberculose pulmonaire. Mais l'antagonisme entre cette terrible affection et l'intoxication saturnine n'est qu'apparent. À l'époque où l était proclamé par le savant médecin de la Charité, j'avais à l'hôpital Beaujon deux malades dont l'un poursuivait le cours de sa phthisie tuberculeuse malgré la cachexie saturnine, et dont l'autre avait vu les premiers accidents de la tuberculose se manifester pendant qu'il s'empoisonnait à Clichy. La prudence conseille de renoncer à une médication dont le bénéfice est douteux et le danger certain.

La Céruse est employée à l'extérieur comme moyen d'occlusion et comme astringent, sous forme de pommade, de cérat et d'emplâtre.

La *pommade de Carbonate de Plomb* (*Onguent de Rhazis*), renfermant 4 grammes du sel plombique pour 20 grammes d'axonge, est prescrite pour activer la cicatrisation.

Le *Cérat contre les névralgies*, formé de 10 grammes de Céruse et de 5 grammes seulement de cérat, sert en réalité beaucoup plus comme enduit imperméable que comme préparation saturnine. Il en est de même du *Liniment d'Anderson* contre l'érysipèle (Céruse, 50 grammes; huile de colza, q. s. pour faire une crème).

L'*Emplâtre de Céruse*, usité comme fondant, est composé de : Céruse, 500 grammes; cire blanche, 100 grammes; huile d'olive et eau, ââ 1000 grammes.

**CARBONATE DE POTASSE, SEL DE TARTRE,** *Carbonas potassicus.*
Angl. *Neutral Carbonate of Potash.* — All. *Rohes Kohlensäures Kali, Rohe Pottasche.*

Le *Sel de tartre* est le *Carbonate neutre de Potasse* ($CO_2KO$), autrefois appelé Sous-Carbonate, et que l'on obtient, soit par lixiviation des cendres des végétaux *terriens*, c'est-à-dire non maritimes, ce qui donne les *potasses* du commerce désignées, selon les provenances, sous les noms de Potasse d'Amérique, de Russie ou des Vosges; soit par décomposition ignée de la crème de

tartre, ce qui produit une sorte plus pure et spécialement employée en pharmacie.

Le Carbonate de Potasse se trouve naturellement (Reuss) dans les eaux minérales de Wuissokow et de Twer.

ACTION PHYSIOLOGIQUE ET USAGES. — Le Carbonate de Potasse est un sel
fortement alcalin, caustique lorsqu'il est solide ou en solution concentrée, et
pouvant devenir par là un poison corrosif; mais jouissant, quand il est dilué,
des propriétés générales des préparations alcalines, tant comme antacide que
comme modificateur de la crase sanguine et de la nutrition (voy. BICARBONATE
DE SOUDE).

Mascagni l'a conseillé dans la péripneumonie, et colorée par la cochenille,
sa solution est un remède populaire en Angleterre contre la coqueluche. Mais
l'énergie de ses effets locaux en rend l'usage interne dangereux; d'ailleurs en
qualité de sel de potasse, il serait moins bien toléré que les composés sodiques
analogues. Aussi le réserve-t-on pour la confection des *pédiluves* et des *bains
alcalins*, encore le sous-carbonate de soude lui est-il presque toujours substitué
maintenant.

Pour l'usage externe, les deux sels peuvent être employés sensiblement aux
mêmes doses.

**CARBONATE DE SOUDE, CRISTAUX DE SOUDE,** *Carbonas sodicus.*
Angl. *Monocarbonate* or *neutral Carbonate of Soda.* — All. *Rohes* oder
*Reines krystallisirtes Kohlensäures Natron, Krystallisirte Soda.*

Le *Carbonate neutre de Soude*, appelé aussi Sous-Carbonate ($CO^2$, NaO
+10HO), forme des efflorescences à la surface du sol en Egypte et en Hongrie. Il
s'obtient par lixiviation des cendres des *Salsola*, des *Salicornia* et d'autres
plantes maritimes : c'est alors la *Soude de Varech ;* ou bien par transformation
du sel marin en sulfate à l'aide de l'acide sulfurique, et conversion de ce dernier
sel en carbonate sodique par calcination avec du carbonate de chaux et du
charbon : c'est la *Soude artificielle*. La Soude du commerce est impure et
renferme ordinairement une notable quantité de soude caustique et de sulfure
de sodium.

ACTION PHYSIOLOGIQUE ET USAGES. — Les effets locaux et généraux du
Carbonate neutre de Soude sont, avec une intensité plus grande, ceux du
Bicarbonate de la même base (voy. plus loin). Bien qu'il soit un peu moins
caustique que le précédent, le Carbonate de Soude est encore trop irritant pour
être administré par les voies digestives. Il est au contraire fort usité à l'extérieur en *lotions*, en *onctions*, en *bains*, dans les affections cutanées prurigineuses et squameuses, ainsi que dans l'acné, les engorgements strumeux, la
goutte, le rhumatisme chronique. Les bains alcalins au Carbonate de Soude
remplacent ceux de Vichy, et sont considérés comme un complément obligé
du traitement alcalin interne, non que le sel sodique puisse être absorbé en
quantité notable par la peau ou les muqueuses voisines, mais parce que ses

qualités alcalines permettent de nettoyer aisément la peau de son enduit sébacé ou de la couche d'urate qui peut la salir en certains cas, chez les goutteux, en même temps que d'exercer une action stimulante sur la périphérie cutanée. Comme agent de stimulation périphérique, le Carbonate neutre l'emporte sur le Sel de Vichy, et le Carbonate impur du commerce sur celui des pharmacies.

Le *Bain alcalin* exige de 250 à 500 grammes de cristaux de Soude du commerce pour une baignoire de 300 litres. Exceptionnellement on en mettrait moins, si la peau était le siége de fissures ou d'excoriations.

La *Pommade alcaline* contient 10 grammes de Carbonate de Soude, 50 grammes d'axonge et 5 grammes de laudanum. Si l'on substituait à la graisse de porc le savon amolli par un peu d'huile d'olive, il faudrait diminuer la quantité de Carbonate de Soude pour obtenir le même résultat.

### CARBONATE DE SOUDE (BI-), SEL DE VICHY, *Bicarbonas sodicus.*
Angl. *Bicarbonate of Soda.* — All. *Säures Kohlensäures Natron.*

Le *Bicarbonate sodique* ($2CO^2NaO,HO$) n'est pas à l'état solide dans la nature, le Natron étant formé de carbonate neutre et de sesquicarbonate; mais il se rencontre dans une foule d'eaux minérales, en tête desquelles il convient de placer celles du bassin de Vichy, de Vals, de Carlsbad, puis celles de Renaison, de Soulzmatt, etc.

ACTION PHYSIOLOGIQUE. — Le Bicarbonate de Soude offre les effets adoucis des sels alcalins précédents, parce que l'affinité de la soude est en grande partie satisfaite par l'acide carbonique en excès. Moins irritant que le Carbonate de Potasse, il n'exerce qu'une excitation très-légère sur la peau, ou les surfaces sur lesquelles il est appliqué, et n'agit pas comme irritant ou caustique, parce qu'il ne peut saponifier les membranes animales. Mais il dissout aussi bien que le carbonate neutre l'enduit sébacé de la peau, dont il sert à débarrasser la surface de la couche épithéliale et grasse qui s'oppose parfois à l'exercice complet de ses fonctions d'exhalation et de respiration. Introduit dans les voies digestives, le Bicarbonate de Soude donne lieu d'abord à une saveur particulière, dite urineuse, et cela peut-être parce qu'il met de l'ammoniaque en liberté. Parvenu dans l'estomac, où il rencontre des acides, il s'en empare et laisse dégager son gaz carbonique. Il exerce sur l'épithélium à cils vibratiles une excitation remarquable (Virchow), et ranime les mouvements de ces petits appendices lorsqu'ils paraissaient éteints sans retour. Dans l'intestin, il sert, avec les sucs pancréatique et biliaire, à émulsionner les matières grasses alimentaires.

Absorbé, le Bicarbonate de Soude agirait à la manière des alcalins en général, conformément à la loi posée par Chevreul, c'est-à-dire qu'il favoriserait les combinaisons des matières combustibles avec l'oxygène, et occasionnerait dans l'organisme les divers changements qui signalent un accroissement d'activité de la combustion respiratoire: à savoir, l'augmentation de l'urée aux dépens de l'acide urique et des autres matériaux peu ou point brûlés, l'accroissement de la dénutrition, et, à la longue, l'hypoglobulie, l'état aplastique du sang et la cachexie scorbutique ou bien séreuse, avec hémorrhagies multiples et anasarque. Cette manière d'envisager les faits soulève de graves difficultés. Ainsi aucune accélération circulatoire, aucune élévation de température n'accompagne cette prétendue action *hématocausique* du Sel de Vichy, dont l'effet se borne peut-être à favoriser la dissolution des hématies et à déterminer la dyscrasie albumineuse.

Le Bicarbonate sodique, dès qu'il se trouve en excès dans le sang, s'échappe par les urines, dont il diminue l'acidité ou qu'il rend alcalines, selon la dose, en même temps qu'il en augmente la quantité. Il passe probablement aussi par les sécrétions normalement alcalines : les salives et le suc pancréatique, la bile et les produits des glandes sébacées, ce qui doit accroître l'activité des fonctions dont ces liquides sont les agents, ou, quand il s'agit de la peau, favoriser l'élimination de la matière grasse et tempérer l'acidité de la sueur.

SUBSTANCES SYNERGIQUES ET ANTAGONISTES. — Les alcalins en général peuvent suppléer le Bicarbonate de Soude, à cela près qu'ils ont presque tous une action irritante locale plus prononcée, et que quelques-uns (ceux dont la potasse est la base) étant moins bien tolérés par l'économie, sont plus rapidement éliminés.

Les acides sont les antagonistes chimiques du Sel de Vichy, et s'opposent à son action locale comme préparation alcaline, mais les acides minéraux sont les seuls qui rendent impossibles les effets généraux de ce sel. En effet, les acides citrique, malique et autres acides organiques, après avoir donné naissance à du citrate ou du malate de soude, se brûlent dans le sang, et passent à l'état de carbonate dont l'acide carbonique se dégage par la respiration. L'association des acides végétaux au bicarbonate de soude n'est donc irrationnelle que lorsqu'on demande à ce dernier son action chimique dans l'acescence gastrique et la gastrodynie consécutive ; elle devient parfaitement légitime, au contraire, quand on recherche seulement l'action diffusée du Sel de Vichy et notamment ses effets dialytiques dans la gravelle urinaire.

USAGES. — Le Bicarbonate de Soude est souvent employé comme antacide dans l'acor et la pyrosis. J'en fais un usage habituel dans l'acescence de la bouche, liée à la présence de spores d'*Oidium albicans*, qui complique ordinairement les maladies fébriles et rend odieux les aliments et les boissons sucrées. Je l'emploie également contre la blennorrhagie et la leucorrhée, dont les produits sont acides.

Au même titre le Sel de Vichy est indiqué dans l'affection graveleuse, soit pour prévenir la précipitation de l'acide urique, soit pour faciliter la dissolution des graviers qui ont déjà pu se former. On admet généralement que dans la diathèse urique il remplit un autre office, celui d'alcaliser davantage le sang et d'activer l'oxydation des produits de la désassimilation des tissus ; sur ce point nous avons fait nos réserves. Quant à l'action diurétique du Bicarbonate de Soude, elle s'ajoute encore à ses propriétés antacides pour amener une modification favorable dans la sécrétion urinaire chez les goutteux et les calculeux. Le Bicarbonate sodique est conseillé comme résolutif et comme altérant dans certaines inflammations pelliculaires, mais son efficacité est loin d'être démontrée. Il est même vraisemblable que dans une certaine proportion des cas favorables on avait affaire à du muguet en plaques confluentes d'apparence couenneuse.

MODES D'ADMINISTRATION ET DOSES. — Le Bicarbonate de Soude se donne intérieurement comme antacide, à la dose de 4 à 8 grammes, en plusieurs prises. Comme altérant, dont l'usage est nécessairement prolongé, il ne doit guère dépasser la dose quotidienne de 4 grammes correspondant à la proportion moyenne de ce sel dans un litre d'eau de Vichy.

On l'administre en *poudre* dans du pain azyme, en *solution aqueuse* dans de l'eau pure ou bien dans une tasse d'infusion de camomille ou de tilleul, à raison de 1 gramme pour 100 à 200 grammes de liquide. La *tisane alcaline* (Bouchardat) ne renferme que la quantité minime de 2 grammes de sel par litre. On peut aussi le faire entrer dans une potion gommeuse.

Enfin, on fait un fréquent usage des *Tablettes de Bicarbonate de Soude*, plus connues sous le nom de *Pastilles de Vichy* ou *de Darcet*, dont les plus agréables sont aromatisées avec l'essence de menthe.

Le Bicarbonate sodique sert encore à fabriquer des poudres effervescentes dites *Soda* or *Seidlitz powders*, ainsi que le *Soda water*, si usités en Angleterre, et la *Poudre de Seltz*, ou *Poudre gazogène neutre* de la Pharmacopée française.

La *Poudre de Seltz* se compose par dose, pour un tiers de verre d'eau, d'un paquet de 2 grammes de Bicarbonate de Soude et d'un autre, équivalent, d'acide-tartrique pulvérisé. On ne sait pourquoi ce mélange, qui n'a rien de la composition chimique ni des effets physiologiques de l'eau minérale de Seidlitz, a cependant reçu des Anglais le nom de *Seidlitz powders*.

Le *Soda powders* diffère de la poudre de Seidlitz, ou poudre gazogène neutre, en ce qu'il n'emploie que 1$^{gr}$,3 d'acide tartrique par dose, la quantité de Bicarbonate sodique restant la même.

L'acide citrique remplace avantageusement l'acide tartrique pour le goût et pour les effets thérapeutiques, en raison de sa plus grande facilité de destruction dans l'appareil sanguin.

Le *Soda water* n'est autre qu'une solution de Bicarbonate de Soude dans de l'eau qu'on sature ensuite d'acide carbonique à l'aide d'une forte pression; c'est donc une liqueur analogue à celle que donne la Poudre gazogène neutre du *Codex*.

Ces diverses préparations sont également bonnes lorsqu'elles doivent agir seulement après absorption et circulation dans le sang. La présence d'une certaine proportion d'un acide organique et la réaction acide de la liqueur avant l'introduction dans le sang n'empêchent pas les effets altérants ou dialytiques. Lorsqu'il s'agit d'alcaliser les urines, je conseille volontiers d'additionner de jus de citron une solution de Bicarbonate de Soude, de même que, dans la saison, nous ordonnons une cure de cerises ou de raisins. Mais lorsqu'on veut l'action locale d'une préparation alcaline, soit comme calmant, soit comme absorbant, il est indispensable de faire usage du Bicarbonate en nature.

**CÉRUSE.** — Voy. CARBONATE DE PLOMB.

**CHAUX VIVE.** — Voy. la Pharmacopée, même mot.

**CHLORATE DE POTASSE,** *Chloras potassicus.*
Angl. *Chlorate of Potash.* — All. *Chlorsäures Kali.*
Le *Chlorate de Potasse* ($ClO^5, KO$) est toujours un produit de l'art.

ACTION PHYSIOLOGIQUE. — Le Chlorate de Potasse possède une saveur salée, fraîche. Localement il détermine de l'irritation qui se traduit pour la bouche par une sensation de sécheresse, pour l'estomac par l'accroissement momentané de l'appétit, et pour le système circulatoire, lorsque la substance a été injectée dans les veines, par la force et la fréquence anormales du pouls. La muqueuse gastrique l'absorbe avec une extrême facilité et les émonctoires l'entraînent si rapidement, que cinq minutes après l'ingestion on a pu en retrouver dans l'urine. Pendant son séjour, et par le fait de sa présence, ce sel ne donne lieu qu'à des symptômes obscurs chez l'homme en santé; mais chez les fébricitants il amène la sédation du pouls (Socquet, Isambert). Dans tous les cas il augmente les sécrétions urinaire et salivaire, quand la dose introduite est assez forte : 8 grammes produisent de la diurèse, du ptyalisme bien marqué, une saveur salée persistante, et parfois un flux biliaire dénoté par la couleur verte des matières intestinales.

On a remarqué (Stevens) que l'emploi interne du Chlorate de Potasse fait rougir vivement les gencives. D'autre part, le sang extrait de la veine, dans les expériences de O'Shaughnessy, s'est montré rutilant et comme artérialisé, ce qui semble confirmer les vues des chimistes sur la faculté que posséderait le Chlorate potassique de céder une partie de son oxygène. Cependant ce sel ayant été retrouvé inaltéré dans les urines, la salive, le lait, le mucus nasal, les larmes et la sueur (Gustin, Isambert, etc.), il est universellement admis que la décomposition prévue n'a pas lieu. Toutefois il se pourrait qu'une partie fût éliminée en nature, tandis qu'une autre portion, comme semblerait l'indiquer l'expérience suivante, aurait subi la réduction indiquée par Fourcroy. Un sujet affecté de catarrhe pulmonaire et d'urines habituellement alcalines au moment de l'émission et sans fermentation préalable, est mis à l'usage du Chlorate de Potasse; les urines ont été analysées la veille, au point de vue des chlorures : or, le lendemain de l'administration du médicament, la dose de ceux-ci avait sensiblement doublé (Gubler, Derlon).

SUBSTANCES SYNERGIQUES, AUXILIAIRES. — SUCCÉDANÉS. — A part le Chlorate de Soude, il n'est guère de substance qui agisse absolument à la ma-

nière du sel de Berthollet. Ses auxiliaires sont les sialagogues ou les diurétiques salins, pour son action sur les reins et les glandes salivaires. Comme
oxygénant, il trouverait des analogues dans le cyanure rouge de potassium et
de fer, dans les sels ferriques, et probablement dans le peroxyde de manganèse.

Le *Chlorate de Soude*, plus soluble que son congénère, a été recommandé
par N. Gueneau de Mussy; mais, bien qu'on l'emploie en solution plus concentrée, il donne des résultats moins satisfaisants que le Chlorate de Potasse.
Ce fait, généralement reconnu, est facile à expliquer par la tolérance plus grande
de l'économie pour les composés sodiques et par la faible élimination du médicament, qui ne traverse pas les émonctoires en quantité suffisante, à chaque
instant, pour modifier rapidement les surfaces affectées. Le Chlorate de Soude
manifesterait peut-être mieux la supériorité que lui donnerait sa plus grande
solubilité, s'il était appliqué topiquement sur les parties malades. Aussi le pré-
fère-t-on pour le traitement local, bien que le Chlorate de Potasse en solution
sursaturée, avec un excès de poudre saline maintenu par l'agitation en suspension dans la liqueur, représente un agent d'une énergie toujours suffisante.

SUBSTANCES ANTAGONISTES. — Les stimulants diffusibles, les diaphorétiques, les topiques astringents, et peut-être, à d'autres égards, les substances
avides d'oxygène, contrarient les effets du Chlorate de Potasse.

USAGES. — Jadis le Chlorate de Potasse était prescrit comme agent d'oxydation, et Simpson le donnait récemment dans la dernière période de la grossesse pour fournir le gaz comburant au fœtus, quand des hémorrhagies placentaires lui faisaient craindre l'insuffisance de la nutrition. Actuellement on en
restreint l'emploi à une série d'affections ayant généralement pour siége les
muqueuses et se caractérisant par des ramollissements, des ulcérations, de la
gangrène, de la diphthérie; la nature étiologique des lésions pouvant d'ailleurs
varier.

C'est ainsi que le Chlorate de Potasse est vanté contre la stomatite gangréneuse (Hunt, Sayle, Babington); contre la stomatite ulcéro-membraneuse (West, Moore, Blache, Bergeron, Isambert, etc.), et même contre la diphthérie (Chavane, Garasse, Trousseau, Isambert); enfin contre la stomatite
mercurielle (Blache, Demarquay, Bergeron, Gubler, Ad. Richard, Lasègue,
Isambert, etc.). On l'a essayé aussi dans les affections aphtheuses et le muguet,
dans le scorbut (Fremy, Brault); dans les angines inflammatoires (Massart);
dans les affections furonculeuses et anthracoïdes (Dietz, Brouillet, Küss); dans
la syphilis (Allinghans); dans la fétidité de la bouche et l'ozène (Galligo); dans
les souffrances liées à la dentition (Bonaventi); dans les gingivites chroniques
avec ou sans pyorrhée (Laborde); dans la prosopalgie (Chisholm, Herber, etc.);
dans la glycosurie (Bouchardat).

L'illusion n'est plus permise aujourd'hui sur la valeur d'un certain nombre
de ces applications. Le Chlorate de Potasse ne saurait être qu'un palliatif insignifiant dans la syphilis ou le muguet, dans l'anthrax, la gangrène de la
bouche ou la diphthérie infectieuse. Il rend au contraire des services incontes-

tables dans la stomatite ulcéro-membraneuse et triomphe véritablement dans la gingivite et la glossite mercurielles. Mais, dans ce dernier cas, le Chlorate de Potasse n'est pas seulement un moyen curatif, il est également préventif des accidents hydrargyriques qui s'opposent trop souvent à la continuation du traitement. L'action prophylactique de ce sel est tellement certaine, qu'on peut prolonger deux mois l'administration simultanée du préservatif et du proto-iodure de mercure, sans qu'il se manifeste le moindre accident du côté de la bouche (Ricord, Fournier, Laborde).

Mentionnons une application du Chlorate potassique qui serait fort heureuse, celle que Millon, Bergeron et Leblanc ont faite à la curation des cancroïdes, lesquels seraient détruits sans retour.

MODES D'ADMINISTRATION ET DOSES. — Le sel de Berthollet se prescrit à l'intérieur en *potion*, en *opiat* et en *tablettes;* à l'extérieur, en *solution* dans l'eau ou la glycérine, sous forme de *lotions*, de *collutoire* ou de *gargarisme*. La dose habituelle dans une potion gommeuse est de 4 grammes. Cette potion peut être remplacée par une solution aqueuse étendue (2 à 5 grammes par litre d'eau), qu'on fait prendre pure ou aromatisée, ou coupée avec le vin aux repas (Bouchardat).

Les gargarismes, comme les solutions pour l'usage externe, doivent renfermer environ 4 grammes de Chlorate de Potasse pour 150 grammes de véhicule.

Les *Pastilles au Chlorate potassique* de Dethan contiennent chacune 20 centigrammes du principe actif.

Afin d'obtenir le maximum d'effet pour les applications topiques, on peut faire usage du Chlorate de Potasse pulvérisé, soit sec, soit humecté d'eau ou de glycérine. Debout l'a mêlé au sous-nitrate de bismuth pour le faire priser contre l'ozène.

**CHLORHYDRATE D'AMMONIAQUE, SEL AMMONIAC,** *Chlorhydras Ammoniæ* seu *ammonicus*.

Angl. *Hydrochlorate of Ammonia*. — All. *Gereinigter Salmiak*.

Le *Sel ammoniac* ($HCl, AzH^3$), comme les composés ammoniacaux en général, jouit de propriétés irritantes locales, et constitue un stimulant diffusible en même temps qu'un agent de liquéfaction du sang.

Introduit dans l'estomac en quantité modérée il cause une sensation de chaleur, et, si la dose est forte, donne lieu à de l'oppression, à de la céphalalgie, à de l'excitation fébrile et à de fréquentes envies d'uriner. A dose massive, il occasionne le vomissement, la diarrhée et la gastro-entérite, quelquefois la paralysie et la mort (Courten, Gaspard, Orfila, etc.). Son usage longtemps continué amène la dénutrition des globules sanguins, l'état aplastique de la fibrine, et consécutivement l'anémie, la langueur, la diathèse scorbutique, avec le ramollissement des tissus et les hémorrhagies multiples. Il fluxionne les réseaux capillaires, stimule la sécrétion des muqueuses et en rend le mucus plus fluide; enfin il accroît également la sudation et provoque l'éruption menstruelle.

Des aphthes et une éruption miliaire sont quelquefois la preuve de son élimination par les glandes muqueuses et sudoripares.

SUBSTANCES SYNERGIQUES ET ANTAGONISTES. — Voy. AMMONIAQUE. On ne lui connaît que des contre-poisons mécaniques.

USAGES. — Le Chlorhydrate d'Ammoniaque est indiqué dans les cas morbides auxquels conviennent les stimulants diffusibles, spécialement l'Ammoniaque et ses préparations ainsi que dans ceux qui se compliquent d'une exagération de plasticité du sang, ou qui consistent en des engorgements glandulaires ou viscéraux.

A titre de stimulant diaphorétique, le Sel ammoniac est employé dans la fièvre catarrhale ou rhumatismale, dans quelques affections chroniques, ou du moins apyrétiques, liées à la suppression des fonctions cutanées, et dans l'aménorrhée torpide, ou plutôt dans celle qui dépend, soit d'une excessive plasticité du sang, soit de conditions locales contraires aux hémorrhagies par diapédèse. En qualité de fondant, désobstruant ou résolutif, le Chlorhydrate d'Ammoniaque est conseillé dans les inflammations chroniques du poumon, du foie, dans les engorgements des glandes mésentériques, de la prostate, etc. Comme fluidifiant, il peut rendre des services dans le catarrhe à râles vibrants et dans quelques circonstances analogues. On doit y renoncer quand il existe de la fièvre (Saucerotte), et ne jamais le prodiguer, de peur de déterminer la diathèse hémorrhagique.

A l'extérieur, on l'emploie comme résolutif sur les mamelles gorgées de lait, sur les gonflements lymphatiques, les tumeurs indolentes et les contusions.

Le Sel ammoniac entre aussi dans la composition d'un mélange réfrigérant susceptible de donner une température de —12 degrés centigrades, et dont voici la formule (Walker) : Sel ammoniac et nitrate de potasse, ââ 5 parties; eau, 16 parties. Ce mélange réfrigérant convient en applications topiques sur les tumeurs vasculaires et les anévrysmes.

MODES D'ADMINISTRATION ET DOSES. — Le Chlorhydrate d'Ammoniaque se donne à l'intérieur en *pilules* ou en *potion*, à la dose de 25 à 50 centigrammes répétée deux, trois ou quatre fois par jour. La potion (Barailler) est aromatisée avec de l'infusion de Mélisse ou de Menthe et édulcorée avec du sirop d'écorce d'orange.

A l'extérieur, ce sel s'emploie en *lotions*, en *gargarismes* et même en *collyre*. Les lotions se font, soit avec une simple solution aqueuse (de 25 à 50 grammes pour 500 grammes d'eau), soit avec la même dose en solution dans le vinaigre additionné ou non d'esprit-de-vin. Pour *injections* dans la blennorrhagie et la leucorrhée, on ne met que 4 à 8 grammes pour 500 grammes d'eau.

En Angleterre, on emploie comme résolutif un emplâtre de Chlorhydrate d'Ammoniaque, dans lequel ce sel se trouve incorporé avec de l'emplâtre de plomb et du savon.

**CHLORURE DE CHAUX SEC, HYPOCHLORITE DE CHAUX IMPUR.**
— Voy. CHLORURE DE CHAUX LIQUIDE.

**CHLORURE DE POTASSIUM** et **CHLORURE DE SODIUM.** — Voyez les mêmes mots dans la Pharmacopée.

**CHROMATE DE POTASSE (BI-),** *Bichromas potassicus.*
Angl. *Bichromate of Potash.*

Le *Bichromate de Potasse* ($2CrO^3,KO$) cristallisé est soluble dans 10 parties d'eau froide et dans une quantité moindre d'eau bouillante ; mais il ne se dissout pas dans l'alcool.

ACTION PHYSIOLOGIQUE. — Ce sel, d'une saveur fraîche, amère et métallique, est, selon la dose, un simple irritant ou un caustique pour les parties sur lesquelles on l'applique. Il détermine chez les ouvriers qui le préparent une éruption papuleuse d'abord, puis bientôt pustuleuse, pouvant faire place à des ulcérations plus ou moins profondes et douloureuses qui s'emparent de la moindre solution de continuité accidentelle à la peau ou sur les muqueuses. Un phénomène très-commun chez ces ouvriers (Cl. Bernard, Hillairet, Lailler, Gubler), c'est la perforation de la cloison des fosses nasales dans sa partie cartilagineuse, lésion que j'ai également observée à l'état d'isolement chez un sujet qui n'avait jamais été exposé aux émanations de Bichromate potassique.

Porté dans l'estomac, ce sel détermine aussi une irritation plus ou moins vive, accompagnée parfois de douleur épigastrique, de vomissements de mucus et de sang, et plus tard de difficulté de respirer, de symptômes cholériformes, suivis de la paralysie et de la mort. Des doses faibles ou modérées donnent lieu simplement à de la chaleur dans les premières voies, sans aucun autre accident. Au reste les symptômes graves indiqués ici sont à peu près ceux de tous les empoisonnements par les caustiques quelconques, et s'expliquent aisément par les lésions des organes digestifs et les troubles fonctionnels locaux ou sympathiques qu'elles excitent. Ce n'est pas à dire pour cela que le Bichromate de Potasse n'exerce aucune action générale, consécutivement à sa pénétration dans le torrent circulatoire. Cumin lui reconnaît, à petites doses, une puissante action tonique, et suppose qu'il pourrait bien tuer en frappant de mort les globules sanguins ; mais aucun fait expérimental, aucune observation clinique ne vient encore fournir une base solide aux hypothèses des physiologistes.

SUCCÉDANÉS. — L'acide chromique agit comme le Bichromate de Potasse, mais plus énergiquement. L'acide sulfurique est un caustique assez analogue à l'un et à l'autre et peut les remplacer tous deux.

CONTRE-POISONS. — Une mixture d'eau de chaux avec du lait ou de la solution de blanc d'œuf paraît être le meilleur moyen de neutraliser les effets toxiques du Bichromate de Potasse.

USAGES. — Pendant quelque temps on n'osa se servir du Bichromate potassique que pour l'usage externe. Ses propriétés escharotiques furent utilisées contre les élevures tuberculeuses de la peau, les verrues et autres excroissances. Ces applications, qui sont très-douloureuses, ont réussi particulièrement (Puche) contre les plaques muqueuses et les végétations syphilitiques. On lui attribue le pouvoir de favoriser la cicatrisation des ulcères et la guérison de la scrofule et du cancer de l'utérus.

Puche a donné ce médicament périlleux à l'intérieur, chez des sujets syphilitiques, dont l'état s'est d'abord aggravé. Cependant certains praticiens paraissent fonder quelques espérances sur cet agent.

MODES D'ADMINISTRATION ET DOSES. — Pour l'usage interne, on doit prescrire le Bichromate de Potasse avec beaucoup de prudence. La dose n'en est pas encore fixée.

Pour l'usage externe, on emploie des solutions plus ou moins concentrées, suivant l'intensité des effets locaux qu'on veut obtenir. S'agit-il de produire rapidement une eschare, c'est à la solution saturée qu'il faut avoir recours (1 gramme pour 10 grammes d'eau). Une proportion beaucoup moindre (1 décigramme pour 10 grammes) suffirait pour agir comme irritant ou cathérétique contre les verrues ou les ulcères fongueux atoniques.

On prépare contre les verrues une pommade dans laquelle entrent 10 centigrammes seulement de Bichromate et 15 grammes d'axonge (Blaschko).

Les *moxas* formés de papier Joseph imprégné d'une solution concentrée de Bichromate de Potasse n'ont aucun avantage sur ceux qui doivent leur combustibilité au nitrate de potasse.

Le Bichromate de Potasse sert encore à préparer une liqueur d'épreuve dont les chimistes se servent pour reconnaître la présence de l'alcool et des substances ternaires, et dont Luton (de Reims) a fait la première application à l'analyse clinique des urines. Cette liqueur se compose de Bichromate de Potasse et d'acide sulfurique, et laisse déposer de l'acide chromique d'un beau rouge. Elle est de couleur jaune-topaze, et lorsqu'on l'ajoute à une solution contenant du sucre ou toute autre matière hydrocarbonée, elle devient d'un vert-émeraude.

On croit généralement que l'acide sulfurique n'a d'autre office que de mettre l'acide chromique en liberté ; mais celui-ci ne subit pas le changement indiqué, quand il est mis tout seul en présence d'une matière oxydable, et Derlon pense avec raison que, l'acide sulfurique étant indispensable à la production du phénomène, il faut admettre la formation du sulfate de sesquioxyde de chrome. Cette réaction permet de constater l'alcool dans l'urine et les diverses sérosités chez les sujets atteints d'alcoolisme aigu (Gubler).

**CINABRE.** — Voy. SULFURE DE MERCURE.

**COUPEROSE BLANCHE.** — Voy. SULFATE DE ZINC.

**COUPEROSE BLEUE.** — Voy. Sulfate de Cuivre.

**COUPEROSE VERTE.** — Voy. Sulfate de Fer.

**CRAIE.** — Voy. Carbonate de Chaux.

**CRÈME DE TARTRE.** — Voy. Tartrate acide de Potasse.

**CRÉOSOTE,** *Creosotum.*

La *Créosote* ou *Créasote* ($C^{24}H^{16}O^4$), l'un des nombreux principes contenus dans le goudron de bois, est un liquide oléagineux, insoluble dans l'eau, soluble dans l'alcool, l'éther et l'acide acétique.

Action physiologique. — Appliquée pure sur la peau, la Créosote produit l'effet d'une brûlure au premier ou au second degré, avec une sensation pénible de cuisson. Sur la muqueuse, elle détermine une tache blanche semblable à l'eschare formée par un acide puissant ou par le nitrate d'argent, et due à la coagulation de l'albumine dans le derme muqueux, lequel demeure exulcéré après la chute de la pellicule sphacélée.

En solution étendue, la Créosote cesse d'être caustique pour devenir simplement astringente. Au lieu d'être brûlante, sa saveur offre un mélange d'âpreté et de rancidité très-déplaisant. Dans l'estomac, cette substance détermine une sensation de chaleur, d'astriction, et, si la dose est forte, une irritation comparable à celle qui suit l'ingestion des poisons irritants et caustiques. Consécutivement, la Créosote donne lieu à une action stupéfiante sur le système nerveux, en même temps qu'elle agit comme coagulante et comme astringente sur le sang et les tissus.

Substances synergiques et antagonistes. — Les astringents minéraux et organiques sont homologues de la Créosote au point de vue thérapeutique. Ses antagonistes sont les mucilagineux et les relâchants. L'albumine est son contre-poison chimique. Il faut éviter de l'associer aux corps oxydés qu'elle réduit en qualité de substance fortement hydrocarbonée.

Usages. — La Créosote, vantée un moment comme une panacée universelle, peut remplir les différents offices auxquels sont propres les styptiques, les cathérétiques et les antiseptiques.

En qualité d'astringent, elle est utile topiquement contre les phlegmasies catarrhales des muqueuses : otorrhée, leucorrhée, blennorrhagie, diarrhée chronique; contre les vomissements de la maladie de Bright ou de la grossesse (Rayer, Petslaft) et les hémorrhagies capillaires.

A titre de cathérétique, la Créosote est introduite dans les dents cariées, ou appliquée sur les ulcères saignants, fongueux et les plaques gangréneuses de la stomacace. Enfin, comme antiputride, on s'en sert pour la conservation des pièces anatomiques.

Modes d'administration et doses. — A l'intérieur, on donne la Créosote en *pilules* de 2 centigrammes, trois par jour et davantage. A l'extérieur, on emploie la *pommade* et l'*eau créosotée*. Dans l'*eau créosotée*, la substance active est seulement tenue en suspension. On pourrait en favoriser la dissolution par l'addition d'une proportion suffisante d'alcool.

La Créosote fait, dit-on, la base des eaux hémostatiques, d'ailleurs peu efficaces, de Pinelli et de Brocchieri.

**CRISTAUX DE SOUDE**. — Voy. CARBONATE DE SOUDE.

**CROCUS.** — Voy. OXY-SULFURE D'ANTIMOINE.

**CUIVRE**, *Cuprum.*
Angl. *Copper.* — All. *Kupfer.*

Le *Cuivre* se rencontre sous des formes variées dans le règne minéral. Il existe dans l'eau de Saidschütz, en Allemagne, et dans celle de Saint-Christau, en France. De plus on l'a trouvé, peut-être accidentellement, dans les cendres de plusieurs espèces végétales et dans le sang de l'homme et des animaux supérieurs.

ACTION PHYSIOLOGIQUE ET USAGES. — A l'état métallique, le Cuivre est inerte, et ne saurait être absorbé, à moins qu'il ne fût réduit en poudre impalpable, auquel cas il pénétrerait peut-être comme le noir de fumée dans les vaisseaux de l'intestin. Cela ne veut pas dire que du Cuivre pur, introduit dans l'estomac, ne produirait aucun effet physiologique, car on a vu la limaille de Cuivre faire sentir son action sur l'urine, la salive et tout le système nerveux (Cothenius, Portal), et Barton racontait l'histoire d'un enfant qui rejeta pendant quelque temps plusieurs pintes de salive pour avoir avalé un *cent* (monnaie de cuivre). Seulement, dans ces cas, le métal avait sûrement été attaqué par les acides des premières voies, et transformé en acétate, lactate ou chlorure.

Aussi les sels de Cuivre font-ils seuls partie de la matière médicale proprement dite, le Cuivre métallique étant uniquement employé dans les opérations chimiques ou dans la confection des piles électriques et de ces *armatures métalliques* auxquelles certains praticiens accordent une puissance qu'elles ne sauraient avoir comme source d'électricité.

Les préparations de Cuivre font la base de la médecine systématique de Rademacher.

**CYANURE DOUBLE DE FER HYDRATÉ**. — Voy. CYANURE FERROSO-FERRIQUE (Pharmacopée).

**CYANURE FERRICO-POTASSIQUE, FERRICYANURE DE POTASSIUM, PRUSSIATE ROUGE DE POTASSE**, *Cyanuretum ferrico-potassicum.*
Angl. *Ferricyanide of Potassium.*

Ce composé ($C^{12}Az^6Fe^2,K^3$) n'est guère usité que comme réactif des sels de protoxyde de fer, avec lesquels il forme le *Bleu français*, dit aussi *Bleu de Turnbull*.

**CYANURE FERROSO-POTASSIQUE, FERROCYANURE DE POTASSIUM, PRUSSIATE JAUNE DE POTASSE,** *Cyanuretum ferroso-potassicum.*

Angl. *Ferrocyanide of Potassium.*

Le *Prussiate jaune de Potasse* ($C^6Az^3Fe,K^2+HO$) est un réactif précieux, et sert à obtenir le *Bleu de Prusse*.

De plus, il possède à peu près les propriétés du nitrate de potasse, et les expériences de Bouchardat établissent qu'il agit pareillement à la même dose. Il est rapidement éliminé par les reins et provoque la diurèse. Aussi en donne-t-on quelquefois de 2 à 5 grammes dans un litre d'eau, comme diurétique et pour combattre les maladies du foie.

Sous le nom de *Ferrocyanure de Potassium et d'Urée,* on a préconisé un simple mélange de ce dernier principe avec du Prussiate jaune de Potasse, auquel on attribuait de remarquables propriétés fébrifuges que l'expérience n'a pas confirmées. Tout porte à penser que ce mélange n'aurait d'autre effet que d'accroître la sécrétion urinaire.

# D

**DEXTRINE,** *Dextrina.* — Voy. POMME DE TERRE.

# E

**ESPRIT-DE-VIN.** — Voy. ALCOOL.

**ÉTAIN.** — Voy. LIMAILLE D'ÉTAIN (Pharmacopée).

**ÉTHER SULFURIQUE.** — Voy. ÉTHER SULFURIQUE RECTIFIÉ.

# F

**FER.** — Voy. LIMAILLE DE FER PRÉPARÉE (Pharmacopée).

**FERRICYANURE DE POTASSIUM.** — Voy. CYANURE FÉRRICO-POTASSIQUE.

**FERROCYANURE DE POTASSIUM.** — Voy. CYANURE FERROSO-POTASSIQUE.

# G

**GLYCÉRINE,** *Glycerina* seu *Glycerinum.*
Angl. *Glycerine, Sweet principle of Oils.* — All. *Glycerin, Oilsüss, Oil-zucker.*

La *Glycérine* est un alcool triatomique qui a pour formule $C^6H^8O^6$. Elle fait naturellement partie de l'huile de Palme, mais on l'obtient artificiellement des corps gras neutres saponifiés par les bases minérales en présence de l'eau.

La Glycérine est un liquide sirupeux, qui attire l'humidité de l'air. Elle est soluble en toute proportion dans l'eau et l'alcool, nullement dans l'éther, et dissout à son tour un grand nombre de substances : le brôme, l'iode, l'iodure de soufre, les chlorures et les sulfates alcalins, les nitrates de soude et d'argent, le sulfate de cuivre, le tannin, les alcaloïdes végétaux, etc., etc.

Elle est à peu près infermentescible, et comme, par sa consistance, elle abrite parfaitement du contact de l'air en même temps qu'elle dissimule l'eau, dont elle est très-avide, elle s'oppose par ce double moyen à la décomposition spontanée des substances organiques et spécialement à la fermentation putride.

ACTION PHYSIOLOGIQUE. — Par sa saveur franchement sucrée, la Glycérine mérite l'appellation de *principe doux des huiles ;* mais si elle est absolument inoffensive pour les organes du goût, habitués au contact des substances sapides, souvent douées de propriétés chimiques actives, il s'en faut bien qu'elle se montre inerte vis-à-vis des surfaces dépouillées d'épiderme ou enflammées.

La Glycérine est un alcool sucré, et retient quelque chose des qualités du groupe que sa composition rappelle. Aussi cause-t-elle du picotement et même de la cuisson, lorsqu'elle est déposée à la surface d'un vésicatoire, d'une fissure de muqueuse ou d'une gerçure cutanée, ou bien lorsqu'elle est introduite entre les paupières. Ces sensations sont accompagnées d'un appel fluxionnaire avec rougeur et supersécrétion de cause locale ou réflexe.

Cette irritation topique qui se produit avec la Glycérine la plus pure se montre à un degré plus prononcé, quand le médicament a subi depuis quelque temps le contact de l'air et a pu s'acidifier. Effectivement, la Glycérine d'excellente qualité offre souvent une réaction acide au papier de tournesol (Gubler), et, selon nous, la formation d'une certaine proportion d'*acide glycérique* explique naturellement ce phénomène. Si l'oxydation paraissait difficile dans la masse enfermée dans un flacon en vidange, il faut convenir qu'elle rencontrerait au contraire des conditions extrêmement favorables dès que la substance serait étalée en couche mince à la superficie de la peau, ou divisée dans les linges et la charpie des pansements. Toujours est-il que les onctions de Glycérine sur des surfaces eczémateuses, par exemple, déterminent une sensation de brûlure parfois intolérable. D'un autre côté, la Glycérine mouille l'épiderme, dont elle maintient la souplesse, grâce à sa propriété hygrométrique. En vertu de cette même propriété, elle s'empare des produits de l'exhalation cutanée et retient à la surface de la peau les principes irritants de la sueur.

A l'intérieur, la Glycérine ne joue pas d'autre rôle que celui d'un aliment respiratoire.

USAGES. — Les indications de la Glycérine nous paraissent ressortir nettement de ce qui vient d'être dit. Aucune induction, aucun fait expérimental ne justifierait quant à présent l'introduction de cet agent dans la thérapeutique interne. On peut l'employer comme moyen d'occlusion sur les plaies et comme antiseptique dans les cas de suppuration fétide (Startin), de gangrène ou de pourriture d'hôpital (Demarquay).

Comme dissolvant, elle a été utilisée souvent dans les cas de surdité dus à l'oblitération du conduit auditif externe par le cérumen accumulé et durci (David Steel, Gubler).

Dans les maladies de la peau, la Glycérine est loin d'être toujours utile, comme le croient quelques enthousiastes ; elle ne convient qu'à celles qui, telles que le psoriasis et la lèpre vulgaire, sont sèches, squameuses, chroniques et exemptes d'irritation du derme. Elle doit être rejetée au contraire (Gubler, Lailler, Gatine) de la thérapeutique des dermatoses aiguës d'un caractère irritant ou inflammatoire, notamment de l'eczéma récent, accompagné d'une vive rougeur, d'excoriations, de démangeaisons, de chaleur ou de cuisson dans la partie affectée. En pareille circonstance, la Glycérine ne pourrait qu'ajouter à l'irritation préexistante.

Cette action irritante que nous reconnaissons à la Glycérine rend compte des bons effets obtenus avec cette substance dans le pansement des plaies atones, blafardes et peu disposées à la cicatrisation. A cet avantage de stimuler la production des bourgeons charnus, la Glycérine, suivant la remarque de Guibert, joindrait celui de ne pas laisser sur les parties malades et dans leur voisinage ces dépôts épais que forment les couches successives de cérat et qu'il faut enlever avec la spatule. Mais les pièces de pansement imprégnées de Glycérine ont en revanche l'inconvénient d'adhérer aux solutions de continuité (Nélaton, Guibert), lorsque le liquide médicamenteux n'est pas très-abondant.

En définitive, c'est surtout comme véhicule des substances éminemment actives que la Glycérine doit être employée.

MODES D'ADMINISTRATION ET DOSES. — Les préparations obtenues à son aide portent le nom de *Glycérolés* ou mieux *Glycérés*, si elles sont liquides, et de *Glycérats*, si elles ont la consistance d'une pommade. Cap et Garot établissent que la puissance dissolvante de la Glycérine se rapproche de celle de l'alcool affaibli plus que de celle de l'eau distillée, et que les corps sont d'autant plus solubles dans ce menstrue, qu'ils se dissolvent mieux dans l'alcool.

Le *Glycérat simple*, ou *Glycérolé d'Amidon* (Grassi), peut servir comme émollient et comme excipient de substances narcotiques ou stupéfiantes.

Le *Glycérat de Goudron* remplace la pommade de ce nom, comme le *Glycéré d'Iode caustique* remplace avantageusement la teinture alcoolique d'iode, ou la *Glycérine iodée* la pommade d'iodure de potassium, et la *Glycérine anodyne* le liniment laudanisé. La *Glycérine créosotée* est plus puissamment astringente et antiseptique que la pommade au tannin, sans l'être autant que la solution de perchlorure ferrique. On fait aussi des glycérés de soufre, d'iodure de soufre, de sulfate de quinine, de morphine, de sulfate de cuivre : les uns destinés à remplacer les cérats et les pommades, les autres servant de collyres d'après les indications de Foucher. On peut dire d'une manière générale que les proportions des principes actifs sont celles de ces mêmes principes dans les préparations correspondantes ayant pour véhicules, soit l'eau, soit les corps gras.

Sans être partie essentielle, la Glycérine entre dans un certain nombre de préparations, dans le but d'en empêcher la dessiccation et d'y maintenir une mollesse favorable à leur action physiologique.

Rarement la Glycérine est employée seule. Toutefois la Glycérine anglaise, la plus pure de toutes, sert, en qualité de cosmétique, à prévenir les gerçures causées par le froid. Délayée dans l'eau, la Glycérine a été conseillée sous forme de lavement émollient (Surun).

# H

**HUILE DE VITRIOL.** — Voy. ACIDE SULFURIQUE.

**HYDROCARBONATE DE MAGNÉSIE.** — Voy. CARBONATE DE MAGNÉSIE.

**HYPOCHLORITE DE CHAUX IMPUR.** — Voy. CHLORURE DE CHAUX.

# I

**IODE,** *Iodum.*

Angl. *Iodine.* — All. *Iod.*

L'*Iode* existe dans les deux règnes de la nature à l'état de combinaison. Sans parler des minéraux proprement dits, il se rencontre dans la mer, uni au sodium et au magnésium. Les eaux minérales chlorurées sodiques en renferment une proportion plus ou moins forte, ainsi que du brôme. D'autres espèces d'eaux minérales, notamment certaines sources sulfureuses, comme celles de Castel-Nuovo d'Asti, de Challes, de Heilbrunn, d'Uriage, en contiennent également. Parmi les animaux, nous citerons les Éponges, les Gorgones, les œufs de Seiche, les Mollusques, l'*Iulus fœtidissimus*, comme renfermant de l'Iode. Parmi les plantes, les plus chargées d'Iode appartiennent à la classe des Algues, et particulièrement aux genres *Fucus, Laminaria, Gelidium, Ulva, Gigartina,* etc. On a découvert aussi ce métalloïde dans bon nombre de végétaux habitant les eaux douces, spécialement dans le Cresson, le Beccabunga, la Gratiole, la Phellandrie aquatique, etc. (Chatin).

Ce métalloïde est faiblement soluble dans l'eau, si ce n'est à la faveur de l'Iodure de Potassium ou du tannin (Debauque), qui en accroissent singulièrement la solubilité. Il est au contraire très-soluble dans l'éther et l'alcool. La Glycérine n'en dissout que 1,90 pour 100.

ACTION PHYSIOLOGIQUE. — L'action locale de l'*Iode* est celle d'un irritant et d'un caustique. Appliqué sur la peau, il colore l'épiderme en jaune brunâtre, l'imprègne dans toute son épaisseur et le frappe de mort. S'il parvient en quantité suffisante au contact du derme, il cause une sensation de chaleur ou de cuisson qui peut devenir fort pénible et durer plusieurs heures. Une rougeur vive et une élévation de température l'accompagnent. L'exhalation séreuse est quelquefois la conséquence de cette irritation, et l'on voit se former des phlyctènes plus ou moins nombreuses ou étendues, qui se vident ou se dessèchent lentement; après quoi l'épiderme s'enlève par larges lambeaux. Lorsque l'action est plus modérée, il se fait, au bout de trois ou quatre jours, une desquamation furfuracée. A l'état solide, l'Iode peut produire une eschare superficielle; cet accident ne se montre pas, sauf dans des circonstances exceptionnelles, lorsqu'on fait agir la solution alcoolique.

Grâce à la mortification de la couche épidermique et à la pénétration de l'Iode jusqu'au réseau vasculaire superficiel du derme, une proportion notable du métalloïde passe quelquefois dans la circulation, ce qui n'a pas lieu quand l'inflammation est trop vive, ou quand la région est normalement le siége d'une exhalation active, comme cela a lieu pour la main. Si le membre badigeonné de teinture d'Iode est enveloppé d'une toile cirée, hermétiquement appliquée, on retrouve le lendemain l'enveloppe parsemée à l'intérieur de gouttes d'un liquide incolore dans lequel les réactifs démontrent la présence de l'Iode, non plus libre, mais engagé dans des combinaisons encore indéterminées dont la sueur a fourni les éléments.

Quelle que soit la quantité d'Iode qui pénètre par l'absorption cutanée, elle ne paraît pas pouvoir occasionner les phénomènes d'Iodisme décrits plus loin. Le mode de combinaison sous lequel le métalloïde pénètre dans l'économie, ou la lenteur de l'absorption rendrait peut-être compte de cette absence de symptômes caractéristiques.

A l'intérieur, l'Iode occasionne dans la bouche une saveur piquante, chaude ou caustique, et dans l'estomac une sensation de chaleur et de stimulation qui éveille l'activité gastrique. Un appétit plus vif et plus soutenu succède à l'ingestion de petites doses répétées. Des doses excessives amènent la phlogose, l'ulcération de la muqueuse et la mort. La vapeur d'Iode répandue dans l'air, puis inhalée dans les voies respiratoires, cause de la chaleur, du picotement, et excite la toux. De la bronchite peut naître sous l'influence de cette irritation, ou, s'il en existait déjà, elle se trouve accrue, et de l'hémoptysie peut survenir à cette occasion chez des sujets prédisposés.

Au contact du mucus des voies digestives, comme à celui de l'épiderme cutané, l'Iode s'unit aux matières albuminoïdes qu'il brunit et qu'il coagule. Il se comporterait pareillement vis-à-vis des substances alimentaires azotées. Cette action de l'Iode rend compte de ses effets antiseptiques et antizymotiques, observés et interprétés par Liebig, Magendie, Boinet, Duroy.

En même temps le métalloïde se combine partiellement avec la soude, qui donne aux sécrétions muqueuses leur réaction alcaline. Cette fraction convertie en iodure de sodium est facilement absorbée. Il n'est même pas impossible que, dissous dans un grand excès de substance albuminoïde, le métalloïde pénètre dans le système sanguin, sans avoir été préalablement salifié, et circule quelque temps sous sa forme première, invisqué par l'albumine du sérum. En ce cas, l'Iode libre aurait des effets généraux, différents de ceux de ses combinaisons avec les bases. Mais la majeure partie de celui qu'on ingère dans les premières voies ne passe dans le sang qu'après avoir été transformé en iodure sodique, et par conséquent l'action diffuse de l'Iode métallique se confond avec celle des iodures. Nous en parlerons longuement dans la Pharmacopée, à l'occasion de l'IODURE DE POTASSIUM (voy. ce mot).

De même que les iodures, l'Iode métalloïdique est entraîné après absorption dans les humeurs sécrétées, et principalement dans l'urine, où il se retrouve certainement en combinaison avec la soude. Nous ne savons sur quelle raison Thomson se fonde pour affirmer que l'Iode passe inaltéré dans les urines.

SUBSTANCES SYNERGIQUES, AUXILIAIRES. — Comme antiseptique, l'Iode a pour analogues toutes les substances qui arrêtent d'une manière ou d'une autre les fermentations. Comme rubéfiant et vésicant, il se rapproche des agents de la médication révulsive. Comme stimulant, il est congénère des alcooliques, des huiles essentielles, des ammoniacaux et de l'opium.

SUBSTANCES ANTAGONISTES, INCOMPATIBLES. — ANTIDOTES, CONTRE-POISONS. — Les antagonistes de l'Iode sous le rapport de l'excitation circulatoire sont tous les agents toniques du système vaso-moteur : la quinine, la digitale, le froid, et spécialement le bromure de potassium, qui en est l'antidote dynamique en même temps que l'auxiliaire dans ses effets fondants et désobstruants. Les contre-poisons chimiques de l'Iode sont les matières albuminoïdes et féculentes.

USAGES. — Outre ceux qui lui sont communs avec les iodures, l'Iode libre possède quelques usages spéciaux fondés sur ses effets irritants locaux et son action antiputride. A ce dernier titre, il est employé comme topique contre la pourriture d'hôpital (Sauvel) et les suppurations fétides dans les cavités anfractueuses.

On s'en sert comme caustique ou cathérétique, tantôt pour amener la vésication et la rubéfaction cutanée, tantôt pour provoquer une inflammation adhésive des surfaces séreuses, des trajets tapissés par une pseudo-muqueuse, dite membrane pyogénique, et amener l'oblitération des cavités normales ou accidentelles, ou bien simplement produire une modification avantageuse dans la structure et la sécrétion des parois. L'Iode est un utile moyen de rubéfaction dans la pleurésie et dans les arthrites chroniques, où les engorgements strumeux des ganglions lymphatiques et d'autres organes (Boinet, etc.).

En excitant la phlogose adhésive, il a rendu de grands services dans le traitement des hydrocèles simples ou compliquées, des kystes séreux et synoviaux, des hydarthroses, des hydropisies, des abcès froids, des lésions de la dysenterie chronique (Martin, Velpeau, Boinet, Delioux de Savignac, etc.). L'Iode est également recommandé contre les vomissements rebelles de la grossesse et contre ceux qui sont sympathiques d'une affection des organes du petit bassin. On l'a prescrit contre la fièvre intermittente (Barilleau, Barbas), mais nous pensons qu'il n'a pas d'autre effet que de prévenir par son action stimulante diffuse l'apparition des phénomènes de la période de concentration, ou stade de frisson, qui marque le début de l'accès.

Les boissons chaudes et le séjour au lit remplissent le même office. L'Iode sert encore à toucher et à faire avorter les pustules varioliques, ainsi qu'à cautériser les plaques de lupus.

MODES D'ADMINISTRATION ET DOSES. — L'Iode solide est presque sans usage. On ne prescrit guère ce métalloïde qu'en solution alcoolique, soit pure, soit additionnée d'Iodure de Potassium ou étendue d'eau, ou bien mêlée à d'autres liquides médicamenteux. La solution aqueuse n'est guère employée médicalement, à moins qu'on n'augmente la solubilité de l'Iode à l'aide du tannin ; elle sert seulement comme réactif de l'amidon, de la zoamyline et de quelques autres substances, dans les recherches microscopiques.

La *Teinture d'Iode* du *Codex*, formée de 12 parties d'alcool à 90 degrés pour 1 partie de métalloïde, est irritante et assez souvent vésicante. Comme rubéfiante ou cathérétique, elle est employée pure, en badigeonnages à l'aide d'un pinceau de charpie ou de blaireau, sur les plaies sanieuses ou affectées de diphthérie, de pourriture d'hôpital, sur les engorgements ganglionnaires, les kystes séreux, les abcès froids, les tumeurs indolentes, le goître, les cors aux pieds. Les hypertrophies des amygdales et des glandules bucco-pharyngiennes dans ce qu'on nomme l'angine granuleuse sont avantageusement modifiées par des attouchements répétés avec un pinceau trempé dans la teinture d'Iode du *Codex* et légèrement exprimé, afin d'éviter que le liquide caustique ne s'étende sur des surfaces qu'il convient de ménager.

Dans ce cas et dans quelques autres du même genre, il peut être bon d'employer une solution iodée plus caustique que la teinture alcoolique officinale. Diverses formules ont été données : celle de Lugol comportait 30 grammes d'Iode, autant d'Iodure de Potassium et 60 grammes d'eau distillée. La *Solution caustique* de Boinet est encore plus concentrée : Iode, 30 grammes ; Iodure de Potassium, 20 grammes ; eau distillée, 36 grammes. On a voulu la remplacer par la *Glycérine caustique* (Hebra), dont voici la composition : Iode et Iodure de Potassium, ââ 5 grammes ; glycérine, 10 grammes. Une application tous les deux jours sur les lupus.

Pour injections dans les trajets fistuleux et dans les kystes ou les cavités séreuses (hydarthrose, hydrocèle, hydropisie enkystée de l'ovaire, etc.), on se sert de teinture d'Iode étendue d'eau. Velpeau, qui a popularisé le traitement de l'hydrocèle et des kystes séreux par les injections iodées, emploie 1 partie de teinture alcoolique d'Iode pour 2 ou 3 parties d'eau de fontaine. Quelquefois les eaux de puits ou même les eaux potables des grandes villes sont tellement chargées de principes organiques et sulfurés, que la teinture se décolore presque instantanément, par suite du passage de l'Iode à l'état d'acide iodhydrique et d'acide iodique, lesquels se combinent aussitôt avec les bases alcalines ou terreuses. Mais quand l'eau est pure, son mélange avec la teinture alcoolique d'Iode donne lieu à la précipitation d'une proportion considérable du métalloïde qui demeure en suspension, et s'attache aux parois des cavités normales ou accidentelles dans lesquelles on l'injecte et dont on veut obtenir l'oblitération. L'irritation persistante qu'il entretient jusqu'à son entière transformation en iodure est favorable au développement de l'inflammation adhésive. C'est donc à tort que quelques chirurgiens croient indispensable d'assurer la parfaite solution de l'Iode dans le liquide de l'injection en l'additionnant de 2 grammes d'iodure de potassium pour 50 grammes de teinture alcoolique d'Iode et autant d'eau distillée. L'injection de Boinet réussit cependant très-bien, à la condition d'en laisser une partie dans le kyste.

A l'intérieur, la teinture d'Iode n'est jamais administrée pure; le plus souvent on l'introduit dans une potion avec une suffisante quantité d'Iodure de Potassium ou de tannin pour en maintenir la dissolution.

On a recommandé aussi (Socquet et Guilliermond) les préparations iodo-tanniques, dans lesquelles l'Iode est maintenu en dissolution par l'acide tannique du Chêne ou de la Ratanhia, en proportion double ou quintuple de celle du principe actif. Un procédé commode consiste à faire prendre la teinture d'Iode dans de l'infusion de café qui en masque le goût, et dont le tannin empêche la précipitation du métalloïde. On peut ainsi donner en solution dans du café froid 10 à 20 ou 30 gouttes de teinture d'Iode contre les vomissements incoercibles. Si l'on administrait cette préparation comme antipériodique, il vaudrait mieux l'ajouter à de l'infusion de Camomille ou d'Armoise chaude, ou la faire entrer dans une potion aromatique et stimulante.

Généralement l'Iodure de Potassium ou de Sodium doit être préféré pour l'usage interne. Cependant on a proposé l'*huile iodée* (Personne, Berthé) pour remplacer l'huile de foie de Morue. Mais il est reconnu maintenant que la préparation pharmaceutique agit autrement que l'huile naturelle et ne remplit pas les mêmes indications. Nous trouvons plus rationnel, quand existe la double indication thérapeutique, d'unir l'Iode à l'huile de foie de Morue.

La *pommade d'Iode*, les *pilules iodées*, sont avantageusement remplacées par les préparations analogues ayant pour base l'Iodure de Potassium.

Le *lavement* de : Teinture d'Iode, 10 à 20 gouttes; Iodure de Potassium,

1 à 2 grammes ; eau, 200 à 250 grammes, a rendu de grands services à Delioux de Savignac dans la dysenterie grave des pays chauds.

Contre la salivation mercurielle, Boinet conseille un *gargarisme* composé de : Teinture d'Iode, 10 à 20 grammes ; tannin, 1 gramme, et eau distillée, 250 grammes.

On prépare aussi un *Collyre iodé* au tannin, des *Pâtes pectorales iodées*, etc. La *Liqueur d'épreuve* de Bouchardat, pour la constatation de la présence de la quinine, est une solution d'Iodure de potassium iodurée (Iode, 10 grammes ; iodure de potassium, 20 grammes ; eau, 500 grammes). Enfin, l'*Iodure d'amidon*, qui ne paraît être que de l'Iode divisé dans la substance amylacée, est prescrit en *poudre*, en *tisane* et en *sirop*. L'action modificatrice que l'Iode exerce sur les surfaces ulcérées, sanieuses, la vertu antistrumeuse que tout le monde lui reconnaît, ont engagé Piorry, Chartroule et d'autres médecins à faire respirer de l'air chargé de vapeur d'Iode dans la tuberculisation pulmonaire et le catarrhe chronique des bronches. Le moyen peut être utile dans ce dernier cas. Un mode d'administration très-simple consiste à aspirer les vapeurs qui se dégagent d'un bocal dont le fond est occupé par quelques paillettes d'Iode.

L'Iode est encore employé dans quelques cas pour augmenter la puissance des topiques et même l'action dynamique des préparations médicinales dont l'Iodure de Potassium est le principe actif.

L'IODOFORME ($C^2HI^3$) contient les 9/10$^{es}$ de son poids d'Iode. Il prend naissance lorsque l'Iode réagit en présence d'un alcali ou d'un carbonate alcalin sur l'esprit de bois, l'alcool, la dextrine, la gomme, les matières albuminoïdes, etc. Ce composé volatil est insoluble dans l'eau ou à peine diffusible dans ce liquide, soluble dans l'alcool, l'éther, le chloroforme, les huiles grasses et volatiles. Son meilleur dissolvant est le sulfure de carbone.

L'Iodoforme, dont l'odeur rappelle celle du Safran, ne produit aucune irritation locale ; loin de là, il exerce une action anesthésique bien prononcée. Aussi n'occasionne-t-il ni vomissements, ni phlegmasies des voies digestives. Cependant il devient toxique à doses plus faibles que l'Iode, et détermine la mort en un temps moins long. L'Iodoforme passe en partie inaltéré dans les sécrétions et dans le sang (Humbert et Morétin). En tout cas, l'Iode peut être décelé dans le sang, l'urine, la salive et dans les viscères et les muscles.

Outre son action anesthésique, l'hydriodure de carbone possède les propriétés de l'Iode et des iodures alcalins sur la circulation et la nutrition, en sorte que, sans avoir les inconvénients locaux du métalloïde, il jouit de la même efficacité thérapeutique contre la syphilis, la scrofule, le goître, les engorgements glandulaires et viscéraux (Bouchardat, Morétin, etc.). Glower l'a préconisé contre les dartres squameuses rebelles.

On emploie l'Iodoforme en *pilules* de 5 centigrammes, de 2 à 5 par jour. Cette substance est quelquefois dragéifiée pour en annuler l'odeur pénétrante et désagréable. Humbert et Morétin ont fait préparer par Blondeau une *pâte à* l'*Iodoforme*, ils conseillent également l'Iodoforme en *cigarettes*, en *suppositoires*, en *pommade*, en *glycérolé*, et l'*huile iodoformée* leur a paru pouvoir remplacer avantageusement l'huile iodée.

J'ai souvent employé avec succès des badigeonnages de solution saturée d'Iodoforme dans parties égales d'éther et d'alcool, sur des parties tuméfiées douloureuses, affectées d'inflammations chroniques, sur des engorgements ganglionnaires, des collections séreuses, des arthrites anciennes. Cette solution laisse instantanément se déposer l'Iodoforme solide. La région était ensuite recouverte d'un taffetas ciré, quelquefois de collodion ou de baudruche gommée, pour empêcher l'évaporation.

### IODURE DE POTASSIUM.

Ce sel est souvent impur. Il renferme du carbonate et de l'iodate de potasse, des chlorures de potassium et de sodium et du bromure de potassium. On trouvera dans la Pharmacopée l'histoire thérapeutique de l'Iodure de Potassium (voy. ce mot).

# L

### LACTATE DE CHAUX, *Lactas calcicus.*

Le *Lactate de chaux*, sans usage par lui-même, peut servir à la préparation de l'acide lactique et des lactates (voy. ACIDE LACTIQUE, LACTATE DE FER et LACTATE DE ZINC).

### LITHARGE. — Voy. OXYDE DE PLOMB FONDU.

# M

### MAGNÉSIE BLANCHE. — Voy. CARBONATE DE MAGNÉSIE.

### MERCURE. — Voy. MERCURE PURIFIÉ (Pharmacopée).

### MINIUM. — Voy. OXYDE DE PLOMB ROUGE.

# N

### NAPHTE, *Naphta.*

L'*Huile de Naphte* est isomère avec l'hydrogène bicarboné ou gaz oléifiant ($C^4H^4$). C'est un liquide pâle et très-léger, d'une odeur presque agréable : le plus pur de tous les bitumes. On le trouve en Calabre et en Perse, sur les bords de la mer Caspienne.

Le Naphte, insoluble dans l'eau, soluble dans l'alcool, l'éther, les huiles fixes et volatiles, possède les propriétés communes des essences (voy. TÉRÉBENTHINE, etc.).

Il est utile comme anticatarrhal, comme antispasmodique stimulant et comme anthelminthique. On l'a vanté dans les affections chroniques des voies respiratoires, dans la diarrhée, et notamment dans le choléra (Ern. Cloquet, Morétin, etc.).

L'Huile de Naphte se prend à la dose de quelques gouttes seulement contre les phénomènes spasmodiques de l'hystéricisme et des affections nerveuses. On pourrait en donner bien davantage pour triompher de certaines névroses rebelles, comme on fait de l'essence de térébenthine. Dans le choléra et le catarrhe pulmonaire, la dose ordinairement employée est celle de 10 à 20 gouttes. On en donne jusqu'à 5 grammes comme vermifuge. Le Naphte est administré en *potion* avec de l'éther et des aromatiques pour correctifs.

L'Asphalte, le Bitume, le Malthe et même le Pétrole, qui sont d'un goût et d'une odeur beaucoup plus déplaisants, doivent être rejetés de l'usage interne, bien qu'ils produisent des effets physiologiques analogues à ceux de l'Huile de Naphte.

**NITRATE DE POTASSE, AZOTATE DE POTASSE, SEL DE NITRE, NITRE, SALPÊTRE.** *Nitras potassicus.*

Angl. *Nitrate of Potash, Potash Saltpetre, Prismatic Nitre.* — All. *Kali nitricum, Gereinigter Salpeter.*

Le *Nitre* ($AzO^5$, $KO$) prend naissance, surtout dans les climats chauds, aux dépens des matières azotées qui se décomposent en présence de la potasse. Il se rencontre dans les caves d'Europe et à la surface du sol dans les Indes, l'Égypte, la Perse, etc. Ce sel existe dans les plantes des terres riches en détritus organiques : le Tabac, le Tournesol, les Ansérines, la Bourrache, l'Ortie, la Pariétaire, la Benoîte, etc., ainsi que dans les animaux qui, tels que les Cloportes, vivent dans les caves et dans les lieux salpêtrés.

ACTION PHYSIOLOGIQUE. — A la dose de 30 grammes, le Nitrate de Potasse a pu causer la mort en produisant une double série de phénomènes, les uns symptomatiques d'une irritation vive des organes digestifs : coliques, vomissements et diarrhée; les autres exprimant des désordres nerveux : étourdissements, convulsions, tendance syncopale, dilatation pupillaire, insensibilité et paralysie du mouvement. En quantité beaucoup plus faible, le Sel de Nitre produit des effets analogues à la fois à ceux de la Digitale et à ceux des sels neutres. Il occasionne dans la bouche une sensation de fraîcheur qui se continue dans l'estomac et s'accompagne d'un abaissement réel de la température, quand celle-ci est préalablement élevée au-dessus du chiffre normal. La fréquence du pouls diminue d'une manière remarquable en même temps que son développement et sa résistance augmentent. Il s'ensuit une diurèse plus abondante.

De même que les autres sels neutres, notamment le chlorure de sodium et le sulfate de soude, le Nitrate de Potasse retarde la coagulation du sang extrait de la veine; et communique au sang noir une couleur rutilante qui se manifeste dans le cruor de la saignée chez les sujets empoisonnés par ce sel. A la longue, il produit un état anémique et hydrémique caractérisé par la pâleur des héma- ties, l'accroissement du nombre des globules incolores, la diminution de la matière grasse et l'augmentation de l'eau (Löffler). Le Nitrate de Potasse solli- cite aussi l'exosmose du sérum au travers des parois des capillaires sanguins, et agit conséquemment comme purgatif hydragogue, lorsqu'il est ingéré en quantité suffisante ou suffisamment répétée.

Le Nitre passe rapidement dans les urines, sans décomposition, et l'excita- tion qu'il exerce sur les reins est nécessairement une condition de son action diurétique favorisée d'ailleurs par l'augmentation de la tension vasculaire.

Au résumé, l'Azotate de Potasse est diurétique, contre-stimulant, antiplas- tique et altérant. Ses autres effets n'ont qu'une importance secondaire.

SUBSTANCES SYNERGIQUES, AUXILIAIRES. — Le Nitrate de Soude est le succédané du Nitrate de Potasse, qui trouve des analogues dans le Chlorate de Potasse, le Bromure de Potassium et les sels neutres en général, soit comme sédatif de la circulation, soit comme modificateur de l'hématose, de la crase sanguine et de la nutrition, soit enfin comme diurétique. La Digitale elle-même est un auxiliaire du Sel de Nitre.

SUBSTANCES ANTAGONISTES. — ANTIDOTES. — Les stimulants diffusibles aromatiques, alcooliques et opiacés, les astringents et les sudorifiques, ont une action contraire à celle du Nitrate de Potasse, et peuvent lui être opposés lors- qu'il a été introduit en masse trop forte dans la circulation. Le contre-poison chimique reste à trouver.

USAGES. — MODES D'ADMINISTRATION ET DOSES. — Le Nitrate de Potasse est ordinairement employé comme diurétique à la dose de 2 à 4 grammes par jour dans un ou deux litres de *tisane* de Chiendent ou de Pariétaire, ou de quelque autre boisson rafraîchissante : limonade, décoction d'orge, etc.

Si l'on veut obtenir ses effets sédatifs généraux, on élève la dose à 10 gram- mes et parfois à 20 grammes par jour, pris de la même façon. Cependant on peut également administrer le Sel de Nitre en *poudre*, mêlé à du sucre et de la gomme et enveloppé dans du pain azyme, ou bien délayé dans de l'eau, ce qui constitue la *tisane sèche*. Comme diurétique, le Nitrate de potasse est indiqué dans les hydropisies, les épanchements séreux inflammatoires, l'hydrotho- rax, etc., ainsi que dans les inflammations de l'urèthre et des organes génito- urinaires ; mais il ne faut y recourir qu'avec précaution toutes les fois que le rein est congestionné ou enflammé, comme dans la néphrite albumineuse aiguë, l'albuminurie scarlatineuse et même le diabète albumineux chronique. En qualité de contre-stimulant, le Nitrate de Potasse trouve son emploi dans les phlegmasies et les pyrexies, c'est-à-dire dans les affections caractérisées non-seulement par l'exaltation circulatoire et calorifique, mais encore par l'augmentation de la plasticité du sang. La contre-indication se tire du mau- vais état des reins, de celui des organes digestifs et du sang. C'est ainsi qu'il a rendu des services dans la période inflammatoire de la fièvre typhoïde et des affections analogues, et surtout dans le rhumatisme articulaire aigu (Brocklesby, Gendrin, Martin-Solon, etc.); seulement il a fallu administrer jusqu'à 360 grammes de la substance saline pour obtenir des résultats favorables.

L'Azotate de Potasse a été conseillé aussi, le plus souvent à tort, dans plusieurs autres maladies, telles que l'ictère, la fièvre intermittente, le scorbut et même le choléra. Contre la première affection l'emploi est encore rationnel; contre la seconde, l'utilité est au moins douteuse; dans les deux dernières enfin, il y a lieu de craindre qu'il ne soit nuisible.

Le Nitre sert encore à préparer avec le sel ammoniac un mélange frigorifique qui abaisse la température jusqu'à 20° sous zéro.

Les principales préparations pharmaceutiques dont le Nitrate de Potasse est la base sont : l'*Émulsion nitrée* (2 à 5 grammes de nitre dans 10 grammes d'émulsion sucrée); le *Vin nitré* (vin de Chablis, 1 litre; Nitrate de Potasse, 4 grammes); la *Tisane diurétique* (Nitrate de Potasse, 1 à 4 grammes; infusion d'espèces apéritives, 1 litre; sirop des cinq racines, 60 grammes), et la poudre diurétique ou *Tisane sèche*.

A l'histoire du Nitrate de Potasse se rattache celle des *fumigations nitreuses* qu'on obtient en faisant fuser du Nitre sur des charbons ardents ou en brûlant du papier imprégné d'une solution de Salpêtre, puis séché (en Angleterre, *touch paper*). C'est de l'oxygène qui se dégage, et qui agit d'une manière souvent favorable pour la respiration chez les asthmatiques.

## O

**OR**, *Aurum*.

Angl. et all. *Gold*.

Le roi des métaux se trouve à l'état de pureté ou d'alliage dans les roches primitives et dans un grand nombre de dépôts d'alluvion, dont les plus riches sont situés en Australie et en Californie. L'ancien continent est peu favorisé sous ce rapport, et les paillettes que roulent le Gardon ou le Pactole sont bien mesquines en comparaison des pépites australiennes ou américaines.

ACTION PHYSIOLOGIQUE ET USAGES. — L'Or métallique, inattaquable par les acides de l'économie aussi bien, peut-être, que par les chlorures alcalins, est nécessairement inerte. Toutefois Chrestien et Niel affirment que la *poudre d'Or* très-fine se comporte dans l'organisme comme les préparations solubles, et provoque les sécrétions de la peau, des reins et des glandes salivaires, ce qui l'a fait employer à la dose de 4 à 20 centigrammes par jour en plusieurs doses, contre la scrofule et la syphilis constitutionnelle, chez les enfants et les sujets nerveux et délicats dont les entrailles sont susceptibles.

On administre cette poudre par la méthode endermique (Niel), ou plus habituellement en friction sur la langue et sur les gencives (Chrestien).

L'*Or laminé* est employé en pharmacie pour couvrir les pilules que, cependant, on argente plus souvent qu'on ne les dore. Les dentistes s'en servent pour combler les vides creusés dans les dents par la carie.

Le *Peroxyde d'Or* ($AuO^3$) se donne à l'intérieur dans les mêmes cas que la poudre d'or métallique, à la dose de 5 milligrammes à 5 centigrammes, en *pilules*. Il en est de même de l'Iodure et du Cyanure d'Or. Le *Pourpre de Cassius* est tombé en désuétude, et le *Fulminate d'Or*, ou Aurate d'ammoniaque, expose à trop de dangers pour n'être pas abandonné.

Nous traiterons, dans la Pharmacopée, du *Chlorure d'Or* et du *Chlorure d'Or et de Sodium* (voy. ces mots).

**ORPIMENT.** — Voy. SULFURE JAUNE D'ARSENIC.

**OS CALCINÉS**, *Ossa calcinata*.

Angl. *Bone ash* or *Bone earth*. — All. *Phosphor säurer Kalk*.

La *Terre d'Os* est constituée en majeure partie (80 à 85 pour 100) par du phosphate tribasique de chaux, auquel il faut joindre une proportion assez considérable de carbonate calcaire, un peu de sulfate de chaux formé pendant la calcination, et, d'après Thomson, de la magnésie et du chlorure de sodium.

Les *Os calcinés* servent à obtenir le *Phosphate de Chaux* (voy. ce mot).

**OXALATE ACIDE DE POTASSE, SEL D'OSEILLE,** *Suroxalas potassicus*.

Le *Sel d'Oseille* (voy. OSEILLE et SURELLE) est un mélange de bioxalate de potasse ($C^4H^2O^8$, $KO + HO$) et d'une certaine quantité de quadroxalate de la même base ($2C^4H^2O^8$, $KO + 2HO$). Il existe naturellement non-seulement dans les *Oxalis* et les *Rumex*, mais encore dans le *Berberis vulgaris* et les racines des différentes espèces du genre *Rheum*, etc.

Sans avoir les propriétés énergiques de l'Acide oxalique (voy. ce mot), ce composé produit cependant des effets analogues. A faible dose, il est simplement rafraîchissant et tempérant. A dose forte, il cause de la gastralgie et de l'irritation de la muqueuse des voies digestives, de la diarrhée, et consécutivement de la dyspepsie. L'usage habituel des végétaux qui en renferment peut avoir des inconvénients pour les reins et l'appareil urinaire.

Le Sel d'Oseille n'est guère employé que pour obtenir de l'acide oxalique et pour enlever les taches d'encre, à la faveur de la combinaison qui se produit entre l'oxyde de fer et l'oxalate acide. L'opération est favorisée par la présence de l'étain, et se pratique ordinairement dans une cuiller de ce métal.

**OXYDE BLANC D'ARSENIC.** — Voy. ACIDE ARSÉNIEUX.

**OXYDE DE MANGANÈSE** ou **PEROXYDE DE MANGANÈSE,** *Oxydum manganicum*.

Angl. *Binoxide of Manganese*. — All. *Braunstein*.

L'*Oxyde de Manganèse* (MnO$^2$) se rencontre à l'état natif (*Pyrolusite, Magnésie noire*) en Angleterre, en Saxe, en Autriche, en France et ailleurs. En outre, différents sels de Manganèse existent en dissolution dans quelques eaux minérales, et le corps simple se trouve à l'état normal dans le sang de l'homme et des mammifères.

ACTION PHYSIOLOGIQUE. — En qualité de poudre basique, l'Oxyde de Manganèse est absorbant et antacide. En qualité de composé suroxygéné, il peut exercer dans l'estomac une action stimulante locale, par suite de la mise en liberté d'une proportion de son oxygène au contact des acides gastriques. Le même fait aurait lieu dans la circulation, si le peroxyde y pénétrait sans s'être préalablement modifié. Cependant ce n'est pas à ce dégagement d'air vital que l'Oxyde de Manganèse doit vraisemblablement ses propriétés stimulantes et toniques (Kapp, Vogt), mais plutôt au métal lui-même, qui constitue avec le fer, bien que pour une plus faible part, l'un des ingrédients physiologiques des globules sanguins.

Le Manganèse serait donc, à proprement parler, un aliment pouvant, s'il est en excès, devenir comme le fer un stimulant général, mais en qui rien ne fait présumer des propriétés nocives. On s'étonne par conséquent de voir attribuer à la respiration de la poussière d'Oxyde de Mangagèse la paralysie des nerfs moteurs signalée par Coupar chez les ouvriers de Glasgow.

USAGES. — Empiriquement, l'Oxyde de Manganèse a été conseillé dans une foule d'états morbides. Rationnellement on ne doit l'employer que comme absorbant chimique, comme tonique reconstituant, et peut-être comme stimulant.

Ses propriétés absorbantes seront utilisées dans l'acescence gastrique et la pyrosis. Comme tonique, il trouvera son indication dans la chlorose, l'anémie, le scorbut et les cachexies, et secondairement il agira sur les affections qui sont compliquées ou entretenues par ces états morbides. Telles sont la syphilis et la scrofule, l'hypochondrie et l'hystérie.

On l'a recommandé aussi comme épilatoire et contre les maladies cutanées. En pharmacie, le Peroxyde de Manganèse sert à obtenir l'oxygène, le chlore et l'iode.

MODES D'ADMINISTRATION ET DOSES. — En qualité de tonique, le Peroxyde de Manganèse s'administre en *pilules* à la dose de 50 centigrammes par jour. Comme absorbant, on l'associe à la dose de 2 et 4 grammes, sous le nom de *Magnésie noire*, à la Magnésie proprement dite, appelée aussi par opposition *Magnésie blanche*. Finement pulvérisé et suspendu dans de l'eau d'orge, il a été employé en *gargarisme*. On en a fait aussi une *pommade*.

## OXYDE DE PLOMB FONDU, LITHARGE, *Oxydum plumbicum fusum.*

Angl. *Oxyd of Lead, Litharge.* — All. *Bleiglätte.*

Cet *Oxyde de Plomb* (PbO), demi-vitreux, est facilement soluble dans les acides et dans le vin, qu'il a même servi à sophistiquer, parce qu'il lui communique une saveur douceâtre.

Il s'unit également aux huiles et aux corps gras, ce qui lui vaut ses principaux usages pharmaceutiques.

La *Litharge* entre en effet dans la composition de la plupart des emplâtres résolutifs, fondants, etc., parmi lesquels il nous suffira de citer l'*Onguent de la mère Thècle*, le *Diachylum* et l'*Emplâtre de Vigo*.

A l'intérieur, l'Oxyde de Plomb fondu est entièrement inusité. A l'extérieur, il n'est plus l'objet de prescriptions magistrales. Au reste, à la façon dont on 'employait autrefois, il n'agirait souvent qu'à l'état d'acétate plombique. Pour l'action physiologique, voyez ACÉTATE DE PLOMB et PLOMB.

### OXYDE DE PLOMB ROUGE, MINIUM, *Oxydum plumbicum*.

Angl. *Red Oxyd of Lead, Minium.* — All. *Mennig.*

Le Minium est un oxyde de plomb intermédiaire dont la composition variable répond ordinairement à la formule $2PbO, PbO^2$. Son action et ses usages sont analogues à ceux du protoxyde. Il fait la base de l'*Emplâtre rouge* et des *Trochisques de Minium*, ainsi que de l'*Emplâtre de Nuremberg* ou de *Minium camphré*. Ce dernier, ainsi que l'emplâtre de Minium simple, est résolutif et fondant. Les trochisques employés comme escharotiques pour réprimer les chairs baveuses et dilater les trajets fistuleux, doivent leurs effets au sublimé corrosif qui entre dans leur composition.

### OXYSULFURE D'ANTIMOINE FONDU, vulg. CROCUS, *Oxysulfuretum stibicum*.

Angl. *Oxysulfuret of Antimony.*

Le *Crocus metallorum*, ou *Kermès natif* ($3SbO^3, SbS^3$), est rougeâtre, inodore, insipide, insoluble dans l'eau froide et légèrement soluble dans l'ammoniaque. Il est probable qu'à la température intérieure du corps, en présence du sel d'oseille, ce composé serait partiellement transformé en émétique (tartrate double d'antimoine et de potasse).

ACTION PHYSIOLOGIQUE ET USAGES. — Ses effets physiologiques et thérapeutiques sont semblables à ceux du Tartre stibié (voy. ce mot), mais incomparablement plus faibles. Il augmente les sécrétions, provoque les vomissements et la diarrhée, ce qui le fait employer comme expectorant, diaphorétique et altérant contre-stimulant, notamment dans les affections des voies respiratoires, les maladies chroniques de la peau, celles du foie, le rhumatisme, etc.

On le donne, comme altérant à la dose de 10 à 25 centigrammes, comme émétique à celle de 30 centigrammes à 1 gramme. Il entre dans les *Pilules de Plummer* ou de Chlorure de Mercure composées.

# P

**PEROXYDE DE MANGANÈSE.** — Voy. OXYDE DE MANGANÈSE.

**PHÉNOL.** — Voy. ACIDE PHÉNIQUE.

**PHOSPHORE,** *Phosphorus.*
Angl. *Phosphorus.* — All. *Phosphor.*

Le *Phosphore* se rencontre à l'état de phosphates dans le règne minéral, à l'état d'acide phosphorique libre ou combiné avec la chaux, la potasse, le fer, dans beaucoup d'espèces végétales. Enfin il fait partie des os et de la substance nerveuse des animaux. Les *feux follets* des cimetières et des marais sont formés d'hydrogène phosphoré, spontanément inflammable, provenant de la décomposition des matières organiques.

Ce corps simple, d'une odeur alliacée, soluble dans l'éther et les acides, se présente sous plusieurs états allotropiques aussi distincts par leurs caractères physiques et chimiques que par leurs effets sur l'économie animale.

ACTION PHYSIOLOGIQUE. — Les vapeurs de phosphore irritent les conjonctives et la muqueuse des voies respiratoires. Elles peuvent même déterminer des affections catarrhales bronchiques et pulmonaires. Une petite masse de phosphore ordinaire, de 1 à 2 centigrammes au plus, introduite dans l'estomac, y cause une sensation de chaleur douce et agréable. Absorbée, elle donne lieu à une excitation marquée de la circulation. Le pouls devient plus plein et plus fréquent, la température du corps s'élève, l'activité mentale et le pouvoir musculaire s'accroissent, le sens génital s'exalte, il survient de la sueur et de la diurèse.

Des doses plus fortes occasionneraient une douleur cuisante dans la région épigastrique, des vomissements, de la diarrhée, ou même de la gastro-entérite, et la cautérisation de la muqueuse digestive avec les phénomènes toxiques des poisons corrosifs. Puis il survient de l'ictère, la diathèse hémorrhagique, et plus tard du délire et des convulsions : 10 à 15 centigrammes suffisent à produire de tels effets (Christison), qui sont dus vraisemblablement à l'acide phosphorique produit par la combinaison d'une partie du métalloïde avec l'oxygène contenu dans le canal digestif, l'autre partie étant absorbée sans oxydation préalable. Après avoir pénétré dans le sang à l'état de dissolution dans l'albumine, et après s'être transformé en acide phosphorique, puis en phosphate de soude, le Phosphore passe sans doute en partie par les reins ; mais il s'exhale aussi en nature par les poumons, et l'on a vu dans l'obscurité, chez des chiens empoisonnés par une injection d'huile phosphorique dans la veine jugulaire, une vapeur blanche de Phosphore s'échapper de la gueule. Les voies respiratoires traversées par le Phosphore libre ou combiné peuvent devenir le siége d'une vive phlogose.

La mort succède quelquefois à l'intoxication. Elle est précédée par des symptômes de collapsus et de coma, et l'autopsie fait découvrir, outre les érosions de la muqueuse stomacale, qui peuvent pourtant manquer, et les inflammations du gros intestin, une surcharge graisseuse (stéatose) du foie, des reins, des muscles du cœur, de ceux de la langue, etc. A côté de ces symptômes de l'empoisonnement rapide se placent ceux de l'affection constitutionnelle, lentement acquise par les sujets exposés aux émanations phosphoriques dans les ateliers de fabrication d'allumettes chimiques. Ce sont l'anémie et la cachexie, avec l'altération spéciale désignée sous le nom de *nécrose phosphorée*, laquelle porte sur l'un et l'autre maxillaire, et consiste, dans ses débuts, en une ostéite intense. Cette ostéite reconnaît sans doute pour cause l'action de l'acide phosphorique, dissous dans la salive, sur le fond des alvéoles dentaires, où il pénètre presque toujours par le fait de l'absence ou de la destruction partielle des dents (Lailler), bien que, dans un cas de nécrose générale de la mâchoire inférieure (Gubler, Lailler), toutes les dents se soient montrées intactes.

L'état cachectique est peut-être, en partie, le résultat de l'introduction dans le sang de masses excessives du métalloïde ou de ses composés, mais il dérive certainement aussi des souffrances des sujets, de la suppuration épuisante, de la déglutition incessante du pus, de la difficulté de l'alimentation et de la misère antérieure.

Le *Phosphore rouge*, dit *amorphe* parce qu'il n'est pas susceptible de cristalliser, est exempt d'effets toxiques, et peut être ingéré à hautes doses sans aucun danger. Tout fait présumer que sous cet état allotropique, le Phosphore n'aurait pas non plus, pour les ouvriers en allumettes chimiques, les graves inconvénients attachés au maniement du Phosphore ordinaire, habituellement vitrifié, mais cristallisable.

SUBSTANCES SYNERGIQUES ET ANTAGONISTES. — Aucun produit de la matière médicale n'agit exactement à la manière du Phosphore; celui qui s'en rapproche le plus est le Soufre. Mais, sans parler de la Cantharide, il a pour analogues les stimulants diffusibles, l'oxygène et les nervins ou dynamophores, tels que le Thé, le Café, la Coca, le Haschisch. Tandis que l'Arsenic, qui s'en rapproche beaucoup au point de vue chimique, semble en être l'antagoniste, comme le bromure de potassium l'est par rapport à l'iodure alcalin.

Il n'existe pas, dit-on, de contre-poison chimique du Phosphore. Cependant, puisqu'il agit topiquement à l'état d'acide phosphorique, il est rationnel de lui fournir une base pour saturer l'acide au fur et à mesure de sa formation. On a conseillé la magnésie hydratée (Brullé; Poggiale, C. Paul). Je propose l'eau de chaux, à laquelle on pourrait ajouter la poudre de charbon pour absorber les vapeurs phosphorées. L'huile conviendrait, selon moi, mieux que l'albumine pour garantir les surfaces muqueuses. Ses antidotes dynamiques sont les tempérants, les réfrigérants, les contre-stimulants.

USAGES. — Le Phosphore est un stimulant diffusible d'une extrême énergie, et conséquemment d'un emploi dangereux. On l'a recommandé dans le cours des maladies à forme adynamique, dans la fièvre typhoïde et le typhus fever, dans la paralysie, la mélancolie, l'amaurose, etc., ainsi que dans les convalescences accompagnées d'une excessive débilité. On s'en est servi quelquefois pour rappeler les éruptions rétrocédées. Mais c'est surtout contre l'impuissance virile que cet agent a été préconisé, bien qu'il ait rarement répondu à l'attente du médecin ou qu'il n'ait donné que des succès éphémères.

Le Phosphore a été proposé pour remplacer les autres moxas.

MODES D'ADMINISTRATION ET DOSES. — A l'intérieur, le Phosphore s'emploie en solution dans l'éther, le chloroforme, le sulfure de carbone, l'huile de foie de morue.

La *Teinture éthérée de Phosphore* renferme environ 20 centigrammes du principe actif pour 30 grammes de dissolvant, et se donne à la dose de 5 à 10 gouttes dans une potion ou de l'eau sucrée. La *Solution de Phosphore dans le chloroforme* se prescrit à des doses deux fois moindres.

La *Solution de Phosphore dans le sulfure de carbone* est la plus chargée ; chaque goutte contient environ 3 milligrammes du métalloïde. On peut l'administrer diluée dans de l'huile ou incorporée à de la magnésie.

Glower a eu l'idée d'ajouter du Phosphore à l'huile de foie de morue ; cette association n'est appelée à rendre le double service qu'on en espère que si la proportion du stimulant est assez faible pour que le malade prenne les fortes doses d'huile habituellement nécessaires sans qu'il en puisse résulter le moindre inconvénient. L'*huile phosphorée* de l'ancienne pharmacopée prussienne, formée de 60 centigrammes de Phosphore dans 30 grammes d'huile d'amandes douces, est moins rarement prescrite que la précédente à la dose de 5 à 10 gouttes. On s'en sert aussi pour l'usage externe à la place de la *Pommade phosphorée*, qui n'en diffère que par la présence de l'axonge au lieu d'huile.

**PLOMB**, *Plumbum.*

Angl. *Lead.* — All. *Blei.*

Le *Plomb*, rare à l'état natif, se rencontre plus souvent uni au soufre ou sous *forme d'oxysels.*

Ce métal peu oxydable est inattaquable par l'eau distillée, mais non par cette même eau chargée d'air atmosphérique et d'acide carbonique. Il est même à remarquer que l'eau pure et aérée, telle que celle de la pluie, dissout plus de Plomb que celle qui est chargée de sels neutres, notamment de carbonates et de sulfates.

ACTION PHYSIOLOGIQUE. — Les effets altérants du Plomb ont déjà été mentionnés ou énumérés antérieurement (voy. ACÉTATE et CARBONATE DE PLOMB).

Voici la description sommaire des effets locaux et généraux des préparations dont le Plomb est la base.

Tous les sels plombiques sont toxiques, les uns rapidement par des doses massives, les autres lentement par des doses minimes et longtemps répétées. Ces mêmes composés ont généralement une saveur douceâtre et sucrée qui n'exclut pas la stypticité dont jouissent particulièrement ceux qui sont solubles ou dissous.

L'Acétate de Plomb, par exemple, mérite le titre de Sucre de Saturne, et n'en exerce pas moins une astriction forte sur les tissus, en même temps qu'il coagule l'albumine.

A ces effets astringents et coagulants se borne l'action *immédiate*, topique ou diffusée, des préparations saturnines. Seulement elle s'accompagne de symptômes d'irritation gastrique (voy. ACÉTATE DE PLOMB) lorsque la dose est excessive; il s'y joint aussi quelquefois des troubles graves des grandes fonctions : anxiété, crampes, engourdissements, symptômes cholériformes, prostration, paralysie et coma. La mort peut être la conséquence de l'ingestion d'une énorme quantité, 30 à 60 grammes par exemple, de Sucre de Saturne.

Pour produire ces phénomènes, l'Acétate de Plomb intervient plutôt en qualité d'agent de coagulation et de poison corrosif qu'à titre de préparation saturnine. L'action du Plomb se manifeste, au contraire, dans toute sa pureté, lorsque ce sel ou tout autre composé plombique se trouve introduit à petites doses répétées dans le tube digestif et de là dans la circulation sanguine. En pareil cas, les premiers symptômes observés sont la diminution de l'appétit et des forces, la pâleur des téguments et la constipation. Puis viennent ordinairement des douleurs périarticulaires ou mélalgiques, et bientôt des coliques sèches, que généralement la pression soulage et qui sont quelquefois accompagnées de myodynie des parois charnues du ventre (Briquet). En même temps le foie se rétracte (Potain), et l'on voit se produire une teinte jaune des sclérotiques et de la peau, coïncidant avec des urines plus ou moins fortement colorées (ictère hémaphéique). On observe aussi le liséré bleuâtre des gencives à la sertissure des dents, et parfois des taches ardoisées noirâtres sur la face muqueuse des lèvres et des joues au contact des dents, taches dues à une sorte de tatouage, et comparables pour l'aspect aux macules pigmentaires des chiens de chasse, ou des sujets affectés de *négrinisme* (maladie bronzée d'Addison). A ces phénomènes se joint l'analgésie cutanée de la face dorsale des avant-bras et de la partie externe du mollet, où elle est cependant moins prononcée, coïncidant avec l'anémie tégumentaire et l'obtusion du *sens thermesthésique*. Dans cette période l'albuminurie est l'exception, mais plus tard, quand la cachexie est avancée, il existe de la superalbuminose sanguine, et les reins laissent passer de l'albumine en proportion faible ou moyenne.

Si le sujet reste exposé longtemps à l'action toxique, il survient une paralysie des extenseurs communs des doigts avec conservation des mouvements des extenseurs propres et des radiaux. Plus rarement le même phénomène se produit aux extrémités inférieures. Quelquefois la paralysie affecte la forme hémiplégique. Au début, l'irritabilité hallérienne persiste dans les muscles paralysés, mais elle ne tarde pas à s'éteindre dès que la nutrition s'altère et que l'amyotrophie succède.

La mort survient quelquefois comme dernier terme de la cachexie saturnine, mais elle termine plus rapidement la scène quand les accidents toxiques prennent la forme encéphalopathique, délirante ou convulsive. L'éclampsie saturnine est à peu près invariablement fatale. A l'autopsie, on voit dans le cæcum et une partie du gros intestin une coloration noirâtre constituée par du sulfure de plomb (Quevenne et Gubler), aussi bien que celle du liséré gingival et du tatouage des joues. Le métal se retrouve d'ailleurs dans les principaux viscères, notamment dans le cerveau, où les symptômes convulsifs l'ont fait rechercher davantage. De plus, l'analogie indique (voy. ACIDE ARSÉNIEUX) que le Plomb, comme l'arsenic, doit exister dans la trame de tous les tissus, y compris les épithéliums, les cheveux et les poils. Les urines en entraînent pendant la vie de minimes quantités qu'il est difficile de saisir par l'analyse chimique.

Il est aisé de se rendre compte du mode d'action des préparations saturnines momentanément employées à doses moyennes ou fortes : à la rigueur, tous les phénomènes s'expliqueraient par leurs effets astringents. La théorie du *saturnisme* chronique est autrement obscure et embarrassante. Toutefois il est permis d'invoquer comme syndrome essentiel auquel les autres sont subordonnés : la diminution de l'hématocausie et de l'éréthisme des capillaires sanguins avec ralentissement consécutif de la formation des globules et altération de la composition chimique et de la structure des tissus. Dans cette manière de voir, l'ictère hémaphéique par insuffisance hépatique dépendrait du spasme vasculaire ; il en serait de même de l'anesthésie périphérique. Le délire et les convulsions seraient des symptômes d'anémie et d'asthénie cérébrales devant guérir par l'opium et les agents de fluxion sanguine. Or, la clinique m'a démontré que les opiacés sont en effet les meilleurs palliatifs de l'encéphalopathie saturnine.

SUBSTANCES SYNERGIQUES, AUXILIAIRES. — Les qualités styptiques des sels de Plomb se retrouvent dans plusieurs composés minéraux et dans un grand nombre de plantes. Les acidules agissent aussi d'une manière analogue.

Comme altérant, le Plomb se rapproche de l'Arsenic et de l'Antimoine plus que toute autre substance. Le froid modéré et soutenu est un adjuvant pour la production de l'analgésie, de la rétraction des capillaires et des phénomènes de sédation ; enfin, les causes débilitantes diverses favorisent l'hypoglobulie et la cachexie.

SUBSTANCES ANTAGONISTES. — ANTIDOTES, CONTRE-POISONS. — Les toniques et les stimulants, et, sous d'autres rapports, les émollients et les anodins, contrarient l'action du Plomb et de ses combinaisons salines. Contre les symptômes douloureux et convulsifs du saturnisme chronique je recommande l'opium et les excitants diffusibles, qui ne doivent être abandonnés que lorsqu'il existe des signes de phlegmasie secondaire ou bien de la stupeur. L'Iodure de

Potassium n'est pas un antidote dynamique, mais simplement un moyen de favoriser la dénutrition et d'éliminer plus rapidement les tissus, ainsi que les produits imprégnés de la matière toxique.

Les substances incompatibles sont celles qui sont indiquées à propos de l'Acétate de Plomb (voy. ce mot); ajoutons que les contre-poisons sont l'hydrogène sulfuré et les sulfhydrates alcalins, l'acide sulfurique et les sulfates solubles, notamment l'alun.

USAGES. — Le Plomb métallique en lames ou en feuilles plus ou moins étendues a été recommandé par Avicenne, Amado de Portugal et Ambroise Paré contre la spermatorrhée; par Reveillé-Parise pour le pansement des plaies et des ulcères. Plus récemment, on s'en est servi contre l'onyxis. Ce dernier usage est à peu près le seul qui subsiste. Les chirurgiens se servent encore de fils de Plomb pour sutures, et les dentistes emploient des feuilles minces de ce métal pour oblitérer les cavités des dents cariées.

Les composés de Plomb ont reçu en médecine des applications plus nombreuses et plus importantes. Ils ont été employés comme astringents, pour favoriser les résorptions, calmer la phlogose, réduire les flux et arrêter les hémorrhagies; comme sédatifs, pour combattre les fièvres, enrayer les phlegmasies qui président au développement des produits nouveaux dans le cours des états diathésiques ; enfin pour dissiper les névralgies, probablement congestives ou hypersthéniques. (Voy. CARBONATE, ACÉTATE et IODURE DE PLOMB.)

**PRUSSIATE JAUNE DE POTASSE.** — Voy. CYANURE FERROSO-POTASSIQUE.

**PRUSSIATE ROUGE DE POTASSE.** — Voy. CYANURE FERRICO-POTASSIQUE.

# R

**RÉALGAR.** — Voy. SULFURE ROUGE D'ARSENIC.

# S

**SALPÊTRE.** — Voy. NITRATE DE POTASSE.

**SAVON BLANC,** *Sapo sodicus.*
Angl. *Olive oil Soda Soap, Castile* or *Spanish Soap.* — All. *Seife.*
Le *Savon blanc,* dit de Marseille, fait avec de l'huile d'olive et de la soude, est un mélange d'oléate et de margarate de cette base. Il sert aux usages domestiques, et entre, avec le carbonate de potasse, la chaux vive, le camphre et l'acide arsénieux, dans la composition du savon de Bécœur, usité pour la conservation des animaux empaillés.

**SAVON AMYGDALIN, SAVON MÉDICINAL;** *Sapo amygdalinus.*
Angl. *Almond Soap.*

Le *Savon amygdalin* est un oléate de soude obtenu avec de l'huile d'amandes douces. Il constitue le véritable *Savon médicinal*.

ACTION PHYSIOLOGIQUE. — C'est par conséquent une substance alcaline possédant des propriétés physiologiques en rapport avec sa composition.

Le Savon absorbe les acides des premières voies, mais son alcalinité est assez faible pour qu'il soit à peine irritant et nullement caustique. Avalé, il émousse l'appétit, trouble la digestion en saturant les acides du suc gastrique et laissant ses acides gras en liberté, excite la sécrétion biliaire et produit même la purgation. Absorbé et porté dans la circulation, il stimule la sécrétion urinaire, dans laquelle il passe et qu'il rend alcaline. Il pourrait, avec le temps, produire l'altération de la crase sanguine et de la nutrition qui caractérise l'usage excessif des alcalins.

Ses auxiliaires et ses antagonistes sont les mêmes que pour les alcalins en général (voy. BICARBONATE DE SOUDE).

USAGES. — Le Savon est usité comme antacide dans la dyspepsie acescente et les empoisonnements par l'acide oxalique et les acides minéraux; comme purgatif dans la constipation opiniâtre et les affections hépatiques; comme dialytique dans les affections calculeuses des reins et de la vessie; comme résolutif et fondant contre les engorgements glandulaires et viscéraux.

MODES D'ADMINISTRATION ET DOSES. — A l'intérieur, le Savon médicinal se donne à l'état solide en *pilules*, à la dose quotidienne de 50 centigrammes à 1 gramme, comme fondant, cholagogue et antacide; en *solution aqueuse*, *ad libitum*, dans les empoisonnements par les acides. Les *pilules de Savon* contiennent ordinairement du nitrate de potasse en proportion trop faible pour que ce sel y joue un rôle important. Mais le Savon est associé parfois à des quantités considérables d'autres principes actifs, altérants ou cathartiques, tels que l'onguent mercuriel ou la scammonée, auxquels il sert à la fois d'excipient et d'adjuvant.

A l'extérieur, on emploie le Savon en *suppositoires*, utiles surtout chez les enfants pour faciliter les garderobes; en *teinture alcoolique*, pour frictionner les parties affectées de douleurs rhumatismales et autres; enfin, sous forme d'*emplâtre* résolutif qu'on applique avec succès sur les parties engorgées. Dans cette dernière préparation il est secondé par la présence d'une forte proportion d'emplâtre simple à base de litharge.

On fait encore avec la lessive des savonniers et divers corps gras d'autres savons qui peuvent remplacer les précédents: ce sont le *Savon de moelle de bœuf* ou savon animal, et le *Savon de suif* (angl. *common Soap*).

**SEL AMMONIAC.** — Voy. CHLORHYDRATE D'AMMONIAQUE.

**SEL COMMUN.** — Voy. CHLORURE DE SODIUM (Pharmacopée).

**SEL D'EPSOM.** — Voy. SULFATE DE MAGNÉSIE.

**SEL DE GLAUBER.** — Voy. SULFATE DE SOUDE.

**SEL DE NITRE.** — Voy. NITRATE DE POTASSE.

**SEL D'OSEILLE.** — Voy. OXALATE DE POTASSE.

**SEL DE SATURNE.** — Voy. ACÉTATE DE PLOMB.

**SEL DE SEDLITZ.** — Voy. SULFATE DE MAGNÉSIE.

**SEL DE TARTRE.** — Voy. CARBONATE DE POTASSE.

**SEL DE VICHY.** — Voy. CARBONATE DE SOUDE (BI-).

**SOUFRE.**

Le *Soufre* impur contient de l'acide sulfureux, des matières terreuses, du charbon bitumineux et quelquefois du sulfure d'arsenic. — Voy. SOUFRE LAVÉ (Pharmacopée).

**SOUS-ACÉTATE DE CUIVRE.** — Voy. ACÉTATE DE CUIVRE BASIQUE.

**SUCRE DE SATURNE.** — Voy. ACÉTATE DE PLOMB.

**SULFATE D'ALUMINE,** *Sulfas aluminicus.*

Le *Sulfate d'Alumine* ($3SO^3Al^2O^3$) se rencontre dans la nature. Il se dissout dans une partie et demie d'eau froide, et possède une saveur astringente et acide.

ACTION PHYSIOLOGIQUE ET USAGES. — Son action styptique, très-prononcée, équivaut à celle de l'alun. Homolle et Bouchardat l'ont utilisée dans un grand nombre de circonstances où il fallait réduire les vaisseaux capillaires, ralentir des sécrétions exagérées, arrêter des écoulements sanguins, déterminer la rétraction des tissus et même détruire des végétations épithéliales ou vasculaires. C'est ainsi que ce sel a rendu des services contre les angines, les polypes muqueux et les nævus, l'ongle incarné, les ulcères, les métrites et les déplacements de matrice ; contre les cancroïdes ; contre l'ozène, les catarrhes vésical et vaginal, etc.

MODE D'EMPLOI. — Le Sulfate d'Alumine s'emploie en applications topiques à l'aide d'un pinceau à lavis, sous forme de solution saturée (3 parties de sel pour 2 d'eau), qu'on peut diluer à volonté. En imbibant de cette solution saturée une masse de charpie ou d'amiante qu'on laisse appliquée sur le mal, on obtient des effets thérapeutiques plus marqués.

La *Solution de Sulfate d'Alumine benzoïnée*, préparée par Mentel, est un astringent et un bon topique hémostatique supérieur à l'eau de Pagliari qui doit en partie à ce sel ses propriétés médicinales. Elle est très-efficace dans le pansement des ulcères sanieux, infects, succédant à l'érosion ou au sphacèle des tumeurs cancéreuses, dans les plaies phagédéniques ou gangréneuses (Laugier) et contre la leucorrhée.

Le *Sulfate d'Alumine et de Zinc* paraît plus énergiquement styptique et cathérétique que le Sulfate d'Alumine simple, et s'emploie de même.

**SULFATE D'ALUMINE ET DE POTASSE, ALUN,** *Sulfas aluminicus.*
Angl. *Alumen potassicum, Common or Potash Alum.* — All. *Alaun.*

L'*Alun* ($3SO^3, Al^2O^3, SO^3KO + 24HO$) se rencontre natif dans le voisinage des volcans. Ce sel forme des combinaisons insolubles avec l'albumine, le caséum et la gélatine. Ces composés sont solubles dans les acides acétique et chlorhydrique, et l'alumine ne saurait en être précipitée ni par l'ammoniaque, ni par la potasse.

ACTION PHYSIOLOGIQUE. — L'Alun est doué d'une saveur à la fois acide et astringente très-énergique. Dans la bouche il provoque un flux de salive et de mucus qu'il coagule en partie et transforme en pellicules blanches, passablement cohérentes, d'apparence croupale. Il agit d'une manière semblable au contact des autres muqueuses, notamment de celle des parties génitales chez la femme. En même temps que l'Alun cause cette hypercrinie, ou plutôt cette évacuation des follicules muqueux, des glandules buccales et des glandes salivaires, il détermine le retrait des capillaires et fait blanchir la surface du derme muqueux, ce qui amène la diminution de la sécrétion, ainsi que l'apaisement des phénomènes de respiration et d'hématose qui se passent dans les capillaires. Il en résulte la sécheresse des surfaces, la sensation de soif et la constipation.

Une application trop prolongée peut être suivie d'une irritation et d'un état congestif ou inflammatoire de la région. Des doses fortes du médicament occasionnent des nausées, des vomissements, des douleurs abdominales, de la diarrhée, et même l'inflammation du tube digestif.

Le Sulfate double d'Alumine et de Potasse est absorbé malgré son action astringente et irritante locale. Il se retrouve dans le foie, la rate et l'urine (Orfila). Lorsqu'il circule avec le sang ou qu'il passe dans les émonctoires, il produit une astriction plus ou moins marquée des tissus, une réduction des capillaires, et conséquemment une diminution des sécrétions, particulièrement de celles des muqueuses, ainsi que des hémorrhagies liées à l'hypérémie des capillaires sanguins.

USAGES. — L'Alun est employé à l'extérieur pour resserrer les tissus, dans les hernies et les relâchements des parois abdominales, principalement chez les enfants, dans le prolapsus de la muqueuse rectale, dans les déplacements de l'utérus et dans l'allongement de la luette; pour réprimer les flux excessifs dans la sialorrhée, la leucorrhée, l'ophthalmie catarrhale; pour arrêter les hémorrhagies capillaires de la membrane des bourgeons charnus, des muqueuses, et spécialement les épistaxis nasales et utérines; enfin pour modifier les surfaces diphthériques et gangréneuses et tanner les fausses membranes et les eschares. L'Alun s'administre par l'estomac pour produire les mêmes effets styptiques, soit sur la muqueuse du tube digestif, soit, après absorption, sur le système circulatoire, les reins et les autres organes. Il agit ainsi pour faire cesser la diarrhée chronique, les hémorrhagies intestinales, celles des reins, de la vessie, de l'utérus et des organes de la respiration, et pour diminuer l'hypérémie des organes parenchymateux. Le Sulfate d'Alumine et de Potasse est, en outre, le contre-poison chimique des préparations saturnines, qu'il rend à peu près inertes en les transformant en sulfate de plomb.

MODES D'ADMINISTRATION ET DOSES. — Pour l'usage externe, l'Alun s'emploie tantôt en *poudre*, qu'on porte sur les amygdales à l'aide du doigt, qu'on insuffle dans l'arrière-gorge au moyen d'un tuyau de plume ou d'une carte roulée, ou bien qu'on projette sur les surfaces en suppuration; tantôt en *solution aqueuse* dont on imbibe de la charpie et dont on se sert pour lessiver les surfaces affectées ou pour faire des injections. A l'intérieur, on donne l'Alun à la dose de 50 centigrammes à 1 ou 2 grammes en *poudre* ou en *pilules*, associé à des substances sucrées, aromatiques, astringentes, ou bien en dissolution dans du petit-lait, ce qui constitue le *serum lactis aluminatum* (angl. *Alum whey*). On introduit aussi l'Alun dans des potions. Il est à remarquer que le Sulfate acide d'Alumine et de Potasse est décomposé par les astringents tanniques, et comme les nouveaux composés produits sont vraisemblablement moins énergiquement styptiques que l'Alun lui-même, il n'y a aucun avantage à faire cette association dans les formules qui ont l'Alun pour base.

Pour *gargarisme* on prescrit 10 grammes d'Alun dans 150 grammes d'eau d'orge et 30 grammes de miel rosat (Bennati). Le mélange de miel rosat et d'Alun a l'inconvénient de teindre fortement en jaune la langue et les autres parties de la bouche, y compris les dents.

Pour *injection*, on conseille 40 à 50 grammes d'Alun par litre d'eau. Cette énorme dose est superflue. Je ne prescris que 1 à 2 grammes dans 100 grammes d'eau. Lorsqu'on veut obtenir une action styptique locale très-forte, on doit faire usage d'un insufflateur qui porte la poudre dans l'intérieur de la cavité vaginale ou d'un tampon d'ouate qui en renferme 1 gramme, et qu'on porte jusque sur le col. Un fil sert à le retirer après douze heures de séjour.

La *Potion alunée* ordinaire contient 2 grammes seulement du principe astringent; on en met 10 grammes lorsqu'il s'agit de neutraliser le poison dans la colique des peintres.

Les *Pilules d'Helvétius* renferment chacune 20 centigrammes d'Alun et 10 centigrammes de sang-dragon.

En *collyre*, l'Alun se prescrit à la dose de 50 centigrammes à 1 gramme dans 100 grammes d'eau de rose. Il constitue avec le baume de Benjoin les deux principes actifs de l'eau hémostatique de Pagliari.

**SULFATE DE CUIVRE, COUPEROSE BLEUE, VITRIOL BLEU,** *Sulfas cupricus.*

Angl. *Sulphate of Copper.* — All. *Schwefelsäures Kupfer, Kupfer Vitriol.*

Le *Sulfate de Cuivre* (CuO, $SO^3 + 5HO$) se rencontre dans la nature. Il se combine avec les matières albuminoïdes pour former des composés qui se précipitent, mais peuvent se dissoudre dans un excès d'albumine ou de sel cuprique.

ACTION PHYSIOLOGIQUE. — Localement, le Sulfate de Cuivre agit comme astringent plus ou moins fort, et même comme caustique par sa combinaison avec les principes immédiats des liquides et des tissus.

Ingéré dans les premières voies, il donne lieu, dans la bouche, à une saveur métallique et légèrement styptique, et, si la dose est forte ou excessive, il occasionne des nausées, des vomissements et même de la phlogose des organes digestifs. La mort peut survenir au milieu des convulsions ou bien dans l'insensibilité.

A petites doses, même longtemps continuées, le Sulfate de Cuivre ne manifeste son action par aucun symptôme déterminé; la colique de cuivre, observée chez les ouvriers qui travaillent ce métal, paraissant tenir plutôt à la qualité spéciale du sel cuivrique qu'à la nature de la base. Cependant il agit dans ce cas comme astringent faible, capable de diminuer la sécrétion muqueuse de l'intestin, et les auteurs ont cru lui reconnaître une action tonique générale et antispasmodique.

SUBSTANCES INCOMPATIBLES. — Le Sulfate de Cuivre se décompose en présence des bases alcalines et terreuses, des acétates de fer et de plomb, des astringents végétaux. Il faut donc éviter de l'administrer en même temps que ces diverses substances.

USAGES. — MODES D'ADMINISTRATION ET DOSES. — A l'extérieur, le Sulfate de Cuivre s'emploie comme astringent et cathérétique, soit en dissolution dans l'eau, soit à l'état solide. Un cristal de *Couperose bleue* peut servir à toucher la conjonctive granuleuse et produit des effets cathérétiques analogues à ceux de la *Pierre divine*, formée de Sulfate de Cuivre, d'alun, de nitrate de potasse et d'un peu de camphre.

En *solution aqueuse*, le Sulfate de Cuivre constitue un des *collyres* les meilleurs et les plus usités. La proportion est de 10 à 20 centigrammes pour 30 grammes d'eau. Je n'en fais souvent mettre que 10 centigrammes pour 100 grammes de dissolvant. On peut y joindre d'autres sels astringents, tels que le sulfate de zinc ou l'alun; on y ajoute aussi avec avantage du camphre ou de l'essence de térébenthine qu'on a fait digérer dans l'eau, ce qui en augmente le pouvoir astringent. La pierre divine est quelquefois employée en collyre liquide, à doses équivalentes ou un peu plus fortes.

A l'intérieur, le Sulfate de Cuivre est généralement prescrit comme vomitif lorsqu'on veut agir énergiquement et que d'autres substances émétiques ont échoué : ainsi dans le croup et les empoisonnements.

La dose est de 10 centigrammes et au delà pour les enfants, de 20 à 30 et 40 centigrammes pour les adultes, en plusieurs prises, dans une potion ou mieux dans de l'eau pure, les correctifs ne pouvant que gêner l'action vomitive. A petites doses, le Sulfate de Cuivre pourrait remplacer les autres préparations de ce métal usitées dans la médication altérante, tonique et antispasmodique.

Trousseau le recommande en *injections* vaginales dans la leucorrhée, à la dose de 2 grammes par jour, dans 500 grammes d'eau, et en lavements dans la diarrhée chronique, à la dose de 50 centigrammes à 1 gramme seulement.

Contre l'épilepsie, la chorée et d'autres maladies générales, on prescrit ordinairement le SULFATE DE CUIVRE AMMONIACAL (voy. ce mot, Pharmacopée).

**SULFATE DE FER.** — Voy. SULFATE DE FER CRISTALLISÉ (Pharmacopée).

**SULFATE DE MAGNÉSIE, SEL DE SEDLITZ, SEL D'EPSOM,** *Sulfas magnesicus.*

Angl. *Sulfate of Magnesia, Epsom* or *Bitter purging Salt.* — All. *Schwefelsäures Magnesia, Bittersalz.*

Le *Sulfate de Magnésie* (MgO, SO$^3$) existe en abondance dans le règne minéral, notamment dans la dolomie et dans l'eau de la mer, d'où on l'extrait. Les eaux naturelles de Sedlitz, de Pullna, de Frederichsball, de Birmenstorf, etc., lui doivent en grande partie leurs propriétés médicinales.

ACTION PHYSIOLOGIQUE. — Le *Sel de Sedlitz* provoque l'exosmose aqueuse au travers des parois des vaisseaux capillaires, et devient par là un purgatif hydragogue comme le sulfate de soude et les autres sels neutres.

Il possède un goût amer et quelque peu nauséabond, en sorte que lorsqu'il est ingéré dans l'estomac sans correctif, il occasionne quelquefois du malaise et des envies de vomir; mais ces symptômes, ordinairement peu marqués, ne tardent pas à se dissiper en même temps que l'effet purgatif commence à se faire sentir. Les évacuations ont lieu sans beaucoup de coliques et ne laissent à leur suite qu'une tendance à la constipation sans irritation intestinale.

De petites quantités de *Sel d'Epsom* diluées dans une proportion d'eau considérable ne donnent lieu à aucun effet purgatif et sont absorbées. Parvenu dans le sang, le Sulfate de Magnésie agit sur les globules rouges à la manière des sels neutres, et spécialement du chlorure de sodium, c'est-à-dire qu'il les aide à devenir rutilants; il augmente aussi la densité du sérum et diminue la coagulabilité de la fibrine. Il excite ensuite les différents émonctoires, particulièrement les reins.

Le Sulfate de Magnésie produit habituellement une purgation douce; quand il en arrive autrement, c'est en vertu de la prédisposition du sujet ou des circonstances extérieures. En temps d'épidémie cholérique, ce sel peut amener l'explosion d'accidents qui étaient imminents et qui se terminent par la mort. C'est à de semblables conditions préexistantes qu'il faut attribuer sans doute les cas funestes observés à la suite de l'ingestion de quantités un peu trop fortes de Sel de Sedlitz.

USAGES. — MODES D'ADMINISTRATION ET DOSES. — Le Sulfate de Magnésie est souvent employé dans la médication évacuante, parce que c'est un purgatif à la fois doux et sûr. On le prescrit à la dose de 35 à 45 grammes pour les adultes, en dissolution dans une à trois verrées d'eau.

C'est un cathartique excellent dans la simple constipation, dans l'embarras gastrique et dans les maladies inflammatoires et fébriles. On lui préfère avec raison, comme beaucoup moins désagréables, les eaux minérales naturelles qui en contiennent: par exemple, celles de Sedlitz, de Pullna et de Birmenstorf. L'administration en est rendue plus facile à l'aide de quelques correctifs, tels que du café, des aromatiques ou du gaz carbonique. Cette dernière addition distingue l'eau de Sedlitz artificielle.

Le Sulfate de Magnésie agit également comme purgatif lorsqu'il est donné en *lavement* aux doses indiquées ci-dessus. On l'associe quelquefois aux amers ou bien à différents purgatifs, entre autres au Séné, au sel de Seignette et au sulfate de soude.

**SULFATE DE SOUDE, SEL DE GLAUBER**, *Sulfas sodicus.*

Angl. *Sulfate of Soda*, *Glauber's Salt.* — All. *Schwefelsäures Natron*, *Glaubersalz.*

Le *Sulfate de Soude* ($NaO, SO^3$) se rencontre dans les minéraux et les eaux naturelles, ainsi que dans le règne organique. On l'a signalé dans les plantes du voisinage de la mer, dans le sang et dans l'urine.

ACTION PHYSIOLOGIQUE ET USAGES. — Le *Sel de Glauber* est moins amer que le précédent et laisse dans la bouche une sensation de fraîcheur. Il agit d'ailleurs exactement de même sur l'appareil digestif, ainsi que sur l'économie en général.

C'est un bon purgatif que la modicité de son prix fait rechercher dans la médecine des pauvres. On le donne à la dose de 20 à 40 grammes en solution dans l'eau ou dans un pot de bouillon d'herbes. Comme le Sulfate de Magnésie, il convient particulièrement dans les maladies inflammatoires lorsqu'on veut produire des effets hydragogues, comme dans les affections cardiaques, l'anasarque générale, l'albuminurie, etc.

**SULFATE DE ZINC.** — Voy. SULFATE DE ZINC CRISTALLISÉ (Pharmacopée).

**SULFURE D'ANTIMOINE.** — Voyez le même mot dans la Pharmacopée.

**SULFURE JAUNE D'ARSENIC, ORPIMENT,** *Sulfuretum arseniosum.*

Angl. *Tersulphuret* or *yellow Sulphuret of Arsenic.* — All. *Gelbes Arsenik, Operment.*

L'*Orpiment*, connu des anciens parce qu'il se rencontre à l'état natif, a pour formule AsS³. Celui du commerce renferme souvent une forte proportion d'acide arsénieux.

ACTION PHYSIOLOGIQUE ET USAGES. — Le *Sulfure jaune d'Arsenic* se comporte dans l'économie à peu près comme l'Arsenic blanc, et peut servir aux mêmes usages. Cependant on ne l'emploie guère que comme *épilatoire* et en *collyre*. Il entre aussi dans le *Baume vert de Metz*.

Le *Collyre* ou *Mixture de Lanfranc* se compose de 8 grammes d'Orpiment et de 4 grammes de verdet dans 500 grammes de vin blanc; avec eaux de rose et de plantain, ââ 100 grammes; aloès et myrrhe, ââ 3 grammes. Il est efficace dans le traitement de l'ophthalmie purulente (Courty) et des ulcères vénériens (Vailhé).

La *pâte dépilatoire des Turcs* ou *Rusma* se compose, dit-on, d'Orpiment, 1 gramme; chaux vive, 8 grammes, et de parties égales de blanc d'œuf et de lessive des savonniers. La *Poudre subtile* de Delcroix, destinée au même usage, avait une composition analogue.

**SULFURE ROUGE D'ARSENIC, RÉALGAR,** *Sulfuretum subarseniosum.*

Angl. *Bisulphuret* or *red Sulphuret of Arsenic, Realgar.* — All. *Rothes Arsenik, Realgar.*

Le *Réalgar* (AsS²) se trouve dans la nature comme le précédent, ce qui lu a valu d'être employé en médecine dès la plus haute antiquité; c'est d'ailleurs un médicament peu toxique. Le Sulfure rouge artificiel est au contraire un poison énergique, comparable à l'acide arsénieux, dont il renferme toujours une notable proportion. Son mode d'action est semblable à celui de ce dernier; il peut en remplir les diverses indications.

Les Chinois s'en servent comme évacuant. On l'a conseillé autrefois comme sudorifique et contre les fièvres intermittentes.

**SULFURE DE MERCURE, CINABRE,** *Sulfuretum hydrargyricum.*

Angl. *Crystallised* or *red Sulphuret of Mercury, Vermilion, Cinnaber.* — All. *Zinober.*

Le *Cinabre* (HgS) se trouve à l'état natif dans les mines de mercure d'Almaden et d'Idria.

ACTION PHYSIOLOGIQUE ET USAGES. — Le *Sulfure rouge de Mercure* chimiquement pur paraît inerte, car 15 grammes appliqués sur une plaie ou introduits dans l'estomac d'un chien sont restés sans effets (Orfila). Sa vapeur, lorsqu'on le chauffe à l'air, est au contraire toxique, parce qu'elle est formée de mercure métallique ou oxydé et de gaz sulfureux. On en fait un usage assez fréquent, sous forme de *fumigations* contre les ulcères syphilitiques du gosier et des fosses nasales.

Les *fumigations* se font tout simplement en projetant de la poudre de Cinabre sur une pelle chaude et en respirant les vapeurs qui se dégagent, ou bien à l'aide d'une boîte à fumigations ou d'un appareil perfectionné destiné à cet usage. Ces fumigations peuvent amener la salivation et la saturation hydrargyriques.

A l'intérieur, on a donné depuis 25 centigrammes jusqu'à 1 gramme de Cinabre dans la syphilis et les affections qui réclament l'intervention des préparations mercurielles.

# T

**TARTRATE ACIDE DE POTASSE, CRÈME DE TARTRE,** *Bitartras potassicus.*

Angl. *Acid* or *monobasic Tartrate of Potash, Argol* or *Tartar.* — All. *Gereinigter Weinstein.*

Le *Bitartrate de Potasse* ($C^8H^4O^{10}$,KO) fait partie d'un grand nombre de sucs végétaux, notamment de la pulpe de Tamarin et du jus de Raisin, d'où on l'extrait.

ACTION PHYSIOLOGIQUE. — La *Crème de Tartre* agit en qualité de sel acide et de composé de potasse tout ensemble. Elle se comporte localement, soit comme astringent léger à la manière des acidules, soit comme irritant lorsque la quantité en est plus forte. Dans le premier cas, c'est un tempérant ou rafraîchissant; dans le second, elle devient purgative et donne lieu à des coliques; ou bien, quand l'action locale est poussée à l'extrême, elle va jusqu'à déterminer une vive phlogose de l'estomac et des intestins accompagnée de vomissements, d'évacuations alvines, de douleurs violentes, de paralysie, et quelquefois suivie de mort.

Absorbé et porté dans le sang, le Bitartrate potassique y subit une transformation semblable à celle des citrates et malates alcalins, c'est-à-dire que son acide se brûle et passe à l'état d'acide carbonique. Le carbonate de potasse formé s'élimine par les reins en saturant une portion ou la totalité des acides libres de l'urine, dont il augmente l'abondance à la faveur de l'excitation des glandes uropoiétiques.

USAGES. — Le Tartrate acide de potasse est employé à petites doses comme rafraîchissant dans les affections auxquelles conviennent les substances acides : embarras ou fièvre gastrique, état bilieux, phlegmasies et pyrexies. Comme diurétique, il est usité dans les mêmes circonstances et dans les hydropisies. On peut également s'en servir pour alcaliser les sécrétions, et conséquemment comme dialytique, dans la gravelle et la goutte.

En qualité de purgatif il n'est guère employé seul, mais on le combine quelquefois avec d'autres cathartiques irritants ou drastiques, dans le traitement des maladies de la peau, des hydropisies, etc.

On en compose aussi un mélange effervescent formé de 3 parties de Crème de Tartre pour 2 et demie de carbonate de soude.

MODES D'ADMINISTRATION ET DOSES. — Comme diurétique, le Tartrate acide de Potasse se prend à la dose de 2 à 4 grammes; comme apéritif, à celle de 8 grammes. On en donne de 15 à 30 grammes pour obtenir des effets purgatifs.

Malgré sa faible solubilité dans l'eau, qui n'en prend que 1/95 quand elle est froide, et 1/15 lorsqu'elle est bouillante, c'est en solution aqueuse qu'on l'emploie d'ordinaire. La *Tisane impériale* contient 4 grammes de Crème de Tartre dans un litre d'eau édulcorée avec du sirop de Limon. Le *Petit-lait tartarisé* est du double plus chargé.

On donne souvent la préférence à la *Crème de Tartre soluble* (voy. ce mot dans la Pharmacopée).

**TERRE SIGILLÉE,** *Terra sigillata.*
Angl. *Seald Earth.* — All. *Sigelerde.*
C'est une argile à peine ferrugineuse et n'ayant qu'une teinte rosée. Elle contient, d'après Bergmann, de la silice, de l'alumine, des carbonates de magnésie et de chaux, avec de l'oxyde ferrique et quelques autres substances.

L'*Argile ocreuse pâle* fait partie de l'*Électuaire de Safran composé,* ou *Confection d'Hyacinthe,* tandis que l'argile ocreuse rouge, ou Bol d'Arménie, entre dans la composition du diascordium. L'une et l'autre jouent le rôle d'absorbant, seulement la première est moins astringente que la seconde.

# V

**VERDET CRISTALLISÉ.** — Voy. ACÉTATE DE CUIVRE CRISTALLISÉ.

**VERT-DE-GRIS.** — Voy. ACÉTATE DE CUIVRE BASIQUE.

**VITRIOL BLANC.** — Voy. SULFATE DE ZINC.

**VITRIOL BLEU.** — Voy. SULFATE DE CUIVRE.

**VITRIOL VERT.** — Voy. SULFATE DE FER.

# Z

**ZINC,** *Zincum.*
Angl. *Zinc.* — All. *Zink.*
Le *Zinc* est dans la nature à l'état d'oxyde, de sulfate et de combinaisons salines.

ACTION PHYSIOLOGIQUE. — Ce métal est inerte, à moins qu'il ne soit dissous dans un acide, auquel cas le composé possède généralement des qualités

styptiques ou irritantes, quelquefois escharotiques (voy. SULFATE et CHLO-
RURE DE ZINC). L'*Oxyde de Zinc* (voy. ce mot dans la Pharmacopée) est
simplement absorbant et antacide. Cependant on attribue au métal lui-même
des qualités antispasmodiques dont la réalité est au moins douteuse. Telle est
l'innocuité du Zinc que, malgré l'attention fixée sur ce métal, surtout depuis
que le peintre en bâtiments Leclaire a pris l'initiative de le substituer au
plomb dans la composition des couleurs, on n'a pas découvert le moindre
accident à mettre sur son compte dans la santé des ouvriers occupés à la préparation du blanc de Zinc.

USAGES. — Les combinaisons du Zinc avec l'oxygène et les acides ont
reçu des applications nombreuses et diverses qu'il faut étudier à propos de
chaque composé, aucune généralité ne pouvant exprimer le mode d'action des
substances médicamenteuses dont ce métal est la base.

Le Zinc purifié, exempt d'antimoine et d'arsenic, sert à la préparation de
l'hydrogène, et conséquemment à la recherche médico-légale de l'arsenic à
l'aide de l'appareil de Marsh ou de ses modifications.

FIN DE LA PREMIÈRE PARTIE.

# DEUXIÈME PARTIE

## PHARMACOPÉE

---

## CHAPITRE PREMIER

### CORPS SIMPLES.

**OXYGÈNE**, *Oxygenium.*

Angl. *Oxygen.* — All. *Sauerstoff.*

ÉTAT NATUREL. — L'*Oxygène* se trouve en abondance dans les trois règnes de la nature. Associé aux minéraux sous forme de sels et d'oxydes, faisant partie intégrante de la plupart des principes organiques, il constitue plus du cinquième de notre atmosphère. Ses qualités comburantes lui assignent un rôle essentiel dans la vie des animaux auxquels il donne la faculté de créer de la force et de la chaleur. Les végétaux, au contraire, véritables appareils de réduction, dégagent l'oxygène de ses combinaisons, et en livrent incessamment de nouvelles provisions au règne animal qui les consomme (Dumas).

ACTION PHYSIOLOGIQUE. — En contact avec la muqueuse respiratoire ou avec la peau dénudée, l'Oxygène agit comme stimulant de la sensibilité et des phénomènes qui se passent dans le réseau capillaire sanguin. Il en résulte une sensation de chaleur, de picotement, et un appel fluxionnaire plus ou moins marqué. Insufflé dans les séreuses, l'Oxygène est rapidement absorbé sans produire aucune irritation locale. Injecté dans les veines avec précaution, il n'agit pas autrement que par ses effets mécaniques.

Dissous et charrié dans le torrent circulatoire, l'Oxygène est l'agent principal des phénomènes chimiques, essence même de la respiration ou de l'hématose, qui s'accomplissent partout dans le sang et consistent en différents modes de combustion. Ces phénomènes, étroitement liés à la nutrition et à la décomposition organique, sont la condition prochaine et nécessaire de la vie.

Il est donc tout naturel que le gaz comburant, activant toutes les fonctions, procure, à l'état normal, un sentiment de bien-être, de chaleur générale, de force et d'alacrité qui, dans certains états d'éréthisme, se transforme en excitation maladive et pénible.

L'intensité d'action de l'oxygène varie selon son degré de condensation et selon son état moléculaire.

Le degré de condensation est lui-même en rapport avec la pression subie par l'oxygène et avec la quantité des gaz étrangers qui en séparent les molécules. L'activité du gaz comburant est nécessairement proportionnelle à sa pureté et à sa densité, c'est-à-dire à la pression barométrique. Si le docteur

Jourdanet a pu soutenir qu'une altitude de 1000 à 2000 mètres était, à certains égards, plus favorable que celle de 0 mètre et un peu au-dessus, c'est qu'il fait jouer un rôle à la diminution de pression dans l'exhalation de l'acide carbonique, dont la présence, dit-il, peut nuire aux effets bienfaisants de l'air respirable.

La raréfaction dans l'appareil de Jourdanet n'est donc qu'un moyen *évacuant* pour l'acide carbonique, et trouve son application momentanée, à la manière d'un purgatif lorsqu'il existe un trop-plein de bile. Il en est tout autrement de l'air comprimé, qui augmente directement l'activité de l'*hématocausie* (combustion respiratoire) et stimule d'emblée toutes les actions organiques qui en dépendent. L'expérimentation réglée de Tabarié, Pravaz, etc.; les expériences accidentellement suivies par des médecins (Folley, etc.) sur des hommes introduits dans des appareils submergés, s'accordent pour démontrer l'influence tonique de l'air comprimé, et notamment le ralentissement des rhythmes respiratoire et circulatoire, ainsi que la diminution chez les malades du malaise lié à une hématose incomplète.

Des phénomènes analogues se remarquent chez des sujets qui quittent des altitudes plus ou moins élevées pour habiter au bord de la mer. Je ne doute pas qu'ils ne s'accusent davantage chez ceux qui descendent des montagnes du Liban, dans cette dépression terrestre de 430 mètres plus basse que le niveau de l'Océan, au fond de laquelle se réunissent les eaux du lac Asphaltique, et qui est appelée à devenir une station médicale.

La respiration de l'Oxygène pur cause une stimulation plus vive que celle de l'air comprimé. Elle détermine à la fois une accélération du pouls, avec sensation de chaleur dans la poitrine, une légère moiteur et une sorte de mouvement fébrile.

Les états moléculaires introduisent des diversités plus grandes encore que ne font la pression ou la pureté du gaz. On en distingue deux : l'*Oxygène ordinaire* et l'*Oxygène allotropique*, c'est-à-dire l'*Ozone*. On peut cependant en admettre un troisième. Schœnbein a signalé récemment une nouvelle forme à laquelle il a donné le nom d'*Antozone;* pour moi, je distingue l'*Oxygène stagnant*, qui est le degré inférieur, sous le rapport de la puissance comburante, et se rencontre dans les espaces confinés et clos depuis longtemps, ayant, comme on dit, l'*odeur de renfermé.* Si l'électricité donne l'ozone, le mouvement conserve à l'oxygène ordinaire ses qualités vives, d'où l'utilité hygiénique de l'air renouvelé et courant.

L'action de l'Ozone est incomparablement la plus énergique, soit sur les corps inertes, soit sur les êtres doués de vie. En proportion considérable dans l'atmosphère, l'Ozone excite puissamment les voies respiratoires et la circulation, cause une impression vive sur la sensibilité de la muqueuse laryngo-bronchique et provoque la toux.

A la période d'excitation succède une période de dépression analogue à celle qui suit une fièvre éphémère et due sans doute à la même cause : l'excès de dépense organique. Chez les animaux soumis à la respiration de l'Oxygène pur dans un espace confiné, on voit la respiration et le pouls s'accélérer, puis les mouvements respiratoires s'affaiblir, se ralentir ; enfin, la sensibilité et le mouvement disparaître, et la mort survenir si l'expérience se prolonge.

A l'autopsie, on trouve les capillaires gorgés de sang, les parenchymes rouges, parfois ecchymotiques, et les muscles turgescents (Demarquay).

APPLICATIONS THÉRAPEUTIQUES. — Le médecin doit considérer l'Oxygène comme élément de l'atmosphère et comme agent de la matière médicale.

L'atmosphère pure, renouvelée, avec une pression barométrique forte, celle du bord de la mer, en un mot, convient aux sujets faibles ou débilités par les maladies, les excès de travail ou autres. L'atmosphère chargée d'Ozone, au voisinage d'une forêt ou après un violent orage, est plus vivifiante encore. En outre, ces conditions sont particulièrement favorables aux malades atteints de catarrhe bronchique et de torpeur des voies respiratoires.

En revanche, elles sont antipathiques aux sujets affectés d'un éréthisme habituel des organes de la respiration ou d'une inflammation de cet appareil, ainsi qu'à la plupart des asthmatiques purs.

L'asthme nerveux se trouve généralement mieux d'un air doux, peu stimulant, dans lequel les propriétés de l'oxygène se trouvent mitigées par celles d'autres gaz répandus dans l'atmosphère, tels que l'acide carbonique et l'ammoniaque.

Comme agent thérapeutique proprement dit, l'Oxygène peut être employé à l'état d'isolement, ou bien encore engagé dans ses combinaisons. Les inhalations d'Oxygène pur, illusoires contre le choléra, impuissantes contre la vraie chlorose, surtout celle qui s'accompagne d'éréthisme nerveux et vasculaire, dangereuses chez les tuberculeux prédisposés aux bouffées inflammatoires et aux hémoptysies, sont au contraire vraiment efficaces dans certaines dyspepsies et anémies qui ne cachent pas une affection organique de l'estomac ou du poumon. On peut en respirer de 2 à 10, 15, 20 et 30 litres dans une séance, sans en ressentir aucune irritation locale et quelquefois sans en avoir pour ainsi dire conscience.

La respiration de l'air comprimé dans un appareil de Pravaz donnerait plus commodément, une fois le malade installé, des résultats analogues.

L'Oxygène peut être utilisé par les chirurgiens, soit en inhalations, soit en applications topiques pour modifier les plaies atones (Demarquay). Le professeur Laugier enveloppe dans une atmosphère d'Oxygène les membres affectés de gangrène spontanée, pour arrêter les progrès du mal.

A une certaine époque, des chimistes, croyant pouvoir réduire toutes les actions médicamenteuses à des phénomènes d'oxydation, ont conseillé, pour les cas les plus divers, des composés qu'ils croyaient susceptibles de fournir de l'Oxygène à l'économie. Les médecins, réagissant contre cette prétention exorbitante, ont peut-être eu le tort de proscrire indistinctement toutes les substances qui leur avaient été proposées. En effet, les expériences de Cl. Bernard démontrent que, contrairement à la règle générale et à l'opinion reçue, certaines combinaisons oxygénées laissent dégager dans le sang une partie de leur oxygène et sont restituées par les émonctoires à un degré d'oxydation inférieur. Tels sont les persels ferriques et le cyanure rouge de potassium et de fer. Il est vraisemblable que d'autres combinaisons instables, soit par le peu d'affinité des composants (protoxyde d'azote), soit par le degré trop élevé de leur oxydation (peroxyde de manganèse et permanganate de potasse, généralement tous les *oxydes singuliers* de Dumas, le bichromate de potasse, les chlorates de potasse et de soude), peuvent également céder une proportion de leur oxygène au sang et aux tissus. Ma propre observation me porte à penser que, dans la circulation, le chlorate de potasse se transforme partiellement en chlorure. S'il en était ainsi, les corps surchargés d'Oxygène trouveraient leur indication dans certains cas où il s'agit de stimuler les actes organiques par de l'Oxygène à l'état naissant.

Modes d'administration et doses. — L'Oxygène s'administre en nature, enfermé dans un cylindre de caoutchouc de Galante, auquel est adapté un tube muni d'un robinet par lequel se fait l'aspiration. De plus, dans l'appareil portatif de Limousin, le gaz est lavé en traversant un ballon partiellement rempli d'eau et muni d'une double tubulure.

On donne également l'Oxygène maintenu en dissolution dans l'eau par une pression forte comme celle à l'aide de laquelle on obtient l'eau de Seltz artificielle. Cette préparation, connue en Angleterre sous le nom d'*Eau oxygénée* (*oxygenated Water*), est différente de l'eau oxygénée de Thenard, ou bioxyde d'hydrogène. Il ne faut pas la confondre non plus avec l'*oxygenous aerated Water* de Searle, qui n'est autre qu'une solution de protoxyde d'azote, et qu'on emploie d'ailleurs aux mêmes usages. L'Eau oxygénée peut remplacer l'eau potable aux repas.

Enfin, s'il est démontré que certaines substances suroxygénées peuvent fournir une portion de leur oxygène, on les prescrira suivant les modes et les doses appropriés à chacune d'elles. Déjà, sans annoncer les mêmes visées, Sampson administre le *permanganate de potasse* aux diabétiques, à la dose de 10 à 20 centigrammes. De mon côté, j'ai donné plusieurs fois le *chlorate de potasse* ou *de soude* à la dose de 4, 6, 8 grammes par jour, comme modificateur des actes chimiques de l'hématose. Mais l'expérience n'est pas suffisante pour décider de la valeur de ces moyens.

**SOUFRE**, *Sulfur.*

Angl. *Sulphur* or *Brimstone*. — All. *Schwefel.*

État naturel. — Le *Soufre* est très-répandu dans la nature à l'état libre ou combiné. Natif, il se montre dans les solfatares, au voisinage des volcans. Sous forme d'acide sulfureux, il s'exhale aussi des terrains volcaniques, et quelques eaux des mêmes contrées renferment de l'acide sulfurique. Combiné avec l'hydrogène, il se dégage d'un grand nombre de substances organiques en décomposition et de certaines eaux minérales, dites, à cause de cela, sulfureuses, et dans lesquelles il se montre également à l'état de sulfures alcalins ou terreux. Telles sont les eaux de Baréges, de Bonnes, de Cauterets, de Luchon, de Vernet-les-Bains, d'Aix en Savoie, d'Aix-la-Chapelle, d'Enghien, de Pierrefonds, etc. D'autres espèces d'eaux minérales en offrent de moindres proportions ne jouant qu'un rôle secondaire dans leurs propriétés médicinales. L'eau de pluie contient de l'acide sulfurique combiné avec l'ammoniaque. Enfin, le Soufre existe sous divers états dans les plantes et les animaux, notamment dans certaines huiles essentielles, dans l'albumine et l'oxyde cystique, l'un des principes immédiats de l'urine.

Outre le *Soufre* natif jaune pâle, cristallin, que tout le monde connaît, l'art produit, à l'aide de la chaleur, un *Soufre mou et amorphe*, de couleur brune, prenant, lorsqu'on le chauffe, la consistance du caoutchouc ou de la glu.

Le Soufre précipité par la voie humide, ou *Magistère de Soufre*, me semble, par sa mollesse et sa ductilité, approcher de l'état allotropique du Soufre amorphe, lequel est probablement favorable à la dissolution du métalloïde.

ACTION PHYSIOLOGIQUE. — Le Soufre en nature et parfaitement purifié, étant insoluble et insipide, n'exerce, dit-on, aucun effet topique sur les organes avec lesquels il se trouve en contact. Toutefois, lorsqu'il est délayé dans un liquide alcalin, le Soufre très-divisé ne tarde pas à se transformer partiellement en Sulfure de sodium ou de potassium, et par conséquent à se dissoudre. C'est ce qui a lieu dans la cavité buccale au contact de la salive, dans le duodénum en présence de la bile et du suc pancréatique, ainsi que dans les cavités séreuses, sur les plaies exhalant de la sérosité et du pus alcalin. Dès lors il est apte à stimuler localement les tissus, et consécutivement à pénétrer dans la circulation.

Cette action, simplement excitante pour l'homme et les animaux qui s'en rapprochent, devient nocive et toxique pour les êtres bas placés dans l'échelle, tels que les Arachnides et les Vers intestinaux. Une fois parvenu dans le sang, le Soufre, agissant à la manière des stimulants diffusibles, fouette la circulation, élève la température, fluxionne les viscères, cause de la céphalalgie, parfois des étourdissements, accroît la transpiration cutanée, et produit, quand la dose est forte et longtemps continuée, un véritable mouvement fébrile. Cette fièvre est accompagnée d'une éruption érythémateuse, miliaire ou vésico-pustuleuse, pouvant revêtir encore d'autres formes anatomiques en rapport avec l'intensité de la cause et la constitution du sujet. Cet exanthème est connu dans les stations thermales sous le nom de *poussée*.

L'action se fait aussi sentir du côté du tégument interne, spécialement vers la muqueuse des voies respiratoires. Il en résulte pour cette dernière une légère phlogose, voire même des hémoptysies, si la prédisposition existe, et pour le canal digestif une congestion également active qui se traduit quelquefois par le développement d'hémorrhoïdes.

A la longue, le Soufre semble pouvoir modifier profondément la nutrition, l'état anatomique des tissus, et conséquemment leur mode de fonctionnement. On peut attribuer cette *action altérante* à l'intégration d'un plus grand nombre de molécules du métalloïde dans le plasma organique (Gubler).

Sous une forme massive, le Soufre, porté dans l'estomac, agit comme purgatif doux, et, si la dose est exagérée, il détermine une gastro-entérite (Œsterlen), ou plutôt une entéro-colite (Gubler), par cette raison que la modification chimique, indispensable à l'action du corps simple, n'a lieu que dans la longueur de l'intestin grêle, au contact du mucus et des sécrétions alcalines des glandes annexes.

L'action stimulante ou irritante exercée par le Soufre sur la peau et la muqueuse respiratoire s'explique par le passage de ce principe à travers les appareils sécréteurs de ces deux téguments. Le Soufre, en effet, se métamorphose dans la circulation en acide sulfurique, puis en sulfates qui passent dans les urines, et en hydrogène sulfuré qui, de même que les autres substances volatiles, s'échappe par les poumons et par les glandes sudoripares. Au reste, il se pourrait que le Soufre arrivât à l'émonctoire cutané sous une autre forme : celle, par exemple, d'une essence sulfurée. Toujours est-il que les malades exhalent une odeur manifestement sulfureuse, et que leurs émanations altèrent fortement le brillant de l'argent métallique. Leur peau offrirait même un reflet jaunâtre perceptible pour des observateurs habiles et expérimentés. Enfin, on a été jusqu'à prétendre que leur sueur teint en jaune le linge qui s'en imbibe.

SUBSTANCES SYNERGIQUES, AUXILIAIRES. — Comme excitant, le Soufre a pour auxiliaires les divers agents de la médication stimulante, notamment les huiles volatiles ; comme cathartique, les purgatifs doux, tels que la magnésie ou la crème de tartre. Comme altérant, il a pour analogues et parfois pour adjuvants l'arsenic, le phosphore et, jusqu'à un certain point, l'iode.

SUBSTANCES ANTAGONISTES, INCOMPATIBLES. — ANTIDOTES, CONTRE-POISONS. — Les sédatifs, les médicaments dits réfrigérants, le froid thermométrique, sont des antagonistes dynamiques du Soufre. Il en est de même des astringents. Mais ces différents agents incompatibles avec le Soufre, lorsqu'il s'agit d'en obtenir les effets stimulants, ne s'opposent nullement aux modifications constitutionnelles qui forment l'action altérante du métalloïde.

Le froid, le sulfate de quinine, le bromure de potassium, en sont probablement les antidotes dynamiques. Les contre-poisons chimiques seraient les substances capables de transformer le Soufre en acide sulfurique et en sulfates ou en sulfures insolubles.

USAGES. — L'action stimulante du Soufre est recherchée dans certaines dartres rebelles, dans les paralysies saturnine et mercurielle, dans les affections goutteuses et surtout rhumatismales, atoniques, afin de modifier l'allure chronique de ces affections ou de provoquer une dérivation vers les émonctoires par lesquels le Soufre s'élimine. On se comporte de même vis-à-vis des catarrhes anciens ou liés à la diathèse herpétique, qu'ils aient leur siége dans le rectum, dans les organes génito-urinaires, ou bien dans les voies respiratoires. On s'en sert aussi comme moyen d'épreuve chez des malades manifestement entachés ou simplement soupçonnés de syphilis, dans le but de provoquer l'apparition des symptômes spécifiques. C'est alors un moyen de traitement et de diagnostic tout à la fois.

L'action altérante du Soufre est recommandée par les uns dans la diathèse strumeuse, par les autres dans la diathèse herpétique; mais celle-ci est trop mal définie pour donner lieu à des indications précises. Cette action n'est peut-être pas moins utile dans les formes avancées de la syphilis constitutionnelle. L'action cathartique semble convenir spécialement aux sujets dartreux et scrofuleux, principalement lorsqu'ils portent quelques lésions intestinales dépendant de cette mauvaise disposition générale.

Enfin l'action toxique sur les organismes inférieurs est utilisée : 1° contre les parasites végétaux, particulièrement contre le *Microsporon furfur* du *pityriasis versicolor;* 2° contre les parasites animaux habitant, les uns la peau, comme le Sarcopte de la gale, les autres le canal alimentaire, comme les Ascarides lombricoïdes et les Oxyures.

MODES D'ADMINISTRATION ET DOSES. — On emploie le *Soufre sublimé,* la *Fleur de Soufre lavée* et le *Soufre précipité* ou *Magistère de Soufre.* Chacune de ces espèces a ses qualités particulières. Le Soufre sublimé, renfermant de l'acide sulfureux, ou du moins de l'acide sulfurique formé à ses dépens, possède des propriétés irritantes qu'on peut utiliser dans certains cas d'affections externes. Le Soufre sublimé et lavé convient parfaitement pour l'usage interne et aussi pour l'usage externe quand l'irritation locale est à craindre. Le Soufre précipité, formé de granules moléculaires beaucoup plus ténus, me paraît plus avantageux que le précédent, en ce sens qu'il doit se dissoudre plus aisément dans les alcalis et pénétrer plus rapidement et plus complétement dans la circulation; d'où la possibilité d'en réduire notablement la dose dans la médication altérante.

La dose de fleur de Soufre lavée, pour obtenir des effets purgatifs, est de 10 à 15 grammes; elle n'est que de 2 à 4 grammes au plus, si l'on cherche l'action stimulante ou altérante du remède. Cette dernière quantité pourrait encore être considérablement diminuée, si l'on faisait usage du Soufre précipité et si l'on avait soin de l'associer à quelque substance alcaline, comme le bicarbonate de soude ou l'eau de Vichy.

Les principales préparations de Soufre sont les suivantes : *Tablettes* ou *Pastilles de Soufre*, dont chacune contient 1 décigramme du principe actif. Elles peuvent remplacer les eaux minérales sulfureuses dans la plupart des cas où celles-ci sont prises à l'intérieur, et je les prescris habituellement dans la médecine des pauvres. Je recommande toujours de les laisser *fondre lentement dans la bouche*, afin que la transformation en sulfure de potassium s'accomplisse mieux.

*Pommade soufrée,* formée de 1 partie de Soufre pour 3 parties d'axonge.

Elle est usitée en frictions contre la gale. La *Pommade antipsorique*, formée de 1 partie de Soufre lavé, de 2 parties d'axonge et de 1/15 environ d'alun et de sel ammoniac, est plus efficace que la précédente. On fait aussi une *Pommade sulfuro-savonneuse* composée de 1 partie de Soufre pour 2 parties de savon mou de potasse (Bouchardat).

*Cérat soufré*. Il se compose de 1 partie de Soufre pour 8 parties de véhicule.

La *Pommade d'Helmerich* renferme : fleur de Soufre, 2 parties ; carbonate de potasse, 1 partie, et axonge, 8 parties. C'est le topique le plus fréquemment usité dans le traitement de la gale.

Le *Baume de Soufre* est une solution huileuse de Soufre sublimé et partiellement transformé par le véhicule en sulfide hydrique. On l'applique sur les ulcères et on l'administre à l'intérieur. Le *Baume de Soufre anisé*, formé de 1 partie du métalloïde en dissolution dans 4 parties d'essence d'Anis, est préférable au précédent, et se donne à la dose de 6 à 10 gouttes dans de l'eau sucrée.

Le Soufre s'emploie encore sous forme de mellite. Enfin on l'associe à des stimulants et à des purgatifs.

Les eaux sulfureuses naturelles ou artificielles remplissent les mêmes indications que le métalloïde pur, en raison de leur minéralisation par les sulfures alcalins, par le sulfide hydrique et même par le soufre précipité.

**CHLORE**, *Chlorum*.
Angl. *Chlorine*. — All. *Chlor*.

À l'état combiné, le *Chlore* est partout, principalement sous forme de Chlorure de Sodium. L'Acide chlorhydrique libre se trouve au voisinage des volcans. De plus, Sprengel prétend que les plantes marines exhalent du Chlore gazeux, surtout la nuit.

Le gaz Chlore est soluble dans l'eau, et, mis en présence des matières organiques, il les décompose souvent en s'emparant de leur hydrogène pour former de l'acide chlorhydrique.

Action physiologique. — Le Chlore est un irritant topique et même un poison corrosif en raison de son énergique affinité pour l'hydrogène. Sa vapeur irrite violemment les voies respiratoires et détermine une sensation de constriction, de suffocation, une toux convulsive, le spasme de la glotte et de tout l'arbre aérien. L'accès se termine d'ordinaire par une abondante sécrétion de mucus bronchique, mais il peut s'ensuivre une véritable inflammation des voies aériennes. Lorsqu'elle est très-diluée dans l'air atmosphérique, la vapeur de Chlore ne fait pas tousser ; seulement elle occasionne dans les organes respiratoires une sensation de chaleur accompagnée d'accélération du pouls et de la respiration et suivie d'expectoration. Les ouvriers soumis à des émanations habituelles de Chlore souffrent de dyspepsie acescente et de différents troubles gastriques : symptômes pouvant être mis sur le compte de l'acide chlorhydrique formé aux dépens du Chlore et dissous dans les liquides buccaux incessamment déglutis.

D'après Wallace, le Chlore gazeux dilué dans l'air ou la vapeur d'eau, mis en contact avec la peau, produit localement une sensation de piqûre et de morsure accompagnée de sueur, d'afflux sanguin et quelquefois suivie d'une éruption papuleuse ou vésiculeuse.

Les phénomènes généraux qui succèdent à l'absorption du Chlore sont, outre l'accélération du pouls et de la respiration, le mauvais état de la bouche, du gosier et de l'œsophage, avec rougeur et parfois ulcérations aphtheuses de ces parties, l'amaigrissement, enfin l'altération qualitative et quantitative des sécrétions urinaire et salivaire.

Absorbé par les surfaces tégumentaires et porté dans le sang, le Chlore se transforme, au moins partiellement, en chlorure alcalin, mais il paraît (Wallace cité par Pereira) qu'il se retrouve aussi à l'état de corps simple dans l'urine, puisque celle-ci posséderait alors des propriétés décolorantes (*bleaching properties*).

En définitive, le Chlore est un irritant local, et par là un stimulant général. Agit-il aussi comme excitant dans le système circulatoire, où il semble pouvoir se maintenir en partie à l'état d'isolement ? La chose est douteuse. Quant à ses effets calmants et antiphlogistiques (Albers), ils ne sont pas non plus suffisamment établis.

SUBSTANCES INCOMPATIBLES. — Toutes les substances facilement attaquables par le Chlore doivent être éloignées des préparations où ce métalloïde est appelé à agir en vertu de ses affinités chimiques. De ce nombre sont : l'hydrogène sulfuré, l'acide cyanhydrique et l'eau de Laurier-cerise, les matières colorantes, etc. Aussi a-t-on donné comme contre-poison du sulfide hydrique le Chlore, qui, à son tour, a été combattu chimiquement par le gaz ammoniac et par la vapeur d'alcool ou d'éther.

USAGES. — Rarement le Chlore est usité pour son action irritante ou stimulante; on l'emploie presque exclusivement comme antiseptique et désinfectant.

Les médecins ont fait respirer le Chlore dans les affections chroniques des poumons. Cette pratique ne me semble rationnelle que dans certaines formes d'asthme et de bronchite sèche, à râles vibrants, pour provoquer le flux muqueux et favoriser ainsi le retour aux conditions normales de la respiration; ou bien dans la bronchite fétide et la gangrène pulmonaire. Encore serait-elle quelquefois périlleuse dans la première catégorie de cas et illusoire dans la seconde. Les fumigations de Chlore pur ou d'un mélange de Chlore et d'air ou de vapeur d'eau (Wallace), de même que les bains chlorés (Ziese), ont été recommandés dans les maladies du foie. Nous avons peine à croire au succès de ces moyens, et nous trouverions plus acceptables les inhalations de Chlore pouvant déterminer par action réflexe une cholirrhée plus ou moins abondante.

Au contraire, l'utilité du Chlore liquide est incontestable, lorsqu'il s'agit d'arrêter la décomposition putride dans une masse organique, ou de détruire sur place un miasme ou un virus. Appliqué sur un chancre syphilitique, il en neutraliserait le pus spécifique dont l'inoculation ne donnerait ensuite que des résultats négatifs; introduit dans un foyer de putridité, il enlève instantanément aux liquides contenus leur fétidité et prévient leur décomposition ultérieure. Projeté sur des débris organiques, sur des déjections animales, il agit également comme désinfectant et antizymotique. Mais c'est à tort qu'on attribue la même puissance destructive à la vapeur de Chlore sur les miasmes gazeux répandus dans l'air atmosphérique. Comme les organismes les plus inférieurs, ces miasmes sont très-résistants, et la faible proportion de Chlore qui peut se répandre même dans une atmosphère confinée est tout à fait insuffisante pour en altérer chimiquement la composition. Aussi n'a-t-on obtenu aucun résultat sérieux de l'usage des aspersions d'eau chlorée ayant pour but, dans les salles de malades, d'empêcher la propagation du choléra, de l'érysipèle, de la fièvre puerpérale, de la variole et des diverses maladies contagieuses ou infectieuses transmissibles d'un malade à un sujet sain.

Quelques personnes, faisant des données chimiques, une application moins judicieuse encore, ont imaginé d'administrer le Chlore à l'intérieur, sous pré-texte de neutraliser dans le sang les virus ou les miasmes producteurs de maladies générales dangereuses, telles que le choléra. Or, si l'action du Chlore était efficace par rapport aux contages, elle le serait également pour détruire les globules sanguins et arrêter les actes indispensables à l'entretien de la vie; ou, si elle respectait l'organisme, elle serait nécessairement impuissante contre les agents morbides qui l'ont envahi. Il n'y a donc aucun fondement à faire sur de pareilles spéculations.

Le Chlore est un réactif utile dans la recherche du brôme, de l'iode et des sels de morphine. C'est un antidote de l'acide cyanhydrique, de l'hydrogène sulfuré, du sulfhydrate d'ammoniaque et de la strychnine (Bardet).

MODES D'ADMINISTRATION ET DOSES. — Les inhalations de Chlore se pratiquent à l'aide d'un bocal à double tubulure rempli jusqu'au tiers environ d'une solution aqueuse de Chlore. L'un des tubes amenant l'air du dehors plonge au fond du liquide; l'autre, par lequel se fait l'aspiration, s'arrête dans la partie supérieure du flacon.

Par la voie stomacale on administre le Chlore dissous, dilué dans l'eau pure ou dans une potion (Chlore liquide, 2 grammes; eau, 100 grammes) édul-corée avec du sirop d'écorces d'orange. On le donne aussi en gargarisme (Chlore liquide, 10 grammes; eau, 200 grammes) dans l'angine maligne et l'angine scarlatineuse de forme pultacée ou gangréneuse. La solution aqueuse de Chlore, concentrée, sert comme moyen désinfectant pour lotionner les plaies gangréneuses ou fétides, ou pour arroser les localités infectées ou mal-saines. On en met dans une assiette sous le lit du malade dans l'idée erronée, selon moi, de détruire les effluves morbigènes. Cependant on fait dans ce but un usage plus ordinaire de la *Fumigation Guytonienne*, mélange de sel marin, de bioxyde de manganèse, d'acide sulfurique et d'eau, duquel, par la réaction réciproque de ses composants, se dégagent continuellement des vapeurs de Chlore.

Cette fumigation, ainsi que la solution aqueuse de Chlore, est habituellement remplacée aujourd'hui par le chlorure de chaux liquide.

On prépare aussi une *Pommade chlorée* contre la gale, et de la *Charpie chlorée*, utile dans le pansement des ulcères sanieux et de la pourriture d'hôpital.

## CHARBON VÉGÉTAL, *Carbo e ligno.*
Angl. *Wood Charcoal.* — All. *Köhle*.

Le Charbon très-poreux est le meilleur pour l'usage médicinal. Les bois blancs en fournissent d'excellent. On donne généralement la préférence à celui des Saules ou des Peupliers.

De même que le charbon animal, le *Charbon végétal* est un absorbant mécanique remarquablement actif. Il s'empare énergiquement de diverses substances, telles que l'acide sulfhydrique, les matières colorantes organiques, les matières odorantes et autres, dans les liqueurs qui les tiennent en dissolution. Il absorbe seulement 1,75 volume de gaz hydrogène et 90 volumes de gaz ammoniac.

ACTION PHYSIOLOGIQUE ET USAGES. — Appliqué sur une plaie ou sur la muqueuse stomacale, le Charbon végétal produit une sensation de picotement et de chaleur, diminue, le cas échéant, la tension gastrique et la flatulence, ainsi que la fétidité de l'haleine ou des éructations et des matières fécales, qu'il colore en noirâtre. Il fait cesser le mauvais goût dans la bouche, augmente l'appétit et améliore la digestion.

A part cette légère stimulation locale, tous les autres symptômes dérivent de l'action absorbante qu'il possède au plus haut degré. En diminuant la tension gazeuse, en s'imprégnant des acides de l'estomac, il calme la dyspepsie flatulente et la gastralgie acescente. En faisant disparaître dans ses porosités l'hydrogène sulfuré et les substances odorantes, non-seulement il diminue l'odeur repoussante des matières fécales dans la diarrhée due à l'entéro-colite ulcéreuse ou gangréneuse, mais encore il prévient l'absorption des produits putrides et l'empoisonnement de l'économie.

A l'intérieur comme à l'extérieur, le Charbon agit de deux manières différentes : comme léger excitant et comme absorbant mécanique. On l'applique sur les ulcères sanieux ou gangréneux, sur les plaies à suppuration fétide, soit en poudre libre, soit à l'état pulvérulent, dans des *papiers carbonifères* ou des *sachets de charpie carbonifère* de Pichot. On s'en sert aussi quelquefois pour stimuler la cicatrisation des ulcères atoniques. C'est enfin un dentifrice utile par son action mécanique et absorbante. Il ralentit les progrès de la carie dentaire (Brachet).

Le Charbon végétal est souvent employé contre la dyspepsie flatulente, l'acor et le pyrosis, comme moyen d'absorber les gaz et les acides en excès. C'est par ce procédé qu'il calme les gastralgies concomitantes. On l'administre encore pour diminuer la puanteur des matières fécales et s'opposer à la putréfaction des produits versés dans le tube digestif pendant les inflammations ulcéreuses et gangréneuses de l'intestin, symptomatiques du typhus, de la fièvre typhoïde, de la dysenterie épidémique. Mais c'est à tort qu'on lui attribue (G. Weber) dans ces cas une action spécifique et une vertu préservatrice contre la contagion de ces maladies infectieuses.

En les absorbant dans ses porosités, le Charbon peut neutraliser les effets de la morphine, de la strychnine et de l'aconitine. Il peut donc être considéré comme un contre-poison mécanique de ces alcaloïdes.

Pour l'usage interne on n'emploie guère en France que le *Charbon de Peuplier* lavé, préconisé par Belloc. Le charbon de Bouleau ou de Saule rendrait les mêmes services.

Le Charbon se donne à la dose d'une cuillerée à soupe qu'on peut renouveler plusieurs fois. Mais pour assurer l'efficacité de cette poudre, une précaution est indispensable : c'est de la faire parvenir sèche et pure au contact de substances à absorber, car si les pores en sont comblés préalablement par des liquides ou d'autres substances, le Charbon ne pourra plus s'imprégner de produits morbides.

Je recommande aussi l'usage d'une poudre de Charbon très-grossière de préférence à celle qui est plus fine. Pour amener cette poudre encore sèche dans l'estomac, il faut l'emprisonner dans du pain azyme et l'avaler à l'aide d'une gorgée d'eau pure.

Les *Tablettes de Charbon* qu'on laisse fondre dans la bouche n'ont pas grande valeur contre la fétidité de l'haleine, tandis que les *Lavements de Charbon* sont utiles dans la dysenterie. Le *Catoplasme de Charbon* est aussi appelé à rendre quelques services dans les cas d'ulcères fétides et douloureux.

Le Charbon de bois peut être remplacé par celui d'os. On l'associe fréquemment à la magnésie calcinée, qui est à la fois un absorbant antacide et un laxatif.

**ARGENT**, *Argentum.*

Angl. *Silver.* — All. *Silber.*

L'*Argent, Diane* ou *Lune* des alchimistes, se rencontre dans le règne minéral seulement, à l'état natif ou bien en combinaison avec divers métalloïdes. Celui du commerce renferme souvent de l'or, de l'antimoine, de l'arsenic et du cuivre. On le purifie pour l'usage médical.

ACTION PHYSIOLOGIQUE. — A l'état métallique, l'Argent est absolument inerte. Malgré la présence dans l'estomac d'acides passablement énergiques, malgré celle des chlorures alcalins dans tout le tube digestif, l'Argent peut séjourner plusieurs mois dans le canal alimentaire, sans produire aucun effet appréciable, ce qui ne veut pas dire qu'il ne s'en dissolve aucune partie ni que son action soit absolument nulle.

Les sels d'Argent possèdent des propriétés styptiques et caustiques, seules en jeu dans leurs effets locaux. Cependant ils paraissent aussi doués d'une action spéciale sur le système nerveux, ce qui les a fait souvent employer dans les affections névropathiques ayant résisté aux traitements les plus rationnels. C'est ordinairement l'azotate lunaire dont on fait usage, mais l'action générale constitutionnelle ou altérante n'est pas attachée à cette combinaison spéciale; l'oxyde et le chlorure d'argent agissent de même. D'ailleurs, il est certain que le nitrate d'Argent est déjà en partie transformé dans la masse pilulaire et qu'il achève de se métamorphoser en chlorure dans les premières voies; c'est donc en définitive du chlorure d'Argent rendu soluble par son union avec du chlorure de sodium ou avec l'albumine, qui passe dans la circulation et produit les effets généralement attribués au nitrate. Ces effets, mal définis et imperceptibles dans l'état de santé, se manifesteraient exclusivement chez les malades par la cessation des symptômes morbides. Il est certain pour moi que si l'Argent est un modificateur puissant des troubles nerveux, son action doit se traduire par des phénomènes sensibles à l'état physiologique, seulement l'étude scientifique de ces phénomènes n'est pas encore faite et la démonstration reste à fournir. Des coliques observées chez les ouvriers qui travaillent ce métal sont vraisemblablement dues à la présence du cuivre, de l'antimoine ou de l'arsenic.

USAGES. — L'Argent pur ne sert directement qu'à couvrir les pilules et indirectement à produire les composés d'Argent. L'amalgame de ce métal constitue une matière à *plomber* les dents cariées; il a l'inconvénient de noircir dans la bouche par l'hydrogène sulfuré qui s'en exhale habituellement quand les dents sont gâtées.

Pour les effets généraux et les usages ordinaires des préparations argentiques, voyez NITRATE D'ARGENT.

**FER**, *Ferrum.*
Angl. *Iron.* — All. *Eisen.*

Le *Fer*, appelé *Mars* par les alchimistes, est l'un des métaux les plus répandus dans les trois règnes de la nature. Bien qu'en minime proportion dans le sang de l'homme et des animaux supérieurs, il en constitue néanmoins un élément essentiel. Il entre dans la composition d'un grand nombre d'eaux minérales qui lui doivent leurs plus importantes propriétés médicinales. Les principales eaux martiales naturelles sont celles de Bourbon-l'Archambault, de Forges, de Hammam-Meskoutine, d'Orezza, de Passy, de Pyrmont, de Spa, etc. Le Fer s'y trouve à l'état de crénate et de carbonate. Une petite proportion d'arsenic l'accompagne généralement.

ACTION PHYSIOLOGIQUE. — Le Fer métallique est d'abord inerte, ou plutôt il ne peut exercer qu'une action mécanique; mais dans l'estomac il rencontre des acides qui le dissolvent aisément, et dès lors il acquiert de l'activité moléculaire.

L'oxydation préalable du Fer qui va se combiner avec les acides met en liberté du gaz hydrogène, lequel, à l'état naissant, se combine avec le soufre de l'albumine et des aliments pour former de l'hydrogène sulfuré. Telle est l'origine des renvois nidoreux qui suivent l'ingestion des poudres de Fer métallique.

Les sels de Fer sont les plus salubres et les moins toxiques de toutes les combinaisons métalliques. Leur action topique, immédiate, généralement styptique ou astringente, parfois irritante ou caustique, sera mieux décrite à propos de chacun d'eux en particulier. Nous ne parlerons ici que des effets diffusés et constitutionnels, communs à toutes les préparations martiales.

Quand le Fer, préalablement salifié ou consécutivement dissous par les acides gastriques, pénètre dans la circulation, on dit qu'il communique d'abord au sang des qualités plastiques en rapport avec l'action coagulante qu'il exerce sur les principes constituants du liquide sanguin. Puis il en augmente la richesse en fournissant aux hématies un élément indispensable à leur formation. Par cette double action il accroît la force du sujet, excite le système nerveux et la circulation, et va jusqu'à produire des phénomènes de pléthore et la fièvre. En un mot, le Fer est le type des médicaments réputés *hématiniques*, à cause de leur pouvoir sanguificateur. C'est un corroborant et un tonique analeptique par excellence.

Contrairement à la règle générale et à l'opinion reçue, les persels de Fer se réduisent à l'état de protosels pendant leur séjour dans le système sanguin (Cl. Bernard). Parvenus dans les différents émonctoires et séparés de l'albumine du sérum, qui en masque en partie les propriétés, les sels de Fer récupèrent alors toute leur puissance styptique, ce qui leur permet de diminuer la congestion sanguine des glandes, d'en resserrer le tissu, de modérer les sécrétions, et de s'opposer aux hémorrhagies capillaires.

Le Fer a été suivi dans le sang de la veine porte et de ses subdivisions; il a été retrouvé dans le lait et l'urine.

A forte dose, les préparations solubles de Fer, sans être essentiellement nocives, produisent cependant du malaise, de l'anxiété précordiale, des nausées, des vomissements, et quelquefois une purgation. Il n'est pas rare non plus qu'à dose modérée, elles déterminent d'abord de la diarrhée par la stimulation exagérée de la muqueuse et, secondairement, de la tunique musculaire de l'intestin. A ce premier effet transitoire succède invariablement une tendance permanente à la constipation. Chez les sujets qui prennent des ferrugineux plus qu'ils n'en peuvent absorber dans l'estomac, les matières alvines sont constamment colorées en noir par le sulfure de fer formé dans l'intestin au moyen de l'acide sulfhydrique des résidus alimentaires.

Les esprits sont loin d'être fixés sur le mécanisme par lequel les martiaux ramènent le sang à ses qualités normales et restaurent l'économie. La plupart pensent que ces médicaments agissent tout simplement en fournissant l'un des matériaux indispensables à la constitution des globules sanguins, et, nous pourrions ajouter, en favorisant la métamorphose des globules de la lymphe en hématies parfaites. Les autres, après Trousseau et Pidoux, arguant de ce que les aliments renferment toujours une quantité suffisante de Fer pour les besoins de la réparation du cruor, admettent comme action fondamentale de la part des préparations martiales une stimulation puissante exercée sur les grandes fonctions. J'ai fourni un appui à cette seconde manière de voir en faisant remarquer que des plantes languissantes et étiolées, c'est-à-dire privées de leur chromule, à la constitution de laquelle le Fer n'est pas indispensable, verdissent et reprennent de la vigueur, comme feraient des anémiques dans des circonstances analogues, quand on les arrose avec une solution de sulfate de Fer (E. Gris). Il y a cependant une opinion mixte à faire valoir, et l'on peut dire, en invoquant le fait général de l'influence positive des masses sur les actions chimiques, qu'à certains organismes il faut présenter trop de Fer si l'on veut qu'ils en prennent assez.

SUBSTANCES SYNERGIQUES, AUXILIAIRES. — Le Manganèse est congénère et synergique du Fer. Les auxiliaires de celui-ci sont les toniques de toutes sortes, et les acidules, qui, le cas échéant, en assurent la solubilité et l'absorption. Comme hémostatique, le Fer a pour adjuvants les balsamiques et les résineux, les astringents et l'ergot.

SUBSTANCES ANTAGONISTES, INCOMPATIBLES. — Les antagonistes du Fer sont les débilitants et les fluidifiants, les émollients et la nicotine, les alcalins et les mercuriaux. Les incompatibles au moment de l'ingestion sont les alcalins, qui précipitent l'oxyde de Fer insoluble par lui-même, les sulfureux, qui donnent lieu à un sulfure insoluble ; les astringents tanniques, qui forment de l'encre et noircissent les dents.

Bien que le Fer ne soit jamais vénéneux par lui-même, la forme chimique sous laquelle on l'ingère, l'acide auquel il est uni, peuvent avoir des inconvénients plus ou moins sérieux. Le perchlorure ferrique, par exemple, porté dans l'estomac en quantité trop massive et sous une forme concentrée, agirait souvent comme irritant coagulant et caustique. En ce cas, il faudrait conjurer les accidents par les évacuants, les délayants, les albumineux, les basiques.

USAGES. — MODES D'ADMINISTRATION ET DOSES. — Les ferrugineux sont indiqués tour à tour comme astringents, coagulants, toniques, hémostatiques, reconstituants, etc. ; mais il s'en faut bien que toutes les préparations soient également bonnes pour remplir ces différents objets. L'action styptique appartient aux composés solubles ; l'action coagulante et caustique, aux sels à acides minéraux puissants, spécialement au chlorure de Fer. Enfin l'action hématinique se rencontre pure et isolée, dans les préparations insolubles, ne pouvant pénétrer que lentement dans la circulation.

Le Fer à l'état métallique doit être réservé pour la médication reconstituante, parce qu'étant insoluble par lui-même, il est privé de toute action topique immédiate, et ne peut offrir que des effets éloignés, constitutionnels. Il faut d'ailleurs l'administrer avec les aliments pour le faire dissoudre avec eux par le suc gastrique. Mêlé aux peptones, il est plus apte à devenir aussitôt partie intégrante de l'organisme.

Lorsqu'on recherche par-dessus tout l'action tonique astringente sur la muqueuse digestive, ou quand on veut faire pénétrer rapidement une quantité considérable d'une préparation martiale pour diminuer les hypérémies, resserrer les parenchymes, suspendre les sécrétions ou arrêter les hémorrhagies, il faut s'adresser aux sels solubles, et particulièrement à ceux qui possèdent au plus haut degré les qualités styptiques.

Malgré les éructations d'hydrogène sulfuré auxquelles il expose, le Fer réduit vaudra mieux que le citrate ou le sulfate, toutes les fois qu'on aura affaire à un état d'irritabilité de la muqueuse stomacale, justifiant en quelque sorte la dénomination de gastrite, ou bien dans les cas d'acor et de pyrosis. Mais, pour tout concilier, je donne la préférence à un oxyde ferreux ou ferrique très-divisé, n'ayant pas l'inconvénient de donner lieu à des éructations nidoreuses.

On trouvera ailleurs (voy. SULFATE, PERCHLORURE DE FER) tout ce qui regarde l'histoire thérapeutique des préparations martiales solubles; il ne sera question ici que du Fer métallique. Il en existe de plusieurs sortes : 1° la *limaille de Fer préparée;* 2° la *limaille de Fer porphyrisée;* 3° le *Fer réduit par l'hydrogène* (Miquelard et Quevenne); 4° le *Fer réduit par l'électricité* (Collas). Ces deux derniers sont probablement équivalents.

Des différences notables existent dans les principales formes sous lesquelles le Fer se présente au praticien. La solubilité, toutes choses égales, étant proportionnelle au degré de division mécanique, la limaille se dissout plus lentement que le Fer réduit, d'où la supériorité de ce dernier, lequel, d'après les expériences si bien faites et si précises de Quevenne, se retrouve dans le chyle en plus forte proportion que toutes les autres préparations chalybées. Cependant la limaille porphyrisée s'éloigne moins du Fer réduit sous le rapport de la solubilité. D'ailleurs, à part la résistance plus soutenue qu'elle oppose aux acides de l'estomac, la limaille de Fer prise chez un serrurier agit tout aussi bien que les préparations plus savantes, et ne présente aucun inconvénient, pourvu qu'elle soit exempte de limaille de cuivre.

Le Fer métallique ne pouvant se dissoudre et s'absorber qu'à la faveur des acides des premières voies, il est indispensable de l'administrer à l'approche des repas, c'est-à-dire au moment où le travail digestif va faire affluer le suc gastrique, à moins cependant qu'on ne fasse suivre l'ingestion de la poudre ferrugineuse d'une boisson acidule, telle que la limonade, susceptible d'en réaliser la dissolution.

La dose de Fer réduit par l'hydrogène est de 10 à 20 centigrammes au déjeuner et au dîner. Une petite cuiller métallique, de la contenance de 10 centigrammes, sert à mesurer chaque prise. Il est superflu d'en donner davantage, et des doses trop massives pourraient même avoir l'inconvénient de nuire à la digestion, en absorbant une trop grande proportion des acides de l'estomac, et de donner lieu à des renvois nidoreux très-déplaisants.

La limaille de Fer, moins facilement attaquable, se donne en quantité un peu plus forte, de 20 à 50 centigrammes. Quand elle est grossière, une partie échappe à la dissolution.

On peut administrer le Fer métallique en pilules de 10 centigrammes, avec un excipient convenable.

Une lame de fer bien décapée sert à séparer le cuivre de ses combinaisons salines, et à démontrer la présence de ce métal. En outre, le fer doux et l'acier (carbure et azoture de Fer) sont très-employés dans la confection des appareils et des instruments chirurgicaux.

### ÉTAIN, *Stannum.*

Angl. *Tin.* — All. *Zinn.*

L'*Étain*, ou *Jupiter* des alchimistes, est particulier au règne minéral, et n'offre, quant à son état naturel, qu'une seule circonstance intéressante à noter pour la médecine, c'est sa présence en minime proportion dans l'eau de Saidschütz.

ACTION PHYSIOLOGIQUE. — De la part du métal elle est nulle; mais comme l'Étain ingéré dans l'estomac et mis en présence des agents qui s'y rencontrent normalement, ne peut manquer d'entrer dans des combinaisons dont quelques-unes lui communiquent des propriétés actives, il n'est pas exact d'affirmer que ce corps simple reste inerte dans les premières voies. On a remarqué que les substances grasses, acides, salines ou simplement albumineuses, conservées dans des vases étamés, ont parfois occasionné des coliques et des vomissements. Or, les substances albuminoïdes, acides et salines, ne manquent pas dans la cavité stomacale pour transformer l'Étain, et s'il existe réellement de l'acide chlorhydrique dans le suc gastrique, il doit se former une quantité assez notable de chlorure pour déterminer des effets apparents. Dans d'autres cas, les dissolvants faisant défaut, le métal non transformé restera inoffensif. Telle est probablement la raison du désaccord existant entre les résultats d'Orfila et de Schubarth, le premier considérant l'oxyde d'Étain comme un poison, et le second comme une substance dépourvue de toute efficacité.

Au reste, une circonstance a pu faire illusion sur la valeur de l'Étain métallique, c'est la présence habituelle d'une petite quantité d'arsenic dans celui qui n'a pas été purifié.

USAGES. — MODES D'ADMINISTRATION ET DOSES. — La poudre d'Étain était naguère employée, chez nos voisins d'outre-Rhin et d'outre-Manche, contre les vers solitaires et l'épilepsie vermineuse (Monro, Fothergill, Richter).

Ce moyen n'est pas usité parmi nous. Il est même permis de se demander si cette action anthelminthique ne doit pas être attribuée plutôt à la faible proportion d'arsenic alliée à l'Étain. Cependant plusieurs auteurs, et nous inclinons facilement vers cette opinion, pensent que c'est l'Étain lui-même qui agit en pareille circonstance, non pas mécaniquement, comme le croit Alston, en s'insinuant entre les parasites et la muqueuse intestinale, de manière à les détacher de celle-ci et à faciliter leur expulsion par les purgatifs; mais chimiquement, à la faveur de combinaisons dans lesquelles le métal a pu entrer. Il est démontré, en effet, que certains composés stanniques, exempts de tout alliage, jouissent de propriétés vermifuges.

L'*Étain purifié* s'emploie sous deux formes : en *limaille* et en *poudre*, comme anthelminthique et surtout comme téniafuge, à la dose de 15 à 30 grammes. Sa présence, avons-nous dit, favorise l'action décolorante du sel d'oseille sur les taches d'encre. En outre, il sert à obtenir les combinaisons actives dont il fait partie, et à former avec une lame d'or roulée en spirale la pile de Smithson, destinée à la recherche du mercure en médecine légale.

**BISMUTH**, *Bismuthum.*
Angl. *Bismuth, Tinglass.* — All. *Bismuth, Markasit.*
Comme la plupart des métaux, le *Bismuth* est sans action sur l'économie. Comme eux, il ne joue que le rôle d'absorbant vis-à-vis des acides, à la condition d'une oxydation préalable opérée aux dépens de l'eau ou d'une substance oxygénée.

À l'état salin, le Bismuth reste encore l'un des principes les plus innocents de la matière médicale, et semble aussi indifférent à l'organisme que le zinc lui-même, pourvu qu'il ne soit pas combiné avec un excès d'acide qui lui communique sa propre énergie (voy. SOUS-NITRATE DE BISMUTH).

Le *Bismuth purifié* n'a d'autre usage que de servir à la préparation du sous-nitrate de cette base.

**ANTIMOINE**, *Stibium.*
Angl. *Antimony.* — All. *Spiessglanz.*
ACTION PHYSIOLOGIQUE. — Pas plus que les autres substances insolubles, l'*Antimoine*, à l'état de pureté, ne produirait directement d'effet sensible sur nos organes, si les liquides digestifs ne parvenaient à en dissoudre des quantités appréciables, et à lui communiquer de la sorte des propriétés actives.

L'*Antimoine métallique* serait même plus actif (Trousseau et Pidoux) que certains oxydes ou oxysulfures de la même base, ce qu'il faudrait attribuer (Mialhe) à ce que c'est de l'oxyde hydraté qui prend d'abord naissance. Cet oxyde se transforme ensuite aisément en chlorure ou même en tartrate, s'il existe dans l'estomac des sucs végétaux chargés d'acide tartrique ou de tartrates alcalins, comme ceux de beaucoup de fruits, notamment du raisin. Il en résulte quelquefois l'action émétique.

Tel est, du reste, l'effet commun de toutes les préparations antimoniales dissoutes ou pouvant devenir solubles. Ces préparations sont nombreuses, et je pense qu'elles empruntent à leur base métallique le caractère spécial et fondamental de leur action. L'acide n'ayant ici que le rôle accessoire de dissolvant, on pourrait, je crois, obtenir les mêmes résultats en associant l'Antimoine à l'acide citrique ou à l'acide malique en place de l'acide tartrique généralement usité.

L'Antimoine possède aussi des qualités altérantes et semble enrayer l'hématose ; mais comme ses diverses propriétés pharmacodynamiques sont éminemment développées dans le tartrate antimonié de potasse, nous nous réservons de les exposer et de les discuter à l'occasion de ce médicament capital (voy. TARTRE STIBIÉ, Pharmacopée).

USAGES. — On purgeait autrefois avec des pilules d'Antimoine impur mêlé d'arsenic, lesquelles passaient en grande partie inattaquées, et pouvaient ainsi servir plusieurs fois au même usage ; d'où le nom de *Pilules perpétuelles*. On faisait également vomir avec du vin ayant macéré dans des coupes antimoniales appelées *Coupes émétiques* ou *Calices vomitoires*. Ces pratiques sont tombées en désuétude, et l'Antimoine métallique ne sert plus qu'à donner les combinaisons antimoniales usitées en médecine.

**MERCURE**, *Hydrargyrum, Mercurium.*
Angl. *Quicksilver, Mercury.* — All. *Quecksilber.*

L'*Hydrargyre* ou *Vif-argent*, consacré à Mercure, dont il porte plus généralement le nom, est étranger à la composition des animaux, et se rencontre dans le règne minéral à l'état natif ou combiné.

ACTION PHYSIOLOGIQUE. — Sauf l'impression de froid qu'il occasionne, le mercure métallique est sans action immédiate sur nos organes. Mais on admet généralement que si le contact se prolonge et si le tégument externe est mal protégé par son épiderme, il se développe une éruption vésiculeuse d'eczéma, constituant ce qu'on appelle l'*hydrargyrie locale*. Seulement, comme cet effet se montre à la suite des applications de pommade mercurielle, il serait probablement beaucoup plus juste de l'attribuer à la graisse rance qu'au métal qui lui est incorporé.

Injecté dans les veines, le Mercure se divise en globules qui, après avoir traversé le cœur, vont s'arrêter dans les capillaires viscéraux, surtout ceux des poumons, où ils déterminent de nombreux petits foyers inflammatoires et suppuratifs, accompagnés de fièvre et d'accidents généraux plus ou moins graves (Moulin, Gaspard, Cruveilhier).

Qu'il soit laissé en contact avec la peau, introduit avec l'air sous forme gazeuse dans les voies respiratoires, ou porté dans le tube digestif, le Mercure est absorbé, et produit deux ordres de symptômes : primitifs et consécutifs, aigus et chroniques.

Les premiers sont le ptyalisme et la salivation pancréatique, manifestée par le dérangement des fonctions du tube digestif ; la stomatite spéciale, avec son caractère ulcéro-membraneux et sa fétidité repoussante ; l'ébranlement et la chute des dents, la nécrose des maxillaires, des lésions ulcéreuses de l'intestin ; quelquefois l'albuminurie ; puis l'hypoglobulie, l'état aplastique du sang, et une sorte de scorbut ; la chute des cheveux, la faiblesse générale et la cachexie aiguë.

Les phénomènes de plus longue portée, en rapport avec un empoisonnement faible et lent, mais continu, qui a pu d'ailleurs déterminer au début les accidents primitifs énumérés ci-dessus, sont : l'anémie, l'albuminurie, l'altération nutritive et la cachexie ; le tremblement et le bégayement, qui n'est en partie qu'un tremblement des muscles de la respiration, de la phonation et de l'articulation des sons ; enfin le vertige, l'amnésie, le délire, la paralysie agitante, l'épilepsie et l'apoplexie. Sans parler de la fièvre hydrargyrique, de la polyurie, des sueurs profuses, des exanthèmes cutanés et des lésions parenchymateuses diverses qui viennent compliquer les symptômes ordinaires de l'*hydrargyrisme* aigu et chronique, dont A. Küssmaul a tracé complétement l'histoire dans sa monographie du *Mercurialisme constitutionnel.*

On a pu administrer par la bouche en une seule prise des masses énormes de Vif-argent, sans produire aucun symptôme hydrargyrique, tandis que des quantités pondérales très-faibles du même métal amènent parfois des accidents rapides et sérieux. La différence est attribuée à ce que, dans le premier cas, le Mercure métallique est demeuré intact, tandis que dans le second il a pu s'oxyder (Guibourt) ou se transformer en chlorure double (Mialhe). Elle dépend aussi, selon moi, de ce que le métal sous forme massive a plus rapidement parcouru le tube digestif sans être absorbé.

Au reste, rien n'est plus variable que l'action du Mercure sur l'économie et la susceptibilité individuelle pour ce médicament. J'ai vu une glossite parenchymateuse et des lésions de la bouche et de l'isthme guttural mettre la vie en péril à la suite d'une seule onction napolitaine faite sur l'hypogastre pour une péritonite puerpérale.

De pareils faits s'expliquent difficilement par l'introduction du Mercure par la seule voie cutanée, et me portent à penser que la vapeur métallique, respirée par le sujet, contribue pour une large part à l'intoxication. Il ne faut pas oublier en effet que le Mercure, qui possède une tension de vapeur mesurable à la température de 15°, doit fournir des émanations considérables à la chaleur du corps humain, principalement pendant la fièvre. Dans les cas ordinaires, l'hydrargyrisme qui succède aux frictions mercurielles s'explique sans doute en partie par la pénétration de la vapeur de Mercure dans les voies respiratoires et digestives, en partie aussi par l'absorption cutanée rendue facile à l'aide de l'eczéma local et de la mise à nu du réseau superficiel du derme.

Le Mercure circule dans le sang à l'état d'albuminate. Il est éliminé par les urines, les salives, la sueur, la bile, et même par la sérosité des vésicatoires et des plaies. On l'a trouvé faisant partie intégrante de la plupart des tissus. Son élimination est favorisée (Melsens et Natalis Guillot), par l'iodure de potassium, non parce qu'il se forme un iodure double plus soluble, mais parce que la dénutrition plus rapide remet en liberté du Mercure immobilisé dans les organes (Gubler).

Pour résumer l'action physiologique du Mercure, nous dirons qu'en se combinant avec l'albumine du sang, il devient une cause d'hypercrinie et même de phlogose, pour un certain nombre d'émonctoires dont la sécrétion se montre accidentellement albumineuse ; que par le même mécanisme il dépouille le sang d'une partie de sa substance plastique ; qu'en outre, par une action spéciale indéterminée, il rend la fibrine déliquescente et s'oppose à la régénération des hématies, et que finalement il conduit l'organisme aux troubles les plus variés, à travers la dyscrasie sanguine et la cachexie.

SUBSTANCES SYNERGIQUES, AUXILIAIRES. — Les véritables synergiques du Mercure sont les antiphlogistiques, les débilitants et les fluidifiants, tels que les alcalins.

L'oxygène de l'air, les acides, les chlorures alcalins, en favorisant la transformation saline du Mercure métallique, contribuent à son action physiologique.

SUBSTANCES ANTAGONISTES, INCOMPATIBLES. — ANTIDOTES ET CONTRE-POISONS. — Au point de vue de l'action pharmacodynamique, les antagonistes du Mercure sont les astringents, les toniques et les stimulants. Ce n'est pourtant pas là ce qu'on doit entendre par « incompatibles » dans la rédaction d'une formule. Au contraire, les vrais incompatibles sont, à proprement parler, les adjuvants ou les agents qui transforment trop rapidement le Mercure en combinaisons solubles et excessivement actives. De ce nombre sont le sel de cuisine et les chlorures alcalins, l'acide cyanhydrique et les cyanures.

Inversement, le chlorate de potasse, qui s'oppose aux effets locaux du Mercure sur la bouche et les glandes salivaires, devient un adjuvant du traitement hydrargyrique.

Les antidotes physiologiques ou proprement dits sont le chlorate de potasse et les toniques amers, astringents, reconstituants, ainsi que les stimulants : par exemple, le quinquina, les ferrugineux, les alcooliques.

Les contre-poisons chimiques des sels mercuriels sont les solutions albumineuses, le Fer et le Zinc métalliques très-divisés.

USAGES. — Le Vif-argent a été plusieurs fois administré par la bouche en masse pesante, dans le but de dénouer mécaniquement l'intestin affecté de volvulus, et de rétablir le cours des matières, ou bien pour amalgamer et dissoudre des monnaies d'argent avalées par mégarde.

Comme anthelminthique, le Mercure n'agit pas directement et par lui-même sur les parasites renfermés dans le tube digestif ; il ne devient toxique pour ces derniers qu'autant qu'il est préalablement salifié. Il n'est donc pas étonnant qu'il donne peu de résultats quand il est administré en nature.

Le Mercure doit à ses propriétés purgatives et altérantes d'être employé comme antiphlogistique et antipyrétique ou fébrifuge. Mais l'effet cathartique est demandé le plus souvent au Calomel, quelquefois au Mercure métallique. L'effet altérant, au contraire, est habituellement obtenu à l'aide du proto-iodure ou du bichlorure hydrargyrique.

Le Mercure ne convient qu'aux sujets non débilités et point cachectiques, atteints de phlegmasies plastiques ou de fièvres inflammatoires d'une intensité médiocre et d'une allure peu rapide. Dans les conditions inverses, il est inutile ou nuisible, parce qu'il n'arrive pas à temps, parce qu'il est illusoire et empêche d'agir plus efficacement; enfin parce qu'il entraîne la dyscrasie et la cachexie. Ainsi ce métal ne donne que des résultats insuffisants ou incertains dans la péripneumonie et les inflammations phlegmoneuses des parenchymes; mais il rend de grands services dans les phlegmasies des séreuses et les formes adhé-sives des inflammations en général. Cependant on le prescrit avec avantage dans certaines ophthalmies suppuratives. Dans ce cas, il agit en même temps comme antiphlogistique spécial et comme révulsif à la faveur de la salivation et de la stomatite.

C'est principalement contre les accidents syphilitiques que se manifeste la puissance du Mercure, sans qu'il soit possible de l'expliquer d'une manière entièrement satisfaisante. Son efficacité se montre surtout dans la période secondaire; néanmoins elle est incontestable encore dans les accidents plus tardifs de la maladie spécifique, et l'expérience justifie la conduite de ceux qui débutent toujours par les préparations hydrargyriques dans le traitement de la syphilis constitutionnelle avancée, quand bien même la forme hyperplasique des lésions semble réclamer instamment l'emploi de l'iodure de potassium.

Les médecins croyaient généralement autrefois que la salivation était indis-pensable au succès d'un traitement hydrargyrique. Il n'en est rien. Le ptya-lisme et la stomatite n'ont même pas l'avantage de révéler la saturation de l'économie, et n'offrent dès lors que des inconvénients, hormis le cas d'iritis, où la révulsion peut intervenir utilement. Beaucoup de praticiens partagent cette manière de voir; seulement ils n'en tirent pas tous la conséquence logique : c'est qu'il faut, autant que possible, empêcher cet inconvénient de se produire. On y parvient en donnant la préférence à certaines préparations, et en pres-crivant des doses minimes et répétées. Le Calomel doit être soigneusement évité, et, si l'on n'a pas recours au sublimé corrosif, il ne faut pas donner habituellement plus de 5 centigrammes, par jour, de proto-iodure hydrargy-rique, ou bien une dose correspondante de Mercure métallique en plusieurs prises, distribuées à intervalles égaux dans les vingt-quatre heures. En tout cas, il faut enrayer dès que la salivation se montre, à moins qu'à l'exemple de Ricord on ne préfère administrer concurremment le chlorate de potasse.

MODES D'ADMINISTRATION ET DOSES. — A l'extérieur, le Mercure métal-lique s'emploie en *frictions*, incorporé dans un corps gras, ou bien sous forme d'*emplâtre*.

A l'intérieur, sauf des cas très-rares où il a été introduit à l'état de Mercure cru ou de Vif-argent, il se donne en *pilules*, éteint dans des graisses, des électuaires ; en *tablettes* et en *poudre*, où le métal est associé à de la craie. Enfin on le fait pénétrer sous forme de *vapeur*.

Les pilules mercurielles sont de plusieurs sortes :

1° *Pilules de Barberousse* ou *Pilules bleues* (*blue Pills* des Anglais) : c'est du Mercure éteint dans de la conserve de roses.

2° *Pilules de Belloste*, dans lesquelles 5 centigrammes de Mercure sont associés à des purgatifs : aloès, rhubarbe, scammonée, et au poivre noir, ensemble 15 centigrammes.

Les *Pilules* contre l'eczéma *de Biett* et *de Störck* en dérivent.

3° Les *Pilules de Sédillot* et *de Rayer* sont formées de pommade mercurielle double (onguent napolitain), de savon médicinal et de poudre de réglisse. Chaque pilule, de 20 centigrammes, contient un décigramme d'onguent mercuriel. Elles ont pour analogues les *Pilules de Lagneau*, *de Biett*, *de Plenck* et *de Martin-Solon*.

Dans la médication altérante, ces diverses pilules, de même que les tablettes et la poudre d'*Hydrargyrum cum Cretâ* ou *cum Magnesiâ*, se donnent en nombre tel, qu'elles représentent 10 à 20 centigrammes de Mercure par jour. Il serait avantageux d'en réduire encore la dose pour un traitement de longue portée. On peut au contraire en donner des quantités un peu plus fortes pour obtenir concurremment une action purgative. De grands praticiens préfèrent ces préparations à toutes les autres, pour le traitement de la syphilis.

Le Mercure à la craie paraît spécialement convenir à la syphilis infantile.

L'*Eau mercurielle*, obtenue par l'ébullition de l'eau sur le Mercure, n'est plus guère usitée.

Les *Cigarettes mercurielles* (Trousseau), dans lesquelles entre le bichlorure, laissent exhaler la vapeur de Mercure métallique par la formation du chlorure de potassium et la réduction du deutoxyde hydrargyrique au contact du charbon. Elles peuvent rendre quelques services dans les cas de lésions syphilitiques des premières voies, et chez des sujets dont les organes digestifs sont en mauvais état.

# CHAPITRE II

## ACIDES MINÉRAUX.

**ACIDE SULFURIQUE**, *Acidum sulfuricum.*

Angl. *Sulphuric Acid.* — All. *Schwefelsäure.*

L'*Acide sulfurique* existe à l'état de sulfate d'ammoniaque dans la pluie qui tombe sur les grandes villes, et dans la terre, en combinaison dans vingt-deux sulfates naturels. De plus, il se rencontre en liberté dans les eaux qui proviennent des volcans : celui du mont Ida, de Java ; celui du Puracé, de

Colombie, d'où descend le rio Vinagre ; enfin, dans les *Aigres sources* (*Sour springs*) de Byron, près du canal Érié. Ce sont là de véritables eaux minérales acides.

ACTION PHYSIOLOGIQUE. — L'*Acide sulfurique monohydraté* ($SO^3+HO$), ou concentré, se distingue par sa puissante affinité pour l'albumine, qu'il coagule, et pour l'eau, dont il prend les éléments partout où il les trouve, réduisant à l'état de charbon les substances ternaires hydrocarbonées. Telle est la raison de son énergique causticité.

Appliqué sur les tissus vivants, il les pénètre d'abord et coagule sur place les matières albuminoïdes et le sang ; puis il les détruit, ou plus exactement, il il les escharifie. La partie mortifiée est premièrement blanchâtre avec des stries noirâtres formées par le sang coagulé dans ses canaux ; elle forme ensuite une eschare noire et dure.

Ingéré dans l'estomac sous forme massive et concentrée, l'acide sulfurique produit, au passage dans la bouche, le pharynx, l'œsophage, quelquefois au pourtour du larynx, et surtout dans l'estomac, des désordres comparables à ceux qui viennent d'être décrits pour les parties extérieures du corps. Il en résulte des troubles fonctionnels de ces différents organes et l'ensemble des phénomènes généraux qui caractérisent les lésions graves des viscères enveloppés par le péritoine : à savoir, ceux de la péritonite proprement dite et des affections cholériformes. Signalons seulement les vomissements, la tympanite, la fréquence et l'affaiblissement graduel du pouls, l'abaissement de la température, la sueur froide et la suppression des urines, tout cela coïncidant avec l'intégrité des fonctions intellectuelles.

A l'autopsie, on constate, outre les eschares, les ulcérations et le travail inflammatoire dont ces lésions traumatiques ont été le point de départ, des altérations des organes parenchymateux, et notamment l'état graisseux du foie et des principaux viscères.

L'*Acide sulfurique dilué* est un astringent plus ou moins actif, suivant le degré de concentration, produisant la rétraction des éléments histologiques, l'effacement des capillaires, et la pâleur anémique des tissus. En solution très-étendue, il agit localement à la manière des acides végétaux, détermine le resserrement des capillaires et la contraction des fibres musculaires lisses et dartoïques, amène la pâleur des organes, abaisse la température et calme les phénomènes d'hématose. Sous cette forme, il excite l'appétit, active la digestion, modère la chaleur et la transpiration cutanée, ainsi que l'irritation prurigineuse de la peau, calme le pouls, et agit parfois comme diurétique, rarement comme purgatif. Ce dernier effet est peut-être principalement la conséquence indirecte du trouble des fonctions digestives occasionné par des doses d'acide trop prolongées et trop fortes.

Semblable, sous ce rapport, aux acides végétaux, l'Acide sulfurique dilué est donc légèrement styptique, tempérant et antiphlogistique. Mais la différence se prononce dès qu'on envisage les effets comparés de l'acide minéral sur la sécrétion urinaire, dont il accroît l'acidité, tandis que les acides végétaux, combinés avec les bases, rendent les urines alcalines. En effet, malgré sa puissante affinité pour l'alcali du sang, l'Acide sulfurique, masqué, incarcéré par l'albumine du sérum, parcourt inaltéré le torrent circulatoire, ou du moins il ne se combine que difficilement avec la soude, et parvient en grande partie libre dans les sécrétions acides : urine et sueur. Là, délivré de son enveloppe albumineuse, il ne tarde pas à s'emparer des bases des composés salins que ces sécrétions renferment. Toujours est-il qu'en pareille circonstance l'urine a été trouvée excessivement acide, non assurément par le fait de l'Acide sulfurique libre, mais par la mise à nu d'une proportion hypernormale des acides plus faibles (urique, lactique) que l'acide sulfurique a déplacés. On peut, à la vérité, croire à sa présence dans le lait, d'après les effets fâcheux produits sur le nourrisson ; mais la colique peut être aussi bien attribuée aux qualités défectueuses du lait qu'à l'addition pure et simple d'un ingrédient étranger.

SUBSTANCES SYNERGIQUES, AUXILIAIRES. — Les autres acides, notamment l'acide chlorhydrique, et les médicaments tempérants, sont les analogues de l'acide sulfurique, comme agents des médications antidyspeptique et antiphlogistique. Les astringents et l'ergot sont ses auxiliaires dans la médication styptique ou hémostatique.

SUBSTANCES ANTAGONISTES, INCOMPATIBLES. — ANTIDOTES ET CONTRE-POISONS. — Les antagonistes de l'Acide sulfurique sont les substances chaudes et excitantes, ainsi que les poisons fluidifiants, tels que le mercure. Les stimulants diffusibles sont donc les antidotes de cet acide minéral. Ses incompatibles sont les alcalis, les bases, et spécialement la chaux ou la baryte, auxquelles il faut joindre l'albumine et les mucilages. Ces différents composés sont les contre-poisons de l'Acide sulfurique. Toutefois, l'albumine peut devenir, à mon avis, un véhicule excellent pour l'Acide sulfurique, destiné à l'absorption, et qu'on veut adresser à la sécrétion rénale pour en accroître l'acidité.

USAGES ET MODES D'ADMINISTRATION. — On emploie l'Acide sulfurique à l'intérieur comme rafraîchissant et tempérant, sous forme de *Limonade sulfurique* dite *minérale*, dans les maladies fébriles, les affections bilieuses, la diathèse hémorrhagique, pour remplacer les astringents et les limonades végétales. Gendrin la substitue à la solution alunée dans le traitement de l'intoxication saturnine. On l'a conseillée aussi dans certaines sortes de diarrhée chronique, dans l'entérorrhée cholériforme, et même dans le choléra infectieux. Elle rend particulièrement des services dans les embarras gastriques fébriles et les fièvres bilieuses, dans la fièvre typhoïde, le scorbut, les hémorrhagies passives. C'est un remède que je recommanderais pour les cas d'urine spontanément ou secondairement alcalines, laissant déposer des phosphates et carbonates terreux, si le sulfate de chaux était plus soluble ; mais la limonade nitrique ou chlorhydrique est préférable. La Limonade sulfurique se prépare avec 2 grammes d'acide pur à 66°, ou avec quantité suffisante d'Acide sulfurique d'un titre quelconque, pour obtenir une acidité agréable.

On se sert également d'une dilution d'Acide sulfurique dans l'alcool, constituant la liqueur connue sous le nom d'*Eau de Rabel*. L'*Acide sulfurique alcoolisé*, ou *Alcool sulfurique*, est formé de 3 parties d'alcool pour une partie d'acide, et se prescrit par conséquent à doses quatre fois plus fortes que l'Acide sulfurique en nature. On en met 8 grammes dans un litre de véhicule. La *Liqueur de Haller* contient parties égales des deux ingrédients, et se prescrit dans les mêmes circonstances, à la dose de 4 grammes seulement.

L'*Élixir vitriolique de Mynsicht* est une teinture alcoolique aromatique très-complexe, renfermant un peu plus de 1 gramme d'Acide sulfurique par kilogramme de teinture. L'Acide sulfurique entre encore dans plusieurs autres préparations, notamment dans l'*Eau d'arquebusade*, où il est associé au vinaigre et à l'alcool.

L'Acide sulfurique fait la base d'un *collutoire* et d'un *gargarisme détersifs*, celui-ci contenant 1 gramme d'acide ou 4 grammes d'eau de Rabel, le premier une dose six fois au moins plus forte de l'une ou de l'autre préparation. Ce gargarisme et ce collutoire sont employés contre les stomatites scorbutiques, ulcéro-membraneuses ou gangréneuses, et contre les angines de mauvais caractère.

A l'extérieur, on emploie l'Acide sulfurique comme caustique, soit pour révulser à la peau dans les cas d'inflammations chroniques, de douleurs névralgiques invétérées et rebelles, soit pour détruire des productions squirrheuses ou encéphaloïdes.

Contre la sciatique, par exemple, on trace avec un pinceau trempé dans l'Acide monohydraté des raies longitudinales le long du trajet connu du nerf fémoro-poplité. Le caustique escharifie la superficie du derme en formant des lignes grisâtres qui ne tardent pas à noircir. La douleur d'abord, et l'inflammation éliminatrice qui se développe ensuite, calment assez souvent la névralgie, au moins pour un temps.

Quand il s'agit de détruire une tumeur cancéreuse, le caustique doit être appliqué en masse plus considérable. Velpeau fait usage d'une pâte composée de : 10 grammes de stigmates de safran, et 20 grammes d'Acide sulfurique concentré. Le *Caustique safrano-sulfurique*, étendu avec une spatule en couche d'environ 4 millimètres d'épaisseur, sur un sein cancéreux, le transforme rapidement en une eschare d'un noir profond, solide, devenant tout à fait dure, et se détachant au bout d'un temps variable, suivant l'activité de l'ulcération éliminatrice. Si l'on craignait que l'Acide ne fût pas suffisamment énergique, il ne faudrait pas le mêler avec une poudre organique, susceptible de lui céder de l'eau toute formée, ou les éléments de celle-ci, mais bien avec une poudre inattaquable et spécialement avec du noir de fumée. Le *Caustique carbo-sulfurique* de Ricord réalise cet avantage.

### ACIDE NITRIQUE, ACIDE AZOTIQUE, *Acidum nitricum.*

Angl. *Nitric Acid.* — All. *Salpetersäure.*

L'*Acide nitrique* se forme dans l'atmosphère orageuse, et s'y rencontre en liberté, ou combiné avec l'ammoniaque. A l'état de nitrates, il existe dans les règnes organique et anorganique, notamment dans certaines sources minérales. Tous les cours d'eau d'un district de Hongrie, entre les Carpathes et la Drave, en renferment une petite proportion.

ACTION PHYSIOLOGIQUE. — Concentré et fumant, l'Acide nitrique est un caustique énergique, moins pénétrant toutefois et moins puissant que l'Acide sulfurique. C'est un agent d'oxydation en même temps qu'un corps fortement électro-négatif. Il transforme les substances albuminoïdes en un *acide* particulier, appelé *Xanthoprotéique;* c'est pour cela qu'il colore l'épiderme en jaune orangé, et qu'il donne avec les tissus fibreux une eschare de même couleur. Mais ce caractère ne se retrouve plus sur les organes parenchymateux ou très-vasculaires, parce que l'Acide nitrique coagule et noircit le sang à peu près comme ferait l'huile de vitriol.

Les effets généraux de l'Acide azotique concentré sont d'ailleurs semblables à ceux de son congénère (voy. ACIDE SULFURIQUE) et se rattachent à la gastro-entérite, à la péritonite, à l'empoisonnement du sang et aux lésions viscérales consécutives. A l'état de dilution, l'Acide nitrique attaque comparativement davantage la muqueuse gastrique, et produit quelquefois le ptyalisme, soit sympathiquement, soit par son passage dans la sécrétion salivaire. Lorsqu'il est très-étendu, l'Acide nitrique communique à l'eau une acidité agréable avec les qualités rafraîchissantes et tempérantes des autres acides. Il passe dans la circulation sanguine invisqué par l'albumine, et de là dans les sécrétions, principalement dans l'urine, dont il augmente l'abondance et dont il peut accroître l'acidité en mettant en liberté d'autres acides moins puissants.

Les SUBSTANCES SYNERGIQUES et ANTAGONISTES sont les mêmes que pour l'*Acide sulfurique* (voy. ce mot).

USAGES. — L'Acide nitrique monohydraté ou très-concentré est fréquemment usité pour détruire les verrues ou d'autres petites tumeurs situées à la périphérie du corps, ainsi que pour cautériser les aphthes buccaux, les plaies envenimées et les ulcères de mauvaise nature. Lallemand (de Montpellier) en faisait pratiquer des badigeonnages au niveau d'exostoses indolentes pour irriter la peau et animer de proche en proche la tumeur hyperplasique.

L'Acide nitrique étendu s'emploie aux mêmes usages que les acidules en général et que l'Acide sulfurique en particulier. De plus, il a reçu certaines applications exclusives en raison, sans doute, de l'idée qu'on s'est faite de son pouvoir oxydant. Associé à des amers, il est donné comme tonique. A l'exemple de Scott, beaucoup de praticiens l'ont administré à l'intérieur dans les hépatites chroniques et contre la syphilis, de préférence chez les sujets scrofuleux ou d'une excessive sensibilité à l'égard des préparations hydrargyriques. Rayer le prescrit souvent et le considère comme utile dans la maladie de Bright. On l'a recommandé en *boisson* contre l'enrouement des chanteurs. On s'en sert aussi topiquement contre les ulcérations cutanées, syphilitiques et autres, et contre la gale.

Enfin, sans parler de l'Acide azotique comme de l'un des meilleurs réactifs dans l'analyse clinique des urines, les vapeurs de cet acide ont été mises en usage par Carmichaël Smith pour détruire les miasmes.

MODES D'ADMINISTRATION ET DOSES. — Comme caustique, on emploie l'Acide nitrique concentré et liquide, dont on imbibe des pièces de linge ou de charpie, ou mieux des pinceaux qu'on applique et qu'on décharge sur les tumeurs, sur les surfaces altérées ou sur les régions placées au voisinage des parties malades, pour détruire les premières, modifier les secondes ou escharifier la peau, selon les cas.

On en fait aussi une *lotion acide* avec 15 grammes environ pour un litre d'eau.

En *onctions* contre les affections cutanées, on emploie la *pommade oxygénée* composée de 60 grammes d'Acide nitrique pour 500 grammes d'axonge. Comme désinfectant, l'Acide nitrique est usité en fumigations sous le nom de *Fumigations nitriques Smithiennes.*

À l'intérieur, l'Acide nitrique se donne en solution aqueuse très-étendue, à la dose de 20 à 30 gouttes (1 à 2 grammes), et même en quantité double dans un litre d'eau. Cette solution, suivant le degré de concentration, porte le nom d'*Eau oxygénée* ou de *Limonade nitrique*. Pour plus de commodité, on prépare une dilution de 1 partie d'Acide nitrique dans 3 parties d'alcool. L'*Acide nitrique alcoolisé*, ou *Esprit de nitre dulcifié*, s'emploie en *tisane* ou en *potion*, à la dose de 4 à 10 grammes par jour, comme tonique et diurétique.

Il existe encore un *Sirop d'Acide azotique* et un *collutoire* détersif ayant pour base le même agent.

**ACIDE PHOSPHORIQUE**, *Acidum phosphoricum.*
Angl. *Phosphoric Acid.* — All. *Phosphorsäure.*

L'*Acide phosphorique* existe dans les deux règnes, mais surtout chez les êtres organisés, où il se rencontre parfois à l'état de liberté. La chimie en distingue trois variétés : l'*Acide métaphosphorique*, l'*Acide pyrophosphorique* et l'*Acide phosphorique* ordinaire. Ces deux dernières intéressent aujourd'hui le médecin ; la troisième, dite aussi *tribasique* ($PhO^5,3HO$), en solution dans l'eau, constitue l'*Acide phosphorique officinal ;* la seconde sert à composer le pyrophosphate de fer, préparation jouissant de qualités remarquables. Il ne précipite pas les solutions albumineuses. L'Acide phosphorique commun s'oppose même à la coagulation de l'albumine par la chaleur.

ACTION PHYSIOLOGIQUE ET USAGES. — Introduit dans les veines des animaux, l'Acide phosphorique les tue en quelques minutes. Dans l'estomac, il devient puissamment corrosif.

Dilué dans l'eau, cet acide minéral possède les propriétés de ses congénères (voy. ACIDE SULFURIQUE), avec cette différence, toute à son avantage, qu'il est moins irritant et plus assimilable, parce qu'il est moins hétérogène à l'organisme humain (Burdach).

L'Acide phosphorique agit plus que tout autre sur le système nerveux, et exalte extrêmement l'excitabilité (Hecker, Burdach), principalement celle des organes génitaux (Sundelin). Il constitue l'un des composants du tissu osseux, et peut conséquemment servir à sa restauration; aussi l'a-t-on prescrit non-seulement dans le rachitisme, mais aussi dans la carie osseuse.

Comme acidulé, l'Acide phosphorique dilué a été employé pour acidifier les urines et dissoudre la gravelle phosphatique, si commune à la suite du catarrhe purulent de la vessie et des opérations pratiquées sur les organes génito-urinaires. En qualité de tonique stimulant, ce même acide est administré dans les catarrhes des muqueuses, la suppuration profuse, la jaunisse, l'hystérie, l'impuissance virile.

A ce double titre, il a trouvé son utilité dans le diabète, soit pour apaiser la soif, soit pour soutenir l'économie.

MODES D'ADMINISTRATION ET DOSES. — L'*Acide phosphorique officinal* ordinaire se donne à la dose de 1 à 5 gouttes à la fois, répétées toutes les deux ou trois heures, dans un véhicule aqueux rendu plus ou moins mucilagineux et aromatique. Ce même acide, préalablement étendu de six à huit fois son poids d'eau, se donne à la dose de 1 à 8 grammes en vingt-quatre heures dans une potion.

On prépare un *Sirop d'Acide phosphorique* avec une partie d'acide médicinal pour 60 grammes de sirop de framboises. L'Acide phosphorique entre aussi dans les *Pilules de Wutzer* avec le camphre et la poudre de quinquina. Chaque pilule contient environ 4 centigrammes d'acide officinal. On en donne cinq par jour comme aphrodisiaque.

**ACIDE BORIQUE**, *Acidum boricum.*
Angl. *Boracic Acid.*

L'*Acide borique* ($BoO^3$) existe en liberté dans les *lagoni* de la Toscane, et combiné avec les bases dans plusieurs substances minérales.

C'est un acide excessivement faible qui a passé pour un sédatif et un antispasmodique des plus efficaces, d'où le nom de *sel sédatif* que lui imposa Homberg. Mais sa réputation a été manifestement surfaite. Aujourd'hui on le prescrit encore quelquefois en gargarisme à la dose de 8 à 16 grammes dans 300 grammes d'eau d'orge miellée, contre les angines pultacées, couenneuses où gangréneuses; mais on ne s'en sert plus comme médicament interne, si ce n'est à l'état de *Crème de tartre soluble* (voy. TARTRATE BORICO-POTASSIQUE), comme rafraîchissant et tempérant.

**ACIDE CHLORHYDRIQUE, ACIDE HYDROCHLORIQUE, ACIDE MURIATIQUE,** *Acidum chlorhydricum.*

Angl. *Muriatic Acid.* — All. *Salzsäure.*

Les chlorures, et conséquemment l'*Acide chlorhydrique*, sont répandus partout. Beaucoup d'eaux minérales, notamment celles de Balaruc, de Hombourg, de Kreuznach, de Niederbronn, de Salins, leur doivent en partie leurs propriétés dominantes. Enfin, l'Acide libre s'exhale des volcans. Chevreul l'a constaté dans le suc du Pastel (*Isatis tinctorio*), et beaucoup de physiologistes en admettent la présence normale dans le suc gastrique.

L'*Acide chlorhydrique dissous* (ClH + Aq) est le seul usité en médecine.

ACTION PHYSIOLOGIQUE. — L'Acide chlorhydrique partage la plupart des effets des oxacides précédents (voy. ACIDES SULFURIQUE et NITRIQUE). Il s'en distingue cependant par quelques particularités. Sa vapeur, plus irritante, enflamme les yeux, provoque de violents éternuments, une toux convulsive, une sensation de suffocation très-pénible, et détermine rapidement la mort chez les animaux qu'on force à la respirer. En outre, les ouvriers qui enlèvent les résidus de la fabrication de la soude artificielle voient leurs dents s'amollir, devenir transparentes, et tomber tour à tour, privées de tous leurs sels calcaires par l'Acide chlorhydrique constamment dissous dans la salive (Dumas).

D'un autre côté, l'usage interne de l'Acide chlorhydrique doit avoir pour les muqueuses des conséquences particulières. Il exerce, on le sait, une action remarquable sur les substances protéiques qu'il dissout à demi, et transforme en matière gélatineuse. Or, cette action, avantageuse quand l'estomac renferme des aliments, ne peut-elle pas devenir nuisible lorsque l'Acide chlorhydrique dilué baigne à chaque instant une surface muqueuse ulcérée ou dépouillée d'épithélium ?

Les effets locaux de l'Acide chlorhydrique concentré sont plus conformes à ceux de ses congénères. On peut dire seulement qu'il est le moins corrosif des trois principaux acides minéraux, et celui dont l'eschare, qui est grisâtre, violacée, a la moindre consistance.

Ses SYNERGIQUES et AUXILIAIRES sont à peu près ceux des acides précédents. Il faut y joindre, comme digestifs, la pepsine et la diastase.

Ses ANTAGONISTES et INCOMPATIBLES, ses ANTIDOTES et CONTRE-POISONS sont exactement ceux de l'*acide sulfurique* (voy. ce mot).

USAGES. — L'Acide chlorhydrique fumant sert à cautériser les aphthes, les plaies sanieuses, gangréneuses, atteintes de pourriture d'hôpital, les ulcérations scorbutiques, les surfaces malades dans les stomatites ulcéro-membraneuse, mercurielle et gangréneuse, la diphthérie infectieuse et les angines malignes en général. On en a fait, dans ces dernières années, un usage abusif dans les angines couenneuses, mais on commence à reconnaître que la cautérisation, presque jamais indispensable, rarement utile, souvent nuisible, ne convient que dans les angines d'origine infectieuse, constituant l'accident primitif de la maladie et comparables à la pustule maligne, dans le charbon, ce qui est le cas infiniment rare (Gubler).

Dilué, l'Acide chlorhydrique sert à préparer une limonade agréable, ayant les qualités rafraîchissantes, tempérantes et légèrement astringentes, qu'on recherche dans ce genre de boissons. Cet hydracide rend de bien autres services aux sujets affectés de dyspepsie atonique ou d'apepsie, c'est-à-dire dont l'estomac languissant ne réagit plus sur les aliments, et sécrète trop peu de suc gastrique pour les digérer. Trousseau prescrit souvent l'Acide chlorhydrique dilué (1 partie pour 100 d'eau) dans l'atonie stomacale, comme stimulant et adjuvant de la fonction digestive. Je l'ai conseillé avec succès dans ce cas.

A ce même titre, l'Acide chlorhydrique entre dans plusieurs préparations hygiéniques autant que médicales, notamment dans le *Thé de bœuf* de Liebig.

En solution étendue, l'Acide chlorhydrique, associé à des amers et à des toniques, passe pour être très-efficace dans les affections hépatiques, scrofuleuses et vénériennes. Il est fréquemment ordonné à l'intérieur, pour acidifier les urines et dissoudre les dépôts phosphatiques qui s'y forment, lorsqu'elles sont habituellement ammoniacales.

Enfin, les émanations de gaz chlorhydrique ont été employées à titre de désinfectant.

MODES D'ADMINISTRATION ET DOSES. — Pour l'usage externe, on emploie l'Acide chlorhydrique concentré et même fumant, qu'on applique sur les surfaces malades à l'aide d'un pinceau de charpie ou de blaireau.

Incorporé dans du miel coulant (1 gramme d'acide fumant pour 15 grammes de véhicule), l'Acide chlorhydrique forme un *collutoire* employé contre les angines sphacélo-diphthériques. Le *gargarisme* d'Acide hydrochlorique (Ricord) renferme la même quantité du principe actif dans 200 grammes d'eau de laitue avec 50 grammes de miel rosat.

On prépare un *pédiluve chlorhydrique* avec 30 à 60 grammes d'Acide dans quelques litres d'eau. Il en faut 300 grammes au moins dans une baignoire, pour faire un bain stimulant.

A l'intérieur, on n'emploie que l'Acide chlorhydrique très-dilué, soit dans l'eau pure, soit dans des boissons émollientes (*décoction d'orge acidulée*) ou amères. On donne une cuillerée à soupe de la solution au 1/100 contre la dyspepsie.

La *Limonade chlorhydrique* se fait avec 2 grammes d'acide officinal dans un litre d'eau.

**EAU RÉGALE,** *Aqua regalis.*

L'*Acide nitro-muriatique* est, comme son nom l'indique, un mélange d'acide nitrique et d'acide chlorhydrique, renfermant du chlore et de l'acide nitreux, et qui n'est guère usité parmi nous qu'à titre de réactif, spécialement pour la dissolution de l'or.

Les médecins anglais l'ont employée à l'intérieur et à l'extérieur dans la syphilis, les affections hépatiques et cutanées. Quelques praticiens de notre pays ont eu aussi l'idée de la prescrire en limonade ou en potion contre le choléra et dans plusieurs autres circonstances. J'ai même eu l'occasion de voir des ordonnances qui en portaient des doses vraiment excessives et certainement dangereuses. Il n'y a pas de raison valable pour préférer cet acide complexe; il y en a au contraire d'excellentes pour éviter l'usage interne d'un mélange d'une si violente énergie.

L'eau régale doit être réservée pour la confection de *pédiluves* et de *bains* généraux, aux mêmes doses que l'acide chlorhydrique.

**ACIDE SULFHYDRIQUE**, *Acidum sulfhydricum.*
Angl. *Hydrosulphuric Acid; sulphuretted Hydrogen.*

L'*Hydrogène sulfuré*, libre ou combiné, minéralise un grand nombre d'eaux naturelles, précieuses à la médecine. Telles sont les eaux sulfureuses des Pyrénées, de Savoie, d'Aix-la-Chapelle, d'Enghien, etc. Il se dégage des eaux stagnantes et marécageuses, ainsi que du corps des hommes et des animaux vivants, et d'un grand nombre de matières organiques en décomposition; c'est pourquoi l'atmosphère en renferme souvent.

Le *Codex* ne mentionne que la solution aqueuse d'hydrogène sulfuré, ou *Acide sulfhydrique dissous* (angl. *sulphuretted Hydrogen Water.*)

ACTION PHYSIOLOGIQUE. — L'Hydrogène sulfuré possède un goût nauséabond et une odeur d'œufs pourris fort désagréables au premier abord, mais auxquels on ne tarde pas à s'habituer.

Ce gaz nuit à l'hématose des animaux supérieurs, et peut les tuer s'il se trouve en suffisante quantité dans l'air qu'ils respirent. Les symptômes sont le mal de cœur, l'anéantissement des forces, la céphalalgie, les convulsions, l'insensibilité et le coma. Quel que soit le mécanisme de son action, il est clair qu'il s'oppose au conflit des globules sanguins avec l'oxygène, plutôt encore qu'il n'agit à la manière d'un poison direct. En d'autres termes, ses effets sont plus négatifs que positifs, car les expériences d'Orfila et de Cl. Bernard prouvent qu'on en peut introduire de grandes quantités dans le sang veineux, sans déterminer aucun accident, tandis que des proportions, relativement assez faibles, absorbées par les voies respiratoires, portées ensuite dans le cœur gauche et mêlées au sang artériel, occasionnent des phénomènes toxiques.

Toutefois l'acide sulfhydrique agité avec le sang communique aux globules une coloration verdâtre, indice certain d'une altération chimique, ce qui autorise à penser qu'il deviendrait aussi un poison positif, et non pas seulement un obstacle à l'accomplissement de l'hématose, s'il pénétrait en masse considérable dans la circulation sanguine. L'homme plongé dans de l'Hydrogène sulfuré presque sans mélange d'air atmosphérique, par exemple dans une fosse d'aisances, tombe mortellement frappé au bout de quelques inspirations. Il semble atteint par une balle, d'où l'appellation vulgaire de *plomb*, sous laquelle cet accident est connu. Répandu en petite quantité dans l'atmosphère, l'Acide

sulfhydrique ne fait qu'enrayer l'activité respiratoire, et peut devenir un modérateur utile quand il existe de l'éréthisme de l'appareil pulmonaire, ou bien
une excitation générale entretenue par l'exagération de la combustion sanguine.

La solution de ce gaz, prise à l'intérieur et absorbée, produit les effets stimulants et altérants du *soufre* (voy. ce mot). A très-haute dose, elle occasionne quelquefois des nausées et des vomissements, avec des symptômes
toxiques analogues à ceux qui suivent les inhalations, mais incomparablement
plus faibles, ce qui permet d'admettre qu'une partie au moins parcourt inaltérée le torrent circulatoire et se trouve exhalée sous sa forme primitive par les
surfaces pulmonaires. On a lieu de croire cependant qu'une autre proportion
d'Acide sulfhydrique est transformée en sulfure alcalin, et passe par d'autres
émonctoires, notamment par les reins, ce qu'indiquerait l'accroissement du
pouvoir décolorant des urines pour la teinture d'iode.

SUBSTANCES SYNERGIQUES, AUXILIAIRES. — Le soufre et les sulfures alcalins, ainsi que les huiles essentielles sulfurées, agissent à la manière de l'Acide
sulfhydrique. La chaleur, le phosphore et les stimulants diffusibles sont synergiques de l'Hydrogène sulfuré, dans ses effets excitants. Comme altérant, ce
gaz a pour analogues l'iode et l'arsenic.

SUBSTANCES ANTAGONISTES, INCOMPATIBLES. — ANTIDOTES, CONTRE-POI-
SONS. — Les effets généraux de l'Acide sulfhydrique, comme préparation de
soufre, sont contrariés par le froid soutenu, par les toniques sédatifs, tels que
les astringents et le quinquina, enfin par tous les abincitants, lesquels deviennent ainsi, dans certaines conditions et dans une certaine mesure, ses incompatibles dynamiques et jusqu'à un certain point ses antidotes. Ses incompatibles chimiques sont le chlore, le brome et l'iode, qui s'emparent de l'hydrogène
et mettent le soufre à nu; les alcalis et les oxydes métalliques, qui se combinent
au contraire avec le métalloïde pour former des sulfures. Toutes ces substances
pourraient, à la rigueur, servir de contre-poisons chimiques à l'Hydrogène
sulfuré contenu encore dans les cavités digestives; mais, pour décomposer le
gaz sulfhydrique qui emplit les bronches ou qui gâte l'air atmosphérique, il
faudrait avoir recours aux principes volatils ou gazeux, et spécialement au
chlore.

USAGES ET MODES D'ADMINISTRATION. — L'Hydrogène sulfuré, en solution aqueuse, est un réactif souvent usité pour reconnaître la présence des
différents métaux. Il sert entre les mains du médecin comme contre-poison des
sels de plomb et comme agent thérapeutique.

Cette solution est substituée quelquefois aux eaux sulfureuses naturelles,
sans les remplacer complétement. On l'administre par cuillerées à soupe ou par
demi-verrées, étendue de lait chaud ou d'une infusion aromatique, dans les
catarrhes des muqueuses, les affections cutanées, les formes chroniques de la
goutte et du rhumatisme, et dans la diathèse syphilitique larvée ou mal des-
sinée.

L'Hydrogène sulfuré est l'un des ingrédients actifs des eaux sulfureuses naturelles. On respire ce gaz dans les salles d'inhalation des établissements thermaux qui utilisent les sources sulfureuses.

**ACIDE CYANHYDRIQUE** ou **PRUSSIQUE**, *Acidum cyanhydricum.* Angl. *Prussic Acid.* — All. *Blau Säure.*

L'*Acide cyanhydrique* ($HCy = H, C^2Az$) n'existe pas tout formé dans la nature, mais il peut être retiré d'un grand nombre de plantes qui exhalent généralement l'odeur d'amandes amères, et particulièrement de beaucoup d'espèces de Rosacées appartenant aux tribus des Pomées et des Amygdalées; ainsi que de la Bourgène et de l'ergot de Seigle.

ACTION PHYSIOLOGIQUE. — L'*Acide prussique* est certainement l'un des poisons les plus violents et les plus subtils, principalement pour les animaux à sang chaud. Une seule goutte de cet acide anhydre portée dans la bouche ou sur la conjonctive fait périr un chien en quelques secondes. Quand elle touche la cornée, celle-ci devient blanche et opaque ; il s'écoule un flot de larmes. Les principaux phénomènes observés sont des convulsions, la perte du senti-ment et des mouvements volontaires.

Chez l'homme, on a eu malheureusement l'occasion d'observer plus d'une fois ces effets véritablement foudroyants de l'Acide cyanhydrique. Quand la mort se fait attendre davantage et que ce délai permet l'analyse symptomatique du fait morbide, on constate ce qui suit : amertume de la bouche, chaleur dans le gosier et l'estomac, nausées, salivation ; sentiment d'étourdissement et de défaillance; respiration difficile, lente ou fréquente, interrompue par des soupirs; pupilles ordinairement dilatées; pouls faible et même insensible; perte du sentiment et du mouvement; puis, si l'issue doit être funeste, coma suivi de mort. Ces phénomènes se déroulent dans l'espace d'une demi-heure, rare-ment en quelques heures. Il s'y joint parfois des convulsions toniques et cloniques.

Les lésions observées après la mort se bornent à un état hyperémique des viscères avec une coloration noirâtre du sang, qui est fluide, visqueux et hui-leux. Les organes sentent manifestement l'Acide prussique. Si la dose n'est pas toxique ou si l'organisme résiste, le sujet accuse de la céphalalgie, du trouble de la vision, de l'anxiété précordiale, des malaises nerveux, des ver-tiges, des étourdissements, de la dyspnée, de la fatigue et de la somnolence. Le pouls est tantôt lent, tantôt fréquent. Il existe assez souvent de la salivation, quelquefois de la diarrhée, comme à la suite de l'ingestion des préparations de fleurs de pêcher.

Pendant ce temps-là l'haleine exhale une odeur appréciable d'amandes amères, témoignant de l'excrétion de l'Acide cyanhydrique par les voies respiratoires, et démontrant du même coup la résistance de ce composé à l'action combu-rante de l'oxygène dans la circulation. La présence à l'état normal du sulfo-cyanure de potassium dans la salive me porte à penser que l'Acide prussique doit s'éliminer en partie par cette voie, et que l'irritation sécrétoire qui en résulte explique le ptyalisme observé. Il y a lieu de croire également qu'il en passe un peu par les reins.

Au résumé, l'Acide cyanhydrique, de même que les autres narcotiques ou stupéfiants, exerce une irritation locale, révélée par la sensation de brûlure dans le tube digestif et par la rougeur de la muqueuse. Cependant la salivation, la nausée et la diarrhée ne me paraissent pas devoir être mises uniquement sur le compte de cette action topique; je les considère aussi comme des effets indirects de l'action générale, laquelle est analogue à l'asphyxie. D'après les expériences de Millon, l'Acide cyanhydrique jouit d'une propriété de contact fort remarquable qui lui permet, par sa seule présence en quantité très-minime, de s'opposer à l'oxydation de certains produits organiques. Il est donc vraisemblable qu'il se comporte de même dans le torrent circulatoire, et que, mettant obstacle à l'accomplissement de l'hématose, il supprime ainsi l'influence vivifiante du sang sur le système nerveux, et arrête instantanément le jeu de toutes les grandes fonctions. D'où l'anesthésie cutanée ou rétinienne, l'amyosthénie volontaire, les convulsions par abincitation, la torpeur intellectuelle, les défaillances, la dyspnée, etc.

L'anoxémie entraîne en même temps au début l'augmentation de l'action tonique des fibres contractiles de la vie organique, et conséquemment l'accroissement du mouvement péristaltique intestinal, ainsi que cela se voit dans les expériences sur les animaux où l'on surcharge le sang veineux d'acide carbonique (Brown-Séquard). Que l'oxygène soit exclu ou qu'il soit mis dans l'impossibilité d'agir, le résultat est le même.

D'ailleurs, les vivisections démontrent la réalité de cette action directe sur le sang, indirecte sur l'appareil nerveux. Mis en contact avec les troncs nerveux dénudés, l'Acide cyanhydrique reste sans effet; appliqué sur la muqueuse linguale, il empoisonne malgré la section préalable des nerfs de cet organe.

SUBSTANCES SYNERGIQUES, AUXILIAIRES. — L'essence d'amandes amères ou de Laurier-cerise, ce qui est tout un, possède une action pharmacodynamique entièrement semblable, à l'intensité près, à celle de l'Acide prussique, et peut en être considérée comme le seul succédané. Les substances qui s'opposent au conflit de l'oxygène avec le sang, telles que l'arsenic et l'antimoine; celles qui, comme les astringents, resserrent et anémient les tissus; les sédatifs et les stupéfiants qui sont en même temps toniques des nerfs vaso-moteurs; les réfrigérants, y compris le froid; enfin toutes les circonstances qui diminuent les phénomènes de l'hématose, agissent dans le même sens que l'Acide cyanhydrique et en favorisent les effets.

SUBSTANCES ANTAGONISTES, INCOMPATIBLES. — ANTIDOTES, CONTRE-POISONS. — Les antagonistes de l'Acide cyanhydrique sont les stimulants diffusibles et la chaleur, les opiacés et les paralysants du vaso-moteur, les alcalins à petites doses?, et toutes les conditions de suractivité des phénomènes de combustion dont le sang est le théâtre. En conséquence, les alcooliques, l'opium, les inhalations d'oxygène pur, sont les antidotes dynamiques de l'Acide prussique. Ses contre-poisons chimiques sont les substances avides d'hydrogène, spécialement le chlore. Ce métalloïde, non plus que l'iode et les corps oxydants, ne doit être associé à l'acide hydrocyanique. Il en est de même des composés d'argent et des oxydes métalliques, pouvant donner naissance à des composés insolubles.

USAGES. — Les préparations sédatives, stupéfiantes et par excellence contre-stimulantes, qui ont l'Acide cyanhydrique pour base, sont spécialement indiquées dans les cas où l'excitation du système nerveux se rattache à des phénomènes d'hypérémie et de phlogose. C'est donc avec raison que les praticiens prescrivent ce médicament dans les maladies inflammatoires et fébriles contre un symptôme douloureux ou spasmodique, par exemple contre les convulsions symptomatiques des phlegmasies des centres nerveux, contre le délire des affections pyrétiques, ou la toux pénible et quinteuse de la grippe et des phlegmasies thoraciques. Seulement il ne faut pas attendre de cet agent la curation de la maladie principale, pour deux raisons : la première, que son action anti-hématosique est trop soudaine et trop violente pour n'être pas dangereuse ; la seconde, qu'elle est trop fugitive pour être décidément efficace.

L'Acide cyanhydrique n'est qu'un palliatif pour les irritations inflammatoires et fébriles, mais il offre une valeur curative lorsqu'il s'agit de calmer des douleurs ayant leur siége dans les premières voies ou des troubles nerveux généralisés, dérivés de ceux-là. Certaines gastralgies ou gastrodynies, certaines entérodynies ou entéralgies qui ont résisté aux opiacés et aux solanées vireuses, cèdent à l'Acide prussique. En même temps se dissipent les symptômes secondaires : palpitations, amyosthénie cardiaque, tendance syncopale, obnubilation de la vue et phénomènes spasmodiques variés.

Mais s'il apporte quelque soulagement, en fin de compte l'Acide hydrocyanique échoue contre l'asthme et les grandes névroses : hystérie, chorée, épilepsie, tétanos, et, à plus forte raison, contre la rage, la seule maladie fatalement et irrévocablement mortelle.

On se sert avec succès de l'Acide cyanhydrique à l'extérieur dans les affections cutanées douloureuses ou prurigineuses, particulièrement dans le prurigo et surtout celui des parties génitales, ainsi que dans l'eczéma, le lichen et les éruptions d'acné de forme irritative. On l'a aussi conseillé en injections contre la chaudepisse cordée.

Pour ces diverses applications, l'Acide cyanhydrique est remplacé avantageusement par l'*eau distillée de Laurier-cerise* (voy. ce mot), et dans quelques cas par le *Lait d'amandes* (voy. AMANDES AMÈRES).

MODES D'ADMINISTRATION ET DOSES. — L'Acide prussique n'est pas employé absolument pur et anhydre. L'*Acide prussique médicinal* n'en renferme que le dixième de son poids, le reste étant représenté par de l'eau, et s'administre à la dose de 5 à 10 gouttes le premier jour, dans une potion de

125 grammes à prendre par cuillerées. On élève progressivement la dose de 1 à 2 gouttes par jour.

Le *Sirop d'Acide cyanhydrique* du *Codex*, contenant 1 partie d'Acide au dixième et 199 parties de sirop simple, se prescrit à la dose de 30 à 60 grammes.

La *Lotion cyanhydrique* se prépare avec 4 à 8 grammes d'Acide médicinal dans 1 litre d'eau de Laitue.

### ACIDE CARBONIQUE, *Acidum carbonicum*.

Angl. *Carbonic Acid*. — All. *Kohlensäure*.

L'*Acide carbonique* ($CO^2$) existe constamment dans l'atmosphère terrestre dans la proportion de 1 à 2 dix-millièmes. Il y est versé par la respiration des animaux et la combustion des substances organiques ; une petite partie provient des fissures du sol en communication avec d'anciens foyers volcaniques, comme à la *grotte du Chien* ou dans la *Vallée du poison* à Java. En outre, beaucoup d'eaux minérales sont chargées de ce gaz, auquel elles doivent leurs qualités acidules spéciales. Les principales sont celles de Condillac, Saint-Galmier, Seltz, Royat, Vichy, Spa, Saint-Alban, Orezza, etc.

ACTION PHYSIOLOGIQUE. — En contact avec une muqueuse (il en serait de même avec la peau dépouillée d'épiderme), l'Acide carbonique détermine une sensation de chaleur et de picotement analogue à celle qu'on éprouve en avalant de la bière mousseuse. Mais lorsque la peau intacte est protégée par sa couche épidermique, la sensation de chaleur ressentie vers la périphérie, à la suite de l'immersion dans une atmosphère surchargée d'Acide carbonique, n'est pas la conséquence de l'action directe du gaz sur le tégument : elle est consécutive, soit à la diffusion de l'Acide carbonique dans les capillaires sanguins après l'absorption pulmonaire, soit à la réfrigération déterminée, le cas échéant, par la douche gazeuse sur un point de la périphérie cutanée, et constitue en définitive un phénomène réactionnel, autrement dit négatif.

J'interprète ainsi les expériences de Rotureau, et rien jusqu'à présent ne me paraît démontrer l'action stimulante d'abord, et plus tard anesthésique, attribuée à l'Acide carbonique agissant localement sur le tégument externe encore préservé par son enveloppe épidermique. S'il arrivait à produire dans une certaine mesure de semblables effets, ce serait sans doute d'une manière détournée, en s'opposant à l'échange gazeux entre la peau et l'atmosphère, et en retenant l'Acide carbonique normal emprisonné dans les capillaires sanguins. Au reste, Demarquay reconnaît que l'analgésie cutanée obtenue par ce procédé ne serait ni assez sûre, ni assez prononcée pour être utilisée dans la pratique usuelle.

Il n'en est pas de même pour les plaies et les muqueuses : l'Acide carbonique anesthésie ces surfaces pourvues d'un épithélium rudimentaire ou caduc, ou du moins il en diminue facilement la sensibilité, ainsi que l'établissaient déjà des observations de White dans le dernier siècle, et que le démontrent surabondamment celles des expérimentateurs modernes.

Sur les organes des sens spéciaux, les effets anesthésiques directs sont précédés, non-seulement de picotement et de chaleur, mais, suivant le cas, de phénomènes visuels, auditifs, olfactifs ou gustatifs, en rapport avec l'excitation primitive de la muqueuse. Des symptômes analogues se produisent du côté de l'estomac.

Porté directement, avec précaution, dans les grosses veines, ou bien amené par l'absorption dans le torrent circulatoire, l'Acide carbonique, s'il est en quantité suffisante, stimule légèrement le cœur, accélère la respiration, accroît la congestion périphérique, cause un picotement à la peau avec une sensation de chaleur agréable, et une sorte d'ivresse exhilarante, fugace, bien connue de tous ceux qui ont bu de la bière, du Champagne, ou simplement des eaux gazeuses. Injecté en trop grande quantité à la fois, le gaz carbonique produit des effets mécaniques nuisibles, dangereux ou mortels, sans qu'on puisse accuser justement l'action toxique proprement dite.

L'Acide carbonique, à peu près innocent quand il pénètre dans le sang par les veines de la grande circulation, est au contraire très-nuisible lorsqu'il s'introduit préalablement par l'appareil respiratoire. Selon sa proportion dans l'air respirable, il détermine plus ou moins promptement de la gêne respiratoire, de la cyanose, des mouvements péristaltiques de l'intestin et des exonérations plus actives, de l'anxiété, du vertige, de la céphalalgie, de la langueur, de la faiblesse, de l'insensibilité et même la perte de connaissance. Mais ces symptômes, si graves en apparence, ne tardent pas à se dissiper dès que le sujet peut respirer un air pur et vivifiant, à moins que la syncope ne soit complète et ne se prolonge malgré l'emploi des moyens rationnels.

L'Acide carbonique ne se comporte pas à la manière d'un *poison actif*, mais simplement comme un obstacle à l'hématose : il asphyxie, dit-on, et n'empoisonne pas. Cependant, lorsqu'il est mélangé avec l'air atmosphérique, ses effets asphyxiants sont plus funestes que ceux de certains autres gaz irrespirables, l'hydrogène et l'azote, parce qu'il s'oppose efficacement à l'issue de l'Acide carbonique provenant de la combustion respiratoire, et arrête plus brusquement l'échange indispensable à l'entretien de la vie (Guyton de Morveau, Cl. Bernard, Demarquay).

SUBSTANCES SYNERGIQUES, AUXILIAIRES. — Tous les gaz irrespirables, toutes les causes d'asphyxie, agissent dans le même sens que l'Acide carbonique. Les alcools, les éthers, et généralement les substances hydrocarburées sont ses auxiliaires, relativement à la production de l'anesthésie et de l'ivresse.

SUBSTANCES ANTAGONISTES, INCOMPATIBLES. — ANTIDOTES. — Au point de vue de l'action physiologique, il est facile, d'après ce qui précède, de déterminer quels sont les agents antagonistes de l'Acide carbonique. C'est avant tout l'oxygène ; puis viennent les stimulants de la périphérie cutanée.

Les antagonistes chimiques sont les bases alcalines ou terreuses, capables d'absorber l'acide carbonique, et spécialement ces dernières, en raison de l'insolubilité de leurs carbonates.

USAGES. — Habituellement l'Acide carbonique est employé à l'intérieur sous forme de boisson gazeuse (eaux de Seltz artificielle ou naturelle ; eaux de Condillac, de Saint-Galmier, de Facking ; bière, etc.) pour stimuler l'appétit et la digestion gastrique. Cet excitant convient aux estomacs dits froids ou torpides, mais il réussit mal quand la muqueuse gastrique est hypérémiée, irritable, et qu'il existe de la pyrosis, ou quand la tunique musculeuse atone n'expulse pas l'excès du gaz carbonique qui distend le ventricule et s'oppose jusqu'à un certain point aux métamorphoses chimiques du travail digestif.

L'Acide carbonique partage avec l'alcool, les propriétés des boissons fermentées, dont il fait partie intégrante.

Les inhalations d'Acide carbonique trouvent leur indication rationnelle dans certaines formes irritatives de phthisie pulmonaire. En diminuant la quantité d'oxygène et la vivacité du conflit qui se passe normalement dans les poumons, l'Acide carbonique, comme l'hydrogène sulfuré, peut calmer l'éréthisme de ces viscères et ralentir la marche de la désorganisation. On doit expliquer de la sorte les quelques résultats heureux obtenus par l'habitation dans les étables et par la respiration d'un air chargé de gaz carbonique obtenu artificiellement (Withering, Percival, Beddoès, Girtanner), ou dégagé d'une eau minérale, telle que celles de Saint-Alban (Gouin, Nepple), de Vichy (Durand-Fardel, Willemin). J'en dirai autant des angines granuleuses ou glanduleuses, traitées à Ems par les inhalations (Spengler), à Vichy par les douches (Willemin).

La respiration du gaz carbonique convient à cette catégorie d'asthmatiques nerveux, probablement la plus nombreuse, qui souffre de la pureté et des qualités les plus vivifiantes de l'air. Des succès ont été obtenus à Saint-Alban.

A Kissingen, on vante les bains généraux d'Acide carbonique contre la goutte, les rhumatismes chroniques et les paralysies sans matière. Anciennement les médecins, guidés par des idées théoriques, se servaient de l'air fixe pour combattre la putridité dans les fièvres. En l'absence des preuves de faits, je ne comprends l'utilité de l'Acide carbonique dans ce cas que comme moyen de stimuler l'estomac et de ralentir les phénomènes chimiques de l'hématose, et consécutivement la dénutrition. L'Acide carbonique ne saurait guère avoir d'autre rôle dans le scorbut.

Dans les affections chirurgicales, l'Acide carbonique peut être employé rationnellement : 1° comme anesthésique, 2° comme antiputride, 3° comme excitant local.

Les douches ou injections de gaz carbonique ont été administrées depuis dix ans avec avantage, dans les cas de cancer du sein et de l'utérus (Follin, Demarquay, etc.). Elles agiraient également bien dans les plaies douloureuses d'une autre nature. Mais le calme obtenu en maintenant un membre atteint d'ulcération ou de phlegmon dans un manchon plein d'Acide carbonique n'est pas dû simplement à l'action positive du gaz; il dépend en partie de la soustraction de la région affectée au contact de l'air, qui l'irrite et entretient un travail permanent de décomposition dans les humeurs versées à la surface des solutions de continuité. L'Acide carbonique se comporte ici comme un pansement par occlusion.

Comme excitant local, l'Acide carbonique hâte la cicatrisation de certains ulcères mous, blafards et atoniques. D'après Rotureau, on améliore à Nauheim beaucoup d'otorrhées et de surdités consécutives, beaucoup d'ophthalmies chroniques, d'amauroses, de maladies des fosses nasales, par les douches de gaz carbonique. Broca, et d'autres après lui, ont pu apaiser les névralgies des organes urinaires par des injections d'Acide carbonique dans la vessie. Willemin, Constantin Paul, ont réussi de même dans la dysménorrhée douloureuse.

MODES D'ADMINISTRATION ET DOSES. — L'*Acide carbonique* s'administre en *solution aqueuse* (*Acide carbonique dissous*) ou bien à l'*état gazeux*.

Sous la première forme, il se prend surtout à l'intérieur, cependant on s'est servi également d'eau de Seltz pour injections dans le vagin et l'utérus.

A l'état gazeux, l'Acide carbonique se prend en *inhalations* et en *douches* ou en *injections*, à l'aide d'appareils appropriés. Ou bien encore on en compose une atmosphère confinée qu'on maintient dans un manchon de caoutchouc établi autour d'un membre. Les injections calmantes, d'une à plusieurs minutes de durée, doivent être répétées deux fois par jour. Elles ont lieu avec du gaz acide carbonique aussi exempt d'air atmosphérique que possible, ou avec une eau chargée de gaz à une haute pression.

Quant aux inhalations, il faut se garder de les faire dans de l'Acide carbonique pur. La proportion de ce gaz ne doit pas dépasser un dixième de l'air ou de l'oxygène auquel on le mélange. Un vingtième suffit lorsque l'expérience se prolonge.

Pour administrer les injections et les douches de gaz, on peut se servir de l'appareil Mondollot, ou bien d'un appareil à eau de Seltz ordinaire muni d'un ajutage, et qu'on a soin de renverser afin que le gaz, et non le liquide, s'échappe par le siphon.

**ACIDE CHROMIQUE**, *Acidum chromicum*.

Angl. *Chromic Acid*.

L'*Acide chromique* ($CrO^3$) est un produit de l'art.

ACTION PHYSIOLOGIQUE. — Le Peroxyde de Chrôme est, selon la dose, un simple irritant ou le plus violent des caustiques.

Appliqué en petite quantité sur la peau, il teint l'épiderme en jaune et cause une sensation de chaleur, de cuisson suivie de rubéfaction du derme. En plus forte proportion, il détermine au bout de dix minutes des douleurs plus vives, très-pénibles et persistantes, en même temps que l'escharification de la peau. Une masse encore plus considérable du caustique détruit les tissus à une grande profondeur, en leur communiquant une coloration successivement jaune rougeâtre, brune et noire. Telle est la puissance de cette action corrosive, que de petits animaux, souris, oiseaux, peuvent être dissous en un quart d'heure sans qu'il reste trace de leurs poils, de leurs plumes, de leurs os même de leurs dents (Heller).

Les ouvriers qui manient l'Acide chromique souffrent d'ulcérations fort douloureuses aux mains et aux parties accessibles; les accidents qu'ils éprouvent ont été signalés ailleurs (voy. BICHROMATE DE POTASSE).

A l'intérieur, l'Acide chromique agit également comme poison corrosif d'une extrême violence, et donne lieu à tous les symptômes de gastro-entérite, de péritonite avec accidents cholériformes, qui caractérisent les empoisonnements par les acides minéraux les plus énergiques.

L'Acide chromique doit, dit-on, sa puissance destructive à la facilité avec laquelle il cède son oxygène aux substances combustibles. D'après les résultats de son action sur les matières ternaires, hydrocarbonées, j'ai lieu de penser que, tout en cédant une partie de son oxygène pour passer à l'état de sesqui-oxyde de Chrôme, il se comporte plutôt comme l'acide sulfurique, c'est-à-dire que pour satisfaire son avidité pour l'eau, il s'empare des éléments de celle-ci et laisse à nu le charbon.

En effet, un pinceau de charpie trempé dans une solution concentrée d'Acide chromique s'échauffe au bout de quelques instants, fait entendre un bouillonnement, se boursoufle, dégage quelques vapeurs, et tombe en *deliquium* noirâtre. La température produite s'élève jusqu'à 108° centigrades (Busch). Des phénomènes semblables s'observent lorsque l'acide est mis en contact avec des tissus vivants.

SUBSTANCES INCOMPATIBLES. — CONTRE-POISONS. — Les bases et les substances hydrocarbonées, en saturant les propriétés électro-négatives de l'Acide chromique, en lui fournissant l'eau dont il est avide, diminuent nécessairement ses propriétés corrosives et nuisent à son action caustique.

On lui assigne comme contre-poison chimique une mixture d'eau de chaux avec du lait et du blanc d'œuf.

Je pense que l'eau fortement sucrée et chargée d'amidon aurait une efficacité suffisante et pourrait être employée en cas d'urgence.

USAGES. — L'Acide chromique est un agent trop redoutable et trop difficile à manier pour qu'on le donne à l'intérieur; il est réservé pour les applications topiques, et le Bichromate de Potasse le remplace dans la médication interne.

Comme d'autres caustiques, l'Acide chromique en solution très-étendue n'agit que comme dessiccatif et styptique; en solution plus forte, il devient un cathérétique ou un escharotique; enfin, sous forme solide ou en solution concentrée, il constitue un caustique peut-être supérieur à tout autre sous le rapport de l'intensité d'action.

Pour l'appliquer, il convient de se servir d'une baguette de verre ou d'un pinceau d'amiante. Cependant on peut aussi en arroser une couche de charpie préalablement étalée sur la tumeur qu'il s'agit de détruire. La liqueur pénètre profondément dans le tissu vivant, et le carbonise en donnant lieu à de cruelles douleurs qui s'apaisent au bout de quelques heures et sont dissipées le lendemain. Une inflammation éliminatrice succède, et amène après quelques semaines la séparation de la masse escharifiée.

On s'est servi quelquefois (Ure) de l'acide chromique solide, cristallisé, pour détruire des excroissances.

Comme astringent, la solution faible s'emploie dans l'œdème du scrotum, dans l'eczéma, l'engorgement du col utérin (Busch). Comme caustique, on fait usage de la *Solution officinale d'Acide chromique* (*Codex*) pour modifier les ulcères de mauvaise nature, détruire les tumeurs vasculaires, les indurations du col utérin, les verrues, les choux-fleurs, les cancroïdes, le squirrhe et l'encéphaloïde.

## CHAPITRE III.

### OXYDES MÉTALLIQUES.

**OXYDE D'ANTIMOINE,** *Oxydum stibicum.*

Angl. *Teroxyde of Antimony.* — All. *Stibium oxydatum.*

L'*Oxyde d'Antimoine* ($SbO^3$) se trouve dans la nature.

L'art en fournit de deux sortes : 1° les *Fleurs d'Antimoine* ou *Oxyde d'Antimoine cristallisé*, obtenu par la voie ignée; 2° l'*Oxyde d'Antimoine par précipitation,* provenant de la décomposition de l'oxychlorure d'antimoine par le bicarbonate de potasse en solution et à chaud.

ACTION PHYSIOLOGIQUE. — Elle est obscure et ressemble à celle du *Tartre stibié,* auquel nous renvoyons le lecteur pour cette étude comme pour celle des indications thérapeutiques.

USAGES. — MODES D'ADMINISTRATION ET DOSES. — L'Oxyde d'Antimoine est employé comme contre-stimulant dans les mêmes circonstances que l'émétique. On l'a surtout recommandé dans la pneumonie (Tessier, de Lyon, Trousseau), mais il faut l'administrer à très-hautes doses : depuis 50 centigrammes chez les enfants à la mamelle jusqu'à 8 et 16 grammes par jour chez les adultes (Trousseau et Pidoux). Ces doses me paraissent cependant excessives. J'ai vu l'Oxyde d'Antimoine agir sous une masse beaucoup moindre, et quelquefois des quantités assez faibles produisent des effets appréciables, ce qui s'explique sans doute par la présence accidentelle du vin, de fruits ou de légumes acides, de boissons acidules quelconques dans les premières voies.

L'Oxyde d'Antimoine s'emploie à l'état de suspension dans une potion ou dans un looch. On peut également l'administrer dans du pain azyme.

La célèbre *Poudre de James* (angl. *James's Powder*), ou *Poudre d'Antimoine composée*, est une préparation très-inégale dans ses effets comme dans sa composition. Ses propriétés doivent être rapportées à l'Oxyde d'Antimoine et à l'Acide antimonieux, dont elle renferme des proportions variables, assóciées à un peu d'antimonite et à beaucoup de phosphate tribasique de chaux.

### ANTIMONIATE ACIDE DE POTASSE, ANTIMOINE DIAPHORÉTIQUE LAVÉ, *Superstibias potassicus.*

L'*Antimoine diaphorétique*, improprement appelé *Oxyde blanc d'Antimoine*, a pour formule : KO,2SBO + 6HO.

Cette préparation, plus usitée que les deux précédentes, principalement sous le pseudonyme d'Oxyde blanc d'Antimoine, occupe cependant, sous tous les rapports, un rang bien inférieur à celui du tartre stibié. Les différentes combinaisons insolubles ou presque insolubles d'Antimoine n'agissent, en effet, qu'après avoir acquis, par l'intervention d'un acide quelconque : citrique, malique, tartrique ou oxalique, la propriété de se dissoudre dans l'eau, d'impressionner localement les tissus et de pénétrer dans la circulation. En définitive, leur puissance est proportionnelle à la quantité d'un composé analogue à l'émétique, qui peut prendre naissance à leurs dépens. Autant vaut, par conséquent, s'adresser tout d'abord à l'émétique lui-même.

Il y a là deux avantages précieux : le premier d'obtenir toujours l'effet physiologique désiré, pourvu toutefois que l'économie soit en état de répondre; le second, de ne pas aller involontairement au delà du but. Car, d'une part, si le composé antimonial ne trouve pas des conditions favorables à sa transformation et à son absorption, il peut être comme non avenu ; d'autre part, s'il rencontre un excès d'acides provenant des aliments et des boissons, ou bien d'acides et de chlorures alcalins appartenant aux sécrétions gastriques, il peut déterminer des symptômes toxiques, attendu qu'il est d'usage d'en administrer des quantités bien supérieures à ce qui peut habituellement s'en dissoudre dans le tube digestif.

On assurerait l'action de l'Oxyde d'Antimoine et de l'Antimoine diaphorétique en faisant prendre consécutivement de la crème de tartre ou de la limonade tartrique, ou bien en faisant manger du raisin ou d'autres fruits acides.

Pour les effets physiologiques et thérapeutiques, voyez TARTRE STIBIÉ.

### ACIDE ANTIMONIQUE, *Acidum stibicum.*

L'*Acide antimonique* (SbO⁵) ne s'emploie qu'à l'état d'hydrate. L'*Acide antimonique hydraté* a joui autrefois de quelque vogue, sous le nom de *Matière perlée de Kerkringius*, dans les cas auxquels conviennent les préparations stibiées en général. Il est complétement abandonné aujourd'hui.

### OXYDE DE MERCURE, OXYDE ROUGE DE MERCURE, *Oxydum hydrargyricum.*

Angl. *Red Oxyde of Mercury.* — All. *Fein zerrebienes Quecksilberoxyd.*

L'oxyde (HgO) est encore appelé *Deutoxyde* ou *Bioxyde de Mercure*, ou *Précipité rouge.*

ACTION PHYSIOLOGIQUE. — L'*Oxyde rouge de Mercure* est un irritant énergique. Porté dans l'estomac, même à petite dose, il occasionne des vomissements et de la diarrhée ; à doses plus fortes, il détermine de la gastro-entérite et peut entraîner des conséquences funestes. Les effets altérants de ce composé sont ceux des mercuriaux en général (voy. MERCURE).

USAGES. — MODES D'ADMINISTRATION ET DOSES. — L'Oxyde mercurique ne se donne guère à l'intérieur, à cause de ses propriétés irritantes. On l'a cependant prescrit quelquefois dans la syphilis. Si l'on voulait s'en servir, il serait prudent de ne l'administrer en pilules qu'à la dose de 1 centigramme à la fois ; encore faudrait-il l'associer à l'opium, ou même y renoncer chez les sujets dont les entrailles seraient enflammées ou simplement irritables.

Le Précipité rouge est réservé pour l'usage externe. Il entre dans la plupart des pommades antiophthalmiques, notamment dans celles de *Desault*, de *Lyon*, de *Régent*, et de *Saint-Yves*, lesquelles, étant généralement trop fortes, ne devraient, selon la recommandation de Trousseau et Pidoux, renfermer qu'un vingtième de substance active. On force la dose jusqu'au quart, lorsqu'on veut obtenir l'effet escharotique contre des excroissances, des ulcérations fongueuses, chancreuses, etc. Les pommades au Précipité rouge conviennent à peu près indifféremment dans les blépharites glanduleuses et ciliaires, d'origine syphilitique, strumeuse ou herpétique, pourvu qu'elles soient chroniques.

Le *Bioxyde de Mercure hydraté* représente la partie essentielle de l'*Eau phagédénique* (*lotio flava*), formée par 125 grammes d'eau de chaux, additionnée de 4 grammes de sublimé corrosif dissous dans 12 grammes d'eau distillée. L'eau phagédénique sert à lotionner les ulcères syphilitiques. Elle entre dans des gargarismes utiles contre les plaques muqueuses de la bouche et de l'isthme du gosier.

**PEROXYDE DE FER, SESQUIOXYDE DE FER**, *Oxydum ferricum*. Angl. *Sesquioxyde* or *Peroxyde of Iron*. — All. *Eisenoxyd*.

Le *Peroxyde de Fer* ($Fe^2O^3$) se présente en pharmacie sous plusieurs formes ; ce sont :

1° L'OXYDE ROUGE DE FER, *Safran de Mars astringent* ou *Colcothar* ($Fe2O^3$) angl. *Red Oxyde of Iron*; — all. *Blutstein*).

Comme tous les oxydes obtenus par la voie sèche ou ignée, et portés à une très-haute température, le Colcothar possède une cohésion qui l'a fait rechercher pour aiguiser le tranchant des rasoirs, et qui le rend presque insoluble dans les acides les plus énergiques. Ce médicament mérite en conséquence l'abandon dans lequel il est tombé. Le Colcothar est cependant l'ingrédient principal de l'*Emplâtre* ou *Onguent de Canet*, usité comme topique pour favoriser la cicatrisation des plaies et des ulcères, et dont on applique quelquefois une calotte sur la tête des teigneux, pour étouffer le champignon parasite.

2° L'Oxyde de Fer hydraté, dit Safran de Mars apéritif ($Fe^2O^3 + Aq$) (angl. *Brown Iron stone*), constitue essentiellement la rouille, et renferme une petite proportion d'ammoniaque et de carbonate ferrique. Il est beaucoup plus facile à attaquer que le précédent, et s'administre aux doses croissantes de 20 centigrammes à 1 ou 2, et jusqu'à 10 grammes par jour, ce qui est exagéré et peut devenir nuisible.

3° Le Peroxyde de Fer hydraté ou Hydrate de Peroxyde de Fer en gelée, est plus soluble encore que le Safran de Mars apéritif, et convient parfaitement pour l'usage interne. C'est le meilleur contre-poison de l'acide arsénieux, qu'il précipite totalement de sa dissolution. Tel est, au reste, son principal emploi. Il entre avec le sucre et la cannelle dans la *Poudre cachectique de Hartmann*, vantée contre la cachexie dans les diathèses scrofuleuse et cancéreuse.

Ces divers oxydes ferriques jouissent de toutes les propriétés physiologiques et thérapeutiques communes aux préparations martiales, et peuvent servir aux mêmes usages spéciaux que le fer métallique et les sels ferreux ou ferriques. Ils ne possèdent pas l'action styptique locale des solutions de sels ferriques, mais leur qualité particulière est d'être absorbants-antacides. On dit qu'il en entre une petite proportion avec de la magnésie dans la trop fameuse *Revalescière*, qui est essentiellement constituée par de la farine de Lentille (d'où l'ancienne dénomination d'*Ervalenta*) et du gruau d'Avoine, aromatisés avec du Cacao.

**OXYDE NOIR DE FER, OXYDE MAGNÉTIQUE, ÉTHIOPS MARTIAL,** *Oxydum ferroso-ferricum.*

Angl. *Black Oxyde of Iron.*

L'*Éthiops martial* ($FeO, Fe^2O^3$) est d'ordinaire passablement soluble, et constitue dès lors une assez bonne préparation ferrugineuse pour l'usage interne. On l'administre aux mêmes doses que les peroxydes : de 20 centigrammes à 2 grammes par jour. En général, pour obtenir des effets toniques et corroborants, des doses faibles et longtemps répétées sont bien préférables.

**OXYDE DE ZINC,** *Oxydum zincicum.*

Angl. *Oxyde of Zinc.* — All. *Zinkoxyd.*

L'*Oxyde de Zinc* ($ZnO$) s'obtient par la voie humide, c'est-à-dire par double décomposition, ou par la voie sèche, en portant le métal à une haute température et le faisant brûler à l'air. Cette dernière sorte, plus habituellement employée en médecine, porte les noms de *Fleurs de Zinc, Nihil album* et *Lana philosophica.*

Action physiologique. — L'Oxyde de Zinc ne produit à peu près aucun effet apparent, soit sur l'estomac, soit sur le système en général, à moins qu'il ne soit ingéré en masse énorme, auquel cas il déterminerait quelquefois des vomissements et des selles diarrhéiques, en vertu d'une sorte d'indigestion. Les phénomènes fugaces, étourdissements, ébriété légère, attribués à l'Oxyde de Zinc, sont probablement de simples coïncidences ou des symptômes secondaires des troubles gastriques. La cachexie (*tabes sicca*), observée à la suite d'un long abus du médicament, reconnaît sans doute pour cause, ou bien la maladie elle-même pour laquelle il était administré, ou bien la constipation engendrée par l'emploi quotidien d'un absorbant, l'oblitération de l'appétit et l'altération nutritive secondaire. Mais rien n'autorise à prêter à l'Oxyde de Zinc des effets pharmacodynamiques tant soit peu actifs, encore moins des effets nuisibles (voy. ZINC).

USAGES. — L'Oxyde de Zinc passe pour tonique, antispasmodique et sédatif. C'est une réputation en grande partie usurpée. Le seul effet manifeste de ce composé consiste à calmer les douleurs gastralgiques et les troubles digestifs liés à l'acescence gastrique. Quant à l'action dynamique générale, elle n'est rien moins que démontrée, et le thérapeutiste aurait tort de compter sur elle pour triompher de l'épilepsie, de la chorée ou d'autres névroses graves, à moins que, par extraordinaire, ces affections ne fussent excitées sympathiquement par les désordres des premières voies.

En somme, les indications rationnelles de l'Oxyde de Zinc sont celles du carbonate calcaire ou du sous-nitrate de bismuth ; son rôle se réduit à servir d'absorbant chimique pour les acides du tube digestif, et à calmer la pyrosis. Consécutivement il devient un peu astringent, et produit sympathiquement une sédation de tout le système. En outre, l'Oxyde de Zinc hydraté, obtenu par précipitation, peut suppléer le peroxyde de fer comme contre-poison de l'arsenic et de certains sels minéraux.

Les effets absorbants peuvent être utilisés également à l'extérieur, dans la leucorrhée ou la blennorrhagie, l'eczéma des régions génitales, l'intertrigo.

MODES D'ADMINISTRATION ET DOSES. — Comme absorbant externe l'Oxyde de Zinc se prescrit à l'état pulvérulent pur ou mélangé à parties égales avec de l'Amidon, ou bien tenu en suspension dans l'eau ou dans une solution mucilagineuse. Tantôt on saupoudre, tantôt on lotionne les surfaces affectées ; on fait aussi des *injections* uréthrales et vaginales (Sommé).

Je fais également préparer une *pommade* avec : cérat sans eau, 20 à 25 grammes ; Oxyde de Zinc, 5 ou 10 grammes, contre la blépharite, l'eczéma, le *prurigo pudendi*.

On employait autrefois la *Pommade de Tuthie* ou d'Oxyde de Zinc impur.

A l'intérieur, l'Oxyde de Zinc s'administre en poudre dans du pain azyme, ou en pilules, à la dose de 20 centigrammes à 2 grammes par jour, en plusieurs prises. Cette quantité pourrait être doublée ou triplée sans inconvénient, et l'Oxyde de Zinc rendrait les mêmes services que le sous-nitrate de bismuth dans la diarrhée catarrhale et l'entérorrhée.

L'Oxyde de Zinc entre dans les *Pilules de Méglin*.

**MAGNÉSIE, MAGNÉSIE CALCINÉE** ou **DÉCARBONATÉE**, *Oxydum magnesicum*.

Angl. *Magnesia, calcined* or *burnt Magnesia.* — All. *Magnesia usta.*

La *Magnésie* (MgO) se rencontre associée à l'acide carbonique et à la silice dans un grand nombre de terrains de sédiment, particulièrement dans la pierre connue sous le nom de *Dolomie*. Beaucoup d'eaux minérales ou potables lui doivent des qualités spéciales. Elle existe à l'état de phosphate dans les plantes et les animaux, et se montre en proportion exceptionnellement forte dans le *Salsola Kali* et le *Fucus vesiculosus*. C'est une base insoluble dans l'eau, soluble dans les acides, et donnant des sels remarquables par leur amertume. Elle existe dans les pharmacies sous deux états : hydratée et anhydre ; la première plus facilement et plus rapidement soluble que la seconde.

ACTION PHYSIOLOGIQUE. — Introduite dans l'estomac, la Magnésie s'empare des acides contenus et agit comme absorbant chimique. En qualité de poudre, elle est un absorbant mécanique.

Une fois transformée en sel soluble, la Magnésie agit comme laxatif, soit, ainsi qu'on le croit généralement, en augmentant la densité du fluide qui baigne l'intestin et provoquant l'exosmose séreuse au travers des parois vasculaires, soit plutôt en excitant la sécrétion intestinale à la faveur de l'impression sensitive qu'elle exerce sur la muqueuse (Gubler) et en déterminant aussi, par action réflexe, la contractilité musculaire, à la mise en jeu de laquelle Pâris réduit tout l'effet cathartique.

Cependant tout n'est pas expulsé, une partie de la Magnésie dissoute dans les acides des premières voies, y compris l'acide carbonique, ou dans le mucus albumineux, est absorbée, diffusée dans la masse sanguine, et rejetée de l'économie avec les sécrétions excrémentitielles. On la retrouve dans l'urine, dont elle diminue l'acidité en même temps que la proportion d'acide urique (Brande, Pereira), et qu'elle peut même rendre alcaline. En ce cas, elle donne lieu à la précipitation d'une poudre blanche de phosphates terreux. L'alcalescence de l'urine sous l'influence de doses répétées de Magnésie prouve que cet oxyde pénètre dans la circulation en partie à l'état de carbonate, si ce n'est sous forme d'albuminate.

Mais puisque la dissolution de la Magnésie est indispensable à la réalisation de ses effets purgatifs, il est clair qu'elle demeurera inerte et s'accumulera dans le tube digestif, si elle ne rencontre pas d'acides ou si l'on n'a pas soin d'en ingérer en même temps que la poudre terreuse. Alors on voit la Magnésie s'échapper avec les fèces sous forme de grumeaux blancs inaltérés, à moins que, séjournant indéfiniment dans le canal digestif, elle ne donne lieu, à la longue, à des concrétions pierreuses plus ou moins massives. L'un de ces bézoards, observé en Angleterre, où l'usage de la Magnésie est très-répandu, pesait environ 2 kilogrammes. Dans un autre cas, une Anglaise rendit deux pintes de sable magnésien inattaqué.

Quelques observateurs attribuent à la Magnésie des effets constitutionnels ou altérants, et le docteur Grange l'accuse de produire le goître : opinion qui trouverait un appui dans de récentes expériences où l'on est parvenu à déterminer l'hypertrophie du corps thyroïde chez des souris en mêlant à leur nourriture une assez forte proportion de Magnésie.

SUBSTANCES SYNERGIQUES, AUXILIAIRES. — Les absorbants en général sont les auxiliaires de la Magnésie, que, pour cette raison, on associe souvent au charbon et à la *Magnésie noire* (peroxyde de manganèse).

Comme cathartique, la Magnésie a pour synergiques les autres substances purgatives, et spécialement les sels neutres.

SUBSTANCES ANTAGONISTES, INCOMPATIBLES. — La Magnésie, prise à titre d'absorbant, a pour incompatibles les acides.

Comme purgatif, elle repousse l'emploi simultané des alcalis, lesquels, saturant les acides des premières voies, laisseraient la base terreuse inattaquée et conséquemment inerte.

USAGES. — On emploie fréquemment la Magnésie comme antacide dans la pyrosis et l'acescence gastrique ; mais elle est spécialement indiquée chez les sujets constipés, et doit être évitée chez ceux qui ont une tendance aux dérangements de corps. Dans ce dernier cas, il faut accorder la préférence à la chaux, à l'oxyde de zinc ou au sous-nitrate de bismuth. La Magnésie hydratée est un excellent contre-poison de l'acide arsénieux et des acides minéraux corrosifs.

La Magnésie est également usitée comme laxatif doux chez les individus sujets à la constipation habituelle ; seulement, pour en assurer l'action, il est indispensable de prescrire en même temps l'ingestion de limonade, de solution de sirop de groseille ou d'une autre boisson acidule quelconque.

L'efficacité de cette poudre dans les vomissements symptomatiques de la grossesse s'explique à la fois par ses effets absorbants, l'estomac dans cette affection étant surchargé d'acides et de spores de Mucédinées jouant le rôle de ferment (Gubler), et par ses effets purgatifs produisant un balancement fonctionnel, eu égard à la restitution par les voies supérieures.

La Magnésie sert encore à solidifier le baume de copahu.

MODES D'ADMINISTRATION ET DOSES. — Comme antacide, on administre la Magnésie calcinée à la dose d'une cuillerée à café, et parfois d'une cuillerée à soupe, dans du pain azyme ou bien délayée dans l'eau. Comme laxatif, on en donne généralement une cuillerée à soupe dans un verre d'une boisson acidule. Il suffit d'en donner la moitié seulement, soit environ 4 grammes, à certaines personnes faciles à purger ; d'autres fois la dose doit être portée à deux cuillerées à soupe. La complète insipidité de la Magnésie en fait un purgatif précieux dans la médecine des enfants. On prépare pour eux un *Chocolat magnésien* agréable et suffisamment efficace.

Pour éviter le goût terreux de cette poudre, Mentel fabrique des *Granules de Magnésie* dont on prend également une cuillerée à café ou à soupe, et qu'on fait suivre de quelques gorgées d'eau.

**CHAUX, OXYDE DE CALCIUM,** *Oxydum calcicum.*

Angl. *Burned Lime.* — All. *Gebrannter Kalk.*

La *Chaux* unie à l'acide carbonique constitue de puissantes couches de l'écorce terrestre, et se montre en proportion plus ou moins forte dans toutes les eaux qui ont lavé les terrains calcaires. Elle forme la base des corpuscules osseux chez les vertébrés et des tests ou coquilles chez les animaux inférieurs. Enfin elle existe en quantité variable dans les tissus végétaux, sauf peut-être dans ceux du *Salsola Kali.*

En pharmacie, on se sert de la *Chaux vive* récemment calcinée (CaO), de la *Chaux éteinte* (CaO + Aq), et de l'*Eau de chaux* ou solution d'*Oxyde de Calcium.*

ACTION PHYSIOLOGIQUE ET USAGES. — La *Chaux vive* est caustique, et constitue à l'extérieur un escharotique médiocre. À l'intérieur, elle pourrait devenir un poison corrosif. Ses effets caustiques dépendent de son affinité pour les acides et pour l'eau. Cette affinité est si puissante que la Chaux calcinée, mise en présence de l'eau, développe une chaleur supérieure à 100° et capable de mettre en ébullition la solution calcique. La Chaux vive produit donc à la fois une brûlure et une action chimique.

Malgré cela, elle entre dans le masticatoire connu sous le nom de *Bétel,* comme la cendre dans celui que les aborigènes de l'Amérique ont appelé *Coca.*

Elle constituait aussi le *Spécifique antifébrile de Croll.* On ne l'emploie plus guère pour détruire les verrues et autres végétations, mais elle entre dans la composition du *Rusma* des Turcs, et l'on a supposé qu'elle fait aussi la base de la *Poudre épilatoire des frères Mahon,* à laquelle une analyse de Figuier assigne cependant une autre composition (cendre de bois neuf et charbon en poudre).

La Chaux vive a été quelquefois employée comme agent de destruction des cadavres, lorsque la nature infectieuse ou contagieuse de la maladie régnante ou bien l'encombrement faisaient un devoir de supprimer au plus vite les foyers d'épidémie.

Le docteur Ém. Delpeuch a recommandé la *Chaux éteinte* comme moyen de caléfaction dans le choléra asiatique.

L'*Eau de Chaux* sert à de plus nombreux usages thérapeutiques. Absorbant antacide très-efficace dans l'acor et la pyrosis, elle est moins utile contre le météorisme, bien qu'elle absorbe le gaz carbonique. Elle calme en même temps les vomissements liés à la présence des acides, dont la formation est souvent entretenue par des spores de Mucédinées agissant à la manière des ferments ordinaires. J'en ai obtenu d'excellents résultats dans certains cas de vomissements dits incoercibles, dans la grossesse, le choléra, la péritonite et les affections abdominales. Je l'ai trouvée aussi très-utile dans la diarrhée séreuse ou muqueuse et dans diverses formes d'entérite chronique. On l'a recommandée chez les lymphatiques, les goîtreux, les sujets atteints de gravelle urique.

L'Eau de Chaux se donne par cuillerées à soupe : savoir, à la dose de 15 à
30 grammes à la fois, ordinairement mêlée à du lait. On peut également
l'étendre d'eau sucrée.

A l'extérieur, l'Eau de Chaux est usitée en *lotions* ou *fomentations* sur les
éruptions cutanées chroniques, et spécialement (Gubler) contre l'eczéma accompagné de douleurs cuisantes ou prurigineuses; en *applications topiques* sur
les plaies et les ulcères; en *injections* dans la blennorrhée et la leucorrhée, où
elle agit encore comme absorbant antacide.

Contre les brûlures au premier, au second et même au troisième degré, on
emploie avec beaucoup d'avantage le *Liniment calcaire*, composé de 500 parties d'Eau de Chaux pour 60 parties d'huile d'amandes douces.

**POTASSE, PROTOXYDE DE POTASSIUM HYDRATÉ**, *Oxydum po-*
*tassicum.*

Angl. *Potash, Kali.* — All. *Kali hydricum, Hydras Kali.*

La *Potasse* (KO,HO) existe dans les deux règnes, organique et anorganique,
en combinaison avec la plupart des acides. Elle prédomine dans les végétaux
méditerriens, tandis que la Soude se rencontre de préférence dans ceux des
bords de la mer, sans doute à cause de la salure de celle-ci. Dans le lait et
les muscles, les sels de Potasse l'emportent sur ceux de Soude, qui sont généralement beaucoup plus abondants dans le reste de l'économie animale.

ACTION PHYSIOLOGIQUE. — La Potasse libre, c'est-à-dire dégagée de toute
combinaison avec les acides, constitue une base alcaline d'une extrême énergie
et très-avide d'eau. Elle déshydrate les tissus vivants avec lesquels on la met
en contact, et se combine avec leurs matières grasses pour former des savons.
Elle provoque même le dédoublement des matières azotées, afin de satisfaire sa
puissante affinité pour les acides organiques. Ces actions chimiques aboutissent
à la formation d'une eschare translucide, molle, gélatiniforme.

Si la Potasse caustique est appliquée en petite quantité, elle produit sim
plement de la cuisson, de la rougeur et de la vésication. Ses effets destruc-
teurs se font sentir sur les organes intérieurs aussi bien qu'à la surface du
corps; elle constitue par conséquent un poison corrosif, et, par suite de la
mollesse de son eschare, donne lieu plus aisément que d'autres à la perforation de l'estomac (Orfila). Les symptômes observés sont ceux des empoisonnements par les acides minéraux caustiques.

Mêlée avec le sang tiré de la veine, non-seulement la Potasse ne le coagule
pas, mais, en fluidifiant la fibrine, elle s'oppose encore à sa coagulation spontanée.

Prise à petites doses, de manière à éviter les effets toxiques, la Potasse devient un absorbant des acides gastriques, et peut nuire à la digestion si elle
s'empare entièrement des acides normaux indispensables à l'accomplissement
de cette fonction. En revanche, elle favorise l'émulsionnement et l'absorption
des matières grasses qui doit avoir lieu dans le duodénum.

Introduite dans le sang, la Potasse se combine vraisemblablement avec l'acide carbonique et s'élimine plus rapidement que la Soude avec les produits de la sécrétion rénale, qu'elle rend alcaline et dont elle accroît la quantité. En même temps elle agit sur la crase sanguine, et détermine à la longue l'état aplastique du sang avec son appauvrissement, la perte des forces et la cachexie avec tendance hémorrhagique (voy. BICARBONATE DE SOUDE).

USAGES. — Pour l'usage interne, la Potasse caustique ne possède pas d'autres vertus que les carbonates de la même base ou que les carbonates sodiques, auxquels il faut accorder la préférence en raison des effets irritants locaux de la base alcaline libre.

Toutefois, en procédant avec ménagement, on peut employer celle-ci comme antacide, diurétique et dialytique, antiplastique, résolutive et fondante. Elle passe pour être active dans la syphilis, la scrofule, le rhumatisme et la goutte, les affections irritatives de l'utérus et des voies urinaires, ainsi que dans les maladies cutanées. La solution de Potasse caustique purifiée par l'alcool ne s'administre guère à l'intérieur. On s'en sert davantage, chez nous, comme réactif. Pour les collyres et les bains généraux il faut également y renoncer, parce qu'elle ne présente que des inconvénients sans compensation, et ne prescrire que des carbonates alcalins.

Localement, la *Potasse pure* ou *Potasse à l'alcool* s'emploie rarement en lotions sur les dermatoses ou les plaies, plus souvent comme caustique, bien qu'elle ait par rapport à d'autres une infériorité : celle de fuser, c'est-à-dire de se liquéfier et de faire des traînées qui vont escharifier au loin les tissus dans des régions qu'il fallait respecter.

La Potasse caustique impure, ou *Potasse à la chaux*, malgré la dénomination de *Pierre à cautère* qui lui est conservée pour indiquer l'usage auquel on la destinait, n'est pas absolument exempte des inconvénients reprochés à la précédente. Elle fait moins de coulées à distance et forme une eschare plus circonscrite et plus régulière. Aussi lui donne-t-on la préférence sur la Potasse à l'alcool.

Quand on s'en sert pour établir un cautère, il faut avoir soin d'en appliquer un fragment quatre ou cinq fois plus petit que le diamètre de l'eschare qu'on veut obtenir.

Mais la *Poudre de Vienne*, formée de 50 parties de Potasse caustique à la chaux et de 60 parties de chaux, réunit toutes les conditions d'un escharotique puissant, rapide et exempt d'inconvénients. Ce violent caustique a été mis à profit pour détruire des tumeurs cancéreuses superficielles (Trousseau), pour mortifier des veines variqueuses et provoquer au-dessus et au-dessous l'oblitération du vaisseau (Bonnet), pour enlever des tumeurs érectiles (A. Bérard); enfin, dans le traitement de l'ongle incarné (Levrat-Perrotin) et d'un grand nombre d'autres affections (Soleza).

Voici de quelle manière on emploie la Poudre de Vienne :

On en fait une pâte en l'humectant avec de l'alcool dans une soucoupe de

porcelaine ; puis on porte cette pâte, à l'aide d'une spatule, sur la peau préalablement recouverte d'un morceau de diachylum percé à son centre d'un trou
de la grandeur de l'eschare qu'on veut produire, ou un peu plus petit. Le sparadrap doit être hermétiquement collé sur la région pour s'opposer à la diffusion du caustique. La durée de l'application est ordinairement de quelques
minutes; mais, comme elle varie nécessairement un peu suivant le degré de
causticité de la pâte, il convient de soulever celle-ci de temps à autre afin de
vérifier le progrès de l'escharification. Quand on aperçoit une surface brune,
transparente comme de la corne claire et traversée par des stries arbores-
centes, sombres, formées par des veinules profondes du derme comprises dans
le travail de mortification, alors il est temps d'arrêter l'opération. La pâte est
enlevée à l'aide de la spatule; puis, le sparadrap étant rapidement détaché, on
lave à l'eau vinaigrée pour saturer les parcelles de poudre escharotique restées
adhérentes, et l'on essuie. La région est ensuite recouverte d'une croix de
Malte en sparadrap de diachylum, qu'on renouvelle au moins une fois par
jour, en ayant soin de ne pas laver si l'on veut accélérer la chute de l'eschare,
laquelle se fait attendre de une à trois semaines, selon la profondeur de la
mortification et l'intensité de l'inflammation éliminatrice.

Le *Caustique solide de Filhos*, qui n'est que de la poudre de Vienne fon-
due au feu, coulée et solidifiée dans des tubes de plomb ou de gutta-percha,
est beaucoup plus maniable que la poudre, et rend de véritables services lorsqu'il s'agit d'escharifier le col utérin ou de brûler de larges excroissances des
parties génitales.

**SOUDE, PROTOXYDE DE SODIUM HYDRATÉ**, *Oxydum sodicum*.
Angl. *Caustic Soda, Oxyde of Natrium.* — All. *Natrum hydricum* seu
*causticum.*

La *Soude* (NaO) existe en masses immenses, à l'état de chlorhydrate ou
chlorure, dans les eaux des mers et de quelques lacs salés, et dans les mines de
sel gemme. C'est elle qui donne au sang et aux liquides animaux leur réaction
alcaline. Nous avons déjà parlé de son état naturel à propos de la *potasse*
(voy. ce mot).

En pharmacie, on ne se sert que de la *Soude caustique liquide* ou *Liqueur
des savonniers* (angl. *Soap boiler's lye*).

ACTION PHYSIOLOGIQUE ET USAGES. — Les effets locaux et généraux de
la Soude sont semblables respectivement à ceux de même ordre produits par
la *potasse* (voy. ce mot), avec cette légère différence que la Soude, moins
hétérogène, est moins rapidement éliminée par l'urine et qu'elle stimule probablement moins la sécrétion lactée et la métamorphose des muscles.

La Soude caustique pourrait suppléer la potasse dans ses diverses applications; en fait, elle ne sert qu'à préparer des savons.

**GAZ AMMONIAC** et **AMMONIAQUE LIQUIDE, ALCALI VOLATIL,**
*Ammonia.*

Angl. *Ammoniac, volatile Alkali.* — All. *Ammoniacum Causticum solutum.*

L'*Ammoniaque* ($AzH^3$) est partout : dans la terre, l'eau de mer et quelques eaux minérales; dans l'atmosphère et l'eau de pluie; dans l'urine, en combinaison avec les acides. C'est un produit habituel de la décomposition des matières organiques azotées. On en admet aussi la présence à l'état libre, mais en minime quantité, dans quelques végétaux, notamment dans la Vulvaire, le Sorbier des oiseleurs, le Pastel, la racine d'Hellébore noir, les feuilles d'Aconit, etc.; mais il se pourrait que les chimistes eussent rencontré de la propylamine ou quelque autre alcali artificiel, et non de l'Ammoniaque : du moins le fait est déjà établi pour le *Chenopodium Vulvaria.*

ACTION PHYSIOLOGIQUE. — Les vapeurs ammoniacales, au contact des yeux, déterminent un vif picotement, la rougeur des conjonctives et le larmoiement. Dans les narines, elles occasionnent une sensation analogue perçue en l'absence du sens de l'odorat, et provoquent l'épiphora en même temps qu'un flux de liquide séreux fourni par la muqueuse nasale comme au plus fort d'un coryza. Aspirées dans les voies respiratoires, elles excitent la muqueuse laryngo-bronchique, causent du malaise et un spasme glottique pouvant aller jusqu'à la suffocation, le tout suivi d'un flot de mucus liquide.

Appliquée sur la peau ou sur les muqueuses, l'Ammoniaque produit une sensation de chaleur qui ne tarde pas à devenir cuisante et excessivement douloureuse. En même temps le derme rougit, s'échauffe; puis l'épiderme blanchit, se bouillonne et se laisse soulever par une sérosité plus ou moins abondante. Si le contact se prolonge, il survient une mortification qui peut atteindre le tissu cellulo-adipeux sous-cutané. L'Ammoniaque est donc, selon la dose, un excitant local, un irritant ou un escharotique.

Ingérée dans les premières voies, l'Ammoniaque produit tous ses effets topiques : érythème, vésication, cautérisation avec une forme exsudative ou croupale (Bretonneau), et donne lieu à l'ensemble des symptômes qui caractérisent les poisons irritants et corrosifs. Il survient des vomissements, de la gêne respiratoire et des convulsions.

En petite quantité, elle n'agit d'abord que comme un excitant local et comme absorbant des acides. Mais l'Ammoniaque pénètre bientôt dans l'appareil sanguin, qu'elle stimule vivement. La circulation s'accélère et se renforce, la température s'élève; les sécrétions s'exagèrent, notamment celle des bronches; la peau se couvre de sueur : en un mot, il se développe une véritable fièvre artificielle quelquefois intense, toujours fugace.

L'usage abusif de l'Ammoniaque à l'intérieur donnerait lieu à une dyscrasie sanguine caractérisée par tendance à l'état aplastique du sang et aux hémorrhagies multiples, avec des lésions de nutrition et une débilité plus ou moins profonde.

L'Ammoniaque libre ou combinée avec l'acide carbonique, étant volatile, passe de préférence dans les produits de l'expiration pulmonaire et dans ceux de l'exhalation cutanée. Ses autres combinaisons salines sont excrétées par les reins.

SUBSTANCES SYNERGIQUES, AUXILIAIRES. — Les stimulants diffusibles : la chaleur, l'opium et l'iode, synergiques de l'Ammoniaque quant à leurs effets généraux, en deviennent au besoin les auxiliaires. L'*Alcali volatil*, à son tour, aide singulièrement aux effets des substances volatiles simplement excitantes ou bien antispasmodiques-stimulantes. Les alcalins et les basiques suppléent l'Ammoniaque comme absorbants-antacides.

SUBSTANCES ANTAGONISTES, INCOMPATIBLES. — ANTIDOTES, CONTRE-POISONS. — Les antagonistes de l'Ammoniaque sont les abincitants de toutes sortes : le froid modéré et soutenu, les acides, les astringents, les délayants, les purgatifs. Tels sont aussi ses antidotes dynamiques.

Ses contre-poisons physique et chimiques sont : pour la première catégorie, le charbon ; pour la seconde, les acides, et spécialement ceux qui, étant volatils comme le vinaigre ou l'esprit de sel, peuvent se combiner dans l'atmosphère avec le gaz ammoniac.

USAGES, DOSES ET MODES D'EMPLOI. — Les usages de l'Ammoniaque se déduisent rationnellement de ses propriétés physiques et chimiques, ainsi que de ses effets physiologiques.

En qualité d'alcalin, elle peut servir, aussi bien que la Potasse ou la Soude, à saturer les acides. On doit même la préférer aux bases fixes lorsqu'on a besoin d'obtenir en même temps des effets stimulants. Elle peut être utile chez l'homme dans le météorisme dû à l'accumulation de l'acide carbonique ou de l'hydrogène sulfuré, et les vétérinaires l'emploient fréquemment pour combattre cette distension énorme du ventre par le gaz sulfhydrique, qu'on appelle la *panse*, et qui résulte, chez les ruminants, de l'ingestion d'une trop grande quantité de luzerne fraîche. Le moyen est moins recommandable dans la médecine humaine, parce que, d'une part, il n'est pas exempt d'inconvénients aux doses où il faut l'employer, et que, d'un autre côté, on le remplace avantageusement par l'eau de chaux ou l'hydrate de peroxyde de fer, qui son innocents.

A titre d'irritant et de caustique, l'Ammoniaque est un agent énergique de la médication révulsive. Suivant le mode d'emploi, elle est rubéfiante ou vésicante. Le *vésicatoire ammoniacal* présente sur celui que donne la cantharide des avantages considérables, lorsqu'il s'agit de faire absorber des médicaments par la voie endermique : il se fait aisément et instantanément. Voici de quelle manière : On imbibe d'Alcali volatil très-caustique une rondelle épaisse de flanelle d'un diamètre déterminé ; on l'applique sur la peau, puis on la recouvre d'un morceau de taffetas ciré. Ou bien on trempe dans la liqueur caustique une boulette d'ouate qu'on enferme dans un dé à coudre ou dans un verre à liqueur qu'on renverse ensuite sur la région choisie pour être le siége du vésicatoire. Au bout de trois ou quatre minutes, on s'assure des effets produits, et, si l'action est insuffisante, on remet les choses en place. Mais dès que l'épiderme est légèrement soulevé et ridé, on enlève le petit appareil ; puis on détache la pellicule épidermique en la frottant avec le doigt couvert d'un linge, ou bien en la saisissant avec une pince. Une fois le derme mis à nu, on attend un peu qu'il se soit fait une rosée séreuse à la surface, et après l'avoir essuyée doucement, on verse dessus la poudre médicamenteuse. Une rondelle de taffetas ciré, retenue en place par deux bandelettes de diachylum entrecroisées, complète le pansement. Le même vésicatoire peut absorber deux ou trois jours de suite, seulement il faut avoir soin d'en frotter à chaque fois la surface pour enlever une pellicule plastique qui ne manque pas de se reproduire entre deux pansements, et qui s'opposerait à la pénétration de la substance active dans le réseau capillaire du derme.

La *Pommade de Gondret,* formée de parties égales d'axonge et de suif de mouton, avec une quantité équivalente d'Alcali volatil à 0,92, est un moyen commode de faire un vésicatoire ammoniacal. Il suffit d'en étaler une couche sur la région de peau circonscrite par l'ouverture d'un morceau de diachylum préparé d'avance et mis en place. La vésication est produite au bout de quelques minutes quand la pommade est bien préparée.

L'action caustique de l'Alcali volatil est utilisée dans d'autres circonstances, particulièrement contre les morsures de vipère et les piqûres d'abeilles, guêpes, tarentules, scorpions et autres animaux venimeux. Il présente l'avantage de pénétrer dans les solutions de continuité les plus étroites et d'atteindre le fond et les anfractuosités d'une plaie. C'est seulement lorsqu'on a affaire à la morsure d'un chien enragé qu'on fait usage de cautérisations plus puissantes avec le fer rouge ou le beurre d'Antimoine.

Sous une forme un peu atténuée, mais encore assez fortement caustique, l'Ammoniaque a été conseillée par Fouquier et Lionet d'abord, contre les phénomènes spasmodiques de l'accès d'asthme. Ducros (de Marseille) l'a ensuite préconisée sous le titre de *cautérisation rétro-pharyngienne*. C'est un excellent palliatif dans le cours de diverses affections de l'appareil respiratoire caractérisées par du spasme bronchique et par une sécrétion très-visqueuse donnant lieu à des râles sibilants, ou bien par la paralysie des voies respiratoires accompagnée de bronchorrhée. Je l'ai vu une fois, entre autres, dissiper comme par enchantement des symptômes de suffocation par écume bronchique, qui paraissaient devoir entraîner une mort prochaine. Seulement l'auteur de la méthode était dans l'erreur quand il rattachait l'effet thérapeutique à la cautérisation de la paroi pharyngienne postérieure et à l'irritation de voisinage produite sur les nombreux rameaux nerveux qui longent le devant et les côtés de la colonne cervicale. Quand j'ai évité d'atteindre la partie postérieure du pharynx, le succès immédiat n'en a pas moins suivi l'application du moyen. Le résultat paraît d'autant plus satisfaisant, que le malade, en exécutant une inspiration spasmodique, introduit plus de gaz ammoniacal dans les voies aériennes.

Concluons en conséquence qu'il est au moins inutile de rechercher l'action

caustique sur le palais, le voile ou le pharynx, et qu'il faut au contraire tâ-
cher d'obtenir l'aspiration des vapeurs ammoniacales par l'appareil pulmonaire.
Aussi, au lieu de diluer l'Ammoniaque, convient-il, à mon avis, de l'employer
sous forme concentrée, de manière qu'elle émette beaucoup de vapeurs.
Seulement il faut avoir soin d'exprimer le pinceau de charpie, afin qu'il ne
dégoutte pas, et que même il ne mouille pas les surfaces muqueuses de l'isthme
guttural qu'il peut toucher accidentellement.

Sans ces précautions, l'application, telle qu'elle est habituellement pratiquée, détermine quelquefois des accidents fâcheux d'inflammation érythémateuse, ulcéreuse ou ulcéro-membraneuse. Il est même permis de prévoir que
la suffocation immédiate, par le spasme de la glotte, ou éloignée, par l'œdème
du pourtour de l'orifice supérieur du larynx, pourrait être la conséquence de
l'introduction d'une goutte d'Ammoniaque caustique dans l'entrée des voies
respiratoires.

Comme stimulant diffusible, l'Ammoniaque se donne à l'intérieur dans le
but de provoquer la sudation, de ramener la chaleur, de relever les forces
momentanément affaissées, ou de calmer certains désordres nerveux. C'est
ainsi qu'on en fait usage dans le première période d'une maladie de refroidissement, dans les fièvres exanthématiques dont l'éruption sort mal, dans des
affections algides et adynamiques, dans le stade de froid de la fièvre intermittente, et aussi dans les maladies nerveuses où le désordre fonctionnel est l'expression de l'hyposthénie ou au moins du défaut de *stimulus;* par exemple
dans les névroses anémiques et chlorotiques : l'hystérie, le *delirium tremens*, etc. Elle trouve également son indication à la suite des empoisonnements
par l'acide cyanhydrique, le tabac et la digitale.

Dans tous ces cas, l'Ammoniaque n'agit pas seulement par ses qualités propres, elle sert encore d'adjuvant très-puissant aux médicaments spéciaux récla-
més par l'état du sujet, tels que l'opium et surtout les stimulants réputés
antispasmodiques : valériane, musc, castoréum, gommes-résines des Ombellifères, etc. L'Alcali volatil se comporte avec ces derniers agents, dont il double
la puissance, comme l'essence de copahu à l'égard des autres huiles essentielles
et des parfums en général.

L'Ammoniaque constitue un remède populaire pour dissiper l'ivresse. Il est
difficile, dans ce cas, de se rendre compte de son mode d'action. Cependant
on peut supposer qu'elle hâte l'élimination de l'alcool et qu'elle en contrarie
l'action stupéfiante.

Mentionnons, en terminant, une application de l'Alcali volatil fondée sur la
vive excitation qu'il détermine dans les voies respiratoires. On en fait respirer la vapeur aux sujets menacés de syncope, de vertige ou d'attaques épileptiques (Pinel), et ces inhalations ont le pouvoir de ranimer les uns et parfois de
soustraire les autres à l'accès convulsif.

A l'intérieur, l'Ammoniaque se prescrit à la dose de 5 à 10 et jusqu'à
20 gouttes dans un véhicule approprié : infusion aromatique chaude, potion

stimulante. On l'associe très-souvent aux spiritueux et aux huiles essentielles d'Anis, de Menthe; aux essences fétides, au castoréum, à la Valériane et à l'opium. L'*Eau de Luce*, ou *Esprit d'Ammoniaque succiné*, est un exemple de ces associations; l'*Alcool ammoniacal* en est un autre. La première se donne à la dose de 10 à 20 gouttes dans un liquide sucré. On met 2 à 4 gouttes du second dans une potion.

Pour l'usage interne, on prescrit comme excitant et rubéfiant le *Liniment volatil* ou *ammoniacal*, composé d'Ammoniaque liquide, 10 parties, et de 90 parties d'huile d'amandes douces. On y ajoute souvent de l'essence de térébenthine, ce qui donne le *Liniment volatil térébenthiné*. L'Ammoniaque entre aussi dans le *Baume opodeldoch*.

Le *Collyre ammoniacal* et le *Sachet résolutif*, fondés sur le même principe, ne sont autre chose qu'un mélange de sel ammoniac et de chaux éteinte d'où se dégage incessamment du gaz ammoniac qui agit sur les yeux, sur les voies respiratoires ou sur la peau, pour les stimuler.

# CHAPITRE IV.

## SULFURES.

### SULFURE D'ANTIMOINE, *Sulfuretum stibicum.*

Angl. *Crystallised Tersulphuret of Antimony.* — All. *Stibium sulphuratum lævigatum, Fein zerriebenes Schwefelspiessglanz.*

Le *Protosulfure d'Antimoine* ($SbS^3$), qui porte aussi le nom d'*Antimoine cru*, se trouve en abondance dans les mines de Hongrie, de France et de Cornouailles.

Mais le *Sulfure d'Antimoine* natif est loin d'être pur; il contient habituellement des sulfures de fer, de plomb, de cuivre et d'arsenic.

ACTION PHYSIOLOGIQUE. — Les effets physiologiques de ce composé varient nécessairement selon la proportion des principes reconnus toxiques qu'il renferme. Tantôt il est presque inerte, et l'on peut en administrer 15 grammes en quelques jours sans aucun résultat apparent (Rayer). D'autres fois, des doses fortes amènent des nausées et des vomissements (Cullen). Ces différences s'expliquent par la forte proportion d'arsenic observée dans certains minerais de Sulfure d'Antimoine, où Guibourt en a trouvé un centigramme pour 30 grammes. Cependant on peut invoquer aussi la métamorphose du Sulfure en oxysel d'antimoine par l'oxydation du métal et sa combinaison avec les acides de l'estomac. Dans cette hypothèse, l'intensité d'action serait en rapport avec la quantité des agents de transformation contenus dans les premières voies.

Le Sulfure d'Antimoine passe aussi pour jouir de propriétés altérantes, seulement cette opinion se fonde sur des expériences faites avec le Sulfure

natif, c'est-à-dire chargé d'arsenic. Il est douteux que celui qui est pur de
tout mélange produise les mêmes effets.

USAGES. — De tous les usages des préparations antimoniales il n'en est
guère qu'un auquel s'adapte le Sulfure ; encore faisons-nous toute réserve à
cet égard. Ni émétique, ni antiphlogistique, il est peut-être altérant. Cependant le Sulfure natif entre, avec la Salsepareille, dans la célèbre *Tisane de
Feltz*, si souvent employée dans les maladies rebelles de la peau. Quant au
Sulfure d'Antimoine pur, préparé selon la formule du *Codex*, il fait également
partie d'un rob ou *sirop* et d'une *tisane* sudorifique (Lalouet), ainsi que
des *Tablettes antimoniales de Kunckel*, lesquelles en contiennent chacune
5 centigrammes et se prennent au nombre de 2 à 10 par jour. La *Poudre
porphyrisée* se donne à la dose de 50 centigrammes à 2 et 4 grammes, en
pilules ou en suspension dans une potion.

Ces préparations s'administrent rarement, en qualité de diaphorétiques et
d'altérants, dans les engorgements strumeux, la syphilis invétérée et les affections herpétiques.

Le Sulfure d'Antimoine sert à préparer le *Kermès* et le *Soufre doré*.

### KERMÈS MINÉRAL, OXYSULFURE D'ANTIMOINE HYDRATÉ, *Kermes minerale.*

Angl. *Mineral Kermes.* — All. *Mineralische* oder *Spiessglanz Kermes.*

Le *Kermès minéral* est un produit de l'art. Sa composition est encore imparfaitement fixée ; cependant on peut lui donner pour formule $2SbS^3 + SbO^3$
(Liebig).

ACTION PHYSIOLOGIQUE. — Les effets du Kermès sont analogues à ceux
du Tartre stibié (voy. ce mot), mais incomparablement plus faibles. Bien
que le Sulfure d'Antimoine soit faiblement soluble dans les acides et les liquides gastriques, néanmoins il est probable que le tritoxyde est la partie la
plus active du Kermès ; et, comme il s'y trouve en quantité variable, il est
tout naturel que les effets du composé varient eux-mêmes d'intensité, selon
les cas.

A la dose de 20 à 50 centigrammes, le Kermès minéral agit comme vomitif,
mais non constamment ; à dose moindre, il n'est que nauséant. Par le moyen
de cette action, il devient contre-stimulant, diaphorétique, incisif.

USAGES. — MODES D'ADMINISTRATION ET DOSES. — On emploie le Kermès
dans les mêmes circonstances que le Tartre stibié (voy. ce mot), et de préférence chez les enfants et les sujets difficiles. Quelques médecins le préconi-
sent, à l'exclusion des émissions sanguines et de tout autre traitement, contre
la pneumonie et les diverses formes de bronchite. On administre le Kermès
minéral à la dose de 20 centigrammes à 2 grammes par jour pour les adultes,
à celle de 10 à 50 centigrammes pour les enfants, soit dans un *looch blanc*,
soit dans une *Potion gommeuse*.

Il est plus commode de prendre des *pastilles* ou *tablettes*, dont chacune renferme 1 centigramme de *Kermès*, ou des *dragées* (de Garnier), qui contiennent à peu près la même quantité du principe actif.

Au reste, les doses varient, non-seulement selon les sujets, mais selon les temps et les lieux. Quand un pays ou une officine est approvisionnée d'un Kermès presque inattaquable, et conséquemment inerte, les praticiens se voient obligés d'élever successivement les doses. Avec de bon Kermès, on peut s'en tenir à des quantités pondérales moindres. Les effets varient encore davantage, selon les accessoires du traitement. Une masse considérable de Kermès, si le malade ne fait usage que de boissons émollientes, agira moins qu'une dose dix fois plus petite, prise concurremment avec des boissons acidules, de la limonade tartrique, du vin blanc ou rouge chargé de tartre. En tout cas, il est si difficile d'assurer les effets de cette préparation et d'en calculer la portée, qu'il serait plus avantageux à la pratique d'y renoncer tout à fait et de se borner à l'usage du Tartre stibié, dont l'équivalent pharmacodynamique est très-élevé, et dont les doses correspondantes seraient nécessairement très-minimes.

**SOUFRE DORÉ D'ANTIMOINE,** *Sulfuretum stibicum auratum.*

Angl. *Antimonii Oxysulphuretum, Antimonii Sulphuretum præcipitatum.* — All. *Stibium sulphuratum aurantiacum.*

Le *Soufre doré d'Antimoine* est, comme le précédent, un produit pharmaceutique mal défini. On peut cependant le représenter approximativement par la formule $SbO^3 + 5SbS^3$.

De même que le Kermès, ce composé antimonial est d'autant plus actif qu'il contient plus de tritoxyde. Ses effets sont d'ailleurs ceux des préparations stibiées en général (voy. Tartre stibié), et ses usages sont les mêmes que pour le Kermès minéral, beaucoup plus employé en France.

On l'administre aux mêmes doses que ce dernier.

**ETHIOPS MINÉRAL, SULFURE NOIR DE MERCURE,** *Ethiops minerale.*

Angl. *Black Sulphuret of Mercury.*

L'*Ethiops minéral* n'est autre que du Cinabre ($HgS$) dont la couleur noire est le résultat d'un état moléculaire particulier, et qui se trouve mélangé avec un excès de soufre.

On employait quelquefois l'Ethiops minéral comme diaphorétique et dans les affections vermineuses à la dose de 20 centigrammes à 1 gramme; mais cette poudre, dénuée d'odeur et de saveur, insoluble par elle-même, serait à peu près inerte sans l'intervention des acides normaux ou accidentels des premières voies. Elle mérite l'abandon dans lequel elle est tombée, malgré les efforts de quelques praticiens distingués. Serres l'a préconisée contre la fièvre typhoïde, où elle a paru agir comme purgatif et comme altérant. Alfred Becquerel croit avoir eu à s'en louer dans la même affection.

**PERSULFURE D'ÉTAIN, OR MUSSIF**, *Sulfuretum stannicum.*
Angl. *Bisulphuret of Tin.*

L'*Or mussif* (SnS$^2$) sert plus au physicien qu'au thérapeutiste. On l'administrait jadis quelquefois contre le ver solitaire, soit en électuaire dans du miel ou de la conserve d'Absinthe, soit sous forme de *Poudre vermifuge de Brugnatelli*, à la dose de 8 à 16 grammes. A la dose de 50 centigrammes à 1 gramme 50 centigrammes, il passait pour diaphorétique.

**SULFURE DE FER**, *Sulfuretum ferrosum.*
Angl. *Sulphuret of Iron.* — All. *Sulphuretum Ferri.*

Le *Sulfure de Fer* amorphe et la *Pyrite martiale* (FeS) sont des minéraux très-répandus. A l'état hydraté, le Sulfure de Fer contribue, avec le phosphure de fer, à colorer en noir la boue des ruisseaux, des égouts et des étangs. Il noircit également les matières fécales chez les malades qui font usage de préparations ferrugineuses, et prend naissance aux dépens des sulfates et du fer, en présence de matières organiques réductrices.

Certaines eaux minérales sulfureuses et ferrugineuses tout ensemble, non étudiées jusqu'ici, dérivent de ce composé qui, en présence de l'air et de l'eau, donne naissance directement, ou consécutivement avec le concours des matières organiques, à du sulfate de fer, à du carbonate ferrique et à de l'hydrogène sulfuré (Gubler).

Ces eaux sulfurées martiales s'observent dans les schistes pyriteux et les argiles grises ou noirâtres des terrains secondaires. Il est probable qu'elles tiennent aussi en dissolution du sulfate d'alumine. Elles auraient donc des propriétés à la fois stimulantes, toniques, analeptiques, astringentes et altérantes.

ACTION PHYSIOLOGIQUE. — Le Sulfure de Fer, décomposé par les acides de l'estomac en oxyde de fer qui se combine avec eux et en acide sulfhydrique mis en liberté, possède conséquemment une double action, comme préparation martiale et comme substance sulfureuse.

Introduit dans l'estomac, il ne donne lieu d'abord à aucune sensation particulière; mais, au bout de quelques minutes à une heure, il occasionne des éructations de gaz hydrogène sulfuré.

Pour ses autres effets locaux et généraux, voyez SOUFRE et FER.

USAGES. — Biett, Cazenave, Bouchardat et Sandras l'ont conseillé à l'intérieur contre les affections cutanées rebelles dérivant de la scrofule, à la dose de 20 à 60 centigrammes par jour, en *sirop* ou en *pilules*.

Le *Sulfure de Fer hydraté* a été employé contre l'empoisonnement par le plomb (Sandras). C'est l'un des meilleurs contre-poisons de la plupart des sels métalliques: de l'antimoine, de l'argent, du mercure, et spécialement de l'arsenic (Mialhe). Administré immédiatement après une dose toxique de sublimé corrosif, il en neutralise instantanément (Orfila) les propriétés corrosives.

On se sert aussi du Sulfure de fer pour la préparation de l'hydrogène sulfuré.

## SULFURE DE CALCIUM IMPUR, FOIE DE SOUFRE CALCAIRE, SULFURE DE CHAUX LIQUIDE, *Sulfuretum calcicum.*

Le *Sulfure de Calcium impur* est une préparation analogue au Foie de soufre à base de potasse (voy. TRISULFURE DE POTASSIUM IMPUR), et peut remplacer celui-ci dans ses applications à la thérapeutique externe. Le bon marché de cette substance devrait même la faire préférer dans la médecine des pauvres.

On emploie le *Sulfure de Chaux sec* en poudre, délayé dans de l'huile, pour frictionner les galeux. C'est la *Poudre antipsorique de Pihorel.*

Le Sulfure de Chaux liquide peut servir aux mêmes usages, en lotions. On peut également en composer un bain sulfureux, stimulant, tonique, parasiticide et antiherpétique.

On a donné autrefois le Foie de Soufre sec associé à l'Aconit, à la dose de 1 ou 2 grammes par jour, contre la phthisie, le goître et la scrofule.

Comme dépilatoire, on fait usage du Sulfure sulfuré, ou *Sulfhydrate de Sulfure de Calcium* obtenu à l'aide d'un courant de gaz sulfhydrique dans du lait de chaux et se présentant sous forme d'une gelée bleu verdâtre. Le *Bisulfhydrate de Chaux* est usité à l'hôpital des Enfants contre la teigne. On couvre la tête d'une couche de cette masse pâteuse, on laisse en contact quelques heures, puis on lave à l'eau pure, et les cheveux s'enlèvent ensuite avec la plus grande facilité.

Le Sulfure de Calcium remplirait les mêmes indications que le *Foie de Soufre calcaire.*

## SULFURE DE SODIUM, MONOSULFURE DE SODIUM CRISTALLISÉ, *Sulfuretum sodicum.*

Le *Monosulfure de Sodium* (NaS) minéralise les eaux sulfureuses primitives de toute la chaîne des Pyrénées et de toutes les sources semblables, répandues dans différentes régions du globe, qui sourdent de la profondeur de la terre après avoir lavé des dépôts de sulfures alcalins tout formés, ce qui leur a fait donner le nom d'Eaux sulfureuses naturelles.

ACTION PHYSIOLOGIQUE. — Analogue à celle du Soufre et de l'Hydrogène sulfuré (voy. ces mots). Il en est de même pour les synergiques et les antagonistes.

USAGES. — MODES D'ADMINISTRATION. — Le Sulfure de Sodium, plus stable que celui du Potassium, sert à fabriquer une *Eau sulfurée* (voy. ce mot) artificielle pouvant remplacer les eaux de Bonnes, de Baréges, etc. On en compose plus rarement des bains sulfureux en jetant dans l'eau de la baignoire 40 à 60 grammes de Sulfure sodique en dissolution dans 300 grammes d'eau distillée.

La *Pommade de Baréges*, employée contre le *pityriasis versicolor* et d'autres affections cutanées, se compose de : Sulfure de Sodium et de carbonate de soude, ââ 10 grammes, avec axonge balsamique, 100 grammes.

### QUINTISULFURE DE SODIUM, *Quintisulfuretum sodicum.*

Le *Quintisulfure de Sodium* (NaS⁵) existe à l'état sec, mais le *Codex* ne le recommande qu'en solution dans l'eau. Il est moins cher que le polysulfure de potassium dont il possède d'ailleurs les propriétés physiologiques et thérapeutiques ; aussi le donne-t-on dans les mêmes circonstances. La substitution est particulièrement recommandée dans la pratique nosocomiale. On met 30 à 40 grammes de la solution du *Codex* dans un bain (voy. SULFURE DE POTASSIUM).

### SULFURE DE POTASSIUM, MONOSULFURE DE POTASSIUM, *Sulphuretum potassicum.*

Ce composé (KS) agit entièrement comme le Monosulfure de Sodium et peut lui être substitué.

### TRISULFURE DE POTASSIUM IMPUR, SULFURE DE POTASSE, FOIE DE SOUFRE, *Trisulfuretum potassicum.*

Angl. *Tersulphuret of Potassium.*

Le *Trisulfure de Potasse* (KS³) se présente dans les pharmacies sous deux formes : solide, c'est le *Sulfure de Potasse* ou *Foie de Soufre;* dissous, on le nomme *Sulfure de Potasse liquide* ou *Foie de Soufre liquide.*

ACTION PHYSIOLOGIQUE. — Le Trisulfure de Potasse, appliqué sur la peau ou les muqueuses, agit comme un violent irritant et comme un léger caustique. Introduit dans les premières voies, il peut devenir un poison fort énergique et rapidement mortel. Les symptômes sont de deux ordres : 1° locaux : goût âcre dans la bouche, constriction du gosier, brûlure à l'estomac, vomissements, purgation ; 2° généraux : prostration, faiblesse du pouls, convulsions et coma. Ces derniers rappellent l'empoisonnement par l'hydrogène sulfuré. En effet, ce gaz est exhalé dans l'atmosphère de la chambre par la respiration du patient.

A doses modérées, le Trisulfure de Potassium détermine parfois encore de la douleur gastrique, des vomissements et des dérangements de corps. A plus faible dose, il est bien toléré, et amène, après absorption, des phénomènes analogues à ceux que nous avons décrits à l'occasion du Soufre (voy. ce mot).

Les effets du Trisulfure potassique, en applications externes, s'observent aisément à la suite de l'administration des bains sulfureux artificiels. Au degré de concentration ordinaire, ces bains, fort différents de ceux d'eau sulfureuse naturelle, déterminent une vive excitation de la périphérie du corps, activent la formation et la chute de l'épiderme, qui se fendille et laisse paraître dans les intervalles le derme rouge et presque dépouillé.

L'irritation cutanée force quelquefois à mettre cinq ou six jours d'intervalle entre deux bains successifs. De pareils effets n'ont rien de commun avec ceux qui sont la suite d'une cure balnéatoire aux eaux naturelles sulfurées sodiques, et c'est se faire de singulières illusions que d'assimiler les qualités douces et quasi savonneuses de ces dernières à l'âcreté blessante de nos préparations de laboratoire. Aussi les bains sulfureux artificiels, par l'appel fluxionnaire déterminé vers la superficie du corps, provoquent-ils une stimulation générale et une révulsion énergique qu'il ne faudrait pas attendre des bains des Pyrénées. Il va de soi que, toutes choses égales, l'excitation locale et générale est proportionnelle à l'élévation de la température du bain.

SUBSTANCES SYNERGIQUES, AUXILIAIRES. — Le Trisulfure de Potassium a pour synergiques les autres sulfures alcalins, le Soufre et même l'Acide sulfhydrique; pour auxiliaires, les irritants et les stimulants en général.

SUBSTANCES ANTAGONISTES, INCOMPATIBLES. — ANTIDOTES, CONTRE-POISONS. — Les antagonistes du Polysulfure de Potassium sont les réfrigérants, les émollients et les mucilagineux, qui en deviennent aussi les correctifs, mais non les antidotes physiologiques. Ses contre-poisons chimiques sont l'eau chlorée, les chlorures de soude et de potasse, le peroxyde de fer hydraté, le sulfate de la même base, et généralement toutes les substances susceptibles de décomposer les sulfures alcalins et de donner naissance à des combinaisons insolubles.

Ces substances sont donc incompatibles avec le Trisulfure de Potassium, lorsqu'on veut obtenir l'action spéciale de ce composé.

USAGES. — MODES D'ADMINISTRATION ET DOSES. — On conçoit, d'après cela, de quelle utilité les bains sulfureux artificiels doivent être dans les paralysies, les rhumatismes chroniques, les affections de langueur, la chlorose, l'anémie et diverses cachexies apyrétiques.

En revanche, on sent qu'il faut les éviter toutes les fois qu'il existe un état aigu et de la fièvre, ou bien des éruptions cutanées à forme inflammatoire.

La dose de Trisulfure, pour chaque bain, varie beaucoup. Souvent on en prescrit 125 grammes (Rayer). Trousseau et Pidoux n'en accordent que 16 à 30, seulement ils évitent d'ajouter de l'acide chlorhydrique, afin de ménager l'intégrité du Polysulfure alcalin et de conserver au bain toute son énergie spéciale.

L'addition de l'acide donne lieu à la précipitation d'une partie du soufre et à l'évolution d'une autre partie sous forme d'hydrogène sulfuré, en sorte que le bain ainsi traité irrite moins vivement la peau, mais agit plus efficacement sur les voies respiratoires.

Le Trisulfure de Potasse, en dissolution dans l'eau, laisse également précipiter une portion de soufre. Il constitue le *véritable Bain sulfureux*, bien différent du *Bain de Baréges artificiel*, avec lequel il est généralement confondu par les praticiens.

Celui-ci se compose de : Sulfure de sodium cristallisé, cristaux de soude, et chlorure de sodium, ââ 64 grammes, qu'on jette dans l'eau du bain, ou qu'on fait dissoudre préalablement dans 32 grammes d'eau et que l'on conserve pour l'usage dans un flacon bien bouché. Le bain de Baréges artificiel reste limpide et n'exhale qu'une légère odeur sulfhydrique, parce que le carbonate de soude, saturant le soufre, en empêche la séparation. Il est plus agréable à la vue et à l'odorat, mais rien ne prouve qu'il soit plus actif que le bain sulfureux proprement dit.

Avec l'addition de 500 grammes de colle de Flandre pour représenter la sulfuraire ou la barégine des eaux naturelles, on obtient le *Bain sulfuro-gélatineux* recommandé par Dupuytren.

En raison de ses effets irritants locaux, le Trisulfure de Potassium est rarement administré à l'intérieur. Cependant on l'a prescrit en *pilules*, à la dose de 10 à 30 centigrammes par jour, contre les maladies invétérées de la peau, les engorgements strumeux, le rhumatisme chronique, le catarrhe bronchique. Plus souvent on l'applique à l'extérieur en pommade ou en lotion contre les affections dartreuses anciennes, principalement celles de forme sèche et squameuse. La *pommade* se compose de : Polysulfure de Potassium, 1 partie; savon mou et axonge balsamique, ââ 2 parties. La *lotion* se prépare avec : Sulfure de Potasse sec, 96 grammes, et eau, 500 grammes. On ajoute, au moment de s'en servir, 4 grammes d'acide sulfurique concentré qu'on a soin d'étendre d'un peu d'eau.

### QUINTISULFURE DE POTASSIUM IMPUR EN SOLUTION, FOIE DE SOUFRE LIQUIDE SATURÉ, *Quintisulfuretum potassicum.*

Angl. *Quintisulphuret of Potassium.*

L'action physiologique et médicamenteuse du *Quintisulfure de Potassium* ($KS^5$) ne diffère pas notablement de celle du trisulfure. Ce composé sert aux mêmes usages que le précédent, et s'emploie à peu près aux mêmes doses.

# CHAPITRE V.

## CHLORURES.

### PROTOCHLORURE D'ANTIMOINE, BEURRE D'ANTIMOINE, *Chloruretum stibicum.*

Angl. *Terchloride of Antimony, Oil* or *Butter of Antimony.*

Le *Protochlorure d'Antimoine* ($SbCl^3$), solide à la température ordinaire, est difficile à conserver sous cette forme, tant il est avide d'eau. En absorbant lentement l'humidité de l'air, il se liquéfie, et la solution conserve sa transparence; mais vient-on ajouter de l'eau au Protochlorure d'Antimoine, le trichlorure est décomposé, il se forme de l'oxychlorure d'antimoine ($SbCl, 5SbO^3$), ou *Poudre d'Algaroth*, qui blanchit la liqueur et se précipite.

ACTION PHYSIOLOGIQUE ET USAGES. — Le Beurre d'Antimoine est un des plus puissants caustiques qui soient à la disposition du médecin. Il a de plus l'avantage, inappréciable en certains cas, de pénétrer avec une grande facilité dans la profondeur des solutions de continuité. Aussi en recommande-t-on justement l'emploi contre la pustule maligne, les morsures des serpents venimeux, et plus spécialement contre celles des chiens enragés.

Pour cautériser des plaies envenimées, on charge de Protochlorure d'Antimoine liquide un cure-dent, un pinceau de charpie ou de blaireau, à l'aide duquel on dépose la liqueur corrosive sur la région affectée. Dès qu'une eschare blanche se fait remarquer, on pratique des lavages avec du lait et de l'eau pour entraîner l'excédant du caustique.

Les contre-poisons chimiques du Chlorure d'Antimoine sont d'abord ceux des acides minéraux, puis le tannin et les substances qui en renferment, lesquelles substances ont pour but de neutraliser les effets de l'oxychlorure d'antimoine.

La *Poudre d'Algaroth*, autrefois usitée comme émétique, ne sert plus qu'à préparer le tartre stibié.

**CHLORURE D'OR**, *Chloruretum auricum*.

Angl. *Terchloride of Gold*. — All. *Chloretum Auri*.

ACTION PHYSIOLOGIQUE. — Le *Chlorure d'Or* ($AuCl^3$) est caustique. Appliqué sur la peau, il teint rapidement l'épiderme en violet noir. Son action irritante et corrosive peut gagner le derme, si la quantité de l'agent est considérable et le contact suffisamment prolongé. Introduit à haute dose dans le canal alimentaire, il agit comme poison corrosif, détermine une violente gastro-entérite (Magendie) accompagnée de symptômes nerveux, tels que crampes dans les extrémités inférieures, agitation, insomnie, érections fatigantes, etc. Ses effets sont analogues à ceux du bichlorure hydrargyrique.

En plus faible proportion, le Chlorure d'Or cause seulement un peu d'irritation ou d'excitation gastrique, de la sécheresse de la langue, de la rougeur du gosier, des coliques et de la diarrhée (Cullerier).

Enfin à dose minime, il produirait, selon Chrestien, un accroissement des sécrétions cutanée, salivaire et rénale, et ce serait un stimulant plus énergique que le sublimé, mais un sialagogue moins efficace. Il modifierait, en outre, la crase sanguine et la nutrition de manière à réparer les dommages causés à l'économie par le virus syphilitique.

USAGES. — MODES D'ADMINISTRATION ET DOSES. — Le Chlorure d'Or a été substitué au mercure par quelques praticiens (Chrestien, Cullerier, Legrand) dans le traitement des accidents syphilitiques secondaires, mais l'expérience générale n'a point confirmé les espérances que leurs observations avaient fait concevoir. On s'en est servi sans beaucoup plus de succès contre les maladies cutanées, la scrofule, le goître, etc.

L'usage externe a donné des résultats plus nets.

Comme caustique, le Chlorure d'Or pur ou très-acidifié avec de l'acide nitro-chlorhydrique, a rendu des services contre le lupus, les ulcères syphilitiques, cancéreux, ayant pour siége les parties extérieures ou l'utérus (Legrand, Chavannes).

A l'intérieur, on emploie de préférence le Chlorure d'Or et de Sodium (*Chloruretum aurico-sodicum*) (NaCl, AuCl³), dont l'action locale est moins irritante. On fait faire, une fois par jour, une friction sur la langue et les gencives avec un paquet contenant environ 3 milligrammes de Chlorure d'Or et de Sodium cristallisé, mêlé avec une quantité double de poudre inerte. On recommande, sans en donner la raison, la poudre de Lycopode ou d'Iris lavée à l'eau et à l'alcool.

Le *Sirop de Chlorure d'Or et de Sodium*, à 5 centigrammes de substance active pour 200 grammes de véhicule, et les *Pastilles de Chlorure d'Or et de Sodium*, contenant chacune un quart de centigramme d'Or, sont, ainsi que les *pilules*, des préparations rarement usitées. Il en est de même de la pommade de Niel, formée de : Chlorure double, 1 gramme; axonge, 30 grammes.

Par la méthode endermique on fait pénétrer le Chlorure d'Or, incorporé dans une pommade à raison de 5 centigrammes de Chlorure pour 1$^{gr}$,50 d'axonge.

**PROTOCHLORURE DE MERCURE,** *Chloruretum hydrargyrosum.*
Angl. *Subchloride of Mercury.* — All. *Quecksilberchlorür.*

Les officines doivent en offrir de trois sortes :

1° PROTOCHLORURE DE MERCURE PAR SUBLIMATION (*Mercure doux, Calomel, Calomélas*).

Le Mercure doux sublimé a été détrôné par la variété suivante :

2° PROTOCHLORURE DE MERCURE PULVÉRULENT (*Calomel à la vapeur*).

C'est la meilleure préparation pour l'usage interne, en raison de son extrême division, de son absorption plus facile et de sa plus grande pureté.

3° PROTOCHLORURE DE MERCURE PAR PRÉCIPITATION. *Précipité blanc.*

Le Précipité blanc est loin d'avoir la pureté du *Calomel à la vapeur*. Il retient une petite proportion d'acide nitrique et de nitrates de protoxyde et de deutoxyde de Mercure qui lui donnent une activité quelque peu redoutable. On le réserve en conséquence pour l'usage externe. Les détails suivants concernent spécialement l'histoire du Calomel à la vapeur.

ACTION PHYSIOLOGIQUE. — Le Calomel, naturellement insoluble, est à peu près insipide et sans effet local apparent, ce qui lui a valu le nom de Mercure doux. Mais, dans l'estomac, le Chlorure mercureux ne tarde pas à se dissoudre, soit à la faveur des acides, qui s'emparent d'une partie de sa base et le transforment proportionnellement en sublimé corrosif, soit par l'intermédiaire des chlorures alcalins (Mialhe), qui forment avec lui un composé de chlorhydrate de chlorure d'hydrargyre et de sodium, sorte de sel double dans lequel le chlorure du métal de la dernière section joue le rôle d'acide par rapport à celui de la première. Enfin, il paraît démontré qu'un excès de matières organiques : albumine, mucus, épithélium, est capable de dissoudre une quantité notable de Protochlorure hydrargyrique.

Une fois dissous, le Calomel commence à faire sentir son action sur le tube digestif. Le phénomène primordial est l'état nauséeux auquel se rattachent quelques troubles sympathiques, savoir : un état de malaise, de langueur pouvant aller jusqu'à la défaillance, un flux de salive qu'il ne faut pas confondre avec le ptyalisme caractéristique, quelquefois une sueur froide et un léger frissonnement précurseur du vomissement, qui est assez rare. Ces premiers symptômes font place à une sensation désagréable vers le duodénum et le hile du foie, à des coliques intestinales, et finalement à de la diarrhée, si la dose est suffisante.

Les matières évacuées sont d'abord molles, puis féculentes, enfin liquides et fortement colorées en vert d'herbes ou vert-olive. Les dernières selles causent au passage, dans la fin du rectum, une sensation pénible de cuisson plus ou moins vive. Cette teinte herbacée des selles du Calomel (*Calomel stools*) n'a pas encore reçu d'explication entièrement satisfaisante. Ce qu'on sait bien, c'est qu'elle n'est pas due à la présence d'un composé mercuriel nouveau (Simon, Golding Bird), et qu'elle ne saurait dépendre, comme le veut Kraus, de l'action du protochlorure sur le lait, puisqu'elle se montre chez des adultes nourris de viande. Tout porte à penser avec Michéa, Mialhe et la plupart des cliniciens, que le Calomel, surexcitant la sécrétion hépatique, fait arriver dans l'intestin des flots de bile verte, semblable à la modification qu'imprime à la bile jaune l'action prolongée de l'air et des acides peu énergiques. Le pigment biliaire est d'ailleurs tellement voisin de la matière colorante des globules et de ses dérivés, que Golding Bird et Schönbein ont pu rapporter à une altération de l'hématosine la coloration spéciale des selles obtenues à l'aide du Calomel.

Les selles vertes sont, dit-on, plus fréquentes chez les hommes que chez les femmes; si cette différence existe, elle s'explique probablement par autre chose que la prédominance des chlorures dans le sexe masculin. L'action cholagogue du Calomel se continue quelquefois pendant plusieurs jours à la suite de l'administration d'une seule dose, et, lorsqu'on en répète l'usage, il peut survenir de la diarrhée persistante, des vomissements répétés et des symptômes d'entérite et d'hépatite, avec ulcérations de la muqueuse digestive et passage à la gangrène.

D'autres accidents se produisent quand le Calomel n'agit pas comme purgatif, soit parce qu'il est employé à trop faible dose, soit parce que le foie reste torpide. Alors, après quelques prises du médicament, rarement après une seule, si ce n'est lorsqu'elle est très-forte et pourtant exempte d'effets cathartiques, on voit survenir la salivation, la stomatite ulcéro-membraneuse, parfois la gangrène de la bouche, un gonflement énorme de la face, la fétidité de l'haleine, la gêne de la déglutition et de la respiration, si la langue et les différentes parties de l'isthme guttural sont extrêmement tuméfiées, enfin la mort, dans des cas heureusement fort rares.

Le plus souvent le Calomel, à doses fractionnées, n'occasionne que du ptyalisme et une stomatite modérée, compliquée ou non d'un peu d'hypercrinie pancréatique et de diarrhée muqueuse. Dans ces conditions, une partie du Protochlorure hydrargyrique est absorbée, et va produire dans le sang et les tissus les effets altérants décrits à l'occasion du mercure métallique (voy. ce mot).

Substances synergiques, auxiliaires. — Les synergiques du Calomel sont de diverses sortes, suivant l'objet qu'on se propose. Ce sont tantôt des purgatifs, tantôt des altérants antiphlogistiques et antiplastiques, ou bien des sialagogues, des anthelminthiques. Les chlorures alcalins et les acides capables de s'emparer d'une partie de la base sont des adjuvants du Calomel en ce sens qu'ils l'aident à se transformer en une substance d'une activité supérieure. Il en est de même du mucus, qui favorise son absorption sans transformation préalable en bichlorure. L'Opium ne devient un auxiliaire que lorsqu'il s'agit d'apaiser la révolte des intestins et de prolonger le contact avec la membrane absorbante, c'est-à-dire quand on veut obtenir rapidement les effets généraux.

Substances antagonistes, incompatibles. — Antidotes, contre-poisons. — Les alcalis libres et les astringents seraient des antagonistes chimiques et dynamiques du Protochlorure de Mercure. Les substances adjuvantes deviennent, à certains égards, des incompatibles. Ainsi les acides et les chlorures alcalins favorisent la solubilité du Mercure doux. Cependant comme il importe, sous peine d'empoisonnement, de modérer la métamorphose du Calomel en sublimé corrosif, et comme les acides de l'estomac ou les chlorures normaux du suc intestinal suffisent généralement pour opérer cette transformation, il est prudent d'éviter les limonades minérales et les bouillons fortement salés, lorsqu'on administre le Calomel par la voie gastrique.

Usages. — Au résumé, le Calomel est un purgatif chlolagogue énergiques mais incertain, dont les effets sont subordonnés aux changements qu'il subit dans le tube digestif en présence des matières albuminoïdes et des autre, agents de transformation. Pour en assurer l'action, il est sage de l'associer aux purgatifs proprement dits, spécialement aux drastiques, tels que la scammonée, l'aloès, la résine de jalap. Cette précaution est d'autant plus indispensable, que le Protochlorure de Mercure est peut-être de toutes les préparations hydrargyriques celle qui amène le plus vite la stomatite spéciale et la salivation, circonstances peu favorables, pour le dire en passant, à l'opinion qui veut que le Calomel n'agisse qu'après s'être métamorphosé en sublimé corrosif. Les effets cathartiques de ce médicament sont utilisés spécialement dans la jaunisse par rétention de la bile, dans l'ictère hémaphéique en rapport avec l'insuffisance absolue ou relative de la fonction hépatique, dans les maladies organiques du cœur, les hydropisies, etc. La facilité avec laquelle on obtient la salivation mercurielle à l'aide du Calomel, et l'intensité des lésions buccales qu'il détermine, désignent naturellement ce composé comme agent de la médication révulsive dans le traitement des ophthalmies et des affections cérébrales.

En qualité de purgatif chlolagogue et d'antiplastique, le Calomel devient sédatif et antiphlogistique dans le cours d'une foule de maladies inflamma toires des centres nerveux et des organes de la respiration.

Comme altérant, il trouve son emploi dans un grand nombre d'états mor- bides caractérisés par la phlogose et la plasticité exagérée du sang, ainsi que dans plusieurs affections diathésiques : la diphthérie, la syphilis, l'herpétisme et d'autres cas analogues. Le Calomel vaudrait toutes les autres préparations mercurielles pour guérir les maladies vénériennes, s'il ne possédait au su- prême degré l'inconvénient de faire saliver et d'amener du côté de la bouche des altérations fâcheuses.

Le Calomel est aussi quelquefois associé aux diurétiques et aux diaphoréti- ques, dans le but d'assurer les effets respectifs de ces deux ordres de médica- ments. Enfin, ce composé jouit de propriétés vermifuges au même titre que les autres préparations mercurielles.

Les applications topiques du Protochlorure de Mercure sont assez variées. On l'emploie contre les affections cutanées syphilitiques et dartreuses, contre les ophthalmies chroniques et les opacités de la cornée, contre les angines syphilitiques, les blennorrhées et dans beaucoup d'autres cas pathologiques.

MODES D'ADMINISTRATION ET DOSES. — Comme altérant, le Calomel se donne à la dose de 10 à 20 centigrammes par jour en plusieurs prises, à inter- valles sensiblement égaux. Il est facile de distribuer cinq doses dans les inter- valles des repas ; un plus grand nombre ne peut trouver place en vingt-quatre heures que chez les sujets qui observent la diète.

Dans ce mode de fractionnement, selon la formule de Law, on prescrit souvent un paquet de 1 ou 2 centigrammes de Calomel avec une quantité suf- fisante de sucre ou de lactine pour augmenter encore un peu la masse et faciliter la division. Chaque dose peut être prise dans du pain azyme ou de la confi- ture, et l'on boit de l'infusion de thé, de tilleul ou quelque autre semblable, ou bien de la limonade, de la solution de sirop de groseille. Dans quelques pays on repousse les boissons acidules ; cette réprobation ne me paraît pas justifiée en ce qui regarde les acides végétaux.

On fait également des *pilules* de 1, 2 et 5 centigrammes de Calomel pour la médication altérante et antiphlogistique. Dans le même cas on emploie des *Pastilles de chocolat* dont chacune contient 1 milligramme de Calomel.

Quand on veut obtenir l'action purgative, il faut, ainsi qu'il a été dit tout à l'heure, administrer le Calomel concurremment avec des drastiques, et en élever la dose jusqu'à 30, 40, 60 centigrammes à 1 gramme, et même à 1$^{gr}$,50, soit en *poudre*, dans de l'hostie, du miel ou de la confiture de prune ou d'abricot, soit en *pilules*.

S'il se produit des nausées quelque temps après l'ingestion, il convient de prendre une tasse de limonade citrique ou d'infusion de thé. Pour favoriser les effets purgatifs, nous conseillons habituellement le thé noir excessivement léger, tiède et à peine sucré.

Les *Pilules de Plummer* se composent de Calomel, de soufre doré d'antimoine et de gayac; celles de *Calomel et d'Opium* renferment 3 parties du premier et 1 partie du second.

Pour employer le Calomel en *gargarisme*, il faut, autant que possible, le tenir en suspension dans un liquide fortement mucilagineux. On en peut mettre 2 à 4 grammes dans 300 grammes de véhicule.

Le Calomel sert à composer un *Collyre sec* avec une égale quantité de sucre pulvérisé, pour faire se dissoudre les albugos de la cornée.

La *Pommade au Précipité blanc* renferme généralement 4 grammes de principe actif pour 30 grammes d'axonge. Enfin, on fait avec le Calomel des *fumigations* destinées à remplacer celles de cinabre dans le traitement des éruptions syphilitiques.

## DEUTOCHLORURE DE MERCURE, SUBLIMÉ CORROSIF, BICHLORURE DE MERCURE, *Chloruretum hydrargyricum.*

Angl. *Perchloride of Mercury, corrosive Sublimate.* — All. *Aetzender Quecksilber Sublimat.*

ACTION PHYSIOLOGIQUE. — Le *Deutochlorure de Mercure* ($HgCl^2$) est, à haute dose, ainsi que l'un de ses noms vulgaires l'indique, un véritable poison corrosif. A plus faible dose, ce n'est qu'un irritant local et un altérant de l'économie entière. Il possède une saveur métallique accompagnée d'âcreté, et lorsqu'il est introduit dans l'estomac en masse un peu forte, il occasionne une sensation de chaleur à l'épigastre, des nausées, des coliques et de la diarrhée. Des phénomènes d'excitation générale peuvent s'ensuivre : la peau devient plus chaude, la transpiration plus abondante, quelquefois la sécrétion urinaire plus active, et, si la dose est répétée, il survient exceptionnellement de la salivation.

Un long usage de doses un peu exagérées amène des troubles digestifs : anorexie, nausées, vomissements, coliques et diarrhée, et parfois des désordres des organes respiratoires caractérisés par de la douleur thoracique, de la toux et des crachements de sang. Mais ces derniers symptômes dérivent sans doute de l'altération profonde du sang et des tissus, consécutive à l'empoisonnement chronique par des préparations mercurielles quelconques.

Par suite de son affinité pour l'albumine et la fibrine, avec lesquelles il forme des combinaisons insolubles, le Sublimé corrosif, appliqué en masse considérable sur la peau ou sur une muqueuse, produit plus ou moins rapidement une escharification accompagnée d'une vive douleur. S'il est pris par la bouche, il occasionne de la brûlure dans toute la partie supérieure des voies digestives, y compris l'estomac, et donne lieu à l'ensemble des symptômes graves engendrés par l'action des poisons corrosifs les plus violents, tels que l'acide sulfurique ou l'arsenic (voy. ces mots), avec une plus grande irritation du gosier et des voies urinaires, des vomissements de sang et du melæna, plus fréquents que dans l'intoxication arsenicale.

Ces premiers effets peuvent être suivis d'une violente poussée d'hypercrinie et de phlogose du côté de la bouche et des glandes salivaires, avec leurs conséquences extrêmes : ulcérations, gangrène, fétidité de l'haleine.

Directement soluble, le Bichlorure de Mercure pénètre facilement par absorption dans le système sanguin. Bien qu'il soit administré en très-minime quantité, pour éviter son action irritante, on l'associe à des substances mucilagineuses qui l'invisquent, à des substances protéiques qui le précipitent d'abord, le dissolvent ensuite, et finalement le dissimulent.

Le lait est souvent employé dans ce but; on pourrait le remplacer par toute autre solution de matière albuminoïde. Chez la plupart des sujets, contrairement à ce qui se passe avec le Calomel et la plupart des sels de mercure, l'usage du Sublimé peut être continué presque indéfiniment sans déterminer ni stomatite, ni salivation, ce qui le rend très-précieux dans les formes rebelles de syphilis, et prouve encore une fois que le Calomel, qui se comporte si différemment, ne pénètre pas dans la circulation uniquement à l'état de Deutochlorure.

Le Bichlorure hydrargyrique est un altérant par excellence, non-seulement parce qu'il altère la crase sanguine, mais aussi parce que le métal se fixe dans le plasma, et consécutivement dans les tissus ou les organes que celui-ci est appelé à réparer, de manière à en modifier la composition et le mode de fonctionnement. Il est impossible jusqu'ici de pénétrer dans l'intimité des effets que détermine sur l'organisme la préparation mercurielle qui nous occupe; cependant on croit pouvoir la ranger parmi les fluidifiants et les antiplastiques (voy. MERCURE).

SUBSTANCES SYNERGIQUES, AUXILIAIRES. — Sous le rapport de ses effets locaux, le Sublimé corrosif a pour analogues les autres parasiticides et agents caustiques. Comme modificateur du sang et de la nutrition, il trouve ses auxiliaires ou ses semblables dans les antiphlogistiques, les antiplastiques, et spécialement dans les autres mercuriaux (voy. PROTOCHLORURE DE MERCURE).

SUBSTANCES ANTAGONISTES, INCOMPATIBLES. — ANTIDOTES, CONTRE-POISONS. — Comme préparation mercurielle, le Bichlorure hydrargyrique a pour antagonistes, pour incompatibles et pour antidotes physiologiques les mêmes agents dont nous avons montré l'opposition avec le calomel (voy. ce mot).

Comme poison corrosif, le Sublimé a pour correctifs les boissons aqueuses et mucilagineuses, les narcotiques, et principalement l'opium; pour contrepoisons proprement dits, le mélange de limaille de fer et de zinc, proposé par Bouchardat dans le but de décomposer le sel mercuriel, mais surtout l'albumine, qui, bien qu'elle redissolve dans un excès de sa propre masse le précipité d'albuminate de Bichlorure hydrargyrique primitivement formé (Lassaigne) n'en dissimule et neutralise pas moins les propriétés irritantes du Deuto-chlorure de Mercure. Elle n'a, dans cette circonstance, qu'un inconvénient : celui de ne pas s'opposer à l'absorption ultérieure du composé mercuriel. Il faut un blanc d'œuf pour neutraliser 25 centigrammes de Sublimé corrosif (Peschier).

USAGES. — Quoi qu'il en soit de son mode d'action, le Sublimé corrosif, ainsi que les autres mercuriaux, réussit à merveille dans     période secondaire de la syphilis constitutionnelle et même au début du traitement de toute sy-philis, quelque tardives qu'en puissent être les manifestations.

Les effets altérants sont quelquefois utiles dans l'herpétisme et différents états morbides diathésiques.

Le Sublimé sert encore à d'autres titres contre les affections cutanées, attendu qu'il possède, en commun avec toutes les préparations mercurielles solubles, la propriété de tuer les organismes inférieurs des deux règnes. Voilà ce qui fait que la Liqueur de van Swieten réussit contre les affections cutanées reconnues parasitaires, et contre d'autres encore dans lesquelles le parasite n'est pas généralement admis ou ne joue qu'un rôle secondaire. De ce genre est le *prurigo pudendi*, si fréquent chez les sujets diabétiques, sur-tout ceux du sexe féminin, et dans lequel j'ai découvert des spores de ferment retrouvées également par Friedreich, et même des filaments articulés et rami-fiés, semblables à ceux de la Mucédinée du muguet. Comme parasiticide, la Liqueur de van Swieten est journellement prescrite contre les herpès circiné et tonsurant, les éphélides hépatiques et l'eczéma du pourtour de l'anus et des parties génitales.

On ne demande jamais au Bichlorure hydrargyrique comme au Calomel ses effets antiphlogistiques dans les maladies aiguës.

A l'extérieur, outre les applications mentionnées ci-dessus, on l'emploie encore pour stimuler et modifier avec le temps les lésions chroniques de la peau et des muqueuses, spécialement celles d'origine syphilitique. On s'en sert aussi avec d'autres cathérétiques ou caustiques : le sulfate de zinc, l'arsenic, pour cautériser la surface des chancres, les ulcères cancéreux, les morsures des chiens enragés et les plaies envenimées.

MODES D'ADMINISTRATION ET DOSES. — Le Deutochlorure de Mercure, étant soluble dans l'eau, l'alcool et l'éther, peut être administré dissous dans l'un de ces trois véhicules, ou bien en substance dans une masse pilulaire. Sous l'une ou l'autre forme, il se donne à l'intérieur à la dose de 1 à 4 ou 5 centigram-mes par jour.

Les *Pilules de Dupuytren* renferment chacune 1 centigramme de Sublimé corrosif et autant d'extrait d'Opium, avec 15 centigrammes de matière inerte : extrait de Gayac, mie de pain ou gluten.

La *Liqueur de van Swieten*, désignée dans le *Codex* sous le nom de *Deutochlorure de Mercure en solution*, est formée par 1 gramme de Sublimé corrosif préalablement dissous dans 100 grammes d'alcool, puis dilué dans 900 grammes d'eau. C'est donc une solution au millième. La dose est d'une cuillerée à café, représentant environ 5 milligrammes de substance active, ou d'une cuillerée à soupe, environ 15 milligrammes de Sublimé, à prendre une ou deux fois par jour dans de l'eau sucrée ou de l'eau albumineuse, et de préférence dans du lait.

A l'extérieur, on emploie la solution de Sublimé pour *lotions* : 1° contre les éphélides (Hardy), à la dose de 50 centigrammes, dissous dans quantité suffisante d'alcool, avec sulfate de zinc et acétate de plomb, ââ 2 grammes, dans environ 250 grammes d'eau ; 2° contre les démangeaisons (formule de la Liqueur de van Swieten), avec addition d'alcoolat de Menthe (Henry) ou de camphre (Cazenave).

On prépare un *Bain de Sublimé* avec 15 à 20 grammes de Sel mercuriel dissous dans quantité suffisante d'alcool, ou bien avec 10 à 15 grammes et une égale quantité de sel ammoniac, dans 500 grammes d'eau qu'on verse dans l'eau d'une baignoire de bois de 200 à 300 litres. Il faut d'autant moins de Sublimé corrosif que la baignoire est plus petite et que la peau est couverte d'un plus grand nombre d'ulcérations, ou tout au moins d'excoriations susceptibles d'absorber le médicament. La taille du sujet et son âge importent peu.

La *Pommade de Cyrillo*, qui contient 1 gramme de Sublimé pour 8 grammes seulement d'axonge, est dangereuse et doit être atténuée pour devenir d'un emploi facile.

Le Sublimé entre aussi dans des trochisques escharotiques. Ceux dits *de Minium* lui doivent leurs propriétés actives.

On a préparé un *Collodion caustique* avec le Sublimé (4 grammes pour 30 grammes de collodion) pour enduire des surfaces atteintes d'ulcérations syphilitiques (Macke), et un *Collodion abortif* contre les pustules de variole (30 centigrammes seulement de Sublimé pour 30 grammes de collodion élastique).

Enfin, Trousseau a fait confectionner des *Cigarettes mercurielles* au Bichlorure hydrargyrique, dont on fume une ou plusieurs par jour pour modifier directement, par la vapeur de mercure, les surfaces du pharynx, du larynx et des fosses nasales atteintes de lésions syphilitiques.

**PERCHLORURE DE FER**, *Chloruretum ferricum.*

Angl. *Sesquichloride of Iron, Perchloride of Iron.* — All. *Ferrum sesquichloratum.*

Le *Perchlorure de Fer* ($Fe^2Cl^3$), volatil, soluble dans l'eau, l'alcool et l'éther, se rencontre très-rarement dans le règne minéral. Les eaux naturelles d'Alexisbad et de Bukowine contiennent du Protochlorure de Fer ($FeCl$).

ACTION PHYSIOLOGIQUE. — Le Perchlorure de Fer est probablement le plus énergique de tous les astringents. C'est, sans aucun doute, la plus puissante des préparations martiales pour ses effets topiques, car il ne se borne

pas à produire l'astriction des tissus, mais il devient irritant et caustique lorsqu'il est en solution concentrée, marquant, par exemple, 45° à l'aréomètre
de Baumé. A ce degré, il coagule l'albumine ainsi que les autres substances
protéiques, et forme une eschare superficielle, brunâtre. Quand on prend à
l'intérieur de trop fortes doses de solution de Perchlorure ferrique, il produit
dans les premières voies des désordres semblables, et donne lieu à des symptômes d'inflammation gastro-intestinale qui ont entraîné la mort dans un cas où
le sujet avait avalé environ 45 grammes de solution concentrée.

Le Perchlorure de Fer, pris à petites doses, s'unit aux matières albuminoïdes du mucus des premières voies, et pénètre sous cette forme dans la circulation.

Ses effets sont ceux des ferrugineux en général, c'est-à-dire toniques et
reconstituants. En outre, il offre, à un plus haut point que les autres, les
propriétés antiphlogistiques et antipyrétiques, le pouvoir de resserrer les tissus,
de rétracter les vaisseaux sanguins, de diminuer par conséquent les hypérémies morbides, et d'augmenter la tension vasculaire. Cet effet remarquable
se fait principalement sentir quand le sel ferrique, séparé de l'albumine par
un émonctoire dont le produit est exempt de cette substance protéique, retrouve alors toute sa puissance styptique. C'est ce qui a lieu précisément dans
les reins. Ainsi s'explique l'efficacité du Perchlorure de Fer pour diminuer la
congestion de ces organes, arrêter la néphrorrhagie, augmenter la diurèse et
tonifier la surface interne de toutes les voies urinaires.

L'excès du Perchlorure de Fer non absorbé agit comme astringent sur le
tube digestif, amène la constipation et colore en noir les matières fécales.

USAGES. — MODES D'ADMINISTRATION ET DOSES. — Le Perchlorure de
Fer n'est pas employé à l'état solide. On en prépare des solutions aqueuses
plus ou moins concentrées, dont la plus forte marque 45° B. La plus
haute puissance de la *Solution officinale* du *Codex* ne dépasse pas 30°
avec une densité de 1,26. Il en est de même de celle d'Adrian, qui, bien
qu'elle rougisse encore énergiquement le papier de tournesol, se distingue
par sa parfaite neutralité chimique, ce qui lui enlève beaucoup de ses propriétés irritantes, caustiques, et lui donne une supériorité incontestable dans
la médication interne.

L'addition de proportions plus ou moins considérables d'eau distillée donne
à la liqueur fondamentale des titres décroissants depuis 25°, 20°, 15° jusqu'à
10° B.

Les premières applications du Perchlorure de Fer, faites par Pravaz et en-
couragées par Lallemand, ont eu pour but la coagulation du sang dans les
vaisseaux et la cure des anévrysmes. Aujourd'hui ce composé est également
usité en médecine et en chirurgie, et la monographie du docteur Deleau, médecin de la Roquette, constate le rang élevé qu'il occupe dans la thérapeutique
interne et externe.

En même temps qu'elle s'est généralisée, la méthode de Pravaz s'est modifiée dans le sens des résultats expérimentaux obtenus à Alfort par Goubaux et Giraldès. Ces observateurs ont montré que, pour obtenir un caillot non fluidifiable, il ne faut pas se servir de la solution escharotique à 45° ou 49° B., mais bien de la solution normale du *Codex*, et que, pour avoir un caillot d'emblée solide, il ne faut pas que le titre descende au-dessous de 20°.

L'opération consiste à injecter dans l'intérieur de la poche anévrysmale, à l'aide de la petite seringue imaginée par Pravaz ou de la modification de Lüer, des gouttes de solution officinale de Perchlorure ferrique en nombre variable, suivant le volume de l'anévrysme, et conséquemment de la masse de sang à coaguler.

Le premier phénomène produit est la solidification du sang touché par le sel ferrique (*caillot primitif*); immédiatement après vient la coagulation spontanée du sang arrêté par ce bouchon solide (*caillot secondaire*). Puis l'épanchement del ymphe plastique dans le canal de l'artère amène l'adhésion du coagulum à ses parois. Ultérieurement se fait la résorption des parties chimiquement désorganisées, l'hypertrophie de la tunique moyenne, l'enkystement du caillot, la disparition du caillot secondaire et des exsudats plastiques; enfin l'occlusion de l'artère.

Mais il survient parfois des accidents, savoir : la dissolution de la masse coagulée, l'inflammation suppurative du sac, la gangrène des parties circonvoisines, et la mort peut arriver, soit comme conséquence de ces désordres locaux, soit par le fait de l'infection purulente ou de la migration des embolies.

L'injection de la solution officinale de Perchlorure de Fer a été pratiquée également dans le but d'obtenir la cure radicale des varices. Cette solution constitue un topique puissamment styptique, très-fréquemment usité contre les hémorrhagies traumatiques ou du moins externes, c'est-à-dire occupant une région directement accessible, telle que le col de l'utérus (Guersant, etc.).

On peut s'en servir de même pour modifier des plaies de mauvais caractère, avoriser la cicatrisation des trajets fistuleux. C'est, assurément, l'un des meilleurs cathérétiques à opposer aux accidents primitifs de l'angine maligne, diphthérique, gangréneuse ou sphacélo-diphthérique, parce qu'il ne cautérise pas profondément, et ne fait, pour ainsi dire, que tanner ou momifier les pellicules couenneuses et les eschares.

Diluée, la solution normale constituerait un bon modificateur local de la blennorrhée et de la leucorrhée (Barudel, Guibert). Deleau prescrit une *Pommade au Perchlorure ferrique* contre la teigne, l'acné, la mentagre et diverses dartres rebelles.

Quelques gouttes de solution à 20°, instillées entre les paupières, ont réussi à faire disparaître des pannus et des kératites vasculaires (Follin, Gosselin, Nélaton, etc.). La solution à 45° est réservée actuellement pour les cas où l'on a besoin d'une action caustique : par exemple, quand il s'agit de cautériser un chancre et de neutraliser le virus syphilitique, ou bien de détruire des végétations, des tumeurs érectiles (Yvonneau, Leclerq,

Al. Thierry), de désinfecter des tumeurs cancéreuses ulcérées et saignantes (Kivisch).

A l'intérieur, le Perchlorure de Fer a été administré avec succès à la dose de 20 à 40 gouttes de solution normale en potion dans les hémorrhagies viscérales, notamment dans le *purpura hæmorrhagica*. On l'a donné aussi dans la diarrhée chronique, même dans la bronchite et le catarrhe pulmonaire (Deleau), dans les pyrexies, telles que la fièvre puerpérale ou la fièvre typhoïde, et plus récemment dans l'érysipèle, afin de diminuer l'intensité de la fièvre, de la phlegmasie cutanée et d'abréger la durée du mal (Bell, etc.).

Il est superflu d'ajouter que, sous une forme très-diluée, le Perchlorure ferrique réaliserait tous les avantages reconnus aux préparations martiales comme toniques, analeptiques et corroborants.

Quand on veut obtenir les effets astringents immédiats de la solution de Perchlorure de Fer, il faut l'administrer isolément et plus ou moins étendue d'eau, selon les cas. Ainsi, pour agir localement sur l'œsophage ou sur l'estomac, soit pour en arrêter les hémorrhagies, soit pour les tonifier, on prescrira une potion composée de 20 à 30 ou 40 gouttes de Solution officinale; eau distillée, 100 à 150 grammes, et sirop de sucre, 15 à 30 grammes, sans addition d'aucune substance organique capable de masquer le Perchlorure. Mais cette précaution est superflue, si l'on recherche uniquement les effets secondaires du sel ferrique, après absorption et diffusion dans l'économie. Dans ce cas, non-seulement la présence des matières albuminoïdes n'est pas à redouter, comme on le croit généralement, mais je pense, au contraire, qu'une solution de blanc d'œuf serait un excellent véhicule, à la condition d'y ajouter, goutte à goutte, la liqueur de Perchlorure de Fer, et d'agiter chaque fois afin que le sel ferrique rencontre aussitôt un grand excès d'albumine pouvant l'incarcérer. L'absorption s'exerce sur ce composé ferrico-protéique duquel le Perchlorure de Fer s'échappe intact en passant dans l'urine ou d'autres sécrétions non albumineuses.

Pour fortifier l'action astringente, anticatarrhale et hémostatique du Perchlorure de Fer, il est bon de l'associer à diverses substances synergiques, telles que l'ergot ou ses préparations, les balsamiques, et spécialement les huiles essentielles.

Je le prescris avec l'essence de térébenthine et l'ergot contre l'hémoptysie, l'hématurie, les métrorrhagies, etc. Guibert donne la formule suivante contre la blennorrhagie chronique : Solution normale de Perchlorure de Fer, 2 grammes; ergotine de Bonjean, 3 grammes; extrait oléo-résineux de cubèbe, 5 grammes. Pour 60 pilules.

Les injections de Perchlorure de Fer se font avec 1 à 2 ou 3 grammes au plus de Solution normale dans 150 grammes d'eau pure ou de décoction de Guimauve et de Pavot.

**CHLORURE DE ZINC**, *Chloruretum zincicum.*

Angl. *Chloride of Zinc, Butter of Zinc.* — All. *Zinck Chlorür.*

Le *Chlorure de Zinc* (ZnCl) est un sel de consistance de cire, déliquescent, soluble dans l'eau, l'alcool et l'éther. Il contient parfois 12 pour 100 d'arséniate de zinc.

ACTION PHYSIOLOGIQUE. — Appliqué sur la peau dépouillée d'épiderme, le Chlorure de Zinc détermine en quelques minutes une escharre blanchâtre, épaisse et très-dure, qui tombe après un laps de temps sensiblement égal à celui que met à se détacher la rondelle d'un cautère produit par la pâte de Vienne. Le délai est moindre s'il s'agit d'un tissu morbide. Naturellement cette mortification est accompagnée d'une violente cuisson. La présence de l'épiderme n'est pas un empêchement absolu ; elle retarde seulement les effets du caustique.

De petites doses de Chlorure de Zinc portées dans l'estomac détermineraient une stimulation plus ou moins marquée de la muqueuse et une sensation analogue à celle de la faim. Des doses plus fortes occasionneraient de la gastralgie ; enfin une quantité excessive de Chlorure de Zinc agirait comme un poison corrosif, et donnerait lieu à la série des accidents locaux et autres qui caractérisent tous les empoisonnements de cette sorte : vomissements, sueur froide, algidité, dépression du pouls, suppression des urines, crampes, etc.

SUBSTANCES SYNERGIQUES, AUXILIAIRES. — Les caustiques sont congénères du Chlorure de Zinc pour sa principale propriété physiologique ; mais il n'en est point, à part le Chlorure d'Antimoine, dont on fasse son auxiliaire thérapeutique.

SUBSTANCES ANTAGONISTES, INCOMPATIBLES. — ANTIDOTES, CONTRE-POISONS. — Les corps gras gênent l'action de tous les poisons, les mucilagineux et les narcotiques en atténuent les effets. Mais les antagonistes spéciaux du Chlorure de Zinc, sous le rapport chimique, sont les alcalis, leurs carbonates et les sels alcalins à acides très-faibles. Aussi l'eau de savon est-elle administrée avec avantage comme contre-poison du Chlorure de Zinc. On donnerait avec le même succès la lessive de cendre ou les cendres elles-mêmes dont la soude précipiterait l'oxyde de Zinc en faisant du Chlorure de Sodium. Il n'y a rien à dire sur les antidotes dynamiques d'un agent dont l'action générale reste au moins douteuse.

USAGES. — MODES D'ADMINISTRATION ET DOSES. — D'après ce que nous savons de l'inertie du Zinc comme médicament antispasmodique, il n'y a rien à espérer du chlorure de ce métal dans l'épilepsie ou la chorée, maladies contre lesquelles on l'a pourtant préconisé. Si le moyen n'était pas bon, en revanche il pouvait devenir très-mauvais à raison de son action corrosive ; on a donc fait sagement d'y renoncer.

Le Chlorure de Zinc ne s'emploie maintenant que dans la thérapeutique chirurgicale. C'est peut-être le caustique le plus commode, en même temps que sûr, pour détruire les productions homœomorphes ou hétéromorphes :

fongosités ou callosités des ulcères et des trajets fistuleux, végétations vascu-laires ou cancéreuses. Dépourvu de cette sorte de spécialité d'action sur les éléments histologiques morbides, qui caractérise l'arsenic, il n'a pas non plus, quand l'absorption s'en exerce par une large surface, l'inconvénient d'exposer, comme ce métalloïde, à une véritable intoxication.

En outre, le Chlorure de Zinc escharifie sur place et ne fuse pas au loin. De plus, l'eschare qu'il donne est d'une bonne consistance.

Une autre supériorité de ce caustique consiste dans la forme sous laquelle il est employé : celle d'une pâte solide plus ou moins molle ou élastique pou-vant s'adapter avec la plus grande facilité à toutes les surfaces qu'il s'agit de détruire. La *Pâte escharotique*, ou, plus simplement, le *Caustique de Canquoin* est fait avec 1 partie de Chlorure de Zinc pour 2, 3 ou 4 parties de farine de froment, à laquelle on peut substituer (Sommé) le gluten, qui donne un produit très-plastique.

Le Chlorure de Zinc mêlé à parties égales avec la gutta-percha (Robiquet, Sommé) donne une substance ductile, susceptible de prendre toutes les formes en rapport avec les conditions particulières des productions patholo-giques. On en fait des cylindres du diamètre d'une plume d'oie, effilés à leurs extrémités. Grâce à ces différents modes de préparation, le caustique au Chlorure de Zinc sert habituellement à détruire couche par couche les cavernes qu'on n'ose pas attaquer avec l'instrument tranchant, en permettant de ména-ger les gros vaisseaux, les troncs nerveux et tous les organes importants. Il est aussi très-commode pour agrandir les trajets fistuleux par lesquels on veut extraire un séquestre ou un corps étranger.

Lloyd conseille aussi le Chlorure de Zinc en injections dans la gonorrhée, à la dose de 10 centigrammes pour 90 grammes d'eau distillée; et Critchett l'introduit à dose moindre entre les paupières pour réprimer l'épaississement et la vascularisation excessive de la conjonctive. Ces deux applications ne me semblent pas très-heureuses. Je n'en dirai pas autant de l'emploi de la solution de ce sel pour désinfecter les hôpitaux, les salles de dissection et autres lieux où pourrissent des matières organiques. Quant à l'injection des cadavres par la solution du Chlorure de Zinc, si elle ne conserve pas les instruments de dissection, elle est du moins un très-bon moyen de conservation des sujets destinés aux études anatomiques.

**CHLORURE DE MAGNÉSIUM CRISTALLISÉ**, *Chloruretum magne-sicum cum aquâ.*

Le *Chlorure de Magnésium* $(MgCl, 6HO)$ existe dans l'eau des mers et dans celles d'un grand nombre de sources minérales. C'est un sel extrêmement déliquescent et soluble dans son poids d'eau.

Cette solution mère constitue la forme officinale du médicament.

Le Chlorure de Magnésium est purgatif à la manière des autres sels neutres.

Cependant Lebert lui reconnaît la propriété de déterminer une supersécrétion de bile.

On le donne comme purgatif à la dose de 30 grammes de solution normale dans une potion, pour un adulte. La quantité est réduite à la moitié pour les enfants du second âge.

### CHLORURE DE CALCIUM, *Chloruretum calcicum.*
Angl. *Muriate of Lime.*

Le *Chlorure de Calcium* (CaCl) se rencontre dans les matériaux salpêtrés et dans quelques sources minérales salines. Très-avide d'eau, il tombe rapidement en déliquium.

On a prétendu qu'il exerçait une action stimulante sur toute l'économie et particulièrement sur les glandes lymphatiques. C'est un fondant et un anti-scrofuleux maintenant inusité. Son action purgative à haute dose est plus certaine, mais on ne l'utilise pas.

Le Chlorure de Calcium sert davantage aux chimistes, à cause de sa faculté d'absorber la vapeur d'eau. Il trouve aussi son emploi en hygiène, lorsqu'il s'agit de dessécher et de rendre mauvais conducteur pour le calorique l'air confiné entre les doubles vitrages dont on garnit les fenêtres des maisons russes et des habitations des contrées hyperboréennes.

### CHLORURE DE BARYUM, *Chloruretum baryticum.*

Le *Chlorure de Baryum* (BaCl) est encore un fruit sec de la thérapeutique. Est-ce injuste? Il serait imprudent de l'affirmer. Doué d'une saveur âcre et piquante, ce sel, à doses faibles, donne lieu à des douleurs d'estomac, des nausées et des vomissements. En masse considérable, il peut devenir l'un des plus énergiques poisons corrosifs (Brodie, Orfila). On lui attribue en outre des effets stupéfiants sur le système nerveux. Quoi qu'il en soit, son action physiologique n'aurait pas permis de deviner les propriétés stimulantes et antistrumeuses qui lui ont été reconnues par des observateurs recommandables.

Il a joui d'une certaine vogue dans le traitement des maladies scrofuleuses et spécialement des tumeurs blanches. On le donnait, pour commencer, à la dose de 30 centigrammes par jour en solution dans 125 grammes d'eau distillée, à prendre par cuillerée toutes les heures, dans les intervalles des repas. On arrivait graduellement à doubler la dose, et l'on a pu (Lisfranc) donner jusqu'à 3 grammes de ce sel en vingt-quatre heures sans aucun accident. Les succès obtenus ainsi sont d'autant plus étonnants, que les sujets étaient soumis au régime des légumes et de l'eau pure, à l'exclusion du vin et de la viande.

### CHLORURE DE SODIUM, SEL MARIN, *Chloruretum sodicum.*
Angl. *Chloride of Sodium.* — All. *Chloretum natricum, Meersalz.*

Le *Chlorure de Sodium* (NaCl) est un des sels les plus répandus dans la nature. Les mers lui doivent leur salure ; le sol en renferme çà et là des couches puissantes. En outre, il se rencontre dans les plantes et fait partie de toutes les humeurs des animaux. Beaucoup d'eaux minérales, notamment celles de *Balaruc*, *Bourbonne*, *Kreuznach*, *Nauheim*, *Niederbronn*, *Salies*, *Salins*, lui doivent leurs principales propriétés.

ACTION PHYSIOLOGIQUE. — Projeté sur la peau dénudée, le Sel marin produit un picotement vif et pénible, provoque la fluxion sanguine et un écoulement de sérosité. Mais la rougeur vasculaire est masquée par la couleur blanche due à l'opacification de l'albumine et des substances protéiques, consécutive à l'absorption de l'eau par le Chlorure de Sodium. Un phénomène semblable se produit à la face interne de la muqueuse buccale, quand on mange des aliments trop salés.

Doué d'une saveur piquante, spéciale et très-agréable, le *Sel marin* provoque la salivation et stimule les fonctions de l'estomac. Puis, en qualité de substance éminemment dialysable, il s'absorbe aisément, et va dans le sang augmenter la masse du plus important des sels neutres du sérum et favoriser comme ses congénères le conflit de l'oxygène avec les globules rouges. Une expérience facile à répéter rend cette action pour ainsi dire palpable. Des cristaux de Chlorure de Sodium déposés à la surface du caillot d'une saignée s'entourent instantanément d'une auréole rutilante, et la solution saline qui se répand autour du solide en fusion forme, sur le cruor noirâtre, des traînées d'un rouge écarlate se dirigeant vers les parties déclives.

Lorsqu'il est pris en quantité un peu considérable, le Sel marin occasionne une soif vive avec sensation de sécheresse dans les premières voies et de chaleur générale. A plus forte dose encore, il agit comme purgatif. Son usage immodéré entraîne à la longue une dyscrasie sanguine et une altération nutritive constituant le scorbut.

Le Chlorure de Sodium s'élimine en majeure partie par la sueur et les urines.

SUBSTANCES SYNERGIQUES, AUXILIAIRES. — Les Sels neutres en général, et spécialement les chlorures, agissent à la manière du Sel marin, tant comme cathartiques que comme excitants de l'hématose.

Comme stimulant du tube digestif, le Sel a pour auxiliaires les condiments et les assaisonnements usités chez les différents peuples.

SUBSTANCES ANTAGONISTES ET INCOMPATIBLES. — Tout ce qui s'oppose au conflit de l'oxygène avec les hématies est antagoniste du Chlorure de Sodium. De ce nombre sont : l'eau de Laurier-cerise et l'Acide cyanhydrique, probablement aussi l'Arsenic et l'Antimoine.

Les invisquants et les délayants sont les correctifs des effets topiques et généraux du Sel marin. Ses incompatibles sont les sels d'argent, lesquels donnent du chlorure d'argent insoluble, sauf en présence d'un excès d'albumine.

USAGES. — MODES D'ADMINISTRATION ET DOSES. — Le Sel marin est le condiment le plus usité et le plus indispensable. C'est le meilleur stimulant des fonctions digestives et l'un des excitants généraux les plus utiles dans les affections de langueur, l'anémie, la chlorose des scrofuleux et des tuberculeux, etc. On l'emploie comme tonique général dans les cachexies et les maladies asthéniques. Amédée Latour préconise justement le traitement chloruré dans la tuberculose pulmonaire et ganglionnaire. Labourdette conseille dans ce cas le lait des chèvres ou des vaches à la nourriture desquelles on ajoute une forte ration de Sel marin.

Les eaux naturelles sodiques de Balaruc, Hombourg, Niederbronn, joignent à leur action légèrement laxative l'avantage de fournir, par l'absorption d'une partie de leurs principes minéralisateurs, des éléments très-favorables à l'activité de l'hématose.

Le Chlorure de Sodium a été vanté par quelques médecins (Moroschkin, Piorry) contre la fièvre intermittente; mais ce moyen est infidèle et répugne beaucoup aux malades auxquels il faut en donner, dans l'intervalle de deux accès, jusqu'à deux ou trois doses de 30 grammes chacune, dans 100 grammes d'eau.

Le *Sirop de Chlorure de Sodium*, qui renferme 5 grammes de Sel par 30 grammes, est une préparation peu utile. L'addition d'eau de Laurier-cerise pour aromatiser ne me paraît pas heureuse, en raison de l'antagonisme physiologique du correctif vis-à-vis de la substance principale.

A l'intérieur, on emploie le Sel marin comme stimulant, comme irritant et comme résolutif.

La *Solution* sert à lotionner les ulcères sanieux, les régions contusionnées et meurtries, les surfaces affectées de pityriasis ou d'autres dartres furfuracées. On applique aussi des compresses d'eau salée, ou bien un *liniment* composé de sel, d'axonge et d'huile de lin, sur les engorgements lymphatiques.

Ce topique provoque une éruption varioliforme (Ancelon) analogue à celle de la pommade stibiée. Les *Bains de mer* froids et chauds sont usités comme toniques chez les sujets débilités. On fait prendre au même titre des *Bains de mer* artificiels préparés avec 6 à 8 kilogrammes de Sel marin dans une baignoire de 200 à 300 litres.

On emploie encore le Sel marin en *collyre* liquide dans certaines ophthalmies chroniques d'origine strumeuse. Enfin, une cuillerée à soupe de Sel de cuisine dans 500 grammes d'eau constitue un *lavement purgatif* très-sûr et très-énergique.

### CHLORURE DE POTASSIUM, *Chloruretum potassicum.*

Angl. *Chloride of Potassium.* — All. *Chloretum kalicum.*

Le *Chlorure de Potassium* (KCl) existe en faible proportion dans l'eau de mer et dans quelques eaux minérales salines. Il se rencontre également dans les liquides végétaux et animaux, notamment dans le suc de la viande et dans le lait.

ACTION PHYSIOLOGIQUE ET USAGES. — Cette dernière particularité fait prévoir que le Chlorure de Potassium, qui possède d'ailleurs les propriétés du

Chlorure de Sodium, doit stimuler davantage la combustion respiratoire des muscles et la sécrétion lactée.

De même que le Sel marin dont il a le goût, le Chlorure de Potassium était employé jadis comme sudorifique, résolutif et fébrifuge, à la dose de 1 à 4 grammes. On le connaissait sous le nom de *Sel fébrifuge* ou *Digestif de Sylvius*, ou sous celui de *Sel ammoniac diurétique*.

Pereira suppose qu'il pourrait être efficace contre le scorbut.

# CHAPITRE VI

## BROMURES.

**BROMURE DE POTASSIUM,** *Bromuretum potassicum.*
Angl. *Bromide of Potassium.* — All. *Bromkalium.*

Le *Bromure de Potassium* (KBr) existe dans l'eau de la mer, dans les eaux mères des salines et dans une foule d'eaux minérales qui s'en rapprochent, conjointement avec le Bromure de Sodium et les iodures alcalins. On en trouve une proportion plus ou moins forte dans les eaux chlorurées de Balaruc, de Bourbon-l'Archambault, de Bourbonne-les-Bains, de Hombourg, Kreuznach, Nauheim, Niederbronn, Salins, Soden, dans les eaux alcalines de Contrexéville, Cusset, Royat. Celles de Challes contiennent du Bromure de Sodium. Enfin on trouve aussi du brôme dans les eaux sulfureuses de Baréges, de Saint-Honoré et de Vernet-les-Bains.

ACTION PHYSIOLOGIQUE. — Le Bromure de Potassium, d'une saveur salée avec un arrière-goût amer et désagréable, exerce localement sur la peau dénudée et les muqueuses une action d'autant plus marquée, que la solution est plus concentrée. Cette irritation se fait sentir assez vivement au passage dans la gorge chez les sujets atteints de pharyngite granuleuse, d'inflammation érythémateuse ou ulcéreuse de l'isthme et du gosier.

Dans l'estomac, ce sel, administré à doses massives, donne lieu d'abord à une excitation se traduisant par une sensation de chaleur, ou comparable à l'aiguillon de la faim. Après ce premier effet direct, semblable à celui que déterminent les principaux narcotiques sur la peau dénudée, le Bromure de Potassium absorbé produirait sans doute, topiquement, ses effets sédatifs spéciaux, comme font l'atropine et la morphine consécutivement à leur pénétration dans les tissus; mais cette action exigerait un contact plus prolongé que le temps nécessaire à la déglutition, en sorte que l'anesthésie du pharynx et du voile palatin serait difficilement obtenue par ce procédé.

Le Bromure alcalin, jouissant comme l'iodure d'une excessive faculté de dialyse, s'absorbe par les muqueuses avec une remarquable facilité. Il s'ensuit des modifications considérables du côté des grandes fonctions. Le médicament ralentit et régularise les révolutions cardiaques; il réduit aussi le développement du réseau capillaire sanguin et diminue la calorification, et conséquemment la sensibilité périphérique dans ses trois modes : tactile, douloureux et *caloriscient*. Cette action peut être poussée jusqu'à l'analgésie complète de la peau, qui peut être piquée, pincée et brûlée sans que les sujets en aient conscience ; jusqu'à l'affaiblissement de la vue et de l'ouïe, et jusqu'à l'insensibilité de l'isthme guttural ainsi que du pharynx.

A. Voisin pense que les phénomènes réflexes sont seuls abolis dans ces dernières régions ; le fait est qu'on retrouve la sensibilité tactile à peu près entière chez des sujets qui ont absolument perdu les mouvements automatiques de la déglutition et du vomissement en rapport avec la titillation des parties constituantes de l'isthme. Cependant la sensibilité tactile de cette région devient elle-même obtuse ou nulle, quand la dose est forte et suffisamment renouvelée. D'un autre côté, on a pu toucher la conjonctive avec le doigt sans provoquer le clignement.

En même temps il se produit un sentiment de langueur intellectuelle, de faiblesse musculaire et d'abattement général accompagné de frigidité ou même d'impuissance. Et, quand la dose est très-élevée, on observe l'affaiblissement de la mémoire, l'obtusion de l'intelligence, la céphalalgie, le vertige, l'étourdissement, la titubation, la somnolence.

Cette *ivresse bromique* est essentiellement inverse de l'ébriété alcoolique, iodique ou thébaïque ; il n'y a pas de période d'excitation, tous les phénomènes énumérés ont lieu directement par défaut de *stimulus* ou par abnutation. Je les ai vus très-intenses chez un de mes maîtres qui avait avalé d'un trait une fiole contenant 10 grammes de Bromure de Potassium en dissolution dans 60 grammes d'eau.

Souvent la sécrétion rénale est accrue d'emblée, et l'activité se maintient tant que dure l'administration du médicament. Quelquefois la diurèse est d'abord peu augmentée, puis il survient tout à coup un flux d'urine et même de l'incontinence nocturne. La salive est ordinairement plus abondante. Il n'y a pas d'accroissement notable des autres sécrétions.

Les urines et la salive sont les principales voies d'élimination du Bromure alcalin, qui s'échappe cependant en proportion sensible par les glandes sudorales et révèle sa présence par des éruptions érythémateuses, vésiculeuses ou acnéiformes, qui suivent, chez les personnes susceptibles, l'usage prolongé du Bromure de Potassium. L'abus de ce médicament entraîne exceptionnellement des symptômes sérieux de gastro-entérite, mais il n'est pas rare que cet agent donne lieu à du relâchement de corps et même à de la diarrhée.

En définitive, le Bromure de Potassium exerce une action sédative et hyposthénisante sur tout le système par l'intermédiaire probablement des nerfs vaso-moteurs, dont il augmente l'action. Par le calme qu'il amène dans la circulation cardiaque, par le retrait qu'il détermine dans les réseaux capillaires, comme par l'accroissement parfois énorme de la diurèse, le Bromure alcalin se rapproche singulièrement de la digitale. La prédilection qu'il manifeste pour certaines régions, l'entrée des voies digestives et respiratoires, l'appareil génito-urinaire, tient vraisemblablement à l'élimination active qui s'en fait par les reins, par les muqueuses et les glandes annexes des régions favorisées.

Dans l'état morbide, certaines conséquences de ces effets primordiaux se font remarquer davantage. Par exemple, les sueurs profuses et le flux muqueux sont diminués ou supprimés en même temps que l'éréthisme fébrile. La sédation du système nerveux se traduit par la cessation des spasmes et des convulsions ou par la diminution des actions réflexes médullaires.

SUBSTANCES SYNERGIQUES, AUXILIAIRES. — On pourrait se servir presque indifféremment des trois principaux Bromures alcalins : ceux de Potassium, de Sodium et d'Ammonium, en qualité de fondants, mais non de sédatifs et d'anesthésiques. Le Bromure de Sodium, moins vite éliminé, agirait moins sur les lieux d'élection. Celui d'Ammonium aurait des propriétés excitantes. La Digitale, le Sulfate de Quinine, le Chlorate et le Nitrate de Potasse peuvent, en qualité de sédatifs et de diurétiques, servir d'adjuvants ou de succédanés au Bromure de Potassium. S'agit-il, au contraire, de son action vaguement appelée fondante, dépurative, antistrumeuse, il faut alors l'associer à l'huile de foie de morue et surtout aux préparations iodurées, qui en sont, sous ce rapport, les congénères thérapeutiques.

SUBSTANCES ANTAGONISTES INCOMPATIBLES. — ANTIDOTES, CONTRE-POISONS. — Les véritables stimulants, c'est-à-dire les agents qui diminuent la tonicité vasculaire ou l'influence du grand sympathique sur la circulation, qui augmentent l'éréthisme des capillaires et les phénomènes d'hématocausie, tout cela est antagoniste du Bromure de Potassium. On évitera donc d'employer concurremment les alcooliques, les stimulants diffusibles en général, les opiacés, et, dans un autre ordre de moyens, les boissons chaudes, la température trop élevée de l'atmosphère.

Si c'est l'action sédative qu'on recherche, il est clair qu'il faudra se débarrasser des moindres traces d'iodure, lesquelles ne se bornent pas à diminuer le poids réel du Bromure alcalin, mais exercent, eu égard à l'état des capillaires, une action diamétralement contraire, et jouent dans la préparation le rôle des quantités négatives. A ce titre, l'iode et les iodures peuvent servir de correctifs et d'antidotes au brôme et aux bromures alcalins, dont les effets seraient également contre-balancés par l'influence des excitants proprement dits, et spécialement des alcooliques.

USAGES. — Comme fondant, le Bromure de Potassium trouve son emploi (Pourché, Ricord) dans les manifestations variées de la diathèse tuberculeuse et dans quelques autres états analogues. On devrait même, à l'exemple de Trousseau, l'associer habituellement à l'iodure de la même base, comme il l'est naturellement dans les eaux salines iodo-bromurées, ce qui aurait l'avantage de les faire mieux tolérer l'un par l'autre. Mais dans le goître, et surtout la cachexie exophthalmique où la susceptibilité pour l'iode est extrême, il devrait être substitué quelquefois à ce dernier agent thérapeutique.

Les propriétés sédatives du Bromure de Potassium conviennent, abstraction faite de tout nosologisme, toutes les fois qu'il existe un phénomène d'irritation contre lequel il peut lutter avantageusement.

C'est par la même raison que l'opium est employé depuis la plus haute antiquité dans les maladies les plus diverses, indépendamment de toute considération étiologique ou taxonomique.

Le Bromure alcalin est indiqué pour obtenir l'anesthésie de l'isthme guttural, de la muqueuse de l'œil ou de l'urèthre, à l'effet de rendre plus faciles les opérations de laryngoscopie (Rieken) de staphylo et uranoraphie, etc. (Rames, Huette, Gosselin, Debout), le cathétérisme (Thielmann).

Il est utile (Gubler) contre les affections irritatives et douloureuses du pharynx et de l'isthme du gosier, contre l'œsophagisme, contre l'asthme et l'emphysème, contre la toux spasmodique et convulsive de certaines bronchites et de la coqueluche, contre certaines palpitations cardiaques nerveuses ou symptomatiques d'une lésion organique, contre les hypérémies en général et contre les affections des centres nerveux de forme congestive ou avec excès de stimulus.

Le Bromure alcalin a été surtout recommandé jusqu'ici contre l'éréthisme génital (Thielmann, Ricord, etc.), contre le petit-mal et l'épilepsie (Brown-Séquard, Bazin, Gubler, A. Voisin, Thomas de Sedan, Bernutz, etc.). Il a été employé avec succès dans la chorée (Gubler, etc.), et Lailler s'en est servi avec quelque avantage dans les affections cutanées douloureuses.

Enfin ce sel est appelé à rendre des services dans des maladies organiques d'ailleurs incurables, telles que la phthisie pulmonaire et la tuberculose en général, en réprimant certains symptômes ou complications, comme la toux quinteuse et les vomissements consécutifs du début de la tuberculisation pulmonaire, les dysphagies et l'inanition secondaire de la pharyngite granuleuse ou ulcéreuse des tuberculeux.

MODES D'ADMINISTRATION ET DOSES. — Le Bromure de Potassium, à la dose quotidienne de 50 centigrammes à 1 gramme, ne saurait agir qu'en qualité de résolutif, de fondant ou d'altérant. Comme sédatif ou anesthésique, on ne doit pas le prescrire à une dose moindre que 2 grammes, chez un adulte. On en donnerait aisément 1 gramme chez les sujets en bas âge, lesquels tolèrent des doses proportionnellement plus fortes que les adultes de tous les médicaments qui, tels que la quinine, anémient les organes en agissant directement sur leurs vaisseaux ou indirectement sur les nerfs du sympathique qui règlent la circulation capillaire. A la dose de 2 grammes, répétée plusieurs jours de suite, le Bromure alcalin procure ordinairement des effets physiologiques et thérapeutiques. Toutefois il est assez souvent nécessaire de donner 3 et 4 grammes dans les vingt-quatre heures pour enrayer les convulsions choréiques ou épileptiques et les accès de suffocation dans certaines formes d'asthme. Quelques praticiens ont l'habitude de pousser les doses jusqu'à 5 et

6 grammes; à part la diarrhée, qui se déclare quelquefois, cette manière d'agir est ordinairement exempte d'inconvénients.

On peut administrer le Bromure de Potassium soit dans un julep gommeux, soit dans des capsules de Lehuby, qu'il faut emplir au moment de les employer, sous peine de les voir se dissoudre partiellement au contact du sel déliquescent. Je préfère administrer par cuillerées à soupe dans un peu d'eau sucrée aromatisée avec de l'eau de fleur d'oranger ou du sirop d'écorce d'orange amère, la solution suivante :

> Bromure de Potassium exempt d'iodure.... 20 grammes.
> Eau distillée......................... 300    —
>     F. S.

Chaque cuillerée d'environ 15 grammes représente sensiblement 1 gramme de Bromure. Cette formule est maintenant généralement adoptée.

Quand l'action topique du Bromure de Potassium sur l'entrée des premières voies est désagréable aux personnes affectées de pharyngite, on peut le leur administrer en lavement ou bien incorporé dans une potion rendue visqueuse à l'aide d'un mucilage épais de gomme adragante, de graine de Lin ou de Lichen Carragaheen.

Trousseau a eu l'idée de faire prendre aux enfants scrofuleux le Bromure de Potassium avec l'iodure de la même base, et du sel marin, sur des tartines de beurre.

Le Bromure de Potassium pourrait être incorporé dans du lait ou mêlé à la nourriture des vaches et des chèvres laitières, d'après la méthode de Labourdette. Il n'y aurait aucun avantage à en préparer un sirop.

On peut le faire entrer dans une pommade ou un glycéré comme résolutif et fondant, à la dose de 8 à 10 grammes pour 30 grammes de véhicule.


# CHAPITRE VII

## IODURES.

**IODURE DE POTASSIUM**, *Ioduretum potassicum.*

Angl. *Iodide* or *Ioduret of Potassium.* — All. *Kalium iodatum, Iodetum kalicum.*

L'*Iodure de Potassium* (KI) est rare dans la nature, mais l'Iode se rencontre dans l'eau des mers et dans les productions marines des deux règnes organiques : les Algues, les Éponges, les Huîtres et même les Mollusques, etc. Il existe aussi dans les eaux minérales en compagnie du brôme (voy. BROMURE DE POTASSIUM).

ACTION PHYSIOLOGIQUE. — L'Iodure de Potassium exhale souvent une légère odeur d'Iode, parce qu'il en renferme habituellement un excès, et que, d'ailleurs, l'acide carbonique de l'air en dégage une faible proportion de sa combinaison avec la base alcaline. Il possède une saveur salée et amère, spéciale et désagréable. Localement, il exerce une légère irritation qui se traduit à la peau, après des frictions réitérées, par de l'érythème, de la cuisson et par une éruption vésico-pustuleuse acnéiforme, un peu furonculeuse même. Introduit dans le sang, l'Iodure de Potassium se comporte comme l'iode, à la manière d'un excitant général. Le pouls devient plus fort et plus fréquent, les capillaires artériels se développent et la chaleur périphérique augmente. Cette fièvre artificielle s'accompagne de congestion céphalique avec douleur frontale, rougeur des yeux et larmoiement, enchifrènement, douleur au niveau de la base du nez et des sinus frontaux, écoulement séro-muqueux par les narines, irritation de la gorge et quelquefois salivation plus ou moins abondante.

Après quelques jours d'emploi, l'élimination de l'iode par la peau se manifeste par des éruptions de formes diverses, depuis la roséole et les papules jusqu'à l'acné ou l'eczéma. Il peut survenir dès le premier jour, avec une dose qui ne dépasse pas 50 centigrammes, un œdème énorme des paupières et l'occlusion complète des yeux, une céphalalgie très-intense, des élancements dans les yeux et les oreilles, des tintouins et des éblouissements.

L'ensemble de ces derniers phénomènes constitue l'*ivresse iodique* (Lugol), ou ce qu'on peut appeler l'*iodisme aigu.* Lorsqu'ils sont poussés à l'extrême sous l'influence de doses excessives, comme dans les expérimentations sur les animaux (Devergie, Cogswell), ces phénomènes, joints à l'irritation des premières voies, peuvent avoir une issue funeste.

Coindet et plus tard Rilliet ont signalé et décrit une autre espèce d'*iodisme* vraiment *constitutionnel*, caractérisé par ces trois symptômes : amaigrissement progressif, appétit exagéré, palpitations cardiaques.

Tandis que l'iodisme aigu est proportionnel à la masse du médicament ingéré, l'iodisme chronique, décrit par Rilliet, se montrerait plutôt sous l'influence de petites doses; mais comme dans les faits observés par lui il s'agissait spécialement de goîtreux, Trousseau et Pidoux pensent avec raison que cette condition morbide dispose énormément aux accidents toxiques de l'iode. Cela me paraît d'autant plus probable, que j'ai eu plusieurs fois l'occasion de constater l'intolérance pour les iodiques de la part des sujets atteints de palpitations nerveuses avec bouffées congestives de différents côtés, rougeurs subites du visage et autres signes d'hyposthénie du système nerveux vaso-moteur liés ordinairement à un état d'hypoglobulie.

A dose forte et soutenue, l'Iodure de Potassium produit des phénomènes plus constants et fort remarquables. Son effet le plus important est d'accélérer le mouvement de dénutrition, et conséquemment de ramener dans la circulation les matériaux adipeux simplement déposés en réserve dans les mailles du tissu sous-cutané et dans les parenchymes, ainsi que les produits plastiques nouvellement formés ou épanchés. La diminution de volume des goîtres, l'atrophie concomitante des glandes mammaires ou des testicules ne s'expliquent pas uniquement par la disparition des vésicules adipeuses ou des éléments embryonnaires qui n'ont pas encore droit de domicile dans l'économie. Je pense qu'il s'y ajoute la résorption des produits de sécrétion des glandes, peut-être une réduction de volume de chacun de leurs éléments histologiques, mais je me refuse à croire, avec Moïsisowitz, qu'il disparaisse jamais un tube de la substance testiculaire, non plus qu'un acinus de la glande mammaire ; s'il en était autrement, il faudrait donc admettre aussi la reproduction consécutive d'éléments glandulaires, puisque nous voyons des femmes arrivées un moment à la plus extrême émaciation, recouvrer plus tard leur embonpoint et le volume, ainsi que la consistance normale de leurs seins.

La prédominance du mouvement de dénutrition peut-elle s'expliquer ? Je serais tenté de la rattacher à un phénomène analogue à l'accélération de la progression de l'eau dans les tubes capillaires, sous l'influence de l'Iodure de Potassium qu'elle tient en dissolution. Il semble que l'Iodure alcalin enlève aux hématies la faculté d'adhérer aux parois des petits vaisseaux, assez longtemps pour que le sang puisse fournir aux différents organes les matériaux de leur réparation. Cependant, la dénutrition continuant toujours, l'économie se réparerait imparfaitement aux dépens de ses réserves normales (tissus adipeux) ou accidentelles (épanchements plastiques).

L'Iodure de Potassium augmente l'appétit s'il est pris en petite quantité, et détermine en même temps la constipation. Il amène à peu près invariablement une exagération du flux menstruel pouvant aller jusqu'à la ménorrhagie et facilite les hémoptysies chez les tuberculeux. On a mis encore l'insomnie au nombre des symptômes de l'iodisme, mais il faut distinguer. L'Iodure de Potassium, qui congestionne, empêche de dormir lorsqu'il détermine une fluxion excessive du côté de l'encéphale, soit en vertu de la prédisposition des sujets, soit en vertu de sa trop forte proportion dans l'économie. Il fait dormir au contraire les sujets dont le cerveau est anémique et peu excitable. C'est exactement l'inverse de ce qui a lieu pour le Bromure de Potassium et le Sulfate de Quinine.

L'Iodure de Potassium s'élimine certainement par les urines, la salive, les larmes et le lait, où il est facile de le retrouver; probablement par le sperme, le mucus buccal et les glandules sébacées de la peau.

Cette élimination, qui se fait principalement par les urines et la salive, commence parfois quelques minutes après l'ingestion dans l'estomac. Mais on n'observe une telle rapidité que dans les cas où la dose ingérée est énorme, quasi toxique, parce qu'il faut, d'une part, un certain degré de saturation du sang par l'iodure pour que les émonctoires s'emparent de ce dernier, et, d'autre part, une quantité notable d'Iode dans la sécrétion pour qu'elle soit mise en évidence par les réactions courantes auxquelles se livrent les cliniciens ou les physiologistes expérimentateurs. Lorsqu'il pénètre une très-petite quantité à la fois du principe ioduré dans l'économie, l'apparition s'en fait beaucoup plus tardivement dans les sécrétions. Par exemple, à la suite des badigeonnages de teinture d'Iode sur le genou, je n'ai généralement obtenu la réaction caractéristique qu'au bout d'une heure ou deux; elle s'accusait davantage dans les deux heures suivantes, puis elle décroissait graduellement. Il m'est arrivé de constater une faible proportion d'Iode dans les urines du lendemain, sans doute parce que l'absorption continuait à s'exercer vers la périphérie cutanée.

SUBSTANCES SYNERGIQUES, AUXILIAIRES. — Comme excitant, l'Iodure potassique a pour auxiliaires tous les agents de la médication stimulante. Comme modificateur du mouvement nutritif et plastique, il a pour adjuvants les différentes substances qui passent pour fondantes, résolutives, antiscrofuleuses. En tête de ces dernières se trouve le Bromure alcalin, qui, sous ce rapport, est véritablement congénère de l'Iodure.

SUBSTANCES ANTAGONISTES. — ANTIDOTES, CONTRE-POISONS. — Le Bromure de Potassium est le correctif et l'antidote par excellence de l'Iodure de Potassium, sous le rapport de l'action excitante seulement; car, à d'autres égards, il en est l'auxiliaire. Comme agent de stimulation, l'Iodure potassique peut être combattu également par les divers médicaments qui ont une action tempérante, sédative ou contre-stimulante : ainsi par les acides, les amers, le froid, le sulfate de quinine et ses nombreux succédanés. Les substances que nous venons d'énumérer devraient être évitées si l'on voulait obtenir l'iodisme aigu; mais comme généralement on ne recherche pas ces phénomènes physiologiques, qui sont même presque toujours un inconvénient sans profit, il n'y a pas de raison pour éloigner les médicaments antagonistiques de l'Iodure de Potassium eu égard à ses effets stimulants; au contraire, il y aurait lieu de les lui associer, à l'exception toutefois de ceux qui sont capables d'en altérer la composition chimique. De ce nombre sont les acides qui dégagent de l'Iode libre pouvant agir comme irritant local. Comme contre-poison chimique de l'Iodure alcalin, on pourrait employer un mélange de limonade sulfurique et d'amidon, l'Iode mis en liberté par l'acide devant se combiner aussitôt avec la substance hydrocarbonée.

USAGES. — Les médecins n'ont guère cherché dans l'Iodure de Potassium qu'un agent altérant, ou tout au plus un adjuvant chimique de l'Iode auquel était réservé le rôle de stimulant. Cependant j'ai, pour ma part, utilisé dans plusieurs circonstances l'action congestionnante et excitante de l'Iodure alcalin chez des sujets anémiés et énervés, atteints de céphalalgie, de vertiges, de tintouins, de névralgies et de névroses, de tremblements (amyostasie), de subdélire, lorsque ces accidents étaient d'origine hyposthénique. L'Iodure de Potassium convient encore, d'après Trousseau, dans certaines espèces d'asthme dues peut-être à l'excès d'action des nerfs vaso-moteurs, à l'anémie du parenchyme pulmonaire et au défaut d'échange entre l'atmosphère et le sang.

La vertu fondante et résolutive de l'Iodure de Potassium est au contraire journellement mise à profit contre le goître, les affections strumeuses ou scrofuleuses des ganglions lymphatiques, des viscères et de la peau, la tuberculose, la syphilis, les tumeurs diverses, la goutte et surtout le rhumatisme chronique; enfin contre certaines inflammations des muqueuses et la morve chronique. L'usage externe et surtout interne de ce sel favorise également la résorption des fausses membranes qui doublent les séreuses enflammées. Des frottements péricardiques ou pleuraux, après être restés quinze jours stationnaires, ne commencèrent à s'atténuer qu'après l'emploi de l'Iodure de Potassium (Gubler, Bouillaud).

Après avoir reconnu que ce médicament convient dans la généralité de ces cas, il est bon cependant de faire plusieurs réserves, notamment en ce qui concerne le traitement des hypertrophies du corps thyroïde. Nuisible dans la cachexie exophthalmique, inefficace dans la forme aiguë des goîtres qui surviennent accidentellement chez les femmes aménorrhéiques, etc., il ne triomphe vraiment que des goîtres endémiques à marche lente, sans éréthisme. Nous pouvons en dire à peu près autant de la tuberculose externe et surtout de la tuberculose interne : l'Iodure alcalin ne convient pas aux formes aiguës. Mêmes remarques à propos du rhumatisme, de la goutte et des inflammations des muqueuses. L'Iodure de Potassium ne doit être dirigé que contre les accidents arthritiques anciens, exempts de phlogose, et contre les blennorrhées indolentes. Dans certains cas de méningite granuleuse et tuberculeuse, l'Iodure de Potassium a paru faire quelque bien. Toutefois la bouffée congestive qu'il détermine vers la tête n'est pas exempte d'inconvénients. Pour la conjurer, il faudrait donner l'Iodure à doses minimes et même l'associer à des quantités beaucoup plus fortes de Bromure.

Quant à la syphilis, voici les conclusions auxquelles l'expérience permet de s'arrêter : 1° L'Iodure de Potassium, conformément à l'opinion de Ricord, s'adresse spécialement aux accidents tertiaires. Néanmoins il n'est pas inutile dans le cours des accidents secondaires (Wallace, Trousseau et Pidoux Küss, etc.), parce que les uns et les autres ont un caractère commun : c'est la tendance plastique presque constante à la troisième période, moins manifeste, bien que réelle déjà, dans la seconde, ainsi qu'en témoigne l'induration fibroplastique du chancre. 2° L'Iodure de Potassium n'est cependant pas l'agent exclusif de la curation des symptômes syphilitiques profonds et avancés. Nos prédécesseurs obtenaient des résultats satisfaisants avec les préparations hydrargyriques seules dans toutes les périodes de la diathèse, et, d'après ma propre expérience, il serait sage de débuter presque toujours par un traitement mixte ou simplement mercuriel dans les syphilis à manifestations plastiques. 3° En effet, l'Iodure de Potassium, employé d'emblée, a parfois le fâcheux résultat d'aviver la phlogose en vertu de laquelle se déposent ou se forment les produits plastiques, et d'amener dans les tumeurs un nouvel accroissement dépourvu à la vérité d'inconvénients graves lorsqu'elles sont externes, mais pouvant devenir dangereux quand ces productions sont enfermées dans la boîte crânienne. 4° Ceci prouve, pour le dire en passant, qu'il ne faudrait pas juger toujours de la nature spécifique ou banale de certains accidents viscéraux d'après le succès ou l'insuccès des premières doses du médicament antisyphilitique.

MODES D'ADMINISTRATION ET DOSES. — L'Iodure de Potassium se donne en solution aqueuse dans une *tisane*, un *sirop*, une *potion*, à la dose moyenne de 50 centigrammes à 2 grammes par jour. On va quelquefois au delà de cette dose; on reste également en deçà. Les enfants et les sujets disposés à l'éréthisme vasculaire supportent mal ce médicament, qui doit leur être administré avec une certaine réserve.

A l'extérieur, l'Iodure de Potassium s'emploie sous forme de Pommade : Iodure de Potassium, 8 grammes ; axonge, 32 grammes.

Le *glycéré*, établi d'après les mêmes proportions, est préférable en ce qu'il permet davantage l'absorption médicamenteuse.

A la longue, l'Iodure de Potassium, en application topique, détermine à la peau une irritation vive et des boutons d'eczéma ou d'acné, ainsi qu'une sensibilité qui doit en faire suspendre l'usage. Pour éviter cet inconvénient, qui dépend de la mise en liberté d'une certaine proportion d'Iode par l'acide carbonique de l'air et d'autres agents, j'ai l'habitude de prescrire l'*Iodure rendu alcalin* par l'addition d'une certaine quantité de Potasse à l'alcool. Toutefois cette éruption et cette inflammation du derme ne sont pas sans avantages, en ce sens qu'elles favorisent la pénétration du médicament devant lequel tombe ainsi la barrière constituée par l'épiderme.

**IODURE DE FER, PROTOIODURE DE FER, IODURE FERREUX,** *Ioduretum ferrosum.*

Angl. *Iodide of Iron, Ferri Iodidum.* — All. *Iodetum ferrosum.*

L'*Iodure de fer cristallisé* (FeI), inscrit au *Codex*, renferme 4 ou 5 molécules d'eau. Ce sel, d'un goût styptique, est fusible, volatil et déliquescent, et se décompose aisément au contact de l'air atmosphérique en iode qui s'évapore et oxyde de fer qui reste.

ACTION PHYSIOLOGIQUE. — L'Iodure de Fer réunit les propriétés des ferrugineux et des iodiques (voy. FER, IODE et IODURE DE POTASSIUM). Il est tonique, hématinique et fondant. C'est aussi la plus excitante de toutes les préparations martiales ordinairement usitées.

L'Iodure ferreux excite la sécrétion rénale, et ses deux constituants se retrouvent dans les urines.

SUBSTANCES SYNERGIQUES, AUXILIAIRES. — L'agent médicamenteux qui s'en rapproche le plus est le *Sesquiiodure* ou *Iodure ferrique*. Puis viennent les martiaux d'une part, et les iodurés de l'autre, chaque catégorie reproduisant une série des propriétés complexes de l'Iodure de Fer. Ses auxiliaires sont les toniques et les stimulants, ainsi que les résolutifs, spécialement le Bromure alcalin.

SUBSTANCES ANTAGONISTES, INCOMPATIBLES. — Ce sont les agents des médications débilitante, antiphlogistique et, au point de vue chimique, les acides et les alcalis pouvant décomposer l'Iodure ferreux.

USAGES. — On lui donne la préférence sur les autres préparations martiales toutes les fois qu'on a affaire, en même temps qu'à l'hypoglobulie, à une diathèse tuberculeuse, scrofuleuse ou syphilitique (Ricord, etc.), sans phénomènes d'acuité, sans menaces d'hémorrhagies. On en recherche principalement la double action dans l'aménorrhée des filles anémiques.

Par contre, on l'évite dès qu'on peut craindre les ménorrhagies chez les chlorotiques, les hémoptysies chez les phthisiques, ou un coup de fouet inflammatoire du côté des viscères importants chez les uns et les autres.

MODES D'ADMINISTRATION ET DOSES. — L'Iodure de fer se prend à la dose de 10, 20, 30 et 50 centigrammes par jour, en *pilules* (Blancard), en *drayées* (Gilles), autant que possible aux repas, comme on fait des autres préparations ferrugineuses. Les *granules* de Mentel, qui peuvent remplacer ces deux préparations, contiennent cinq fois moins de substance active, c'est-à-dire environ chacune un centigramme de Protoiodure.

On emploie aussi fréquemment le *Sirop d'Iodure de Fer*, composé d'une *solution de Protoiodure de Fer* dans un mélange de sirop de gomme et de fleur d'oranger pour aromatiser. Celle du *Codex* est beaucoup plus chargée d'Iode que la *solution* dite normale de Dupasquier. Elle en renferme un poids plus que double de celui de la limaille de fer. Le *Sirop d'Iodure de Fer officinal* est donc plus actif comme agent iodique, et par conséquent plus redoutable chez les sujets prédisposés aux hémorrhagies et aux troubles généraux par excès de stimulation. Il se donne, comme celui de Dupasquier, à la dose de deux ou trois cuillerées par jour (cuillerées à soupe ou cuillerées d'enfant, suivant l'âge du sujet), soit pur, soit dissous dans une tisane dépurative ou amère. On doit avoir soin d'éviter les astringents tanniques, qui en formeraient de l'encre, et de n'administrer avec le Sirop d'Iodure de Fer que les tisanes de Quassi amer, de petite Centaurée, de Gentiane, etc.

**IODURE DE PLOMB**, *Ioduretum plumbicum*.
Angl. *Iodide of lead, Plumbi Iodidum.* — All. *Iodetum plumbicum.*
ACTION PHYSIOLOGIQUE ET USAGES. — L'*Iodure de Plomb* (PbI) possède réunies les qualités des iodiques et des composés saturnins (voy. IODE, IODURE DE POTASSIUM, PLOMB). On l'a dit utile à l'intérieur dans les maladies scrofuleuses (Cottereau, Verdet), mais cette assertion ne s'est pas confirmée et l'induction ne lui est guère favorable.

L'Iodure de Plomb, comme agent de la médication externe, a joui d'une vogue qu'il ne méritait pas et qu'il commence à perdre. Il n'est cependant pas inerte.

On le prescrit encore en *pommade* au 1/8e, pour frictionner les régions affectées d'adénites strumeuses, d'ostéite ou d'engorgements liés à la diathèse scrofuleuse.

**PROTOIODURE DE MERCURE**, *Ioduretum hydragyrosum.*

Angl. *Subiodide of Mercury.* — All. *Iodetum hydrargyrosum.*

ACTION PHYSIOLOGIQUE. — Le *Protoiodure hydrargyrique* ($Hg^2I$), insoluble dans l'eau et l'alcool, se dissout dans l'éther et un peu dans la solution d'Iodure de Potassium. Il est volatil et très-peu stable, puisqu'il se décompose à la lumière du jour.

A fortes doses, c'est un poison irritant dont il ne faut pas plus de 2 à 4 grammes pour tuer un chien.

A petites doses répétées, il jouit des vertus altérantes des composés hydrargyriques (voy. MERCURE); seulement il marche l'égal du Calomel pour la facilité de faire saliver et de produire la stomatite spéciale.

SUBSTANCES SYNERGIQUES, AUXILIAIRES. — Ce sont les mercuriaux et les iodiques (voy. IODE, MERCURE).

SUBSTANCES ANTAGONISTES, INCOMPATIBLES. — ANTIDOTES, CONTRE-POISONS. — Les antagonistes et les antidotes de l'Iodure mercureux sont ceux du Mercure et de l'Iode (voy. ces mots). Ses incompatibles sont les agents chimiques capables de décomposer ce sel, particulièrement les acides. La limonade sulfurique additionnée d'amidon me semble pouvoir prévenir en partie l'absorption et les effets constitutionnels du Protoiodure hydrargyrique en donnant lieu à du sulfate de mercure basique insoluble et à de l'iodure d'amidon.

USAGES. — MODES D'ADMINISTRATION ET DOSES. — Le Protoiodure hydrargyrique est affecté exclusivement au traitement des maladies syphilitiques, et particulièrement à celui des accidents secondaires. C'est Ricord qui l'a surtout mis en honneur. On pourrait croire, d'après sa composition, que cette préparation répond aux exigences des deux périodes de la syphilis constitutionnelle : oui, si le Mercure suffit; non, si le cas réclame des quantités d'Iode un peu fortes. En effet, la dose quotidienne n'étant guère que de 10 à 20 centigrammes, le malade ne prend pas journellement plus de 4 à 8 centigrammes d'iode au maximum, ce qui est tout à fait insignifiant.

Le Protoiodure n'en possède pas moins toutes les vertus des meilleures préparations hydrargyriques, et mérite la faveur dont il jouit auprès des praticiens dans le traitement de la syphilis secondaire; mais il faut se méfier des accidents qu'il détermine du côté de la bouche, surtout aux doses relativement massives sous lesquelles on l'administre d'ordinaire (2, 3 et 4 pilules de 5 centigrammes par jour). D'après ma propre expérience, on obtient des résultats thérapeutiques aussi sûrs en fractionnant davantage, et je ne prescris depuis longtemps que des pilules d'un centigramme au nombre de 2 à 8 au plus dans les vingt-quatre heures. La dose la plus faible est toujours suffisante chez les jeunes sujets depuis l'âge d'un mois jusqu'à celui d'un à deux ans. Au lieu de la leur donner sous forme pilulaire, on la fait plus souvent pénétrer en frictionnant l'intérieur de la bouche.

Pour faire mieux tolérer l'Iodure mercureux par le tube digestif, on l'associe à des narcotiques ou stupéfiants : la thridace, l'opium.

A l'extérieur, le Protoiodure hydrargyrique se prescrit en *pommade* : 1 gramme dans 30 grammes d'axonge, pour panser les ulcères vénériens ou frictionner des indurations spécifiques, tuberculeuses de la peau.

**DEUTOIODURE** OU **PERIODURE DE MERCURE**, *Ioduretum hydrargyricum.*

Angl. *Periodide of Mercury.* — All. *Iodetum hydrargyricum.*

Le Deutoiodure de Mercure (HgI) est dimorphe : jaune ou rouge. Cette dernière variété, la seule employée, est du rouge écarlate le plus brillant, insoluble dans l'eau, soluble dans l'alcool, l'éther, les solutions d'iodure de potassium, de chlorure de sodium et de tous les sels mercuriels ; soluble dans quelques acides, ainsi que dans l'huile de foie de Morue (Barnes).

ACTION PHYSIOLOGIQUE. — Localement, le Deutoiodure de Mercure est un violent irritant et même un cathérétique. Il fait bientôt rougir la peau, provoque une exsudation séro-plastique qui soulève l'épiderme et se concrète en masses jaunâtres semblables à celles de l'impétigo. En plus forte quantité, il détermine une escharification du derme. Le Deutoiodure hydrargyrique est l'agent toxique le plus redoutable pour les organismes inférieurs. Pour les animaux mammifères, c'est aussi un poison irritant et même corrosif des plus énergiques. Cette violence s'oppose à son emploi interne ; cependant avec des précautions on pourrait le prescrire sans danger, emprisonné dans une masse pilulaire, à la dose de 1 à 2 milligrammes, répétée plusieurs fois par jour. Il agirait alors en qualité d'altérant, à la manière du Protoiodure et des autres préparations mercurielles.

Les synergiques ou auxiliaires, comme les antagonistes et les contre-poisons du Periodure hydrargyrique sont ceux du Protoiodure (voy. ce mot).

USAGES. — MODES D'ADMINISTRATION ET DOSES. — L'Iodure mercurique est très-rarement employé à l'intérieur, dans la syphilis et la scrofule, à la dose de 5 à 10 milligrammes par jour, soit en *pilules*, soit en *solution alcoolique* ou *éthérée*, se prenant par gouttes (Magendie). A l'extérieur, ce Sel est assez souvent usité en *pommade*, de 10 centigrammes à 1 gramme pour 30 grammes d'axonge, contre le goître, le lupus, l'acné indurée et invétérée, les ulcères probablement cancéreux du grand angle de l'œil, même contre les taches cornéales.

On pourrait s'en servir pour détruire diverses excroissances, particulièrement les cancroïdes, le lupus, à la condition d'en forcer la dose. La *Pommade escharotique* de Cazenave en contient 20 parties avec 10 parties d'axonge et autant d'huile d'olive.

**IODURE DE SOUFRE**, *Ioduretum sulfuricum.*

Angl. *Iodide of Sulphur.* — All. *Iodetum sulphuricum.*

L'*Iodure de Soufre* ($S^2I$), ou *Sulfure d'Iode*, est une substance instable, d'un violet noirâtre, à cristallisation radiée, ayant l'aspect du Sulfure d'Antimoine, l'odeur d'Iode, et comme celui-ci teignant rapidement en jaune l'épiderme et la peau.

ACTION PHYSIOLOGIQUE. — La clinique enseigne qu'il agit localement comme un puissant irritant, et à faible dose comme un stimulant diffusible et résolutif. Les effets généraux sont vraisemblablement ceux de ses deux composants. Les expériences de Cogswell sur les animaux ne nous en apprennent pas beaucoup plus.

Les synergiques et les antagonistes de l'Iodure de Soufre sont ceux de l'Iode et du Soufre (voy. ces mots).

USAGES. — L'Iodure de Soufre a été administré à l'intérieur, d'abord par Galtier, et récemment, avec succès, par H. Bourdon, dans un cas de morve chronique. On l'a fait pénétrer dans les voies respiratoires à l'état de vapeur, dans l'asthme humide (Copland).

A l'extérieur, il a reçu à peu près les mêmes applications que le Deutoiodure de Mercure dans le lupus, l'acné indurée et rosacée (Biett, Rayer, Copland), la lèpre (Rayer), la teigne et l'eczéma chronique.

MODES D'ADMINISTRATION ET DOSES. — L'Iodure de Soufre se donne à petites doses, depuis 2 centigrammes chez un enfant jusqu'à 10 centigrammes chez un adulte. La dose peut être élevée d'après Escolar jusqu'à 20 ou 30 centigrammes par jour. Il me semble prudent de rester en deçà.

Pour l'usage interne, on se sert quelquefois d'un *Sirop d'Iodure de Soufre* que n'admet plus le *Codex*, et qu'on prend par cuillerées au nombre de deux ou trois par jour. Le plus souvent ce médicament se prescrit en *pilules* de 1 centigramme (Devergie), avec de la gomme arabique et de l'huile d'amandes douces pour excipients.

Vezu recommande une *huile à base d'Iodure de Soufre*, dont le mélange avec 9 parties d'huile d'amandes douces se prend à la dose d'une à trois cuillerées par jour.

La *Pommade d'Iodure de Soufre* (Biett) contient 1 à 2 grammes du principe actif pour 30 centigrammes d'Axonge. Ce corps gras est remplacé par du beurre aromatisé avec 4 gouttes d'essence de Menthe dans la *Pommade de Burgraeve*. On en frictionne les surfaces affectées de dartres chroniques et rebelles.

# CHAPITRE VIII

## CYANURES.

**CYANURE DE POTASSIUM**, *Cyanuretum potassicum*.
Angl. *Cyanide of Potassium.*
Le *Cyanure de Potassium* (KCy) est déliquescent, conséquemment très-

soluble, et exhale à l'air l'odeur d'acide cyanhydrique. Décomposable par tous les acides, il forme des sels doubles avec la plupart des métaux, dont il dissout les oxydes, les chlorures et divers composés.

L'action physiologique du Cyanure de Potassium est nécessairement semblable à celle de l'Acide cyanhydrique (voy. ce mot), puisque l'acide carbonique de l'air suffit à chasser l'acide cyanhydrique de sa combinaison avec le Potassium.

Les synergiques et auxiliaires du Cyanure de Potassium sont les agents des médications sédative et antispasmodique. Ses contre-poisons et antidotes, ainsi que ses incompatibles, sont les mêmes que pour l'Acide hydrocyanique. Il serait de plus incompatible avec les acides, s'il possédait des propriétés différentes de celles de l'Acide cyanhydrique lui-même, et si l'on pouvait compter sur son inaltérabilité en présence du gaz carbonique et des acides des premières voies.

Employé autrefois pour la préparation extemporanée de l'Acide cyanhydrique, le Cyanure de Potassium est rarement usité en médecine. On ne s'en sert presque jamais pour l'usage interne; cependant Josat l'a prescrit contre l'hystérie et la chorée. On l'emploie en applications topiques sur les tempes et le front dans les migraines, les céphalalgies et névralgies rebelles ou violentes (Trousseau et Pidoux, Bonnet).

MODES D'ADMINISTRATION ET DOSES. — Le Cyanure de Potassium se donne à l'intérieur en *pilules*, en *sirop* ou en *potion*, à la dose de 1 à 5 centigrammes. On peut arriver graduellement jusqu'à en donner 20 centigrammes. A l'extérieur, on l'emploie en *solution* soit dans l'eau, soit dans un mélange à parties égales d'eau, d'alcool et d'éther (Trousseau), à raison de 50 centigrammes pour 100 grammes de véhicule. On imbibe de la liqueur des compresses qu'on applique sur la région douloureuse.

**CYANURE FERROSO-FERRIQUE, BLEU DE PRUSSE,** *Cyanuretum ferroso-ferricum.*

Angl. *Sesqui-ferro-cyanide of Iron.* — All. *Eisenblau.*

Le *Bleu de Prusse* ($3FeCy, 2Fe^2Cy^3$) est un produit de décomposition des matières animales en présence du fer. Il est insoluble dans l'eau, l'alcool et les acides minéraux dilués.

ACTION PHYSIOLOGIQUE. — L'action locale est nulle. Les effets généraux du Cyanure ferroso-ferrique, insensibles chez les sujets bien portants, ne se traduisent, dit-on, que par la cessation ou l'amendement de certains phénomènes morbides.

USAGES. — Le Bleu de Prusse sert en pharmacie pour préparer le Cyanure de Mercure.

En médecine, il est réputé altérant, tonique et fébrifuge.

Zollickoffer, Hasse et d'autres l'ont préconisé contre la fièvre intermittente;

Kirkhoff, contre l'épilepsie ; Bridges, contre les névralgies faciales. Aucune de ces applications n'est encore parfaitement justifiée par les faits.

MODES D'ADMINISTRATION ET DOSES. — A l'intérieur, le Bleu de Prusse se prescrit en pilules à la dose de 20 à 30 centigrammes et davantage, toutes les six ou huit heures.

## CYANURE DE ZINC, *Cyanuretum zincicum.*

Angl. *Cyanide* or *Cyanuret of Zinc.*

Le *Cyanure de Zinc* (ZnCy) se présente en poudre blanche, insoluble dans l'eau et l'alcool, laissant dégager son acide cyanhydrique en présence d'un acide tant soit peu énergique.

ACTION PHYSIOLOGIQUE. — Elle est probablement analogue à celle de l'Acide cyanhydrique en même temps qu'à celle du Zinc (voy. ces deux mots).

USAGES. — On a vanté le Cyanure de Zinc dans les névroses, l'épilepsie, l'hystérie et la chorée ; dans les névralgies de l'estomac. On l'a donné aussi avec le Jalap comme anthelminthique, chez les enfants (Henning).

MODES D'ADMINISTRATION ET DOSES. — On prescrit 1 à 5 centigrammes de ce sel en *pilules*, plusieurs fois par jour. On peut le donner, à l'exemple de Henning, avec de la magnésie calcinée et de la cannelle dans la gastralgie liée à l'acescence gastrique.

## CYANURE DE MERCURE, *Cyanuretum hydrargyricum.*

Angl. *Percyanide of Mercury, Prussian Mercury.*

Le *Cyanure de Mercure* (HgCy), cristallisable en prismes carrés, est incolore, inodore, d'une saveur fortement métallique, soluble dans l'eau froide et chaude, très-peu dans l'alcool.

ACTION PHYSIOLOGIQUE. — D'après les expériences de Coulon et d'Ollivier (d'Angers), sur les animaux, le Cyanure de Mercure se comporte comme l'Acide cyanhydrique. Il est presque aussi vénéneux que le Sublimé corrosif. Tiedemann et Gmelin ont retrouvé le mercure dans la veine splénique.

Chez l'homme, à doses faibles, il excite des nausées et des vomissements sans douleurs épigastriques (Parent); plus tard il cause la salivation. A haute dose, il occasionne de l'angoisse, des crampes, surtout des vomissements opiniâtres, une stomatite intense, des palpitations cardiaques et des convulsions.

Les synergiques et auxiliaires de ce composé sont l'Acide cyanhydrique, les préparations mercurielles et leurs analogues au point de vue pharmacodynamique. Les antidotes sont l'Ammoniaque et les stimulants diffusibles, l'Opium et les narcotiques hyperémiants. Ses contre-poisons chimiques et ses incompatibles sont les substances qui jouent ce rôle vis-à-vis de l'Acide cyanhydrique et des Cyanures.

Usages. — Le Cyanure hydrargyrique est un antisyphilitique que Parent et quelques praticiens veulent substituer au sublimé corrosif comme plus soluble, plus absorbable, moins irritant et moins altérable que ce dernier. On l'a donné dans les indurations du foie, les affections cutanées chroniques, les céphalées rebelles.

Le Prussiate de Mercure est conseillé comme fondant, en applications topiques sur les engorgements, les tumeurs liquides, l'hydrocèle (Koch). Il sert aussi à la préparation de l'Acide cyanhydrique.

Modes d'administration et doses. — Le Cyanure mercurique se prescrit aux mêmes doses que le Bichlorure, en *pilules* ou en *solution.*

La *Liqueur antisyphilitique de Chaussier* en contient 2 centigrammes et demi dans 30 grammes d'eau distillée.

La *pommade* renferme ordinairement 10 centigrammes de Cyanure de Mercure pour 30 grammes d'axonge. Cependant celle de Koch contre l'hydrocèle contient jusqu'à 15 centigrammes du principe actif dans 15 grammes de véhicule.

# CHAPITRE IX.

### SULFATES, SULFITES, HYPOSULFITES.

**SULFATE DE DEUTOXYDE DE MERCURE,** *Sulfas hydrargyricus.*
Angl. *Sulphate of the Peroxide of Mercury.*

Ce Sel ($HgO,SO^3$) est solide, blanc et opaque. L'eau le décompose en sulfate acide et sulfate tribasique, ou *Turbith minéral.*

Inusité en médecine, il sert à la préparation du turbith minéral et d'autres composés hydrargyriques. A l'état de *Bisulfate,* il constitue l'agent chimique électromoteur des piles de Gaiffe, Ruhmkorff, Marié-Davy, qui sont fréquemment usitées en électrothérapie.

**SOUS - SULFATE DE DEUTOXYDE DE MERCURE, TURBITH MINÉRAL,** *Subsulfas hydrargyricus.*
Angl. *Yellow Subsulphate of Mercury.*

Le *Turbith minéral* ($3HgO,SO^3$) est une poudre jaune-citron inodore, d'un goût âcre, soluble dans environ 2000 parties d'eau, à la température moyenne de nos climats.

Action physiologique. — C'est un excitant pour la muqueuse nasale, et conséquemment un sternutatoire. Introduit en petite quantité dans les premières voies, il provoque des nausées, le ptyalisme et des vomissements. Longtemps absorbé, il agirait comme altérant à la manière des autres composés mercuriels (voy. Mercure). A doses massives, on l'a vu produire l'empoisonnement et la mort.

USAGES. — Le Sous-Sulfate mercurique est employé comme émétique. Il devient résolutif à la faveur de l'état nauséeux qu'il procure. Comme errhin, il est usité dans les affections chroniques ou subaiguës des yeux et de l'encéphale; comme altérant, dans la lèpre et le psoriasis.

MODES D'ADMINISTRATION ET DOSES. — Le Sous-Sulfate de Mercure est altérant à la dose de 2 à 5 centigrammes par jour, en *pilules*. Pour obtenir les effets émétiques, il faut en donner jusqu'à 25 centigrammes à la fois en suspension dans l'eau. Comme errhin, la dose en est moins rigoureusement fixée; il est mêlé à une poudre inerte.

La *Pommade de Turbith* renferme 1 gramme de sel mercuriel dans 10 grammes d'axonge.

### SULFATE DE FER CRISTALLISÉ, SULFATE FERREUX, COUPEROSE VERTE, *Sulfas ferrosus in cristallos concretus.*

Angl. *Sulphate of Iron.* — All. *Sulphas ferrosus.*

Le *Sulfate de fer* ($FeOSO^3$,$7HO$) se rencontre dans la nature comme produit de l'oxydation des pyrites martiales et dans quelques eaux minérales, notamment dans celles de Selkenbrunnen, d'Alexisbad, dans la source de Micheno, en Bohême, et dans celle de Bukowine, en Silésie.

Ce sel cristallise en prismes rhomboïdes, obliques, d'un vert glauque. Son goût est à la fois styptique et acide.

ACTION PHYSIOLOGIQUE. — Le Sulfate de Fer est puissamment astringent ou même irritant. En solution concentrée, il coagule les matières albuminoïdes du sang et des tissus, supprime la circulation capillaire, éteint par conséquent les actions organiques, c'est-à-dire la vie, dans les couches superficielles des membranes avec lesquelles il est en contact, et détermine secondairement une inflammation circonscrite.

A petites doses, il est simplement astringent, et stimule d'abord la contractilité de l'intestin, de manière à provoquer de plus fréquentes garderobes; mais, comme il diminue les sécrétions des premières voies, il ne tarde pas à déterminer la constipation, qui est le phénomène durable. Les matières fécales sont plus ou moins colorées en noir par la présence du Sulfure de Fer.

Absorbé, il exerce son action astringente et tonique sur toute l'économie; puis, à la longue, son action reconstituante et corroborante. A doses fortes, il cause de la chaleur et de la douleur gastriques, assez souvent des nausées et des vomissements. Ingéré en quantités excessives, il agit comme poison irritant et détermine des effets éméto-cathartiques.

SUBSTANCES SYNERGIQUES, AUXILIAIRES. — Le Sulfate de Fer a pour analogues ou semblables, sous le rapport pharmaco-dynamique, les astringents, les martiaux, et spécialement le Perchlorure de Fer.

SUBSTANCES ANTAGONISTES, INCOMPATIBLES. — CONTRE-POISONS. — Ses antagonistes sont les agents de la médication émolliente, débilitante et antiphlogistique; ses incompatibles, les substances chargées de tannin et toutes celles qui peuvent le transformer en composé insoluble. Ses contre-poisons chimiques seraient la magnésie hydratée et les oxydes alcalins, pouvant précipiter l'oxyde de fer et donner naissance à un sel purgatif.

USAGES. — Le Sulfate ferreux est employé plutôt comme styptique et astringent qu'à titre de préparation martiale.

En applications topiques, on l'utilise contre la blennorrhagie, la leucorrhée, la conjonctivite chronique ; contre l'érysipèle (Velpeau), la chute de la muqueuse rectale (Vincent), et contre les hémorrhagies qui s'effectuent par des vaisseaux de petit calibre.

A l'intérieur, on l'administre de même contre les hémorrhagies dites passives, les flux catarrhaux et séreux, les hydropisies, le relâchement et l'atonie des viscères, les cachexies.

Il a même rendu service contre les oxyures.

D'ailleurs la Couperose verte peut être prescrite en qualité de ferrugineux, mais on semble s'accorder à croire que son action topique sur le tube digestif en interdit l'usage prolongé, et qu'il faut la réserver pour le cas où l'action astringente est spécialement réclamée.

MODES D'ADMINISTRATION ET DOSES. — Le Sulfate de Fer s'emploie en *pommade* ou en *solution* pour l'usage externe. A l'intérieur, on le donne en pilules de 5 centigrammes. Une ou deux au début de chaque repas constituent une dose suffisante. Pour en préparer la solution, il faut se servir d'eau récemment bouillie et privée d'air. Pereira recommande le procédé de Webb, qui consiste à dissoudre le Sulfate ferreux dans de l'eau de Seltz artificielle.

Comme médicament interne, on a prescrit la solution de 4 grammes de Sulfate de Fer dans un litre d'eau (Marc), à prendre par verrées dans la journée, contre la fièvre intermittente. Pour lotions toniques et styptiques, la dose doit être plus forte.

Le *Sirop chalybé de Willis* contient 5 grammes de Sulfate ferreux dans 700 grammes de sirop de gomme. On en prend 50 grammes par jour dans une tisane amère exempte de tannin.

La *Pommade martiale de Velpeau* est formée de 10 grammes de Sulfate de Fer dans 30 grammes d'axonge.

## SULFATE DE ZINC CRISTALLISÉ, COUPEROSE BLANCHE, VITRIOL BLANC, *Sulfas zincicus in cristallos concretus.*

Angl. *Sulphate of Zinc.* — All. *Sulphas zincicus.*

Le *Vitriol blanc* ($ZnOSO^3,7HO$) se rencontre rarement dans la nature. On le prépare artificiellement en faisant agir de l'acide sulfurique dilué sur de la tournure de zinc, comme pour la production de l'hydrogène dans l'appareil de Marsh. Souvent ce sel renferme une proportion excessive d'acide qui lui communique des propriétés extrêmement irritantes et caustiques.

ACTION PHYSIOLOGIQUE. — Localement, le Sulfate de Zinc agit comme un astringent énergique. A l'état solide ou en solution concentrée, il devient non-

seulement irritant, mais caustique, par sa combinaison avec les matières albuminoïdes du sang et des tissus. Porté dans les voies digestives, il se comporte à
peu près comme le Sulfate ferreux. Parvenu dans la circulation, il conserve
encore son pouvoir styptique, diminue les hyperémies des tissus qu'il traverse
et modère les flux sécrétoires, mais rien ne prouve qu'il agisse spécifiquement,
en qualité de sel de zinc, contre les phénomènes nerveux spasmodiques.

Introduit en quantité considérable dans l'estomac, il provoque activement les
vomissements sans occasionner des nausées aussi pénibles que par l'émétique.
Si la masse en est excessive, le Sulfate de Zinc agit comme poison irritant et
donne lieu à des symptômes de gastro-entérite qui peuvent mettre la vie en
danger.

SUBSTANCES SYNERGIQUES, AUXILIAIRES. — Les analogues du Sulfate de
Zinc sont les deux autres couperoses : le Sulfate de Fer comme astringent, le
Sulfate de Cuivre comme émétique. D'ailleurs le Sulfate de Zinc trouve des
auxiliaires dans les autres substances vomitives ou styptiques.

SUBSTANCES ANTAGONISTES, INCOMPATIBLES. — CONTRE-POISONS. —
Les antagonistes du Sulfate de Zinc sont, d'une part les mucilagineux, les
relâchants, d'autre part le froid, les boissons aromatiques et gazeuses qui
en contrarient les effets émétiques. Ses incompatibles sont l'hydrogène sulfuré,
les alcalis et les terres qui précipitent l'oxyde de zinc. Les contre-poisons
sont les solutions alcalines, l'eau de chaux et la magnésie hydratée.

USAGES. — MODES D'ADMINISTRATION ET DOSES. — Le Sulfate de Zinc est
employé très-fréquemment en chirurgie sous forme de *collyre* astringent dans
la conjonctivite; en *lotions*, dans la suppuration excessive et les ulcères atoniques; en *gargarisme*, dans la stomatite ulcéreuse ; en *injections*, dans les
flueurs blanches et la blennorrhagie chronique.

Généralement on prescrit des doses trop fortes de ce sel métallique. Le
*Codex* a judicieusement réduit à 15 centigrammes pour 100 grammes d'eau
distillée la proportion du Sulfate de Zinc dans le collyre astringent dont il est
la base. Cette proportion peut être doublée quand il s'agit de lotionner des
ulcères atoniques ou de se gargariser dans les cas d'angine et de stomatite
ulcéreuse, scorbutique, etc. Mais il faut au contraire la laisser telle, ou même
la diminuer pour injections uréthrales. On atténue encore l'action irritante à
l'aide du laudanum et des narcotiques ou stupéfiants.

A l'état pulvérulent, ou simplement délayé dans un peu de glycérine, le
Sulfate de Zinc anhydre constitue une *poudre* ou une *pâte caustique*, employée par Simpson dans les affections des muqueuses, et par Ericson contre le
cancroïde ou cancer épithélial.

En médecine, il est d'un usage peu ordinaire ; cependant on le prescrit en
qualité d'émétique à la dose de 50 centigrammes à 1 gramme, lorsqu'il y a
urgence comme dans les empoisonnements par les narcotiques. Rarement on
l'emploie à l'intérieur pour son action astringente dans la diarrhée et la dysenterie chroniques, dans les catarrhes des bronches et dans ceux des muqueuses

de l'appareil génito-urinaire, contre les sueurs profuses; ou bien, pour ses prétendus effets antispasmodiques, dans la coqueluche, l'asthme, la chorée, l'hystérie et l'épilepsie (Babington).

Les *Pilules astringentes* sont composées de : Sulfate de Zinc, 1 gramme; myrrhe, 4 grammes; conserve de roses, q. s. pour 40 pilules dont on prend 2 à 4 par jour.

### SULFATE DE CADMIUM, *Sulfas cadmicus.*

Angl. *Sulphate of Cadmium.* — All. *Schwefelsaures Kadmiumoxyd.*

Le *Sulfate de Cadmium* (CdOSO$^3$,4HO) est un sel efflorescent, très-soluble dans l'eau et d'un goût astringent.

ACTION PHYSIOLOGIQUE ET USAGES. — Les effets du Sulfate de Cadmium ressemblent à ceux du Sulfate de Zinc, mais ils sont dix fois plus forts d'après Rosenbaum et Schubarth, ce qui l'a fait réserver pour le traitement des maladies externes. C'est un puissant styptique et un émétique violent (Burdach).

Il a été employé avec avantage par un grand nombre de praticiens contre les taches et opacités de la cornée (Rosenbaum, Graefe, Guillié, Ansiaux), l'ophthalmie chronique (Graefe, Giordano) et l'otorrhée (Lincke). Cependant Grimaud affirme qu'il constitue un antiphlogistique aussi puissant que le mercure, qu'il agit aussi bien que le tartre stibié dans la pneumonie, et que, comme ce dernier, il peut déterminer la pustulation de la peau.

MODES D'ADMINISTRATION ET DOSES. — On emploie le Sulfate de Cadmium en *solution*, pour *collyre*, à la dose de 2 centigrammes et demi à 20 centigrammes dans 30 grammes d'eau distillée; en injections, à dose un peu plus forte.

Ce sel fait la base d'une *pommade* astringente à la dose de 10 centigrammes pour 15 grammes d'axonge.

### SULFATE DE MANGANÈSE, SULFATE MANGANEUX, *Sulfas manganosus.*

Angl. *Sulphate of Manganese.* — All. *Sulfas manganosus.*

Le *Sulfate de Manganèse* (MnOSO$^3$) existe naturellement dans les eaux de Cransac et d'Alexisbad. La source Karlshaller à Kreuznach contient du Chlorure de Manganèse. Le Sulfate manganeux est blanc, friable, d'un goût amer et métallique, insoluble dans l'alcool, soluble dans l'eau et donnant une solution améthyste.

ACTION PHYSIOLOGIQUE. — Le Sulfate de Manganèse est un caustique dissolvant analogue à la potasse ou à la soude, et ne produit pas de combinaisons insolubles avec les matières animales, à la manière des sels de fer ou des substances astringentes et styptiques (Mitscherlich). Ingéré en forte proportion dans le canal alimentaire des animaux, il détermine l'escharification, la liquéfaction de la muqueuse gastrique, et même la perforation des parois stomacales avec ses conséquences immédiatement funestes. Les symptômes de l'empoisonnement sont les vomissements, la paralysie non précédée de phénomènes d'excitation, et l'inflammation de tous les viscères abdominaux ainsi que du cœur.

Gmelin a vu le Sulfate manganeux provoquer une énorme sécrétion de bile jaune, et non verte comme avec le Calomel, laquelle remplissait tout le tube intestinal, et Ure a confirmé expérimentalement cette action cholagogue qui est prompte et fugace, et ne laisserait pas après elle la dépression qui suit l'emploi des mercuriaux et des antimoniaux. Parfois il s'y joint des vomissements et de la sudation. De son côté, Th. Thomson dit que ce sel possède la saveur et les effets du sulfate de soude.

Substances synergiques, auxiliaires. — Comme purgatif, le Sulfate de Manganèse a pour analogues les sels neutres et pour auxiliaire le Séné, auquel on l'associe habituellement. Comme tonique reconstituant, il se rapproche des ferrugineux, et son action se confond avec celle des autres composés de Manganèse.

Substances antagonistes, incompatibles. — Antidotes, contrepoisons. — Les antagonistes du Sulfate de Manganèse pour son action cathartique sont les opiacés, les balsamiques et les astringents; pour son action analeptique et tonique, ce sont les débilitants, les antiplastiques. Les incompatibles sont les alcalins et leurs carbonates, qui transforment le Manganèse en carbonate insoluble.

Usages. — A l'intérieur, Ure, Goolden, Dietrich et Th. Thompson l'ont administré comme purgatif cholagogue dans l'état de torpeur ou d'imbécillité du foie, dans la jaunisse et la goutte.

Kapp l'a employé à la place de l'onguent napolitain contre les bubons, les chancres et certaines dermatoses.

Quant à la médication reconstituante, elle emprunte ordinairement au Manganèse d'autres préparations : carbonate et lactate (Burin-Dubuisson, Spear); toutefois Hannon et Pétrequin ont donné des formules dans lesquelles entre le Sulfate manganeux.

Modes d'administration et doses. — Le Sulfate de Manganèse se prescrit à doses un peu plus faibles que le Sel ferrugineux correspondant. Les *Pilules de Hannon* en contiennent un peu moins de 4 centigrammes. Il n'en est pas de même pour les Carbonate et Lactate de Manganèse dont l'action locale est moins intense.

On associe avec avantage le Sulfate manganeux au sulfate ferreux (Hannon, Pétrequin). Lorsqu'on y ajoute du carbonate de soude (Pétrequin), c'est en réalité du Carbonate de Manganèse qu'on administre.

Pétrequin fait préparer une eau gazeuse sulfatée ferro-manganeuse, en ajoutant une partie de Sulfate manganeux, plus 3 parties de sulfate ferreux au mélange gazogène formé de bicarbonate de soude et d'acide tartrique. On met une cuillerée à soupe de cette poudre dans chaque verre d'eau et de vin pris au repas.

**SULFATE D'ALUMINE BIBASIQUE**, *Sulfas aluminicus bibasicus.*
Angl. *Basic Sulphate of Alumina.* — All. *Schwefelsäures Alaunerde.*

Le *Sulfate bibasique d'Alumine* ($2Al^2O^3, 3SO^3$) contient deux molécules d'Alumine au lieu d'une seule que renferme le Sulfate d'Alumine simple. Le *Codex* ne prescrit ce composé qu'à l'état de *solution*. Cette solution, où ne prédomine plus l'acidité si marquée de l'Alun, possède d'ailleurs les propriétés de celle du Sulfate double d'Alumine et de Potasse, et peut servir aux mêmes usages en qualité de tonique et d'astringent. Le Sulfate bibasique a même cet avantage d'être plus absorbant-antacide, et de contribuer par là à la guérison des catarrhes intestinaux.

L'*Eau hémostatique* de Mentel n'est autre qu'une solution de Sulfate d'Alumine bibasique additionnée de benjoin. Elle est plus efficace que la plupart des préparations analogues.

**SULFATE D'ALUMINE ET DE ZINC**, *Sulfas aluminico-zincicus.*
La solution est connue des Anglais sous le nom de *Bates's Alum Water.*

Le *Sulfate double d'Alumine et de Zinc* ($Al^2O^3ZnO, 2SO^3$) mis en avant par Homolle jouit, d'après cet observateur, d'une action plus puissante encore que celle du Sulfate simple d'Alumine ou même de l'Alun. Diluée, sa solution aqueuse est usitée comme détersive dans les vieux ulcères; elle est employée en *collyre* dans la conjonctivite et en *injections* dans les écoulements de l'urèthre et des voies génitales chez la femme.

**SULFATE D'ALUMINE ET DE POTASSE DESSÉCHÉ, ALUN CALCINÉ**, *Sulfas aluminico-potassicus.*
Angl. *Dried* or *burnt Alum.* — All. *Brennt Alaun.*

L'*Alun calciné* est l'Alun ordinaire privé par la chaleur de son eau de cristallisation et de combinaison. Il a pour formule ($Al^2O^33SO^3, KOSO^3$). D'une astringence extrême, en raison de son avidité pour l'eau et de sa composition chimique, il produit une eschare superficielle, principalement quand les tissus sont dépourvus d'épiderme, très-vasculaires et abreuvés de liquides. On l'emploie comme caustique pour réprimer les granulations charnues des plaies, les excroissances de chair ou fongosités connues sous le nom de verrues, de choux-fleurs, de polypes, les marisques ou hémorrhoïdes flétries, ou même les hémorrhoïdes fluentes.

La *Pommade anti-hémorrhoïdale de Vallez*, usitée dans ce dernier cas, renferme 50 centigrammes d'Alun calciné, avec 1 gramme d'extrait de feuilles de Sureau dans 16 grammes d'onguent populéum.

**SULFATE DE SOUDE PURIFIÉ, SEL DE GLAUBER**, *Sulfas sodicus.*
Angl. *Sulphate of Soda.* — All. *Schwefelsäures Natron, Natrum sulphuricum.*

Le *Sulfate de Soude* ($NaOSO^3, 10HO$) existe dans la thénardite, dans nombre d'eaux minérales et dans quelques plantes maritimes telles que le Tamarix. D'une saveur froide, salée et amère, ce sel est très-soluble dans l'eau, insoluble dans l'alcool.

ACTION PHYSIOLOGIQUE. — Il excite la sécrétion muco-séreuse de la membrane interne de l'estomac et du canal intestinal, et détermine par là des selles liquides et répétées. On a cru pouvoir expliquer cette action par une propriété exosmotique, en disant que, la solution saline étant plus dense que le sérum, il y a transsudation de celui-ci au travers des parois des capillaires. À cette circonstance il faudrait probablement substituer l'influence de l'impression faite sur la muqueuse intestinale et de l'excitation sécrétoire réflexe.

USAGES. — MODES D'ADMINISTRATION ET DOSES. — Le Sulfate de Soude est un purgatif doux et certain, qui convient aux sujets dont les entrailles sont irritables et dans les maladies inflammatoires et fébriles. Il agit comme tempérant et antiphlogistique. C'est le purgatif du pauvre. On l'emploie comme tel, à la dose de 30 à 40 grammes et au delà, en *solution*, soit dans du bouillon d'herbes, soit dans de l'eau pure. On rendrait le médicament moins désagréable au goût en ajoutant à sa solution de l'eau de Seltz ou un mélange gazogène.

Le Sel de Glauber entre dans l'*Apozème purgatif* ou *Médecine noire*, dans la *Tisane royale* et le *Lavement purgatif* du *Codex*.

Le *Sel de Guindre*, qui est, selon le *Codex*, un mélange de Soude et de Chlorure de Potassium dans la proportion de 250 parties du premier contre une seule partie du second, est formé, d'après d'autres autorités, de : Sulfate de Soude, 24 grammes; Sel de Nitre, 60 centigrammes, et émétique, 3 centigrammes, pour une dose. On le prend également dans de l'eau et du bouillon d'herbes en qualité de purgatif.

### SULFATE DE CUIVRE AMMONIACAL, *Sulfas ammonico-cupricus.*

Angl. *Cuprum ammoniacale*, *Ammoniacal Copper*, *Cupro-sulphate of Ammonia*. — All. *Ammoniacum cuprico-sulphuricum.*

D'un bleu d'azur et d'un goût métallique et styptique, le *Sulfate de Cuivre ammoniacal* (CuO,2AzH³SO³,HO) exhale une odeur d'alcali volatil. Il est soluble dans l'eau.

ACTION PHYSIOLOGIQUE. — Elle est analogue à celle du Sulfate de Cuivre, sauf peut-être une légère stimulation due à la présence de l'alcali volatil. Il produit moins aisément des nausées et des vomissements, mais son action émétique est certaine à doses plus élevées. Injecté dans les veines ou absorbé en forte proportion, il empoisonne, accélère la respiration et la circulation, amène la résolution des forces, la paralysie et la mort.

Les substances synergiques, auxiliaires, les incompatibles, antidotes et contre-poisons du Sulfate de Cuivre ammoniacal sont ceux qui jouent les mêmes rôles vis-à-vis du *Sulfate de Cuivre* (voy. ce mot).

USAGES. — MODES D'ADMINISTRATION ET DOSES. — Le Sulfate de Cuivre ammoniacal se donne intérieurement à la dose de 5 à 25 centigrammes par jour dans les grandes névroses : hystérie, épilepsie, chorée ; dans l'asthme nerveux et dans quelques autres circonstances.

On l'administre en *pilules* de 2 à 5 centigrammes, rarement en *solution*. Une atténuation plus grande des doses convient davantage lorsqu'on doit continuer longtemps le médicament pour en obtenir l'action altérante.

A l'extérieur, la *Solution de Sulfate. de Cuivre ammoniacal*, ou *Eau céleste* (eau distillée, 30 grammes ; sulfate de Cuivre, 5 centigrammes, avec quelques gouttes d'Ammoniaque), sert à lotionner les ulcères indolents ; c'est un *collyre* usité pour dissiper les taches de la cornée. Enfin elle s'emploie en *injections* contre la leucorrhée et la blennorrhée. L'eau céleste doit être étendue d'eau pure lorsqu'on s'en sert en collyre et en injections uréthrales.

**SULFITE DE CHAUX**, *Sulfis calcicus.*

Le *Sulfite de Chaux* ($CaOSO^2$) est à peine soluble dans l'eau, puisqu'il en exige 800 fois son poids pour se dissoudre. Néanmoins il jouit comme l'acide sulfureux de propriétés décolorantes, antizymotiques et antiputrides. Mais ce n'est pas à la manière de l'acide cyanhydrique, par une simple action de présence que le Sulfite de Chaux s'oppose aux fermentations. En qualité de corps désoxydant ou réducteur, il supprime l'oxygène libre : l'une des quatre conditions indispensables de toute fermentation, et s'empare probablement de l'oxygène combiné faisant partie intégrante des ferments et des matières fermentescibles.

ACTION PHYSIOLOGIQUE. — Ce sel, insipide d'abord, développe au bout de quelques instants dans la bouche, sans doute par le fait d'une décomposition partielle, une saveur un peu sulfureuse. C'est, de tous les sulfites, celui qui peut être administré aux doses les plus massives, jusqu'à 15 grammes à la fois chez un chien, sans produire aucun effet nuisible sur le tube digestif. A l'autopsie, on a seulement constaté parfois une légère injection de la muqueuse intestinale.

Les sujets qui ont pris un sulfite alcalin n'exhalent ni par le haut ni par le bas du gaz à odeur sulfureuse, excepté lorsque le sulfite a été ingéré dissous dans une trop faible quantité de liquide (Polli) ; le phénomène pourrait donc se produire avec le Sulfite terreux, qui est à peu près insoluble et difficilement absorbable.

Le Sulfite de Chaux, comme ses congénères, semble communiquer au sang, aux tissus et aux sécrétions une résistance marquée à la putréfaction (Polli).

Ce sel parcourt d'abord sans altération le torrent circulatoire et se retrouve à l'état de sulfite dans l'urine. Ce n'est que le lendemain, qu'ayant eu le temps de s'oxyder, la dernière portion passe à l'état de sulfate dans la sécrétion rénale. On décèle la présence du Sulfite par le procédé de Fordos et Gélis, en exposant au-dessus d'un tube contenant le liquide à examiner, préalablement additionné d'acide sulfurique, un papier amidonné bleui par l'iode. La vapeur sulfureuse décolore l'iodure d'amidon.

Les propriétés réductrices du Sulfite de Chaux lui communiquent une action désinfectante et antizymotique qui s'exerce naturellement sur les matières alimentaires contenues dans les premières voies, ainsi que sur les sécrétions, et généralement sur tous les liquides organiques avec lesquels il se trouve en contact.

SUBSTANCES SYNERGIQUES, AUXILIAIRES. — Comme désinfectant, antiputride, le Sulfite de Chaux a pour congénères tous les antizymotiques connus, et spécialement l'Hyposulfite de la même base, ainsi que les Sulfites et Hyposulfites de Soude, de Potasse, d'Ammoniaque et de Magnésie. Ces divers sulfites ont même sur celui à base de chaux l'avantage d'une grande solubilité permettant leur passage rapide dans la circulation sanguine et dans les différents organes d'élimination. Aussi donne-t-on généralement la préférence, pour l'usage interne, au Sulfite de Soude, ou bien (C. Paul) au Sulfite de Magnésie. Au reste, il est vraisemblable que, par suite des décompositions qu'il subit au contact des acides et des bases alcalines contenues dans les premières voies, le Sulfite de Chaux est en partie métamorphosé en Sulfite de Soude avant de pénétrer dans le sang. Il est donc plus rationnel de recourir directement à ce dernier sel, lorsqu'on veut agir par l'intermédiaire de la circulation.

SUBSTANCES INCOMPATIBLES. — ANTIDOTES, CONTRE-POISONS. — Les matières oxydantes : permanganate de potasse, acide nitrique, transformant sur place le Sulfite en Sulfate de Chaux, neutralisent ses effets physiologiques et toxiques ; elles sont par conséquent incompatibles avec le Sulfite de Chaux et lui servent de contre-poison. Dans la doctrine de Polli, les antidotes de ce composé, au sein de la masse sanguine, seraient encore les moyens capables de fournir au sang de plus fortes proportions d'oxygène et surtout d'oxygène naissant ou ozonisé.

USAGES. — Le Sulfite de Chaux, ainsi que les autres sulfites, peut être employé avec avantage : 1° pour neutraliser l'action de l'oxygène atmosphérique et réaliser en quelque sorte, pour les plaies, les avantages de la méthode souscutanée et des pansements par occlusion ; 2° pour arrêter la fermentation, particulièrement la putréfaction ; 3° pour détruire, en leur enlevant l'oxygène essentiel à leur constitution, les matières putrides déjà formées ; 4° pour tuer les organismes inférieurs, voisins des ferments proprement dits, qui caractérisent les affections parasitaires. Les sulfites ont, d'ailleurs, sur les autres moyens désinfectants, l'avantage d'être peu odorants par eux-mêmes.

On devra les conseiller pour imbiber les pièces de pansement des plaies suppurantes, pour désinfecter et modifier les plaies gangréneuses, les ulcères sanieux, fétides ; pour détruire les champignons des herpès tonsurant et circiné, des éphélides hépatiques, et arrêter le développement du Muguet. Porté dans le tube digestif, le Sulfite de Chaux détruirait l'odeur repoussante des fèces dans certaines espèces de diarrhée.

On doit à Kurz et Manuel, dans le choléra de 1832, le premier emploi interne et à Burgraeve la première application topique des sulfites. Mais Polli

et les médecins italiens ont cru trouver dans le Sulfite de Chaux et ses congénères un spécifique contre les fermentations morbides qui se passent au sein
de l'économie animale, et considérant toutes les affections spécifiques : morve,
fièvre typhoïde, etc., comme le résultat de fermentations particulières, ils ont
employé dans une foule d'affections graves les sulfites à l'intérieur. La théorie
n'est pas acceptable par deux raisons : la première, c'est que la nature zymo-
tique de l'infection putride et même de l'infection purulente étant admise, il
est au moins prématuré de leur assimiler la morve et les maladies virulentes;
la seconde, c'est que les agents capables de s'opposer aux fermentations morbides dans le sang le sont également d'arrêter les actes chimiques indispensables à l'entretien de la respiration et de la vie (voy. CHLORE).

Toutefois les faits invoqués en faveur de la doctrine semblent témoigner que
par un mécanisme ou par un autre, le Sulfite de Chaux et les composés analogues exercent une heureuse influence sur la marche et l'issue des maladies
virulentes ou infectieuses contre lesquelles ils ont été préconisés. Mais avant
de chercher l'explication de cette influence, de nouvelles observations sont
indispensables pour établir définitivement la réalité du fait pratique.

Si je ne partage pas les espérances de Polli, relativement à l'efficacité des
sulfites contre les maladies à poison morbides, je ne vais cependant pas jusqu'à considérer comme vaine leur administration à l'intérieur; car, d'une
part, ils peuvent agir autrement que comme antizymotiques, et, d'autre part,
ils peuvent, après avoir été masqués par l'albumine du sang, retrouver leur
puissance dès qu'ils passent dans les émonctoires et sont rendus, pour ainsi
dire, à la liberté. De cette manière, ils pourraient désinfecter les urines dans
le catarrhe vésical avec fermentation ammoniacale de l'urée, mais non les matières putrides de la bronchite fétide, etc., parce que le Sulfite de Chaux ne
serait pas éliminé par les voies respiratoires, ou que s'il l'était par la muqueuse
bronchique, il demeurerait emprisonné dans le mucus et l'albumine.

Enfin, le Sulfite de Chaux peut agir en qualité de préparation sulfureuse
dans les maladies générales où précisément l'expérience a prouvé que le soufre
est très-utile.

MODES D'ADMINISTRATION ET DOSES. — Les sulfites et hyposulfites se donnent à hautes doses, de 8 à 20 grammes par jour, par la voie stomacale. Ceux
de Soude, de Potasse et de Magnésie s'administrent en *solution aqueuse* dans
des tisanes aromatiques et amères, dans des teintures alcooliques de Quinquina,
Quassi, Gentiane, ou bien en *potion* ou en *sirop* (C. Paul, Em. Delpech).

Le Sulfite de Chaux, quasi insoluble, ne comporte pas ce mode d'administration. On peut le faire prendre dans du pain azyme, ou délayé dans une
boisson aromatique et sucrée; cependant la chose n'est pas facile en raison de
l'énorme quantité (20 grammes) qu'il en faut ingérer dans les vingt-quatre
heures. Un enfant d'un an a pu en avaler 4 grammes sans inconvénient.

On peut également l'incorporer dans des *pastilles* pour l'usage interne,
dans du miel ou du sirop pour *collutoire*; le tenir en suspension dans un

véhicule mucilagineux pour *gargarisme* ou *lavement;* enfin, le faire entrer dans un *glycéré* et dans une *pommade.* L'action topique serait plus aisément obtenue dans quelques cas en appliquant simplement la *poudre de Sulfite de Chaux* sur les parties qu'il s'agit de désinfecter.

### HYPOSULFITE DE SOUDE, SULFITE SULFURÉ DE SOUDE, *Hyposulfis sodicus.*

Ce sel, découvert par Vauquelin dans les résidus de la fabrication de la Soude, est incolore, inodore, inaltérable à l'air, très-soluble dans l'eau et insoluble dans l'alcool. Il possède une saveur légèrement amère.

ACTION PHYSIOLOGIQUE. — Elle est semblable à celle du Sulfite de Chaux, mais plus forte. Pour les substances synergiques et incompatibles, voyez SULFITE DE CHAUX.

USAGES. — MODES D'ADMINISTRATION ET DOSES. — Son énergie plus marquée, sa solubilité plus grande et son inaltérabilité moindre font préférer l'*Hyposulfite de Soude* aux autres composés analogues pour l'usage externe. Il est employé à l'exclusion de ceux-ci dans le procédé d'embaumement de Sucquet, usité pour la conservation des cadavres destinés aux dissections.

D'ailleurs, l'Hyposulfite de Soude peut être substitué au Sulfite de Chaux dans tous les cas énumérés ci-dessus et dans tous ceux qui ressortissent à la médication interne.

Il se prête à toutes les formes pharmaceutiques et peut se donner à la dose quotidienne de 8 à 16 grammes.

## CHAPITRE X.

### NITRATES.

### NITRATE DE MERCURE CRISTALLISÉ, NITRATE DE PROTOXYDE DE MERCURE, *Nitras hydrargyrosus.*

Angl. *Neutral Nitrate of the suboxyde of Mercury crystallized.* — All. *Hydrargyrum oxydulatum nitricum cristallisatum.*

Le *Protonitrate de Mercure* ($3Hg^2O, 2AzO^5, 3HO$), au contact d'une grande quantité d'eau, se décompose en nitrate acide de protoxyde qui reste en dissolution dans la liqueur, et en nitrate bibasique qui se précipite sous forme d'une poudre jaune (*Turbith nitreux*).

ACTION PHYSIOLOGIQUE. — Outre ses effets communs à toutes les préparations hydrargyriques (voy. MERCURE), ce composé exerce une action locale, irritante et caustique, moins énergique toutefois que celle du Sublimé ou du Nitrate acide mercurique. Mialhe pense qu'il doit se transformer partiellement en bichlorure dans le canal alimentaire, au contact des chlorures alcalins.

Les substances synergiques, auxiliaires, sont les mercuriaux et les cathérétiques. Les substances antagonistes sont les mêmes que pour les hydrargyriques en général; les incompatibles sont les métaux des premières sections et leurs oxydes.

USAGES. — MODES D'ADMINISTRATION ET DOSES. — Le Protonitrate de Mercure, en raison de son instabilité vis-à-vis des liquides organiques, a été rarement employé à l'intérieur en *pilules* de 5 milligrammes à 1 centigramme, au nombre de deux ou plusieurs par jour.

On en fait usage en *lotions* comme cathérétique contre les ulcérations et les excroissances syphilitiques, contre la teigne et l'affection pédiculaire (Rayer); en *onctions*, sous forme de *pommade*, contre les maladies squameuses de la peau (Biett) ou contre les dartres en général (Dupuytren).

En outre, la pharmacie utilise le Nitrate mercureux pour la préparation de divers composés hydrargyriques : précipité blanc, protoiodure de Mercure, etc.

Le *Mercure soluble d'Hahnemann*, naguère en usage dans la syphilis, est un sous-azotate mercureux additionné d'Ammoniaque, formant un précipité gris noir. Sa composition très-variable et l'absence de toute propriété spéciale justifient l'abandon dans lequel cette préparation est tombée.

**NITRATE ACIDE DE DEUTOXYDE DE MERCURE, NITRATE DE MERCURE LIQUIDE,** *Nitras hydrargyricus acido nitrico solutus.*

Angl. *Bibasic Nitrate of the oxyde of Mercury, Acid Nitrate of Mercury.* —All. *Hydrargyrum oxydatum nitricum solutum.*

Le *Nitrate acide de Mercure* ($HgO, 2AzO^5, Aq$) possède un goût métallique et détermine une sensation de brûlure dans la bouche lorsqu'il se présente en proportions un peu plus fortes au contact de la muqueuse. A la lumière, il colore l'épiderme en rouge pourpre et communique une teinte rose aux substances protéiques qu'il précipite.

ACTION PHYSIOLOGIQUE. — Son action corrosive dépasse celle du deutochlorure dans lequel il se convertirait, selon Mialhe, au contact des chlorures alcalins. Absorbé, il agit en qualité de composé mercuriel (voy. MERCURE).

Pour les synergiques et les antagonistes, voyez NITRATE MERCUREUX.

USAGES. — MODES D'ADMINISTRATION ET DOSES. — La *Solution de Nitrate acide de Mercure* est employée très-souvent pour cautériser les végétations syphilitiques, les ulcères de mauvais caractère, les chancres serpigineux, les indurations de diverses natures, les cancers, les dartres, la teigne faveuse, les granulations et les ulcérations du col de l'utérus.

Une précaution importante, et que nous devons recommander, c'est de n'agir que sur une petite surface à la fois, afin d'éviter une trop vive douleur et consécutivement des accidents toxiques (Breschet, etc.) dus à la pénétration d'une trop grande grande quantité de sel mercurique dans l'économie. Pour prévenir ce résultat, Mialhe conseille de laver la surface aussitôt après que l'action caustique est jugée suffisante; mais cette précaution serait vaine à cause de la proportion considérable du Nitrate de Mercure qui imprègne l'eschare. Celle-ci est grisâtre et ne tarde pas à s'entourer d'un cercle inflammatoire, éliminateur. Elle se convertit en une croûte jaunâtre et tombe au bout de quelques jours.

Le Nitrate mercurique entre avec le Protonitrate dans la pommade connue sous le nom d'*Onguent citrin* (angl. *Golden eye ointment*), et dont on fait usage contre la gale, la teigne et la blépharite ciliaire.

### NITRATE D'ARGENT CRISTALLISÉ, *Nitras argenticus in cristallos concretus*.

Angl. *Nitrate of Silver*. — All. *Argentum nitricum cristallisatum*.

Le *Nitrate d'Argent* (AgOAzO$^5$), connu aussi sous les noms d'*Azotate* ou de *Caustique lunaire*, est soluble dans l'eau et l'alcool.

ACTION PHYSIOLOGIQUE. — Au contact de la langue, le Nitrate d'Argent, en très-petite quantité, produit une sensation d'astriction forte en même temps qu'une saveur métallique et amère. En quantité plus considérable, il détermine une brûlure et une corrosion.

L'action caustique du Nitrate d'Argent s'explique par son affinité pour les substances protéiques. Il forme avec l'albumine, la fibrine, le caséum des composés dont il représente 15,5 pour 100 du poids total. Ce coagulum est soluble dans un excès de nitrate d'argent ou d'albumine, dans le chlorure de sodium, l'iodure de potassium, l'ammoniaque, le cyanure de potassium.

Appliqué sur la peau, l'*Azotate lunaire* fait d'abord une tache blanche qui devient gris violacé, puis pourpre noir au fur et à mesure de la réduction de l'argent à l'état métallique. Il se comporte d'ailleurs avec les poils comme avec l'épiderme lui-même. Si l'application est réitérée, il peut en résulter la vésication, une vive douleur, et même de la fièvre quand la cautérisation est étendue à une grande surface. Déposé sur une muqueuse ou sur une solution de continuité humide, le Nitrate d'Argent agit plus vite et un peu plus profondément. Toutefois l'eschare grisâtre qu'il produit ne dépasse guère en épaisseur une fraction de millimètre, parce que le sel ne tarde pas être transformé en chlorure soluble, et que la pellicule superficielle résultant de sa combinaison avec les substances albuminoïdes s'oppose à la pénétration de la solution caustique. Voilà pourquoi la chute d'un crayon de Nitrate d'Argent dans l'estomac ou dans l'utérus, n'a été suivie, contrairement à toutes prévisions, d'aucun accident sérieux. L'eschare formée par le caustique lunaire tombe au bout de vingt-quatre, trente-six ou quarante-huit heures.

L'action topique du Nitrate d'Argent sur la muqueuse gastrique est d'autant plus intense, que cette membrane est plus débarrassée de chyme et de mucus, c'est-à-dire de matières en partie protéiques et chargées de chlorures. Il peut en résulter de la gastrodynie, des nausées, des vomissements, des déjections alvines, et ainsi que je l'ai vu deux fois pour une dose minime chez le même sujet, donner lieu à une crise de coliques avec altération des traits, refroidissement, crampes, comme dans les empoisonnements par les poisons irritants et corrosifs. A dose toxique, il détermine en outre la gangrène des tuniques gastro-intestinales. Boerhaave en cite un exemple. Les vivisecteurs ont eu l'occasion de constater des désordres fonctionnels et matériels semblables chez les animaux soumis à leurs expériences. En ce cas, l'absorption n'a pas lieu. Les phénomènes observés à la suite de l'injection du Nitrate d'Argent dans la veine jugulaire, respiration difficile et mouvements convulsifs, appartiennent sans doute à tout poison coagulant, et s'expliquent peut-être par des embolies capillaires dues à la coagulation primitive des matières protéiques du sang. Les ecchymoses multipliées observées chez les solipèdes, l'asphyxie par écume bronchique notée chez la plupart des animaux qui succombent à l'empoisonnement argentique, se rattacheraient sans peine à ce mécanisme pathogénique, bien que le premier phénomène ait pu être attribué à une altération du sang (Ball), et le second à l'influence directe de l'argent sur le système nerveux (Orfila).

Mais, quelque nettoyée que soit la cavité stomacale, la présence d'une petite couche de mucus et d'épithélium suffit pour atténuer la causticité de l'Azotate lunaire en le transformant partiellement en chlorure et le réduisant à l'état métallique. Aussi, lorsqu'on ingère à petites doses du Nitrate d'Argent pour le faire absorber, est-ce un tout autre composé qui passe dans la circulation, et l'action générale est vraisemblablement due à un chlorhydrate de chlorure combiné avec l'albumine du sérum. Des cliniciens (Fouquier, Powell) ont noté la différence d'action, à masse égale, selon que le Nitrate d'Argent est solide ou liquide. Les effets plus redoutables de la solution, comparés à ceux des pilules, s'expliquent par l'instantanéité d'action de la préparation liquide. La première partie de la solution arrivée au contact de la muqueuse subit, à la vérité, la transformation chimique indiquée, mais la portion suivante imbibe et traverse la pellicule formée aux dépens de l'épithélium et du mucus pour aller atteindre le derme muqueux lui-même. Au contraire, la pilule, ramollie lentement par le liquide gastrique, ne cède que peu à peu son Nitrate lunaire, lequel a le temps d'être transformé en sel insoluble avant d'arriver au contact de la muqueuse. Incorporé dans une masse solide, le Nitrate d'Argent peut généralement être administré à doses croissantes et relativement assez élevées, sans dommage pour les voies digestives.

Une fois introduit dans le sang, le Nitrate d'Argent ne révèle d'abord sa présence par aucun phénomène apparent. Exceptionnellement, il occasionne de la stomatite argyrique (Guipon), ou bien du prurigo accompagné d'un peu d'érythème papuleux (Ball et Charcot). Seulement il agit à la longue comme *altérant* : c'est-à-dire que, suivant ma manière de voir, il prend part à la formation du plasma, devient partie intégrante des tissus et des organes complexes dont il modifie les fonctions et peut en certains cas arrêter les désordres. Son influence se fait, dit-on, particulièrement sentir sur le système nerveux et se manifeste par la cessation des troubles morbides qui en ont réclamé l'emploi.

L'usage prolongé du Nitrate d'Argent à l'intérieur finit par amener un singulier changement de la coloration des téguments externes, qui prennent une teinte ardoisée ou olivâtre plus ou moins foncée. Cette coloration, qui a son siége dans l'épiderme et le tissu muqueux, persiste ensuite des années sans pâlir; elle semble même indélébile. Cependant elle disparaîtrait sous des vésicatoires (Biett), et même, dit-on, par des lotions d'acide nitrique dilué ou de cyanure de potassium, ainsi que par l'iodure de potassium à l'intérieur.

Tout cela est au moins fort douteux. Elle peut aussi s'atténuer un peu avec le temps. Quelquefois la muqueuse digestive est colorée comme la peau. On observe sur les gencives, au collet des dents, un liséré bleu foncé plus sombre que le liséré saturnin (Duguet). Des taches noirâtres semblables à celles des chiens de chasse ou de la maladie d'Addison, se montrent sur la muqueuse buccale, et une coloration analogue se répand dans presque toute la longueur du tube digestif (Cl. Bernard, Krahmer, van Geuns, Frommann, Ball et Charcot).

En réunissant les urines de plusieurs malades, Cloëz est parvenu à recueillir un globule d'argent, ce qui démontre l'élimination de ce métal par les reins. Il y a lieu de penser qu'il est entraîné également par les glandes sudoripares et sébacées de la peau, qui se sont montrées colorées en noir. Au reste, Wedemeyer a trouvé tous les viscères plus ou moins ardoisés, et Brande a pu retirer de l'argent métallique des os, du pancréas et des plexus choroïdes. Orfila l'a extrait surtout du foie, et van Geuns l'a constaté dans les méninges cérébro-spinales et dans beaucoup d'autres organes. On peut dire qu'il existe dans tous les tissus et dans tous les viscères.

SUBSTANCES AUXILIAIRES. — Au point de vue des effets internes, le Nitrate d'Argent est trop mal connu pour qu'il soit possible de lui assigner de véritables synergiques. Quant à la production de ses effets locaux, le Nitrate lunaire a pour analogues les irritants et les caustiques coagulants.

SUBSTANCES INCOMPATIBLES. — ANTIDOTES, CONTRE-POISONS. — Toutes les matières organiques réduisent le Nitrate d'Argent; les chlorures et les cyanures le font passer à l'état insoluble; les alcalins et les oxydes des premières sections mettent l'oxyde d'argent à nu. Par conséquent, toutes ces substances annihilent l'action topique du Nitrate d'Argent. Au même titre, elles peuvent lui servir de contre-poisons, et, si l'on craint que la nature ne puisse faire tous les frais de la neutralisation chimique en invisquant le caustique de couches puissantes de mucus ou de sérum riche en albumine et en chlorures, on peut l'aider en faisant ingérer au malade du bouillon très-salé. Les doses massives de Nitrate d'Argent produisent des désordres anatomiques qui opposent une barrière à l'introduction du poison dans le système sanguin. D'un autre côté, l'absorption ne s'exerce lentement que sur un produit insoluble : l'Albuminate de Chlorure double de Sodium et d'Argent.

Il n'existe donc jamais qu'une petite quantité de sel d'argent à la fois dans la circulation, ce qui enlève toute opportunité à l'emploi des antidotes proprement dits.

Une fois immobilisées dans les tissus, les molécules d'argent ne peuvent en être expulsées qu'à la faveur de la rénovation organique. On peut alors favoriser cette rénovation en activant la dénutrition par l'iodure de potassium, comme je l'ai fait pour l'arsenic.

USAGES. — L'histoire pharmacodynamique du Nitrate d'Argent est encore trop obscure pour servir de guide dans l'emploi thérapeutique de ce composé. Les médecins qui, les premiers, ont prescrit ce composé chimique dans l'épilepsie, ont fait de l'empirisme pur, à moins qu'ils n'aient eu l'idée absurde d'agir sympathiquement sur le cerveau en allant cautériser l'estomac. Ceux qui, à leur suite, ne tenant compte que des succès, ont essayé le même agent dans la chorée et d'autres affections nerveuses, ont fait de l'empirisme raisonné. Un certain nombre d'épileptiques ont guéri pendant qu'ils prenaient du Nitrate d'Argent, il n'est donc pas impossible qu'ils aient été guéris par le remède ; mais rien en physiologie ne confirme encore l'explication du fait et ne *rationalise* cette pratique.

Le Nitrate d'Argent a donc été employé contre l'épilepsie par Sims, Duncan, Cappe, Butini, Odier, Lombard, Balardini, Biett, Esquirol, etc.; contre la chorée par Hall, Pitschaft, Priou, Bretonneau ; contre l'angine de poitrine par Cappe, Fauchier, Sementini, Bastide, etc.

Enfin, dans ces derniers temps, Wunderlich a eu l'idée de l'administrer dans l'ataxie locomotrice, et a pu citer cinq cas favorables. Il a été imité par Charcot et Vulpian, qui se louent également du remède, et par le docteur Herschell, qui dit avoir obtenu la guérison d'une amblyopie amaurotique chez un malade affecté d'ataxie locomotrice. Bouchut le croit utile dans la paralysie générale progressive. De son côté, le docteur P. Topinard et d'autres auteurs nient d'une manière à peu près absolue l'efficacité de ce traitement, qui m'inspire également bien peu de confiance dans la plupart des cas graves où il a été préconisé. L'avenir apprendra à distinguer la part du hasard de celle de la médication.

Les applications suivantes me paraissent généralement rationnelles.

Le Nitrate d'Argent est administré quelquefois par la bouche, afin d'obtenir son action topique sur la muqueuse gastro-intestinale ; tantôt pour corriger la sensibilité morbide du canal alimentaire, réprimer les vomissements opiniâtres, nerveux ou symptomatiques, ou calmer les douleurs gastralgiques ; tantôt pour modérer l'hypercrinie intestinale dans la diarrhée vulgaire ou le choléra (Barth), ou bien pour modifier des surfaces ulcérées dans la dysenterie et l'entérite chroniques. On prescrit dans un but analogue, comme substitutif, le Nitrate d'Argent en *injections* dans la leucorrhée et la blennorrhagie ; en *collyre*, dans les ophthalmies conjonctivales, surtout dans celles qui ont le caractère virulent ou contagieux. Mais nous ne croyons pas à l'utilité du Nitrate d'Argent dans l'ictère, le croup, l'aménorrhée, et les expériences de Ricord ont démontré qu'elle était illusoire contre la syphilis.

A l'extérieur on emploie souvent le Nitrate d'Argent, mais fondu, et sous le nom de *Pierre infernale* (voy. plus loin).

MODES D'ADMINISTRATION ET DOSES. — Le Nitrate d'Argent se prend à l'intérieur en *pilules*, en *potion* et en *lavement*. Il existe un grand nombre de formules de ces diverses préparations pharmaceutiques.

La dose habituelle dans chaque pilule est de 1 centigramme ; l'excipient ordinairement employé est de la mie de pain. Telles sont les *Pilules de Boudin*, recommandées par Trousseau et Pidoux , et généralement usitées maintenant. La mie de pain ne tarde pas à réduire une grande partie du Nitrate d'Argent à l'état métallique, et se colore en noir. Une autre portion se transforme en chlorure également inoffensif pour la muqueuse digestive, en sorte que les pilules selon la formule de Boudin n'exercent d'ordinaire aucune irritation locale quand elles sont préparées depuis quelques heures. L'addition de l'opium ou de tout autre anodyn est donc superflue ; un correctif ne deviendrait utile que si l'on forçait la dose (Mérat) de Nitrate d'Argent, et si les pilules étaient ingérées aussitôt après leur préparation.

L'association du chlorure de sodium (Mialhe) ou du sel ammoniac (Jacquet) a pour résultat de transformer plus rapidement ou plus complétement l'azotate en chlorure, et de favoriser la dissolution de celui-ci.

Dans le but illusoire de faire absorber du Nitrate d'Argent à l'état d'intégrité et d'isolement, on a proposé pour excipients diverses substances inertes telles que le kaolin ou la terre de pipe (Deniau) et la silice (Am. Vée).

En *potion*, le Nitrate d'Argent, quelle que soit la formule, se donne à la dose d'environ 5 centigrammes pour 100 grammes d'eau distillée et 20 grammes de sirop de sucre, dans le choléra (Barth) ou l'entérite chotériforme (Trousseau). Nieberg en donne jusqu'à 15 centigrammes dans 45 grammes d'eau à prendre par cuillerées à café, de trois à sept par jour, dans la chorée. Enfin, pour assurer la dissolution du sel argentique en présence des matières contenues dans le tube digestif, Deniau, après avoir incorporé 50 centigrammes de Nitrate d'Argent dans un litre d'eau albumineuse sucrée, redissout le précipité à l'aide de 1 gramme 25 centigrammes de bromure de potassium.

En *lavement*, le Nitrate d'Argent se prend à la dose de 5 centigrammes environ pour 100 grammes d'eau distillée, contre la diarrhée chronique des adultes (Bourdon), ou à dose moitié moindre contre la diarrhée de dentition (Trousseau). Delioux de Savignac, voulant maintenir la solubilité du Nitrate lunaire, conseille de l'introduire, à la dose de 10 centigrammes au moins, dans 250 grammes d'eau distillée tenant en dissolution un blanc d'œuf, et d'ajouter une quantité équivalente de chlorure de sodium. Celui-ci redissout le précipité d'albuminate de Nitrate d'Argent qui se forme d'abord et éclaircit la liqueur. Mais, pour faire réussir l'opération, il faut avoir soin de verser goutte à goutte et simultanément les solutions des deux sels en agitant la masse avec une baguette de verre. Au reste, ce n'est plus du Nitrate d'Argent qu'on administre dans ces conditions, mais bien un composé très-complexe et non défini, ayant perdu en grande partie les qualités pour lesquelles le sel primitif était recherché.

Les *collyres* au Nitrate d'Argent renferment des proportions très-diverses de ce composé, suivant qu'on veut obtenir une simple astriction de la muqueuse oculaire ou bien une cautérisation. Comme astringent dans la conjonctivite simple, l'azotate lunaire ne doit pas, selon nous, dépasser 5 à 10 centigrammes dans 100 grammes d'eau distillée. Comme léger cathérétique dans la conjonctivite granuleuse, il peut être porté à la dose de 20 à 30 centigrammes pour la même quantité de dissolvant. Dans l'ophthalmie purulente des nouveau-nés, des armées et des sujets atteints de blennorrhagie contagieuse, il convient d'employer, à l'aide d'un pinceau, une solution caustique dans laquelle entrent 10 à 20 centigrammes de Nitrate d'Argent pour 30 grammes seulement d'eau distillée (Reveillé-Parise) ou de glycérine (Foucher). Velpeau prescrit 2 grammes de Nitrate d'Argent dans la même quantité de véhicule, pour faire avorter l'ophthalmie purulente. Ce moyen énergique, souvent remplacé par la pierre infernale, ne doit être employé qu'un très-petit nombre de fois chez le même sujet, sous peine de détruire les lames superficielles de la cornée, et d'en favoriser la perforation. Au reste, des solutions beaucoup moins concentrées, mais continuées avec trop d'insistance, ont amené plus d'une fois ce triste résultat, que des observateurs inattentifs ont pu mettre sur le compte de la maladie.

Pour *injections* styptiques, cathérétiques ou vraiment caustiques, on fait usage de solutions graduées, semblables à celles de la série correspondante des collyres. Contre le catarrhe chronique de la vessie, la dose de 10 centigrammes de Nitrate d'Argent pour 200 grammes d'eau me paraît suffisante, à moins que la purulence ne soit excessive et la muqueuse vésicale profondément altérée, auquel cas il est permis d'employer une ou plusieurs injections caustiques, espacées, contenant une proportion quadruple ou quintuple de sel argentique, par exemple 50 centigrammes pour 100 grammes d'eau distillée. Cette formule est celle de *l'injection abortive* de Ricord, contre la blennorrhagie.

La *solution concentrée* de Velpeau convient pour ranimer certains ulcères indolents (Sanson), ou modifier des affections cutanées intenses, telles que le rupia (Biett), assainir les chancres, la pourriture d'hôpital (Croq, etc.).

On prépare encore, avec le Nitrate d'Argent, des *pommades* astringentes ou cathérétiques contre la blépharite ciliaire [5 centigrammes pour 4 grammes d'axonge (Velpeau)], contre les fissures à l'anus [Nitrate d'Argent, 1 gramme; axonge, 4, 6 à 12 grammes (Bourgeois)], contre l'ozène [Nitrate d'Argent, 40 centigrammes à 1 gramme; axonge, 30 grammes (Gallizioti)]. Enfin, Jobert (de Lamballe) employait, pour faire avorter l'érysipèle et résoudre les tumeurs blanches, une pommade caustique contenant 4 grammes d'azotate lunaire pour 30 grammes d'axonge.

.Les autres indications de la médication externe sont remplies par la préparation suivante.

## NITRATE D'ARGENT FONDU, PIERRE INFERNALE, *Nitras argenticus fusus.*

Angl. *Infernal Stone.* — All. *Lapis infernalis.*

Sous forme de cylindres de la grosseur d'un tuyau de plume d'oie, le Nitrate d'argent constitue le caustique usuel le plus. commode. On s'en sert pour cautériser les chancres syphilitiques, les aphthes et autres ulcérations buccales, les ulcères sanieux, les plaies par instruments piquants; pour réprimer les bourgeons charnus exubérants; pour calmer une inflammation superficielle; pour faire avorter les pustules varioliques, les vésico-pustules du zona, détruire les virus de l'ophthalmie blennorrhagique, des ophthalmies des armées et des nouveau-nés; modifier la leucorrhée et la blennorrhagie chez la femme, ainsi que l'état granuleux ou ulcéreux du col de l'utérus, les fissures du mamelon, etc. Dans ces différents cas, la pierre infernale agit de trois manières: elle détruit la couche de tissus la plus superficielle, cause l'astriction de celle qui est immédiatement sous-jacente; enfin elle laisse, à la surface de la partie touchée, une eschare protectrice qui abrite la plaie comme font les enduits imperméables et les pansements par occlusion. Il en résulte une sédation très-marquée de la douleur et du travail inflammatoire. Ce dernier effet est très-manifeste après la cautérisation des aphthes buccaux.

Lallemand a imaginé un instrument porte-caustique fort ingénieux pour cautériser l'urèthre, soit dans le but de détruire des fongosités ou des strictures, ou de modifier la muqueuse enflammée; soit pour exciter la tonicité de l'appareil excréteur du sperme et s'opposer aux pertes séminales. Ce porte-caustique consiste en une tige courbe formant pour ainsi dire le mandrin d'une algalie métallique ouverte aux deux bouts. A son extrémité cette tige est munie sur sa convexité d'une cuvette pleine de Nitrate d'Argent cristallisé, fondu dans la flamme d'une lampe à alcool. Lallemand a obtenu de nombreux succès contre le catarrhe vésical chronique et la spermatorrhée, par des cautérisations pratiquées à l'aide de cet instrument.

On peut seulement se demander si la cautérisation a réveillé la contractilité des petits sphincters placés aux orifices des conduits éjaculateurs, ou plutôt, comme je le crois, si elle n'a pas modifié profondément la sensibilité de la muqueuse uréthrale, toujours en harmonie chez ces sujets avec l'orgasme génésique, et si elle n'a pas prévenu par là la déplorable facilité avec laquelle l'appareil éjaculateur entre en convulsion sous l'influence de la plus légère excitation, soit par un rêve, soit par une idée érotique consentie.

Ce procédé, appliqué aux affections utérines, rend de grands services entre les mains du professeur Richet, dans les hémorrhagies rebelles à tous les moyens médicinaux, et qui dépendent d'une vascularisation excessive et d'un état fongueux de la muqueuse du corps de la matrice.

**SOUS-NITRATE DE BISMUTH, MAGISTÈRE DE BISMUTH, BLANC DE FARD,** *Subnitras bismuthicus.*

Angl. *Nitrate of Bismuth.* — All. *Bismuthum hydrico-nitricum.*

C'est à tort que les auteurs anglais appellent Nitrate de Bismuth le *Blanc de fard* ($AzO^5, BiO^3 + 2HO$), puisqu'il existe un autre composé ($3AzO^5, BiO^3 + 3HO$) qui porte ce nom et qui renferme trois fois plus d'acide azotique. Il serait peut-être plus juste de dire que nous avons tort d'appeler Nitrate de Bismuth un composé dans lequel existent trois molécules d'acide contre une seule de base. Mais il n'en est pas moins vrai que les Anglais ne devraient pas confondre les deux composés. Cette dénomination fautive a du reste entraîné de leur part une singulière confusion dans l'histoire thérapeutique et toxicologique des préparations diverses auxquelles elle était appliquée. Prenant comme synonymes les expressions de *Nitrate* et de *Sous-Nitrate de Bismuth*, de *Magistère de Bismuth*, de *Blanc de fard* et même de *Blanc de perle*, ils ont été conduits à mettre sur le compte du *Sous-Nitrate* des accidents qui n'appartiennent qu'au *Nitrate* lui-même.

L'erreur existe dans l'excellent livre de Taylor (*On Poisons*); elle se retrouve dans le magnifique *Traité de matière médicale et de thérapeutique de Pereira*, où l'on voit signalées les propriétés caustiques du Nitrate de Bismuth en même temps que ses qualités absorbantes.

ACTION PHYSIOLOGIQUE. — A titre de substance basique, le Sous-Nitrate de Bismuth s'empare des acides libres, y compris l'hydrogène sulfuré. C'est pourquoi il colore les fèces en noir. Mais, à part les effets antispasmodiques qu'on est porté à lui attribuer, on ne lui connaît aucune action manifeste lorsqu'il est parvenu dans la circulation. En qualité de poudre sèche il s'imbibe des liquides. C'est donc tout à la fois un antacide et un absorbant mécanique.

USAGES. — Cette double qualité le rend très-utile dans une foule de circonstances : par exemple, dans l'acor et la pyrosis, dans la diarrhée par hypercrinie de la muqueuse intestinale reconnaissant une cause spécifique, telle que le miasme du choléra asiatique, ou vulgaire, telle que le froid; ou bien encore (Caby) dans les affections rebelles des organes génito-urinaires, dans la leucorrhée toujours caractérisée par du muco-pus acide et dans l'uréthrite chronique ayant la même réaction (Gubler). Mais en raison de sa manière d'agir on comprend qu'il faut l'employer à haute dose. Le professeur Monneret a donné l'exemple et fait adopter sa pratique par la généralité des médecins.

Dans la pyrosis on pourrait craindre de voir se produire des accidents par suite du passage du sous-nitrate à l'état de nitrate proprement dit. Mais la quantité des acides présents à un moment donné n'est sans doute pas assez forte pour transformer une proportion un peu considérable du sous-sel. C'est en absorbant les acides que le Sous-Nitrate de Bismuth rend tous les jours des services dans les affections douloureuses de l'estomac, et rien ne prouve qu'il exerce directement une action calmante ou sédative sur le système nerveux de ce viscère. Bouchardat pense que le Sous-Nitrate de Bismuth agit avec plus d'efficacité comme désinfectant, dans les dyspepsies accompagnées de renvois nidoreux et de fétidité de l'haleine et dans les diarrhées putrides. E. Lafont l'a prescrit contre les fièvres intermittentes.

MODES D'ADMINISTRATION ET DOSES. — Le Sous-Nitrate de Bismuth se prend à l'intérieur en poudre, ou incorporé à diverses substances, particulièrement au diascordium, depuis 1 jusqu'à 4, 8, 16 et même 40 grammes par jour.

Mentel en a fait des *granules* avec partie égale de sucre ; le couvercle de la boîte qui les contient mesure exactement 2 grammes du médicament.

La *Crème de Bismuth* de Quesneville se prend par cuillerées à café.

On associe fréquemment le sous-sel bismuthique à d'autres absorbants, notamment à la magnésie et à la poudre d'yeux d'écrevisse, ou bien à des narcotiques : opium, morphine. Le diascordium, plus complexe, renferme, outre l'extrait thébaïque, des substances aromatiques astringentes et du bol d'Arménie.

Les *Pastilles américaines* du docteur Paterson renferment chacune environ 15 centigrammes de Sous-Nitrate de Bismuth et autant de magnésie pure bihydratée.

A l'extérieur, le Sous-Nitrate de Bismuth s'emploie en *poudre*, comme désinfectant, sur les plaies ; en *injections*, suspendu dans de l'eau de rose, contre les affections catarrhales des voies urinaires et génitales ; en *badigeonnages* sous forme de *glycérolé* (Debout) dans les mêmes circonstances et dans les ophthalmies palpébrales ou les conjonctivites granuleuses (Follin). La dose, dans le glycéré, est de : 1 à 3 parties pour 3 parties de véhicule. Elle est de : 1 partie seulement pour 6 parties d'eau dans la mixture destinée aux injections.

## CHAPITRE XI.

### HYPOCHLORITES.

**HYPOCHLORITE DE CHAUX, CHLORURE DE CHAUX,** *Hypochloris calcicus.*

Angl. *Hypochlorite of Lime.* — All. *Chlorkalk, Unterchlorigsäure Kalkerde, Calcaria hypochlorosa.*

Quelques notions empruntées à l'histoire chimique de ce sel sont indispensables à l'intelligence de ses usages médicinaux. L'*Hypochlorite de Chaux* ($CaO, ClO$) se montre en poudre blanche ou faiblement nuancée de brun, d'une légère odeur d'acide hypochloreux et d'un goût amer, âcre. Le sucre, l'amidon et la cellulose traités par l'Hypochlorite de Chaux donnent de l'acide carbonique, de l'eau et du chlorure de calcium. L'acide carbonique de l'air suffit à mettre son acide hypochloreux en liberté, et la chaleur en dégage de l'oxygène et du gaz chlore. L'acide sulfurique concentré dégage aussi du chlore pur, et non de l'acide hypochloreux.

L'Hypochlorite de Chaux dissous dans l'eau agit à la manière du chlore su r les substances organiques, non en leur enlevant de l'hydrogène, mais par le moyen d'une oxydation due à la mise en liberté de l'oxygène de l'acide et de celui de la base (Balard), avec formation de chlorure de calcium. Les substances quaternaires azotées donnent en outre de l'ammoniaque et rarement du cyanogène. Les huiles essentielles et les corps analogues fortement hydrocarbonés ne sont pas attaqués.

ACTION PHYSIOLOGIQUE. — A l'état solide, le Chlorure de Chaux est un absorbant et un dessiccant. En dissolution (HYPOCHLORITE DE CHAUX LIQUIDE, *Hypochloris calcicus aquâ solutus*), il est seulement caustique ou irritant, selon le degré de concentration, en même temps que désinfectant. Son action irritante peut d'ailleurs entraîner des effets secondaires pour les engorgements froids dont elle provoque l'inflammation aiguë et la résolution ou la suppuration. Mêlé avec la bave d'un animal enragé ou avec le pus d'un chancre syphilitique, l'Hypochlorite en anéantit les propriétés virulentes (Coster). Il détruirait tous les ferments morbides, pourvu qu'il fût employé en assez forte proportion pour agir chimiquement sur la masse entière du poison. Porté dans l'estomac à petites doses, l'Hypochlorite de Chaux détermine de la chaleur et de la douleur, parfois de la diarrhée (Cima). A la longue, il réduit, d'après quelques observateurs, le volume des glandes engorgées, ce qui semblerait indiquer une action élective sur le système lymphatique.

Ce sel ne se retrouve jamais (Kletzinsky) dans les urines, lesquelles présentent seulement pendant son usage une augmentation des chlorures ainsi que de l'urée, concurremment avec une diminution de l'acide urique.

SUBSTANCES SYNERGIQUES, AUXILIAIRES. — Les congénères pharmacodynamiques du Chlorure de Chaux sont les hypochlorites, et plus généralement les antizymotiques, c'est-à-dire les moyens d'empêcher les fermentations et spécialement la putréfaction.

SUBSTANCES INCOMPATIBLES. — ANTIDOTES, CONTRE-POISONS. — Voyez CHLORE.

USAGES. — MODES D'EMPLOI ET DOSES. — Depuis Masuyer et Labarraque, l'Hypochlorite de Chaux sert principalement comme désinfectant et antiputride. On en projette la solution sur les parquets, ou sur les objets à l'usage des malades pour détruire les émanations nuisibles. On l'applique également sur les ulcères fétides, sur les plaies gangréneuses, et l'on en obtiendrait les mêmes services contre les plaies virulentes et les ulcérations ou collections renfermant des poisons morbides (chancres, pustules varioliques, etc.). Les effets préservatifs des aspersions et des fumigations de Chlorure de Chaux, à l'égard des agents infectieux ou contagieux de la rougeole et de la scarlatine, du typhus et de la fièvre typhoïde, du choléra et de la fièvre jaune, sont moins bien établis.

En revanche, l'Hypochlorite de Chaux administré à l'intérieur est un contre-poison efficace de l'acide sulfhydrique, du sulfhydrate d'ammoniaque, du sulfure de potassium et de l'acide cyanhydrique. En se mettant sous le nez un mouchoir de poche imbibé de solution de Chlorure de Chaux, on peut impunément traverser des espaces remplis de gaz hydrogène sulfuré. Cette même solution peut être employée avec avantage contre les affections cutanées parasitaires (gale, teigne) et contre les ophthalmies d'un caractère contagieux.

Enfin, à l'intérieur, Reid a employé avec succès l'Hypochlorite de Chaux dans les fièvres épidémiques d'Irlande, à la dose de 5 à 30 centigrammes dans une potion. Pereira l'a vu produire de bons effets dans des fièvres malignes. Il s'est, dit-on, montré utile dans certaines maladies pulmonaires et la dysenterie. L'Hypochlorite de Chaux agissait sans aucun doute dans cette dernière affection comme antiseptique par rapport aux matières putrides et sanieuses contenues dans l'intestin. Il n'avait pas, à mon avis, d'autre utilité dans les maladies infectieuses contre lesquelles on lui a reconnu quelque efficacité, car il serait irrationnel d'admettre qu'il pût neutraliser les poisons morbides dans le sein de la masse sanguine (voy. CHLORE et SULFITE DE CHAUX), et, d'un autre côté, il n'est pas permis d'invoquer son action sur les émonctoires et leurs produits, ainsi que je l'ai fait pour le Sulfite de Chaux, puisqu'il est démontré que l'Hypochlorite terreux ne passe pas intact dans la sécrétion urinaire.

On a fait usage de *lotions*, de *gargarismes*, de *lavements*, etc., au Chlorure de Chaux. Ces moyens sont actuellement délaissés.

### HYPOCHLORITE DE SOUDE LIQUIDE, CHLORURE DE SOUDE, LIQUEUR DE LABARRAQUE, *Hypochloris sodicus aquâ solutus.*

Angl. *Hypochlorite of Soda.* — All. *Natrum hypochlorosum, Subchloris notricus.*

Cette solution, d'une couleur jaunâtre, d'un goût styptique, dégage comme la précédente l'odeur d'acide hypochloreux. Elle se comporte de même avec les matières colorantes et les substances organiques.

ACTION PHYSIOLOGIQUE. — Le *Chlorure de Soude* est un irritant local qui, essayé sur les animaux, devient toxique à haute dose et détermine l'inflammation du tube digestif, les palpitations cardiaques, l'oppression, finalement la rigidité tétanique et la mort.

A doses plus modérées, il agit simplement comme antiseptique sur les produits contenus dans le canal alimentaire, et comme stimulant sur la muqueuse intestinale. En conséquence, il peut activer les fonctions stomacales et diminuer la fétidité des matières fécales. Absorbé, il passe intact ou modifié dans la sécrétion rénale, dont il augmente la quantité et paraît avoir, comme le chlorure de chaux, la propriété de résoudre les engorgements glandulaires, propriété qu'il doit peut-être en partie à son caractère alcalin, accru par la présence habituelle d'une certaine proportion de bicarbonate sodique.

Les substances synergiques, auxiliaires, antagonistes et incompatibles du

Chlorure de Soude sont les mêmes que pour le Chlorure de Chaux et le Chlore (voy. ce dernier mot).

USAGES. — MODES D'EMPLOI ET DOSES. —Les usages de l'Hypochlorite de Soude sont les mêmes que ceux de ses congénères chimiques. Il n'est guère usité que comme antiseptique et comme contre-poison de certains hydracides faibles : l'acide cyanhydrique, l'acide sulfhydrique et ses combinaisons.

On a recours à ses propriétés chimiques pour purifier l'atmosphère des salles chargées d'émanations putrides, ou les objets de literie, d'habillement ou de pansement qui en sont imprégnés; pour désinfecter les déjections des malades; pour corriger la fétidité des sécrétions dans la stomatite mercurielle ou gangréneuse, celle des matières provenant d'abcès sous-muqueux, celle de l'ozène et des écoulements ichoreux du cancer utérin ou des ulcères de mauvaise nature. A titre de parasiticide, il peut rendre des services dans les affections cutanées, dues à la présence de microphytes ou d'acariens.

Trompés par une fausse analogie, les médecins ont cru à l'efficacité de l'Hypochlorite de Soude comme antiseptique du sang et l'ont administré dans certaines fièvres putrides ou malignes. Cet agent, comme le précédent, ne pouvait rendre d'autre service que de neutraliser dans le tube digestif les poisons septiques avant leur passage dans la circulation. Quant au succès du Chlorure de Soude dans la syphilis secondaire, la fièvre intermittente, la peste, etc., ils sont plus apparents que réels.

## CHAPITRE XII.

### PHOSPHATES, PYROPHOSPHATES, ARSÉNIATES, ARSÉNITES, ETC.

**PHOSPHATE DE CHAUX**, *Phosphas calcicus*.
Angl. *Triphosphate of Lime.* — All. *Phosphorsaures Kalk*.

Le *Phosphate tribasique de Chaux* ($3CaO,PhO^5$) se rencontre dans un grand nombre de minéraux, notamment dans les coprolithes, et forme parfois des couches assez puissantes dans les terrains de sédiment. Il existe dans les eaux douces, dans les plantes, et constitue la principale partie des substances terreuses des os des vertébrés et des squelettes extérieurs des articulés.

ACTION PHYSIOLOGIQUE. — Le Phosphate tribasique de Chaux ne produit aucun effet topique appréciable; seulement, en raison de son état pulvérulent, il constitue un absorbant mécanique. Par la prédominance de son principe terreux, il agit comme antacide.

L'absorption s'en effectue lentement à cause de sa faible solubilité dans les acides peu énergiques des premières voies. Par ses deux composants, sert à la réparation du système osseux; par le phosphore seul il contribue à la nutrition des nerfs et des centres nerveux. Le Phosphate de Chaux est éliminé par les urines et la plupart des sécrétions.

SUBSTANCES SYNERGIQUES AUXILIAIRES. — En qualité de phosphate, la *Terre d'os* a pour synergiques les autres combinaisons d'acide phosphorique avec les bases, par exemple le Phosphate de Fer. Par sa base terreuse il agit à la manière des autres sels de chaux, et peut être remplacé par les coquilles des Mollusques, les concrétions dites yeux d'Écrevisse, par les os en nature, ou par les cornes osseuses du Cerf et des autres Ruminants voisins. Ses adjuvants comme antacide et absorbant mécanique sont les astringents, les aromatiques et les narcotiques ; comme reconstituant, ce sont les autres agents de la médication tonique analeptique.

SUBSTANCES INCOMPATIBLES. — Comme absorbant, le Phosphate de Chaux est incompatible avec les acides, ainsi qu'avec les laxatifs et les irritants des muqueuses.

USAGES. — MODES D'ADMINISTRATION ET DOSES. — Le Phosphate de Chaux, à titre d'absorbant antacide, remplace quelquefois avantageusement le Carbonate calcaire et les préparations analogues, principalement chez les sujets atteints de rachitis ou d'ostéomalacie.

Le Phosphate calcaire convient également à ceux que l'huile de foie de Morue dérange, parce que, sans agir exactement de même, il constitue cependant un élément de restauration et de force. Ce composé est spécialement indiqué, quel que soit l'état du tube digestif, comme aliment plastique dans le ramollissement des os chez les enfants et les adultes. Je l'ai souvent prescrit en pareil cas avec succès.

Mège-Mouriez a fondé sur cette considération l'emploi de diverses préparations alimentaires formées de farine de froment et de Terre d'os. Piorry conseille le Phosphate de Chaux jusque dans le ramollissement inflammatoire accompagnant la carie ou la tuberculose osseuse.

Le Phosphate de Chaux entre dans la *décoction blanche de Sydenham* et dans les diverses poudres absorbantes ou reconstituantes de Küchenmeister et Reveil. Bouchardat propose, comme agent réparateur, la graine de Moutarde blanche recouverte de son poids de Phosphate de Chaux avec un cinquantième de Phosphate de Fer, dont il fait prendre une ou deux cuillerées par our.

**PHOSPHATE FERROSO-FERRIQUE, PHOSPHATE DE FER,** *Phosphas ferroso-ferricus.*

Angl. *Blue Phosphate of Iron.* — All. *Phosphorsaures Eisenoxyd.*

La composition en est très-inconstante et le rapport du proto- au persel peut varier depuis 2 : 1 jusqu'à 9 : 1 : c'est pourquoi le *Codex* s'est abstenu d'en donner une formule.

Il correspond au composé généralement désigné sous le nom de *Phosphate de fer neutre* ou de *Bleu de Prusse natif.* On peut lui assigner pour formule $(Fe^3O^4, PhO^5, Aq)$.

ACTION PHYSIOLOGIQUE. — En qualité de poudre insoluble, le *Phosphate ferroso-ferrique* n'exerce d'abord aucune action topique. Mais en se dissolvant peu à peu dans les acides gastriques, il produit une légère astriction comme les autres préparations ferrugineuses. A la vérité, il s'est alors partiellement transformé en des composés nouveaux. C'est peut-être en absorbant ainsi les acides et en diminuant l'hyperémie de la muqueuse stomacale, qu'il a pu arrêter la boulimie (Venables). Son action astringente pourrait être invoquée également pour expliquer la réduction de la sécrétion urinaire observée par le même praticien dans le diabète.

SUBSTANCES SYNERGIQUES AUXILIAIRES. — Le Phosphate bleu de Fer partage avec tous les autres composés ferrugineux ces diverses propriétés, ainsi que celle de reconstituer le sang. Il possède en outre les qualités spéciales des préparations de phosphore.

Mais les véritables synergiques du phosphate neutre sont les autres Phosphates de fer, notamment le Phosphate acide, qui, bien que soluble dans l'eau en toute proportion, n'a pas la saveur atramentaire des autres préparations martiales dissoutes.

Les substances incompatibles et antagonistes du Phosphate de Fer sont, d'une part, les acides minéraux puissants, qui s'emparent de sa base métallique, et, d'autre part, les agents des médications émolliente, débilitante et antiplastique.

USAGES. — Le Phosphate ferroso-ferrique a été conseillé dans des cas qui réclamaient des toniques et des reconstituants, spécialement chez les rachitiques, dans le but de leur fournir à la fois du fer pour restaurer les globules sanguins, et du phosphore pour consolider les os ramollis. Carmichaël l'a prescrit à l'extérieur dans les cas de cancer ulcéré. Franck (de Francfort) et Scobelt ont vanté le Phosphate acide liquide contre la carie dentaire.

MODES D'ADMINISTRATION ET DOSES. — Le Phosphate de Fer s'administre à la dose de 10 à 50 centigrammes par jour, en *poudre, pilules, électuaire* ou *sirop*. Sous cette dernière forme, c'est nécessairement le phosphate acide, seul soluble, qu'on emploie. Le sirop de Greenish renferme, par 30 grammes, 2 grammes du composé $FeO,PhO^5,2HO$.

A l'extérieur, on emploie la poudre sur les ulcères de mauvaise nature, ou une solution de Phosphate acide (*Liqueur de Scobelt*) qu'on introduit à l'aide d'un pinceau dans la cavité des dents cariées.

**PHOSPHATE DE SOUDE CRISTALLISÉ**, *Phosphas sodicus in cristallos concretus.*

Angl. *Sal mirabile perlatum, Phosphate of Soda.* — All. *Phosphorsaures Natron.*

Le *Phosphate de Soude* $(2NaO,HO,PhO^5+24HO)$ est l'un des ingrédients du sang et de l'urine. Il se rencontre dans les eaux naturelles de Seltz, de Tœplitz, de Fachingen, etc.

Bien qu'il s'appelle aussi *Sel purgatif insipide*, parce qu'il n'a pas l'amertume désagréable ou le goût nauséeux des Sulfates de Soude et de Magnésie, le Phosphate de Soude possède cependant une saveur fraîche et saline.

ACTION PHYSIOLOGIQUE. — Le Phosphate de Soude excite la sécrétion de la muqueuse digestive, et provoque la diarrhée, sans coliques, lorsqu'il est administré à doses suffisantes.

Donné en petite quantité à la fois, il est absorbé et s'ajoute à la masse du phosphate sodique normal dont le rôle serait très-important d'après Liebig, puisque le sang lui devrait sa qualité alcaline, ainsi que le pouvoir d'effectuer l'échange gazeux qui constitue l'acte essentiel de la respiration. Le Phosphate de Soude s'élimine spécialement par les urines.

Les substances synergiques, auxiliaires, les incompatibles et les antagonistes du Phosphate de Soude sont les mêmes que pour les autres purgatifs salins, tels que le Sulfate de Soude ou de Magnésie (voy. ces mots).

USAGES. — Le Phosphate de Soude a été conseillé contre les états morbides où l'on supposait un défaut de phosphates alcalins dans le sang, ou d'acide phosphorique dans les tissus de l'économie. Ce n'était là qu'une prévision théorique non fondée sur l'observation. L'expérience semble plus favorable à l'emploi de ce sel dans le diabète (Nicolas et Gueudeville, Sharkey). Mais c'est à titre de purgatif salin, doux et nullement fatigant, que le Phosphate de Soude trouve son meilleur emploi (Pearson, etc.). Son goût peu prononcé, son action douce sur l'estomac, en font un agent commode de la médication évacuante pour les enfants. Ces mêmes qualités le recommandent dans les affections inflammatoires et fébriles.

MODES D'ADMINISTRATION ET DOSES. — Ce sel se donne à la dose de 30 à 60 grammes dans un litre de bouillon d'herbes. On prépare un purgatif fort agréable en ajoutant-q. s. d'acide citrique ou de jus de citron à 60 grammes de Phosphate de Soude, qu'on dissout ensuite dans une bouteille d'eau de Seltz.

**PYROPHOSPHATE DE SOUDE CRISTALLISÉ**, *Pyrophosphas sodicus in cristallos concretus.*

Angl. *Pyrophosphate of Soda.* — All. *Pyrophosphas natricus.*

Le *Pyrophosphate de Soude* ($2NaO, PhO^5, 10HO$) possède la singulière propriété, signalée par Perzoz et utilisée par Leras, de dissoudre le Pyrophosphate de Fer naturellement insoluble.

Il n'est pas employé pour lui-même en thérapeutique. On s'en sert seulement pour préparer le *Pyrophosphate ferrico-sodique*, principe actif de la *Liqueur de Leras.* Selon ce pharmacien, le Pyrophosphate de Fer et de Soude, et le Tartrate de Potasse et de Fer sont les seuls composés ferrugineux qui n'enlèvent aucune portion de suc gastrique aux usages qui lui sont dévolus et qui soient directement absorbés.

Soubeiran a donné la formule d'un *Sirop de Pyrophosphate de Fer et de Soude*, dont 20 grammes représentent 2 centigrammes de fer à l'état de sel double. Ces préparations conviennent dans les mêmes cas que celles de Pyro-phosphate de Fer citro-ammoniacal.

**PYROPHOSPHATE DE FER CITRO-AMMONIACAL**, *Pyrophospha s ferricus cum Citrate ammonico.*

Angl. *Pyrophosphate of Iron with Citrate of Ammonia,* or *Ammonio-Pyrophosphate of Iron.*— All. *Phosphorsaures Eisenoxyd mit Citronensaures Ammoniak.*

Robiquet a substitué le Citrate d'Ammoniaque au Pyrophosphate de Soude, pour dissoudre le *Pyrophosphate de Fer.* Ce sel double peut être obtenu à l'état solide sous forme d'écailles jaunâtres ou bien en masses vertes transparentes.

ACTION PHYSIOLOGIQUE ET USAGES. — Le *Pyrophosphate de Fer citro-ammoniacal* ne possède pas le goût styptique désagréable de la plupart des préparations martiales, et ne cause aucune répugnance aux sujets difficiles. Son action locale astringente est moins prononcée, mais ses propriétés toniques et réparatrices sont aussi puissantes que celles des composés ferriques solubles. Il y a même lieu de penser qu'il convient mieux que les préparations martiales exemptes de phosphore pour relever les forces et stimuler l'innervation.

On l'emploie avec avantage, de même que la Liqueur de Leras, dans l'anémie, la chlorose et les affections accompagnées de débilité générale, dans les catarrhes purulents des voies génito-urinaires, les névroses asthéniques, les maladies scrofuleuses et autres.

Le *Vin de Pyrophosphate de Fer citro-ammoniacal* (Robiquet) se donne à la dose de 1 à 4 cuillerées à soupe par jour. Chaque cuillerée contient 20 centigrammes du composé ferrugineux, et 10 centigrammes d'Extrait de Quinquina gris.

La proportion du Pyrophosphate de Fer citro-ammoniacal est la même dans le *Sirop de Robiquet,* aromatisé avec la fleur d'oranger, et ne renfermant pas d'extrait de Quinquina. Robiquet a conseillé aussi l'usage de *trochisques,* contenant chacun 1 centigramme du sel double. On pourrait l'employer en pilules de 5 centigrammes (Gubler), ou en dragées (Robiquet).

Le Pyrophosphate de Fer citro-ammoniacal, dont l'action reproduit les effets combinés des préparations phosphorées et martiales, a pour succédané le Phosphate de Fer et de Soude.

**ARSÉNIATE DE SOUDE**, *Arsenias sodicus.*

Angl. *Arseniate of Soda.* — All. *Natrum arseniacum.*

L'*Arséniate neutre de Soude* ($2NaO,HO,AsO^5+14HO$) est très-soluble dans l'eau, mais il cristallise en beaux prismes hexagonaux, tandis que l'arséniate acide de Soude est incristallisable.

ACTION PHYSIOLOGIQUE. — Comme les composés arsenicaux en général,

l'Arséniate de Soude est vénéneux pour toutes les classes animales. A ne considérer que ses effets locaux, c'est un poison irritant. Envisagé dans son action
générale, il passe pour un hyposthénisant énergique. Il se comporte en tout
comme l'*Acide arsénieux*.

Les substances synergiques, auxiliaires, incompatibles et antagonistes lui
sont communes avec ce dernier (voy. ACIDE ARSÉNIEUX, p. 377).

USAGES. — MODES D'ADMINISTRATION ET DOSES. — L'Arséniate de Soude
est souvent substitué maintenant à l'Acide arsénieux dans la médication interne,
et les solutions magistrales de ce sel remplacent habituellement, pour nombre
de praticiens, les liqueurs de Fowler et de Pearson.

Comme ces dernières, la solution d'Arséniate de Soude est employée spécialement contre les affections cutanées chroniques. On la prescrit également
dans la congestion cérébrale et les névroses accompagnées d'hypérémie, ainsi
que contre les névralgies d'un caractère sthénique ou irritatif. Elle rendrait
probablement les mêmes services que l'Acide arsénieux, contre la fièvre intermittente palustre. J'en ai obtenu de bons résultats dans plusieurs cas de ce
genre. Bouchut préconise l'Arséniate de Soude dans la scrofule à titre de corroborant et de tonique. Si la solution d'arséniate sodique a l'avantage de se
prêter à une graduation posologique moins nuancée, d'un autre côté, la
forme pilulaire rend l'administration du médicament plus commode.

Ordinairement on fait prendre de 5 milligrammes à 1 centigramme par jour
d'Arséniate de Soude, quand l'action doit se prolonger un ou deux mois. La
dose peut être portée à 2 ou 5 centigrammes, lorsqu'il s'agit de se rendre
maître d'accès fébriles ou de paroxysmes névropathiques.

Je formule habituellement de la manière suivante :

> ℞ Arséniate de soude.................    0,20 centigrammes.
> Eau distillée. .......................    20 grammes.
> F. s.

A prendre 5 gouttes matin et soir au commencement du repas, dans un verre
à bordeaux d'une eau alcaline (Vichy, Soulzmatt) ou ferrugineuse (Bussang,
Orezza, Spa). Cette dernière association tient lieu d'une combinaison chimique :
l'*Arséniate de Fer*, vantée par Biett, Duchesne-Duparc et quelques autres
médecins contre les cancers, les ulcères de mauvaise nature, les dartres squameuses rebelles.

On commence par 5 gouttes à chaque repas, puis on augmente de 2 gouttes
par jour, de manière à prendre régulièrement 10 gouttes matin et soir pendant trois à six semaines, ensuite on diminue de 2 gouttes par jour, et l'on
supprime le médicament, pour y revenir s'il y a lieu.

On peut également administrer ce sel dans une *potion* ou dans un *sirop*.

La *solution arsenicale de Pearson* ou *Liqueur de Pearson*, qui est l'*Arsenias sodicus aquâ solutus* du *Codex*, et qui contient 5 centigrammes d'Arsé-

niate cristallisé dans 30 grammes d'eau, s'emploie comme la solution précédente et dans les mêmes circonstances, à la dose de 1 à 4 grammes (20 à 80 gouttes par jour dans un julep gommeux).

### ARSÉNIATE DE POTASSE CRISTALLISÉ, SEL ARSENICAL DE MACQUER, *Arsenias potassicus in cristallos concretus.*

Angl. *Arseniate of Potash.* — All. *Kali arseniacum.*

L'*Arséniate de Potasse* ($KOAsO^5,2HO$) est considéré comme un *Biarséniate*. On lui donne la préférence sur l'Arséniate neutre, parce que celui-ci est incristallisable. Ce sel, soluble dans l'eau, jouit de toutes les propriétés médicinales de l'*Acide arsénieux* (voy. ce mot.), et s'emploie de la même façon que l'Arséniate de Soude et aux mêmes doses.

L'Acide arsénique a encore été associé à l'Ammoniaque, au Mercure, au Fer et à la Quinine.

L'*Arséniate d'Ammoniaque* neutre a été employé par Biett, contre les dartres sèches. L'*Arséniate de Quinine* a été conseillé par Apostolidès, qui le croit utile dans la folie dépressive. J'ai parlé de l'*Arséniate de Fer* à l'occasion de l'Arséniate de Soude (voy. ce mot). Quant à l'*Arséniate de Mercure*, il paraît avoir réussi contre la syphilis entre les mains de Bernutz.

### SOLUTION D'ARSÉNITE DE POTASSE, LIQUEUR DE FOWLER. *Arsenis potassicus aquâ solutus.*

Angl. *Solution of Arseniate of Potash*, or *Fowler's Solution*. — All. *Kali arsenicosum solutum.*

ACTION PHYSIOLOGIQUE. — Semblable à celle de la solution arsenicale de Soude, sauf *peut-être* la différence qui distingue en général les sels de potasse de ceux de soude, sous le rapport pharmacodynamique, les premiers étant plus hétérogènes à l'économie et plus toxiques que les seconds.

USAGES. MODES D'ADMINISTRATION ET DOSES. — Cette solution a les mêmes propriétés que celle de Pearson, seulement il importe de remarquer qu'elle est au moins dix fois plus chargée que cette dernière, ce qui oblige à l'administrer avec beaucoup plus de réserve.

Il convient pour débuter de la prescrire à la dose de 2 gouttes par jour. On donne successivement 1, 2, 3 et 5 gouttes matin et soir, dans un julep. On ne peut guère dépasser 16 gouttes par jour (Devergie), sans qu'il survienne des accidents gastriques qui forcent à interrompre l'usage du médicament. La *Liqueur de Fowler* est de toutes les préparations arsenicales celle qui a joui de la plus grande vogue dans le traitement des maladies chroniques de la peau.

Afin de rendre plus maniable la solution d'Arsénite de Potasse, Devergie conseille de l'étendre davantage (acide arsénieux et carbonate de potasse, a 10 centigrammes; eau distillée, 500 grammes; alcoolat de mélisse, 50 grammes; teinture de cochenille, q. s.). Chaque gramme de solution représente 2 décimilligrammes de sel arsenical.

# CHAPITRE XIII.

## CARBONATES, BICARBONATES.

**CARBONATE DE MANGANÈSE,** *Carbonas manganosus.*

Angl. *Carbonate of Manganese.* — All. *Kohlensaures Manganoxyd.*

Le *Carbonate de Manganèse* ($MnO,CO^2$) existe en petite quantité dans les eaux de Carlsbad, Ems, Franzensbad, Marienbad, etc. C'est une poudre inodore, insipide et insoluble dans l'eau, ou peu s'en faut.

Action physiologique. — Le Carbonate manganeux à doses massives paraît pouvoir agir comme poison chez de petits animaux (Wibmer). Pris en petite quantité à la fois, il ne saurait se comporter autrement que le *Peroxyde de Manganèse* (voy. ce mot), c'est-à-dire qu'il agit en qualité d'absorbant, de reconstituant et même de stimulant.

Usages. —Modes d'administration et doses. — Le Carbonate de Manganèse peut servir d'auxiliaire aux préparations martiales, particulièrement à celles qui sont insolubles par elles-mêmes. Les médecins anglais le prescrivent sous forme de *Carbonate saccharin*, d'après la formule publiée par Spear, et dans laquelle on fait entrer en outre du Sulfate de fer, du Carbonate de Soude, du Sulfate de Manganèse et du sucre blanc. Le sucre ou le miel s'opposent à l'oxydation ultérieure du Carbonate manganeux; il en est de même du charbon en poudre.

Ce sel se donne à la dose de 40 centigrammes à 2 grammes par jour, en pilules de 20 centigrammes, aux chlorotiques et généralement aux sujets à qui conviennent les ferrugineux.

**CARBONATE DE CHAUX,** *Carbonas calcicus.*

Angl. *Carbonate of Lime.* — All. *Kohlensaures Kalk.*

Le *Carbonate de Chaux* ($CaO,CO^2$), répandu partout à profusion, constitue presque à lui seul des bancs entiers des terrains crétacés. Il se rencontre en plus ou moins forte proportion dans presque toutes les eaux potables, ainsi que dans les eaux minérales, se retrouve dans les plantes et la plupart des humeurs animales, et constitue un élément important des os, du squelette extérieur des Articulés et des coquilles des Mollusques.

Tout le monde connaît les caractères du marbre ou de la Craie, dont on se sert pour écrire sur le tableau noir. C'est une substance insoluble dans l'eau, sinon à la faveur d'un excès de gaz carbonique ou d'un autre acide.

Action physiologique. — De prime abord, le Carbonate calcaire en poudre agit à la manière d'un absorbant mécanique. S'il se rencontre des acides, la Craie se dissout en laissant dégager son acide carbonique, et devient par conséquent un absorbant chimique, en même temps qu'elle agit par son gaz comme stimulant de la muqueuse gastrique, comme antiémétique, digestif et anesthé-

sique. Les sels résultant de la combinaison de la Chaux avec les acides normaux de l'estomac ou avec ceux qui s'y montrent accidentellement, n'exercent
d'ailleurs aucune impression fâcheuse sur le tube digestif et n'occasionnent
aucun dérangement de corps. Il n'y aurait d'effet laxatif que dans le cas où du
Sulfate de Chaux aurait pris naissance. C'est donc en vertu d'un préjugé
regrettable qu'on attribue des qualités malfaisantes aux eaux calcaires prises
en boisson. Non-seulement elles n'ont pas les inconvénients qu'on leur attribue
à tort, mais de plus elles sont salutaires aux personnes atteintes de dyspepsie
atonique, ainsi qu'aux jeunes sujets en voie de développement. Le seul tort
reprochable aux eaux fortement chargées de Carbonate de Chaux est de durcir
les légumes par la combinaison insoluble que forme la base terreuse avec leur
albumine spéciale.

SUBSTANCES SYNERGIQUES, AUXILIAIRES. — Les bases alcalines et terreuses sont des absorbants à la manière du Carbonate chaux, lequel trouve
dans l'oxyde et le phosphate de calcaire, des analogues au point de vue de la
réparation des organes.

SUBSTANCES INCOMPATIBLES. — Si l'on veut utiliser les propriétés absorbantes du Carbonate de Chaux, il faut éviter l'introduction simultanée des
acides.

USAGES. — Ce sel trouve son emploi dans l'acor, la pyrosis, ou ce qu'on
nomme la dyspepsie acescente, ainsi que dans l'hypérémie muqueuse des voies
digestives et dans l'empoisonnement par les acides minéraux. Dans ma pratique nosocomiale, et même en ville, je le substitue habituellement au sous-
nitrate de bismuth, sur lequel il a l'avantage du bon marché et celui de ne pas
colorer en noir les matières fécales.

MODES D'ADMINISTRATION ET DOSES. — Le Carbonate de Chaux se donne
en *poudre* dans du pain azyme ou délayé dans l'eau, à la dose de 2 à 8 ou
16 grammes par jour, selon l'âge des malades et la résistance des accidents.

Il est souvent utile de l'associer au Diascordium ou à d'autres préparations
narcotiques.

L'*Eau de Carrare*, du formulaire anglais, est une solution effervescente et
concentrée de Carbonate de Chaux dans de l'eau chargée de 5 volumes d'acide
carbonique.

## CARBONATE DE SOUDE CRISTALLISÉ, SEL DE SOUDE CRIS-
TALLISÉ, *Carbonas sodicus in cristallos concretus.*

Angl. *Neutral Carbonate of Soda.* — All. *Kohlensaures Natron.*

Le Carbonate neutre de Soude ($NaOCO^2,10HO$) est extrait, soit du Sel marin, soit des *Salsola* et autres plantes maritimes ou marines, confondues sous
les noms de *Goëmon* ou de *Varechs.* Tel qu'il est livré directement au commerce (voy. CARBONATE DE SOUDE, p. 397), il est impur et contient particulièrement une notable proportion de Soude caustique et de Sulfure de Sodium.

A l'état de pureté, le Carbonate sodique offre une saveur alcaline dite urineuse et pouvant devenir caustique. Il est très-soluble dans l'eau.

ACTION PHYSIOLOGIQUE. — Appliqué sur la peau ou introduit dans les voies digestives, le Carbonate de Soude s'empare des acides et laisse dégager son gaz carbonique. Il dissout ou émulsionne les matières grasses. Sous forme concentrée, il agit comme irritant et caustique, parce qu'il saponifie les membranes animales. Il exerce sur l'épithélium à cils vibratiles une excitation remarquable (Virchow), et ranime les mouvements de ces petits appendices lorsqu'ils paraissent éteints sans retour. Absorbé, il agit comme alcalin, et l'on pense qu'il favorise la combustion respiratoire (voy. BICARBONATE DE SOUDE). Les émonctoires principaux sont les reins, le foie et les glandes sébacées de la peau. En quantité un peu considérable, il rend les urines alcalines, augmente le flux biliaire, et lui communique, ainsi qu'à la sécrétion grasse des téguments, une plus grande fluidité.

A la longue, il produirait l'anémie, la cachexie, les infiltrations séreuses, de même que le Bicarbonate de Soude ou l'Eau de Vichy prise en excès.

Les Substances auxiliaires et incompatibles sont les mêmes que pour le Bicarbonate sodique.

USAGES. — Le Carbonate de Soude est réservé pour l'usage externe.

On l'emploie en *lotions*, en *bains* dans les mêmes conditions et aux mêmes doses que le sel impur, notablement plus irritant que lui. (Voy. CARBONATE DE SOUDE ou CRISTAUX DE SOUDE DU COMMERCE, p. 397.)

## BICARBONATE DE POTASSE, CARBONATE DE POTASSE SATURÉ, *Carbonas potassicus.*

Angl. *Bicarbonate of Potash.* — All. *Saures Kohlensaures Kali.*

ACTION PHYSIOLOGIQUE. — Semblable à celle du Carbonate de Potasse, quoique moins énergique, l'action du *Bicarbonate* est donc incomparablement plus faible que celle de la Potasse caustique, ce qui tient à ce que l'affinité de l'alcali est en grande partie satisfaite par l'acide carbonique. Toutefois le Bicarbonate potassique, à haute dose, est irritant, sinon caustique, pour la muqueuse digestive, et peut déterminer un travail inflammatoire. Cet inconvénient n'existe pas lorsqu'il est employé en plus faible quantité ou quand l'estomac renferme des acides abondants.

Absorbé, il agit à la manière des autres alcalins (voy. BICARBONATE DE SOUDE, p. 398).

Éliminé, il alcalise les sécrétions, notamment l'urine.

SUBSTANCES SYNERGIQUES, AUXILIAIRES. — S'il s'agit d'obtenir une liqueur effervescente, les acides sont des auxiliaires; mais sous le rapport de l'action générale, les autres alcalins sont synergiques.

SUBSTANCES ANTAGONISTES. — CONTRE-POISONS, ANTIDOTES. — Ce sont l'huile et les corps gras, qui empêchent le contact avec les surfaces muqueuses; les acides, qui agissent à la fois en saturant l'alcali, en dégageant un excès d'acide carbonique et en exerçant une action de présence contraire à celle des substances alcalines.

USAGES. — MODES D'ADMINISTRATION ET DOSES. — Le Bicarbonate de Potasse peut servir à la préparation des médicaments effervescents par l'addition d'acide citrique ou tartrique. On l'emploie particulièrement pour obtenir ce qu'on nomme l'*Eau alcaline gazeuse*, laquelle constitue un remède anti-émétique, analogue à la potion de Rivière.

En qualité d'antacide, le Bicarbonate de Potasse est appelé à rendre des services dans l'acescence des premières voies, les inflammations plastiques, la diathèse urique et les maladies dont cette diathèse est une expression. La solution de potasse effervescente, malgré sa réaction acide et la présence de l'acide citrique ou tartrique libre ou combiné, agirait aussi bien pour produire l'alcalinité des sécrétions, parce que le citrate et le tartrate potassique se transforment en Carbonates dans le sang qui respire.

Enfin le Bicarbonate de Potasse serait peut-être préférable au Sel de Vichy, premièrement pour accroître et alcaliser la sécrétion urinaire, parce qu'étant plus hétérogène dans le sang que ce dernier, il doit être plus rapidement éliminé ; secondement, pour stimuler la combustion musculaire ou la sécrétion lactée, parce que les sels de Potasse prédominent dans le lait et les muscles Les Bicarbonates potassique et sodique doivent se donner à doses sensiblement égales. Cependant on ferait bien de diminuer un peu celles du premier, si l'on voulait en obtenir les effets altérants et le faire tolérer davantage par l'économie.

**BICARBONATE DE SOUDE, CARBONATE DE SOUDE SATURÉ.** — Voy. SEL DE VICHY, p. 398.

# CHAPITRE XIV.

## PERMANGANATES.

**PERMANGANATE DE POTASSE,** *Permanganas potassicus.*
Angl. *Permanganate of Potash.*

Le *Permanganate de Potasse* ($KOMn^2O^7$) est un produit de l'art.

ACTION PHYSIOLOGIQUE. — Ce sel agit par son excès d'oxygène pour détruire, en les brûlant, les matières organiques avec lesquelles il se trouve en contact. C'est ainsi qu'il arrête les fermentations, spécialement la putridité, et qu'il fait disparaître la mauvaise odeur en même temps que les qualités nuisibles du pus altéré, des ichors, et généralement des matières animales en décomposition. A l'état solide ou en solution concentrée, le Permanganate de Potasse est irritant et même caustique.

On pensait autrefois que ce sel pouvait aisément céder de l'oxygène dans l'intérieur du système circulatoire ; mais aujourd'hui on admet, peut-être à tort, qu'il n'en est rien. Le Permanganate de Potasse agit en tous cas en qualité de composé manganique, c'est-à-dire à la manière des toniques reconstituants, et particulièrement du fer, dont le Manganèse se rapproche beaucoup. Le métal est éliminé par les urines (Odling et Babington).

SUBSTANCES SYNERGIQUES, AUXILIAIRES. — Le Permanganate de Potasse trouve des auxiliaires dans les substances et les moyens appartenant à la classe des toniques reconstituants, ainsi qu'à celle des adjuvants de la combustion respiratoire. Il a des analogues et des succédanés dans les agents d'oxydation, jouissant de propriétés antiseptiques.

SUBSTANCES ANTAGONISTES, INCOMPATIBLES. — Comme tonique, le Permanganate de Potasse a pour opposés tous les débilitants, les fluidifiants. Comme comburant, il a pour incompatibles les substances organiques avides d'oxygène.

USAGES. — L'action oxydante du Permanganate de Potasse a été mise à profit par les chimistes pour le dosage de diverses substances, particulièrement des acides hydrogénés ou d'un degré d'oxydation inférieur, et pour déterminer la proportion des matières organiques (Monier) contenues dans l'air. Smith a même imaginé un instrument *ad hoc*, auquel il a donné le nom de *Septomètre*. Les médecins, après Condy, s'en servent pour désinfecter l'air, ainsi que les liquides animaux : pus altéré, ichor cancéreux, sueurs fétides, etc.

A l'intérieur, le Permanganate de Potasse a été prescrit comme tonique, stimulant et reconstituant dans le diabète (Sampson).

MODES D'ADMINISTRATION ET DOSES. — Le Permanganate de Potasse s'emploie quelquefois à l'état pulvérulent pour saupoudrer les plaies (Veeden-Cooke, Girwood), le plus souvent en *solution* de titres différents.

Comme caustique, Reveil a donné la formule suivante :

℞ Permanganate de potasse............... 30 grammes.
Eau distillée......................... 50 —

Pour lotions désinfectantes, il conseille une solution ne contenant que 10 grammes de Permanganate pour 90 grammes d'eau.

Van den Corput administre à l'intérieur la solution suivante :

℞ Permanganate de potasse............... 20 à 50 centigr.
Eau distillée......................... 120 grammes.

A prendre par cuillerées à soupe dans les vingt-quatre heures. Il double la dose pour les injections uréthrales.

L'*Eau ozonisée anglaise* est une solution de 2 grammes de Permanganate de Potasse dans un litre d'eau.

# CHAPITRE XV.

## ACIDES VÉGÉTAUX.

**ACIDE ACÉTIQUE CRISTALLISABLE**, *Acidum aceticum purum*. Angl. *Glacial acetic Acid*. — All. *Essigsäure*, *Acidum aceticum*, *Acetum glaciale*.

L'*Acide acétique* ($C^4H^3O^3,HO$) se rencontre à l'état de combinaison avec les bases alcalines ou terreuses, même avec l'ammoniaque, dans un grand nombre de fruits. On l'obtient par la fermentation acétique des liqueurs alcooliques, telles que la bière, le cidre, et surtout le vin. Il se forme aussi pendant la distillation du bois (voy. ACIDE ACÉTIQUE DU BOIS, p. 377).

L'Acide acétique cristallisable constitue le plus haut degré de concentration du Vinaigre à l'état de pureté, et s'extrait de l'Acétate de Soude décomposé par l'Acide sulfurique. C'est une substance d'une odeur caractéristique, agréable et pénétrante, d'une saveur franchement acide, fraîche et piquante à l'état de dilution, caustique au contraire quand elle est appliquée en quantité un peu trop forte sur les tissus.

A l'exception du caséum qu'il coagule et qu'il sert à reconnaître, l'Acide acétique dissout toutes les substances protéiques : albumine, muscles, corpuscules sanguins, tissus connectif et fibreux.

ACTION PHYSIOLOGIQUE, — Appliqué sur les surfaces organiques à dose faible, l'Acide acétique détermine la rétraction des tissus et le resserrement des capillaires sanguins. A dose plus forte, il agit comme irritant, en ce qu'il excite de la douleur et de la fluxion sanguine. En masse plus considérable encore, il développe son action chimique, dissout les éléments histologiques de la région et constitue un caustique. Ses effets, à part le plus faible de tous, l'astriction, offrent donc plusieurs degrés comparables à ceux de la brûlure ; ce sont : 1° le simple érythème ; 2° la vésication ; 3° la cautérisation plus ou moins profonde. L'action sur l'estomac, qui, pour être interne, n'en est pas moins locale, ne diffère pas de celle que l'Acide acétique exerce sur la peau. Ainsi le vinaigre étendu diminue la vascularité de la muqueuse hypérémiée et rafraîchit, mais en même temps il sert de dissolvant aux éléments du mucus et aux substances albuminoïdes ingérées en qualité d'aliments. C'est donc un auxiliaire des sucs digestifs.

Rarement l'Acide acétique est introduit en assez grande quantité et sous forme assez concentrée pour agir comme caustique et produire les effets d'un poison irritant. Si par bonheur les observations d'empoisonnement chez l'homme font défaut, en revanche les expériences sur les oiseaux et les mammifères démontrent les effets funestes des hautes doses d'Acide acétique, lesquelles déterminent tant par sympathie irradiée de l'estomac que par leur dif-

fusion dans toute l'économie, des étourdissements, des convulsions et la paralysie du sentiment et du mouvement.

A l'autopsie, les liquides décèlent par leur odeur la présence de l'Acide
acétique, et l'on rencontre habituellement des lésions de la trachée-artère et
des poumons.

Porté dans la circulation, le Vinaigre, ainsi que les autres acidules, diminue
la combustion respiratoire, devient sédatif et réfrigérant.

A la longue, l'usage du Vinaigre entraîne l'amaigrissement et la cachexie,
moins par l'intermédiaire de son action sur l'hématose et sur tout le système
que par ses effets directs et topiques sur l'estomac. Les vapeurs d'Acide acétique concentré excitent vivement la membrane pituitaire, et réveillent par là
les fonctions respiratoires et cardiaques devenues languissantes.

L'Acide acétique se retrouve vraisemblablement dans les émonctoires à l'état
de combinaison avec la soude, peut-être aussi en partie à l'état d'isolement.
Une petite proportion doit se transformer en acide carbonique dans l'acte respiratoire.

Substances synergiques, auxiliaires. — Les semblables de l'Acide
acétique pur sont : le Vinaigre et les autres sortes d'Acide acétique ; ses analogues sont les acides végétaux en général.

Substances antagonistes, incompatibles. — Contre-poisons, antidotes. — Les antagonistes, au point de vue de l'action pharmacodynamique
générale, sont les excitants, les fluidifiants, tels que l'Ammoniaque. Sous le
rapport des effets locaux, ce sont les alcalins et les basiques capables de
saturer l'acide. Ces mêmes substances deviennent au besoin les contre-poisons
de l'Acide acétique.

Usages. — Sous forme concentrée, l'Acide acétique peut servir, dans la
médication révulsive, à déterminer la rubéfaction et la vésication. J. Cloquet
et Neucourt l'emploient pour amollir les verrues et la base des cors, qu'il est
ensuite plus facile de déraciner. Cette application se retrouve dans un remède
populaire qui consiste en une sorte de cataplasme formé de poudre d'ardoise
délayée dans du vinaigre et sert aux mêmes usages.

Dans quelques pays, c'est, en applications topiques, un remède populaire
contre les parasites des deux règnes. L'inhalation de ses vapeurs est fréquemment usitée pour prévenir la syncope ou ranimer les sujets qui sont tombés
sans connaissance. A l'état dilué, l'Acide acétique agit à la manière du groupe
des acidules, dont il est le type, comme antidyspeptique dans l'acor et la pyrosis, comme tempérant et sédatif dans les pyrexies et les phlegmasies.

Cette action tempérante repose elle-même sur le double effet astringent ou
anémiant et antihématosique. C'est en diminuant l'hyperémie que la Limonade acétique combat efficacement la congestion cérébrale qui accompagne la
manie ou l'empoisonnement par les opiacés. C'est en communiquant une plus
grande plasticité au sang et une plus grande élasticité aux tissus, que le vinaigre est utile contre le scorbut. Dilué dans de l'eau froide, il est employé avec

un certain avantage contre les épistaxis nasales et d'autres hémorrhagies capillaires.

Administré en lavement, le Vinaigre stimule la contractilité intestinale par action réflexe, attendu qu'il agit primitivement sur la sensibilité de la muqueuse. Cependant, comme il peut pénétrer par imbibition jusqu'à la tunique musculeuse, la stimulation de celle-ci peut être directe.

L'Acide acétique est un contre-poison des alcalis caustiques. En pharmacie, il sert de dissolvant dans un grand nombre de préparations. Dans les Vinaigres médicinaux comme dans les oxymels, le véhicule n'est pas sans action.

MODES D'ADMINISTRATION ET DOSES. — A l'état de grande concentration, l'Acide acétique peut être employé comme caustique. Plus étendu, il devient un agent de la médication révulsive. On en imbibe des compresses qu'on applique sur la peau, ou bien on le fait agir dans un pédiluve.

Délayé dans de l'eau, l'Acide acétique sert à composer une sorte de *Limonade*. On prépare pour cet usage du *Sirop de Vinaigre* et du *Sirop de Vinaigre framboisé*, dans lequel entre une teinture acétique de framboises.

On l'administre en *lavements* contre les oxyures, en *lotions* réfrigérantes sur tout le corps, dans les fièvres ardentes, typhoïdes et autres.

Le *Vinaigre camphré* et les *Vinaigres aromatiques* servent à masquer les mauvaises odeurs dans les chambres des malades, et le fameux *Vinaigre de Marseille* ou *des quatre voleurs* a passé pour avoir le don de neutraliser le miasme de la peste, ainsi que d'autres poisons.

C'est l'Acide acétique cristallisé qu'on respire dans ces petits flacons de poche bouchés à l'émeri et appelés autrefois *vinaigrettes*, plus connus aujourd'hui sous le nom de *flacons de sel anglais*. L'acide y est divisé dans une masse de cristaux de sulfate de potasse.

Le **VINAIGRE RADICAL**, *Acetum radicale*, diffère du précédent par la présence d'une certaine proportion d'acétone ou esprit pyro-acétique, auquel il doit son odeur particulière.

Le **VINAIGRE DISTILLÉ** ou **VINAIGRE BLANC**, *Acetum stillatitium*, est celui que l'on emploie de préférence dans la préparation des teintures acétiques.

## ACIDE BENZOIQUE PAR SUBLIMATION, FLEURS DE BENJOIN, *Acidum benzoïcum sublimatione paratum.*

## ACIDE BENZOIQUE PAR VOIE HUMIDE, *Acidum benzoïcum aquâ mediante paratum.*

Angl. *Flowers of Benjamin, Benzoïc Acid.* — All. *Benzoesaures.*

L'*Acide benzoïque* ($C^{14}H^6O^4$) se présente, quand il est obtenu par voie sèche, en paillettes brillantes, à peine solubles dans l'eau, mais très-solubles dans l'alcool et dans les bases telles que la potasse et l'eau de chaux.

ACTION PHYSIOLOGIQUE. — L'Acide benzoïque rappelle les propriétés du Benjoin, seulement son action est irritante. Pris par la bouche, il cause une sensation de chaleur âcre dans cette cavité et dans l'arrière-gorge, ainsi que dans l'estomac. L'inhalation de sa vapeur irrite les voies respiratoires et provoque la toux. Porté dans le sang, il stimule la circulation.

Une partie est éliminée sans avoir subi d'altération; il modifie au passage la muqueuse des voies urinaires aussi bien que celle des voies respiratoires. Une autre partie s'emparant des éléments du sucre de gélatine se transforme en acide hippurique et passe dans les urines. On doit à Alexandre Ure la découverte de l'augmentation de l'acide hippurique par le fait de l'ingestion de l'acide benzoïque. Mais Keller a fait voir que les proportions d'urée et d'acide urique ne diminuent pas pour cela, et Bouchardat est également d'avis que la métamorphose de l'Acide benzoïque ne s'opère pas nécessairement aux dépens de l'acide urique.

SUBSTANCES SYNERGIQUES, AUXILIAIRES. — Les alcalis sont des adjuvants pour l'Acide benzoïque, en ce sens qu'ils le transforment en sel soluble et favorisent son passage dans le sang. Les autres aromates, les huiles essentielles, et surtout les baumes proprement dits, agissent à la manière de l'Acide benzoïque.

SUBSTANCES ANTAGONISTES, INCOMPATIBLES. — Les acides ordinaires, les astringents tanniques, gênent l'absorption de l'Acide benzoïque; les émollients, les relâchants, l'humidité froide en contact avec la muqueuse respiratoire, le contrarient dans ses effets toniques et stimulants.

USAGES. — L'Acide benzoïque est employé comme stimulant diffusible, comme tonique des muqueuses et particulièrement de celle des voies respiratoires, enfin comme modificateur de la sécrétion urinaire.

Comme stimulant, il n'a pas une valeur égale à celle de plusieurs autres médicaments volatils. Comme tonique des bronches, il ne convient que dans le catarrhe chronique. Comme modificateur des urines, il n'est peut-être pas appelé à rendre tous les services qu'on est porté à en attendre depuis la découverte de A. Ure, car s'il respecte l'Acide urique, ainsi que semblent le prouver les expériences de Keller, et s'il se transforme aux dépens des matières protéiques du sang, on peut douter qu'il exerce une influence notable sur les maladies caractérisées par l'excès des urates alcalins. Toutefois il est permis d'espérer qu'en diminuant les matières albuminoïdes d'où dérive l'acide lithique, on rendra plus complète la combustion de celles qui restent à éliminer. Les résultats favorables obtenus dans la diathèse goutteuse, d'abord par Garrod, doivent encourager à continuer les essais de ce médicament.

MODES D'ADMINISTRATION ET DOSES. — L'Acide benzoïque se donne en *pilules* de 10 centigrammes, au nombre de 2 à 8 par jour.

On a recommandé contre les calculs urinaires et la diathèse urique une *Mixture benzoïque* contenant : Acide benzoïque, 1 gramme; phosphate de soude, 10 grammes; eau distillée, 100 grammes, et sirop de sucre, 30 grammes. Cette potion s'administre en trois fois dans la journée.

Le phosphate de soude a pour but de dissoudre l'Acide benzoïque (Bouchardat).

Sans parler du Benjoin et des benzoates dont les principaux seront étudiés plus loin, l'Acide benzoïque entre dans les *Pilules balsamiques de Morton*, qui contiennent 6 grammes de cet acide avec une égale quantité d'huile d'anis sulfurée, 9 grammes de gomme ammoniaque, 1 gramme de safran et autant de baume de Tolu. Chaque pilule est de 20 centigrammes. On en prend de 4 à 10 par jour.

**ACIDE GALLIQUE**, *Acidum gallicum*.

Angl. *Gallic Acid.* — All. *Galläpfelsaure, Gallussaure.*

L'*Acide gallique* ($C^{14}H^6O^{10},2HO$) existe dans la Galle de Chêne, le Sumac, la Busserole, etc.; il est soluble dans l'eau, dans l'alcool et même un peu dans l'éther. Son goût est astringent et acidule. L'Acide gallique diffère du tannin par un caractère remarquable : celui de ne précipiter ni la gélatine, ni l'albumine et les sels alcalins. Sa solution est inaltérable, pourvu qu'elle soit gardée à l'abri de l'air.

ACTION PHYSIOLOGIQUE. — L'Acide gallique possède des propriétés semblables à celles de l'Acide tannique, seulement ses effets locaux sont beaucoup moins énergiques, ainsi que le faisait prévoir son impuissance à coaguler les matières albuminoïdes. Il possède toutefois la faculté de resserrer les tissus et de mettre en jeu la contractilité des fibres musculaires de la vie organique : dartoïdes et autres.

SUBSTANCES SYNERGIQUES, AUXILIAIRES. — Les autres astringents, les divers stimulants de la contractilité organique : ergot, balsamiques, ont des effets analogues ou semblables à ceux de l'Acide gallique.

SUBSTANCES ANTAGONISTES, INCOMPATIBLES. — Les mucilagineux, les relâchants, les paralysants des vaisseaux et du système nerveux vaso-moteur agissent en sens inverse.

USAGES. — Si l'on doit préférer le tannin pour l'emploi topique sur les plaies, les ulcères et sur les surfaces hypérémiées ou phlogosées, l'Acide gallique est probablement un meilleur astringent pour l'usage interne, en raison de sa plus grande stabilité, de son défaut d'action chimique sur les principes protéiques et de son innocuité pour la muqueuse digestive. A l'exemple de Todd et de Richard Neale, de Granthan et de Saumon, je l'ai administré souvent dans la diathèse hémorrhagique, et surtout dans l'albuminurie. Dans cette dernière affection, à l'état récent, il constitue un moyen décongestionnant très-efficace et augmente en même temps la diurèse aqueuse. Il est peu utile au contraire dans les cas où la maladie est ancienne, et les lésions organiques très-avancées. C'est d'ailleurs, avec les astringents en général, un très-bon diurétique toutes les fois que l'anurie est liée à un état d'hypérémie ou de légère phlogose rénale.

MODES D'ADMINISTRATION ET DOSES. — La manière la plus simple d'administrer l'Acide gallique consiste à le donner en *poudre* dans du pain azyme. Il est également assez commode de le donner en *pilules* de 20 à 25 centigrammes, ou de l'enfermer dans des *capsules* de Lehuby.

On l'a prescrit à l'intérieur à la dose de 30 centigrammes, en dissolution dans 100 grammes d'infusion d'écorce d'orange (Granthan). On peut employer aussi la solution aqueuse pour l'usage externe.

Quelle que soit la forme adoptée, l'Acide gallique se prend à la dose de 30 ou 50 centigrammes à 1 gramme par jour. Cette dernière dose ne doit guère être dépassée.

### ACIDE VALÉRIANIQUE, ACIDE VALÉRIQUE, *Acidum valericum.*

Angl. *Valerianic Acid.*

L'*Acide valérianique* ($C^{10}H^{10}O^4$) est l'un des principes constituants de la racine de Valériane officinale, et probablement le plus actif. Bouchardat pense qu'il ne préexiste pas, mais se forme en vertu d'une sorte de fermentation. Il reproduit assez exactement les propriétés de la plante, mais on ne l'emploie pas à l'état libre. C'est seulement sous forme de Valérianate de Soude ou d'Ammoniaque, de Zinc, de Fer ou de Quinine qu'on en fait usage.

### ACIDE LACTIQUE, *Acidum lacticum.*

Angl. *Lactic Acid.* — All. *Milchsaure.*

L'*Acide lactique* ($C^6H^6O^6$) prend naissance aux dépens du sucre de lait, et donne sa réaction au lait aigri. Il se montre également dans la choucroute, et constitue l'un des ingrédients essentiels du suc gastrique. De plus, on le trouve dans la chair musculaire et dans tous les fluides animaux.

Les matières ternaires : sucre, amidon ou fécule, donnent plus facilement de l'Acide lactique que de l'acide acétique, lorsque la fermentation a lieu en présence d'une petite proportion de matière grasse, circonstance qui se réalise habituellement dans l'économie animale.

ACTION PHYSIOLOGIQUE. — L'Acide lactique, faisant partie constituante du suc gastrique, joue nécessairement un rôle dans la digestion stomacale. Quand on en introduit du dehors dans le tube digestif, cet acide, absorbé et porté dans le torrent circulatoire, s'échappe sans doute par la sueur et les urines, sécrétions rarement alcalines auxquelles il peut en conséquence restituer leur réaction normale.

USAGES. — En raison de ses deux propriétés, l'Acide lactique a été recommandé dans la dyspepsie et l'affection calculeuse phosphatique, laquelle se lie à l'alcalescence habituelle de l'urine compliquant le catarrhe vésical et succède souvent à la gravelle urique.

Magendie l'a conseillé le premier dans les troubles digestifs par insuffisance de suc gastrique, et le docteur O'Connor va jusqu'à prétendre qu'il est plus puissant que la pepsine elle-même.

Plus récemment, l'Acide lactique et ses combinaisons salines ont été de nouveau mis en avant par Pétrequin (de Lyon), qui en a retiré les meilleurs effets.

Les soupes aigres qu'on mange en Pologne et dans certaines contrées du Nord doivent peut-être leur popularité à ce qu'elles apportent un utile auxiliaire à la digestion stomacale. Il est à remarquer que tel estomac qui ne peut supporter les choux au naturel digère aisément la choucroute imprégnée d'un suc où domine l'Acide lactique.

MODES D'ADMINISTRATION ET DOSES. — On prépare une *Limonade lactique* avec : Acide lactique liquide, 2 grammes; eau, 1 litre; sirop simple, 50 grammes.

Les *Pastilles d'Acide lactique*, aromatisées avec la vanille, contiennent chacune environ 15 centigrammes de principe actif.

**ACIDE TANNIQUE, TANNIN,** *Acidum tannicum.*
Angl. *Tannic Acid.* — All. *Tanninum.*

La plupart des plantes astringentes doivent leurs propriétés spéciales à la présence du Tannin ($C^{54}H^{22}O^{34}$). Mais ce principe immédiat n'est pas absolument identique dans toutes les espèces végétales. Tantôt il précipite en noir bleuâtre les persels de fer (Tannin du Chêne, de la Noix de galle, etc.), tantôt il les précipite en vert (Tannin du Quinquina), et tantôt en gris (Tannin de la Ratanhia et du Cachou), d'où les trois variétés désignées sous les noms d'*acides quercitannique, quinotannique* et *mimotannique.*

Le Tannin possède une réaction légèrement acide et une saveur fortement styptique. Soluble dans l'eau, l'alcool et l'éther, insoluble dans les huiles grasses et volatiles, il précipite de leurs solutions, la morphine et les principaux alcalis, l'albumine et la fibrine, l'albuminose et la caséine, ainsi que la gélatine, et forme avec ces dernières substances, comme avec les tissus animaux, des composés imputrescibles. C'est en cela que consiste le *tannage* des peaux.

ACTION PHYSIOLOGIQUE. — Aussi l'Acide tannique est-il le plus puissant des astringents végétaux, et son action styptique se fait-elle sentir énergiquement sur toutes les muqueuses.

Mais le Tannin, mêlé en très-faible proportion aux matières albuminoïdes, s'y combine sans les coaguler, et pénètre avec elles par absorption dans les vaisseaux sanguins. On a pu acquérir la preuve de sa présence dans le sang, par l'imputrescibilité que ce dernier manifeste, chez les chevaux, à la suite de l'ingestion d'une centaine de grammes de Tannin en cinq jours (Henri Bouley, communication orale). Outre ses effets chimiques, le Tannin possède une action stimulante sur la contractilité organique et met en jeu la motricité des différentes fibres qui en sont douées. Le premier effet des astringents tanniques sur l'intestin est souvent de provoquer l'exonération par le moyen de l'excitation réflexe des fibres contractiles de l'intestin; mais consécutivement il amène toujours la constipation en réduisant la sécrétion de la muqueuse.

Le Tannin diminue aussi dans les autres organes les hypercrinies avec les hypérémies dont elles dépendent. Cependant il peut accroître le flux aqueux qui traverse les reins, lorsque la rareté des urines et leur densité excessive se rattachent à une congestion sanguine, accompagnée des symptômes d'une véritable phlogose rénale.

Dans la circulation, l'Acide tannique se convertit en Acides gallique et pyrogallique, composés plus oxydés que lui-même. Il est représenté dans les urines par ces différentes combinaisons.

SUBSTANCES SYNERGIQUES, AUXILIAIRES. — L'Acide gallique, les acides végétaux et minéraux, les styptiques métalliques, sont synergiques du Tannin, quant à sa vertu astringente ; les aromatiques en sont les auxiliaires pour les effets hémostatiques; les amers astringents, les ferrugineux, les fébrifuges, pour les effets toniques.

Nous ne parlons pas de certaines combinaisons d'Acide tannique avec des bases métalliques ou terreuses ayant déjà par elles-mêmes des qualités styptiques. Le *Tannate de Plomb* a tous les inconvénients des sels de Saturne; celui de *Zinc* n'a aucun avantage sur le Tannin seul; le *Tannate de Bismuth* est inférieur au sous-nitrate, comme absorbant; enfin le *Tannate d'Alumine* n'est pas tout à fait défini.

SUBSTANCES ANTAGONISTES, INCOMPATIBLES. — Les fluidifiants du sang ou antiplastiques : les mercuriaux, les alcalins, l'ammoniaque particulièrement, sont opposés au Tannin.

En outre, pour éviter l'inconvénient de faire de l'encre et de noircir les lèvres, les dents et la langue, il ne faut pas administrer successivement du Tannin et une préparation ferrugineuse soluble. On ne doit pas davantage l'associer aux autres sels métalliques, spécialement à ceux d'antimoine, non plus qu'à la gélatine et aux matières albuminoïdes, qu'il précipite.

USAGES. — Le Tannin est fréquemment employé comme tonique et astringent : 1° dans les hémorrhagies du tube digestif, des poumons, des reins et de l'utérus ; 2° dans les flux muqueux, séreux ou purulents, soit topiquement contre la blennorrhagie, les flueurs blanches, la conjonctivite ( Desmarres, Hairion, etc.), soit après absorption contre le catarrhe pulmonaire ou intestinal, les hydropisies et l'albuminurie (Garnier); 3° dans les cas de sueurs profuses, chez les fébricitants et les tuberculeux (Charvet, Woillez); 4° dans les prolapsus de la muqueuse rectale, l'allongement excessif de la luette, et d'autres cas analogues; 5° dans les inflammations simples, pultacées et pelliculaires des muqueuses, spécialement dans les angines. On a voulu trouver dans le Tannin des propriétés anthelminthiques qu'il ne possède guère. En outre, Chansarel l'a préconisé comme antipériodique. Scott Alison le considère comme efficace dans la dyspepsie atonique, dans la langueur nerveuse. Il l'emploie pour accélérer la formation des globules sanguins et retarder celle des produits hétéromorphes. Ce serait aussi un antidote contre les vomissements excessifs provoqués par l'Ipécacuanha. Enfin, quelques médecins allemands le recommandent dans le traitement de la coqueluche.

MODES D'ADMINISTRATION ET DOSES. — Le Tannin se prend à l'intérieur en *poudre*, en *pilules*, en *potion* et en *électuaire*. On en donne depuis 10 centigrammes au minimum jusqu'à 1 gramme au plus. Une dose plus forte produit des troubles digestifs qui s'opposent à l'absorption.

A l'extérieur, on le prescrit à l'état pulvérulent sur les plaies molles et saignantes ; on le fait priser dans les cas d'épistaxis rebelle, de développement polypeux de la muqueuse nasale, ou bien on l'insuffle dans l'arrière-gorge enflammée. En *solution*, il sert à lotionner les ulcères atoniques, ou bien il s'emploie en collyre, en gargarisme, en injection, en lavement, en pommade ou en suppositoire.

L'*injection au Tannin* (Ricord) contient 1 gramme de substance active pour 125 grammes de vin rouge. L'eau peut être substituée au vin et la dose du véhicule doublée.

Le *collyre* (Desmarres) renferme 1 gramme de Tannin pour 100 grammes d'eau distillée, additionnée de 20 grammes d'eau de Laurier-cerise. Celui de Hairion en présente la même quantité dans 7 grammes seulement de mucilage de gomme.

Dans le *gargarisme* (Jannart), il entre 2 grammes d'Acide tannique, 10 grammes d'eau, 50 grammes d'eau de rose, et autant d'huile de rose.

La *pommade* se compose de : Tannin et eau distillée, aa, de 5 à 10 grammes ; axonge, 30 à 45 grammes.

Le *glycérolé* présente à peu près les mêmes rapports.

Le *lavement* (Bouchardat) contient : Tannin 1 gramme, dans eau, 300 grammes.

On peut mettre 50 centigrammes à 1 gramme d'Acide tannique dans un *suppositoire* de beurre de Cacao.

# CHAPITRE XVI.

## ALCALIS VÉGÉTAUX.

**MORPHINE**, *Morphina*.

Angl. *Morphia*. — All. *Morphium*.

La *Morphine* ($C^{34}H^{69}AzO^4,2HO$) est le principal alcaloïde de l'Opium (voy. ce mot). Elle cristallise en prismes rhomboïdes, d'une saveur amère, d'une réaction franchement alcaline, solubles dans les huiles fixes et volatiles dans l'alcool (1 partie dans 40 parties d'alcool froid, et dans 30 parties d'alcool bouillant), insolubles dans l'éther, presque insolubles dans l'eau froide et même dans l'eau bouillante (1 pour 100). Cette base se combine avec les acides sulfurique, chlorhydrique et acétique, pour former des sels parfaitement définis et généralement plus solubles qu'elle-même dans les circonstances ordinaires.

ACTION PHYSIOLOGIQUE. — Les effets de la Morphine ne diffèrent pas de ceux de ses combinaisons avec les acides, mais ils ne sont pas identiques avec ceux de l'Opium en nature. La diversité d'action des différents principes qui entrent dans la composition du suc de Pavot, ne permettait guère de croire que leur ensemble pût donner une résultante exactement égale à la valeur de l'un quelconque d'entre eux; effectivement une observation clinique attentive fait discerner quelques traits distinctifs entre la *Morphine* et la matière complexe dont elle reproduit pourtant les principales propriétés.

Localement la Morphine, ou plutôt une combinaison saline de cet alcaloïde, appliquée sur une muqueuse ou sur la peau dénudée d'épiderme, agit comme irritant. Sur un vésicatoire volant, elle produit de prime abord une sensation de pincement ou de piqûre très-pénible, mais qui se calme bientôt pour faire place à un engourdissement de la sensibilité.

Introduite dans l'estomac, la Morphine se dissout dans les acides normaux ou accidentels sans produire sur la muqueuse gastrique, plus indifférente que les autres aux agents extérieurs, les effets irritants notés ci-dessus. Parvenue dans la circulation, elle ralentit et rapetisse le pouls, cause une sensation de plénitude et de distension dans la tête, de la somnolence ou du sommeil, quelquefois auparavant du mal de tête et des troubles de la vision. Pendant la veille, la sensibilité est engourdie, il existe du malaise gastrique, des nausées et même des vomissements, de la difficulté dans l'émission des urines, de la constipation, de la perte d'appétit et de la faiblesse musculaire. En même temps les urines sont rares et la sudation exagérée, mais on n'a guère l'occasion de signaler à la suite de l'action de la Morphine la démangeaison à la peau, et surtout l'éruption sudorale qui se montrent assez souvent dans le cours de la médication par l'Opium à hautes doses.

Les doses élevées donnent en outre des bourdonnements d'oreilles, de l'obscurcissement de la vue avec rétrécissement pupillaire, des mouvements convulsifs des membres paraissant s'augmenter par le décubitus horizontal. Et quand la dose est véritablement toxique, les désordres du système nerveux prennent la forme apoplectique, avec faiblesse extrême et résolution des membres, refroidissement périphérique, pupilles punctiformes rarement dilatées, perte du sentiment, coma, respiration stertoreuse et parfois convulsions précédant la mort.

Ces nombreux symptômes, de même que ceux de l'Opium (voy. ce mot), semblent pouvoir se rattacher à trois effets primordiaux : le premier consistant en une hypérémie des capillaires viscéraux et notamment encéphaliques, le second en une stupéfaction des nerfs sensibles, et le troisième en une atonie ou paralysie légère des fibres musculaires de la vie organique. A l'hyperémie se rattachent les phénomènes cérébraux (mal de tête, sommeil, obnubilation de la vue, tintouin, contracture des fibres circulaires de l'iris, perte de la conscience, coma), et leurs dérivés sympathiques (nausées, vomissements, convulsions, faiblesse paralytique). A la paralysie directe des fibres contractiles organiques se rapportent en partie la lenteur et la faiblesse des contractions cardiaques, la difficulté de la miction et celle de la défécation, qui dépend aussi de la siccité des intestins.

La Morphine semble produire à un moindre degré que l'Opium les phénomènes congestifs, mais, d'après quelques observateurs, elle déterminerait plus que lui les effets paralysants du côté de la vessie. Elle cause moins d'excitation périphérique et moins de sueurs sans doute, parce que l'élimination ne s'en effectue pas également par la peau.

Pour de plus amples développements sur le *morphinisme* aigu ou chronique (voy. OPIUM).

SUBSTANCES SYNERGIQUES, AUXILIAIRES. — La Morphine ne reconnaît de véritables synergiques que parmi les autres principes immédiats du Pavot ; de ce nombre sont spécialement la Narcéine et la Codéine. Ses auxiliaires sont les stimulants diffusibles, particulièrement les alcooliques, les principaux antispasmodiques, la chaleur, et comme stupéfiants de la sensibilité, les alcaloïdes des Solanées et des Renonculacées, etc.

SUBSTANCES ANTAGONISTES INCOMPATIBLES. — ANTIDOTES ET CONTRE-POISONS. — Les antagonistes de la Morphine sont les acides, les astringents et les autres toniques du système vaso-moteur, auxquels se rattachent le froid, la Belladone, le Sulfate de Quinine et le Bromure de Potassium.

Le Tannin et les astringents tanniques agissent comme contre-poisons chimiques de la Morphine.

La Belladone et l'Atropine (Bell, Béhier, etc.), le Sulfate de Quinine (Gubler), en sont les principaux antidotes dynamiques.

USAGES. — La Morphine remplit presque exactement les mêmes indications que l'Opium : celles de calmer la douleur, les spasmes et convulsions cloniques ou toniques, et de procurer du sommeil. On l'emploie contre les névralgies externes ou viscérales, les contractures, le tremblement alcoolique, le tétanos, l'insomnie. Mais je répète ici ce que j'ai dit à propos de l'Opium : il ne faut pas prescrire la Morphine indifféremment dans tous les cas où ces symptômes se présentent. En effet, les phénomènes : douleur, spasme, insomnie, etc., reconnaissent pour conditions prochaines, tantôt la congestion, l'excitation, l'hypersthénie ; tantôt, au contraire, l'anémie, la torpeur, l'hyposthénie.

Or, la Morphine et l'Opium conviennent spécialement aux accidents de cette dernière sorte. Aussi échouent-ils souvent contre la céphalalgie congestive, les névralgies symptomatiques de névrite, à moins que la dose ingérée ne soit assez forte pour amener le narcotisme profond. Ils réussissent au contraire le plus ordinairement dans la céphalée des sujets épuisés par des pertes sanguines ou les névralgies des anémiques et dans les cas analogues.

MODES D'ADMINISTRATION ET DOSES. — La Morphine s'administre à des doses variables de 5 milligrammes à 1 ou 2 centigrammes et jusqu'à 5 centigrammes dans la journée. On doit prescrire des doses faibles chez tous les sujets prédisposés aux hypérémies viscérales, et particulièrement à celles des centres nerveux : ainsi chez les enfants, les femmes et les vieillards exposés aux congestions cérébrales.

A l'état salin, la Morphine s'administre, soit par l'estomac, soit par les voies endermique et hypodermique. Les doses introduites par la peau ou le tissu cellulaire sous-cutané doivent être un peu moins fortes que celles qu'on administre par les voies digestives, parce que, dans ce dernier cas, une fraction du principe actif s'altère au contact des agents de la digestion ou des matières alimentaires, et se trouve ainsi perdue pour l'action thérapeutique.

Mais la Morphine, en raison de sa faible solubilité, lorsqu'elle n'est pas combinée avec les acides, n'est jamais employée à l'état libre; c'est sous forme de *sels* qu'on en fait usage (voy. ACÉTATE, CHLORHYDRATE, SULFATE DE MORPHINE).

### CODÉINE, *Codeina.*
Angl. *Codeia.* — All. *Codein.*

La *Codéine* ($C^{36}H^{21}AzO^6,2HO$) est cristallisée, blanche, inodore, et d'une saveur amère. Elle se dissout dans 80 parties d'eau froide et dans 17 parties d'eau bouillante. Très-soluble dans l'alcool et l'éther, elle est presque insoluble dans les alcalis, qui la séparent de ses combinaisons. La Codéine donne des sels très-amers, en partie cristallisables et bien définis, avec un grand nombre d'acides minéraux et végétaux.

ACTION PHYSIOLOGIQUE. — Elle est, à bien dire, un diminutif de celle de la Morphine. La Codéine agit localement comme les irritants (Kunkel). Absorbée, elle cause d'abord de la stimulation vasculaire, une légère ivresse, de la démangeaison à la peau (Gregory); puis elle provoque au sommeil sans déterminer (Barbier, d'Amiens) le mal de tête qui suit souvent l'administration de la Morphine. Cependant il est probable que les phénomènes d'hypérémie encéphalique ne font pas défaut quand la dose est suffisante, car on observe les nausées et les vomissements à la suite de l'administration de la Codéine, aussi bien qu'après l'emploi de doses correspondantes de Morphine ou d'Opium.

Prise en quantité massive, la Codéine détermine des phénomènes d'empoisonnement débutant par l'excitation circulaire, des convulsions (Kunkel) et finissant par la dépression, les nausées, les vomissements et la stupeur.

En définitive, l'action de la Codéine comme celle du principal alcaloïde de l'Opium, se résume dans ces trois mots : ébriété, somnolence et stupeur, sans qu'il soit permis de la caractériser exclusivement par de l'excitation ou de la sédation.

Seulement, tandis que 1 ou 2 centigrammes de Morphine suffisent à déterminer cette série de phénomènes, il ne faut pas moins de 5 à 10 ou même 15 centigrammes de Codéine pour obtenir de semblables résultats.

USAGES. — La Codéine s'applique aux mêmes usages que la Morphine (voy. ce mot), à laquelle elle est de beaucoup inférieure en énergie. On la préfère cependant quelquefois à cette dernière, en raison de sa prétendue innocuité comparée à certains maléfices généralement imputables aux opiacés. Il y a lieu de se demander si l'absence de certains effets physiologiques fâcheux ne dépendrait pas de la moindre énergie d'action, et si des doses proportionnelles de Morphine ne présenteraient pas les mêmes avantages. Quoi qu'il en soit, la Codéine, plus maniable parce qu'elle s'emploie à doses plus massives, est prescrite de temps à autre aux personnes qui supportent mal l'Opium, et particulièrement aux très-jeunes enfants, ainsi qu'aux femmes et aux sujets menacés de congestion cérébrale.

Modes d'administration et doses. — La Codéine s'administre sous les mêmes formes pharmaceutiques et en quantité quintuple, sextuple ou décuple de celle de la Morphine. Rien de plus variable que les formules de Sirop de Codéine adoptées par les différents pharmaciens de la capitale. Tandis que celui de Guibourt ne contient que 5 centigrammes d'alcaloïde, celui de Cap en renferme 10 centigrammes, celui de Bouchardat environ 14, celui de Berthet, 25, et le sirop de Robiquet jusqu'à 30 centigrammes pour 30 grammes de véhicule sucré.

## QUININE, *Quinina.*

Angl. *Quina* or *Quinine.* — All. *Chinin* oder *Chinium.*

La *Quinine* ($C^{40}H^{24}Az^2O^4$), principal alcaloïde des Quinquinas, se présente cristallisée ou amorphe. Elle exige pour se dissoudre 400 parties d'eau froide, 250 parties d'eau bouillante, 2 parties d'alcool bouillant et 60 parties d'éther froid. La Quinine dévie à gauche le plan de polarisation et jouit de la singulière propriété de présenter sous certains aspects une coloration bleu de ciel résultant du phénomène décrit par Stokes sous le nom de *fluorescence.* La solution de Quinine cristallisée est précipitée par l'hyposulfite de soude, mais non celle de Quinine amorphe (Winckler).

Action physiologique. — La Quinine, dépourvue d'odeur, jouit d'une amertume franche qui la place parmi les meilleurs amers. Comme les médicaments de cette classe, elle stimule la contractilité des capillaires, diminue avec l'afflux sanguin les actes respiratoires et calorifiques, et agit par conséquent comme tempérant de la phlogose et comme sédatif local. Portée dans l'estomac, elle excite l'appétit et favorise les fonctions digestives.

Tels sont les effets locaux de la Quinine à petites doses. Mais lorsqu'elle est appliquée en quantité plus forte sur les muscles, elle en abolit au moins momentanément (Jolyet) l'irritabilité hallérienne. Sur une partie dépouillée d'épiderme, ou bien dans l'épaisseur du tissu cellulaire, elle produit des effets irritants immédiats, se caractérisant successivement par de la douleur, de la fluxion sanguine, de l'inflammation parfois suppurative et même gangréneuse (Trousseau et Pidoux).

Cette irritation locale n'a rien de surprenant de la part d'un agent sédatif général. Les anodyns les plus efficaces, tels que la Morphine et l'Acide cyan-hydrique, les anesthésiques par excellence, comme l'Éther et le Chloroforme, en font autant, lorsqu'ils arrivent au contact des muqueuses dénudées ou des solutions de continuité. De même que les surfaces excoriées, les muqueuses subissent avec quelque peine le contact de quantités un peu massives de Quinine dissoute dans les acides. Dans l'estomac, cette action se révèle par de la douleur et de la dyspepsie; du côté de l'intestin, par des selles répétées dues à l'excitation exagérée de la contractilité, plus qu'à la supersécrétion de la muqueuse. Toutefois les deux phénomènes semblent se réunir chez quelques sujets pour produire une purgation complète, car Bretonneau déclare que beaucoup de fébricitants sont purgés avec 60 centigrammes à 1 gramme de Sulfate de Quinine.

En circulation dans le sang, la Quinine exerce une action tonique sur l'ensemble du système capillaire qu'elle tend à resserrer, et dont elle amoindrit, par conséquent, les actes organico-chimiques. C'est ainsi qu'elle devient sédative et antiphlogistique. Lorsque cette action est poussée loin, il en résulte une anémie viscérale manifestée du côté de la rate par une remarquable et rapide diminution de volume (Piorry, etc.), et qui se traduit pour l'encéphale par une série de symptômes en apparence caractéristiques de l'état congestif, à savoir : la céphalalgie, les étourdissements, l'obnubilation de la vue, les bruissements d'oreilles, la titubation et la dilatation pupillaire, lesquels, néanmoins, se rattachent à l'anémie et à l'hyposthénie cérébrales. Car c'est une loi, ou si l'on aime mieux, un fait général, à savoir, que les mêmes phénomènes sont produits par des conditions organiques opposées.

Il est permis de se demander si la faiblesse et le ralentissement du pouls, deux symptômes importants du *quinisme*, c'est-à-dire de la modalité due à la présence de la Quinine dans l'organisme, ne reconnaissent pas pour cause cette anémie des centres nerveux et peut-être celle du cœur lui-même.

Mais il est probable que la Quinine agit aussi directement sur le système nerveux. A petites doses, la Quinine, combinée avec les acides, augmente presque aussitôt l'énergie et la répétition des battements du cœur, et conséquemment la force et la fréquence du pouls, probablement en vertu de la réaction sympathique exercée sur le centre circulatoire par la stimulation de l'estomac. A dose modérée, elle ralentit le pouls, diminue la force de la contraction ventriculaire et la résistance de l'ondée sanguine, comme si elle éloignait et affaiblissait les décharges nerveuses qui mettent en jeu le centre circulatoire. En même temps, les actes qui s'accomplissent dans les capillaires sanguins s'amoindrissent et la température s'abaisse. A doses trop fortes : de 3 à 5 grammes par jour, cet alcaloïde produit des effets toxiques par l'exagération des phénomènes anémiques indiqués ci-dessus. Ce sont des convulsions, le délire, les troubles des sens, l'agitation, le tremblement, l'impossibilité d'exécuter les mouvements complexes, tels que ceux qu'exige l'écriture. Ces accidents analogues à ceux des grandes hémorrhagies constituent le *quinisme* intense, désigné aussi sous le nom d'*ivresse quinique*. Puis viennent la somnolence, la stupeur, le coma. Enfin la mort peut mettre fin à ces désordres.

Les phénomènes énumérés tout à l'heure, et qui sont la conséquence directe de l'action du médicament, constituent dans notre manière de voir les effets positifs de la Quinine ; mais il peut s'en montrer consécutivement d'autres tout opposés, issus de la réaction de l'organisme contre les modifications imprimées par l'agent toxique. L'alcaloïde, on l'a vu, produit la sédation cardio-vasculaire et la réfrigération. Cette dépression fonctionnelle peut aller jusqu'au frissonnement et à l'horripilation ; après quoi, si l'action sthénique du médicament n'est pas soutenue par de nouvelles doses modérées, la paralysie vaso-motrice succède, la chaleur se rallume ainsi que l'excitation circulatoire, la céphalalgie survient, et la moiteur ou une sueur plus abondante termine la scène. Telle est, dans mon opinion, l'interprétation la plus plausible de la *fièvre quinique* signalée par Bretonneau, constatée par un grand nombre d'observateurs, et à laquelle les homœopathes ont attaché à tort quelque importance au point de vue de leur doctrine. Il peut arriver cependant qu'une fébricule s'éveille aussi à l'occasion de l'irritation des voies digestives provoquée par l'alcaloïde des Quinquinas, et principalement par ses combinaisons salines. Ainsi s'explique la prédominance des symptômes d'excitation générale chez les sujets : hommes ou animaux, auxquels la Quinine a été administrée sous une forme massive, comparée aux résultats obtenus par l'ingestion lente du médicament à doses fractionnées, bien que dans ce dernier cas la quantité présente, à un moment donné, dans la circulation, puisse être supérieure à celle qui a déterminé la surexcitation générale.

Les accidents gastriques de cause locale : douleur, chaleur et évacuations, sont plus à craindre avec les sels de Quinine qu'avec l'alcaloïde isolé, en raison de la faible solubilité de ce dernier et de la lenteur avec laquelle il pénètre dans la circulation. Toutefois les vomissements se montreraient aussi bien comme trouble sympathique de l'état morbide des centres nerveux, consécutivement à l'absorption de hautes doses de Quinine pure.

D'après les expériences de Briquet, la Quinine augmenterait primitivement la fibrine et l'eau du sang, tandis qu'elle en diminuerait l'albumine et les globules. Mais d'autres observateurs : Mêlier, Monneret, Legroux, ont noté comme effet primitif l'accroissement de la ténuité et de la fluidité du sang, ce que semblent confirmer les analyses de Ranke. Ce physiologiste, expérimentant sur lui-même, a constaté que la Quinine diminue l'acide urique sans augmenter l'urée, ce qui prouve, selon moi, qu'elle ralentit le mouvement de dénutrition.

La Quinine est éliminée par l'urine, la sueur, les larmes, le lait, et j'ajouterai par la salive.

Une heure ou deux après l'ingestion de doses un peu considérables de Sulfate de Quinine (25 à 50 centigrammes), les malades attentifs disent éprouver dans la bouche une sensation d'amertume tout à fait caractéristique, et c'est au passage du sel quinique dans la sécrétion salivaire que j'attribue le ptya-lisme quelquefois remarqué. Mérat observe que le mucus expectoré sent aussi le Quinquina.

Ces différentes particularités démontrent qu'une bonne partie de l'alca-loïde passe inaltérée; mais il ne s'ensuit pas qu'il ne puisse s'en décomposer dans le sang une proportion plus ou moins notable, et rien ne prouve que la Quinine, trouvée en apparence intacte dans les sécrétions, n'ait pas subi un changement d'état moléculaire dont on conçoit l'existence quand on considère les résultats opposés obtenus par Winckler sur les Quinines cristallisée et amorphe mises chacune en présence de l'hyposulfite de soude.

L'élimination par les urines commence vraisemblablement un petit nombre de minutes après l'absorption. Il est déjà possible de constater la présence de l'alcaloïde dans la sécrétion, par le réactif de Bouchardat, une demi-heure après l'ingestion du sulfate de Quinine. Ensuite, la proportion va croissant, puis elle décline, mais on en trouve encore des traces au bout de plusieurs heures et même d'une journée entière.

La théorie pharmacodynamique de l'alcaloïde et des sels de Quinine est impos-sible à formuler rigoureusement dès aujourd'hui. Cependant le Sulfate de Qui-nine, considéré tour à tour comme excitant et comme sédatif, comme tonique et comme stupéfiant, ne saurait mériter à la fois ces épithètes contradictoires; il faut de toute nécessité trouver une action constante qui rende compte des aspects divers sous lesquels apparaissent les faits cliniques. Voici comment on peut la concevoir provisoirement. La moelle, ainsi que les autres centres ner-veux, est douée du pouvoir de condenser de la force avec la faculté de s'en décharger en déterminant des excitations sensitives et motrices. Ces deux propriétés marchent naturellement en sens inverse; accroître celle de conserver, c'est par conséquent diminuer d'autant celle de perdre. Or, à mon avis, le Sul-fate de Quinine, par exemple, rend les centres et les conducteurs nerveux plus aptes à recueillir et à garder la force créée par la combustion respiratoire. Il amène ce résultat, soit en modifiant directement leur manière d'être, soit en agis-sant sur eux d'une façon détournée par l'intermédiaire du grand sympathique dont l'hypersthénie paraît être la condition éminemment favorable à la restaura-tion dynamique de l'économie, de même que sa paralysie entraîne à la dépense sous forme de chaleur, de douleur, de force sécrétoire ou plastique. En admettant que la Quinine augmente la réceptivité dynamique du système ner-veux, à peu près comme un enduit mauvais conducteur isole un appareil électrique, on arrive à saisir dans leur apparente diversité le fond commun ou le lien qui unit entre eux les effets physiologiques et thérapeutiques obser-vés. Si l'affection pour laquelle on administre le Sulfate de Quinine se carac-térise par de la surexcitation sensitive ou motrice, par de la douleur ou du spasme, ces phénomènes, comparables à l'aigrette lumineuse qui s'échappe d'un conducteur pointu, venant à cesser par le fait d'une plus grande capacité de tension acquise par le système nerveux au contact de l'alcaloïde, il en résulte ce qu'on peut appeler une sédation. Si, au contraire, tout se borne pour les centres d'innervation à la perte ou du moins à la diminution du pouvoir de se charger de force, alors le sel quinique, restituant en partie cette faculté, sera réputé tonique et même stimulant. Enfin, si l'action modératrice ou contre-stimulante devient exagérée en raison de la proportion relativement ou absolument trop forte de l'agent médicamenteux, il en résulte la suppression de ce que les anciens nommaient les *forces agissantes*, c'est-à-dire une sorte d'engourdissement ou de torpeur fonctionnelle qui passe à bon droit pour de la stupeur.

Maintenant, sur quelle division de l'appareil nerveux se localise l'action de la Quinine? La réponse n'est pas facile. Toutefois il me semble que cet alcaloïde exerce principalement son influence sur la moelle et les nerfs vaso-moteurs. Eulenburg croit qu'il paralyse d'abord les centres réflexes dans la moelle spinale, puis ceux de sensibilité et des mouvements volontaires dans le cerveau. Mais Jolyet soutient que les mouvements réflexes persistent avec des doses toxiques, et que si le contraire a été vu, c'est que le Sulfate de Quinine introduit dans le voisinage de la colonne vertébrale s'est diffusé jusqu'à la moelle épinière, sur laquelle il a produit des désordres locaux nullement assimilables aux effets généraux du médicament en circulation dans le sang.

Quand la Quinine traverse les reins en quantité considérable à la fois, elle détermine de l'irritation sécrétoire, de la congestion sanguine, rarement de la néphrorrhagie observée cependant à la Guadeloupe par Duchassaing. Elle produit également, au contact de la muqueuse vésicale, des symptômes d'excitation qui peuvent aller jusqu'à la cystite et à la rétention d'urine. Il est probable que dans les cas moyens, il peut survenir de l'albuminurie.

SUBSTANCES SYNERGIQUES, AUXILIAIRES. — Tous les médicaments qui diminuent le calibre des capillaires et réduisent les phénomènes d'*hématocausie*, ainsi le froid modéré, les acidules, les astringents, les amers, sont, sous ce rapport, les auxiliaires de la Quinine. Il en est de même à d'autres égards de tous ceux qui augmentent le pouvoir du système vaso-moteur et qui modèrent la dépense d'innervation. De ce nombre sont le Bromure de Potassium, peut-être l'Arsenic et quelques autres substances.

SUBSTANCES ANTAGONISTES ET INCOMPATIBLES. — ANTIDOTES, CONTRE-POISONS. — Les antagonistes de la Quinine sont les agents qui paralysent le sympathique ou qui causent cette irritation vasculaire dont la phlogose est la plus haute expression : tels sont les stimulants en général, et particulièrement les alcooliques, l'Opium, l'Iodure de Potassium. Il ne faut donc pas, autant que possible, les associer à la Quinine dans la même formule.

Ce sont en partie ces mêmes substances antagonistes, et spécialement l'Opium (Gubler), qu'il convient d'administrer comme antidotes proprement dits ou physiologiques dans l'intoxication quinique.

USAGES. — La Quinine est administrée rationnellement toutes les fois qu'il s'agit de refréner les fluxions sanguines actives, de modérer la chaleur, de tempérer la fièvre. Ainsi son efficacité est manifeste dans le rhumatisme inflammatoire, au début, et quand il n'existe guère que la fièvre et les fluxions vers les séreuses, sans phlegmasie avancée ni exsudat plastique, ou bien dans les congestions habituelles des centres nerveux, telles que celles qui marquent le début de la paralysie générale. Je la prescris également, de préférence à tout autre agent, contre les *névralgies* que j'appelle irritatives ou *congestives*, parce qu'elles constituent en quelque sorte le premier degré de la névrite, et contre l'insomnie qui reconnaît pour condition prochaine une hypérémie active du cerveau.

A petites doses, la Quinine devient un tonique névrosthénique analogue au Quinquina lui-même, dont elle reproduit les propriétés dominantes. Mais la Quinine est le plus habituellement usitée contre les fièvres intermittentes ou rémittentes d'origine palustre et contre les affections analogues par la nature étiologique, ou semblables quant à la périodicité, bien que contractées dans des circonstances différentes. Pour les fièvres maremmatiques, la Quinine est un remède véritablement héroïque; son efficacité est telle qu'on les désigne sous le nom de *fièvres à quinquina.*

Sous ce rapport, on peut dire que l'écorce du Pérou est sans rival. Elle est moins sûre dans ses effets lorsqu'on a affaire à des accès périodiques, reconnaissant d'autres causes, ou bien à certaines névralgies intermittentes naguère confondues à tort avec les accidents larvés des miasmes palustres. Certes il y a des névralgies, comme des fièvres, de cause maremmatique, mais il existe parallèlement dans nos contrées un plus grand nombre de névralgies intermittentes *à frigore* ou rhumatismales, etc. Or, la Quinine, qui est souveraine dans le premier cas, est quelquefois impuissante dans le second pour deux raisons qu'il importe de connaître.

Cet alcaloïde peut se montrer inefficace contre les névralgies *à frigore*, primitivement intermittentes, lorsque la fluxion, d'abord périodique, tend à devenir continue par le fait de sa transformation en une véritable phlegmasie localisée sur le nerf souffrant. Elle est également en défaut quand il s'agit de névralgies liées à un état d'abincitation et d'anémie locale, soit chez des individus exsangues et épuisés, soit chez d'autres sujets atteints d'un trouble partiel de l'innervation sensitive par suite d'une action exagérée des nerfs vasomoteurs ou d'une restauration dynamique insuffisante des filets nerveux affectés. Cette distinction de deux espèces de névralgies : l'une irritative, hypérémique ou congestive, l'autre hyposthénique, anémique et par abincitation, est capitale au point de vue de la thérapeutique, car ce sont des traitements inverses qu'il faut leur appliquer.

La dernière espèce est justiciable de la chaleur et de l'Opium; à la première seule convient le Sulfate de Quinine associé à quelques auxiliaires.

Ceci m'amène à déclarer que dans les affections palustres, pas plus qu'ailleurs, la Quinine n'agit en vertu d'un pouvoir occulte, inexplicable par la physiologie, irréductible aux lois de l'organisme normal. Elle n'est pas l'antidote du poison palustre, le spécifique de la périodicité, mais simplement le modérateur de l'action spinale ou le régulateur de l'innervation vaso-motrice. Si elle réussit mieux que l'un quelconque de ses nombreux succédanés contre les fièvres de marais à forme intermittente ou rémittente, c'est qu'elle possède à un plus haut degré que toute autre la puissance d'isoler pour ainsi dire le centre médullaire, et d'en économiser les forces, de tonifier et de galvaniser, si je puis ainsi dire, le grand sympathique; en définitive, de s'opposer à l'évolution des symptômes phlogistiques qui se déroulent dans le cours d'un accès fébrile.

Cette vertu de la Quinine n'est peut-être pas la seule, mais c'est du moins celle qu'on peut lui attribuer avec le plus de vraisemblance dans l'état actuel de nos connaissances. Les autres effets, tels que l'engourdissement de la sensibilité et des sens spéciaux, le vertige, la titubation, la pâleur des téguments et le ralentissement du pouls, la réfrigération, l'atténuation du sang, etc., dérivent, à mon sens, de cette action primitive et fondamentale.

Ces notions préliminaires une fois établies, il est aisé de déterminer dans quels cas morbides l'emploi de la Quinine se trouve naturellement indiqué. Je viens de citer la fièvre palustre et les affections larvées reconnaissant la même origine, joignons-y les fièvres éphémères saisonnières ou de causes locales, exemptes de complications phlegmasiques. Sans être enrayées par l'alcaloïde du Quinquina, les fièvres symptomatiques elles-mêmes en reçoivent une modification avantageuse au début des phlegmasies aiguës, des fièvres éruptives, de la dothiénentérie et des fièvres continues, dans le cours de la phthisie pulmonaire et des phlegmasies chroniques. Les accès ou les paroxysmes, s'ils ne s'effacent pas entièrement, se mettent de niveau avec le fond permanent du mouvement fébrile. Mais pour de si minces résultats il serait puéril de recourir à ce moyen héroïque, dont il ne faut user que pour réprimer des exacerbations violentes, menaçant d'épuiser les forces et compromettant l'existence des sujets. Par exemple, le Sulfate de Quinine, illusoire comme agent curatif de la fièvre puerpérale (Danyau, Delpech, Depaul), est appelé à rendre des services contre les accès intermittents qui traversent le cours de cette grave maladie ainsi que de ses analogues : les infections purulente et putride.

La Quinine donne de bons résultats dans deux diathèses voisines, mais non identiques, que quelques auteurs veulent confondre sous le nom d'*arthritis*. Elle modère les accès de la goutte inflammatoire; elle manifeste parfois des propriétés antiphlogistiques remarquables dans le traitement du rhumatisme articulaire aigu (Briquet, Andral, Legroux, Trousseau et Pidoux, etc.). Seulement elle ne réussit pas également dans toutes les périodes de l'affection.

Absolument inefficace contre les monoarthrites apyrétiques, insuffisante contre des arthrites intenses arrivées à une phase avancée de leur évolution, elle ne se montre véritablement utile que dans la fièvre rhumatismale encore exempte de localisations, ou du moins lorsque les jointures sont le siége d'une simple fluxion inflammatoire. En un mot, fièvre véhémente et légère, phlogose articulaire, telles sont les deux conditions dont la réunion est éminemment favorable à l'emploi du Sulfate de Quinine, soit dans la goutte, soit dans le rhumatisme.

Outre les névralgies congestives auxquelles s'applique spécialement (Gubler) le Sulfate de Quinine (la plupart des névralgies dentaires et beaucoup de névralgies brachiales, fémoro-poplitées, etc., sont dans ce cas), les névroses qui reconnaissent la même origine sont soulagées ou guéries par le même agent. La migraine obéit encore mieux à la Quinine qu'à la Paullinia. Il en est de même de certaines espèces d'asthme, de dyspnée, de toux convulsive, de palpitations liées à l'asthénie vaso-motrice.

Les affections des centres nerveux qui procèdent d'un travail hyperémique ou phlegmasique se comportent également bien sous l'influence de l'alcaloïde du Quinquina. Non-seulement le Sulfate de Quinine doit être exonéré des accidents cérébraux mis injustement à son compte et considérés à tort comme étant de nature congestive ou inflammatoire; mais il peut, d'après mes observations, combattre efficacement les phénomènes de cette sorte quand ils se développent dans le cours d'une maladie générale ou d'une affection circonscrite des centres nerveux.

Loin d'être coupable des méningites qui surviennent chez les rhumatisants, le Sulfate de Quinine, au contraire, peut en retarder l'apparition ou en diminuer la gravité.

C'est pour avoir attribué à la seule hyperémie cérébrale des symptômes qui lui sont communs avec l'anémie que les auteurs ont été conduits à formuler l'exclusion de la Quinine dans les cas de délire et de phénomènes d'excitation nerveuse de cause rhumatismale. Pour ma part, je considère le médicament comme rationnellement indiqué dans ces circonstances, et je l'ai employé plus d'une fois avec avantage dans des cas analogues, c'est-à-dire chez des sujets atteints de délire congestif, de méningite cérébrale, de méningo-encéphalite diffuse, de myélite et de méningo-myélite sans acception des natures étiologiques variées de ces procès morbides. Le tétanos ne fait pas exception à la règle, puisque dans l'Amérique méridionale, notamment à Caracas (Venezuela), où cette redoutable affection n'est pas rare, on la traite généralement avec succès par le Quinquina (D^r Ornellas, communication orale).

Le Sulfate de Quinine n'est pas plus dangereux dans les localisations inflammatoires du rhumatisme sur les viscères thoraciques, et particulièrement sur le cœur. S'il ne prévient pas les endo-péricardites et s'il n'en arrête pas toujours, tant s'en faut, le développement, il ne se comporte cependant pas vis-à-vis de ces complications autrement qu'avec les arthrites rhumatismales elles-mêmes.

Différente en ceci de l'écorce du Quinquina, la Quinine ne saurait être d'aucune utilité à l'intérieur dans les hémorrhagies, à moins que celles-ci ne dépendent d'une réplétion et d'un excès de tension des capillaires qu'il serait possible de faire cesser en agissant sur la contractilité de ces vaisseaux, directement ou par l'intermédiaire du système sympathique.

La Quinine ne trouve pas non plus son emploi à l'extérieur, les qualités astringentes et antiseptiques du Quinquina appartenant plutôt au tannin et au rouge cinchonique.

Modes d'administration et doses. — La Quinine se donne rarement à l'état libre ; presque toujours elle est prescrite en combinaison avec l'acide sulfurique et différents acides organiques. Cependant Trousseau a préconisé avec raison l'emploi de la *Quinine brute* chez les jeunes enfants, parce qu'elle a l'avantage d'être à peu près insipide, et que sa consistance résinoïde permet de la réduire en petits grains qui se dissimulent aisément parmi ceux de la semoule ou même dans les potages quelconques qui composent en majeure partie la nourriture des sujets en bas âge.

Trousseau prescrit 20 à 30 centigrammes de Quinine brute aux enfants de deux ans et au-dessous.

L'*alcool de Quinine* (Piorry) se compose de : Quinine brute, 30 grammes ; alcool à 85 degrés centésim. et eau, ââ 350 grammes. Deux cuillerées à soupe de cette solution représentent environ 1 gramme d'alcaloïde.

A part ces deux modes d'emploi, nous n'avons rien à dire ici des doses usitées pour l'administration de la Quinine, puisque cet alcaloïde est toujours prescrit à l'état de sel, et principalement de sulfate.

Je renvoie, pour les autres détails, à l'article Sulfate de Quinine, où je traite en même temps des généralités relatives aux graduations des doses suivant les âges et les conditions individuelles ; des diverses voies d'introduction du médicament, ainsi que des règles de tactique thérapeutique qui gouvernent l'emploi du premier de nos fébrifuges.

CINCHONINE, *Cinchonina.*

Angl. *Cinchonia.* — All. *Cinchonin, Cinchonium.*

La *Cinchonine* ($C^{40}H^{24}Az^2O^2$), moins amère, mais, en revanche, plus nauséeuse que la Quinine, offre une saveur se rapprochant de celle du Sulfate de Magnésie. Elle est moins soluble que sa congénère dans l'eau, l'alcool, et surtout dans l'éther, et dévie à droite les rayons de la lumière polarisée.

Action physiologique. — Localement, le Sulfate de Cinchonine est moins irritant que celui de Quinine (Bally). Introduite dans le sang, la Cinchonine se comporte à peu près comme la Quinine, avec cette différence qu'elle produit une sédation moindre de la circulation, mesurée à l'hémodynamomètre (Bouchardat, Delondre et Girault), peu de tintouin et de troubles visuels, et au contraire un mal de tête beaucoup plus fort, même à petites doses. La Cinchonine tue aussi plus rapidement les vers et les animaux à sang froid.

Les effets physiologiques de la Cinchonine : mal de tête avec constriction des tempes, faiblesse musculaire, défaillances, pâleur de la face, lenteur du pouls, nausées et vomissements, débutent ordinairement très-peu de temps, quinze à trente minutes seulement, après l'ingestion du Sulfate de Cinchonine (Moutard-Martin). Mais, en revanche, la durée des symptômes est également abrégée. Ceci me semble prouver que la Cinchonine se répand plus vite dans tout l'organisme, ou qu'elle est moins dissimulée dans le sang, et qu'elle se présente tout à coup aux centres nerveux à dose plus massive, mais que son élimination ou sa destruction, ayant lieu plus rapidement aussi, permet un prompt retour aux conditions normales.

USAGES. — MODES D'ADMINISTRATION ET DOSES. — Si les choses se passent réellement ainsi, il y a lieu d'en induire cette règle de pratique, à savoir : qu'il convient de fractionner davantage la Cinchonine et ses combinaisons avec les acides, afin de n'obtenir à chaque moment que des effets physiologiques modérés qu'on soutiendrait par la répétition des doses.

Au lieu de faire prendre 75 centigrammes en une dose, ou bien 1 gramme et 1 gramme 50 centigrammes en deux doses seulement, il faudrait, pour bien faire, ne pas donner au delà de 20 centigrammes à la fois, sauf à répéter dix fois cette prise dans les vingt-quatre heures. D'un autre côté, cette instantanéité d'action présenterait un avantage réel dans les cas pernicieux à forme comateuse, en ce qu'elle permettrait d'agir plus vite pour empêcher le raptus sanguin vers le cerveau. Dans ce cas, la Cinchonine pourrait être associée à la Quinine, ce qui donnerait à la fois la garantie de rapidité et celle de durée. En tout cas, cet alcaloïde est efficace contre la fièvre intermittente et dans les maladies auxquelles convient son congénère (Bouchardat, Delondre et Girault, Moutard-Martin); mais il ne marche pas l'égal de la Quinine, même lorsqu'il ne s'agit que de fièvres intermittentes non pernicieuses.

La Cinchonine, à l'état de sel (ordinairement de Sulfate), peut être administrée comme la Quinine, soit en *poudre*, dans du pain azyme, soit en *pilules* ou même en *potion* en raison de sa moindre amertume. Le Sulfate de Cinchonine se donne à la dose quotidienne de 50 ou 60 centigrammes à 1 gramme et au delà. Je l'ai administré plusieurs fois sans aucun inconvénient à celle de 2 grammes par jour en quatre ou huit doses.

**STRYCHNINE**, *Strychnina*.

Angl. *Strychnia*. — All. *Strychnin*, *Strychnium*.

La *Strychnine* ($C^{42}H^{22}Az^2O^4$) est un alcaloïde très-répandu dans les plantes de la famille des Strychnées, notamment dans les *Strychnos Nux vomica* et *Str. Ignatii*, dont on l'extrait, et les *Str. colubrina*, *Tieute*, etc. C'est une substance blanche cristalline, inodore, d'une excessive amertume, bien qu'elle soit presque insoluble dans l'eau. Elle est légèrement soluble dans l'alcool rectifié bouillant et dans l'éther, mais elle se dissout aisément dans les acides étendus pour former des sels définis aussi amers et plus solubles qu'elle-même.

ACTION PHYSIOLOGIQUE. — Localement, la Strychnine, employée à faible dose, agit sans doute au moins comme les amers en général, si ce n'est comme stimulant spécial de la contractilité organique. Elle produit, en conséquence, non pas directement, mais par action réflexe, un resserrement des capillaires sanguins et des fibres dartoïdes, c'est-à-dire l'astriction des tissus avec pâleur et diminution de la chaleur et des phénomènes liés à l'hypérémie.

L'impression produite sur les surfaces tégumentaires, transmise par les nerfs eisodiques jusqu'aux centres de réflexion, peut déterminer secondairement une contraction plus énergique et plus étendue.

A dose plus forte, elle agit comme irritant, cause sur le derme mis à nu par un vésicatoire une douleur cuisante et pongitive, et détermine une inflammation quelquefois suppurative.

Absorbée, puis séparée du sang par les émonctoires, la Strychnine exerce probablement une action générale analogue sur le réseau capillaire des glandes et des parenchymes, là où elle se trouve dégagée des entraves que l'albumine du sérum impose à la plupart des substances agissant en vertu de leurs propriétés chimiques.

En petite quantité, elle est tonique et diurétique en ce double sens qu'elle excite la sécrétion urinaire et provoque une excrétion plus fréquente. Mais, à forte dose, elle porte principalement son action sur le centre nerveux spinal (la moelle allongée, d'après Flourens; le cervelet, d'après d'autres physiologistes), dont elle augmente singulièrement la puissance excito-motrice. Il en résulte premièrement un simple accroissement des mouvements dits réflexes ; puis, à un degré plus avancé, une violence excessive de ces mêmes mouvements, soit spontanés, soit provoqués par un contact, une pression, une sensation légère quelconque. C'est ce qui a fait admettre une exaltation de sensibilité, tandis qu'il n'y a qu'une exagération des actions réflexes par lesquelles se manifeste l'impression (Stannius). En excitant la sensibilité, et, par elle, des contractions convulsives, on s'assure du degré d'action de la Strychnine et l'on est en mesure d'arrêter à temps l'administration du médicament.

La maladresse, l'incertitude de la marche, dépendent précisément de ces roideurs instantanées. Les muscles du pharynx, du larynx, de l'œsophage et de la vessie, ceux des organes génitaux chez l'homme et chez la femme, sont influencés aussi bien que les muscles des membres. On a observé des érections opiniâtres diurnes et nocturnes et des phénomènes analogues dans le sexe féminin (Trousseau et Pidoux). Enfin, on constate la permanence de la contraction musculaire, toujours prédominante dans les extenseurs du tronc et des membres (Martin-Magron, Cayrade), comme s'il existait une sous-division du centre médullaire, dévolue spécialement aux muscles qui renversent le tronc et déploient les extrémités (Gubler). C'est un phénomène identique au tétanos morbide, et, comme dans celui-ci, la contracture des mâchoires ou trismus est l'un des phénomènes les plus saillants.

La Strychnine produit aussi du côté de la peau des sensations pénibles, comparées par les malades à des fourmillements où bien à des décharges électriques. Ces douleurs rappellent donc celles de l'ataxie locomotrice.

Magendie a remarqué que les effets de la Strychnine ou plutôt de la Noix vomique étaient plus prononcés du côté paralysé. Andral et Lallemand ont noté l'influence funeste que cet agent exerce sur les sujets affectés de ramollissement cérébral. Ces faits, de même que la stupeur et le vertige, observés par Bally, s'expliquent, à mon avis, par l'hypérémie mécanique en rapport avec la rigidité des parois thoraciques, la gêne respiratoire et les phénomènes d'asphyxie, laquelle hypérémie se fait nécessairement sentir davantage dans la partie du cerveau affectée d'inflammation primitive ou secondaire. L'absence de l'influence volontaire, invoquée par Ségalas, ne peut entrer en ligne de compte que dans le *strychnisme* léger avec convulsions fugaces. Mais nous admettons, conformément à l'opinion de Marshall-Hall, que l'accroissement de l'irritabilité musculaire dans les lésions cérébrales contribue à rendre plus intenses les manifestations de l'irritation spinale dans le côté paralysé. D'ailleurs, la rigidité tétanique ne se borne pas aux muscles volontaires, elle atteint également ceux dont les contractions sont en partie soustraites à la volonté (muscles inspirateurs et expirateurs, muscles de la glotte et de l'appareil pharyngo-laryngé), et même les fibres motrices de la vie organique, ce qui détermine les accidents les plus graves, pouvant mettre prochainement la vie en péril. On observe, par exemple, la contracture invincible des muscles thoraciques et de ceux du larynx avec l'impossibilité de respirer, l'asphyxie et la mort.

En définitive, la Strychnine est à la fois le plus énergique des amers et le type parfait des poisons tétanisants.

Le mécanisme de l'action de la Strychnine sur la moelle et ses prolongements encéphaliques est encore insaisissable; mais il est permis de voir l'une des conditions de son affinité élective pour le centre spinal dans une circonstance dont l'influence se fait également sentir dans d'autres intoxications, je veux parler de l'élimination du poison effectuée probablement par le liquide céphalo-rachidien, lequel, étant exempt d'albumine, restituerait à l'alcaloïde la liberté d'action qu'il avait momentanément perdue dans le sang (Gubler).

Substances synergiques, auxiliaires. — Les poisons convulsivants : Brucine, Picrotoxine, sont synergiques de la Strychnine. Ses auxiliaires sont toutes les substances qui contracturent directement les muscles ou qui produisent l'hypérémie médullaire, notamment les courants électriques, les paralysants du système sympathique.

D'un autre côté, les effets des amers sont semblables à ceux de la Strychnine affaiblis, et l'induction fait prévoir que des doses excessives des principes doués d'amertume arriveraient à produire les phénomènes caractéristiques de l'empoisonnement par les Strychnos.

Substances antagonistes incompatibles. — Antidotes, contre-poisons. — Les incompatibles sont toutes les substances qui, comme la

Ciguë, la Lobélie, le Tabac, l'Opium, la Belladone, les vomitifs et surtout l'émétique, produisent une détente dans l'action excito-motrice spinale, ou qui, comme le Curare, amènent le relâchement ou la paralysie des fibres musculaires. Ce sont ces mêmes agents qui, employés à doses suffisantes, constituent les meilleurs antidotes connus de la Strychnine.

D'après O'Shaughnessy, le *Haschisch* en serait l'antidote physiologique par excellence. Les contre-poisons proprement dits sont, l'un physique : le charbon animal; les autres, chimiques : le tannin et les végétaux qui en renferment, le Kermès et le Tartre stibié (Thorel d'Avallon).

USAGES. — Sous une forme atténuée, la Strychnine pourrait servir aux mêmes usages que les amers en général. Mais c'est ordinairement la noix vomique qu'on utilise dans ce but.

A plus forte dose, cet alcaloïde trouve son application toutes les fois qu'on a besoin de stimuler l'énergie médullaire et, par elle, la myotilité, comme dans les paralysies d'emblée asthéniques ou devenues telles, ou bien quand il faut obtenir une légère contracture pour se rendre maître de mouvements désordonnés, de ceux de la chorée, par exemple.

Les cas de la première catégorie sont très-nombreux et se rapportent au système musculaire de la vie de relation et à celui de la vie organique. Tantôt les paralysies sont, comme on dit, sans matière, tantôt elles sont subordonnées à une lésion grossière ou du moins saisissable. Les paresses musculaires et les impotences motrices par défaut d'incitation, survenant chez des anémiques, des convalescents, des hystériques; celles qui succèdent au rhumatisme musculaire ou nerveux, ou bien à des phlogoses *à frigore;* celles encore qui survivent à un foyer d'hémorrhagie cérébrale cicatrisé, à un ramollissement guéri et sont exemptes de tout phénomène d'excitation morbide ; toutes ces paralysies peuvent être modifiées avantageusement par la Strychnine, à la condition d'agir avec beaucoup de prudence et de réserve. Où la circonspection la plus attentive est surtout de rigueur, c'est lorsqu'il s'agit de paralysies dues à une lésion organique des centres nerveux. C'est aussi dans ces circonstances que les résultats sont le moins satisfaisants. Lallemand a cité deux cas d'affections cérébrales dans lesquels la Noix vomique a déterminé des convulsions qui ont persisté jusqu'à la mort. Et si le ramollissement n'était pas arrêté, l'irritation artificielle ou médicamenteuse pourrait, on le conçoit, en activer les progrès.

Les paralysies locales des muscles de l'œil et de la septième paire ont, plus souvent que d'autres, bénéficié de l'emploi de la Strychnine. Les bons résultats obtenus dans certains cas d'amaurose et mis sur le compte de la stimulation de la sensibilité rétinienne, pourraient être attribués avec autant de vraisemblance à l'accroissement de la tonicité des muscles accommodateurs, attendu que beaucoup d'amblyopies ne dépendent pas d'autre chose que de la perte de la faculté d'accommodation.

La Strychnine peut rendre des services dans l'amyostasie et les divers tremblements par intoxication métallique, ainsi que dans la paralysie agitante ou gesticulatoire; mais ses principaux succès ont été obtenus dans la chorée.

Par extension, la Strychnine, si puissante pour éveiller l'action motrice, a été prescrite dans les paralysies des nerfs de sentiment. Les phénomènes hyperesthésiques observés à la suite du strychnisme intense rendent cette application plausible, seulement les preuves de faits manquent encore.

La Strychnine a été conseillée contre le pyrosis et la gastralgie, mais ici son action favorable est indirecte. Si la dyspepsie atonique est le fond du mal, la Strychnine, en stimulant l'estomac et régularisant la digestion, prévient la pyrosis et la gastrodynie.

On a encore recommandé la Strychnine contre la dysenterie, le choléra, les borborygmes, le prolapsus du rectum, la colique des peintres, les vers intestinaux, les fièvres intermittentes, et surtout contre la frigidité ou l'impuissance virile. Quelques-unes de ces applications sont rationnelles, la dernière particulièrement, les autres paraissent généralement peu justifiées.

MODES D'ADMINISTRATION ET DOSES. — La Strychnine, à l'état de sel et plus souvent de sulfate, peut être introduite dans l'économie par les méthodes iatraleptique, endermique, hypodermique et par l'ingestion dans le canal alimentaire.

Les doses de Strychnine ordinairement prescrites varient de 5 à 10 ou 15 milligrammes par jour, en plusieurs fois. On en préparait des *pilules*, une *teinture alcoolique*, une *pommade*. Je reviendrai sur ces préparations à l'occasion du Sulfate de Strychnine, combinaison habituellement usitée à l'exclusion de l'acaloïde pur.

**BRUCINE**, *Brucina*.
Angl. *Brucia* or *Brucina*. — All. *Brucin*.

La *Brucine* ($C^{46}H^{26}Az^2O^8,HO$) caractérise le même groupe de plantes que la Strychnine qu'elle accompagne toujours. Elle est fortement amère.

Les propriétés physiologiques de la Brucine, aussi bien que celles de l'*Igasurine*, sont semblables à celles de la Strychnine, à l'intensité près. Il est difficile de fixer le rapport proportionnel entre les puissances de ces trois alcaloïdes. Quant à la Brucine, Andral la dit 6 fois et même 24 fois moins active que la Strychnine pure. Cette différence, moins accusée selon d'autres observateurs, constituerait un avantage, aux yeux de quelques praticiens, en ce qu'elle rendrait la Brucine plus maniable; et Bricheteau lui donnait la préférence dans le traitement de l'hémiplégie. Ce dernier alcaloïde est d'ailleurs susceptible de recevoir toutes les applications énumérées ci-dessus à propos de son congénère.

**ATROPINE**, *Atropina*.
Angl. *Atropia*. — All. *Atropin, Atropium*.

L'*Atropine* ($C^{34}H^{23}AzO^6$) est le principal sinon le seul alcaloïde de la Belladone et des autres espèces du genre *Atropa*. Elle existe dans les fruits, les feuilles et surtout dans les racines. C'est une substance cristallisable, se combinant avec les acides, soluble dans 200 parties d'eau froide, 50 parties d'eau chaude, 25 parties d'éther, et dans une fois et demie son poids d'alcool. Les sels d'Atropine sont plus solubles que l'alcaloïde libre.

ACTION PHYSIOLOGIQUE. — L'Atropine est inodore, d'une saveur amère désagréable, avec un arrière-goût métallique. Appliquée en quantité notable sur les muqueuses ou la peau dénudée, elle cause une sensation de cuisson et de picotement assez vive, mais peu durable, et de la fluxion sanguine. Introduite entre les paupières, elle occasionne de l'irritation, de la rougeur de la conjonctive, du larmoiement, et bientôt après une dilatation pupillaire proportionnée à la masse du médicament dont une quantité infinitésimale (1/200,000° de grain) suffit d'ailleurs à provoquer le phénomène. Cette mydriase est accompagnée de presbyopie, d'insensibilité de l'iris pour la lumière, d'amblyopie et parfois de diplopie.

Portée dans l'estomac, l'Atropine n'agit pas topiquement sur la muqueuse gastrique, comme elle fait sur la conjonctive, c'est-à-dire qu'elle ne l'irrite ni ne la fluxionne sensiblement.

Absorbée par les premières voies, par la surface d'un vésicatoire ou par les aréoles du tissu cellulaire, l'Atropine détermine une série de symptômes dont les premiers à paraître et les plus constants sont la sécheresse de la bouche et de la gorge, ainsi que la soif, puis la dilatation de la pupille et les troubles concomitants de la vision, sur lesquels j'aurai à m'expliquer. Dans une période plus avancée surviennent la difficulté de parler et d'avaler, par suite de l'aridité de la muqueuse, l'engourdissement de la sensibilité de la face, l'amaurose pouvant aller jusqu'à la cécité absolue (Smith, Trousseau et Pidoux); la mydriase excessive avec disparition presque complète du limbe de l'iris, qui demeure absolument inerte, quelles que soient les intensités variables de la lumière. Il existe en même temps de la céphalalgie, des vertiges, des éblouissements; un délire gai ou triste, caractérisé par une incontinence de gestes, de paroles, de rires ou par des hallucinations pénibles, des idées sombres, des passions dépressives ou mauvaises. Signalons aussi la diminution ou la suppression de la sécrétion bronchique, la dysurie, le météorisme et la constipation, quelquefois le priapisme, et plus rarement les convulsions (Murray, Sarlandière), le somnambulisme (Sarlandière) ou l'insomnie (Trousseau et Pidoux, Gubler).

Au début, le pouls peut être ralenti, serré et résistant (Schroff, Lichtenfels, Fröhlich); en même temps, la pression sanguine diminue (Schroff, Bobkin) et la chaleur animale s'abaisse proportionnellement de 1 à 3° (Demarquay, Duméril et Lecointe); mais à cet état de la circulation succède un mouvement fébrile. Alors la température s'élèverait parfois de 4°, selon Duméril, Demarquay et Lecointe; le pouls est petit et fréquent, faible et irrégulier, ou accéléré et fort, et la peau, chaude, devient le siége d'un exanthème érythémateux ouvent très-intense et scarlatiniforme (Jolly, etc.).

Dans les cas graves ou funestes, les conjonctives s'injectent de vaisseaux bleuâtres, les yeux sont proéminents, le délire reste folâtre ou devient furieux. Parallèlement apparaissent les battements de cœur tumultueux ; la respiration courte, précipitée, irrégulière, stertoreuse ; l'anéantissement des forces, la paralysie, le tremblement, rarement les convulsions, surtout celles de forme tétanique ; enfin la stupeur, l'assoupissement, le coma et la mort ; ou, si l'organisme résiste, ce qui est le cas ordinaire, le retour graduel et singulièrement rapide à la santé.

Les lésions observées après la mort sont peu prononcées et nullement caractéristiques. Tout se borne à quelques ulcérations ou taches noirâtres de l'estomac (Faber), avec un état de fluidité du sang et quelques autres altérations sans valeur précise. Les hypérémies observées plus récemment dans les enveloppes cérébro-rachidiennes et la substance corticale du cerveau (Schroff), dans la rétine (Lemaître) et dans les ganglions abdominaux du grand sympathique (Duméril, Demarquay et Lecointe), ne sont peut-être que le résultat d'une congestion passive des capillaires, ou bien l'expression d'une fluxion active, mais réactionnelle et nullement primitive.

Les principales sécrétions servent de voies d'élimination à l'Atropine. On l'a retrouvée dans l'urine (Runge, Letheby). Elle doit passer par la sueur, ainsi que les autres substances volatiles, et l'éruption scarlatiniforme est due sans doute en partie à l'irritation des glandes sudoripares et de leurs conduits excréteurs par ce principe hétérogène.

En définitive, l'Atropine agit non-seulement comme hypocinétique ou paralysant des muscles de la vie organique, mais aussi comme stupéfiant de la sensibilité, et, par elle, des actions réflexes dévolues à la fonction de l'organe ou de l'appareil. Cet alcaloïde exerce également son influence paralysante sur toutes les fibres contractiles involontaires ; ce qui fait paraître cette influence prépondérante vers tel ou tel point, c'est le coefficient introduit par l'anesthésie de l'organe et par la suppression des excitations réflexes normales. Si du côté de la vessie le sphincter l'emporte sur la tunique contractile du réservoir, et si du côté de l'œil au contraire l'anneau constricteur cède aux efforts des fibres dilatatrices, c'est que, l'impression due à l'excitant physiologique faisant défaut, la réaction des centres nerveux n'intervient plus comme à l'ordinaire pour déterminer simultanément : ici le relâchement des rayons de l'iris et le resserrement de l'anneau pupillaire, là l'inertie du sphincter vésical et la contraction des muscles expulseurs de l'urine, conformément au but final de chaque fonction.

Il est impossible de décider si l'Atropine engourdit immédiatement, par une action de présence ou autrement, le système nerveux sensitivo-moteur, ou bien si elle agit par l'intermédiaire du système circulatoire. Cependant on doit admettre avec Brown-Séquard qu'elle accroît la tonicité des vaso-moteurs et réduit le calibre des capillaires dans les muqueuses chez l'homme (Gubler) et chez les animaux (Trasbot). L'oligémie consécutive expliquerait l'asthénie cérébrale et médullaire y compris le délire, les convulsions initiales, l'affaiblissement musculaire, la paralysie ; elle rendrait compte des arrêts sécrétoires manifestés par la sécheresse de gorge, la dyspepsie, la constipation, la dysurie, par la difficulté de parler et d'avaler.

Mais ces *effets positifs* de l'Atropine font place quelquefois à d'autres résultant de la réaction de l'économie contre la substance toxique, et que, pour cette raison, j'appelle des *effets négatifs*. De ce nombre sont la fièvre secondaire, les fluxions sanguines concomitantes, le priapisme, la phlogose intestinale, le délire irritatif ou sthénique, etc.

L'*atropisme*, ou l'ensemble des symptômes produits par l'alcaloïde de la Belladone, se distingue surtout par la rapidité de son évolution et par la prédominance du délire, ainsi que des troubles oculo-pupillaires. La fugacité des effets de ce principe fait présumer qu'il se détruit ou s'élimine plus vite que les autres poisons organiques. Elle prévient l'*accumulation d'action*, pourvu qu'un intervalle de douze heures sépare l'administration de deux doses toxiques. L'*accumulation des doses* n'est pas plus à craindre, en raison de la solubilité de l'alcaloïde dans les acides gastriques et de celle de ses combinaisons salines dans l'eau de nos humeurs.

SUBSTANCES SYNERGIQUES, AUXILIAIRES. — La Belladonine possède la plupart des propriétés de l'Atropine ; il en est à peu près de même des alcaloïdes des Solanées vireuses : daturine, hyoscyamine, nicotine, qui sont des stupéfiants mydriatiques. En qualité de narcotiques ou d'antispasmodiques, l'acide cyanhydrique, la Lobélie et l'Opium lui-même deviennent des auxiliaires utiles de l'Atropine.

Dun autre côté, l'Ergot de Seigle, la Quinine, l'Arsenic, le Bromure de Potassium, secondent les effets anémiants et sédatifs de l'alcaloïde de la Belladone.

SUBSTANCES ANTAGONISTES, INCOMPATIBLES. — ANTIDOTES, CONTRE-POISONS. — Les hyposthénisants du système vaso-moteur et de la contractilité organique, ainsi que les stimulants des sensibilités générale et spéciales, contrarient l'action sédative et stupéfiante de l'Atropine. Les myosiques, tels que la Strychnine, et par-dessus tout la Fève du Calabar, s'opposent à son action mydriatique. Aussi l'Opium, qui jouit à un certain degré de la faculté de resserrer la pupille et de congestionner les réseaux capillaires sanguins, passe-t-il pour l'antagoniste par excellence de la Belladone et de son principe actif (Cazin, Giacomini, Graves, Anderson, Cl. Bernard, etc.). Il y a cependant des réserves à faire sur ce point : d'abord les actions des deux poisons ne sont pas en tout contraires ; ensuite elles ne s'exercent pas également sur les divers appareils de l'économie, en sorte qu'elles ne sauraient se faire exactement équilibre et se neutraliser parfaitement. Ainsi, pour ne prendre qu'un exemple, la propriété myosique de l'Opium est incomparablement plus faible que la propriété mydriatique de l'Atropine, et ne saurait lui être opposée efficacement. Les conséquences pratiques à déduire de ces considérations sont, d'une part, qu'il ne faut pas absolument se fier à l'administration de l'Opium comme antidote de la Belladone, et *vice versâ*; d'autre part, que ces deux agents peuvent être associés avec avantage lorsqu'on n'a pas besoin de la série intégrale des effets de l'un d'eux et qu'il s'agit vaguement de calmer les douleurs et de procurer le sommeil.

Les contre-poisons chimiques de l'Atropine sont les alcaloïdes en général, spécialement le Tannin et les substances qui en renferment. Le Thé et le Café ont en outre l'avantage d'exercer une stimulation énergique sur le système nerveux.

Usages. — La plupart des usages de l'Atropine dérivent logiquement de ses effets physiologiques connus; quelques autres sont purement empiriques.

1° Comme *mydriatique* l'Atropine sert à favoriser l'exploration de l'œil à l'aide de l'ophthalmoscope, ou les opérations chirurgicales qu'on pratique sur cet organe, particulièrement celles de la cataracte, soit par abaissement, soit par extraction. Elle contribue à rendre la vision plus claire chez les sujets affectés de myosis accidentel ou habituel, c'est-à-dire d'une étroitesse exagérée de la pupille, l'une des causes de l'héméralopie, maladie singulière qu'il serait plus exact de nommer *anyctalopie*. Par le même procédé elle contrarie la formation, ou elle détermine la rupture des adhérences de l'iris avec les parties environnantes: synéchies, synizésis (Himly, Tonnellé, A. Bérard, etc.); elle s'oppose à la hernie, au prolapsus de cette membrane à travers une perforation de la cornée : myocéphalon. Enfin l'Atropine instillée dans les yeux, en même temps qu'elle amène la dilatation pupillaire, est utile pour diminuer l'éréthisme vasculaire de l'appareil iridien, et pour calmer les douleurs intolérables du spasme permanent des muscles accommodateurs dans les inflammations du globe oculaire.

2° Par la faculté qu'elle possède de réduire ou de supprimer les sécrétions, l'Atropine peut rendre des services dans les flux de salive et d'urine, dans la diarrhée catarrhale et la bronchorrhée. Je l'ai employée dans tous ces cas avec succès, mais on ne réussit qu'à condition de pousser les doses assez haut pour obtenir des effets physiologiques bien apparents. C'est un moyen d'atténuer les pertes éprouvées par ceux qu'épuise une entérorrhée ou un flux muqueux bronchique; c'est au même titre un remède de la polyurie, ainsi qu'un palliatif de l'incontinence nocturne d'urine. Dans ce dernier cas, l'action de l'Atropine est double : cette substance agit comme stupéfiant de la sensibilité, et, secondairement, des actions réflexes, en même temps que comme modérateur de la sécrétion ou comme *hypocrinique*. La vessie moins pleine est, toutes choses égales, moins sollicitée à l'exonération. Antérieurement à mes essais, Espenbeck avait employé la Belladone contre la salivation profuse d'origine mercurielle, et Després avait obtenu un succès dans la diarrhée cholérique.

3° En qualité de relâchant musculaire ou d'*hypocinétique*, l'Atropine peut servir, de même que la Belladone, à vaincre les résistances offertes : 1° à l'accouchement, ou bien à l'issue des règles par la rigidité du col de l'utérus

(Chaussier, Velpeau, Conquest); 2° à l'introduction des sondes par le spasme de la région membraneuse de l'urèthre (Will); 3° à la réduction des hernies par la contraction de l'anneau musculaire ou par le spasme de la portion de l'intestin qui est étranglée (Rollon de Sainte-Foy). Elle agit de même pour faire cesser dans quelques cas la constipation chez les sujets nerveux ou hémorrhoïdaires affectés de spasmes de certains anneaux des fibres circulaires de l'intestin, ou pour amener la résolution d'un volvulus ou d'une invagination intestinale. On met généralement sur le compte de cette action hypocinétique les bons effets de l'Atropine dans l'incontinence nocturne (Bretonneau, Trousseau, Commaille). Les succès obtenus (Bretonneau) chez les femmes atteintes de vomissements dits incoercibles appartiennent encore à la même catégorie de faits.

4° Comme *tonique vaso-moteur*, l'Atropine trouve son emploi dans plusieurs affections des centres nerveux cérébro-spinaux, caractérisées par des phénomènes d'excitation : douleurs, spasmes, convulsions toniques et cloniques, épilepsie, ou même par des symptômes de collapsus : engourdissement de la sensibilité, torpeur, paralysie du mouvement. C'est peut-être aussi sa manière d'agir dans le délire sombre, lypémaniaque. L'administration de la Belladone ou de l'Atropine, conseillée par Trousseau et Pidoux, puis par Brown-Séquard, et effectuée à leur exemple par beaucoup de praticiens, fait cesser ou du moins améliore quelquefois les symptômes de la méningo-myélite accidentelle, de celle qui est dite rhumatismale parce qu'elle se rattache habituellement à l'impression du froid sur l'économie. On voit, sous l'influence de cet alcaloïde, la douleur, l'engourdissement et la contracture des extrémités céder parfois assez rapidement. Les résultats sont nécessairement moins satisfaisants avec des hypérémies spinales liées à des diathèses acquises ou bien à la constitution originelle des sujets. Le succès est également plus rare et plus incertain lorsque les lésions sont avancées et anciennes; enfin il fait défaut ou ne consiste qu'en une amélioration légère et momentanée, lorsque la fluxion sanguine n'est qu'un élément secondaire dans le cours d'une altération organique des centres nerveux.

Lusanna et Rieken ont constaté les bons effets de l'Atropine dans le traitement des fièvres intermittentes. Si leurs observations se confirmaient, ce serait la preuve la plus manifeste en faveur de l'action vaso-motrice de ce principe médicamenteux.

5° L'*action stupéfiante* de l'Atropine est mise à profit contre les affections douloureuses, spasmodiques, convulsives; contre les névralgies proprement dites, la gastralgie, la colique de plomb (Malherbe de Nantes) et la colique sèche des pays chauds (Fonssagrives); la cystalgie, le rhumatisme et la goutte (Münch, Ziegler, Lebreton, Trousseau, etc.); la toux quinteuse spasmodique, la coqueluche et l'asthme (Bretonneau, Trousseau, etc.); les convulsions, le tétanos (Lenoir), la folie lypémaniaque (Murray); l'hydrophobie et l'épilepsie (Greding, Leuret, Ricard, Bretonneau, Trousseau, etc.). Dans quelques circonstances, les chirurgiens ont soin d'amortir la sensibilité de l'œil par l'introduction préalable de quelques gouttes d'une solution d'Atropine, afin de faire mieux tolérer les collyres astringents ou caustiques.

Mais il ne faut pas croire que dans chacune de ces catégories de cas l'Atropine n'ait absolument qu'une manière d'agir ; presque toujours, au contraire, plusieurs actions concourent au résultat définitif : par exemple, les phénomènes d'excitation dans la méningo-myélite sont apaisés par la stupeur occasionnée directement dans le système nerveux, aussi bien que par l'olighémie spinale ; l'incontinence nocturne d'urine cède à la stupéfaction de la muqueuse uro-génitale (Gubler), non moins qu'à celle des fibres musculaires, sans compter la diminution de la sécrétion urinaire qui a sa part d'influence. J'ai même lieu de penser que l'effet primitif se fait sentir sur la muqueuse vésicale, dont la sensibilité amortie n'éveille pas le besoin d'uriner, et ne sollicite plus par action réflexe le double phénomène du relâchement du sphincter et de la contraction du corps de la vessie, dont l'association est indispensable à l'accomplissement de la miction. La même réflexion s'applique au mécanisme physio-pathologique des pertes séminales involontaires, au traitement desquelles s'adapte également bien l'alcaloïde de la Belladone (Gubler). D'ailleurs les propriétés antiaphrodisiaques de la plante ont déjà été constatées par Heustis et d'autres observateurs.

En terminant cette énumération, rappelons seulement pour mémoire que l'aptitude de la Belladone à produire des exanthèmes a fait naître la singulière idée (Hufeland, Hahnemann, etc.), d'administrer cette plante comme moyen préventif de la scarlatine dont elle imite l'éruption.

MODES D'ADMINISTRATION ET DOSES. — L'Atropine s'administre par toutes les voies et selon tous les modes ordinairement usités.

A l'intérieur, on en donne habituellement moins de 1 milligramme à la fois, puisque la dose généralement prescrite ne dépasse pas 1 milligramme d'un sel atropique, valériane ou sulfate. Cette dose est répétée deux, trois et même quatre fois par jour. Je la crois trop forte dans beaucoup de cas pour des sujets prédisposés aux troubles résultant de l'anémie et de l'asthénie cérébro-spinales. Plus d'une fois, à ma connaissance, elle a produit des symptômes d'atropisme exagéré : dilatation pupillaire, troubles de la vision, voire même, dans un ou deux cas, délire momentané. Il est donc prudent de débuter par des prises de 5 décimilligrammes seulement, et de n'en administrer qu'une seule dans la première journée, sauf à en multiplier graduellement le nombre, de manière à atteindre la dose efficace, déterminée par l'apparition des phénomènes physiologiques.

Cette dose efficace est d'ailleurs très-variable d'un sujet à l'autre, non, comme beaucoup de médecins inclineraient à le croire, par le fait d'une idiosyncrasie inexplicable, mais en vertu de conditions anatomiques et fonctionnelles dont l'action mieux connue du médicament nous fait comprendre l'influence. Les personnes anémiques, épuisées, inanitiées, près de défaillir, de tomber en syncope, ou sujettes au vertige, aux palpitations asthéniques, à la céphalalgie anémique, au délire reconnaissant la même cause, ou simplement placées sur le chemin de ces accidents morbides par un état maladif ou par leur manière d'être naturelle, ces personnes, dis-je, supportent difficilement les préparations de Belladone. Il en est tout autrement pour les sujets forts, d'un sang riche, d'une innervation régulière, ou bien pour ceux qui, sans être ni robustes ni sanguins, se font remarquer par une hypersthénie et même par une tendance hypérémique des centres nerveux.

En général, les enfants dont la substance cérébrale est très-vasculaire, très-irritable, et qui ne peuvent à cause de cela tolérer de minimes quantités d'opium, sont incomparablement moins sensibles que les adultes à l'action de l'Atropine (Fuller, Gubler).

La pratique multiplie les formes pharmaceutiques sous lesquelles on emploie l'Atropine. Dans ces formules, l'alcaloïde pur cède peu à peu la place à l'une de ses combinaisons salines : le sulfate d'Atropine. D'ailleurs le *sirop*, comme le collyre lui-même, ont eu pour base dès l'origine le *Chlorhydrate d'Atropine*, puisqu'on ajoutait une goutte d'acide chlorhydrique à 1 décigramme de substance active pour faire 2 kilogrammes de sirop médicamenteux. Il se prend à la dose de 10 à 30 grammes.

On se sert encore d'une *Teinture d'Atropine :* Atropine, 1 gramme; alcool à 85°, 100 grammes; à la dose de 1 à 3 gouttes en potion. Chaque goutte représente environ un demi-milligramme d'alcaloïde.

Le *Codex* recommande des *granules* de 1 milligramme d'Atropine. Je crois plus prudent de les réduire à un demi-milligramme, et j'adopte la proportion donnée par Bouchardat pour les pilules, à savoir : 5 centigrammes d'Atropine avec miel et poudre de guimauve, quantité suffisante pour 100 pilules : chacune contient 5 décimilligrammes d'alcaloïde. Les granules et les dragées ne diffèrent des pilules que par la couche de sucre dont ils sont enrobés.

Les *Prises de poudre d'Atropine* sont chacune d'un quart de milligramme seulement, avec addition de sucre blanc, quantité suffisante.

Il existe plusieurs degrés de concentration de la solution atropique pour *collyres*, suivant le but qu'on se propose et l'intensité d'action dont on a besoin. Veut-on simplement détendre les muscles intrinsèques de l'œil spasmodiquement contracturés, on se contente de la solution de : Atropine, 10 centigrammes; eau distillée, 100 grammes. S'agit-il, au contraire, d'obtenir instantanément une énorme dilatation pupillaire ou la rétrocession d'un prolapsus de l'iris à travers une perforation de la cornée, on porte la dose à 5 centigrammes d'Atropine pour 20 grammes d'eau.

Pour injections sous-cutanées, on a adopté la solution au centième : 1 gramme d'Atropine pour 100 grammes d'eau. Deux gouttes représentent assez exactement 1 milligramme de principe actif.

La *pommade* peut renfermer sans inconvénient la dose très-massive de

25 ou 30 centigrammes d'Atropine pour 5 à 12 grammes d'axonge (Guibert, Brockes), pourvu toutefois qu'elle ne soit pas étendue sur une surface excoriée, ouverte à l'absorption.

J'ai dit que le Sulfate neutre d'Atropine, préparé selon les indications de Maître, tend à se substituer de plus en plus à l'alcaloïde pur. Il comporte tous les modes de préparation énoncés plus haut et présente l'avantage d'une plus grande solubilité. Je ferai seulement une remarque : c'est que le Sulfate, plus rapidement actif que l'Atropine isolée, représente cependant, à poids égal, une moindre somme d'action pharmacodynamique que l'alcaloïde pur, puisqu'il faut défalquer de son poids celui de l'acide sulfurique inerte par lui-même. On pourrait donc l'administrer à doses un peu plus fortes, en n'ayant égard qu'au poids réel de l'Atropine en combinaison avec l'acide. Néanmoins je crois plus avantageux de ne pas dépasser d'abord la dose *minima* de 1/2 milligramme ; et, si l'on tient à progresser un peu plus vite qu'avec l'Atropine pure, je conseille de fractionner davantage, afin de compenser, par la réduction de la quantité pondérale, l'absorption plus facile de la combinaison saline et sa plus grande rapidité d'action. La recommandation est valable pour l'alcaloïde lui-même lorsqu'il ne doit point, contrairement à ce qui a lieu dans les premières voies, rencontrer de dissolvants naturels.

Au reste, il ne faut pas croire que la différence de solubilité entre l'Atropine et le Sulfate neutre du commerce soit toujours aussi grande que je la suppose ici. Souvent le Sulfate d'Atropine réputé neutre est tellement alcalin, qu'il se dissout difficilement dans l'eau, même à l'aide de la chaleur, et que l'addition d'une gouttelette d'acide est indispensable pour accélérer l'opération.

Les combinaisons de l'Atropine avec l'acide chlorhydrique ou l'acide valérianique rendent à peu près les mêmes services que le Sulfate de la même base, plus généralement usité. L'emploi de l'acide nitrique pour salifier l'alcaloïde est moins sûr, parce que cet acide suroxygéné, lorsqu'il est ajouté san précaution, détruit aisément une partie du principe actif.

C'est le Sulfate neutre d'Atropine qu'on emploie de préférence par la méthode hypodermique. La solution doit en être claire et limpide ; de plus, il ne faut employer qu'une liqueur récemment préparée. Dès que la solution renferme des flocons de *Leptomitus* ou d'*Hygrocrocis*, on doit en suspecter l'efficacité, attendu que l'Algue microscopique, née dans un milieu d'Atropine et d'eau distillée, n'a pu se développer qu'aux dépens de l'alcaloïde, auquel elle est certainement redevable de sa matière azotée. L'expérience m'a appris que la solution de Sulfate neutre d'Atropine, de même que les solutions analogues, a perdu la majeure partie de sa puissance pharmacodynamique lorsqu'elle est très-ancienne et remplie de Conferves.

**VÉRATRINE**, *Veratrina.*
Angl. *Veratria.* — All. *Veratrin, Veratrium.*
La *Vératrine* ($C^{54}H^{52}Az^2O^{16}$) est pulvérulente, blanche ou verdâtre, d'un

goût amer et âcre, ou simplement âcre, qui laisse à sa suite une sensation
d'engourdissement et de fourmillement dans la langue. Elle est fixe, insoluble
dans l'eau et soluble dans l'alcool ; elle sature les acides et donne un sulfate et
un chlorhydrate cristallisés. Elle existe dans les *Veratrum album, viride,* etc.,
de la famille des Colchicacées ; seulement ce principe immédiat affecterait,
selon quelques auteurs, deux formes distinctes, dans les *Veratrum album*
et *viride,* attendu, disent-ils, que le premier est un drastique, tandis que le
second purge rarement. Si cette différence est réelle, ce dont il est permis de
douter, puisque les deux races ou espèces botaniques dont il s'agit sont tellement voisines que Michaux les avait confondues, elle pourrait s'expliquer par
la présence d'une substance particulière dans l'Ellébore blanc, sans faire intervenir un état chimique différent dans un même alcaloïde.

ACTION PHYSIOLOGIQUE. — La Vératrine est probablement, après l'Aconitine, celui de tous les alcaloïdes qui exerce topiquement l'action la plus
irritante. Aspirée par les narines en petite proportion, elle détermine de
formidables éternuments (Andral), du coryza et de la salivation (A. Delondre). Appliquée sur la peau intacte, elle produit, à la faveur d'une friction
un peu prolongée, une sensation de chaleur et de picotement prolongée qu'on
a rapprochée des effets du pinceau électrique (*électro-stimulation,* Turnbull).
Cette sensation de chaleur, qui se produit vivement du côté des muqueuses,
devient une cuisson véritable sur la peau dénudée. Elle ne reste pas confinée
dans le point touché, mais se propage à distance ; et, lorsque le médicament a
été introduit dans l'estomac, elle se répand jusque dans la poitrine et les extrémités.

Il se produit aussi des nausées et des vomissements (Piédagnel, etc.), ainsi
que des coliques et du resserrement spasmodique des intestins, en même
temps qu'une sécrétion exagérée de leurs follicules muqueux et des glandes
salivaires. Ces phénomènes, dus à l'action topique ou bien réflexe de l'alcaloïde, se continuent ensuite comme symptômes de l'action générale, diffuse,
du médicament. Ils se produisent également à la suite de l'injection du principe toxique dans le système veineux (E. Faivre et C. Leblanc). Portée dans
la circulation, la Vératrine occasionne en outre des sensations variées de chaud
et de froid dans les diverses parties du corps, et stimule les sécrétions par lesquelles se fait son élimination, tantôt l'une davantage, tantôt l'autre. C'est
ainsi qu'on l'a vue provoquer l'éternument, le larmoiement, la salivation, la
diurèse ou la transpiration cutanée, et, consécutivement à cette dernière, une
éruption (Forck) du genre de celle que Linné désignait sous le nom de *sudamina.* Quelquefois il se fait d'abondantes évacuations alvines. Pour ce qui est
des sueurs et des urines, il est possible qu'elles soient accrues en outre à la
faveur de l'état nauséeux et des modifications du système nerveux se traduisant par la lenteur et la tension du pouls, qui descend parfois jusqu'à 35 pulsations par minute (Norwood).

A doses toxiques, la Vératrine amène des étourdissements, de l'oppression,

de l'anxiété, de la suffocation, des vomissements violents, la prostration des
forces, quelquefois la syncope, l'insensibilité, le refroidissement de la périphérie, le pouls misérable, des convulsions, le tétanos précédé et accompagné
d'une apparente exaltation de sensibilité, enfin l'asphyxie et la mort. Il est
malaisé de démêler, au milieu de cette complication de symptômes, ceux qui
résultent de l'action diffusée du poison charrié par le sang d'avec ceux qui reconnaissent pour cause une sorte de traumatisme, c'est-à-dire l'irritation locale et la phlegmasie du tube digestif. Cependant, contrairement à l'opinion de
Kölliker, j'attribue à ces dernières lésions le tétanos que les auteurs mettent
au nombre des effets directs de cet alcaloïde.

Prévost explique différemment la roideur musculaire dans l'empoisonnement par la Vératrine. Voyant ce symptôme faire défaut dans un membre
dont les vaisseaux sont coupés, tandis que le nerf est intact, et se montrer, au
contraire, dans une région dont le nerf, séparé de la moelle par une section
transversale, complète, est irrité dans son bout périphérique, il conclut que
la rigidité tétaniforme dépend de l'excitation directe des muscles (j'aimerais
mieux dire de l'augmentation d'irritabilité) par l'alcaloïde, et non de l'accroissement de la force excito-motrice du centre spinal. La Vératrine est un poison
musculaire, et par là un poison du cœur (Kölliker, Prévost); le cœur, influencé
par l'agent vénéneux, s'arrête en systole (Prévost, Hirt). Ce dernier expéri-
mentateur pense que la Vératrine agit comme excitant du pneumogastrique
et du cœur tout ensemble.

Van Praag reconnaît de son côté que la mort paraît provenir d'une paralysie
spinale. A l'autopsie, on remarque des plaques rouges, inflammatoires, sur la
muqueuse gastro-intestinale, ainsi que les congestions sanguines des viscères
qui caractérisent l'asphyxie.

SUBSTANCES SYNERGIQUES, AUXILIAIRES. — Les vertus de l'Aconitine sont
tellement semblables à celles du principe actif des *Veratrum*, que je suis dis-
posé à considérer ces deux alcaloïdes comme formant, avec la Delphine, la
Sabadilline et la Colchicine, une série comparable à celle de la Strychnine, de
la Brucine, de l'Igazurine et de la Picrotoxine, et dans laquelle la Vératrine
serait cinq fois moins active que sa congénère l'Aconitine, la plus puissante
de toutes. La médication antiphlogistique ou les diverses sous-médications
dont elle se compose, telle que la médication évacuante ou spoliatrice, voilà
les auxiliaires de la Vératrine.

SUBSTANCES ANTAGONISTES, INCOMPATIBLES. — ANTIDOTES, CONTRE-
POISONS. — Loin que la Vératrine soit à mes yeux un analogue de la Strychnine, je considère les poisons convulsivants et congestionnants, tous les
agents de stimulation et certains toniques, comme étant à un degré quelconque les antagonistes de la Vératrine, et dans mon opinion il ne faut pas, sauf
exception, les prescrire concurremment avec elle. Les substances astringentes
doivent encore être éloignées à cause de leur action chimique.

Les antidotes physiologiques se composent de tous ces moyens réunis. Les contre-poisons chimiques proprement dits sont les tanniques et l'iodure ioduré de potassium.

USAGES. — On peut utiliser l'action vomitive de la Vératrine dans les circonstances où les émétiques sont indiqués, son action diurétique dans les hydropisies (Magendie, Bardsley), ses effets sternutatoires dans les affections congestives du cerveau ; mais la thérapeutique, qui possède des moyens aussi bons ou meilleurs, n'a que faire de cet agent périlleux ou difficile à manier, pour obtenir ces différents résultats.

On peut aussi se servir de la puissance toxique de la Vératrine contre les parasites cutanés, végétaux ou animaux, notamment contre les poux. Seulement, c'est un moyen dangereux que je réprouve de toutes mes forces. On peut d'ailleurs y renoncer sans regret, puisque la matière médicale nous en fournit plusieurs autres plus ou moins innocents.

En définitive, l'emploi de la Vératrine doit être réservé pour obtenir les modifications du système nerveux et des sécrétions qu'elle procure mieux que d'autres agents. Or, ses effets anesthésiques ou stupéfiants, moins prononcés à la vérité que ceux du Sulfate de Quinine, de l'Aconitine ou de l'Opium, mais associés aux effets éméto-cathartiques, diurétiques et diaphorétiques qui la distinguent, désignent particulièrement cette substance dans certaines affections nerveuses, rhumatismales et goutteuses. On l'a beaucoup vantée en frictions sur les tempes contre l'amaurose torpide (Turnbull, Terrier), et même contre les amauroses en général, les cataractes, l'iritis (Desgranges, Fl. Cunier, Knapp, Lafargue, Bérard, etc.). Elle a été recommandée contre la surdité nerveuse (Boyd), contre la prosopalgie, les névroses hystérique et hypochondriaque (Ebers), et aussi contre la péripneumonie (Trousseau, Aran, Ghilia) et d'autres phlegmasies thoraciques. Enfin, à l'imitation des anciens, qui donnaient l'Ellébore en nature, on l'a prescrite dans la manie et les différentes formes d'aliénation mentale. Mais c'est principalement dans les affections arthritiques que la Vératrine et les plantes dont elle provient jouissent d'une faveur méritée (Piédagnel, Trousseau, Aran, Bouchut, etc.).

MODES D'ADMINISTRATION ET DOSES. — Le Sulfate de Vératrine, très-difficile à préparer, est inusité. L'alcaloïde pur se prescrit à la dose de 5 milligrammes répétée plusieurs fois dans les vingt-quatre heures. On l'administre ordinairement en pilules. Il pourrait être introduit dans un julep. On l'emploie aussi en embrocations et en pommade.

Ces formes pharmaceutiques diverses impliquent l'introduction par les voies digestives ou par la peau. La Vératrine a été aussi déposée dans le tissu cellulaire à l'aide d'injections hypodermiques. Ce mode d'emploi donne lieu à une cuisson locale assez vive.

Les Pilules de Vératrine sont ordinairement de 5 milligrammes chacune ; le principe actif doit y être associé à des mucilagineux et non à des narcotiques, comme on le fait généralement, ce qui a l'inconvénient de troubler les effets spéciaux du médicament principal, surtout lorsqu'on prescrit les *pilules d'Aran* : Vératrine et extrait d'Opium, ââ, 5 centigrammes pour 10 pilules.

Les *Pilules de Magendie*, composées de : Vératrine, 5 centigrammes ; poudre de gomme, 3 centigrammes, et sirop simple, quantité suffisante, sont préférables. Seulement, au lieu de 12 pilules, il vaut mieux n'en faire que 10 avec cette masse.

La *Teinture de Vératrine* (Magendie) : Vératrine, 20 centigrammes ; alcool, 30 grammes, est une bonne préparation, dont on peut prendre de 10 à 30 gouttes dans de l'eau sucrée ou dans une potion gommeuse.

La *Pommade de Vératrine* renferme de 20 à 40 centigrammes du principe actif pour 30 grammes d'axonge ; elle se fait mieux avec l'axonge rance (Cavé).

### ACONITINE, *Aconitina.*

Angl. *Aconitine, Aconitina.* — All. *Aconitin, Aconitium.*

L'*Aconitine*, fournie par l'*Aconitum Napellus* (Renonculacées anomales), se trouve dans les *A. ferox, Lycoctonum* et tout le genre *Aconitum*. Elle existe principalement dans les racines, sans faire défaut dans les autres parties de ces plantes.

Sa formule, d'après Stahlschmidt, serait $C^{60}H^{47}O^{14}Az$. Je ne la donne que comme provisoire, en raison de l'extrême variété des alcaloïdes désignés sous ce nom. Tout ce que je vais dire doit s'entendre de l'Aconitine de Hottot, laquelle est incristallisable, tandis que celle de Morson, beaucoup moins énergique, cristallise en solides volumineux et bien réguliers. L'Aconitine n'est pas volatile ; à peine soluble dans l'eau, elle est très-soluble dans l'alcool, l'éther, le chloroforme et la benzine.

ACTION PHYSIOLOGIQUE. — Introduite entre les paupières, l'Aconitine cause une vive irritation, avec rougeur, larmoiement et rétrécissement des pupilles. Appliquée sur les muqueuses, sur la peau dénudée par un vésicatoire, ou fortement frictionnée et rougie, ou bien couverte d'un épiderme mince, introduite dans le tissu cellulaire sous-cutané, l'Aconitine excite une sensation de picotement, de chaleur ou de cuisson vive, selon le cas, laquelle est souvent très-pénible et persiste quelquefois plusieurs heures. Dans la bouche, et notamment au pourtour de la langue, cette sensation revêt la forme spéciale de la saveur âcre et brûlante du poivre ou de la racine de pyrèthre.

Si le médicament, enveloppé dans une substance inerte, a été introduit dans l'estomac, la brûlure qu'il y détermine éveille du côté de la cavité buccale des phénomènes sympathiques, particulièrement la salivation. Il provoque en même temps des envies de vomir, l'obnubilation de la vue, le vertige et une tendance syncopale, ainsi que des coliques. Parfois il survient des vomissements bilieux, avec un mélange de mucus et d'épithélium. Chez les animaux, on a vu le mouvement antipéristaltique ramener des matières fécales.

A ces désordres se joignent, dès le début ou plus tard, de singuliers troubles de la sensibilité, consistant en une sensation de picotement à la peau, semblable à celle qui succède à la compression prolongée d'un membre, et qui est connue sous le nom de fourmillement. Cette sensation, comparée aussi à un scintillement électrique (Hirtz), se montre à la face, autour du nez, e s'accompagne, dans la cavité bucco-pharyngienne, de phénomènes analogues à ceux qui résultent de l'impression directe du poison sur la muqueuse. Tous ces symptômes sont des effets directs ou détournés de l'irritation exercée sur le tube digestif.

L'action générale, après l'absorption, entretient ces phénomènes et en fait apparaître d'autres. On observe en outre de la douleur de tête, du serrement des tempes, de la chaleur subjective, des picotements, des fourmillements aux extrémités, et la diminution de la sensibilité tactile, le ralentissement du pouls, l'abaissement de la température et la pâleur des tissus, l'exagération de la diurèse, l'altération ou la perte de la sensibilité gustative, spécialement dans la partie antérieure de la langue (Gubler), ce qui fait que les saveurs sucrées sont mal goûtées, tandis que l'amertume est parfaitement perçue. On a noté aussi des éblouissements, des bourdonnements d'oreilles, de la dilatation pupillaire peu constante, peu durable, de la céphalalgie fréquente et peu intense, jamais de délire ni de somnolence. Les troubles respiratoires, la fréquence et le désordre du pouls, la dilatation pupillaire, la prostration, quelques mouvements convulsifs, constituent des symptômes toxiques et ultimes.

Au résumé, l'action élective de l'Aconitine s'exerce sur les nerfs de sentiment, dont elle réduit ou supprime les fonctions par un mécanisme encore insaisissable. Il semble cependant que, à l'inverse de la Quinine, elle diminue la réceptivité des nerfs pour la force, favorise les décharges nerveuses, et prévienne l'excès de tension, d'où résultent de temps à autre des aigrettes douloureuses. Mais, en même temps que cet alcaloïde produit l'anesthésie, il calme la circulation, diminue le calibre des capillaires et abaisse la température. Comme l'anesthésie est naturellement accompagnée d'une diminution des actions réflexes, cet ensemble symptomatique a pu rendre vraisemblable pour Liégeois et Hottot l'existence d'une perte de la force excito-motrice de la moelle.

L'Aconitine est assurément l'un des deux ou trois poisons les plus violents que la chimie ait mis dans les mains de la thérapeutique; les autres sont l'Atropine, l'Acide prussique et peut-être la Cicutine.

Substances synergiques auxiliaires. — L'Aconitine a des analogies marquées avec la Vératrine, la Sabadilline, la Colchicine; elle en a de plus étroites avec la Delphine et les principes actifs d'un grand nombre de Renonculacées âcres et vénéneuses, particulièrement avec celui de la Renoncule scélérate. Une étude plus approfondie permettra peut-être de trouver dans ces dernières substances les meilleurs succédanés de l'Aconitine. Le Sulfate de Quinine et le Bromure de Potassium pourraient lui être associés à titre d'adjuvants.

SUBSTANCES ANTAGONISTES, INCOMPATIBLES. — ANTIDOTES ; CONTRE-POISONS. — Les antagonistes de l'Aconitine sont la Strychnine et les poisons convulsivants, ainsi que les stimulants, et l'Opium aussi à certains égards. Ces médicaments sont donc incompatibles dans la même formule, et d'un autre côté ils conviennent pour neutraliser dynamiquement les effets toxiques de l'Aconitine, dont ils sont les antidotes proprement dits, de même que le Tannin et l'Iodure ioduré de Potassium en sont les contre-poisons chimiques.

USAGES. — Par ses propriétés physiologiques si caractérisées, l'Aconitine est naturellement désignée pour combattre les affections éminemment douloureuses, spécialement les *névralgies congestives* (Gubler). Elle a réussi contre les *névralgies acrodyniques* (Gubler) ayant leur siége dans les extrémités des membres où abondent les corpuscules de Pacini, et que n'avaient pas modifiées sensiblement la Morphine et l'Atropine à hautes doses. Les plus beaux succès ont été obtenus par la majorité des praticiens dans les cas de névralgie du trijumeau (Coulson, Roots, Brookes, Schroff, etc.). L'Aconitine s'est montrée efficace dans certaines affections douloureuses du cœur, et je pense qu'elle le serait également dans l'angine de poitrine. Avec elle Fleming a calmé les douleurs du cancer. On peut l'administrer avec avantage contre les affections irritatives et douloureuses des voies respiratoires et de l'appareil circulatoire : asthme spasmodique, toux convulsive, palpitations nerveuses, *angor pectoris*, même dans certaines formes de gastralgies sans phlogose de la muqueuse gastrique. Elle a été employée contre les crampes, le tétanos et les contractures, la chorée, etc., et même dans le délire et la folie.

Certains spécialistes l'ont recommandée, avec quelque apparence de raison, dans les surdités accompagnées de bruissements bizarres. Mais son usage ne me paraît plus rationnellement indiqué contre la dysenterie, la diathèse purulente, le farcin chronique, bien qu'on y ait eu recours habituellement en pareil cas, et le plus souvent sans espoir de succès. Dans les états fébriles et les accès intermittents, dans quelques pyrexies, telles que l'érysipèle, il n'est pas déraisonnable d'essayer l'action sédative de l'Aconitine, de même que dans certaines dermalgies, mieux appelées *dermodynies*, parce que ce n'est pas un rameau nerveux qui est affecté, mais plutôt une région qui est douloureuse, et dans certaines affections cutanées hyperesthésiques. Mais cet alcaloïde rend des services plus réels dans les formes aiguës douloureuses du rhumatisme et de la goutte, non pas surtout en poussant à la sudation ou à la diurèse, mais en calmant à la fois l'éréthisme nerveux et vasculaire.

Toutefois l'Aconitine excite la sécrétion rénale, ainsi que le font les médicaments congénères, et peut servir en conséquence à la résolution des hydropisies.

MODES D'ADMINISTRATION ET DOSES. — C'est ici le lieu de rappeler les différences fondamentales qui existent entre les diverses Aconitines du commerce, celle d'Allemagne étant vingt à cinquante fois moins énergique que celle d'Angleterre (Morson) ou de France (Hottot). C'est de cette dernière qu'il s'agit uniquement dans ce paragraphe.

L'Aconitine est administrée pure ou combinée avec l'acide sulfurique. En raison de son insolubilité, cet alcaloïde doit être introduit à l'état de combinaison saline, lorsqu'il s'agit de le faire absorber par des surfaces ou des tissus imprégnés de liquides à réaction neutre ou alcaline.

Pour l'usage interne proprement dit, la forme est à peu près indifférente, parce qu'il se rencontre ordinairement assez d'acides dans le suc gastrique pour favoriser l'absorption des bases insolubles ou peu solubles par elles-mêmes. Ordinairement, l'Aconitine est administrée par la voie stomacale. Il importe que l'estomac soit entièrement libre, afin que l'absorption ayant lieu rapidement, la substance médicamenteuse, éminemment altérable, n'ait pas le temps de se détruire. S'il existe de l'embarras gastrique, on aura recours d'abord à un éméto-cathartique ou bien à un simple purgatif. Si la muqueuse de l'estomac est très-irritable, on associera l'Aconitine à des correctifs mucilagineux ou gommeux et non narcotiques. La dose efficace est de 5 décimilligrammes ; on la répète deux fois dans vingt-quatre heures pour débuter ; puis on donne successivement trois, quatre, cinq et six fois par jour une dose égale, c'est-à-dire qu'on élève successivement et avec prudence la quantité journalière à 2 et 3 milligrammes. Pour calmer d'atroces névralgies, il faut quelquefois, ainsi que je l'ai vu, atteindre 7 milligrammes par jour : ce n'est peut-être pas la limite extrême. E. Hottot prépare des *granules* d'un demi-milligramme qui facilitent l'administration de cet agent héroïque.

Je n'ai employé qu'un petit nombre de fois le Sulfate d'Aconitine en solution alcoolique au 1/500°, en injections hypodermiques. La dose *minima* était d'environ un tiers de milligramme, la dose *maxima* de 1 milligramme seulement. La sensation de brûlure vive et prolongée rend ce mode d'introduction assez pénible, et force à restreindre la dose employée dans chaque injection, sauf à multiplier le nombre de ces petites opérations pour obtenir un résultat décisif. Cette même solution peut servir en injections dans les oreilles pour combattre les surdités avec tintouins et autres bruits anormaux.

Les anciennes formules des préparations pharmaceutiques de l'Aconitine doivent être toutes réformées, parce que les doses admises lorsqu'on ne possédait qu'une substance impure et peu active sont devenues vingt fois au moins trop fortes. Les *Granules d'Aconitine* de Hottot ne sont plus que de 5 décimilligrammes au lieu de 1 centigramme, représentant la plus faible dose de l'Aconitine allemande ; le principe actif s'y trouve mélangé avec du sucre et de la poudre de gomme.

La *solution alcoolique*, pour l'usage interne, ne doit pas contenir plus de 10 centigrammes d'alcaloïde pour 10 grammes de véhicule, ce qui donne 1 milligramme du principe actif pour 2 gouttes. Il serait même bon de la diluer davantage pour l'introduire dans le tissu cellulaire par la méthode hypodermique; la solution au 1/500ᵉ est suffisamment concentrée, mais je préfère la solution au 1/200ᵉ.

Les préparations pour l'usage externe sont appelées à subir également des réductions, mais en proportions moindres. Il suffit de 10 centigrammes d'Aconitine pour 30 grammes d'axonge, d'huile d'olive ou de glycérine, ce qui est la formule de la *Pommade de Brockes*.

### CICUTINE, CONICINE, CONINE, *Cicutina* seu *Cicutinum*.

Angl. *Cicutina* or *Conia*. — All. *Cicutin*.

Sans la présence d'une molécule d'azote, la *Cicutine* ($C^{16}H^{15}Az$) serait un hydrogène carboné. Aussi se présente-t-elle sous forme d'un liquide alcalin huileux, jaunâtre, volatil, soluble dans l'alcool et l'éther. Les sels de Cicutine sont cristallisables et déliquescents, non volatils, solubles dans l'alcool.

Cet alcaloïde, extrait des semences de la grande Ciguë (*Conium maculatum*) et de quelques autres Ombellifères de la tribu des Cicutariées, présente quelques singularités relativement à sa manière de se comporter vis-à-vis des dissolvants ordinaires. Non-seulement il est plus soluble dans l'eau à froid qu'à chaud, mais, une fois dissous dans quatre parties d'alcool, il supporte sans se précipiter l'addition de l'eau, ce qui doit faciliter singulièrement son emploi thérapeutique, puisque l'eau pure à la température ordinaire n'en dissout qu'un centième de son poids.

Action physiologique. — La Cicutine possède une odeur vireuse, forte, et pénétrante, intermédiaire entre celles du tabac et de la souris, un goût âcre analogue à celui du tabac.

Comme les autres alcaloïdes, elle irrite les surfaces sur lesquelles on l'applique, les fait rougir et cause de la douleur. Mais bientôt, absorbée, elle efface cette première impression en donnant naissance à des effets stupéfiants d'une extrême énergie. Ingérée dans l'estomac, la Cicutine cause des nausées, du malaise, de légers vertiges. Ces phénomènes augmentent après l'absorption. On observe alors des troubles visuels, de l'embarras de la langue et l'anéantissement progressif des forces musculaires. La paralysie, limitée d'abord aux muscles volontaires, se généralise, et gagne les muscles respiratoires de la poitrine et de l'abdomen, le cœur gauche (Schroff), en dernier lieu le diaphragme, et entraîne finalement la mort par asphyxie. Les altérations des sens marchent de pair avec les difficultés de l'hématose. Tant que l'anoxémie n'est pas avancée, les animaux exécutent, quoique peu énergiquement, des mouvements compliqués, dans le but d'échapper à la douleur, ce qui prouve du même coup la conservation de la myotilité et celle de la sensibilité tactile et du sens musculaire, sans pourtant qu'on puisse en inférer l'intégrité de ces deux propriétés organiques. On observe souvent, avant la paralysie, un tremblement convulsif, de brusques retraits des membres. Boutron-Charlard et O. Henry ont observé d'horribles convulsions accompagnées de cris déchirants.

La Cicutine est comparable, pour la violence, soit à l'acide prussique, soit à l'Atropine et à l'Aconitine. Sa volatilité, jointe à cette redoutable puissance, rappelle la subtilité des fameux poisons dont il suffisait d'imprégner une lettre ou une paire de gants pour se débarrasser à coup sûr d'un personnage gênant ou abhorré. D'après ces symptômes, on doit admettre avec Christison que la Cicutine, comme la Noix vomique, porte son action sur le centre spinal ; seulement, à l'inverse de la Strychnine, elle éteint la force excito-motrice de la moelle. La mort est précédée d'assoupissement, de stupeur ou de délire, d'un ralentissement parfois extrême du pouls, de cyanose et de refroidissement.

Substances synergiques auxiliaires. — Les principaux alcaloïdes de l'Opium, ceux de la Belladone, de l'Aconit, du Tabac, de la Lobélie, et surtout de la Phellandrie, sont synergiques de la Cicutine. Comme elle, ces substances diminuent ou abolissent l'irritabilité musculaire, la conduction des nerfs moteurs et la force excito-motrice de la moelle.

Substances antagonistes, incompatibles. — Antidotes, contre-poisons. — Les antagonistes directs de la Cicutine sont la Picrotoxine et les poisons convulsivants des Strychnos, qui peuvent en être considérés comme les antidotes dynamiques.

Les contre-poisons chimiques sont les astringents tanniques et l'iodure ioduré de potassium. Recommandés aussi comme tels à une certaine époque, les acides ne peuvent que favoriser l'action de l'alcaloïde.

Usages. — L'action contre-stimulante exercée sur la moelle par la Cicutine désigne naturellement cet alcaloïde dans tous les cas morbides caractérisés par des convulsions toniques, des contractures, la rigidité tétaniforme, ainsi que dans la coqueluche (Spengler), dans la rage, le tétanos traumatique ou spontané (OEsterlen), et dans les empoisonnements par la Strychnine ou la Brucine. Pereira constate cependant que, malgré la cessation des convulsions, la mort semble accélérée par l'intervention de la Cicutine. Des expériences cliniques sont donc indispensables pour décider de la valeur antidotique réciproque de la Cicutine et des poisons convulsivants.

La Cicutine n'est pas seulement hypocinétique, elle est aussi stupéfiante ou anesthésique, et trouve son emploi dans les affections éminemment douloureuses. Mais c'est, à mon avis, dans les maladies hyperesthésiques et spasmodiques de l'appareil respiratoire, qui lui sert de voie d'élimination : par exemple, dans les toux quinteuses et la coqueluche, que la Cicutine est appelée à rendre les plus grands services. Seulement, afin de bénéficier de sa volatilité, il faut éviter de l'associer à des acides et l'employer à l'état libre, dissoute dans l'alcool, puis diluée dans une potion.

Depuis Störck, la Ciguë est employée empiriquement contre les engorgements ganglionnaires et viscéraux, et contre le cancer. Les modernes ont accordé le même pouvoir à son alcaloïde. Nul doute que les malades n'en retirent des avantages réels en quelques circonstances; mais cela se borne à un apaisement des spasmes ou des douleurs. La Cicutine ne saurait être qu'un palliatif de certains symptômes concomitants du cancer ou de la scrofule. Fronmüller et Mauthner en ont fait une application rationnelle aux cas d'ophthalmie scrofuleuse remarquables par l'excessive sensibilité pour la lumière avec spasmes palpébraux. Trousseau se loue des larges cataplasmes de Ciguë dans la phthisie et les tumeurs tuberculeuses ou carcinomateuses. Laboulbène affirme l'efficacité de la Ciguë contre les monoarthrites chroniques rhumatismales et autres. Pour ma part, je crois à son utilité pour engourdir la douleur, et spécialement pour diminuer les contractures réflexes, lesquelles compliquent souvent les lésions articulaires.

MODES D'ADMINISTRATION ET DOSES. — La prise de Cicutine, c'est-à-dire la dose administrée en une seule fois, ne doit pas dépasser d'abord un demi-milligramme. Cette dose peut être répétée plusieurs fois dans les vingt-quatre heures lorsque le sujet s'est peu à peu habitué au médicament.

On emploie l'alcaloïde-libre ou combiné, avec l'acide acétique de préférence, ou bien en solution alcoolique ou hydro-alcoolique.

La *Solution de Fronmüller* renferme 2 gouttes d'alcaloïde dans 24 gouttes d'alcool, et se donne à la dose de 3 gouttes sur du sucre. Le même praticien a donné la formule suivante : Cicutine, 3 ou 4 gouttes; alcool rectifié, 1 gramme; eau distillée, 20 grammes. F. s. On administre 15 à 20 gouttes trois fois par jour dans de l'eau sucrée.

Dans l'ophthalmie spasmodique avec photophobie, on emploie la Cicutine à la dose de 1 gramme dans 100 grammes d'alcool faible, ou bien à celle de 25 milligrammes dans 4 grammes d'huile d'amandes douces, soit en *friction* sur les paupières, soit en *application* sur ces voiles membraneux à l'aide d'un pinceau.

On l'a administrée en *lavement* à la dose de 3 gouttes, ce qui est excessif; on l'a fait absorber aussi à la dose de 2 gouttes, par la méthode endermique, mais à l'état d'acétate, après addition d'acide acétique. Pour injections hypodermiques, on pourrait employer la solution dans l'alcool affaibli.

Fr. Devay et Guilliermond préparent des pilules et un baume de Conicine; on prend de deux à six pilules par jour.


# CHAPITRE XVII.

## SELS A ACIDES VÉGÉTAUX.


**SOUS-ACÉTATE DE PLOMB LIQUIDE, EXTRAIT DE SATURNE,** *Subacetas plumbicus.*

Angl. *Diacetate of Lead.* — All. *Plumbum hydrico-aceticum solutum.*

Le *Sous-Acétate de Plomb* est un acétate triplombique mêlé à une petite proportion d'acétate neutre.

ACTION PHYSIOLOGIQUE. — L'*Extrait de Saturne* possède une astringence forte et communique aux doigts une âpreté remarquable. Sa saveur est à la fois styptique et douceâtre. Versé dans du mucus ou une solution d'albumine, il se combine avec la matière protéique et forme un précipité blanc. Son action chimique sur les tissus vivants s'explique de cette manière. On l'a vu produire sur la cornée transparente une tache opaque à laquelle succédait parfois une cicatrice et un albugo. Les effets du Sous-Acétate de Plomb sur tout le système sont semblables à ceux de l'Acétate neutre (voy. ce mot) et des sels de Plomb en général (voy. PLOMB). Ainsi son usage externe en lotions sur les ulcères, en injections vaginales, peut entraîner à la longue la cachexie saturnine et une paralysie spéciale, ou d'autres troubles du système nerveux.

SUBSTANCES AUXILIAIRES et SUBSTANCES ANTAGONISTES. — Ce sont généralement les mêmes que pour l'Acétate neutre. Je rappellerai cependant qu'il ne faut pas l'associer aux acides capables de former avec le Plomb des combinaisons insolubles : ainsi au tannin, à l'acide sulfurique et aux sulfates solubles. Il faut éviter de même l'alcool et les préparations dont il constitue le véhicule, à l'albumine et aux substances qui en renferment. Toutefois cette précaution n'est de rigueur que si l'on veut obtenir avant tout l'action styptique primitive.

USAGES. — MODES D'ADMINISTRATION ET DOSES. — L'Extrait de Saturne est réservé pour l'usage externe. On le prescrit dans le même but que les autres astringents pour resserrer les capillaires et les tissus, résoudre l'inflammation, favoriser la cicatrisation des plaies molles et baveuses, réduire la sécrétion purulente des muqueuses et des ulcères.

Il est employé en lotions, dilué dans une plus ou moins grande quantité d'eau, ou en onctions à l'état de cérat ou de pommade ; on en arrose aussi des cataplasmes. Dans le premier cas, on obtient l'*Eau blanche*, parce que les carbonates et les sulfates en dissolution dans l'eau impure des sources et des rivières donnent, par double décomposition, du carbonate et du sulfate de plomb insolubles qui se précipitent. Cette poudre, inerte d'abord, constitue une sorte de réserve qui se dissout peu à peu au contact des acides du pus oxydé ou de ceux de la transpiration cutanée, et entretient les effets stypiques du médicament en même temps que son aptitude à s'introduire par absorption dans l'économie. Il se passe quelque chose d'analogue dans l'injection antiblennorrhagique, composée de Sulfate de Zinc et d'Acétate de Plomb (voy. ACÉTATE DE ZINC).

L'*Eau végéto-minérale de Goulard*, qui est laiteuse, contient 20 grammes de Sous-Acétate de Plomb liquide, 900 grammes d'eau de rivière et 30 grammes d'alcoolat vulnéraire.

Le *Cérat de Goulard*, ou *Cérat saturné*, est formé de : Sous-Acétate de Plomb, 10 grammes ; cérat de Galien, 90 grammes.

Dans l'*injection astringente* à l'Extrait de Saturne, on met 5 grammes de ce dernier pour 500 grammes d'eau de rose.

Le *collyre* d'Acétate de Plomb doit être rejeté, à cause des incrustations qu'il forme et des opacités cornéales parfois indélébiles qu'il laisse à sa suite.

## ACÉTATE DE POTASSE, TERRE FOLIÉE DE TARTRE, *Acetas potassicus.*

Angl. *Acetate of Potash.* — All. *Kali aceticum.*

L'*Acétate de Potasse* ($KO, C^4H^3O^3$) se rencontre dans quelques eaux minérales, selon Geiger. Il existe dans la séve d'un grand nombre de végétaux, dans la graine de Lin, les feuilles de Séné, l'écorce de Winter et le Gingembre.

Inodore, mais d'un goût savonneux, salé et piquant, il est extrêmement déliquescent, soluble dans l'alcool et dans l'eau : celle-ci en dissout sensiblement son poids.

ACTION PHYSIOLOGIQUE. — L'Acétate de Potasse, à petites doses, est un léger diaphorétique et un bon diurétique. A la dose de 8 à 16 grammes, il détermine des coliques et une purgation. Dans le sang il se transforme, du moins partiellement, en carbonate et communique en conséquence aux urines une réaction alcaline. Comme la poitrine s'irrite chez les personnes délicates qui font usage de ce sel, on a lieu de penser qu'il est excrété en nature par la muqueuse bronchique en même temps que par les reins, dont il constitue, ainsi que les autres sels neutres, un stimulant efficace, et dont il peut devenir un irritant s'il est employé très-longtemps et en trop grande quantité. Il est vraisemblable que l'Acétate de Potasse s'échappe également avec la sueur.

Les synergiques de l'Acétate de Potasse sont, d'une part, l'Acétate de Soude, les Nitrates alcalins et les autres sels neutres; de l'autre, les sels de Potasse et de Soude à acides organiques, ou les carbonates des mêmes bases. Ses auxiliaires sont les sédatifs du système sanguin, et spécialement la Digitale. Ses antagonistes sont les stimulants diffusibles, les diaphorétiques et les excitants en général.

USAGES. — La *Terre foliée de Tartre* s'emploie principalement comme diurétique. Elle convient dans les mêmes cas que le Nitrate de Potasse, c'est-à-dire quand les reins sont torpides et lorsqu'il faut augmenter la proportion d'eau sécrétée par ces glandes, soit pour résoudre les hydropisies, soit pour laver les voies génito-urinaires et diminuer la phlogose, comme dans la maladie calculeuse, la blennorrhagie (Hilton, Ambrosoli). De plus, l'Acétate de Potasse a sur le Sel de Nitre l'avantage d'alcaliniser les urines, ce qui le rend utile dans la diathèse urique; mais, pour la même raison, on doit l'éviter chez les sujets affectés de catarrhe vésical, d'urines ammoniacales et de gravelle phosphatique.

On l'a conseillé avec succès (Easton) dans le psoriasis, l'eczéma et d'autres dermatoses chroniques rebelles. Son action dans ce cas est sans doute multiple. En excitant la diurèse, il favorise l'élimination des matériaux de la sécrétion rénale; en se brûlant et alcalinisant l'urine, il assure la dissolution de quelques-uns d'entre eux. Enfin peut-être va-t-il porter son action modificatrice sur la sécrétion sudorale elle-même et sur les glandes cutanées. A titre de diurétique et d'alcalin, l'Acétate potassique prend naturellement place parmi les sédatifs circulatoires, et conséquemment parmi les antiphlogistiques. Il est indiqué dans les maladies inflammatoires et fébriles, hormis la phlegmasie rénale, qu'il peut accroître. On l'a donné avec succès dans le rhumatisme articulaire aigu. Il a été préconisé aussi comme altérant, résolutif et fondant dans les engorgements glandulaires et viscéraux, et dans les affections hypertrophiques squirrheuses et autres.

MODES D'ADMINISTRATION ET DOSES. — L'Acétate de potasse, comme diurétique, se donne à la dose de 1 à 5 grammes par jour; comme altérant, à la dose de 5 à 15 grammes dans un litre de tisane.

On fait quelquefois usage d'une solution normale contenant environ 2 grammes de sel pour 30 grammes d'eau; je crois préférable de doubler la proportion du principe actif. Cet *Acétate de Potasse liquide* constitue une préparation très-commode, vu la déliquescence extrême des cristaux du sel neutre. On en met une à quatre cuillerées et davantage dans chaque litre de tisane. Forget employait le Chiendent, Nicholson la limonade.

### ACÉTATE DE SOUDE, TERRE FOLIÉE MINÉRALE, *Acetas sodicus.*
Angl. *Acetate of Soda.* — All. *Natrum aceticum, Essigsaures Natron.*

L'*Acétate de Soude* ($NaO,C^4H^3O^3$) possède à peu près les mêmes propriétés physiologiques et médicales que l'Acétate de Potasse, et sert aux mêmes usages thérapeutiques.

Toutefois les différences constatées entre les Sels de Potasse et ceux de Soude, au point de vue de leurs effets sur l'organisme, permettent d'en inférer que l'Acétate sodique, mieux toléré que son congénère, doit s'éliminer plus lentement, et par conséquent se transformer plus complètement en carbonate alcalin. A ce compte, il doit être moins diurétique et agir davantage comme préparation alcaline.

Pour répondre à cette spécialité d'action, l'Acétate de Soude devrait se donner à doses plus faibles et plus répétées; en d'autres termes, il faudrait fractionner davantage la quantité moyenne de 2 à 8 grammes administrée en un jour.

### ACÉTATE D'AMMONIAQUE LIQUIDE, ESPRIT DE MINDERERUS, *Acetas ammonicus aquâ solutus.*
Angl. *Acetate of Ammonia.* — All. *Ammoniacum aceticum liquidum.*

Le *Codex* ne mentionne pas l'Acétate d'Ammoniaque solide et cristallin ($AzH^3,C^4H^3O^3+HO$), qui est inusité en médecine, mais seulement la solution de ce composé dans une certaine proportion d'eau introduite par l'acide acétique étendu dont on se sert pour la préparation. Cette liqueur est donnée à tort comme synonyme ou équivalente de l'*Esprit de Mindérer*, qui était obtenu en traitant l'esprit de corne de Cerf par du vinaigre rectifié, et contenait par conséquent de nombreux produits pyrogénés doués de propriétés stimulantes diffusibles.

ACTION PHYSIOLOGIQUE. — C'était probablement en grande partie à cette association avec une huile empyreumatique que le Carbonate d'Ammoniaque impur, et par suite l'Esprit de Mindérer, devaient leurs vertus excitantes ; il n'est donc pas étonnant que l'Acétate d'Ammoniaque chimiquement pur des nouvelles pharmacopées n'ait pas répondu entièrement à l'attente des thérapeutistes. C'est néanmoins un stimulant diffusible d'une certaine activité, bien qu'inférieur sous ce rapport au Carbonate d'Ammoniaque et surtout à l'Alcali volatil. L'absorption s'en fait rapidement, et l'élimination a lieu principalement par les reins, un peu par la peau et sans doute par les voies respiratoires. Au passage, il excite la sécrétion urinaire et la perspiration cutanée, ainsi que la formation du mucus bronchique.

Pris en excès, l'Acétate, comme les autres préparations d'Ammoniaque, entraînerait des conséquences graves pour la crase sanguine et la nutrition (voy. CARBONATE D'AMMONIAQUE et AMMONIAQUE, p. 383 et 494).

USAGES. — MODES D'ADMINISTRATION ET DOSES. — Les indications de l'Acétate d'Ammoniaque sont à peu près celles de l'Ammoniaque et de son carbonate. On peut l'employer toutes les fois qu'il s'agit d'exciter la circulation et la calorification, de réveiller les forces assoupies, comme dans les typhus et les affections torpides du système nerveux, certains empoisonnements, et particulièrement l'ivresse alcoolique.

Par le moyen de cette stimulation générale, de ce déploiement des forces auparavant non agissantes ou statiques, par cet excès de dépenses en un mot, l'Acétate d'Ammoniaque dissipe les phénomènes nerveux spasmodiques liés à l'insuffisance de l'innervation dynamique, et améliore l'état de beaucoup de sujets nerveux, spécialement des hystériques. En qualité de diaphorétique, il rend des services dans les affections qui résultent d'une suppression de la transpiration cutanée, dans les fièvres éruptives dont l'exanthème se fait difficilement ou bien a rétrocédé. Mais ce sel ne convient que chez des sujets dont la fièvre n'est pas très-ardente et qui n'ont pas eu même temps une phlegmasie viscérale intense. Dans le cas contraire, son usage a des inconvénients ; alors la poussée vers la peau est favorisée davantage par la médication spoliatrice ou émétique. L'Acétate d'Ammoniaque liquide, en agissant comme hypercrinique sur la muqueuse des voies respiratoires, modifie avantageusement les bronchites sèches ou à râles vibrants, l'emphysème et la dyspnée symptomatique de ces lésions, ainsi que l'asthme nerveux concomitant. On l'a vanté dans la goutte, le rhumatisme, les coliques utérines dysménorrhéiques, et dans nombre d'autres affections.

Ce sel s'emploie en *potion*, ou dilué dans une tisane, à la dose de 4 à 64 grammes par jour ; souvent il faut atteindre la dose de 8 grammes pour observer quelques effets de la part du médicament. Le véritable Esprit de Mindererus est incomparablement plus actif.

**ACÉTATE DE ZINC,** *Acetas zincicus.*

Angl. *Acetate of Zinc.* — All. *Essigsaures Zinkoxyd.*

L'*Acétate de Zinc* (ZnO,C⁴H³O³+3HO), moins énergique que le sulfate de la même base, est également soluble dans l'eau et produit des effets physiologiques semblables.

ACTION PHYSIOLOGIQUE. — A petites doses, c'est un astringent et un tonique local. A doses plus fortes, c'est un éméto-cathartique. Il est douteux qu'il puisse devenir un poison mortel, car ni le métal, qui est innocent par lui-même, ni l'acide, quand il est saturé, ne sauraient expliquer les effets toxiques admis par quelques auteurs. On attribue généralement à l'acétate, comme aux autres combinaisons du Zinc, des propriétés calmantes et antispasmodiques. Les observations de Rademacher, ni celles de Rieken, ne sont point parvenues à porter la conviction dans mon esprit, et je ne puis que reproduire ici les réserves faites antérieurement au sujet de l'oxyde de Zinc (voy. p. 487).

Les synergiques et les antagonistes de l'Acétate de Zinc sont les mêmes que pour le sulfate (voy. p. 542).

USAGES. — MODES D'ADMINISTRATION ET DOSES. — L'Acétate de Zinc n'est que rarement administré par la voie stomacale, soit comme tonique ou antispasmodique, à la dose de 5 à 20 centigrammes, soit comme vomitif, à celle de 2 à 4 ou 6 grammes. Il est ordinairement réservé pour l'usage externe et se prescrit en lotions, injections ou *collyre.* Celui-ci se compose de 25 milligrammes à 15 centigrammes de sel dans 30 grammes d'eau de rose. Dans la *lotion,* il entre 1 gramme d'Acétate de Zinc pour la même quantité de dissolvant. L'*injection* doit être beaucoup plus modérée; 40 à 50 centigrammes dans 150 à 200 grammes d'eau suffisent amplement, non-seulement dans la bleunorrhagie, qui réclame plus de ménagements, mais encore dans la leucorrhée.

L'Acétate de Zinc est aussi le principe actif de l'injection de Ricord, préconisée par Vidal (de Cassis) et généralement adoptée maintenant, et dont voici la formule : Sulfate de Zinc et Sous-Acétate de Plomb (ou mieux Acétate de Plomb basique solide) ââ, 1 gramme; eau de rose, 300 grammes. On peut y ajouter : laudanum de Sydenham, 4 grammes. Lorsque les deux sels métalliques sont en présence, il se fait, en vertu d'une double décomposition, de l'acétate de zinc et du sulfate de plomb; mais il reste aussi du sous-acétate de plomb en excès, c'est-à-dire un corps absorbant antacide d'une utilité réelle dans une affection catarrhale dont le produit est ordinairement doué d'une réaction acide. J'attribue à cette circonstance la supériorité du mélange paradoxal et en apparence irrationnel qui nous occupe.

A l'intérieur, on peut donner l'Acétate de Zinc en *pilules* de 2 à 5 centigrammes, au nombre de cinq à dix par jour, ou bien en potion à la dose de 2 grammes dans 125 grammes de véhicule.

**TARTRATE NEUTRE DE POTASSE, TARTRE SOLUBLE,** *Tartras potassicus.*

Angl. *Neutral* or *bibasic Tartrate of Potash; soluble Tartar.* — All. *Kali tartaricum, Tartarus tartarizatus.*

Le *Tartrate neutre de Potasse* (2KO,C$^8$H$^4$O$^{10}$), ou *Sel végétal*, est beaucoup plus soluble que le Tartrate acide ou Crème de Tartre, puisqu'il n'exige que 4 parties d'eau froide. L'addition d'un excès d'acide en trouble par conséquent la solution et doit être évitée. Son goût est faible, mais peu agréable. C'est un léger cathartique qu'on associe aux purgatifs drastiques pour compléter leurs effets en agissant sur les sécrétions séro-muqueuses de l'intestin.

On l'administre seul, à la dose de 15 grammes, comme purgatif; à celle de 2 à 4 grammes seulement, comme diurétique.

**TARTRATE DE POTASSE ET DE SOUDE, SEL DE SÉIGNETTE,** *Tartras potassico-sodicus.*

Angl. *Tartarised Soda, Natron tartarizatum.* — All. *Natro-Kali tartaricum, Tartarus natronatus.*

Le *Sel polychreste de Seignette* ou *de la Rochelle* (KO,NaOC$^8$H$^4$O$^{10}$+8HO), très-soluble dans l'eau chaude, se dissout dans 2 1/2 parties d'eau froide. D'une saveur amère, il possède d'ailleurs les mêmes propriétés, sert aux mêmes usages et se donne aux mêmes doses que le Tartrate de Potasse.

**TARTRATE DE POTASSE ET D'ANTIMOINE, TARTRE STIBIÉ, ÉMÉTIQUE,** *Tartras stibico-potassicus.*

Ang. *Tartrate of Antimony and Potash, Emetic* or *stibiated Tartar.* — All. *Stibio-Kali tartaricum.*

Le *Tartrate de Potasse et d'Antimoine* (KO,SbO$^3$C$^8$H$^4$O$^{10}$,2HO) cristallise en octaèdres rhombiques devenant opaques au contact de l'air. Il est insoluble dans l'alcool et se dissout faiblement dans l'eau; sa solution rougit le papier de tournesol.

ACTION PHYSIOLOGIQUE. — Le Tartre stibié, d'un goût d'abord un peu douceâtre, puis styptique et métallique, provoque, à la dose minime de 1 centigramme, la nausée, l'horripilation, l'afflux de la salive, ainsi que des mucosités buccales; la sécrétion exagérée de l'estomac, des intestins et des glandes annexes, notamment du pancréas et du foie. 2 ou 3, et à plus forte raison 5 centigrammes, exagèrent ces phénomènes, bientôt suivis de vomissements composés d'abord des matières alimentaires ou autres préablement contenues dans l'estomac, puis de mucosités presque pures, et enfin, le plus ordinairement, d'un mélange de mucus et de bile jaunâtre, rarement verdâtre, à moins qu'elle n'ait séjourné quelque temps au milieu du liquide acide des premières voies. Des selles diarrhéiques ne tardent pas à suivre les évacuations par les voies supérieures, et présentent en premier lieu les matières fécales simplement délayées dans les liquides versés par la muqueuse digestive; en second lieu, ces mêmes liquides colorés par une petite quantité de matières alvines et par la bile ; enfin, si l'effet cathartique est excessif, une sorte de sérosité presque incolore et tenant en suspension des flocons d'épithélium ou d'une substance protéique amorphe, grisâtre, semblable à la matière riziforme des selles cholériques.

. Cette débâcle est naturellement accompagnée des phénomènes généraux, sympathiques, qui se lient physiologiquement aux troubles analogues des organes digestifs, indépendamment de toute spécialité de causes occasionnelles : ce sont la pâleur et le refroidissement de la périphérie cutanée, parfois précédés par une élévation momentanée de la température (Th. Ackermann, Duméril et Demarquay, Pécholier, etc.); l'irrégularité d'abord, puis le ralentissement du pouls, la dépression du système nerveux et du pouvoir musculaire, la prostration morale. A ces phénomènes se joignent parfois, quand l'action est toxique, l'anxiété épigastrique, la cyanose, l'anurie, l'aphonie et les crampes. Cet ensemble symptomatique constitue le *choléra stibié*.

Cependant de tels désordres fonctionnels ne se produisent habituellement qu'à la suite de l'administration de doses fortes, de 20 à 50 centigrammes et au delà ; ou bien avec des doses plus modérées, de 5 à 10 centigrammes, mais seulement chez des sujets prédisposés et placés au milieu de circonstances saisonnières ou cosmiques favorables à ce genre d'accidents.

Sous une forme massive ou en solution concentrée, le Tartrate antimonié de Potasse cause dans les premières voies une irritation qui se traduit non-seulement par de la rougeur inflammatoire, mais aussi par des aphthes ou des ulcérations plus ou moins nombreuses et développées. Ces lésions, en rapport avec l'intensité de la cause, sont d'ailleurs d'autant plus prononcées, qu'elles ont leur siége sur une partie plus rapprochée de l'entrée des organes digestifs, là où la dilution n'a pas eu le temps de se produire. On en découvre jusque vers la fin de l'œsophage et même sur la muqueuse gastrique (Gubler), chez des sujets ayant pris de 50 centigrammes à 1 gramme de sel antimonial en vingt-quatre heures. Rarement il se produit de la gangrène des parois stomacales. L'*angine stibiée* s'accompagne de salivation et de dysphagie très-douloureuse.

Appliqué à la surface du corps, soit en poudre, soit en solution concentrée, l'Émétique détermine sur la peau un travail phlegmasique semblable à celui qu'on observe du côté de la muqueuse digestive, à cela près de la persistance de la couche épidermique, ce qui établit la différence entre la pustule et l'ulcération aphtheuse.

Les *pustules stibiées*, semblables à celles de la vaccine ou de la petite vérole, débutent, comme ces dernières, par les follicules cutanés, et présentent une période papuleuse, puis vésico-pustuleuse, une couche plastique avec structure aréolaire, un développement centrifuge, enfin une ombilication centrale avec dessiccation et coloration noirâtre. Elles occasionnent de très-vives douleurs, qui ne cessent de croître qu'avec la soustraction du corps irritant.

L'absorption du Tartre stibié, difficile par la peau qui lui oppose sa couche épidermique ou qui réagit violemment contre une action devenue irritante, s'opère aisément, au contraire, par la muqueuse gastro-intestinale.

Une fois parvenu dans la circulation, cet agent ne fait que continuer l'action pharmacodynamique par laquelle il a d'abord signalé sa présence dans les premières voies, sans amener d'ailleurs aucun symptôme nouveau devant être mis sur le compte d'une action altérante spéciale. On ne constate pas autre chose que la persistance de l'affaiblissement et du ralentissement de l'action cardiaque, ainsi que des mouvements respiratoires ; celle de la réfrigération, de la résolution des forces et des phénomènes dérivés de ces modifications fondamentales.

Le pouls peut tomber de 72 à 44 pulsations (Trousseau et Pidoux); ordinairement il ne s'abaisse que d'un tiers ou d'un quart, et l'on obtient souvent une diminution de 20 pulsations à la minute (Gubler), tandis que Hirtz l'évalue en moyenne à 6 ou 10 seulement. En même temps qu'il se ralentit, le pouls s'amollit, et le sphygmographe, appliqué pendant la période de vomissement (Arthur Bordier), démontre que les courbes de l'ondée sanguine se réduisent considérablement, s'effacent presque, et deviennent des cônes tronqués très-surbaissés et à base supérieure légèrement oblique. Le redressement subit qui accompagne l'acte du vomissement me semble avoir pour cause le refoulement du fluide sanguin vers la périphérie et l'augmentation instantanée de la pression vasculaire.

La température tombe de 2 à 4 degrés, plus ou moins, suivant qu'elle était préalablement plus ou moins hypernormale. Elle peut descendre au-dessous du chiffre physiologique, au moins dans les régions superficielles, lorsque l'action hyposthénisante est intense. Ce fait devient évident quand il existe des accidents cholériformes ; il n'est pas moins certain dans les cas plus modérés, ainsi que le prouvent les expériences thermométriques. La température intérieure elle-même s'abaisse de 1 degré, d'après les recherches de Hirtz.

La respiration ne saurait toujours suivre ce mouvement descensionnel de la circulation et de la calorification, parce que, suivant la réflexion judicieuse des auteurs, il existe souvent un obstacle mécanique à l'accomplissement de cette fonction chez la plupart des sujets auxquels on administre le Tartre stibié. Mais, si l'on veut être complet, il faut étendre cette réserve au pouls lui-même pour les cas où le cœur est atteint, soit d'anciennes lésions des orifices et des parois mettant obstacle au jeu régulier de cet organe, soit d'inflammations récentes, superficielles ou parenchymateuses, nées en même temps que la phlegmasie pulmonaire ou développées secondairement.

La sécrétion sudorale est généralement accrue sous l'influence du Tartre stibié, surtout pendant l'état de nausée ou de vomissement. L'hypercrinie rénale est loin d'être aussi constante, elle ne se montre que dans les cas où les évacuations gastriques et intestinales sont faibles ou nulles.

Le composé antimonial, après son absorption, se retrouve dans le sang

(Taylor), dans le foie et les principaux viscères (Orfila); puis, au bout de quelques heures, il passe dans les divers émonctoires, où il a été constaté : dans la bile (Lewald), dans le lait (Lewald, Hepp), dans l'urine et la sueur (Hepp). Je pense qu'il doit être éliminé également par la muqueuse digestive, au même titre que l'urée dans les expériences d'extirpation des reins, et je trouverais plausible d'attribuer à cette action locale, consécutive, les vomissements et les purgations observés chez les chiens par Magendie, Orfila, Brinton et Richardson après l'injection de l'Émétique dans le système veineux. Les quantités employées chez l'homme par Hannon étaient sans doute insuffisantes pour déterminer ces symptômes violents ; tout s'est borné à une augmentation de la diurèse, avec dépression considérable du pouls et de la respiration.

Il est douteux que le Tartrate antimonié de Potasse à dose thérapeutique, même lorsqu'il est éliminé en grande quantité à la fois, puisse déterminer des symptômes phlegmasiques vers la peau ou les organes urinaires. A plus forte raison ne puis-je admettre, avec Böcker, Crichton et Gleaver, qu'une *pustulation secondaire* puisse se montrer, même exceptionnellement, aux bras, aux cuisses et aux parties génitales comme conséquence de la prétendue *saturation antimoniale*, sur le compte de laquelle on a mis plus faussement encore les aphthes de la muqueuse digestive. Les pustules observées dans les régions externes ci-dessus désignées étaient, selon toute vraisemblance, le résultat de la dispersion des molécules du Tartre stibié employé à l'état solide ou en solution concentrée dans différents véhicules.

A doses relativement excessives ou trop longtemps continuées, le Tartre stibié devient un poison irritant, corrosif, indirectement narcotique, hyposthénisant, et les exemples d'une issue fatale ne sont pas rares. Tantôt le malade succombe aux suites du choléra stibié, sans présenter aucune altération anatomique sérieuse des premières voies (Rayer, Grisolle, Strambio, Beau, Taylor); tantôt on constate, après la mort, soit une véritable gastrite diffuse, ce qui est rare, soit des ulcérations circonscrites, environnées d'un cercle inflammatoire ou compliquées de gangrène et de péritonite localisée.

Tandis que des quantités moyennes de Tartre stibié, administrées à des sujets prédisposés, occasionnent parfois des vomissements pour ainsi dire incoercibles et des superpurgations épuisantes, on voit d'un autre côté des doses fortes du médicament ne produire chez certains malades ni effets vomitifs, ni effets purgatifs. Dans ce cas, on dit qu'il y a *tolérance*, et non pas immunité, attendu que d'autres symptômes témoignent de l'influence dépressive exercée par l'émétique sur l'économie. Contrairement à ce qu'on a pu croire, cette tolérance ne s'observe jamais d'emblée sur des individus sains ni sur des malades dont l'état des forces est satisfaisant. Elle ne se montre dès les premières doses que chez les sujets épuisés ou dont les grandes fonctions sont profondément troublées par une affection générale de nature virulente ou septique, ou bien par les désordres anatomiques graves d'un organe ou d'un appareil essentiel à la vie.

C'est ainsi qu'il est impossible d'obtenir les vomissements avec le Tartre stibié non plus qu'avec le Sulfate de Cuivre ou tout autre émétique, dans la pneumonie secondaire compliquant une fièvre typhoïde de mauvais caractère et dans la période adynamique d'une péripneumonie suppurée. Cependant il est bien rare que, dans les mêmes circonstances, l'émétique ne donne pas lieu à des évacuations alvines ; aussi Rayer a-t-il noté que la tolérance de l'estomac s'obtient plus vite que celle de l'intestin. La différence s'explique, à mon avis, par la complexité des actes nécessaires à l'accomplissement du vomissement, comparée à la simplicité d'une évacuation intestinale. A la rigueur, le poids d'une colonne liquide renfermée dans le canal alimentaire suffirait à l'en faire sortir sans l'aide de la tunique musculaire de l'intestin. Pour l'expulsion par les voies supérieures, c'est tout autre chose : il faut non-seulement le resserrement spasmodique de l'estomac, mais les efforts convulsifs du diaphragme, des parois abdominales et de toutes les puissances expiratrices. Or, cette association de forces ne saurait s'effectuer sans l'intégrité des fonctions du système nerveux, d'où dépendent les sympathies et les synergies. Quand le Tartre stibié, au bout de quelques heures ou de quelques jours d'emploi, est parvenu à se faire tolérer, c'est donc qu'en brisant l'énergie organique il a détruit cette harmonie indispensable à la réalisation des effets émétiques.

En définitive, loin d'indiquer un mode d'action nouveau de la part du Tartre stibié, la tolérance ne signifie pas autre chose que l'affaissement de l'économie déterminé par le mal ou par le remède, ou par les deux ; et, quand elle existe, elle n'empêche pas la continuation des effets ordinaires et fondamentaux de la préparation antimoniale sur les organes digestifs et le reste du système : à savoir, l'état nauséeux, l'hypercrinie de la muqueuse digestive et des glandes annexes, le collapsus du cœur et des muscles volontaires, la réfrigération, etc.

La théorie pharmacodynamique du Tartre stibié est encore un sujet de controverse parmi les physiologistes : les uns ne l'envisagent, avec Rasori, que comme un hyposthénisant général, agissant après absorption ; les autres, à la suite de Broussais, ne veulent lui accorder que des effets topiques, et le rangent au nombre des agents de la médication révulsive et spoliatrice.

Dans chacune de ces deux doctrines, la critique découvre aisément la part de l'erreur et de la vérité. Trousseau a parfaitement démontré que la dépression des forces ne saurait être mise tout entière sur le compte des pertes éprouvées par les vomissements et les selles diarrhéiques. S'ensuit-il qu'il faille l'attribuer uniquement à l'action diffusée du médicament après absorption ? Pas le moins du monde. D'abord cette action contre-stimulante, telle que l'entendait le chef de l'ancienne école italienne, n'est nullement établie sur des preuves valables. Les résultats des injections dans les veines pratiquées par Magendie, et à son exemple par d'autres physiologistes, peuvent, ainsi qu'on l'a vu précédemment, s'interpréter dans le sens d'une action locale sur l'estomac, consécutive à l'élimination du sel antimonial par la muqueuse gastrique. En outre, rien n'est plus facile que d'expliquer l'asthénie qui accompagne les phénomènes topiques du Tartre stibié donné à l'intérieur, par les sympathies évidentes qu'éveillent dans toute l'économie les troubles gastriques. Que le vomissement soit provoqué par l'émétique, par l'ipéca, par une indigestion, par la titillation de la luette ou par la vue d'un objet dégoûtant, il a pour cortége nécessaire le refroidissement périphérique, la pâleur tégumentaire, la sueur, la sédation circulatoire et la résolution des forces. Pour que ces phénomènes se produisent, il n'est même pas indispensable que l'estomac et les puissances synergiques entrent en convulsion pour expulser le contenu du ventricule ; l'état de malaise et de nausée qui suit la crise suffit à jeter l'organisme tout entier dans une prostration exclusive de la fièvre et du travail inflammatoire.

Au résumé, de tous les effets directs qui lui sont attribués, l'action *nauséante* ou émétique du Tartre stibié est la seule incontestable, et cette action, qui s'exerce immédiatement sur la muqueuse gastrique, rend suffisamment compte des phénomènes généraux dont l'existence semblait impliquer l'absorption préalable du sel antimonial et son conflit avec les centres nerveux.

En conséquence, sans vouloir absolument nier l'action hyposthénisante directe et pour ainsi dire spécifique des préparations stibiées une fois parvenues dans la circulation, je me crois autorisé à n'accorder cependant une importance réelle qu'à leurs effets topiques sur le tube digestif, et aux sympathies qu'ils excitent dans le reste de l'économie. La réduction de l'hématose par l'Antimoine en circulation dans le sang est admise par les chimistes sans preuve démonstrative, et seulement comme moyen de comprendre les résultats constatés par les cliniciens. L'analogie avec l'arsenic, invoquée en faveur de cette manière de voir, ne lui apporte pas un appui bien solide, puisque l'action pharmacodynamique de ce dernier est elle-même fort obscure. En tout cas, si elle existe, elle n'a qu'une part secondaire et probablement minime dans le résultat définitif. La valeur de la spoliation séreuse et de la déperdition des forces par les efforts de vomissements est beaucoup plus grande, mais, encore une fois, elle est certainement primée par celle des effets réflexes de l'état nauséeux.

La doctrine exposée ci-dessus me semble de nature à concilier tous les faits et à rallier toutes les opinions. Avec Rivière, Macartney, Rayer, elle fait pivoter la plupart des symptômes autour de l'action nauséante, sans vouloir, avec Chomel et Dance, que le Tartre stibié soit absolument inerte, s'il ne purge ni ne fait vomir, c'est-à-dire s'il est toléré ; avec Broussais, Bouillaud et Barbier, elle accorde une importance méritée à la spoliation et à la dérivation opérées par la supersécrétion gastro-intestinale, les vomissements et les évacuations alvines ; avec Eberle et Trousseau, elle reconnaît la part considérable qui revient à la dépression du système nerveux dans les troubles circulatoires et calorifiques : seulement, elle ne fait de cette modification de l'innervation qu'un symptôme secondaire dérivé des désordres gastriques ; enfin elle admet avec Laennec l'accroissement de l'absorption interstitielle consécutive aux pertes séro-albumineuses essuyées par l'économie. Elle n'a aucune répugnance à déclarer, après Fontaneilles, que des altérations sanguines doivent en résulter ; elle laisse même le champ libre à la démonstration d'une action de présence, actuellement hypothétique, sur le sang et le système nerveux, laquelle contribuerait dans une certaine mesure au résultat final : l'hyposthénie ; mais elle n'a que faire du prétendu pouvoir imaginé par Rasori, de diminuer directement la diathèse de stimulus envisagée comme une entité spécifique, et, repoussant les facultés curatives occultes dont Tealer, cité par Pereira, a gratifié l'Émétique, elle cherche dans les données acquises en physiologie l'explication de ses effets thérapeutiques.

Il me reste à faire comprendre l'action topique irritante et même escharotique du Tartre stibié. Ce sel ne produit pas sur la muqueuse ou la peau des effets chimiques comparables à ceux des acides ou des alcalis concentrés : il ne brûle pas d'emblée les tissus ; mais, semblable à l'Arsenic, il les imprègne sans les détruire, les modifie dans leur vitalité et les irrite, puis les frappe de mort s'il est en quantité suffisante, et développe circonférentiellement une inflammation plus ou moins vive, aboutissant à l'exsudat plastique et à la suppuration. Ces phénomènes, qui supposent la présence d'un tissu vivant, ne se montrent pas sur le cadavre.

SUBSTANCES SYNERGIQUES, AUXILIAIRES. — Les vomitifs et les purgatifs, ainsi que tous les moyens qui favorisent ou assurent les effets de ces agents, sont synergiques ou auxiliaires du Tartre stibié. Il en est de même, à certains égards, des émissions sanguines et de quelques médicaments qui, tels que les émollients, les délayants, les acidules, le Sulfate de Quinine, l'Arsenic, le Bromure de Potassium, sont capables de calmer, d'une façon ou d'une autre, l'éréthisme inflammatoire et fébrile ; aussi le Tartre stibié est-il souvent associé à la limonade citrique ou tartrique, et son emploi combiné avec celui du Sulfate de Quinine ou de la saignée.

SUBSTANCES ANTAGONISTES, INCOMPATIBLES. — ANTIDOTES, CONTRE-POISONS. — Les aromatiques, les alcooliques et les autres stimulants diffusibles s'opposent aux effets physiologiques de l'émétique. Il en est de même des narcotiques et spécialement de l'Opium, lequel ne devrait, en conséquence, jamais être associé au Tartre stibié dans une formule. Si l'on craint la violence d'une dose ordinaire du médicament, il vaut mieux la réduire au quart ou à la moitié que d'y ajouter de l'Opium, qui en neutralise les effets dans la même proportion, 5 centigrammes d'extrait gommeux thébaïque me paraissant équivaloir à 10 centigrammes d'Émétique. Si l'on tient à procurer du sommeil au malade, il est plus rationnel de suspendre pour quelques heures l'usage de la potion stibiée et d'administrer le narcotique isolément.

Il existe enfin des antagonistes partiels : par exemple, le froid contrarie les vomissements et la chaleur modère la diarrhée, en sorte qu'il serait possible,

par une combinaison de conditions connues d'avance, de faire prédominer les
effets, soit émétiques, soit cathartiques.

D'un autre côté, le Tartrate antimonié de Potasse est altéré dans sa composition par certaines substances agissant en vertu de leur pouvoir chimique :
tels sont le tannin et toutes les matières qui en renferment, notamment le
Quinquina, le Thé, la Noix de galle, l'écorce de Chêne, etc. Ces substances
végétales sont les contre-poisons de l'émétique, de même que l'Opium et les
stimulants diffusibles en sont les antidotes dynamiques.

USAGES. — Le Tartre stibié est naturellement indiqué toutes les fois qu'il
s'agit d'obtenir une action éméto-cathartique. Il offre encore une application
rationnelle dans les cas morbides où un groupe de symptômes peut être ré-
primé par ses effets secondaires, sympathiques ou autres, qui suivent l'état
nauséeux, les vomissements et la diarrhée.

1° En qualité d'*évacuant*, il est généralement employé dans l'embarras gastrique et intestinal, dans la fièvre gastrique et bilieuse, dans le premier sep-
ténaire de la fièvre typhoïde, dans les indigestions qui n'aboutissent pas, dans
les empoisonnements par des substances toxiques ingérées par la bouche. De
ces types on peut rapprocher ceux de corps étrangers introduits dans les premières voies, et ceux de catarrhe suffocant, de croup bronchique et laryngé,
d'angine couenneuse et d'amygdalite suppurée, dans lesquels les efforts de
vomissements contribuent puissamment à l'expulsion des matières muqueuses,
plastiques ou purulentes qui encombrent les voies aériennes ou digestives.

2° Mais, dans plusieurs cas de cette dernière catégorie, l'émétique agit en
outre en exagérant les sécrétions muqueuses et favorisant la séparation des
autres produits d'exsudation. On recherche également ses *propriétés hypercriniques* dans la bronchite sèche ou à râles vibrants, dans la pneumonie avec
excès de plasticité, et quelques circonstances analogues.

3° Comme *hypocinétique* ou résolutif de la puissance musculaire, le Tartre
stibié trouve son opportunité dans la réduction des luxations difficiles et des
hernies rebelles au taxis, dans la coqueluche, les toux spasmodiques, dans les
névroses convulsives : hystérie, épilepsie ; dans le tétanos et la chorée (Gillette,
Bouley, Marrotte), ainsi que dans les contractures et les spasmes symptomatiques des lésions des centres nerveux. Il pourrait être administré au même
titre dans le but d'arrêter les contractions douloureuses et inefficaces de l'u-
térus, ce qui n'empêcherait pas l'acte du vomissement ou l'irritation portée
sur le rectum par le Tartre stibié en lavement d'être utiles, comme le veut
Stedman, dans le travail languissant (*tedious labour*). Dans les maladies organiques du cœur, l'Émétique joue encore le rôle d'hypocinétique, quand il fait
cesser le tumulte des battements cardiaques et apaise la circulation.

4° L'*action diaphorétique* est recherchée dans le cours des affections aiguës,
inflammatoires et fébriles. Au milieu d'une fièvre ardente, quand les sudorifiques ordinaires, c'est-à-dire les stimulants, sont devenus impuissants ou dangereux, le Tartre stibié est le meilleur moyen d'amener la sudation et de pro-

voquer l'apparition d'un exanthème qui se faisait attendre. L'éruption des boutons varioliques, obtenue de la sorte, met fin quelquefois aux plus graves accidents.

5° Enfin le Tartre stibié est usité comme *antiphlogistique* principalement, ainsi que je l'ai dit, pour ses qualités nauséantes, dans une foule d'états pathologiques, en tête desquels il convient de placer la pneumonie et le rhumatisme articulaire aigu. A la suite de ces maladies capitales viennent les bronchites et les broncho-pneumonies, les pneumonies secondaires de la tuberculose pulmonaire, la pleurésie, l'érysipèle, le phlegmon, la phlébite, la méningite aiguë, et généralement les phlegmasies fébriles. A cet ordre de faits se rapportent les cas où le Tartre stibié agit comme anémiant, ou plutôt comme antifluxionnaire et *décongestionnant,* ainsi que comme *hémostatique.* Tels sont le coup de sang et l'apoplexie cérébrale, la manie aiguë avec hypérémie, sinon phlogose, de la pulpe encéphalique; tel est aussi le délire alcoolique, mais seulement dans sa période congestive et irritative ou hypersthénique. Car ce serait une erreur de croire que la médication stibiée fût applicable à tous les cas indifféremment, comme le voudraient quelques médecins étrangers. Au début, le délire et le tremblement alcoolique, étant des phénomènes d'asthénie, réclament l'Opium et les stimulants diffusibles; c'est plus tard, quand l'irritation et l'hypérémie ont remplacé l'abincitation primitive, que se fait sentir l'utilité du Tartre stibié, comme celle du Sulfate de Quinine ou de la Digitale.

Malgré la diversité et l'apparente simplicité des mécanismes invoqués dans ces différentes catégories de cas, l'action du Tartre stibié reste cependant toujours identique au fond bien que multiple dans ses conséquences. Ce qui justifie les distinctions établies précédemment, c'est moins la prédominance réelle de l'un des effets du sel antimonial sur l'économie troublée que l'importance majeure que chacun d'eux acquiert tour à tour aux yeux du physiologiste dans l'explication du résultat observé. S'agit-il, par exemple, d'une angine couenneuse, on explique les bons effets de l'Émétique par l'élimination des fausses membranes, tandis que l'hypercrinie muqueuse, la sédation nerveuse et circulatoire, la spoliation du sang, ont aussi leur part dans les résultats thérapeutiques. De même, dans une phlegmasie rhumatismale des séreuses cardiaques, l'action hypocinétique n'est qu'un élément de curation auquel se joignent efficacement les effets toniques vaso-moteurs, réfrigérants, révulsifs ou dérivatifs, diaphorétiques, etc., et ainsi des autres cas pathologiques.

Pas plus que les autres agents de la matière médicale le Tartre stibié n'est l'antagoniste spécial de certaines formes, encore moins de certaines entités morbides; il ne s'adresse pas à la convulsion en général, ni à la pneumonie ou bien au rhumatisme envisagés comme espèces nosologiques, mais il combat diverses modifications pathologiques qui se retrouvent comme éléments générateurs ou comme complication dans les nombreuses maladies où l'expérience a démontré l'efficacité du traitement par le Tartrate antimonié de Potasse.

Les désordres anatomiques et fonctionnels sur lesquels l'Émétique a le plus de prise sont ceux qui se traduisent par les mots *fluxion sanguine* et *fièvre* : celle-là représentant la fièvre locale, celle-ci l'inflammation généralisée. Puis viennent les phlegmasies plus avancées, les poussées hémorrhagiques, les phénomènes d'excitation sensitive et motrice, les sécrétions défectueuses, et secondairement, les collections liquides ou les épanchements plastiques.

Si l'action nauséante enraye les hémorrhagies cérébrales et les hémoptysies, si les effets éméto-cathartiques provoquent la résorption de vastes épanchements séreux, ces troubles artificiels de l'économie agissent plus sûrement encore pour éteindre le feu de la fièvre ou des inflammations localisées. Dans ces conditions seulement, le succès peut être instantané et durable; partout ailleurs, la médication stibiée ne donne que des résultats aléatoires et momentanés : elle agit en qualité de palliatif plutôt que comme réellement curative.

Dans le rhumatisme, par exemple, l'Émétique produit d'excellents résultats quand les localisations sont peu stables et la fièvre intense. Dans la pneumonie, c'est le premier degré qui cède rapidement et s'évanouit parfois sans retour par une sorte de délitescence, selon l'expression consacrée.

Mais, pour mieux réussir, faut-il donc chercher à obtenir la *tolérance?* En aucune façon.

Dans mon opinion, qui, je le répète, est celle de Rivière, de Macartney, de Rayer, de Dance et de Chomel, le Tartre stibié ne jouit de propriétés thérapeutiques qu'à la condition de produire ses effets physiologiques ordinaires, c'est-à-dire la nausée, le vomissement et les phénomènes généraux connexes ; il ne possède aucun effet altérant démontrable en dehors de ces modifications fonctionnelles qui se rattachent à l'action éméto-cathartique par voie de sympathie ou par d'autres liens connus du physiologiste. En conséquence, il serait absurde de vouloir supprimer les effets nauséeux et vomi-purgatifs d'où tout le reste dérive; car, si l'on y parvenait complétement, on se priverait par cela même de toute influence favorable sur la marche ultérieure de la maladie. Loin de se proposer un tel but, on doit avoir pour objectif constant, sinon l'action éméto-cathartique, du moins l'action nauséante du Tartre stibié. Les doses de sel antimonial doivent être pesées, fractionnées et rapprochées, ou éloignées de telle sorte que le résultat désiré soit maintenu dans de sages limites tout le temps jugé nécessaire pour se rendre maître des accidents. Presque jamais il n'est indispensable d'éviter les évacuations stomacales et alvines dans la première phase du traitement; souvent, au contraire, la dépression profonde qui en résulte, et qui s'augmente de la spoliation séreuse de l'organisme, exerce une influence décisive sur l'issue du mal. Mais, une fois acquis ce premier résultat, il suffit généralement de soutenir l'action nauséante, à moins que, par exception, il ne semble préférable de répéter une ou deux fois par jour les secousses de vomissements.

. Les *contre-indications* du Tartre stibié se tirent principalement de l'état des voies digestives et de celui des forces organiques, à quoi il faut joindre la composition du milieu ambiant dans ses rapports avec la pathogénie, en d'autres termes, la constitution médicale régnante. On évitera soigneusement l'emploi de l'Émétique chez les sujets exposés au dévoiement, au vomissement, et qui souffrent d'une lésion de l'estomac et des intestins ; chez ceux qui sont dans la débilité, la prostration, et à plus forte raison dans la période adynamique des affections malignes. On s'en abstiendra encore dans les temps et les lieux où règnent épidémiquement des maladies dangereuses qui, telles que la dysenterie ou le choléra, portent leurs principales violences sur le tube digestif et les viscères abdominaux.

Outre ses usages internes, le Tartre stibié est encore un agent extérieur de la médication irritante, escharotique, et partant révulsive. L'intensité et la durée de ses effets topiques l'ont fait préférer non-seulement aux rubéfiants, mais même aux vésicants, dans le traitement des inflammations chroniques et rebelles du larynx, des bronches et des autres organes thoraciques, et parfois dans celui des hydarthroses, des arthrocaces et de diverses affections chirurgicales. On s'en servait aussi pour ranimer les dermatoses chroniques, telles que l'acné rosacée, le psoriasis, etc.

MODES D'ADMINISTRATION ET DOSES. — Pour l'usage interne, l'Émétique se donne généralement en solution aqueuse, avec addition de correctifs et d'adjuvants, et à doses variables suivant le but qu'on se propose.

En vue d'obtenir les effets *contre-stimulants*, on a pris, depuis Rasori, l'habitude d'administrer des doses énormes du Sel antimonial. Le promoteur de l'ancienne école italienne en donnait 1, 2, 3 et jusqu'à 4 grammes dans les vingt-quatre heures. En France, on n'a pas dépassé 1 gramme et demi, la dose ordinaire étant de 30 à 60 centigrammes : c'est encore beaucoup trop. A la vérité, cette dose était habituellement associée à 5 centigrammes d'extrait gommeux, ou bien à une quantité correspondante d'une autre préparation d'Opium ; et, par conséquent, elle était considérablement atténuée dans ses effets toxiques. Néanmoins je la considère comme excessive par ces deux raisons : que, d'une part, elle n'agit pas mieux qu'une quantité six à dix fois moindre, et que, d'autre part, elle entraîne des accidents locaux et généraux parfois redoutables. D'après mon expérience, 5 à 10 centigrammes suffisent à réaliser tous les effets hyposthénisants désirables, à la condition de n'y ajouter ni opium ni aucune préparation narcotique. Encore est-il nécessaire de les fractionner et de répéter les prises, afin de se borner à l'action nauséante, ou du moins de produire aussi peu que possible d'évacuations par le haut et par le bas, et de soutenir régulièrement cette action.

On épargne au malade la saveur désagréable du Tartre stibié en la dissimulant sous des substances aromatiques. Il est commode de l'introduire dans le julep gommeux du *Codex*, qui est aromatisé avec de l'eau de fleur d'oranger;

on peut également le faire dissoudre dans de l'eau de Menthe ou de l'infusion de tilleul .édulcorée.

Cependant le meilleur mode est celui que l'on connaît sous le nom d'*Émétique en lavage;* c'est une solution de 5 ou 10 centigrammes de Tartre stibié dans un véhicule aqueux abondant, ordinairement un litre de tisane de Chiendent, de bouillon de veau, de bouillon d'herbes, de petit-lait ou d'eau d'orge. Je prescris de préférence 5 centigrammes d'Émétique dans un pot de limonade tartrique, à prendre par demi-verrées d'heure en heure, avec recommandation de suspendre l'administration du remède dès qu'il s'est produit des vomissements, ou, ce qui est le plus fréquent, des selles diarrhéiques, sauf à la reprendre au bout de deux ou trois heures d'arrêt, si le mal l'exige.

En général, il faut éviter les effets éméto-cathartiques réitérés et violents, quand on ne recherche que l'action antiphlogistique ou sédative. La chorée, pas plus que la pneumonie, ne réclame des doses exagérées, et l'on peut arriver à des résultats aussi satisfaisants dans la danse de Saint-Guy avec 10 centigrammes qu'avec des quantités quadruples ou sextuples. Mais, quelle que soit la modération des doses, il sera prudent de laisser reposer le sujet après trois jours de traitement (Gillette).

En qualité de *vomitif*, le Tartrate de Potasse et d'Antimoine s'administre un peu différemment. C'est bien toujours la dose de 5 à 10 ou tout au plus de 15 centigrammes qui est usitée, mais on la donne en trois fois seulement, à dix minutes ou un quart d'heure de distance, chaque prise dans un verre d'eau tiède. Souvent on cherche à assurer l'action émétique en associant le Sel antimonial à 1 gramme 50 centigrammes ou 2 grammes d'Ipéca pulvérisé.

Rarement le Tartre stibié se prend à l'état solide. Cependant on a conseillé comme *mélange émétique* 5 centigrammes de ce sel mêlés avec 1 gramme 50 centigrammes d'amidon. On a recommandé aussi plusieurs formules de *Pilules stibiées :* celles d'E. Boudet, beaucoup trop massives, étaient de 1 décigramme chacune ; celles de Carrière ne renferment que 4 milligrammes environ du principe actif associé à moins de 1 centigramme d'extrait hydro-alcoolique de Digitale, avec 10 centigrammes d'extrait de Polygala sénéca.

Les autres préparations les plus usitées sont l'*Eau bénite* des frères de la Charité : Émétique, 30 centigrammes ; eau, 250 grammes, et le *Vin antimonié* ou *Vin émétique* (environ 10 centigrammes de Tartre stibié dans 30 grammes de vin de Malaga).

On a quelquefois administré le Tartrate antimonié de Potasse en *lavement :* 5 centigrammes pour 200 grammes d'eau, soit pour faire vomir, soit pour activer les douleurs de la parturition (Young).

A l'extérieur, on emploie, dans le but de produire une éruption stibiée, tantôt la *Pommade d'Autenrieth :* Émétique porphyrisé, 4 à 10 grammes ; axonge, 30 grammes ; tantôt l'*Emplâtre* de poix de Bourgogne *stibié*, recouvert de 50 centigrammes à 2 grammes d'Émétique en poudre.

**TARTRATE BORICO-POTASSIQUE, CRÈME DE TARTRE SOLUBLE,**
*Tartras borico-potassicus.*

Angl. *Boro-tartrate of Potash, Soluble Cream of Tartar.* — All. *Kali tartaricum boraxatum, Tartarus boraxatus.*

Le *Tartrate borico-potassique* $(KO,BoO^3,C^8H^4O^{10})$ est acide au goût, incristallisable et soluble dans l'eau en toutes proportions.

A faible dose, de 5 à 15 grammes, il est simplement diurétique; à dose plus forte, de 15 à 30 grammes, il agit comme purgatif. Absorbé dans les premières voies et parvenu dans la circulation, il laisse s'oxyder son acide organique, et se transforme, au moins partiellement, en carbonate alcalin pouvant donner sa réaction au liquide urinaire.

A ces différents titres, la Crème de Tartre soluble trouve son emploi, soit comme diurétique dans les hydropisies, soit comme altérant général et tempérant dans les maladies inflammatoires avec excès de plasticité, dans l'embarras gastrique, la jaunisse, ou bien comme dialytique dans la gravelle urique (Ure).

La *Limonade tartro-boratée* (Wahu) contient 30 grammes de Crème de Tartre soluble dans 400 grammes de limonade citrique; elle est agréable et purge doucement.

La *Poudre cornachine*, ou *de Tribus*, renferme des quantités égales de Scammonée, de Crème de Tartre soluble et d'Antimoine diaphorétique, et s'emploie comme purgative à la dose de 1 gramme.

**TARTRATE FERRICO-POTASSIQUE,** *Tartras ferrico-potassicus.*
Angl. *Ferric Tartrate of Potash.* — All. *Ferro-kali tartaricum.*

Le *Tartrate de Potasse et de Fer* $(KO,Fe^2O^3,C^8H^4O^{10})$, ou *Tartre chalybé*, se présente en poudre d'un rouge brun olivâtre, légèrement déliquescente. Il est à peine soluble dans l'alcool et se dissout dans 4 fois son poids d'eau. Ce sel se distingue des autres composés ferriques parce que son oxyde, mieux combiné, n'est pas précipitable par les alcalis. Doué d'une saveur faiblement atramentaire et beaucoup moins astringent que les sels ferrugineux solubles à acides minéraux, il présente des avantages réels dans la pratique en ce que, plus facilement accepté par les malades, il dispose moins à la constipation et exerce une influence moins excitante sur les voies digestives et sur la circulation. Ces qualités sont attribuées avec raison à la présence du Tartrate de Potasse, qui est laxatif et tempérant.

Le Tartrate ferrico-potassique, très-anciennement usité et remis en honneur par Mialhe, est habituellement employé aujourd'hui dans les affections auxquelles conviennent les préparations martiales (voy. FER, p. 454).

Il s'administre ordinairement sous forme pilulaire. Les *Pilules de Tartrate ferrico-potassique*, d'après la formule de Mialhe généralement adoptée, contiennent chacune 25 centigrammes du sel double, soit plus de 10 centigrammes de Tartrate de Fer, proportion double de celle des autres composés ferrugineux dans les pilules dont ils forment la base. Elles se donnent cependant en aussi grand nombre que les autres pilules, et cette dose un peu massive paraît exempte d'inconvénients.

On fabrique aussi des *Pastilles* avec du sucre vanillé, contenant chacune 5 centigrammes de Tartrate ferrico-potassique.

Le *Sirop de Tartrate ferrico-potassique*, aromatisé avec la cannelle, représente 1 gramme de substance active par 30 grammes, et se donne chez les enfants par cuillerées à café ou à dessert, chez les adultes par cuillerées à soupe.

L'*Eau ferrée gazeuse* (Mialhe), préparée avec le même sel, se compose de : Tartrate ferrico-potassique, 1 gramme ; bicarbonate de soude, 5 grammes ; acide citrique, 4 grammes ; eau, 650 grammes. Trousseau prépare plus simplement son *Eau martiale* avec 1 gramme de Tartrate ferrico-potassique dans un litre d'eau de Seltz artificielle. Elle se prend, comme la précédente, à la dose d'une demi-bouteille à une bouteille à chaque repas.

La *Solution martiale* de l'hôpital de Lourcine contient 30 grammes de Tartrate ferrico-potassique dans 500 grammes d'eau, et se donne à la dose d'une cuillerée à chacun des deux repas principaux. Pour l'usage externe, on emploie une solution environ deux fois plus concentrée (Ricord), contre le chancre phagédénique et d'autres ulcérations de mauvaise nature qu'il s'agit de tonifier, d'exciter, ou dont il faut détruire la virulence.

Le *Vin chalybé* (angl. *Steel Wine*) devait autrefois ses vertus au Tartrate double de Potasse et de Fer, puisqu'il résultait de la macération de la limaille de Fer dans du vin blanc généreux. Le *Vin ferrugineux* ou *chalybé* du *Codex* a maintenant pour base le Citrate de Fer ammoniacal. Il se donne à la dose de 50 à 100 grammes.

### TEINTURE DE MARS TARTARISÉE, *Tinctura Martis tartarisata.*

C'est une solution hydro-alcoolique de Tartrate, de Potasse et de Fer obtenue par l'action de la Crème de Tartre sur le Fer métallique en limaille. Elle se donne en potion à la dose de 2 à 10 grammes. On la recommande surtout contre la diarrhée chronique.

Le *Tartrate martial soluble* en diffère par l'addition d'un cinquième de Tartrate neutre de Potasse, et sert aux mêmes usages. Il est spécialement indiqué chez les sujets échauffés et qui souffrent de la constipation.

### BOULES DE MARS, BOULES DE NANCY, *Globuli martiales.*

La masse solide connue sous ces noms est une vieille préparation fort utile, dans laquelle entre le produit de la décoction de la limaille de Fer et du Tartre brut dans l'eau chargée des principes des espèces vulnéraires. C'est du Tartrate de protoxyde de Fer qu'on obtient par ce procédé.

Pour s'en servir, il faut racler la surface de la boule et en prendre la poudre à la dose de 20 à 30 centigrammes dans la première cuillerée de soupe ; ou bien, après l'avoir enveloppée dans un nouet de mousseline, l'agiter dans l'eau, afin d'en obtenir une dissolution plus ou moins concentrée dont on se sert ordinairement pour l'usage externe en applications topiques sur les entorses, les contusions, etc. Dans ce second cas, l'oxyde ferreux prend une nouvelle proportion d'Oxygène, et le Tartrate ferrique qui en résulte offre des propriétés styptiques plus prononcées.

### CITRATE DE FER AMMONIACAL, *Citras ammonico-ferricus.*
Angl. *Ferric Citrate of Ammonia.*

Le *Citrate de Fer ammoniacal* est très-soluble dans l'eau, inaltérable à l'air et dépourvu de la saveur astringente qui caractérise les préparations martiales solubles. C'est à Béral qu'on doit l'introduction de ce composé remarquable dans la matière médicale. Plus tard Robiquet a tiré un excellent parti du Citrate d'ammoniaque pour faciliter la solution du pyrophosphate de fer dans le vin en présence du Quinquina; mais rien ne prouve que du Citrate de Fer ammoniacal prenne naissance dans ces conditions.

Les propriétés générales du Citrate de Fer ammoniacal sont celles des autres ferrugineux; il est indiqué, dans les mêmes circonstances, en qualité de tonique reconstituant.

On prépare un *sirop* (Béral) avec 15 grammes de Citrate de Fer ammoniacal dans 485 grammes de sirop simple. Les proportions adoptées par Trousseau ne sont pas sensiblement différentes.

Les *pilules* (Béral) contiennent chacune 20 centigrammes du Citrate double anhydre; les *pastilles*, 5 centigrammes seulement.

On prépare un *Saccharure de Citrate de Fer et d'Ammoniaque* pour eau ferrée. Chaque dose de 25 grammes du mélange renferme 1 gramme du principe actif.

Enfin le Citrate de Fer ammoniacal fait partie du *Sirop tonique* de le Couppey avec l'extrait hydro-alcoolique de Quinquina et l'écorce d'Orange amère.

### BENZOATE DE SOUDE, *Benzoas sodicus.*
Angl. *Benzoate of Soda.*

Le *Benzoate de Soude* ($NaO, C^{14}H^5O^3, HO$) cristallise en aiguilles d'un goût piquant et douceâtre qui s'effleurissent à l'air, sont solubles dans l'eau et fort peu dans l'alcool.

Ce sel jouit des propriétés physiologiques et thérapeutiques de l'Acide benzoïque (voy. p. 577), avec cette légère différence qu'étant bien soluble, il est plus rapidement absorbé, et qu'une fois introduit dans la circulation, il se comporte comme les autres combinaisons salines, en donnant lieu à une excitation plus ou moins marquée de la sécrétion urinaire. Socquet et Bonjean le rangent parmi les meilleures préparations dialytiques, et l'associent au Silicate de Soude. Il trouve aussi des adjuvants dans les Carbonates alcalins, et spécialement dans ceux de soude et de lithine.

On peut le donner à la dose quotidienne de 10 à 50 centigrammes, soit en *pilules* de 5 centigrammes, soit en *sirop*.

**BENZOATE D'AMMONIAQUE**, *Benzoas ammonicus.*

Angl. *Benzoate of Ammonia.*

Le *Benzoate d'Ammoniaque* ($AzH^3,HO,C^{14}H^5O^3,HO$) est extrêmement soluble dans l'eau, il absorbe même un peu l'humidité atmosphérique. Desséché de nouveau, il perd de l'ammoniaque et passe à l'état de bibenzoate.

ACTION PHYSIOLOGIQUE. — Cette combinaison possède la double série des propriétés de l'Acide benzoïque et de celles de l'Ammoniaque (voy. p. 577 et p. 494) : elle modifie les muqueuses à la manière des autres basalmiques, et accroît la proportion de l'acide hippurique dans les urines, en même temps qu'elle cause une stimulation générale de l'économie. De plus, en qualité de sel neutre, elle passe par les reins, dont elle augmente l'activité.

Les synergiques du Benzoate d'Ammoniaque sont les préparations qui renferment l'un de ses composants, et généralement tous les stimulants diffusibles; ses antagonistes sont les hyposthénisants, les réfrigérants, les toniques du système vaso-moteur.

USAGES. — MODES D'ADMINISTRATION ET DOSES. — Le Benzoate d'Ammoniaque est utilisé comme diurétique dans le traitement de l'hydropisie; comme stimulant diffusible et comme sudorifique dans les affections arthritiques, atoniques; comme modificateur spécial de la muqueuse des organes de la respiration, dans le catarrhe chronique des bronches avec ou sans symptômes asthmatiques; enfin comme dialytique, dans la gravelle urique et la goutte tophacée.

On peut l'administrer sous forme *pilulaire,* mais on le prescrit ordinairement en *potion* à la dose de 10 à 50 centigrammes par jour.

G. Taylor a vanté contre l'albuminurie scarlatineuse une potion composée de: Benzoate d'Ammoniaque, 30 centigrammes; esprit d'éther nitré, 50 gouttes; sirop de Tolu, 16 grammes; mixture camphrée, 32 grammes. Les doses du Benzoate ammoniacal et de l'alcool nitrique sont trop élevées, d'après Bouchardat, et ne peuvent convenir, selon lui, qu'aux albuminuries chroniques.

**VALÉRIANATE DE ZINC, VALÉRATE DE ZINC,** *Valeras zincicus.*

Angl. *Valerianate of Zinc.* — All. *Baldriansaures Zinkoxyd.*

Le *Valérianate de Zinc* ($ZnO,C^{10}H^9O^3,12HO$) est un sel neutre en paillettes blanches nacrées, soluble dans l'alcool, très-peu dans l'éther.

ACTION PHYSIOLOGIQUE. — Ce sel d'une odeur spéciale d'Acide valérianique, d'une saveur astringente un peu métallique, ne possède vraisemblablement guère d'autres propriétés actives que celles de la Valériane (voy. page 361), bien qu'on lui attribue des vertus thérapeutiques de beaucoup supérieures à celles de ses deux composants. Au reste, la science réclame de nouvelles expérimentations cliniques pour juger définitivement la valeur de ce médicament. Un peu de céphalalgie, quelques vertiges fugaces, un peu d'incertitude dans la station et de susceptibilité de l'ouïe, tels sont les quelques symptômes mis à son compte par Devay, qui l'a spécialement étudié. Il est superflu de faire remarquer l'analogie de ces phénomènes physiologiques avec ceux qui appartiennent à la plante elle-même.

Les synergiques et les auxiliaires du Valérianate de Zinc sont les autres préparations de Valériane, ainsi que les antispasmodiques excitants et les autres stimulants diffusibles ; ses antagonistes sont ceux de cette dernière catégorie d'agents, c'est-à-dire le froid modéré et soutenu, les tempérants, les sédatifs, les toniques.

USAGES. — Les indications rationnelles du Valérianate de Zinc sont nécessairement les mêmes que pour l'Acide valérianique et la racine qui le fournit (voy. p. 362), car les effets généraux du Zinc sont probablement d'une faible importance. A mon avis, ce sel, qui est préconisé contre une foule d'états névropathiques, ne convient réellement qu'à ceux qui s'accompagnent ou dérivent de l'asthénie et de l'abincitation ; il serait au contraire inefficace ou nuisible lorsqu'il existe des conditions d'hypersthénie, d'hypérémie et d'irritation des centres ou des conducteurs nerveux.

Entre les mains de Curtis il a réussi à calmer la prosopalgie, l'hémicrânie, le tintouin, l'amblyopie amaurotique, lorsque ces affections étaient des symptômes de faiblesse et non d'un état congestif. La même distinction est applicable aux cas de mêmes sortes observés également par un grand nombre de praticiens, ainsi qu'à des névroses diverses : crampes d'estomac, irritation spinale, palpitations cardiaques, hystérie, épilepsie, etc., traitées par Namias, Keller, Cerutti, Martin-Solon et autres. Mais ce moyen, qui me paraît généralement recommandable dans l'hystéricisme, ne m'inspire guère de confiance lorsqu'il s'agit de la maladie sacrée ou de l'éclampsie puerpérale, dans lesquelles le retour des accès se fait sous l'influence d'un état hypérémique et irritatif des centres nerveux. Il n'offrirait de chances de succès que dans les cas exceptionnels où les convulsions épileptiformes reconnaissent pour condition prochaine l'ischémie cérébro-spinale et la suppression du *stimulus* indispensable à la régularité de l'innervation.

MODES D'ADMINISTRATION ET DOSES. — Le Valérianate de Zinc se donne à la dose moyenne de 10 centigrammes par jour, en deux ou plusieurs prises. On en prescrit 15 centigrammes en fractionnant davantage.

On l'administre tantôt en *poudre*, mélangé avec quantité suffisante de sucre, les paquets étant de 25 milligrammes à 5 centigrammes, tantôt en *pilules*, renfermant aussi chacune 5 centigrammes, au maximum, du principe actif incorporé dans du mucilage de gomme adragante avec une poudre inerte et additionné ou non d'un adjuvant. C'est l'extrait de Jusquiame qui est ordinairement préféré (Devay, H. Green).

On renforce également le sel de Zinc par la teinture de Valériane lorsqu'on le prescrit en *potion*. Voici deux formules données par H. Green.

*Pilules :* Extrait de Jusquiame, 2 grammes; Valérianate de Zinc, 1 gramme; sous-nitrate de bismuth, 4 grammes. Pour 40 pilules, 3 ou 4 par jour.

*Potion :* Valérianate de Zinc, 15 centigrammes; teinture de Valériane, 12 grammes; eau de Cannelle, 48 grammes; sirop simple, 12 grammes; eau de fontaine, 72 grammes.

## VALÉRIANATE D'AMMONIAQUE, VALÉRATE D'AMMONIAQUE, *Valeras ammonicus.*

Angl. *Valerianate of Ammonia.* — All. *Baldriansaures Ammonium.*

Le *Valérianate d'Ammoniaque* ($AzH^3,HO,C^{10}H^3O^3$) peut être obtenu cristallisé en houppes soyeuses, nacrées, d'une blancheur éclatante; mais c'est une combinaison éminemment instable qui s'altère très-rapidement au contact de l'air, attire l'humidité et perd incessamment de l'Ammoniaque. Ce sel est soluble en toutes proportions dans l'eau et l'alcool. L'éther le transforme en un liquide oléagineux qui gagne le fond du vase.

ACTION PHYSIOLOGIQUE. — Le Valérate ammoniacal présente un goût douceâtre et comme sucré, une odeur rappelant celle de l'Ammoniaque et un peu celle de l'acide valérianique. Ces qualités organoleptiques n'accusent point une action redoutable pour l'économie ; effectivement des expériences faites par Laboureur et Fontaine avec le concours de Vulpian établissent que ce composé n'est pas toxique et peut être administré à des chiens à la dose de 10 grammes sans les incommoder. Le Valérianate d'Ammoniaque possède d'ailleurs la réunion des propriétés de ses deux principes constituants (voy. p. 362 et p. 494). C'est un stimulant diffusible énergique, et par conséquent un régulateur de l'innervation quand le désordre provient d'un défaut de *stimulus.*

Les auxiliaires et antagonistes dynamiques du Valérianate d'Ammoniaque sont ceux de son congénère le Valérianate de Zinc et de l'Ammoniaque.

USAGES. — MODES D'ADMINISTRATION ET DOSES. — Ce sel, beaucoup plus actif que le précédent, s'emploie dans les mêmes circonstances. En outre, les aliénistes, et notamment Mesnet, s'en louent comme d'un précieux agent de la médecine mentale. E. Devaux a guéri un hoquet essentiel avec quelques gouttes d'une solution de Valérianate d'Ammoniaque dans un peu d'eau sucrée froide, et l'on a vanté outre mesure ce médicament contre les névralgies rebelles.

La forme sous laquelle le Valérianate d'Ammoniaque est le plus souvent prescrit est la *Solution de Pierlot*, qui, à vrai dire, est loin d'être simple, et doit une bonne partie de ses vertus à l'extrait de Valériane dont elle contient une proportion considérable, 2 pour 100. En voici la formule : Eau distillée, 95 grammes; acide valérianique, 3 grammes; sous-carbonate d'ammoniaque, quantité suffisante ; extrait alcoolique de Valériane, 2 grammes.

Si l'on veut savoir à quoi s'en tenir sur les propriétés réelles du composé chimique d'acide valérianique et d'alcali volatil, il faut se servir exclusivement du Valérianate d'Ammoniaque solide, cristallisé, de Robiquet et de Rousseau, ou de Laboureur et Fontaine; seulement on évitera de le prescrire en poudre, à cause de ses propriétés hygrométriques. Ce sel peut être administré en *pilules* ou en *potion*, à la dose de 10 à 15 centigrammes par jour.

La *Mixture de Pierlot* se prend à la dose de 6 à 30 gouttes dans une potion gommeuse.

H. Green incorpore 3 grammes de Valérianate d'Ammoniaque dans 24 grammes de sirop de Tolu, dont il fait prendre une cuillerée à café toutes les quatre heures.

**LACTATE DE ZINC,** *Lactas zincicus.*

Angl. *Lactate of Zinc.* — All. *Milchsaures Zinkoxyd.*

Le *Lactate de Zinc* ($ZnO, C^6H^5O^5, 3HO$) est blanc, cristallisé, soluble dans 58 parties d'eau froide et 6 parties d'eau bouillante, insoluble dans l'alcool.

Il est inodore, d'une saveur légèrement sucrée, puis styptique. Ses propriétés physiologiques et thérapeutiques sont à peu près celles de sa base métallique (voy. OXYDE DE ZINC, page 486), sauf la faculté absorbante, antacide, qui ne lui appartient pas.

En revanche, il s'absorbe mieux, et son action générale, si légère qu'elle soit, s'en trouve facilitée.

Herpin (de Genève) préconise le Lactate de Zinc comme un remède excellent contre l'épilepsie. Il le trouve au moins aussi efficace que l'Oxyde de Zinc; ce n'est pas beaucoup dire. La dose est de 10 centigrammes à 2 grammes, en pilules de 5 à 40 centigrammes, ou en paquets de poudre à peu près équivalents.

**LACTATE DE FER, LACTATE DE PROTOXYDE DE FER, LACTATE FERREUX,** *Lactas ferrosus.*

Angl. *Lactate of Iron.* — All. *Milchsaures Eisenoxyd.*

Le *Lactate ferreux* ($FeO, C^6H^5O^5, 3HO$) se présente en cristaux d'un blanc légèrement verdâtre, d'une saveur ferreuse adoucie, solubles dans 48 parties d'eau froide, 12 parties d'eau bouillante et presque insolubles dans l'alcool.

ACTION PHYSIOLOGIQUE ET USAGES. — Ce sel, n'ayant pas une saveur atramentaire très-prononcée, n'exerce aucune action irritante sur la muqueuse gastrique, ce qui est un avantage pour l'emploi interne; mais en revanche il ne jouit pas des propriétés styptiques efficaces des sels de fer solubles, à acides minéraux. Aussi n'est-il d'aucune utilité comme topique astringent; on s'en sert uniquement dans la médication tonique analeptique dont il constitue, d'après Andral, Bouillaud, Beau, Rayer et d'autres médecins éminents, l'un des meilleurs agents chez les chlorotiques, les anémiques et les sujets épuisés.

Il ne possède du reste aucune vertu spéciale qui ne se retrouve au même degré dans les autres préparations martiales généralement adoptées par les praticiens.

MODES D'ADMINISTRATION ET DOSES. — Le Protolactate de Fer se donne à la dose de 10 à 60 centigrammes par jour, en pilules, en pastilles et en sirop. Il est superflu d'atteindre les doses massives de 1 à 2 grammes parfois conseillées.

Les *Pilules de Lactate ferreux* sont de 5 centigrammes chacune, et se prennent au nombre de 2 à 6, au commencement du déjeuner et du dîner. Enrobées d'une couche de sucre, elles deviennent les *Dragées de Gélis et Conté*.

Les *Pastilles* contiennent la même proportion du principe actif et s'administrent de même. Il en est de deux sortes : les unes ne renfermant que du sucre et du mucilage de gomme; les autres, dites *à la goutte*, ayant pour véhicule du sucre Raguenet et aromatisées avec de l'essence de Menthe.

## CHAPITRE XVIII.

### SELS A BASES VÉGÉTALES.

**SULFATE DE QUININE,** *Sulfas quinicus.*
Angl. *Sulphate of Quinia, Quiniæ Disulphas.* — All. *Schwefelsaures Chinin, Chinium sulfuricum.*

Le *Sulfate neutre de Quinine* ($C^{40}H^{24}Az^2O^4,SO^3HO,7HO$) forme des aiguilles blanches, soyeuses, qui s'effleurissent à l'air en perdant un peu de leur eau de cristallisation. Presque insoluble dans l'éther, il se dissout dans 740 parties d'eau froide, dans 30 parties d'eau bouillante et dans 60 parties d'alcool absolu, froid.

**SULFATE ACIDE DE QUININE,** *Sulfas quinicus acidus.*
All. *Bisulphate of Quinia.* — All. *Bisulphas chinicus.*

Le *Sulfate acide* ou *Bisulfate de Quinine* ($C^{40}H^{24}Az^2O^4,2SO^3HO,14HO$) cristallise en prismes rectangulaires. Il est incomparablement plus soluble que le précédent, puisqu'il n'exige que 11 parties d'eau à 15°. Telle est la raison de la préférence qu'on lui accorde généralement dans la pratique. Au reste, pour l'obtenir, il suffit d'ajouter au Sulfate neutre 12 pour 100 d'acide sulfurique dilué.

ACTION PHYSIOLOGIQUE. — Les deux Sulfates de Quinine possèdent l'amertume de leur alcaloïde, avec ses propriétés physiologiques et thérapeutiques (voy. QUININE, page 587). Le Sulfate acide est beaucoup plus amer, sans doute parce qu'il est beaucoup plus soluble que l'autre.

USAGES. — MODES D'ADMINISTRATION ET DOSES. — On les emploie généralement, à l'exclusion de la Quinine libre, dans la médication tonique névrosthénique, conséquemment fébrifuge et accidentellement antipériodique ou antiphlogistique.

Le Sulfate de Quinine se donne comme simple tonique des voies digestives ou de l'organisme entier, aux doses faibles de 10 à 50 centigrammes par jour en deux ou plusieurs prises ; comme fébrifuge et sédatif, à la dose de 50 centigrammes à 2 grammes et au delà. Il est très-rarement nécessaire de dépasser 2 grammes par jour, et la prudence conseille de se tenir en deçà de cette limite, à moins qu'on n'ait affaire à des accidents extrêmement graves, compromettant l'existence, ou bien à une résistance exceptionnelle de la part du sujet. Si l'on est forcé d'atteindre la dose de 3 et, à plus forte raison, de 4 grammes dans les vingt-quatre heures, on ne doit la maintenir que le temps strictement indispensable pour éloigner tout danger provenant des désordres que le sel quinique est destiné à combattre.

En outre, les doses supérieures à 25 centigrammes doivent presque toujours être fractionnées, afin d'éviter d'abord l'irritation gastrique, ensuite le quinisme exagéré, pouvant acquérir les proportions d'un véritable empoisonnement. Les prises de 25 centigrammes sont ordinairement bien tolérées par l'estomac, et ne donnent lieu qu'à des symptômes généraux peu apparents ou fort modérés. Quelquefois cependant elles éveillent des sensations gastriques désagréables quand les voies digestives sont en mauvais état, et provoquent chez les anémiques et les faibles des phénomènes de tintouin, de vertige et d'insomnie qu'il est bon d'éviter. En pareille circonstance, on abaisse à 10 centigrammes, s'il le faut, le poids de chaque prise, sauf à en multiplier le nombre pour obtenir le degré de sédation désiré.

Généralement il convient de donner quatre doses régulièrement espacées dans les vingt-quatre heures ; souvent on n'en donne que deux par jour, rarement six ou huit.

Ces manières d'agir, adoptées arbitrairement, sont cependant loin d'être indifférentes, et devraient être soumises à des règles fondées sur des données rationnelles.

A cet égard, il est permis d'établir les propositions suivantes : Premièrement, les doses minimes et multipliées ne sont bonnes qu'à produire les effets topiques sur le canal alimentaire ou les effets généraux les plus mitigés. En second lieu, les doses moyennes, mais trop éloignées, sont souvent peu puissantes, parce que l'élimination s'en opère assez vite pour prévenir l'accumulation du médicament dans l'économie, et conséquemment l'accumulation d'action. Enfin les effets physiologiques décisifs ne peuvent être obtenus que par l'un des deux procédés suivants : ou bien en ingérant très-fréquemment de petites quantités, ou bien en introduisant d'emblée dans l'estomac une dose assez massive, de 50 centigrammes par exemple, et soutenant ensuite son action par des prises de 10 à 20 centigrammes convenablement rapprochées. — De cette manière on restitue à l'organisme, au fur et à mesure de ses pertes, ce que les émonctoires lui enlèvent à chaque instant, ou ce qui se détruit incessamment dans la circulation, et l'on maintient pour ainsi dire intacte la dose efficace.

Ce dernier mode d'administration mérite la préférence toutes les fois que la médication s'adresse à une affection grave et persistante, telle que le rhumatisme articulaire aigu, avec ou sans complications viscérales.

Les doses fortes, répétées un petit nombre de fois par jour, suffisent à juguler les accès de fièvre intermittente, sans qu'il soit besoin de multiplier autant les prises que dans les phlegmasies. Mais les médecins sont divisés sur la question de savoir à quelle distance des paroxysmes fébriles, à quelles doses successives et suivant quelles gradations il convient d'administrer l'agent antipériodique.

Torti prescrivait une forte dose (2 à 3 gros, 8 à 12 grammes) de Quinquina *immédiatement avant l'accès ;* puis, après deux jours de repos, il donnait deux jours de suite 4 grammes de la poudre fébrifuge, et, huit jours plus tard, 2 grammes chaque jour pendant une semaine.

Sydenham voulait au contraire que l'administration de l'écorce du Pérou eût lieu, *aussitôt après l'accès,* par *doses faibles* de 2 grammes seulement toutes les quatre heures ; il recommençait de même au bout de huit jours d'abstention, et ainsi deux autres fois aux mêmes distances.

Bretonneau, enfin, donnait une *forte dose* (Quinquina, 8 grammes, ou Sulfate de Quinine, 1 gramme) en une seule fois, ou en deux prises très-rapprochées, mais *le plus loin possible de l'accès futur.* Après cinq jours d'intervalle, il revenait à la même dose ; puis il mettait huit, dix, quinze jours et au maximum un mois de distance entre les administrations successives du médicament.

A cette méthode Trousseau n'apporta qu'une seule modification : au lieu de cinq jours d'intervalle entre la première et la seconde dose, il n'en mit qu'un seul ; entre la seconde et la troisième, il y en eut deux ; entre celle-ci et la suivante, trois ; entre la quatrième et la cinquième, quatre ; puis les choses reprenaient le cours indiqué dans la méthode de Bretonneau.

Aucune de ces formules ne me paraît à l'abri d'objections sérieuses. A la méthode romaine on a reproché de donner lieu au rejet de la poudre par le vomissement, de ne pas laisser au principe fébrifuge le temps d'être absorbé, et conséquemment de permettre à l'accès de se dérouler librement. Mais on peut soutenir aussi, contre la méthode anglaise, qu'en éparpillant trop la masse de la substance active, elle se prive d'une grande partie de sa puissance ; que d'ailleurs les premières doses, ingérées trop loin de l'accès, sont comme non avenues, et qu'enfin le délai de huit jours après la première intervention thérapeutique laisse le champ libre au retour de la fièvre. Quant à la méthode française modifiée, elle reste passible au plus haut point de la seconde critique adressée à la pratique sydenhamienne, puisqu'elle exige que l'administration de l'antipériodique ait lieu en une seule ou tout au plus en deux fois, le plus loin possible de l'accès à venir.

Au reste, les préceptes tracés successivement par Torti, Sydenham et Bre-

tonneau ont tous également le tort, déjà remarqué par Augé (de Reuilly),
d'être des formules empiriques trop absolues, et de ne pas tenir plus de compte
des données physiologiques que si l'alcaloïde du Quinquina était le spécifique
du miasme palustre ou de la périodicité. Cependant il est clair que, pour fixer
les doses journalières de ce modificateur organique et leur mode de fractionnement, il faut savoir d'avance quelle est la quantité pondérale de Quinquina
dont on est en droit d'attendre une action pharmacodynamique efficace : de
même que, pour déterminer les distances minima et maxima des prises médicamenteuses par rapport à l'accès qu'il s'agit de conjurer, il est indispensable
de connaître le temps nécessaire à l'absorption et à l'élimination du principe
actif.

Or, puisque le Sulfate acide de Quinine dissous apparaît au bout d'une
demi-heure dans l'urine, c'est qu'il commence à pénétrer dans la circulation
quelques minutes à peine après son ingestion dans l'estomac.

D'un autre côté, l'observation clinique nous apprend que le *quinisme* arrive
à sa plus grande intensité une ou deux heures après l'introduction du sel dans
les premières voies. On peut donc estimer à deux heures le temps nécessaire
à la production des effets physiologiques de la Quinine, quand rien ne s'oppose à son absorption. Les conditions étant moins favorables à l'approche d'un
accès fébrile, il est vraisemblable que le délai de trois heures ne serait pas
excessif. Maintenant, si l'on tient compte de la rapide diminution des phénomènes d'intoxication quinique, lesquels ne durent généralement guère plus
d'une heure avec toute leur intensité, ainsi que de l'élimination de l'alcaloïde
qui s'effectue incessamment par les urines, on reconnaîtra que, pour maintenir l'action physiologique du remède, il est indispensable de restituer à l'économie, toutes les trois ou quatre heures environ, la quantité du principe actif
qu'elle a dû perdre dans l'intervalle, à moins qu'on ne préfère administrer
toutes les six heures une dose légèrement toxique, c'est-à-dire capable de produire les bourdonnements d'oreilles, l'obtusion de l'ouïe et le vertige.

Cela dit, il ne reste plus qu'à fixer la valeur pondérale de la dose énergiquement active. Habituellement, il ne faut pas moins de 25 centigrammes de
Sulfate de Quinine pour donner des phénomènes physiologiques passablement
intenses ; 50 centigrammes sont souvent nécessaires et toujours suffisants pour
assurer ce résultat. En conséquence, on ne devra pas administrer à la fois
moins de 25 ni plus de 50 centigrammes de Sulfate de Quinine pour débuter,
sauf à diviser davantage les doses ultérieures, en ayant soin de rapprocher suffisamment les prises.

Si l'absorption du Sulfate de Quinine à dose active exige en moyenne deux
heures pour s'effectuer ; si l'action spéciale de cette substance ne conserve
qu'une heure toute son intensité, et décline ensuite progressivement pour
s'éteindre tout à fait après cinq ou six heures de durée totale, il est évident
que, à moins de porter l'agent fébrifuge directement dans le système veineux
ou de pousser l'ivresse quinique jusqu'au degré d'une légère intoxication, on

n'aura aucune chance de succès en intervenant moins de deux heures avant le paroxysme fébrile, ou bien en cessant l'administration du remède plus de six heures avant le retour des symptômes morbides. Le précepte de Breton-neau, disant qu'il faut donner une ou deux fortes doses le plus loin possible de l'accès n'est donc admissible que pour les fièvres quotidiennes ou doubles-tierces, laissant seulement quelques heures d'intervalle entres leurs accès suc-cessifs ; il ne l'est plus pour les fièvres tierces, et à plus forte raison pour celles du type quarte.

Dans les fièvres tierces, il vaut mieux ne commencer l'administration des prises de Sulfate de Quinine que douze à seize heures avant l'invasion présu-mée de l'accès, si l'on donne 1 gramme du médicament en quatre fois. Six ou huit heures suffisent pour faire agir 50 centigrammes seulement, en deux doses.

La dernière prise doit précéder de deux ou trois heures le retour des phé-nomènes morbides. Toutefois, si on avait affaire à une fièvre grave, d'un caractère pernicieux, et que l'accès fût proche, on aurait tort de se priver d'un moyen douteux, et l'on ferait sagement d'administrer quand même une dose de 50 centigrammes. Le pis qui puisse arriver en pareille circonstance, c'est qu'on n'obtienne aucun résultat utile.

Avec les fièvres quotidiennes, on n'a qu'à profiter de l'intervalle qui reste entre deux accès, et qui est ordinairement plus que suffisant, sauf les cas d'ac-cès subintrants, donnant lieu à une forme pseudo-continue ou rémittente, dans lesquels il faut agir avec des doses fortes dès que le mouvement fébrile semble toucher à son terme. Quant aux fièvres à longue échéance, plus rebelles que les autres, elles réclament quelquefois l'action du Sulfate de Quinine pendant les deux jours qui précèdent le retour de l'accès ; mais, ici encore, ce sera dans les douze dernières heures qu'il conviendra d'accumuler les doses de l'agent thérapeutique.

Pour fixer davantage les idées, prenons l'exemple d'une fièvre tierce de moyenne intensité, ce qui est le cas le plus commun, et supposons que les accès, comme c'est l'ordinaire, reviennent le matin. Voici comment je pro-cède : le jour apyrétique, une heure avant le dîner, j'administre 25 centi-grammes de Sulfate de Quinine ; dans la soirée ou la nuit, seconde dose de 25 centigrammes ; le lendemain matin, troisième dose semblable deux heures au moins avant l'accès : au total, 75 centigrammes.

Si les accès sont très-intenses et que la dose de 1 gramme soit jugée néces-saire, je donne coup sur coup deux paquets de 25 centigrammes de sel qui-nique dans la matinée de l'accès, à deux heures seulement de distance, en ayant soin que le dernier précède de deux ou trois heures l'invasion de la fièvre.

L'accès terminé, je laisse le malade se reposer le reste du jour ainsi que la plus grande partie du lendemain ; alors, vers la fin de l'après-midi du second jour apyrétique, je recommence l'administration de la série des trois ou quatre doses de 25 centigrammes de Sulfate de Quinine ; et ainsi à plusieurs reprises, s'il le faut, jusqu'à ce que la fièvre soit conjurée. En général, le premier accès est simplement reculé, le second reculé et atténué, le troisième effacé ou nul.

Après cela, je donne encore, à l'approche du quatrième accès possible, 50 centigrammes de Sulfate de Quinine en deux doses, et autant deux jours plus tard ; puis je termine par la même dose à quatre jours d'intervalle, à moins que la fièvre ne soit reconnue très-rebelle, auquel cas il est bon de revenir de temps à autre à l'emploi du fébrifuge, conformément aux indications de Bretonneau et de Trousseau.

Dans le rhumatisme et les autres maladies continues, pyrexies ou phlegmasies, la tactique doit être en partie inverse, c'est-à-dire qu'au lieu de terminer par les doses massives, ou du moins accumulées, il faut commencer par là, et donner d'abord 50 centigrammes de Sulfate de Quinine d'un seul coup, ou bien en deux prises très-rapprochées. Ensuite on peut se contenter d'administrer des prises de 25 centigrammes seulement à quatre ou six heures de distance, la dose journalière de 1 à 2 grammes étant ordinairement efficace.

Le Sulfate de Quinine est administré par toutes les voies usitées.

1° A l'intérieur, il se prend en *poudre*, dans de la confiture ou du pain azyme. La quantité pour chaque prise varie de 10 à 50 centigrammes. Les *pilules*, de 5 ou 6 centigrammes chacune, sont plus commodes, mais moins certaines et moins promptes dans leurs effets, à cause de leur difficile déliquescence dans les liquides gastriques. L'association de l'Opium au Sulfate de Quinine doit être, autant que possible, évitée. Barth préfère, avec raison, les pilules faites avec le Bisulfate de Quinine.

Les *Pilules contre la migraine* (Debout) contiennent chacune 10 centigrammes de Sulfate de Quinine et 5 centigrammes de feuilles de Digitale ; on en prend une seule le soir, pendant plusieurs mois sans interruption.

Les *pastilles*, qui ne renferment qu'une minime proportion de sel quinique, ne sont presque jamais employées.

On prépare pour les enfants un *Sirop de Sulfate de Quinine*, contenant 5 centigrammes du principe actif par 30 grammes ; la dose est de 20 à 50 grammes. C'est une préparation assez insignifiante, qui ne prendrait une valeur réelle que si la proportion du Sel de Quinine était au moins quadruplée.

La même critique s'applique au *Vin*, qui ne représente que 30 centigrammes de Sulfate de Quinine par litre de vin de Madère, et se prend à la dose de 50 à 100 grammes.

Les préparations dans lesquelles le Sulfate de Quinine est dissous sont bien préférables aux autres pour la rapidité et la sûreté de leurs effets ; seulement, elles ont l'inconvénient d'être désagréables au goût. Pour en corriger l'amertume, on a recours à différents procédés. Briquet conseille d'y ajouter du sirop tartrique ; mais le plus souvent les praticiens, suivant l'exemple de Desvouves, associent le Sulfate de Quinine à l'infusion de Café torréfié. Deux reproches sont adressés à cette *potion :* premièrement, la saveur déplaisante de l'alcaloïde n'est qu'en partie masquée ; en second lieu, malgré l'addition d'eau de Rabel ou d'acide sulfurique à la liqueur, il se forme du tannate de Quinine directement insoluble, lequel ne tarde cependant pas à être absorbé par la muqueuse stomacale. Le café au Sulfate de Quinine n'en constitue pas moins une préparation utile chez les enfants et les malades difficiles.

2° En *lavement*, le Sulfate de Quinine se donne aux mêmes doses que par la bouche, dissous dans de l'eau acidulée et étendu dans une infusion de Camomille ou de café.

3° A l'extérieur, le Sulfate de Quinine s'emploie en applications topiques, sous forme de *pommade* : Axonge, 20 grammes ; Sulfate de Quinine, 2 grammes, avec addition de quelques gouttes d'alcool et d'une goutte d'acide sulfurique (Semanas) ; ou de *glycérolé* (Garot) : Sulfate de Quinine, 1 gramme ; glycérine, 40 grammes.

4° Le Sulfate de Quinine peut être absorbé par le derme mis à nu ; mais on n'a pour ainsi dire jamais recours à ce mode de pénétration.

5° L'administration du Sulfate de Quinine par la méthode hypodermique est au contraire devenue l'objet d'une vogue en partie justifiée depuis les travaux de Piban-Dufeillay, H. Bourdon, Dodeuil, Schachaud, Arnould, et de quelques autres médecins distingués. On y a recours contre les rhumatismes, les névralgies et les fièvres intermittentes, quand le mauvais état des voies digestives ne permet pas d'introduire dans l'estomac des doses un peu considérables de sel quinique. Ce mode d'administration présente quelques avantages mis en relief principalement par Arnould : il épargne la susceptibilité de la muqueuse gastrique ; il évite la destruction d'une fraction de la substance active ou son élimination par les voies inférieures sans absorption préalable, d'où résulterait, d'après l'auteur, une économie de 66 pour 100 ; enfin on se met ainsi à l'abri des tromperies ou des erreurs. Néanmoins cette méthode, qui exige l'intervention manuelle du médecin plusieurs fois par jour, ne saurait avoir la prétention de se substituer à l'ingestion par la voie stomacale, procédé beaucoup plus simple, plus expéditif et donnant en général des garanties suffisantes.

Les injections hypodermiques de Sulfate de Quinine présentent, en outre, quelques obstacles et quelques inconvénients dont il faut tenir compte : par exemple, il est difficile d'introduire sous la peau une dose considérable de solution quinique, sans provoquer une irritation plus ou moins vive du tissu cellulaire, d'où peut résulter un travail phlegmasique allant jusqu'à la suppuration, comme à la suite des *injections parenchymateuses* que Luton rend à dessein caustiques et substitutives.

Il peut arriver exceptionnellement que le Sulfate de Quinine déposé dans le tissu cellulaire sous-cutané se sépare de son dissolvant et demeure inerte, ainsi que je l'ai vu dans un cas de choléra algide, où la répétition des vomissements m'avait engagé à faire l'essai de la méthode hypodermique (1865).

Dans cette circonstance, j'ai injecté une solution alcoolique ; mais les pro-

moteurs des injections hypodermiques de Sulfate de Quinine se sont généralement servis d'une solution aqueuse variable pour le titre. Afin d'augmenter
la solubilité du Sulfate neutre, on y ajoute de l'acide sulfurique dilué ou de
l'acide tartrique (Claude Bernard).

Comme il importe d'introduire des doses efficaces sous un petit volume, je
propose d'adopter la solution saturée à la température de 15 degrés, soit au
douzième : Sulfate acide de Quinine, 1 gramme ; eau, 11 grammes. Trois
grammes, environ 60 gouttes de cette liqueur, contiennent exactement 25 centigrammes du principe actif, c'est-à-dire la valeur d'une prise ordinaire dans
la médication interne. Il ne faut pas en injecter davantage à la fois, sous peine
d'occasionner une phlogose locale ; mieux vaut réitérer l'opération aussi souvent que le cas morbide l'exige.

Enfin, le Sulfate de Quinine a été administré avec succès par Ancelon (de
Dieuze), selon la méthode de Salles-Girons, contre une fièvre intermittente
quarte, compliquée d'inflammation gastro-intestinale. Chaque jour le malade
recevait dans les voies respiratoires une douche pulvérisée d'une solution de
1 gramme de Sulfate de Quinine dans un litre de décoction de Quinquina.

SULFATE DE CINCHONINE, *Sulfas cinchonicus.*

Angl. *Sulphate of Cinchonia, Cinchoniæ Disulphas.* — All. *Schwefelsaures Cinchonin, Cinchonium sulfuricum.*

Le *Sulfate de Cinchonine* ($C^{10}H^{24}Az^2O^2,SO^3HO,2HO$) est cristallisé, insoluble dans l'éther, soluble à la température ordinaire dans 54 parties d'eau,
dans 6 1/2 parties d'alcool à 32° et dans 11 1/2 parties d'alcool absolu.

Il est moins amer que son homologue à base de Quinine, ce qui le rend
plus facile à prendre en solution.

L'action physiologique de ce composé ne diffère pas de celle que nous avons
admise pour la Cinchonine (voy. page 595). Il reconnaît les mêmes auxiliaires
ou synergiques, et les mêmes antagonistes, et ses usages sont ceux de l'alcaloïde pur.

On trouvera, page 596, les doses auxquelles il convient de le prescrire.

Quant aux modes d'administration, ce sel comporte tous ceux auxquels s'a-
dapte le Sulfate de Quinine.

CHLORHYDRATE DE MORPHINE, *Chlorhydras morphicus.*

Angl. *Hydrochlorate* or *Muriate of Morphin.* — All. *Chlorwasserstoff-
Morphium, Morphium hydrochloratum.*

Le *Chlorhydrate de Morphine* ($C^{34}H^{19}AzO^6,HCl,6HO$), cristallisé en aiguilles plumeuses, est incolore, inodore, amer, soluble dans l'alcool, ainsi que
dans 16 à 20 parties d'eau froide et dans une moindre quantité d'eau bouillante.

Ses propriétés physiologiques, non plus que ses synergiques, auxiliaires
ou antagonistes, ne diffèrent de ce qui appartient à la Morphine elle-même

(voy. page 585). C'est d'ailleurs, parmi les combinaisons de cette base, celle qui est le plus souvent usitée dans les nombreuses circonstances où se rencontre l'opportunité des préparations d'Opium.

MODES D'ADMINISTRATION ET DOSES. — Le Chlorhydrate de Morphine se donne à l'intérieur à la dose de 1 à 2 ou 3 et jusqu'à 5 centigrammes dans la journée, par fractions, avec les réserves indiquées précédemment, à l'occasion de l'alcaloïde, en ce qui concerne les enfants et les sujets prédisposés aux hypérémies des centres nerveux.

On administre le Chlorhydrate de Morphine par l'estomac et par le rectum; on le fait absorber par la surface d'un vésicatoire, ou bien on l'introduit dans le tissu cellulaire à l'aide d'injections hypodermiques. Il pourrait servir également à faire des inhalations à l'aide de la douche pulvérisée.

Dans le premier cas, le sel de Morphine se prend en *pilules* de 5 à 10 milligrammes, associé à une quantité suffisante de mucilage et de poudre inerte; en *sirop*, en *pastilles*, ou bien en solution dans un véhicule aqueux, soit en *lavement*, soit en *potion*, à la dose d'un ou plusieurs centigrammes. La *Potion de Sandras* contre la migraine renferme 10 centigrammes d'Hydrochlorate de Morphine dans 45 grammes d'eau sucrée, et se prend par cuillerées à café.

Par la méthode endermique, le Chlorhydrate de Morphine s'emploie, en *poudre*, à la dose de 1 à 3 centigrammes à la fois. La méthode hypodermique exige au contraire qu'il soit dissous, et l'on se sert habituellement de la solution aqueuse au centième. Pour diminuer la masse à injecter, il serait préférable de faire usage d'une solution plus concentrée, selon la formule : Chlorhydrate de Morphine, 1 gramme; eau, 50 grammes : dix gouttes représentent 1 centigramme du principe narcotique. On injecte habituellement 1 ou 2 centigrammes du sel de Morphine chaque fois; l'opération peut être répétée plusieurs fois par jour.

A l'extérieur, on fait usage de la *pommade* avec : Chlorhydrate de Morphine, 1 décigramme; axonge balsamique, 6 grammes, en onctions sur les régions douloureuses.

### SULFATE DE STRYCHNINE, *Sulfas strychnicus.*

Angl. *Sulphate of Strychnia, Strychniæ Sulphas.* — All. *Schwefelsaures Strychnin, Strychnium sulfuricum.*

Le *Sulfate de Strychnine* ($C^{42}H^{22}Az^2O^4,SO^3HO,7HO$) cristallise en cubes, se dissout dans moins de 10 parties d'eau froide, et présente une amertume excessive.

Ce sel possède la même action physiologique, les mêmes synergiques et antagonistes, enfin les mêmes usages que l'alcaloïde qui lui sert de base (voy. STRYCHNINE, page 596).

En raison de sa grande solubilité, il tend à se substituer à la Strychnine pure dans les diverses préparations pharmaceutiques; mais on l'emploie spécialement à l'intérieur sous forme de *sirop*, en dissolution dans l'eau, pour injections hypodermiques, ou bien en poudre par la méthode endermique.

Le *Sirop de Sulfate de Strychnine* (Trousseau) contient pour 100 grammes, 5 centigrammes du sel convulsivant, et se donne dans la chorée par fractions de 10 grammes, représentant 5 milligrammes du principe actif. On n'en donne que 4 ou 5 grammes à la fois, soit une cuillerée à café ou environ 2 milligrammes de sel de Strychnine chez de très-jeunes enfants. Les deux ou trois premiers jours, le malade en prend une cuillerée à café ou à dessert à chacun de ses deux repas principaux ; puis, s'il n'y a pas de résultat apparent, la dose est portée à quatre, à six et même à dix cuillerées par jour, distribuées autant que possible également dans les vingt-quatre heures. Les démangeaisons à la tête avertissent de l'approche des phénomènes du *strychnisme* intense ; les roideurs passagères survenant à l'occasion d'une secousse ou d'une impression physique quelconque indiquent comme imminente l'explosion des phénomènes convulsifs. C'est le moment d'enrayer ; mais on doit rétrograder aussitôt qu'on a vu se produire de la roideur dans le cou et dans la mâchoire.

Pour les injections sous-cutanées, on se sert de la solution aqueuse de Sulfate de Strychnine au centième : 1 gramme de sel pour 100 grammes d'eau distillée. Chaque injection consomme 10 à 20 gouttes contenant de 5 à 10 milligrammes de substance active ; on en peut faire plusieurs dans la journée.

D'ailleurs, le Sulfate de Strychnine peut être employé en *pilules* de 5 milligrammes, et en *pommade* ou en *glycéré*, à la dose de 1 gramme pour 30 grammes de véhicule, sans parler des inhalations par la méthode de Salles-Girons, lesquelles pourraient rendre des services dans les cas d'atonie paralytique des fibres contractiles et des muscles des voies respiratoires.

**SULFATE D'ATROPINE,** *Sulfas Atropinœ.*
Angl. *Sulphate of Atropia.* — All. *Schwefelsaures Atropin.*

Le *Sulfate neutre d'Atropine* a sans doute pour formule $C^{34}H^{23}AzO^6$, $SO^3HO+Aq$. Il se présente en poudre blanche ou en cristaux déliés, fort solubles dans l'eau et jouissant de toutes les propriétés physiologiques et thérapeutiques de l'alcaloïde pur (voy. ATROPINE, page 600). On trouvera dans le même chapitre des détails concernant les doses et le mode d'emploi du Sulfate d'Atropine.

**VALÉRIANATE OU VALÉRATE D'ATROPINE,** *Valerianas Atropinœ.*
Angl. *Valerianate of Atropia.* — All. *Baldriansaures Atropin.*

Le *Valérianate d'Atropine* ($C^{34}H^{23}AzO^6,C^{10}H^9O^3,HO$) se montre également sous forme d'une poudre blanche ou un peu nuancée de jaunâtre, soluble dans l'eau.

L'action physiologique et les propriétés médicales de cette combinaison sont identiques avec celles de l'Atropine et de son sulfate, la petite proportion d'acide valérianique qu'elle renferme étant insignifiante. Au reste, il est douteux que cet acide, qui compte parmi les meilleurs stimulants diffusibles, soit jamais un auxiliaire bien efficace de l'alcaloïde de la Belladone, lequel agit tout autrement. L'association de ces deux principes est donc peu rationnelle, et si le composé qui en résulte rend des services incontestables à la thérapeutique, c'est uniquement à titre de préparation d'Atropine.

Le Valérianate d'Atropine ne jouit d'aucune spécialité d'effets, ni d'aucune suprématie par rapport à l'alcaloïde pur, ou bien à sa combinaison avec l'acide sulfurique. Ses indications se confondent avec celles de l'Atropine (voy. page 604), et les doses ainsi que les modes d'administration sont les mêmes que pour le sulfate de la même base.

**VALÉRIANATE DE QUININE**, **VALÉRATE DE QUININE**, *Valeras quinicus*.

Angl. *Valerianate of Quina*. — All. *Baldriansaures Chinin*.

Le *Valérianate de Quinine* ($C^{40}H^{24}Az^2O^4,C^{10}H^9O^3,2HO$) cristallise en masses soyeuses dégageant une odeur forte, pénétrante et désagréable d'acide valérianique. Il est soluble dans 110 parties d'eau froide, 40 parties d'eau bouillante, plus soluble dans l'alcool, très-soluble dans les huiles fixes.

Ce sel possède, selon Devay, la réunion des qualités d'un stimulant énergique et d'un antipériodique *supérieur* au Sulfate de Quinine. Il est permis de ne point partager un tel enthousiasme, et de se demander si cette association de vertus pharmacodynamiques quelque peu contraires est toujours aussi satisfaisante qu'on paraît le croire. Toutefois, malgré l'opposition qui existe à certains égards entre ses deux composants, le *Valérianate de Quinine* peut donner de bons résultats, parce que les effets stimulants de l'acide valérianique se dissipent promptement et cèdent la place aux effets sédatifs du sel quinique.

Le Valérianate de Quinine s'emploie dans le rhumatisme et la fièvre intermittente ; mais on le vante particulièrement contre la migraine, l'épilepsie et les névroses.

On le prescrit à la dose de 20 à 50 centigrammes et même 1 gramme par jour, dans une *potion* gommeuse, ou bien dans un *lavement* d'eau simple. On en fait aussi des *pilules* de 10 centigrammes, dont on prend de deux à dix en vingt-quatre heures, et Devay prépare un *liniment* avec : Valérianate de Quinine, 1 gramme ; huile d'olive, 60 grammes.

# CHAPITRE XIX.

## SAVONS.

**SAVON AMYGDALIN**, **SAVON MÉDICINAL**, *Sapo amygdalinus*.
Angl. *Almond Soap, Almond oil Soda Soap*. — All. *Sapo amygdalinus*.
Le *Savon amygdalin* est un Oléate de Soude solide, de couleur blanche,

d'une saveur légèrement alcaline, complétement soluble dans l'eau distillée et dans l'alcool affaibli. De plus, les savons et les corps gras en général, ainsi que les essences, se servent de dissolvants mutuels.

ACTION PHYSIOLOGIQUE. — Le Savon exerce une action irritante sur la peau dénudée et sur les muqueuses, principalement sur la conjonctive. Dans la bouche, il excite en outre, par action réflexe, l'afflux de la salive ; dans l'intestin grêle, il stimule les sécrétions pancréatique et biliaire, et, directement ou par l'intermédiaire de cette hypercrinie, il sollicite la contractilité intestinale. De là résulte une tendance à la diarrhée, ou même une véritable purgation lorsque la dose est suffisante. Mais, avant de parvenir au duodénum, le Savon traverse l'estomac, dont il trouble les fonctions, moins sans doute par la saturation des acides gastriques que par la mise en liberté des acides gras provenant de sa décomposition. Quoi qu'il en soit, le Savon diminue l'appétit et entrave le travail digestif.

Dans la circulation, l'Oléate de Soude se comporte à la manière des alcalins (voy. BICARBONATE DE SOUDE, page 398). Il s'élimine probablement en partie par les reins, car les vétérinaires l'emploient comme diurétique.

USAGES. — Les usages du Savon médicinal sont nombreux et variés. On utilise ses propriétés *antacides* dans les empoisonnements et quand on n'a pas d'autre alcalin sous la main ; mais il ne convient pas autant que les carbonates sodique, calcaire ou magnésien dans la dyspepsie acescente.

Comme *purgatif* il n'est pas employé seul, mais associé à d'autres substances cathartiques : rhubarbe, scammonée, onguent mercuriel, etc., pour vaincre la constipation habituelle ou stimuler la sécrétion biliaire.

Le Savon médicinal est aussi administré comme *altérant* pour résoudre les engorgements glandulaires et viscéraux, spécialement les états morbides, tels que cirrhose et oblitération des conduits biliaires, confondus sous le nom d'obstructions du foie ; dans ces derniers cas, il agit en outre par ses propriétés cathartiques.

On s'en sert rarement en qualité de *diurétique* et de *dialytique* ou *lithonlytique*, bien que son mélange avec l'eau de chaux ait été considéré par quelques praticiens comme le meilleur agent de dissolution des calculs uriques ; son action relâchante et les inconvénients qu'il présente au point de vue des fonctions gastriques s'opposent à l'emploi prolongé de doses élevées.

L'usage du Savon à l'intérieur est préconisé contre les calculs biliaires. On fait valoir sa faculté de dissoudre un quart de son poids de cholestérine, et la facilité qu'il rencontre à pénétrer dans le foie dès qu'il est pris à doses assez faibles pour ne pas provoquer d'effets purgatifs. Mais les minimes quantités qui passent ainsi dans la sécrétion hépatique ne sauraient avoir sur les calculs biliaires qu'une action dialytique insignifiante. En revanche, elles peuvent prévenir la formation de nouveaux dépôts de cholestérine.

A l'extérieur, le Savon amygdalin, comme ceux de toilette, peut servir à nettoyer la surface cutanée de la couche de matière épidermique et sébacée

qui la salit. En contribuant à la propreté de la peau, son action facilite notablement la guérison des affections cutanées ; mais il est encore utile dans les
dermatoses squameuses chroniques, par l'excitation qu'il détermine au niveau
des parties altérées, et dans celles qui sont parasitaires, par l'action délétère
qu'il exerce sur les organismes inférieurs, principalement sur ceux du règne
végétal, dont il détruit peut-être par son alcalinité certaines conditions d'existence. Par ses effets stimulants topiques, le Savon convient pour résoudre les
tuméfactions traumatiques des régions superficielles et dissiper les épanchements séreux ou sanguins, les engorgements subinflammatoires consécutifs
aux contusions et aux déchirures des parties.

MODES D'ADMINISTRATION ET DOSES. — Le Savon médicinal s'emploie à
l'état solide, à l'état de dissolution dans l'eau ou l'alcool, ou bien incorporé
dans des masses pilulaires et emplastiques.

On en taille des cônes ou *suppositoires* qu'on introduit dans le rectum pour
déterminer la défécation. Dans le même but, on en administre la solution
aqueuse en *lavement*.

La *Teinture de Savon*, faite avec 1 partie de savon amygdalin et 4 portions
d'alcool à 26°, sert à frictionner les régions atteintes de contusions ou de douleurs rhumatismales.

Les *Pilules de Savon* sont composées chacune de : Savon médicinal,
1 gramme 7 décigrammes ; nitrate de potasse, 5 centigrammes ; poudre de
Guimauve, 2 décigrammes. On en prend de une à vingt-cinq par jour comme
fondantes, diurétiques et dialytiques.

L'*Emplâtre de Savon* n'est autre que l'emplâtre de plomb simple, additionné de cire et de Savon médicinal. Il est résolutif et maturatif dans
les cas d'engorgements chroniques des épididymes, des ganglions lymphatiques, etc.

Le Savon fait partie des *Pilules de Scille* et des *Pilules de Rhubarbe composées*.

**SAVON DE MOELLE DE BOEUF, SAVON ANIMAL,** *Sapo cum me-
dullâ bovinâ.*

Le *Savon animal* est essentiellement formé de margarate et de stéarate
de soude ; mais 1750 grammes de cette combinaison de soude et d'acides
gras sont additionnés de 100 grammes de chlorure de sodium, qui lui
communiquent des qualités stimulantes, et conséquemment cathartiques et
résolutives, supérieures à celles du Savon amygdalin. Comme ce dernier, il agit
sur la crase sanguine et sur la sécrétion urinaire à la manière des autres alcalins, seulement son action cathartique plus prononcée nuit à ses effets généraux. Il convient de le réserver pour l'usage externe.

# CHAPITRE XX.

## ALCOOLS. — ÉTHERS. — CHLOROFORME.

**ALCOOL RECTIFIÉ**, *Alcool repurgatus.*

Angl. *Alcohol* or *rectified Spirit.* — All. *Höchst rectificiter Weingeist,*
*Spiritus vini rectificatissimus, Alcohol vini.*

**ALCOOL A 95° CENTÉSIMAUX**, *Alcool 95 gradus notans.*

L'*Alcool absolu*, ou *Esprit ardent* (*Spiritus. ardens*), a pour formule
$C^4H^6O^2$; mais il n'est pas employé à l'état de pureté, et celui dont on fait usage
renferme toujours une proportion plus ou moins considérable d'eau, ce qui
en fait varier le titre. L'*Alcool rectifié* marque 88° à 90° centésimaux; pour
lui faire perdre encore la plus grande partie ou le reste de son eau, il faut
le distiller à nouveau sur du carbonate de potasse desséché, puis sur de la
chaux vive.

C'est un liquide dont la fluidité ne le cède qu'à celle de l'éther, et qui renferme habituellement de l'eau, une matière colorante, un ou plusieurs éthers
et une huile volatile, conséquemment un parfum variable selon la substance
qui l'a fourni. L'Alcool est le principal ingrédient des liqueurs fermentées
usitées de toute antiquité chez les peuples de la terre. L'*Eau-de-vie* (angl.
*Brandy;* all. *Branntwein*) est extraite du vin ou liqueur fermentée du
raisin; le *Rhum* provient du suc de la Canne; le *Gin*, le *Genièvre* de Hollande
et le *Wisky* sont des eaux-de-vie de grain ou de froment aromatisées. On
a encore l'Esprit-de-vin de Palme et celui de Riz ou *Arrack*; enfin l'Alcool
extrait du *Koumiss* ou lait de jument fermenté.

L'Alcool possède une telle affinité pour l'eau, qu'il précipite de leur dissolution aqueuse certains sels tels que le sulfate de soude, qu'il est inapte à dissoudre. Il se combine avec les chlorures et les nitrates, en se substituant à
leur eau de cristallisation. L'Alcool est un dissolvant d'un grand nombre de
matières organiques : huiles volatiles, résines, quelques huiles fixes, quelques
variétés de sucres, l'urée, la caséine, les alcalis végétaux, etc. Il coagule au
contraire la gélatine ainsi que les diverses modifications de l'albumine proprement dite; c'est pourquoi il durcit et blanchit les tissus qui en renferment.
Cette dernière propriété, jointe à son avidité pour l'eau, fait que l'alcool
s'oppose aux fermentations en général, spécialement à la putréfaction, la plus
intéressante de toutes pour le pathologiste.

ACTION PHYSIOLOGIQUE. — Appliqué sur la périphérie cutanée, quand la
couche épidermique protectrice est intacte, l'Alcool ne donne lieu, par son
évaporation rapide, qu'à une sensation de froid. Sur une solution de continuité,
sur une muqueuse ou sur la peau dépouillée d'épiderme, il détermine directement et immédiatement, suivant son degré de concentration, soit la simple
pâleur de la région, par astriction des capillaires sanguins et des autres tissus,
soit la blancheur opaque et la corrugation avec coagulation du sang et de la

sérosité albumineuse. En même temps il occasionne une sensation de chaleur plus ou moins cuisante et douloureuse. A ces effets directs et spéciaux ou positifs succèdent bientôt les effets négatifs dus à la réaction de l'organe touché. Les vaisseaux sanguins, d'abord rétractés, se dilatent, la chaleur augmente avec la rougeur; de l'inflammation survient, et, si le tissu a été le siége d'une coagulation de sang et d'albumine aussi bien que d'une corrugation énergique qui en a altéré l'état moléculaire et supprimé les actes organiques, il peut en résulter une eschare suivie d'une inflammation éliminatrice et par conséquent ulcéreuse. Quand l'alcool est injecté dans les veines, la coagulation sanguine qui en résulte devient une cause de mort par thrombose des troncs volumineux ou par des embolies multiples allant s'arrêter dans les divisions de l'artère pulmonaire.

Sur la muqueuse digestive, habituée au contact des excitants et même des irritants, l'action topique de l'Alcool est fort mitigée, à moins qu'il n'existe de la gastrite ou que le liquide spiritueux ne soit très-concentré et pris en grande quantité à la fois, auquel cas il occasionne une sensation de brûlure à l'épigastre. A dose modérée, il ne procure qu'une chaleur douce et bienfaisante, fluxionne légèrement la face interne de l'estomac, active la sécrétion du suc gastrique, stimule la contractilité de la tunique musculeuse et favorise la digestion. Au contraire, lorsqu'il est pris à dose massive, il produit de la pyrosis, irrite la muqueuse stomacale, coagule le mucus, frappe d'impuissance le ferment spécial connu sous les noms de pepsine ou de chymosine, et arrête le travail digestif. La sensation brûlante que détermine l'alcool pur peut même être suivie d'une véritable gastrite.

Les effets de l'Alcool sur le canal alimentaire retentissent aussitôt sur tout le système par voie de sympathie. Le pouls se relève, la chaleur périphérique augmente, l'innervation centrale se réveille; et l'on voit s'accroître concurremment différents phénomènes liés avec les précédents.

Dans l'intérieur du ventricule où il séjourne quelque temps, l'Alcool se métamorphose (Leuret et Lassaigne), mais partiellement, en acide acétique, sous l'influence de la chaleur et en présence du mucus jouant le rôle de ferment. L'absorption de l'Alcool s'effectue par les veines de l'estomac et par celles de l'intestin avec d'autant plus de facilité, que l'action topique est moins violente et que les matières étrangères, corps gras, sucre, gomme, mucus, pouvant masquer la substance active ou invisquer la surface absorbante, sont en plus faible proportion.

Bien que l'Alcool soit vraisemblablement dissimulé dans le sang par l'albumine du sérum, il exerce néanmoins une action stimulante et même irritante sur les viscères qu'il traverse, à commencer par le foie, qu'il rencontre d'abord et dont il active la sécrétion, de même qu'il augmente ensuite la diurèse. Cette irritation est rendue possible par la mise en liberté d'une partie de l'agent au contact des tissus et dans les sécrétions exemptes d'albumine. Au reste, quelles que soient les conditions de la genèse des phénomènes éloignés, dif-

fusés ou généraux, voici ce qu'on observe après avoir pris une boisson spiritueuse.

Une douce chaleur se fait d'abord sentir à l'estomac, puis se répand
dans tout le corps; les forces se raniment, un sentiment de bien-être et d'alacrité s'empare de l'individu, qui sent doubler sa vivacité d'esprit, son courage,
sa puissance musculaire et sa virilité. Cette exaltation s'accompagne d'une
gaieté loquace et expansive. Au milieu des impressions agréables qui le pénètrent,
l'homme, comme au travers d'un prisme enchanteur, ne voit plus guère que
l'aspect riant des choses. Heureux, il devient indulgent pour le monde extérieur et pour ses semblables, dont il recherche la société et auxquels il prodigue
des marques d'amitié ou de tendresse.

Plus tard la perversion fonctionnelle succède à la simple exaltation. Une
sorte de fièvre artificielle s'empare du buveur. En même temps que son visage
s'enlumine et que ses artères battent avec force, il commence à devenir moins
maître de sa pensée et de sa volonté, ainsi que de ses mouvements. C'est alors
qu'oubliant toute retenue, il livre ses secrets les mieux gardés, ou dévoile ses
turpitudes les plus honteuses, justifiant l'adage : *in vino veritas.* Tel devient
érotique, tel autre violent et querelleur; un troisième étale les théories les
plus subversives ou témoigne des instincts les plus pervers; chacun selon son
caractère naturel, un moment dépouillé du manteau d'emprunt de l'éducation.
Il survient tantôt un délire expansif ou lypémaniaque, tantôt un délire furieux
qui pousse aux tentatives les plus criminelles. Par bonheur l'*ivresse,* enchaî-
nant la force musculaire, rend plus difficile la perpétration de ces actes et
plus aisée la défense. La station est mal assurée, la marche chancelante, les mains
sont tremblantes et maladroites. Quelquefois des nausées et des vomissements
mettent fin au paroxysme d'excitation, ordinairement suivi d'un besoin irrésis-
tible de sommeil. Enfin, au bout de quelques heures d'*incubation,* le malade
se réveille baigné de sueur, se plaignant de mal de tête, de dégoût pour la
nourriture, d'une soif ardente avec langue sale et bouche pâteuse, et de lassitude ou courbature générale. Toutefois il s'en faut bien que l'orage s'apaise
toujours subitement pour faire place à un calme complet. Dans le décours des
accidents alcooliques, les étapes sont quelquefois aussi bien marquées que
dans la période d'augment, et les sujets repassent, mais dans un ordre inverse,
par la série des états morbides qu'ils ont parcourue d'abord avant d'aboutir
à l'ivresse comateuse. En ce cas, on observe une phase intermédiaire plus ou
moins prolongée dans laquelle le malade est atteint d'un délire joyeux et expansif, plus souvent triste et maussade, qu'il importe de ne pas confondre avec
le *delirium tremens* proprement dit. Celui-ci succède à l'empoisonnement
alcoolique, qui en est l'occasion, après un intervalle de sédation apparente, et
me paraît dépendre de la privation de l'excitant anormal; tandis que le *délire
de retour* a pour condition la présence dans l'économie d'une proportion
encore considérable d'Alcool. Quand la dose d'Alcool ingérée est vraiment excessive, il en résulte des accidents toxiques beaucoup plus graves, consistant

surtout en une congestion plus ou moins violente des centres nerveux, et caractérisés soit par des symptômes convulsifs épileptiformes, soit par des phénomènes de résolution et de coma, avec contraction ou plus souvent dilatation pupillaire, lenteur des mouvements respiratoires et cardiaques, analgésie et anesthésie plus ou moins complètes. La terminaison par la mort n'est pas rare, surtout lorsque l'action du froid vient s'ajouter à l'hypérémie encéphalique.

En définitive, trois degrés principaux avec des nuances intermédiaires doivent être reconnus dans les troubles fonctionnels engendrés extemporanément par les liqueurs spiritueuses : 1° l'*ébriété légère*, marquée par l'excitation et la gaieté; 2° l'*ivresse confirmée*, s'accompagnant de perte du libre arbitre, de délire, de titubation, d'assoupissement, etc. ; 3° l'*ivresse comateuse* ou *apoplectique*, parfois éclamptique. Telles sont les trois formes de l'*alcoolisme aigu*.

Des affections secondaires dérivent de ces effets primitifs. Notons l'embarras gastrique anciennement signalé par les observateurs, et l'ictère vulgaire ou biliphéique, sur lequel l'attention s'est fixée récemment (Leudet, etc.), ainsi que l'ictère hémaphéique avec ou sans état typhoïde (Gubler); ou bien un flux biliaire et différents troubles gastro-intestinaux, sans compter le *delirium tremens*, qui ne se rencontre dans l'alcoolisme aigu qu'à titre d'exception, tandis qu'il constitue l'un des accidents habituels de l'alcoolisme chronique ravivé par un dernier excès.

Les autres affections auxquelles exposent davantage les habitudes invétérées d'ivrognerie sont les dyspepsies et les gastrites; les hépatites et surtout la cirrhose; les pneumonies; le diabète albumineux et les lésions rénales de Bright; enfin les altérations des centres nerveux avec manie, imbécillité ou démence, épilepsie ou paralysie. Processus inflammatoires, désordres nutritifs ou plastiques, transformations régressives de tissus : voilà ce qu'on trouve au fond de la plupart de ces états morbides, lesquels ne nous intéressent ici que d'une manière indirecte.

Les lésions cadavériques observées chez les sujets qui succombent aux accidents de l'alcoolisme aigu sont les suivantes : rougeurs, ecchymoses, rarement infiltrations purulentes des parois stomacales; congestion rénale, réplétion générale du système vasculaire sanguin des centres nerveux, ainsi que des principaux troncs veineux aboutissant au cœur; hypérémie avec coloration rouge intense des poumons (Devergie et Gasté); apoplexies pulmonaires et hémorrhagies méningées (Tardieu); rougeur des bronches, broncho-pneumonies (Gasté, Béranger-Féraud); cœur et gros vaisseaux remplis d'un sang noir, liquide, mélangé de petits caillots peu consistants et chargé de gouttelettes huileuses.

Ces altérations, auxquelles Roudanousky ajoute le changement moléculaire de la myéline des tubes nerveux, qui prend l'aspect de points brillants, ressemblent singulièrement à celles de l'asphyxie par des gaz irrespirables. L'analogie se poursuit dans les effets directs de l'Alcool sur le sang extrait de la veine ou bien en circulation dans l'animal vivant. La crête d'un coq empoisonné par l'Alcool devient bleuâtre, de rutilante qu'elle était auparavant (Bouchardat et Sandras), et si l'on verse de l'Esprit-de-vin dans le sang d'une saignée, on empêche la coagulation de ce dernier, qui devient aussitôt noirâtre et dont les globules laissent exosmoser leur matière colorante (Schultz, Monneret et Fleury). En rapprochant ces résultats des symptômes de l'ivresse confirmée et surtout de l'ivresse soporale, stupide ou comateuse, on est conduit à mettre de tels désordres fonctionnels sur le compte de l'anoxémie. L'abaissement de la température, dans les mêmes circonstances, variable depuis 1 degré (Perrin) jusqu'à 2°,5 et même ? 9°,5 (Aug. Duméril et Demarquay), viendrait confirmer cette manière de voir, qui trouverait un nouvel appui dans la diminution absolue et relative, eu égard à l'oxygène absorbé (Lehmann), de l'acide carbonique expiré pendant que les sujets sont influencés par l'Alcool (Prout, Bocker, Chambers, Ludg. Lallemand, M. Perrin et Duroy). Selon Vierordt, cet abaissement quantitatif du gaz carbonique durerait environ deux heures. Il se prolonge davantage, d'après les expériences de Perrin, qui l'a d'ailleurs constaté après l'ingestion de doses modérées de boissons spiritueuses, et au milieu de conditions physiologiques. J'essayerai plus loin de préciser davantage et d'interpréter cette particularité.

Par quel procédé l'Alcool arrive-t-il à produire des phénomènes asphyxiques ? A une époque où ce composé passait pour n'avoir d'autre rôle dans l'économie que celui d'un aliment respiratoire par excellence (Liebig, Duchek, etc.), Bouchardat crut pouvoir expliquer les entraves apportées à la respiration, en disant que l'Alcool, plus combustible, détourne l'oxygène à son profit et l'empêche de révivifier les globules sanguins. Mais cette substance ternaire est loin d'exercer sur l'oxygène une si puissante attraction, car il est démontré maintenant qu'elle s'exhale en nature par les principaux émonctoires, notamment par la respiration, où son odeur la fait aisément reconnaître.

On a constaté la présence de l'Alcool dans les gaz expirés (Bouchardat et Sandras, Ludg. Lallemand, M. Perrin et Duroy), dans la sérosité des ventricules cérébraux (Wepfer, Schrader, Ogston, Lallemand, Perrin et Duroy). Ces trois derniers observateurs admettent en outre qu'il s'échappe probablement en majeure partie par la peau et qu'il s'accumule plus encore dans le foie que dans le sang et le cerveau.

De l'ensemble de ces faits Lallemand, Perrin et Duroy n'ont pas hésité à conclure que l'Alcool ne subit *aucune oxydation* dans la circulation sanguine, opinion peu vraisemblable et qui ne pourrait être prouvée qu'à l'aide d'une équation parfaite, établie entre l'Alcool ingéré et l'Alcool retrouvé dans les sécrétions. Or, ces habiles expérimentateurs n'en n'ont jamais représenté que la moindre partie. De plus, Edm. Baudot, en France, et Hugo Schulinus, en Russie, ont démontré expérimentalement que loin de représenter toute la masse ingérée, l'Alcool éliminé en nature par les sécrétions n'en forme qu'une fraction assez faible, et que la combustion respiratoire en détruit une proportion beaucoup plus considérable. Sans aller si loin, on doit admettre avec Miaihe, Gallard, Legras, à la suite des anciens observateurs, que l'Alcool est oxydable dans la circulation. Quant à moi, je pense que la destruction en est d'autant plus complète, que la quantité absorbée est plus minime, et que l'Alcool ne passe en abondance au dehors, sans avoir subi d'altération, que lorsqu'il a été introduit à doses immodérées ou toxiques.

Le ralentissement de la combustion respiratoire et de la calorification n'est pas mieux démontré. Il est au contraire manifeste que le corps se réchauffe sous l'influence de doses hygiéniques de boissons spiritueuses, en même temps que l'énergie musculaire est accrue, ce qui éloigne l'idée d'une transmutation de forces et rend probable un accroissement de l'hématose. L'argument contradictoire tiré de la diminution de l'acide carbonique est loin d'avoir toute la valeur qu'on lui prête, premièrement parce que cette diminution est transitoire et ne dure pas au delà de deux heures (Vierordt), secondement parce qu'elle est peut-être due à une propriété signalée en chimie : à l'affinité plus grande du gaz carbonique pour l'Alcool, qui serait capable de le dissimuler et de le retenir dans la circulation (Gubler). Dans cette hypothèse, on expliquerait, en partie du moins, l'excitation produite par de faibles doses, et l'on se rendrait compte de la coloration noirâtre du cruor et des symptômes croissants d'anoxémie qui accompagnent l'alcoolisme aigu intense. En effet, d'une part les expériences de Brown-Séquard mettent en relief les phénomènes d'excitation qui suivent l'accumulation du gaz carbonique dans le sang, et, d'un autre côté, il est facile de comprendre que si l'acide carbonique ne pouvait plus être déplacé par l'oxygène, il rendrait impossible le conflit du gaz comburant avec les hématies ou les aliments respiratoires et déterminerait l'asphyxie progressive.

Avec des doses hygiéniques, cet accident n'est pas à craindre, parce que l'Alcool, réellement combustible dans la circulation (Liebig, Duchek, Bouchardat et Sandras, etc.), se transforme par degrés, et remet au fur et à mesure en liberté de nouvelles proportions d'acide carbonique préexistant.

On suppose que l'Alcool qui s'oxyde dans le sang passe successivement à l'état d'aldéhyde, puis d'acide acétique, et finalement d'acide carbonique; cependant le premier dérivé n'a pu être jusqu'ici retrouvé, et rien ne prouve que l'acide acétique ne reconnaît pas une tout autre origine. Mais puisque le gaz des marais est un produit de la décomposition spontanée des liquides organiques chez l'individu vivant (Gubler et Quevenne), pouvant expliquer, selon moi ces faits singuliers de combustion spontanée observés chez des buveurs de profession, il est permis de supposer que dans l'économie l'Alcool, subissant d'autres dédoublements, se transforme en hydrogène protocarboné, hydrogène et oxyde de carbone, avant d'atteindre le dernier terme de son oxydation. Il y aurait donc lieu de vérifier la présence de ces composés binaires et de l'hydrogène libre chez les sujets en état d'ivresse.

L'action de l'Alcool ne doit pas se borner aux globules sanguins. Pour se rendre un compte exact des phénomènes multiformes de l'empoisonnement par les liqueurs fermentées et distillées, il faut de toute nécessité faire intervenir une influence toxique, directe, sur le système nerveux. Sans être en mesure de préciser cette influence, on peut concevoir comment elle s'exerce, en tenant compte de l'affinité chimique du poison pour les principes immédiats qui entrent dans la composition de l'appareil sensitivo-moteur. L'Alcool imprègne sans doute les corps gras contenus dans les cellules et les tubes nerveux comme l'alizarine, la matière hémaphéique ou le pigment biliaire s'imbibent dans le périoste et les tissus fibreux. L'absence de l'albumine dans le fluide céphalo-rachidien favorise cette pénétration.

Il y a donc lieu de penser que l'Alcool parvenu dans le sein de la substance nerveuse devient pour elle un agent d'excitation ou de stupéfaction, suivant la dose, ou suivant la période de l'opération, puisque le collapsus succède toujours à l'excès d'activité.

Ces modifications apportées aux fonctions de l'organe sont-elles simplement l'effet d'une action de présence, ou bien le corps étranger a-t-il à subir, soit une oxydation, soit une autre altération chimique ; en d'autres termes, doit-il céder de la matière ou de la force ? Je pose la question sans pouvoir la résoudre, attendu que les faits sont incertains et les opinions contradictoires. Si l'on admet avec Lallemand, Perrin et Duroy que l'Alcool traverse inaltéré les voies d'absorption, la masse sanguine et les émonctoires, il faut reconnaître qu'il agit par son seul contact. Si, conformément à l'opinion ancienne, on croit qu'il passe par différents degrés d'oxydation pour aboutir à l'acide carbonique, ou si l'on m'accorde qu'il peut se dédoubler en ses éléments et en corps binaires, il est légitime de chercher dans un échange dynamique ou substantiel la condition causale des symptômes alcooliques. Or ces deux procédés pourraient bien se réaliser concurremment. Il est incontestable aujourd'hui qu'il s'élimine beaucoup plus d'Alcool en nature qu'on ne l'avait pensé ; il paraît également vrai que pendant ce temps-là, l'acide carbonique s'exhale en moindre quantité, mais il ne s'ensuit pas qu'une proportion plus ou moins forte du médicament ne puisse se brûler dans la circulation. Et quand on considère que les sujets adonnés aux boissons spiritueuses mangent peu, tout en déployant parfois une grande activité corporelle, il est difficile de ne pas admettre l'Alcool au nombre des aliments respiratoires, laissant évoluer de la force pendant leur propre destruction. En cette qualité, l'Alcool peut ralentir le travail de dénutrition. Fait-il mieux que le sucre ou les graisses ; jouit-il, comme *antidéperditeur*, de la spécialité d'action que semble lui attribuer Bocker ? Cette manière de voir, qui ne saurait être admise sans réserve, puisque, selon Perrin, l'excrétion de l'urée serait plutôt accrue, présente cependant un côté plausible ; seulement il faut aller au delà de l'énonciation pure et simple du fait et, si l'on parvient à établir rigoureusement que l'Alcool entretient à lui seul l'énergie fonctionnelle sans se métamorphoser ni s'amoindrir, il faudra en conclure de ces deux choses l'une : ou bien qu'il met en jeu des forces demeurées latentes dans l'économie, ce qui appellerait plus tard la réfection; ou bien que, sans rien perdre de ses attributs chimiques, il s'est cependant démuni, au profit de l'organisme, d'une somme considérable de force qu'il tenait en réserve, comme fait l'ozone atmosphérique. En ce cas, l'Alcool mériterait une place éminente dans cette classe d'agents thérapeutiques que je propose d'appeler *dynamophores*, à côté du Thé, du Café, de la Coca, de l'Oxygène allotropique, etc.

En définitive, l'Esprit-de-vin ingéré en petite quantité stimule vivement la muqueuse de l'estomac et les expansions périphériques de ses nerfs: *action topique*.

L'excitation transmise par les pneumogastriques (W. Marcet) aux centres nerveux, est répercutée de là sous forme de stimulation cardiaque et de relâchement des capillaires sanguins, avec accroissement de la caloricité : *action sympathique*.

Puis l'Alcool est absorbé et va stimuler directement les centres nerveux et les glandes sécrétoires, dont il exalte ou pervertit les fonctions. Mais s'il est introduit dans l'économie à dose massive, il donne lieu à des phénomènes d'anoxémie, de torpeur, d'anesthésie et de paralysie, parfois terminés par la mort : *action générale ou diffuse*.

SUBSTANCES SYNERGIQUES, AUXILIAIRES. — Les liqueurs fermentées qui doivent à l'Alcool leur principale efficacité se comportent naturellement de même, à l'intensité près. Les stimulants diffusibles, notamment les essences et les principes aromatiques des vins connus sous le nom d'*Éthers œnanthiques*, sont aptes à produire les effets de la période d'excitation de l'alcoolisme aigu. Ces mêmes agents, y compris l'Ammoniaque, poussent à la diaphorèse. L'acide carbonique et le protoxyde d'azote déterminent une ébriété passagère. Les substances fortement hydrocarburées, telles que l'Éther, le Chloroforme, l'Amylène, possèdent à un plus haut degré que l'Esprit-de-vin les propriétés anesthésiques. Enfin l'Opium est synergique de l'Alcool, au point de vue de l'action congestionnante et des propriétés hypnotiques. La chaleur est aussi un excellent auxiliaire pour l'Alcool dans la plupart des cas.

SUBSTANCES ANTAGONISTES, INCOMPATIBLES. — ANTIDOTES, CONTRE-POISONS. — Les réfrigérants de toutes sortes, les astringents, les tonique vaso-moteurs, tels que la Quinine, la Belladone, la Digitale, contrarient les effets de l'Alcool. Il vaut mieux par conséquent ne pas les administre concurremment dans un but thérapeutique.

L'Ammoniaque, qui est un stimulant diffusible, passe néanmoins à bon droit pour dissiper les fumées du vin dans la période d'ivresse stupide ou comateuse. Peut-être parvient-elle, en qualité de gaz éminemment soluble, à déplacer les vapeurs spiritueuses et à déterminer leur expulsion, opération probablement facilitée par les modifications que l'Ammoniaque imprime aux globules sanguins dont elle détermine aisément la dissolution. Elle réussit mieux encore, je pense, à réveiller le système nerveux quand celui-ci est plongé dans la torpeur alcoolique. Mais si la congestion sanguine est très-intense, le sulfate de quinine et les préparations de digitale trouvent aussi leur emploi rationnel, même dans l'intoxication aiguë.

Usages. — A l'extérieur, l'Alcool est employé comme *réfrigérant*, ajouté à l'eau froide, pour lotions et ablutions, instantanées ou prolongées, selon qu'on se propose d'exciter une réaction locale ou d'amener l'abaissement progressif de la température et le resserrement soutenu des capillaires sanguins, comme dans les brûlures au premier degré (Valœus), les contusions, l'érysipèle (Lanzoni, Harris, James). On s'en sert à haute dose, comme *stimulant* ou *irritant*, pour faciliter la résolution des épanchements et des engorgements froids : ainsi, dans les entorses, les ecchymoses, les foyers sanguins traumatiques, les hypertrophies mammaires (Brodie, etc.); les tumeurs synoviales du poignet, etc. (Houzelot, Nélaton); à doses faibles, comme *astringent*, pour bassiner les surfaces excoriées, phlogosées, saignantes ou suppurantes, et dans les mêmes cas, à titre de *tonique*.

Il réussit contre les ophthalmies catarrhales, contre les angines et les stomatites subinflammatoires, pultacées, couenneuses ou gangréneuses, ainsi que contre les ulcères de mauvaise nature, grisâtres et mollasses, saignants et fongueux, atteints de diphthérie ou de pourriture d'hôpital.

De tout temps, depuis sa découverte, l'Alcool a servi pour le pansement des plaies même récentes (Arn. de Villeneuve, Guy de Chauliac, Ambroise Paré, Lapeyronie, Larrey, etc.). Mais Batailhé et Guillet ont remis en honneur cette méthode qui favorise la réunion par première intention, diminue la suppuration et modère les bourgeons charnus, prévient la fétidité et garantit contre les infections putride et purulente (Nélaton, Chédevergne, Gaulejac, etc.).

L'Alcool plus ou moins dilué sert en *injections* pour la cure radicale de l'hydrocèle (Laugier, Dupierris, Ad. Richard). Jobert (de Lamballe) a introduit avec succès de l'eau alcoolisée dans le péritoine pour guérir une ascite. Enfin, on emploie quelquefois l'Alcool concentré, soit pour cautériser un nerf dentaire douloureux, ou pour arrêter une hémorrhagie de l'alvéole et dans quelques cas analogues; soit pour détruire les parasites végétaux ou animaux dans les affections cutanées.

L'Alcool échauffé et réduit en vapeur sert à stimuler la périphérie cutanée et à provoquer la fluxion sanguine et la sudation dans le but de guérir les névralgies et les rhumatismes, ou les engorgements chroniques froids, de dissiper l'anasarque des extrémités.

A l'intérieur l'Alcool remplit aussi de nombreuses indications.

Comme *stimulant diffusible* et *sudorifique*, l'Alcool est utile dans les états d'atonie, de langueur et d'épuisement. Par la fièvre qu'il excite, il s'oppose à l'absorption des miasmes, des liquides septiques ou venimeux, principalement à la résorption purulente ou putride, en même temps qu'il favorise l'issue des principes morbigènes par la transpiration, l'exhalation pulmonaire et même par les urines. Il est fréquemment usité dans les affections *à frigore*, dans la période de dépression ou de concentration. Il rend les mêmes services à l'approche de accès de fièvre intermittente ou même pendant le stade de froid, et devient ainsi un auxiliaire des antipériodiques proprement dits, qu'il pourrait même suppléer dans quelques cas. Pour réussir, il faut employer des doses enivrantes (Lanzoni, Albrecht, J. Guyot, Leriche, Hérard, etc.). L'ivresse alcoolique semble avoir été favorable dans un certain nombre de cas de tétanos (Hippocrate, Baldwin, Hutchinson, Collis, Wilmott, etc.) et de morsures de serpents venimeux (Paterson, de la Gironnière, War, etc.). On a conseillé l'Alcool dans l'empoisonnement arsenical (Rognetta, Larue), mais il rendrait des services dans tous les empoisonnements caractérisés par le collapsus et l'algidité, ainsi que dans toutes les affections spécifiques ou autres qui donnent lieu aux mêmes symptômes : de ce nombre sont la péritonite par étranglement herniaire ou par perforation intestinale, la péritonite puerpérale, la dysenterie grave, le choléra nostras ou de cause banale, le choléra indien ou de nature épidémique. Dans cette dernière maladie où ils sont d'un usage vulgaire depuis les recommandations de Magendie, les spiritueux associés à l'opium font merveille au début, quand la réfrigération et la teinte cyanique ne sont pas encore très-prononcées; ils sont moins efficaces plus tard et deviennent impuissants lorsque l'algidité est extrême, ou nuisibles dès que la réaction se prononce (Gubler).

Comme *hypnotique*, l'Alcool est appelé à rendre des services chez les anémiques et chez les sujets pâles et froids dont les vaisseaux capillaires sont fortement et continuellement rétractés. En stimulant l'estomac à titre d'irritant et de substance alimentaire, il contribue parfois plus efficacement que l'opium à déterminer la congestion des centres nerveux, qui est la condition anatomique du sommeil.

Bien qu'il soit réellement *anesthésique,* l'Alcool ne constitue pas un moyen pratique de produire l'insensibilité, car il faudrait en pousser l'action jusqu'à la stupeur et au coma, ce qui serait long à produire et d'un effet incertain. Néanmoins on a proposé l'ivresse pour faciliter la réduction des luxations.

En qualité d'*hémostatique interne*, l'Alcool a trouvé son utilité dans plusieurs circonstances où les astringents, le froid, les cinétiques et les différents procédés connus d'arrêter les hémorrhagies avaient échoué et laissaient la vie en péril. On l'a spécialement administré contre les métrorrhagies puerpérales (Ingleby, Campbell, Maximin Legrand, Debout, Pajot), ou provoquées par des corps fibreux (Béhier). Je l'ai employé avec succès dans l'hémoptysie, et Faure a obtenu la guérison d'un *purpura hæmorrhagica* en plongeant le malade dans un état d'ivresse permanente. Cette application complétement empirique et en apparence paradoxale, puisque la dilatation des vaisseaux et l'accroissement d'énergie cardiaque sont des circonstances reconnues favorables aux ruptures des capillaires et aux écoulements sanguins, cette application, dis-je, peut néanmoins se justifier aux yeux de la science par les considérations suivantes. Dans certains cas, l'issue du sang hors de ses canaux est facilitée, non-seulement par ses qualités aplastiques, mais aussi par son défaut d'adhésion aux parois vasculaires. Or ces conditions, en rapport avec un état de pâleur et de réfrigération des tissus, peuvent changer d'un instant à l'autre sous l'influence d'agents capables de produire, soit un mouvement fébrile, soit une légère fluxion irritative locale. Parmi ceux qui sont sujets à des épistaxis nasales, quelques-uns ont pu observer que le *stillicidium* est annoncé par une sensation de fraîcheur et de retrait de la muqueuse, tandis que le retour de la chaleur dans l'intérieur des narines et du gonflement normal de la membrane vasculaire qui les tapisse coïncide avec la fin de l'hémorrhagie. Il en est de même pour l'utérus, dont la surface interne laisse parfois exhaler du sang quand elle est le siége d'une simple hypérémie passive, mais non plus lorsque survient une légère phlogose. Dès lors on comprend que la tendance hémorrhagique pourra être contrariée par l'emploi de moyens pouvant exciter la fièvre ou déterminer une irritation locale, d'où résulte un accroissement de la plasticité sanguine et une adhésion plus grande des globules aux parois des vaisseaux, peut-être même une moindre friabilité de ces parois. Joignez à cela l'excitation des fibres musculaires de la vie organique résultant de la présence de l'Alcool dans le sang, et de celle d'une plus forte proportion de gaz carbonique qui s'y trouve retenue, et vous aurez, à mon avis, l'explication des propriétés exceptionnellement hémostatiques des alcooliques, de l'opium et des stimulants diffusibles, dont l'indication n'existe en conséquence que dans la diathèse bémorrhagique et les hémorrhagies primitivement ou secondairement passives, accompagnées d'anémie locale et générale, avec diminution de la caloricité et des autres phénomènes d'éréthisme vasculaire, mais dont l'opportunité se manifeste surtout quand de telles hémorrhagies ont pour siége des organes richement doués de fibres contractiles de la vie organique.

Les alcooliques ont reçu dans ces derniers temps des applications bien autrement importantes, et jusqu'ici contestées, dans la grande classe des maladies inflammatoires et fébriles. R. Bentley Todd, suivi par Anstie, Brinton et nombre d'autres praticiens distingués, en a fait la base du traitement ordinaire de ces affections, par ces motifs que la maladie guérissant par une évolution naturelle et nullement par l'influence directe d'un agent thérapeutique quelconque, le rôle du médecin doit se borner à soutenir les forces assez longtemps pour que l'organisme se débarrasse et de la matière morbifique et des lésions qu'elle a pu engendrer. Il semble, d'après cela, que le célèbre promoteur de la doctrine nouvelle réduise à une question d'hygiène le traitement de la plupart des maladies aiguës et supprime d'un seul coup la médication proprement dite. Il n'en est rien cependant. L'Alcool n'est pas seulement, aux yeux de Todd, un aliment préférable à la viande crue de Bennett, parce qu'il pénètre plus aisément dans l'économie, et que, tout en fournissant un combustible à l'hématose, il exerce sur le système nerveux une action stimulante favorable au maintien des forces vitales; c'est aussi un véritable médicament capable de calmer le système nerveux, d'abaisser le pouls et la température, de procurer un sommeil paisible, et de conjurer le délire ou de le dissiper, s'il existe.

En Angleterre même, les idées de Todd ont rencontré de nombreux opposants (Marcet, Edward Smith, Tweedie, Gairdner, Murchison). Parmi nous, ceux qui les ont adoptées en grande partie (Béhier, Legras, Gingeot, etc.) ne vont cependant pas jusqu'à vouloir que l'Alcool devienne l'unique moyen de traitement des phlegmasies et des pyrexies ; maisil est facile de voir que plusieurs inclinent à lui accorder trop d'importance, bien que les faits cités à l'appui soient loin d'avoir tous une valeur probatoire.

Assurément l'Alcool peut donner tous les résultats signalés par Bentley Todd, mais non pas indifféremment, il s'en faut bien, dans tous les cas de phlegmasies ou de fièvres contre lesquelles on le croit un remède souverain : l'administrer aveuglément dans toutes les maladies aiguës, c'est s'exposer à une foule de mécomptes.

L'Alcool, en effet, ne peut que nuire dans la fièvre inflammatoire franche et intense, caractérisée non-seulement par l'accélération du pouls et l'exaltation de la température, mais encore par l'excès de la combustion respiratoire, la dénutrition rapide et l'extrême abondance de l'urée et des produits de la dénutrition dans la sécrétion rénale. Dans cette espèce de fièvre, le malade recherche le froid, repousse le vin et les aliments ; il n'a d'appétence que pour les boissons aqueuses, acidules, rafraîchissantes, et parfois il n'accepte que de l'eau pure. On doit obéir à son instinct. Mais il existe une autre espèce de fièvre que j'ai le premier décrite, dans laquelle on brûle peu, malgré l'élévation de la température, parce que la majeure partie de la force mise en jeu par la combinaison de l'oxygène avec le sang évolue sous forme de chaleur sans se fixer dans la substance musculaire ou nerveuse. L'urine contient peu d'urée, dernier terme de la combustion des substances albuminoïdes, mais elle renferme une proportion hypernormale d'acide urique et de matière grasse, et de plus beaucoup d'albuminose, de l'albumine proprement dite et de la matière colorante bleue : substances à peine oxydées ou tout à fait incomburées. Dans cette forme qui se résume en ces deux mots : perversion fonctionnelle, et qui tend à l'adynamie, les alcooliques peuvent rendre des services considérables, soit en apportant un aliment respiratoire et ralentissant la dénutrition, soit en rendant agissantes des forces radicales à l'état latent, soit en cédant à chaque instant au système nerveux la force qui lui manque.

Ainsi les alcooliques sont inutiles ou dangereux dans la vigueur du rhumatisme articulaire aigu, surtout lorsqu'il est compliqué de phlegmasies viscérales, dans l'angine tonsillaire phlegmoneuse et très-fébrile, dans la fièvre péripneumonique intense, dans la période d'éruption de la scarlatine et de la variole franches, et dans quelques cas analogues. Ils conviennent au contraire, de même que l'opium, dans le rhumatisme subaigu se passant presque à froid ; dans les angines malignes, principalement quand elles sont peu fébriles ; dans le décours de certaines pneumonies qui traînent en longueur ou dans les pneumonies à forme typhoïde, dans la dothiénentérie rappelant la fièvre lente nerveuse d'Huxham, ou bien accompagnée d'une profonde adynamie ; dans certaines scarlatines anomales; dans certaines varioles hémorrhagiques ou dont l'éruption avorte par défaut de stimulation, et ainsi de suite. Monneret, Béhier et Stokes prescrivent le vin à doses assez généreuses dans l'adynamie typhoïde. Cette pratique, qui est aussi la mienne, tend à se répandre de plus en plus.

De même les spiritueux sont redoutables dans la méningite, la périencéphalite diffuse, et généralement dans les phlegmasies des centres nerveux ainsi que dans le délire qui en est une manifestation; mais, en revanche, ils font merveille contre les anémies et les asthénies cérébrales et contre le délire, reconnaissant des conditions semblables dans le cours des maladies aiguës. Le délire nerveux des fièvres graves et celui qui succède aux grandes opérations sont également justiciables de l'Alcool. Seulement, comme les pyrexies telles que l'érysipèle, la fièvre typhoïde, etc., se compliquent des deux sortes de délire, il est nécessaire avant d'agir de chercher à quelle espèce morbide on a affaire. Si le visage est enluminé, la tête brûlante, si les pupilles sont étroites et les yeux injectés, il est probable que c'est un délire symptomatique d'une hypérémie ou d'une phlogose cérébrale, et auquel convient le traitement antiphlogistique. C'est au contraire un délire dit nerveux, si les yeux et le visage sont pâles et frais, si les pupilles sont moyennes ou un peu grandes; dans ce cas les alcooliques sont indiqués. Dans le doute on devra encore y recourir de préférence, en procédant avec réserve et par tâtonnement, à l'aide de petites doses répétées.

Les boissons spiritueuses sont éminemment utiles au début des maladies *à frigore*, lorsqu'il n'existe encore que de la courbature, du malaise, de l'impressionnabilité pour le froid et des frissonnements légers alternant avec des chaleurs fugaces. Dans cette période de concentration, semblable au premier stade d'un accès de fièvre intermittente, l'Alcool incorporé dans un breuvage chaud excite la circulation et la calorification et provoque une diaphorèse salutaire. On peut quelquefois faire avorter de la sorte une phlegmasie thoracique grave; en tout cas, le moyen, qui est d'un usage populaire, est généralement utile, parce qu'il favorise le mouvement d'expansion indispensable à l'évolution régulière des phénomènes morbides et qu'il accélère ainsi la terminaison du mal.

Depuis longtemps les médecins de la Grande-Bretagne soumettent les phthisiques à l'usage de doses considérables d'Eau-de-vie; les avantages qu'ils en ont retirés dans les cas de phthisie torpide ne justifient pas l'emploi abusif qui se fait de ce stimulant dans toutes les formes quelconques de cette cruelle affection. Le professeur Fuster (de Montpellier) préconise contre la tuberculose pulmonaire la combinaison du régime de la viande crue avec le traitement alcoolique.

L'Eau-de-vie arrête assez souvent les vomissements des tuberculeux (Tripier) et parfois ceux des femmes enceintes (Lanzoni, etc.). Elle calme certaines entéralgies ou coliques nerveuses et certaines gastralgies de formes spasmodique ou crampoïde (Gubler).

Enfin, Hyde Salter déclare que le Gin et le Whisky à hautes doses et pris dans un peu d'eau très-chaude, suspendent absolument les accès d'asthme. Il est probable que ce moyen, de même que l'iodure de potassium, réussit spécialement contre les névroses respiratoires asthéniques.

MODES D'ADMINISTRATION ET DOSES. — L'Alcool s'emploie à l'extérieur sous forme de *lotions*, de *fomentations*, d'*injections* et d'applications topiques dans des pièces de pansement. On se sert d'Alcool tantôt à 40° Cartier (95° centésimaux), tantôt à 33° Cartier (85° centésimaux), et sous des états de plus grande dilution. Un pinceau chargé d'Alcool à 40° peut servir à toucher des plaies empoisonnées ou ichoreuses, putrilagineuses, affectées de gangrène, de pourriture d'hôpital, de diphthérie infectieuse. Moins concentré l'Alcool sert à stimuler les plaies atones ou qu'on veut pousser à une cicatrisation rapide; il suffit également à échauffer la peau au niveau des régions qui sont le siége d'un engorgement chronique ou d'un épanchement séreux. Des fomentations alcooliques sur le scrotum ont pu guérir l'hydrocèle (Pleindoux).

Cette même affection est plus souvent traitée par la méthode des injections. Ad. Richard introduit dans la tunique vaginale seulement 5 grammes d'Alcool froid à 36° Baumé. On a injecté aussi de l'Alcool fort dans les narines et dans l'utérus, pour arrêter les hémorrhagies. Dans le péritoine, Jobert (de Lamballe) n'a porté que de l'eau alcoolisée.

Une mixture d'Alcool à 33°, 200 grammes, avec 100 grammes d'eau, peut être employée en *collutoire* contre les stomatites ulcéro-membraneuses et scorbutiques, en *gargarisme* contre les angines malignes accompagnées de diphthérie, de sphacèle ou de putrilage. On prépare encore des *lavements* de vin, d'Alcool dilué, ou mixtes : 2 parties de Vin et 1 partie d'Eau-de-vie (Debout), contre les métrorrhagies.

Les *fumigations alcooliques* se font avec de la vapeur se dégageant par la chaleur d'une masse d'Alcool en ébullition et amenée par un tube dans une boîte où le sujet se trouve enfermé jusqu'au cou, ou bien sous les couvertures du lit dans lequel il couche. Quelquefois on se contente de faire arriver au contact du corps les produits gazeux de la combustion d'une lampe à Alcool.

A l'intérieur, on ne pourrait donner l'Alcool pur qu'en très-petite quantité à la fois, dans un cas d'urgence, pour dissiper une syncope ou conjurer une attaque d'apoplexie. C'est habituellement l'Alcool affaibli, de 16° à 22° Cartier, ou Eau-de-vie dont on fait usage. On en fait prendre comme stimulant diffusible et inébriant de 50 à 200 grammes par jour, à doses fractionnées.

Todd administre toutes les heures, toutes les deux heures, ou à des intervalles plus longs, une cuillerée à thé ou une cuillerée à soupe d'Eau-de-vie étendue d'eau. Béhier assigne au liquide médicamenteux une composition plus précise, savoir : 80 à 120 grammes ou même 150, 200 et 300 grammes d'Eau-de-vie ordinaire à 20° Baumé ou 56° Gay-Lussac, additionnée de 80 à 100 grammes d'eau édulcorée.

La formule suivante me paraît donner une potion suffisamment énergique, d'un goût agréable ou du moins tolérable pour la plupart des malades; elle a de plus l'avantage d'être facile à retenir.

POTION ALCOOLIQUE ou ILLICO (Gubler).

| | |
|---|---|
| Alcool rectifié à 85° Gay-Lussac (33° Cartier). . . . . . . | 50 gram. |
| Eau de fontaine. . . . . . . . . . . . . . . . . . . | 50 |
| Sirop simple. . . . . . . . . . . . . . . . . . . . | 30 |

A prendre par cuillerée à une, deux ou trois heures de distance.

La dose quotidienne d'Alcool doit quelquefois être doublée; en ce cas il convient de doubler auss ila quantité d'eau qui sert à l'affaiblir.

La méthode des *inhalations* serait applicable à l'Alcool aussi bien qu'aux autres substances volatiles. On se grise en respirant des vapeurs spiritueuses. Ce serait même le meilleur moyen d'obtenir des phénomènes toxiques, pourvu que l'air atmosphérique fît presque entièrement défaut. En conséquence, si l'on avait intérêt à produire l'ivresse et l'insensibilité alcooliques, on pourrait soumettre les sujets aux émanations d'Alcool absolu à l'aide d'un appareil approprié.

En pharmacie, l'Alcool sert de véhicule à un grand nombre de principes actifs dans les préparations connues sous les noms d'*esprits*, d'*alcoolés*, d'*alcoolatures* et de *teintures alcooliques*, de même que dans les *vins médicinaux*. Sous ces formes il se prend d'ordinaire en trop petite quantité pour acquérir une importance physiologique ou thérapeutique. C'est ainsi que dans la teinture alcoolique de digitale, l'action stimulante du dissolvant est insignifiante en comparaison des effets toniques et sédatifs du principe immédiat.

**ÉTHER SULFURIQUE,** *Æther sulfuricus.*

Angl. *Sulphuric Ether.* — All. *Schwefeläther, Naphta Vitrioli.*

L'*Éther sulfurique*, *Éther hydratique* (Chevreul), ou *Oxyde d'Éthyle* ($C^4H^9O$), est un liquide d'une extrême fluidité, excessivement volatil, d'une odeur suave particulière, très-pénétrante et très-forte, d'un goût chaud et piquant. Il est éminemment inflammable, et sa vapeur répandue dans l'air atmosphérique constitue un mélange détonant. Exposé à l'air et à la lumière, l'Éther se transforme partiellement en eau et acide acétique. Celui des pharmacies renferme habituellement de l'eau et de l'alcool en proportion parfois considérable, quelquefois de l'huile de vin pesante et de l'acide sulfureux ou de l'acide sulfurique, quand il n'a pas été bien rectifié. Pour les usages médicaux et surtout pour obtenir l'anesthésie, il est indispensable de le purifier suivant le procédé d'Adrian et Regnauld.

L'Éther est soluble dans 9 parties d'eau et dans l'alcool en toutes proportions. Il dissout le brome et l'iode, un peu le soufre et le phosphore, trèsbien les huiles volatiles, assez bien la plupart des substances grasses et résineuses, quelques alcaloïdes végétaux, l'urée, le caoutchouc et le fulmicoton.

Mélangé avec le sang qui vient d'être extrait de la veine, il lui donne une couleur foncée avec la consistance de la gelée de groseille.

ACTION PHYSIOLOGIQUE. — Les effets locaux de l'Éther, comme ceux de l'alcool, varient suivant les conditions anatomiques de la région et la durée d'application.

Sur une muqueuse ou sur la peau excoriée, il donne lieu à une sensation de chaleur ou de cuisson suivie d'une obtusion ou d'une suppression de la sensibilité locale. Simpson et Nunneley ont obtenu l'anesthésie de la partie immergée, chez les animaux inférieurs pour qui la peau est un organe de respiration. Les nerfs périphériques dénudés et mis en contact avec l'agent anesthésique perdent leur sensibilité dans le point touché et au-dessus (Flourens, Serres, Longet). Sur la peau revêtue de sa couche protectrice, l'Éther ne donne, directement et par lui-même, qu'une modification insignifiante de la sensibilité; s'il est confiné, il produit une légère chaleur, mais ordinairement il ne donne lieu qu'à une impression de froid en rapport avec un abaissement plus ou moins considérable de la température. En activant l'évaporation à l'aide d'un courant d'air poussé par un éventail, un soufflet ou l'appareil de Guérard et en prolongeant suffisamment le contact, on fait pâlir et blanchir la peau (Follin et Leconte), et descendre progressivement la température de la région depuis 37°, ce qui est la normale, jusqu'à 15°, 10°, 0° et plus bas encore. Il en résulte alors une véritable congélation, parfois suivie d'une eschare assez étendue (Lawson, de Middlesex). Avant même d'atteindre le degré de la gélivure, les parties soumises à la réfrigération par l'Éther perdent leur sensibilité aussi bien qu'à la suite de l'action du froid tellurique ou atmosphérique ou d'un mélange réfrigérant. L'anesthésie locale obtenue de la sorte peut être absolue.

Quelques gouttes d'Éther introduites dans les voies digestives occasionnent sur leur passage, avec les modifications spéciales du goût et de l'odorat, une forte impression de chaleur bientôt suivie, par propagation centripète et par action réflexe, d'un sentiment de roboration et d'excitation cérébrale aussi prompt à se dissiper qu'à naître. Avec des doses fortes (Trousseau en a avalé 6 grammes d'un coup), les effets locaux s'exagèrent énormément, et l'on voit survenir, après une légère excitation sensorielle et quelques phénomènes d'ébriété fugace, des symptômes de torpeur mieux caractérisés et plus durables du côté des sens spéciaux et du toucher, ainsi que du côté de l'intelligence et de la motricité. Tout cela s'évanouit au bout d'une heure et fait place (Trousseau et Pidoux) à un grand bien-être, à une réfocillation fort salutaire et à un appétit extraordinaire. La circulation centrale, la caloricité et la sécrétion urinaire ne paraissent pas notablement influencées (Schwilgué, Trousseau et Pidoux). Le faible étourdissement déterminé par l'Éther ingéré dans l'estomac se transforme en stupéfaction nerveuse, profonde, lorsque cette substance volatile pénètre dans la circulation par les voies respiratoires.

Topiquement, la vapeur d'Éther produit sur la muqueuse bucco-pharyngienne, ainsi que sur celle des canaux aériens et sur les vésicules pulmonaires, des phénomènes d'excitation consistant en picotements, chaleur, angoisse et toux, lesquels provoquent de l'agitation et des efforts désordonnés pour éloigner l'appareil et se soustraire à l'influence de l'agent thérapeutique. Bientôt ces phénomènes d'excitation font place à des symptômes d'engourdissement et d'anesthésie véritable dans les mêmes régions : la tolérance s'établit, les inspirations deviennent plus faciles et de plus en plus profondes. Alors une douce chaleur se répand dans tout le corps; il existe des frisonnements nerveux, des fourmillements et une légère exaltation de la sensibilité. Puis il arrive de ces deux choses l'une : ou bien une sorte de bien-être succède à l'état précédent de malaise et d'anxiété, la figure prend un air étonné ou béat; ou bien une vive excitation s'empare du sujet, qui délire, profère des paroles incohérentes et se débat violemment pour échapper aux mains qui l'étreignent.

Cependant la respiration introduisant toujours de nouvelles quantités d'Éther, la pensée s'éteint et ses manifestations se taisent; les traits du visage s'affaissent et la physionomie exprime l'hébétude ou l'ivresse; la vue s'obscurcit, les pupilles se dilatent; les yeux, convulsés en haut, se cachent sous les paupières tombantes, les muscles volontaires sont dans un complet relâchement. A un degré plus avancé, le collapsus atteint les muscles de la vie organique; la respiration est lente, profonde et stertoreuse; le pouls, ordinairement accéléré au début, se ralentit à son tour, cependant il est parfois lent dès l'abord, ou bien il demeure rapide tant que dure l'opération. En même temps que ces phénomènes se manifestent, la sensibilité tactile s'émousse et finit par se perdre à ce point qu'on peut tirer, pincer, piquer et couper la peau, ainsi que les tissus sous-jacents, sans exciter la moindre douleur chez le sujet, qui paraît plongé dans un sommeil comateux.

Six ou huit minutes d'aspiration suffisent ordinairement à produire ce résultat. Vient-on à suspendre les inhalations éthérées, les symptômes restent un moment stationnaires, puis le réveil a lieu par degrés, et le patient, parcourant en sens inverse les phases de l'intoxication, retombe dans un délire souvent gai, quelquefois mélancolique, accompagné ou non de mouvements désordonnés. Au bout d'un temps variable de cinq ou six minutes à un quart d'heure, les sujets ont repris l'usage de leurs sens et de leur intelligence, et semblent revenus à l'état normal.

Telle est la marche et telles sont les apparences habituelles de l'*Éthérisme aigu*, dans lequel il faut par conséquent distinguer plusieurs phases : 1° la période infiniment courte de la *stimulation topique* des voies respiratoires, suivie de la sédation des mêmes organes ; 2° celle de l'*excitation générale* consécutive à l'absorption; 3° la période de *stupéfaction* de l'ensemble des propriétés sensitives et motrices appartenant à la vie de relation; 4° enfin celle de *torpeur* des fonctions de la vie végétative, avec abaissement de la calorification et de l'hématose, extinction des mouvements respiratoires et paralysie du cœur. En

négligeant la première, qui est sans importance, on aurait les trois périodes
suivantes : *ébriété, stupeur, collapsus.* Bouisson confond en une seule les
trois premières phases et n'en reconnaît que deux en tout, tandis que Snow
en admet cinq. Jobert (de Lamballe) et Blandin divisent l'éthérisme (et non
l'éthérisation, qui est le procédé thérapeutique) en trois périodes seulement :
1° période d'exaltation de la sensibilité et des phénomènes psychologiques qui
en dépendent ; 2° affaiblissement de la faculté de sentir ; 3° abolition du mouvement. Ces deux dernières correspondant à notre seconde division, caractérisée par le mot stupeur.

Au point de vue physiologique pur, Longet partage l'éthérisme en quatre
périodes, selon qu'il atteint les lobes cérébraux et le cervelet, la protubérance
annulaire, la moelle épinière, ou le bulbe rachidien. A la lésion du cerveau et
du cervelet se rattachent les troubles de l'intelligence, et ceux de l'équilibre du
mouvement ; à celle de la protubérance annulaire, la perte du sentiment et du
mouvement volontaire ; à celle du cordon rachidien, les mouvements réflexes ;
enfin la lésion de la moelle allongée explique la cessation des mouvements
respiratoires et l'extinction de la vie (Serres, Flourens, Longet). Toutefois
les modifications des expansions périphériques du système nerveux et peut-être
des muscles eux-mêmes contribuent sans doute aux manifestations symptomatiques. Il en doit être de même des lésions du sang, car de telles lésions
existent nécessairement à la suite de l'éthérisation.

On n'est cependant pas d'accord sur leur nature. Tantôt le sang artériel a
a été trouvé noirâtre et comme veineux (Amussat, Flourens) ; tantôt au
contraire il a conservé sa couleur normale, et le sang veineux lui-même est devenu d'un rouge plus vif et plus clair (Renault). Ces deux aspects exprimant
deux altérations différentes peuvent, je crois, se montrer tour à tour, suivant les
conditions diverses de l'opération : le premier caractérise l'asphyxie proprement
dite ou la privation d'oxygène, et doit apparaître lorsque les sujets ont inhalé
de la vapeur d'Éther presque exempte d'air atmosphérique, ou que les mouvements respiratoires ont été dès l'abord fortement entravés, en même temps
que la circulation centrale ; le second indique l'absence de l'acide carbonique,
et se montre dans les cas d'inhalation mixte, quand le mécanisme de la respiration et de la circulation demeurant intact, l'Éther a pu chasser tout le
gaz carbonique résultant de la combustion respiratoire.

Il est démontré en effet que la proportion d'acide carbonique exhalé par la
surface pulmonaire pendant l'éthérisation peut s'élever du simple au double,
et presque au triple, par rapport à l'état normal (Ville et Blandin) ; ce que
Bouisson attribue avec d'autant plus de vraisemblance à un déplacement du
gaz carbonique par les courants de vapeur d'Éther, que la quantité d'acide carbonique exhalé ne tarde pas à diminuer quand l'éthérisation se prolonge dix à
douze minutes, si bien que les gaz expirés finissent par ne plus en offrir que
des traces.

Chez les sujets éthérisés, le sang exhale une odeur d'Éther très-prononcée, qui se retrouve probablement dans les différents tissus, et notamment dans les centres nerveux. Le lait s'en imprègne et les enfants refusent quelquefois le sein (Bouisson).

L'obstacle apporté à l'hématose par la présence d'une grande quantité d'Éther dans la circulation, et dont on a la preuve dans l'état du sang, se révèle également par l'abaissement de la température, qui tombe de $2^u,5$ à $3°$ après une éthérisation de trente à quarante-cinq minutes (A. Duméril et De-marquay).

En dehors des symptômes normaux exposés ci-dessus, l'éthérisme présente des accidents et des complications qu'il importe de connaître. Des vomissements surviennent dans un grand nombre de cas, de même que dans l'intoxication alcoolique. Quelquefois les inhalations d'Éther donnent lieu à une excitation cérébrale d'une violence inquiétante, ou bien à des convulsions fortes et pro-longées, ou encore à une anoxémie, à une stupeur profonde, à une dépression des actes organiques qui mettent la vie en danger. La mort peut même résul-ter de ces graves atteintes. Rarement elle arrive par le fait de l'asphyxie, parce que les opérateurs ont le soin de laisser un libre accès à l'air atmosphé-rique et de ne pas prolonger outre mesure les inhalations. Presque toujours la vie s'éteint dans un état syncopal, par une sorte de *sidération anesthésique* résultant de l'envahissement du bulbe, et de ce point central appelé nœud vital, par les effets stupéfiants de l'agent anesthésique. Le mot sidération ap-pliqué à cet ordre de faits ne saurait tenir lieu d'une explication, il exprime simplement l'instantanéité du résultat funeste, et ne veut pas dire autre chose que syncope, c'est-à-dire cessation d'action des nerfs respiratoires et cardia-ques issus de la moelle allongée. Ce qui fait la différence, eu égard à la syn-cope vulgaire par asthénie ou par raptus congestif, ce qui augmente le péril dans l'éthérisme et rend le retour à la vie presque impossible, c'est la lésion durable du tissu nerveux et la permanence de l'agent toxique dans l'économie. Néanmoins la science n'a enregistré qu'une soixantaine de cas de mort avec l'Éther : l'un est cité par Jobert (de Lamballe); un autre par Nunn, et le rapport de Gayet à la Société médicale de Lyon en mentionne sept, observés dans cette ville. En pareille occurrence, l'autopsie ne révèle pour ainsi dire aucune lésion caractéristique, si ce n'est l'état du sang, qui a été trouvé noir jusque dans le système artériel, ou parfois vermeil dans le système veineux. Cepen-dant Serres a soupçonné l'existence d'une altération de la structure intime du tissu nerveux dont Pappenheim et Good ont démontré la réalité par l'examen microscopique. Selon ces observateurs, la myéline commence par se détacher de la paroi du tube, puis elle se coagule et devient grumeuse.

Comme accidents secondaires à la suite des inhalations éthérées, on signale la bronchite, la pneumonie, la congestion et l'inflammation du cerveau.

SUBSTANCES SYNERGIQUES AUXILIAIRES. — En qualité d'excitant et d'anti-spasmodique, l'Éther sulfurique a pour congénères l'alcool et la nombreuse catégorie des stimulants diffusibles, ainsi que celle des antispasmodiques stimu-

ants ou proprement dits. Il sert lui-même d'auxiliaire à un grand nombre
de substances médicamenteuses appartenant à ces deux groupes, et parmi lesquelles il suffit de citer le musc et le castoréum. Comme réfrigérant, il se place
à côté des substances très-volatiles. Enfin, comme anesthésique, il appartient
au groupe des matières carburées binaires ou ternaires, volatiles ou gazeuses,
dans lesquelles le carbone est uni avec un ou deux des éléments : hydrogène,
chlore, iode et brome, azote ou oxygène. Quand le composé est ternaire, il
résulte de la combinaison d'un carbure d'hydrogène avec une petite proportion
d'un troisième élément (Nunneley, Ozanam). Les synergiques de l'Éther, au
point de vue de l'action anesthésiante, sont : le Chloroforme, l'Amylène,
l'Éther chlorhydrique et le Chlorure d'éthyle bichloré, les Éthers iodhydrique,
brombydrique, acétique, formique, cyanhydrique, le Formométhylal, les
Éthers nitreux et nitrique, l'Hydrure d'amyle, la Liqueur des Hollandais ou
Chlorure de gaz oléfiant, l'Éthylène perchloré, l'Aldéhyde, le Bisulfure de carbone, la Benzine, l'Acide carbonique, l'Oxyde de carbone, le Protoxyde
d'azote, l'Acétone, l'Esprit-de-bois ou Alcool méthylique, le Kérosolène, enfin
les Hydrogènes carbonés, et spécialement le Gaz de l'éclairage. La fumée provenant de la combustion de la poussière des *Lycoperdon*, ou Vesses-de-Loup,
doit probablement son action à la présence de l'oxyde de carbone, de l'acide
carbonique et de divers produits empyreumatiques.

SUBSTANCES ANTAGONISTES ET INCOMPATIBLES. — ANTIDOTES, CONTRE-
POISONS. — Les antagonistes de l'Éther sont, d'une part ceux des stimulants
diffusibles en général, c'est-à-dire les acidules, les rafraîchissants, les astringents, la quinine et les toniques vaso-moteurs; d'autre part, ce sont vraisemblablement les alcaloïdes des Strychnées, qui stimulent la sensibilité en même
temps que l'appareil locomoteur; la picrotoxine, qui s'en rapproche; l'ammoniaque et ses combinaisons avec les acides chlorhydrique, acétique et carbonique, dont l'efficacité contre l'ivresse alcoolique est bien établie; enfin les courants gazeux, non pas de gaz inertes, tels que l'azote et l'hydrogène, capables
seulement de chasser du sang et des tissus l'excès de vapeur d'Éther, mais ceux
des gaz vivifiants : protoxyde d'azote, air atmosphérique, oxygène pur, ordinaire ou allotropique.

USAGES. — A l'extérieur, l'Éther sulfurique s'emploie comme *réfrigérant* et
comme moyen de déterminer, soit un certain degré d'anémie locale et d'anesthésie dans les phlegmasies de l'encéphale, la céphalée, la migraine, l'inflammation érythémateuse ou érysipélateuse de la peau, la brûlure au premier ou au
second degré, les hémorrhagies nasales (Gintrac), ou celles qui ont lieu par les
piqûres de sangsues (Boisseuil); soit la contraction des organes musculeux situés
profondément, par exemple dans les engouements herniaires. On l'introduit
aussi comme *stupéfiant* dans les cavités tapissées par une muqueuse : la bouche et les alvéoles dentaires, le conduit auditif externe, pour calmer des douleurs névralgiques. D'ailleurs il est rationnellement indiqué dans les affections
douloureuses et spasmodiques qui ne s'accompagnent d'aucun signe d'éré-

thisme vasculaire. On lui a cru une efficacité réelle contre la surdité et, qui plus est, contre la surdi-mutité. Mais si l'Éther injecté dans le conduit auditif guérit la surdité, ce ne peut être qu'en qualité d'antispasmodique et de stupéfiant, ou bien de stimulant, à moins qu'il n'agisse comme dissolvant du cérumen. En conséquence, il ne saurait être utile que dans les paracousies nerveuses, ou bien dans celles qui dépendent de l'oblitération de l'oreille externe, mais nullement dans les cas où l'impossibilité d'entendre provient d'une lésion de la caisse du tympan ou de l'oreille interne.

A l'intérieur, on le prescrit comme *excitant local* dans la défaillance, la syncope, la congestion cérébrale; comme *anodyn* contre la gastralgie et particulièrement contre la crampe d'estomac, la colique flatulente, le mal de mer, l'hépatalgie simple ou compliquée de calculs biliaires. Par sa présence dans le tube digestif, il contribue aussi à faire périr les helminthes; à ce titre, il fait quelquefois partie d'une mixture *ténifuge*.

En qualité de *stimulant diffusible* et d'*antispasmodique*, l'Éther est journellement usité chez les sujets nerveux qui souffrent de perversion asthénique des actes sensoriaux et moteurs : ainsi chez les hystériques des deux sexes; chez les malades affectés d'asthme nerveux, de dyspnée symptomatique d'une lésion apportant un obstacle mécanique au jeu de la respiration. L'ébriété éthérique convient encore à ceux qui sont tombés dans l'adynamie et la torpeur. Trousseau et Pidoux se louent de l'usage de l'Éther pour exciter la réaction dans la période algide du choléra épidémique; ils pensent que ce médicament peut rendre d'immenses services dans les cas de métastase goutteuse, en conjurant la syncope ou l'apoplexie et faisant cesser le délire ou d'atroces cardialgies. Pinel recommande cet agent dans l'aménorrhée due au spasme utérin, chez les filles nerveuses, et Tissot contre les pollutions nocturnes provoquées par les égarements de l'imagination.

L'Éther comme l'Alcool peut servir à prévenir ou à dissiper les phénomènes du stade de froid des fièvres intermittentes (Desbois, de Rochefort; Challeton); son association au quinquina est particulièrement favorable dans les pernicieuses algides (Trousseau et Pidoux). Quant à l'utilité de l'Éther tant vantée par Durande, Sœmmering et Richter dans le traitement de l'affection calculeuse du foie, il faut sans doute la restreindre à l'action antispasmodique et stupéfiante que le remède exerce sur l'appareil biliaire, mécaniquement irrité.

Enfin, comme *anesthésique* et *stupéfiant*, l'Éther convient dans certaines formes de délire caractérisées par l'excitation intellectuelle, les actes désordonnés et la disposition au meurtre ou au suicide. En amenant le calme de l'esprit, le repos du corps, un sommeil paisible, il écarte momentanément tout danger pour le sujet et pour son entourage. Son action est également favorable dans les névralgies abirritatives, le tic douloureux, la toux spasmodique de la coqueluche, ainsi que dans les contractures, le tétanos, et, dit-on, dans l'hydrophobie.

L'Éther a été le premier agent employé dans le but d'obtenir l'anesthésie chirurgicale, par le dentiste américain Morton, à l'instigation de Jackson, qui en avait antérieurement découvert les remarquables propriétés. Quélques chirurgiens lui sont restés fidèles, mais la plupart d'entre eux accordent maintenant la préférence au Chloroforme (voy. ce mot) dans la pratique de la chirurgie et dans celle des accouchements.

MODES D'ADMINISTRATION ET DOSES. — L'Éther sulfurique s'emploie à l'extérieur et à l'intérieur de diverses manières : en applications topiques, affusions, injections, en potions, en capsules et en inhalations.

Pour obtenir la réfrigération, on le verse sur la surface à modifier, et l'on active l'évaporation en soufflant à l'aide de la bouche, d'un soufflet de foyer ou d'un appareil spécial. Pour calmer une douleur de dent ou d'oreille, on en imbibe une boulette d'ouate qu'on porte sur la gencive douloureuse ou dans l'intérieur du conduit auditif, selon le cas.

On se sert aussi quelquefois, pour insuffler l'Éther dans l'oreille, d'une petite poire de caoutchouc munie d'un ajutage et dont la cavité renferme une certaine quantité de la substance active. Il suffit de presser sur la sphère élastique pour lancer dans la cavité auriculaire un jet de vapeur éthérée, si le tube est très-étroit, ou de l'Éther liquide si le calibre en est plus large.

Pour exciter d'abord et calmer plus tard la muqueuse gastrique, on avale cinq ou six gouttes d'Éther imprégnant un morceau de sucre, ou mêlées, soit avec un peu d'eau sucrée, soit avec une infusion aromatique. Les Anglais en prennent bien davantage, puisque la dose ordinaire est d'une cuillerée à thé pouvant se répéter plusieurs fois à de courts intervalles. Ce mode d'ingestion est désagréable, à cause de l'extrême volatilité de l'Éther sulfurique qui se répand dans la bouche, les fosses nasales et le pharynx. Pour obvier à cet inconvénient, les médecins des États-Unis d'Amérique ont eu l'idée de rendre l'Éther parfaitement miscible aux liquides aqueux à l'aide du blanc de baleine, dont ils ajoutent 12 centigrammes environ à 4 grammes du principe volatil, ce qui a l'avantage de rendre en même temps ce dernier plus fixe.

Mais Clertan a réalisé un véritable progrès en incarcérant l'Éther sulfurique dans des capsules ou *perles*, dont chacune renferme environ quatre ou cinq gouttes de liquide. Ces perles, ingérées avec un peu d'eau fraîche, ne crèvent que dans l'estomac, épargnant ainsi le goût et l'odorat des malades.

Le *Sirop d'Éther* (Boullay) est une excellente préparation dans laquelle le sirop, 16 grammes, est sursaturé d'Éther, 4 grammes. Il se donne par cuillerées, chez les enfants, comme antispasmodique. On l'administre souvent en potion à la dose de 10 à 20 grammes.

La *Potion antispasmodique* du Codex, ayant pour véhicule les eaux distillées de tilleul et de fleur d'oranger, contient, avec 30 grammes de sirop de fleur d'oranger, 2 grammes d'Éther sulfurique. On y ajoute souvent 15 grammes de sirop d'Opium.

L'*Eau éthérée* (eau distillée, 8 parties; Éther sulfurique, 1 partie) se prend à la dose de 20 à 500 grammes par jour. On associe quelquefois l'Éther et l'alcool comme dans la *Liqueur d'Hoffmann* : Éther sulfurique à 56°, alcool à 33° Cartier, ââ 10 parties. Cette mixture se prend à la dose de 10 gouttes à 5 grammes.

Les inhalations d'Éther, vantées d'abord dans la pratique de l'anesthésie chirurgicale, sont maintenant abandonnées pour celles de Chloroforme par l'immense majorité, des praticiens, à cause de leur action plus lente, de la durée plus longue et de l'intensité plus grande des phénomènes d'excitation, enfin de la nécessité d'appareils spéciaux et compliqués pour amener la perte de la nsibilité. L'École de Lyon est à peu près la seule qui maintienne sa prédilection pour l'éthérisation proprement dite, en se fondant sur la possibilité d'obtenir l'anesthésie aussi complétement et aussi sûrement que par le Chloroforme et sur la complète innocuité du premier agent. Dans ces derniers temps elle a dû cependant reconnaître que plusieurs cas de mort devaient être mis à la charge de l'Éther ; mais il n'en reste pas moins démontré que les méfaits du Chloroforme sont incomparablement plus nombreux, et cela seul justifie la répugnance qu'il inspire à quelques personnes, tandis que la plupart des médecins lui accordent au contraire une préférence méritée pour sa rapidité d'action et la simplicité de ses procédés d'inhalation.

Pour donner l'anesthésie, l'Éther sulfurique exige l'emploi d'un appareil plus ou moins compliqué, analogue d'aspect et de construction avec ces pipes monumentales de l'Orient appelées *narghilehs*. Il se compose d'un réservoir, d'un tuyau très-long et d'une embouchure. Le réservoir contenant de l'Éther s'ouvre à l'extérieur par un orifice qui permet l'entrée de l'air, en sorte que la bouche, appliquée sur le pavillon comprimé par lequel se termine le tube, aspire un mélange de vapeur d'Éther et d'oxygène capable d'entretenir l'hématose. Une soupape quelquefois ajoutée dans l'intérieur du tuyau d'aspiration empêche les gaz expirés de s'introduire dans le réservoir.

La quantité d'Éther employé pour obtenir l'anesthésie chirurgicale est en moyenne de 20 à 30 grammes, la durée de l'opération de cinq à dix minutes.

On trouvera plus loin, à l'occasion du Chloroforme, l'énoncé des précautions à prendre pour éviter les accidents qui peuvent résulter de l'emploi des anesthésiques, ainsi que les indications et contre-indications de ces médicaments, et l'exposition de la tactique des inhalations, suivant les conditions physiologiques ou morbides dans lesquelles se trouve le sujet, et selon qu'on se propose d'arriver à une insensibilité absolue ou simplement à l'obtusion des sens, d'amener une anesthésie profonde et instantanée ou bien légère et prolongée, soit qu'il s'agisse d'une opération de peu de durée, ou bien au contraire du travail de la parturition.

**ÉTHER ACÉTIQUE,** *Ether aceticus.*
Angl. *Acetic Ether.* — All. *Essigäther.*
L'*Éther acétique* renferme les éléments de l'Éther sulfurique et de l'acide

acétique ($C^4H^5O,C^4H^3O^3$); son odeur agréable rappelle à la fois celle de ses deux composants; sa saveur, également plaisante, s'accompagne de chaleur vive ou de cuisson. Il se dissout dans 7 parties d'eau à la température ordinaire, et se mêle avec l'alcool et l'éther en toute proportion. L'acide sulfurique le résout en Éther et en acide acétique; les alcalis le transforment en acétate et alcool. Le vinaigre de vin de bonne qualité lui doit sa fragrance particulière.

L'action physiologique de l'Éther acétique est semblable à celle de l'Éther sulfurique et des autres composés de sa classe; elle est seulement moins rapide dans ses effets généraux et plus persistante, ce qui dépend sans doute de son point d'ébullition relativement élevé (74° centigrades). Cette moindre volatilité empêche l'Éther acétique de produire autant de réfrigération que l'éther sulfurique. Il est d'ailleurs plus doux, plus agréable, et pousse, dit-on, davantage à la diaphorèse.

Des expériences récentes établissent que l'Éther acétique employé par la méthode des inhalations altère peu la circulation et la respiration, amène les troubles de l'esprit et ceux de la marche, mais ne produit que difficilement une insensibilité fugitive. Le retour du sentiment est accompagné d'une singulière exaltation de la motricité (Chambert, Flourens, L. Figuier).

Les usages de l'Éther acétique sont assez bornés. Sédillot le recommande à la dose de 10 à 20 grammes en *frictions* sur les parties affectées de névralgie et de douleurs rhumatismales.

A l'intérieur, on l'administre en *potion* à la dose de 15 à 30 gouttes, comme antispasmodique et stimulant diffusible, dans la gastralgie, les vomissements spasmodiques, les fièvres dites nerveuses ou putrides, les affections asthéniques de l'estomac et du canal alimentaire (Sundelin). De son côté, Turnbull conseille ce moyen pour diminuer la sécrétion bronchique dans la bronchorrhée, la bronchite chronique et la tuberculose pulmonaire.

**CHLOROFORME**, *Chloroformum*.

Angl. *Chloroform, Chloroformyl*. — All. *Myrmylchlor*.

Le *Chloroforme*, *Éther bichlorique* de Soubeiran ou *Trichloride de formyle* ($C^2HCl^3$), possède une odeur suave et fragrante de pomme, avec un goût éthéré, chaud et piquant, puis frais et sucré. Sa densité est presque une fois et demie aussi forte que celle de l'eau. Il communique à ce menstrue son odeur et sa saveur, sans y être pratiquement soluble, puisque l'eau n'en prend qu'un demi-millième de son poids; mais l'alcool, dans lequel il se dissout facilement, ainsi que dans l'Éther, favorise beaucoup sa dissolution aqueuse. Le Chloroforme est bien soluble dans le bisulfure de carbone et l'essence de térébenthine. Il dissout le soufre, le phosphore et l'iode, les corps gras et résineux, et généralement les matières fortement carburées. C'est le meilleur dissolvant de la cholestérine et des calculs biliaires (Gobley), ainsi que du caoutchouc, qu'il abandonne ensuite par évaporation, en lui laissant toutes ses qualités. Exposé à l'air et à la lumière, le Chloroforme donne naissance à du chlore, à de l'acide chlorhydrique et à d'autres produits. Ce ne sont pas les seuls corps qui puissent l'altérer, il renferme souvent différentes huiles produites pendant sa fabrication à l'aide de l'alcool et des substances empyreumatiques, quand on se sert pour l'obtenir d'esprit pyroxylique ou Éther pyroligneux. Cette dernière sorte doit être rejetée de l'usage médical.

ACTION PHYSIOLOGIQUE. — L'action topique du Chloroforme est en grande partie fort différente de ses effets généraux. Appliqué sous forme liquide sur l'un des deux téguments, même sur la peau revêtue de son épiderme, ce composé détermine rapidement une sensation de chaleur ou de cuisson bientôt intolérable, accompagnée d'une vive rougeur, d'une fluxion inflammatoire, laquelle, si l'applicaation dure au delà d'une ou deux minutes, donne lieu à une vésication et même à une escharification plus ou moins profonde. Quand la quantité de Chloroforme est minime, ou que sa puissance caustique est mitigée par son mélange avec de l'eau, il se borne à produire la rubéfaction avec une vive sensation de chaleur; puis, si le contact se prolonge dans ces conditions d'atténuation, il en résulte un certain degré d'engourdissement de la sensibilité locale et d'apaisement de la douleur pathologique. Ces phénomènes d'irritation primitive et d'anesthésie secondaire, très-marqués à la périphérie du corps, le sont davantage du côté de la muqueuse gastrique.

En raison de sa volatilité moindre, le Chloroforme ne pourrait pas, comme l'Éther, amener l'anesthésie locale par le moyen de la réfrigération, quand bien même cet effet ne serait pas contrarié par l'irritation très-intense que ne manquerait pas d'exciter la présence en forte proportion d'un liquide éminemment caustique. Outre les effets locaux, immédiats et consécutifs, signalés tout à l'heure, le Chloroforme ingéré dans l'estomac donne lieu à des phénomènes sympathiques d'excitation généralisée semblables à ceux de l'Ether et de l'alcool, c'est-à-dire qu'il ranime instantanément la circulation et les forces.

Parvenu dans la circulation, après absorption par la muqueuse digestive, il produit d'abord des phénomènes de stimulation et d'ébriété comparables à ceux de la première période de l'alcoolisme ou de l'éthérisme ; ensuite des effets stupéfiants analogues à ceux de l'éthérisme avancé et dont nous allons retrouver l'ensemble décrit à l'occasion des inhalations de Chloroforme. On cite, par exemple (Jackson, de Sheffield), le cas d'un homme qui, ayant avalé environ 125 grammes de Chloroforme, put encore parcourir une distance considérable, après quoi il tomba dans le coma, avec les pupilles dilatées, la respiration stertoreuse, la peau froide, le pouls imperceptible et des convulsions générales; ce qui ne l'empêcha pas d'être revenu à la santé cinq jours après.

Aspiré par les voies aériennes, le Chloroforme provoque d'abord un peu de révolte dans les organes qu'il touche et qu'il irrite momentanément, moins toutefois que ne fait l'Éther. Cette impression désagréable, et qui cause de l'agitation chez les animaux, est bien tolérée par l'homme encore maître de sa volonté. Au reste, le picotement et le spasme se dissipent plus promptement encore qu'avec l'Ether; dès la seconde ou la troisième aspiration, la tolérance locale est établie. Ensuite une sensation de chaleur et de stimulation irradie de la poitrine vers les extrémités, bientôt suivie de bourdonnements et de sifflements d'oreilles, de frémissements vibratoires et d'engourdissement dans tout le corps, avec exhilaration; délire bruyant et gesticulatoire, perte du mouvement et du sentiment ainsi que de la conscience, le tout aboutissant à un sommeil plus ou moins profond, exempt ou agité de rêves et pouvant se transformer en coma. La respiration et la circulation, d'abord accélérées, se ralentissent à mesure que l'anesthésie se prononce. Le pouls, ralenti, s'affaiblit aussi progressivement; puis il devient irrégulier dans son rhythme et son intensité. Les sens, d'après Atkinson, s'oblitèrent successivement dans l'ordre suivant : le goût, l'olfaction, le toucher, la vue et l'ouïe. Il est manifeste que, pendant une grande partie de l'éthérisation, ce dernier sens, loin d'être émoussé, est exalté au contraire ; car si quelques notes d'une phrase musicale arrivent à l'oreille du sujet, celui-ci la complète en la sifflant ou la chantant d'une manière agréable et sans en fausser le ton ni la cadence.

Au résumé, nous trouvons dans le *chloroformisme* la succession des mêmes phases que dans l'éthérisme proprement dit (voy. ÉTHER); seulement, en raison de sa violence plus grande, le Chloroforme amène plus rapidement des phénomènes toxiques, si bien que la période de stimulation topique, et même celle d'excitation générale ou d'ébriété, ne sont que très-fugitives ou passent inaperçues. On arrive d'emblée, pour ainsi dire, à la période de stupeur, malheureusement parfois à celle de collapsus organique, qui est souvent fatale.

Deux à 4 grammes de chloroforme et deux minutes d'inhalation suffisent d'ordinaire pour amener l'anesthésie chirurgicale.

Si l'on cherche à pénétrer le mode d'action du Chloroforme sur le sang et le système nerveux, on arrive presque exactement aux mêmes résultats que pour l'Ether. Dans le premier instant, il y a accélération de la respiration et du pouls, accroissement de la proportion d'acide carbonique exhalé par la respiration; mais bientôt on observe l'inverse, et ce produit ultime de la combustion des matières ternaires ne se montre plus qu'à l'état de vestige dans les gaz expirés. En même temps, la température s'abaisse moins à la vérité que dans l'éthérisme, ce qui tient sans doute à la précipitation de la marche des accidents engendrés par le Chloroforme, et conséquemment à la courte durée des conditions d'anoxémie ; le visage pâlit, ainsi que le reste du tégument externe; la respiration et le pouls se ralentissent, une sueur froide couvre tout le corps. La plupart de ces symptômes témoignent de la gêne de l'hématose. Une autre preuve se tire de l'état du sang, qui, lorsque l'abord de l'air atmosphérique a été empêché, est noirâtre et chargé de gouttelettes huileuses, comme dans l'asphyxie, ou bien plus souvent vermeil dans le système artériel, et d'un rouge plus clair que de coutume dans le système veineux, comme cela se voit dans d'autres circonstances, lorsque l'acide carbonique vient à manquer par suite, soit de son élimination totale, soit de son défaut de production. Ainsi le Chloroforme chasse d'abord l'acide carbonique en dissolution dans le sang, puis il s'oppose à sa formation ultérieure en empêchant la combustion respiratoire, non pas précisément parce qu'il est brûlé à l'exclusion de tout autre corps combustible, mais parce qu'il met obstacle au conflit de l'oxygène avec les globules sanguins.

Ces phénomènes résultant d'une action directe du Chloroforme sur le sang expliquent quelques-uns des symptômes observés chez les patients, notamment les mouvements péristaltiques des intestins, les évacuations alvines et surtout les troubles de la calorification ; ils ne sont pas étrangers non plus à l'obtusion de la sensibilité ni à l'engourdissement de la motricité, car l'asphyxie donne lieu à de tels désordres. Néanmoins on doit attribuer à une lésion primitive du système nerveux la plus grande importance dans la genèse des symptômes de l'intoxication chloroformique. Cette lésion est probablement semblable à celle dont Good et Pappenheim ont décrit les phases les plus avancées chez les sujets anesthésiés par l'Éther (voy. ce mot).

De même que l'Éther et plus que lui, le Chloroforme est, suivant l'expression de Flourens, un agent merveilleux et terrible qui ôte la douleur et quelquefois la vie. Rarement cette terminaison funeste doit être attribuée à l'asphyxie ; presque toujours au contraire elle s'explique par l'action excessive de l'anesthésique sur le système nerveux, d'où résulte, avec une altération moléculaire de structure, la suspension brusque et instantanée des grandes fonctions indispensables à la vie. Cette sidération, comme je l'ai dit ailleurs, est une sorte de syncope aggravée par la lésion nerveuse préalable et par la continuité d'action de la substance toxique.

Quelquefois la mort survient seulement vingt-quatre heures après la chloroformisation ; dans ce cas elle doit, je pense, être attribuée aux progrès de la lésion observée dans la substance des centres nerveux. Quand la mort arrive, on trouve les cavités droites du cœur et les grosses veines distendues par du sang noir liquide, avec des caillots mous de même couleur ; mais les cavités gauches sont presque vides et la plupart des organes sont exempts de congestion sanguine. Le foie seul est parfois hypérémié. Ce fait s'accorde avec les résultats des expériences récentes exécutées sur les animaux vivants pendant la stupeur chloroformique. Un médecin américain, ayant pratiqué préalablement la trépanation du crâne, a vu les méninges pâles et le cerveau affaissé. Mais c'est à tort qu'on en veut conclure à l'existence de l'anémie cérébrale pendant le sommeil véritable, alors que tout concourt à démontrer dans ce cas la réalité de l'hypérémie encéphalique.

Le Chloroforme se retrouve dans le sang et dans tous les organes ; mais il existe en plus forte proportion dans le foie, et surtout dans la matière cérébrale. Il passe aussi dans les sécrétions, principalement dans celles qui entraînent les produits volatils. Le lait en contient manifestement et agit à ce titre sur le nourrisson.

Les substances synergiques et auxiliaires, les substances antagonistes et incompatibles, les antidotes et les contre-poisons du Chloroforme sont les mêmes que pour l'Éther, auquel nous renvoyons. J'ajouterai seulement ici que la glace et les mélanges réfrigérants sont aussi des synergiques du Chloroforme au point de vue de la production de l'anesthésie (James Arnott, Velpeau, Adolphe Richard, etc.); qu'il en est de même des courants électriques agissant sur les nerfs eisodiques en sens inverse de leur conduction normale, et que l'opium a été conseillé pour maintenir longtemps sans danger la stupeur due à la chloroformisation. En outre, l'action irritante du Chloroforme a des analogues dans celles de la moutarde et des autres rubéfiants.

USAGES. — MODE D'ADMINISTRATION ET DOSES. — A l'extérieur, le Chloroforme est un agent de la médication révulsive, plus rarement un moyen de sédation directe, de stupéfaction ou d'anesthésie locale. On ne l'emploie pas assez, à mon avis, pour rubéfier la peau et calmer des douleurs locales dans les cas de dermalgie, de névralgie intercostale, de pleurodynie, de points latéraux en rapport avec la pleurite ou la pleuro-pneumonie, de douleurs rhumatismales ou *à frigore* (Aran, Briquet, Gastier, Higginson), de torticolis, lumbago, sciatique, coliques de plomb, coliques utérines, tétanos, chorée (Nélaton, Moreau de Tours, Legroux, Aubrun, Cerise), et dans quelques autres circonstances analogues, par exemple dans les douleurs névralgiques excitées par les ophthalmies rhumatismales et scrofuleuses (Uytterhoeven, Bouisson) et dans les affections cutanées prurigineuses (Devergie).

Il agit alors successivement comme *révulsif* d'abord, et ensuite comme *anesthésique local*, pourvu toutefois qu'il soit en dernier lieu suffisamment atténué pour ne plus irriter la peau, et que le contact avec la surface rougie soit convenablement prolongé. Si l'on recherche uniquement les effets anesthésiques locaux, il faut employer le Chloroforme dans un état de dissolution et d'atténuation, ou mieux encore sous forme de vapeurs. Un médecin irlandais, le docteur Hardy, a imaginé un instrument spécial destiné à projeter les vapeurs du Chloroforme sur les parties malades; mais quelque soin qu'on prenne, l'action irritante de cet agent ne peut être complétement évitée : c'est pour cela que l'Ether est préférable. Aran avait fixé son choix sur l'Ether chlorhydrique chloré, le moins irritant des anesthésiques, et dont 15 à 30 gouttes suffisent, versées sur un linge sec et emprisonnées sous une toile cirée, pour amener en quelques minutes l'insensibilité de la région.

A l'intérieur et sous forme liquide, le Chloroforme est administré, soit par la bouche, soit par le rectum, en qualité d'*anodyn*, de *stupéfiant*, d'*antispasmodique*, de *stimulant diffusible*, d'*inébriant* et même d'*anesthésique*.

Introduit dans l'estomac, le Chloroforme y cause premièrement une vive chaleur et une fluxion sanguine, à la faveur de laquelle, aussi bien que par son action anesthésique, il calme les gastralgies crampoïdes accompagnées ou non de distension gazeuse. Par cette même irritation gastrique, il détourne les raptus congestifs qui se font du côté de la tête et peut servir à conjurer les attaques d'apoplexie. Son influence irradie de là sur le reste du tube digestif en même temps que sur les organes annexes, et donne lieu à la sédation des douleurs entéralgiques ainsi que des coliques hépatiques, essentielles ou symptomatiques de calculs biliaires. Concurremment, le Chloroforme produit par sympathie une excitation généralisée devant laquelle s'effacent l'abandon des forces, la langueur circulatoire, la tendance syncopale et la réfrigération. A ce titre, il convient dans le stade de frisson d'un accès de fièvre maligne; mais ce n'est pas un antipériodique dans le sens où l'entendent Delioux, Giraudet et Dalton. Ces effets stimulants s'accusent davantage dès que le Chloroforme a pénétré en petite quantité dans la circulation, et l'ébriété chloroformique n'est pas inutile pour calmer momentanément les aliénés agités ou furieux (Fabret, Rech; Cazenave, de Pau ; Mac-Gavin), ni pour combattre, chez les hypochondriaques, la morosité et la mélancolie qui accompagnent les névroses viscérales, spécialement quand elles ont leur siége dans l'abdomen.

En vertu de sa double action stimulante et anesthésique, le Chloroforme est un régulateur et un sédatif efficace dans beaucoup d'affections spasmodiques (Natalis Guillot), telles que l'hystérie, la chorée et même l'éclampsie.

Administré par la voie rectale, le Chloroforme produit des phénomènes analogues, à cette différence près, que leur retentissement par action réflexe sur toute l'économie est moins intense et que la propagation des effets irritants, puis sédatifs, se fait de préférence dans la zone hypogastrique, notamment sur les organes génitaux profonds.

Cependant l'absorption effectuée par la muqueuse intestinale porte le Chloroforme dans toute la masse sanguine, et permet la réalisation de ses effets généraux. Si la dose est suffisante, l'anesthésie chirurgicale peut être obtenue par ce moyen, expérimenté surtout par Pirogoff, Simonin et Marc Dupuy; mais le procédé, désagréable pour le patient et pour l'opérateur, est moins rapide et moins sûr que celui des *inhalations*, universellement adopté, et dont il me reste à parler.

Le Chloroforme est l'agent anesthésique à peu près généralement usité par les praticiens de notre époque. Malgré les périls auxquels il expose, puisque le comité de la Société médico-chirurgicale de Londres a publié 109 cas de mort par le Chloroforme, et que Giraldès croit devoir en porter le nombre à 200 ; malgré l'innocuité relative de l'Éther sulfurique, au passif duquel on ne met guère qu'une soixantaine de cas funestes, on peut compter les chirurgiens qui sont restés fidèles à ce dernier agent. Les motifs de cette préférence sont les suivants : 1° Le Chloroforme est plus agréable à la généralité des sujets ; 2° il agit puissamment, rapidement et à petites doses ; 3° en conséquence, la période d'excitation se trouve presque complétement supprimée, et avec elle la lutte toujours pénible entre le patient et les aides. 4° Certains inconvénients dépendant de la présence d'une dose considérable de poison dans l'économie se trouvent singulièrement atténués. 5° Enfin la chloroformisation n'exige aucun appareil spécial et se pratique avec une extrême facilité, puisqu'il suffit de placer quelques instants à une petite distance des narines une simple compresse arrosée du liquide anesthésiant.

Mais en présence de ce fait que le Chloroforme pur, même administré par des mains habiles, peut donner la mort (Robert, Denonvilliers et la Société de chirurgie), on ne saurait prendre trop de précautions pour se mettre, autant que possible, à l'abri des accidents terribles auxquels expose l'emploi de ce moyen héroïque. Avant de tracer les recommandations auxquelles il faut avoir égard, commençons par vider une question préjudicielle, celle des indications et contre-indications de l'anesthésie par le Chloroforme.

Les inhalations de Chloroforme sont particulièrement utiles dans deux circonstances : lorsqu'il s'agit de stupéfier directement les voies aériennes, et quand on a besoin de toute l'intensité des effets généraux de notre principal anesthésique, soit pour obtenir la résolution musculaire, soit pour anéantir une douleur existante, ou bien pour prévenir une douleur future, spontanée ou provoquée.

L'action *anesthésique* ou *antispasmodique directe* sur l'appareil respiratoire est recherchée dans les cas de névrose douloureuse et spasmodique des organes qui entrent dans la composition de cet appareil, par exemple dans le spasme glottique, dans la toux violente et quinteuse de la coqueluche (Willis et Fourniol) et de certaines bronchites, dans celle de l'hystérie, dans le hoquet nerveux (Am. Latour), la laryngite striduleuse (Image), dans la dyspnée de la tuberculose, de diverses affections chroniques, de l'asthme (Leriche, Laloy, Chandler, Beardsall), et même dans celle de quelques affections chroniques aiguës, laquelle n'est pas toujours proportionnée à l'obstacle mécanique apporté par la lésion anatomique. A ce titre (Trousseau et Pidoux), le Chloroforme peut rendre quelques services dans la bronchite aiguë, la pleurésie et même la pneumonie (Bucherer et Baumgartner, Varrentrap, Clément, Smoler, Skoda, Aran, Valentini, etc.), sans qu'il y ait lieu d'invoquer une action résolutive sur le travail inflammatoire. Je rapprocherai de ces faits ceux de photophobie traitée avec succès par les inhalations du Chloroforme (Mackenzie, Arnott, Snow).

Comme *hypocinétique général*, le Chloroforme trouve son emploi dans les convulsions toniques : contracture essentielle, tétanos traumatique et spontané (Pertusio, Petit, Hopgood, Mignot et Ledru, Forget et Hergott de Strasbourg, Barth, Huguier, Asbury, Baker, Cury, etc.), ou cloniques : chorée (Fuster, Marsh, Géry) et mouvements choréiformes, hystérie et hystéro-éclampsie (Piorry), éclampsie (Richet, Gros, Simpson, Kiwisch, Scanzoni, Leudet, Braun), épilepsie (Kronser, Riedl, Lemaître, Rech), hydrophobie, convulsions infantiles (Marrotte), ainsi que dans les cas de réductions de hernies étranglées ou de luxations des membres (Parkmann, Larrey, Robert, Velpeau,

Bouchacourt), pour assurer le relâchement musculaire indispensable à la réussite de l'opération.

En qualité de *stupéfiant* ou d'*anesthésique général*, le Chloroforme est inhalé dans les circonstances suivantes : premièrement lorsqu'il existe une affection douloureuse ou convulsive dans une région éloignée de la surface muqueuse des voies aériennes ou n'ayant pas avec elle de connexions étroites : ainsi, dans l'angine de poitrine (Aubrun, Carrière), dans les coliques saturnines (Bouvier), hépatique et néphrétique (Bouisson), nerveuse (Ameuille), utérine, et dans la dysménorrhée douloureuse (H. Bennett), dans la gastralgie (Duméril), dans la névralgie trifaciale (Honoré), et dans une foule de névralgies ayant les siéges les plus variés (J. Roux, Malle, Sibson, Semple, Broxholm, Barrier, etc.), états morbides auxquels il en faudrait joindre quelques autres tels que : la méningite cérébro-spinale (Besseron), le *delirium tremens* (Bocamy, Long), le délire nerveux traumatique (Bouisson), le délire aigu des phlegmasies et des fièvres, la cystalgie et les épreintes vésicales provoquées par des phlegmasies et des calculs, le ténesme rectal dans la dysenterie et les inflammations diverses ou les dégénérescences de la fin du gros intestin, la proctalgie qui accompagne la fissure à l'anus, etc. Notons en passant que, sans avoir les qualités d'un véritable hypnotique, le Chloroforme peut être employé comme tel, parce qu'il stupéfie les centres nerveux, enlève la conscience et supprime momentanément les relations avec le monde extérieur. Uytterhoeven s'en sert pour combattre l'insomnie des vieillards.

En second lieu, les aspirations de vapeur de Chloroforme servent à faciliter un acte naturel, mais pénible, celui de la parturition, ou bien des opérations chirurgicales longues et graves, douloureuses ou difficiles à exécuter sans l'immobilité presque complète du patient. De ce nombre sont les amputations, les désarticulations et résections, les extirpations de tumeurs, les cautérisations étendues, les ruptures d'ankylose, les opérations de taille (Morgan, Guthrie, Roux, P. Guersant), la dilatation forcée du sphincter anal, la hernie étranglée (Mayor, Morgan, Wright, Guyton).

Malgré les bons résultats obtenus par Leroy (d'Étiolles) et Amussat, l'utilité de l'anesthésie chloroformique est mise en doute dans les cas d'opération de lithotritie, parce que les chirurgiens se préoccupent beaucoup de la crainte de pincer la muqueuse vésicale sans en être avertis par la souffrance du sujet. Il en est de même pour les opérations qui se pratiquent sur l'arrière-gorge, telles que les arrachements ou excisions de polypes naso-pharyngiens, les résections d'amygdales, les scarifications de la glotte, la staphyloraphie, les résections de la mâchoire supérieure, etc., car si le malade ne sent pas la présence du sang dans le fond du gosier et qu'il ne fasse aucun effort d'expuition, il peut en résulter des phénomènes d'asphyxie (Velpeau). Cependant Gerdy, Amussat et Sédillot ont pu extraire des polypes et pratiquer diverses opérations au voisinage de la glotte, sans qu'il en soit résulté d'inconvénient.

Enfin, malgré leur apparente opportunité dans les opérations délicates qui

se pratiquent sur les yeux, et qui exigent à la fois une grande habileté manuelle de la part du chirurgien et un grand calme de la part du malade, les
inhalations anesthésiques n'ont pas donné les résultats avantageux qu'on
croyait pouvoir en attendre, parce que plusieurs de ces opérations ne peuvent
être accomplies qu'avec le concours de la volonté du sujet, ou parce que l'agitation de la période d'ébriété en compromet la réussite.

La question est également indécise en ce qui concerne l'application des
inhalations anesthésiques à l'art des accouchements. Pour certains praticiens, le
Chloroforme est un adjuvant obligé de tout accouchement, quelque simple qu'il
puisse être ; d'autres au contraire le proscrivent formellement de la pratique
obstétricale, alléguant que, pour se conformer aux paroles de la Genèse, la
femme doit enfanter dans la douleur, que les douleurs de la parturition sont
salutaires en ce qu'elles attachent davantage la mère à sa progéniture, que
d'ailleurs leur suppression s'accompagne aussi de celle des contractions de la
paroi abdominale et même de la cessation des efforts expulsifs de la matrice, et
qu'enfin l'empoisonnement par le Chloroforme expose à divers accidents, tels
que les mouvements désordonnés, les hémorrhagies après la délivrance, la
rupture du périnée, la folie, l'éclampsie et la mort.

Les objections morales ne sont pas sérieuses et ne méritent aucune réfuta-
tion; quant aux autres, elles s'évanouissent pour la plupart devant l'expérience.
Les faits semblent démontrer que l'emploi du Chloroforme ne favorise ni les
hémorrhagies, ni la rupture du périnée, ni le développement de la folie puerpérale, ni celui des attaques éclamptiques, et jusqu'ici aucun cas de mort n'est
venu attrister l'histoire de l'anesthésie obstétricale. D'un autre côté, les assertions relatives à l'engourdissement habituel du fœtus, à son état asphyxique et
à la fréquence accrue des mort-nés depuis l'introduction de la chloroformisation,
semblent également controuvées. Reconnaissons toutefois que plusieurs de ces
accusations ne sont pas absolument dénuées de fondement : l'action du Chloroforme poussée jusqu'au collapsus entraîne réellement l'inertie utérine et prédispose conséquemment à certaines formes d'hémorrhagie passive ; elle affaiblit de même la contractilité des muscles abdominaux sans l'abolir entièrement,
car ce sont des puissances auxiliaires de la respiration (Longet). Trop longtemps maintenue, la chloroformisation laisse aussi quelquefois la femme dans
un état mental peu satisfaisant. Je donne des soins à une jeune dame qui con-
serva pendant plusieurs jours après l'anesthésie prolongée, pratiquée par son
accoucheur, une absence de mémoire, un certain vague dans les idées et un
affaiblissement de la volonté qui ne laissèrent pas que de l'inquiéter beaucoup.
Il est reconnu en outre que les battements du cœur fœtal s'accélèrent pendant
la première période de l'anesthésie maternelle (P. Dubois, Houzelot, Simpson,
Fredet), et l'on a pu retrouver du Chloroforme dans le sang de l'enfant lorsque sa mère en avait respiré la vapeur (Huter). Tout ne serait donc pas chi-
mérique dans les craintes émises par beaucoup de médecins ; seulement les
accidents prévus ne se réaliseraient pas dans l'immense majorité des cas, parce

que la chloroformisation n'est pas habituellement poussée assez loin pour devenir dangereuse.

Ces considérations ont décidé les accoucheurs français à s'abstenir de l'emploi des inhalations de Chloroforme dans tous les accouchements simples et réguliers, sauf peut-être le cas où la femme étant à la fois primipare, nerveuse, impressionnable et pusillanime, redoute à l'excès les douleurs de l'accouchement. Ils n'hésitent pas au contraire à faire intervenir l'agent anesthésique quand il existe une rachialgie excessive, des vomissements incoercibles, des coliques, des crampes violentes ou des douleurs intolérables se répandant dans les membres inférieurs, ou bien encore lorsque les contractions sont douloureuses et irrégulières, que le col utérin demeure rigide et que le travail n'avance pas. Le Chloroforme ne doit être administré qu'à la période d'expulsion, soit quand la dilatation du col se complète (Blot), soit lorsque le fœtus commence sa migration à travers le canal utéro-vulvaire. Dans les opérations obstétricales, l'emploi des inhalations de Chloroforme ne compte guère que des partisans (Simpson, Stolz, Velpeau, P. Dubois, Chailly-Honoré, Protheroe-Smith, Pajot, etc.).

Telles sont les circonstances où l'administration du Chloroforme dans le but de déterminer l'anesthésie et la résolution musculaire paraît être plus ou moins opportune. Voici maintenant dans quels cas les inhalations chloroformiques sont considérées comme entachées d'inconvénients ou de dangers.

Les *contre-indications* se tirent premièrement de l'état du sujet, de son tempérament, de sa constitution et de ses dispositions maladives actuelles ; en second lieu, du siége et de la nature du mal, ainsi que du caractère des opérations à pratiquer. Sur le premier chapitre, la science ne possède encore que des données assez vagues : ce qu'on sait bien, c'est qu'aucune condition d'âge, de sexe ou de tempérament n'exclut l'emploi de l'anesthésie chirurgicale (Denonvilliers) ; mais on ignore jusqu'à quel point certains états physiologiques favorisent ou contrarient les effets des inhalations de Chloroforme. Pour moi, j'ai lieu de croire que la chloroformisation est retardée ou atténuée dans ses conséquences par les états hygiques ou morbides qui se traduisent par l'hypersthénie et par l'éréthisme vasculaire sanguin ; qu'elle est facilitée et aggravée au contraire par les conditions inverses : la débilité, l'hypoglobulie et l'ischémie des centres nerveux. Les sujets robustes, pléthoriques, les enfants dont la substance cérébrale est très-vasculaire, doivent résister davantage à l'intoxication chloroformique. Le fait est qu'on n'a jamais eu à déplorer un résultat funeste dans le premier âge, ce qui justifie la proposition de P. Guersant : que si le Chloroforme pouvait être repoussé de la chirurgie des adultes, il faudrait le conserver pour celle des enfants. En revanche, le Chloroforme frappe vivement, parfois brutalement, les sujets anémiques, énervés, surtout lorsqu'ils sont debout ou assis, c'est-à-dire dans une attitude favorable à l'olighémie cérébrale, et conséquemment à la syncope.

Quant aux lésions organiques et aux désordres fonctionnels, il n'en est qu'un petit nombre dont l'influence soit réellement redoutable. Nous retrouvons encore ici les diverses conditions morbides qui prédisposent aux syncopes; de ce nombre sont certaines névroses proto- ou deutéropathiques, et par-dessus tout les affections cardiaques avec insuffisance aortique ou mitrale, asystolie, faiblesse et intermittence du pouls. Les maladies pulmonaires n'entraînent pas à beaucoup près les mêmes inconvénients, et l'encéphalite ou la simple congestion cérébrale ne sauraient constituer à mes yeux des contre-indications de l'anesthésie par le Chloroforme. Il n'est guère que la commotion cérébrale avec stupeur, les étranglements herniaires avec le *péritonisme* et sa prostration caractéristique, ou les grands traumatismes ayant donné lieu à une perte excessive de force nerveuse, qui rendent véritablement périlleuse l'anesthésie chloroformique.

Les motifs d'abstention tirés de la nature des opérations se rattachent, d'après Bouisson (de Montpellier), à cinq catégories de faits pouvant se réduire à quatre. L'emploi du Chloroforme doit être évité : 1° dans les opérations très-courtes, bien que dangereuses, telles que l'avulsion d'une dent, une ouverture d'abcès, une cautérisation superficielle, etc. ; 2° dans celles qui exigent la coopération active du malade, comme lorsqu'il s'agit d'extraire ou d'abaisser une cataracte, de faire une pupille artificielle, d'exciser des hémorrhoïdes internes; 3° dans les opérations où la sensibilité sert de guide au chirurgien, par exemple dans la lithotritie ; 4° enfin dans celles où la douleur est le but, comme dans l'application du moxa. Sans être absolues, ces contre-indications sont puissantes et généralement respectées.

Après avoir parlé des raisons qui militent pour et contre l'emploi du Chloroforme dans chaque cas particulier, le praticien, s'il se décide pour l'affirmative, doit prendre des mesures à l'effet d'assurer l'efficacité et l'innocuité de l'agent anesthésique.

Le sujet doit être à jeun, car la réplétion de l'estomac est l'occasion d'accidents parfois funestes. Il doit être couché autant que possible horizontalement afin d'éviter la syncope si fatale dans la position assise.

La pureté du Chloroforme est une condition désirable, parce qu'elle s'allie à une odeur agréable exempte d'âcreté, mais elle n'est nullement indispensable, attendu que le Trichlorure de Formyle est probablement le plus vénéneux des composés qui prennent naissance avec lui pendant sa fabrication et qui peuvent l'accompagner.

Le procédé qu'il faut préférer pour l'administration du Chloroforme est celui qui répond le mieux à cette double nécessité : d'une part, de rendre la manœuvre plus facile ainsi que la surveillance; d'autre part, d'assurer l'introduction de l'air atmosphérique en même temps que celle des vapeurs médicamenteuses et de permettre la graduation des effets anesthésiques.

Au début de la pratique de l'éthérisation, les chirurgiens soumettaient préalablement leurs futurs opérés à des *inhalations d'essai*, auxquelles on a renoncé plus tard. A part cela, les chirurgiens conservent plusieurs modes de chloroformisation donnant des résultats différents pour le degré comme pour la marche de l'anesthésie. Tantôt ils se contentent de diminuer la sensibilité (*chloroformisation incomplète*); tantôt ils la suppriment (*chloroformisation complète*); d'autres fois enfin ils poussent jusqu'à la résolution musculaire. Et, pour obtenir ces diverses modifications des phénomènes anesthésiques, ils procèdent brusquement ou bien avec ménagement, faisant dans le premier cas inhaler d'emblée de larges doses de vapeur stupéfiante, administrant dans le second cas de petites doses seulement. Les *inhalations brusques* sont dangereuses; les *petites inhalations* seraient insuffisantes pour produire les grands effets des anesthésiques : ce qu'il y a de plus rationnel ce sont les *inhalations graduées*, légères d'abord, puis plus abondantes, et ensuite soutenues par les *inhalations intermittentes* et modérées. Telle est la méthode généralement usitée en France.

On a imaginé différents appareils plus ou moins compliqués, s'adaptant à la bouche et aux narines, ou bien enveloppant la tête tout entière. Tous ces instruments sans exception, et quels que soient d'ailleurs leurs mérites, ont au moins l'inconvénient d'être embarrassants et d'un maniement difficile. L'appareil le plus simple et le meilleur consiste dans une éponge concave, ou mieux encore dans une compresse ayant reçu la même disposition, sur laquelle on verse 30 à 40 gouttes du liquide anesthésiant et qu'on tient à 4 ou 5 centimètres de distance de la bouche et de l'entrée des narines.

Avant de commencer la chloroformisation, on doit s'efforcer de tranquilliser le malade et de lui montrer à respirer naturellement et largement. Cela fait, on tient l'éponge ou le linge chargé de Chloroforme à quelque distance des voies d'introduction de l'air, pour laisser au sujet le temps de s'habituer à l'impression du Chloroforme. Si la respiration devient précipitée, on éloigne le Chloroforme jusqu'à ce qu'elle se soit régularisée ; puis, la tolérance étant établie, on rapproche davantage la compresse afin de faire inspirer des doses progressives de vapeurs stupéfiantes. L'anesthésie survient ordinairement par le seul fait de la continuité des inhalations, sans qu'il soit besoin de forcer les doses; si elle se fait attendre, on arrose de nouveau la compresse et d'autant plus abondamment, que les phénomènes d'excitation sont plus prononcés. Quand l'ivresse bruyante et la défense se prolongent, il faut maintenir le sujet et le sidérer par de grandes doses de l'agent anesthésique (Sédillot). Il faut au contraire s'arrêter un moment s'il survient des désordres circulatoires et respiratoires, du spasme, de la dyspnée, de la turgescence de la face, pour reprendre ensuite lorsque le calme s'est rétabli (Denonvilliers, Sédillot). Dès que le malade est endormi et que les membres soulevés retombent inertes par leur propre poids, l'anesthésie est complète et le chirurgien peut commencer l'opération.

La compresse est maintenue loin des narines tant qu'il ne se manifeste aucun signe de retour à la sensibilité et à la motricité volontaire, mais on la rapproche aussitôt qu'un mouvement de la bouche ou des paupières indique la cessation prochaine des effets anesthésiques. Quelques inspirations suffisent à replonger le patient dans la torpeur, où il peut être maintenu pendant une heure, à la condition de lui restituer de temps à autre quelques bouffées de vapeur de Chloroforme.

Si le chirurgien ne préside pas lui-même à la chloroformisation, il la confie du moins toujours à un aide expérimenté, prudent et attentif, dont la mission est de signaler l'état du pouls et d'en suivre les variations. Les mouvements du cœur viennent-ils à faiblir et à se ralentir outre mesure, la face vient-elle à pâlir et à s'altérer, vite il faut suspendre les inhalations de peur d'aboutir à une issue fatale. Le danger est surtout imminent lorsque le pouls se montre inter-mittent et irrégulier (Robert Dyce).

Les *complications* qui peuvent résulter de l'emploi des anesthésiques, et spécialement du Chloroforme, sont de deux sortes : les unes légères, telles que la toux, les phénomènes spasmodiques locaux ou généraux, les vomissements ; les autres graves, ce sont l'asphyxie et la syncope ou la sidération. Or l'as-phyxie proprement dite par privation de gaz respirable n'est pas possible en procédant de la manière indiquée ci-dessus. Quant à la syncope ou à la sidé-ration, on la prévient le plus souvent, mais non toujours, à l'aide des précau-tions recommandées par Denonvilliers, Sédillot, etc. Quelques sujets présen-tent effectivement à cet égard une véritable susceptibilité, encore inexplicable. Parfois le cœur est frappé d'inertie dès la première inspiration de Chloroforme chez des hommes jeunes, vigoureux, appelés à subir une opération légère et rapide. Hâtons-nous d'ajouter toutefois que la syncope a suivi plus ordinaire-ment une chloroformisation prolongée chez des sujets débiles et anémiques. Dans ces dernières conditions, elle s'est montrée trop souvent irrémédiable et conséquemment mortelle. Tantôt les *syncopes* sont *immédiates*, c'est-à-dire qu'elles ont lieu pendant les inhalations ; tantôt elles sont *consécutives* (Denon-villiers) et surviennent après la chloroformisation, lorsque de grandes quantités de vapeurs anesthésiques ont été absorbées : d'où le précepte de ne quitter son malade qu'après l'avoir vu parfaitement ranimé.

Lorsque, malgré les précautions prises pour la conjurer, la syncope est ar-rivée, il faut la combattre par l'ensemble des quatre moyens suivants : 1° en favorisant le retour et la stase du sang dans les centres nerveux encéphaliques ; 2° en activant la respiration ; 3° en réveillant la sensibilité générale ; 4° en exci-tant la contractilité du cœur.

On remplit la première indication en inclinant le corps du sujet de telle sorte que la tête soit placée plus bas que les pieds ; la seconde en pratiquant des insufflations de bouche à bouche dans l'arrière-gorge (Ricord), en portant sous le nez de l'alcali volatil ou d'autres vapeurs irritantes, et titillant le voile du palais à l'aide du doigt ou d'un corps solide quelconque ; en imitant les mouvements respiratoires par des pressions méthodiques, entrecoupées de relâchements alternatifs, sur le thorax et l'abdomen, tandis que le sujet est placé au voisinage d'une fenêtre ouverte pour laisser entrer de l'air pur. On stimule la sensibilité périphérique par la flagellation (Maisonneuve) avec la main seule ou armée d'une lanière de cuir ou d'étoffe, ou encore d'une serviette trempée dans l'eau froide, par des frictions rudes avec une brosse ou autrement, enfin par la sinapisation. Ces différents moyens ont en même temps pour effet détourné de ranimer la circulation cardiaque. Dans le cas où, malgré l'insufflation continuée avec force et persévérance, on ne verrait pas cesser l'inertie absolue des fonctions respiratoire et circulatoire, il faudrait recourir à des moyens plus énergiques et insuffler de l'oxygène pur si l'on en avait sous la main, appliquer le marteau de Mayor, cautériser au fer rouge les espaces intercostaux inférieurs (Faure), faire agir au niveau du diaphragme le courant d'une puissante machine électrique. De cette manière on réussit quelquefois à rappeler les malades à la vie ; mais tous les efforts demeurent inutiles quand il existe une véritable sidération avec altération moléculaire grave de la substance nerveuse.

Les dangers inhérents à la chloroformisation générale ont dirigé les recherches vers les procédés à l'aide desquels on peut obtenir l'*anesthésie locale*. Abolir la sensibilité dans la partie qui souffre ou qui doit être le siége d'une opération douloureuse, sans affecter d'ailleurs le système tout entier, serait en effet la réalisation de l'idéal rêvé par les hommes de l'art. Or, l'expérience démontre que ce résultat peut être obtenu, mais non sans de grandes difficultés. L'un des principaux obstacles vient de la couche protectrice épidermique qui s'oppose au contact direct de la vapeur stupéfiante avec la surface sentante et vasculaire. Un autre écueil consiste dans l'action parfois violemment irritante et même caustique de ces vapeurs, et surtout des liquides qui leur donnent naissance. Le moins brûlant de tous les anesthésiques serait, d'après Aran, l'Éther chlorhydrique chloré. Par malheur l'irritation topique est généralement proportionnelle à la puissance anesthésique ; c'est ainsi que le Chloroforme, beaucoup plus héroïque que l'Éther, est en même temps plus redoutable pour son action topique. Toutefois l'Éther produit aisément l'anesthésie locale, mais, ainsi que nous l'avons vu (page 671) par un autre procédé : celui de la réfrigération pouvant aller jusqu'à la congélation (Guérard, Broca, Follin et Leconte, Morel-Lavallée, Richet, etc.). Ce but peut être atteint, soit en versant l'Éther sur la peau et le laissant s'évaporer à l'air libre, soit en le projetant sur la région et activant la volatilisation à l'aide d'un appareil ventilateur spécial (Guérard). Le Chloroforme est utilisé de même à l'aide de l'appareil de Hardy (de Dublin) ; seulement, en raison de sa plus grande fixité, il faut compter plus sur son pouvoir anesthésique direct que sur son action réfrigérante.

Les effets anesthésiques sont autrement rapides et intenses quand on fait agir topiquement une vapeur stupéfiante sur une plaie récente ou ancienne, ou bien sur une région cutanée dépouillée d'épiderme (J. Roux, Simonnin, Richet). Quoi qu'il en soit, l'anesthésie chirurgicale peut être produite localement par l'application directe des vapeurs du Chloroforme ou d'Éther sur la région, et des opérations d'une certaine gravité ont été pratiquées de la sorte sans que le patient en ressentît aucune douleur. Cependant, en raison de la difficulté d'exécution, l'exemple donné par Richet n'a pu se propager beaucoup. Où les applications topiques de Chloroforme donnent aisément de bons résultats, c'est lorsqu'il s'agit d'anesthésie des muqueuses, telles que celles du vagin et du col de l'utérus, des surfaces traumatiques à la suite de blessures ou d'amputations, des plaies simples ou de mauvaise nature, comme celles qui succèdent à l'ulcération des cancers. Ces applications rendent ainsi tolérables les douleurs lancinantes qui accompagnent les tumeurs de mauvaise nature dans le sein, dans l'utérus et ailleurs; elles calment également les douleurs dysménorrhéiques et serviraient à prévenir le tétanos traumatique. On a plus souvent l'occasion d'utiliser les propriétés anesthésiques locales du Chloroforme, concurremment avec son action rubéfiante, contre les nombreuses affections mentionnées précédemment à propos de l'usage externe. Dans ces derniers cas, voici comment il convient d'employer le médicament.

Pour obtenir la sinapisation avec le Chloroforme, le procédé que je préfère, parce qu'il est le plus commode, consiste à appliquer sur le point affecté une compresse épaisse, préalablement imbibée d'eau à la température de l'appartement ou un peu au-dessus en hiver, puis exprimée afin qu'elle ne dégoutte pas, et arrosée de Chloroforme. Pour retenir la vapeur de Chloroforme, on peut superposer à la compresse une serviette, une flanelle ou du taffetas ciré. Au bout de quelques secondes, une impression de chaleur, bientôt cuisante, se fait sentir; dès qu'elle est intolérable, on s'empresse de déplacer la compresse, qu'on promène successivement sur toute l'étendue de la région douloureuse, en ayant soin de l'arroser d'une nouvelle dose de Chloroforme, de 2 à 4 grammes, s'il y a lieu. La rougeur étant produite, vive et durable, on cesse l'application, et l'on se contente de recouvrir la partie, soit des vêtements, soit d'un morceau de tissu de laine. En imprégnant ce dernier de quelques gouttes seulement de Chloroforme et le maintenant sous un morceau plus large de taffetas imperméable, on obtient un effet sédatif marqué et l'on combine ainsi la sinapisation avec l'anesthésie locale.

Les *liniments* qui ont pour base le Chloroforme agissent dans ce double sens. Le véhicule et les proportions varient. Généralement on recommande un dixième de Chloroforme pour 9 dixièmes d'huile d'amandes douces ou de glycérine. Il est quelquefois bon d'élever la proportion du principe actif afin de rubéfier la peau; je prescris alors un *Liniment au Chloroforme* ainsi composé : huile d'amandes douces ou glycérine, 30 grammes; Chloroforme, 5 grammes. On a même conseillé contre la chorée des frictions sur la colonne vertébrale avec un mélange à parties égales du véhicule et du principe actif (Borand). Trousseau et Pidoux emploient un liniment chloroformique au vingtième ou au dixième en *injections*, à l'aide d'une petite seringue de cristal, jusque sur le col utérin contre les violentes douleurs dysménorrhéiques. Ils

portent dans le même but au fond du vagin une capsule gélatineuse chargée
d'un mélange de 2 gouttes de Chloroforme avec 15 gouttes d'huile, et qu'ils
retiennent en place à l'aide d'un tampon d'ouate ou de charpie muni d'un
fil propre à l'attirer plus tard au dehors.

La *Pommade au Chloroforme :* Chloroforme, 20 grammes; cire blanche,
10 grammes; axonge, 90 grammes, peut servir aux mêmes usages. On l'emploie spécialement contre le prurit dartreux (Cazenave); mais elle serait efficace pour détruire les acares de la gale, et même les *pediculi pubis,* qui sont
tués par des lotions au Chloroforme pur (Hamel).

Le *Chloroforme gélatinisé* (Ruspini), c'est-à-dire mêlé avec l'albumine de
l'œuf et formant une masse gélatineuse, est substitué par Massart aux autres
préparations pour l'usage externe.

En outre, le Chloroforme est associé à des préparations diverses sous le titre
de mixtures ou d'embrocations anesthésiques. L'*embrocation* composée de
10 gouttes de Chloroforme dans 20 grammes d'alcool est assez fortement irritante; une flanelle qui en est imbibée fait éprouver à la peau une sensation de
chaleur et de brûlure comparable à celle qui résulte du procédé de rubéfaction décrit précédemment. La *Mixture contre la fissure à l'anus* (Chapelle,
Trousseau) renferme ordinairement 2 parties de Chloroforme pour 1 partie
d'alcool. On en porte quelques gouttes sur la fissure à l'aide d'un pinceau à
lavis.

À l'état de pureté, le Chloroforme sert à imbiber une boulette d'ouate qu'on
place à l'entrée du conduit auditif pour calmer les névralgies dentaires (Simon
de Ronchamp), ou bien des éponges qu'on laisse à demeure dans les plaies, de
manière à frapper d'insensibilité les surfaces traumatiques et à prévenir les
complications nerveuses (J. Roux).

Les préparations pour l'usage interne sont également nombreuses et variées. Le Chloroforme se prend : 1° en *solution aqueuse,* à la dose de 50 centigrammes pour 1000 grammes, pouvant être portée à 2 grammes dans
300 grammes d'eau, à la condition d'y ajouter 10 grammes d'alcool pour favoriser la dissolution ; 2° en *sirop* selon des formules diverses. Celui de Dorvault
ne contient que 75 centigrammes de Chloroforme par 30 grammes ; celui de
Vée moins encore : 1 gramme pour 100 grammes d'un sirop dans lequel
entrent de l'huile d'amandes douces et de la gomme pulvérisée. Je prescris habituellement un sirop de Chloroforme ainsi formulé : Chloroforme, 2 grammes;
sirop de gomme épaissi par de la gomme adragante, 30 grammes. A prendre
par cuillerées à café contre la gastralgie, la gastro-entéralgie, les coliques sèches
et les coliques hépatiques.

La *Potion chloroformée* (Aran) n'en diffère que par l'addition de 100 grammes d'eau.

On prépare aussi des *mixtures* avec : Chloroforme, alcool et sirop de
sucre. Bouchut a adopté la proportion de 1 partie du premier pour 8 parties du
second, et dit ce mélange utile contre les calculs biliaires.

Enfin, le Chloroforme s'administre en *lavement* à la dose de 50 centigrammes (Bouchut) avec 4 grammes d'alcool dans 40 grammes d'eau de Guimauve, ou bien à celle de 1 gramme (Aran) avec un jaune d'œuf et 8 grammes de gomme adragante dans 125 grammes d'eau.

## CHAPITRE XXI.

### SUBSTANCES NEUTRES ORGANIQUES.

**MANNITE**, *Mannita.*

Angl. *Mannite.* — All. *Mannitum.*

La *Mannite* ($C^{12}H^{14}O^{12}$) est le principe le plus abondant de la *Manne* (voy. p. 192). Elle existe non-seulement dans le suc des Frênes, mais dans la séve de nos arbres fruitiers, dans le lactucarium et le suc des Chicoracées, dans les Champignons, les Algues saccharifères, etc. ; c'est aussi un des produits de la fermentation visqueuse ou muqueuse des liqueurs sucrées. La Mannite, insoluble dans l'éther, peu soluble dans l'alcool absolu et même dans l'alcool hydraté, qui n'en prend pas un centième de son poids, est très-soluble dans l'eau. Sa solution dissout abondamment la chaux, et, mêlée à du sulfate de cuivre, elle empêche la précipitation de l'oxyde cuprique par les alcalis.

ACTION PHYSIOLOGIQUE ET USAGES. — La Mannite pure, cristallisée en masses blanches soyeuses, est dépourvue d'odeur et conserve un goût sucré agréable. Ses propriétés laxatives sont faibles ou douteuses, et l'expérience (Pereira) n'autorise pas à la considérer comme le principe actif de la Manne. Il n'y a donc pas lieu de s'en servir dans la médication évacuante; mais on pourrait utiliser son action de présence lorsqu'il s'agit de faire absorber un sel de cuivre sans avoir à craindre la décomposition de celui-ci par les liquides alcalins de l'écouomie, ou bien sa faculté dissolvante, quand on veut dissiper les taches calcaires de la cornée, comme dans le cas de Gosselin. Les auteurs qui la croient aussi utile que la Manne conseillent de l'administrer à la même dose; je pense qu'il en faudrait donner beaucoup plus que de la Manne en larmes, et surtout que de la Manne grasse, pour obtenir des effets équivalents.

**SANTONINE**, *Santonina.*

Angl. *Santonine* or *Cinin.* — All. *Santonin.*

La *Santonine* ($C^{30}H^{14}O^6$) est réellement le principe actif du *Semen-contra,* d'où on l'extrait. Bien que neutre aux réactifs, elle joue le rôle d'acide (*Acide santonique*) vis-à-vis des bases avec lesquelles elle se combine aisément. Peu soluble dans l'eau, qui n'en prend qu'un trois-centième à la température ordinaire et un peu plus quand elle est bouillante, ce principe se dissout très-bien dans l'alcool bouillant, assez bien dans l'alcool froid, dans l'éther et le chloroforme. Incolore quand elle est pure, la Santonine devient jaune à la lumière, et prend une teinte rouge au contact de divers agents acides ou alcalins.

La couleur que lui communique la potasse caustique pourrait faire croire à la présence du sucre dans l'urine (Notta).

ACTION PHYSIOLOGIQUE. — La Santonine possède une saveur amère, très-désagréable et très-persistante. Ses effets sur le tube digestif consistent en une légère constipation et un peu de météorisme intestinal, quelquefois des vomissements. Elle passe dans la circulation, et de là dans les sécrétions, particulièrement dans l'urine, qu'elle colore en jaune orangé ou safrané lorsque celle-ci est acide, en rouge pourpre quand elle est alcaline (E. Rose), et dont elle augmente la quantité (Mauthner, E. Rose) pendant plusieurs jours, aussi longtemps que dure la coloration. En même temps il survient un trouble singulier de la vue, consistant à voir en jaune les objets blancs, en orange ceux qui sont rouges et en vert ceux qui sont bleus (Wittke). La première idée qui se présente pour expliquer ce phénomène, c'est que les milieux transparents de l'œil sont teints comme la sécrétion rénale par la Santonine oxydée (Napoli, Mialhe), jaunie et transformée en *Santonéine* (Phipson). La *xanthopsie* est autrement interprétée par Rose, qui l'attribue à une sorte de *daltonisme* transitoire, dans lequel le sujet éprouverait une cécité partielle pour certaines couleurs. Bien que cet observateur trouve dans certains symptômes, tels qu'une céphalée particulière, un grand abattement et un état de narcotisme exceptionnel, des preuves en faveur de son opinion, je ne la crois cependant pas exacte. Le trouble visuel consiste dans la superposition du jaune à toutes les autres couleurs; or cette superposition ne peut dépendre que de l'une de ces deux conditions : ou bien il existe réellement une coloration jaune dans les milieux organiques que traversent les rayons lumineux venus de l'extérieur, ou bien la rétine éprouve spontanément les vibrations lumineuses du jaune, lesquelles s'ajoutent à celles qu'engendrent naturellement dans cette membrane les rayons émanés des objets colorés. Il est impossible, dans l'état actuel de nos connaissances, de se prononcer entre ces deux hypothèses. Cependant l'explication de Rose acquerrait un certain degré de probabilité, s'il était vrai que parmi les personnes qui prennent de la Santonine, la plupart voient les objets colorés en vert, quelques-unes en bleu et d'autres en jaune-paille.

La Santonine est loin d'être aussi vénéneuse pour l'homme qu'on le pense généralement, puisque Rose a pu en prendre 1 gramme sans en être incommodé; mais elle exerce sans doute une action toxique sur les animaux inférieurs.

USAGES. — C'est même sur cette dernière action que sont fondées les applications thérapeutiques les plus importantes et les moins contestables de cette substance active qu'on emploie souvent aujourd'hui de préférence au *Semen-contra* et à d'autres anthelminthiques contre les ascarides lombricoïdes et les oxyures vermiculaires, rarement contre le ténia (Abbot-Smith).

Mais les modifications singulières imprimées à la vision par la Santonine ont engagé les médecins à la prescrire contre diverses affections oculaires organiques ou purement nerveuses. Elle a été conseillée avec quelque avantage par

Guépin (de Nantes) et Martini dans l'amaurose essentielle, et dans des cas variés de choroïdite, d'iritis et d'irido-choroïdite, avec ou sans exsudats plastiques et passées à l'état subaigu ou chronique. Chose remarquable, on n'aurait pas observé de coloration jaune des images visuelles chez les sujets atteints d'atrophie des artères de la rétine ou de choroïdite ayant donné lieu à la résorption du pigment, comme si la matière colorante étrangère à l'organisme, était sécrétée par les cellules pigmentaires, auquel cas l'usage prolongé de la Santonine aurait pour résultat de surcharger d'une couleur jaune les régions naturellement pigmentées de la peau, des méninges, du bulbe rachidien, etc.

Les effets stupéfiants de la Santonine justifient son emploi dans les coliques néphrétiques et d'autres affections éminemment douloureuses. Les bons résultats obtenus en pareille circonstance par Caneva ont fait supposer que ce principe immédiat, à l'inverse de la strychnine, pourrait bien ralentir la dénutrition et diminuer la proportion d'acide urique dans la sécrétion rénale. Bouchardat émet l'hypothèse que la Santonine agit par l'intermédiaire du système nerveux, et que, comme l'acide benzoïque, elle forme peut-être avec l'acide urique un acide copulé, soluble.

MODES D'ADMINISTRATION ET DOSES. — A la dose de 10 à 20 centigrammes, la Santonine possède des propriétés vermifuges bien prononcées. Il ne faut pas dépasser d'abord la dose de 5 à 20 centigrammes à la fois chez les enfants, ni celle de 30 à 40 centigrammes chez les adultes. On peut la mêler à du sucre en poudre, ou l'administrer sous l'une des formes officinales suivantes.

Les *Dragées de Santonine* (Garnier), comme les *Tablettes de Santonine* (Calloud, Mialhe), contiennent chacune 25 milligrammes seulement du principe actif. On en prescrit deux à six par jour pour les enfants. Les *Biscuits de Santonine* présenteraient quelques avantages chez les jeunes sujets récalcitrants. La Santonine a été administrée en *lavement* par Abbot-Smith contre les oxyures vermiculaires qui habitent ordinairement la fin de l'intestin.

**DIGITALINE**, *Digitalina.*
Angl. *Digitaline, Picrin.* — All. *Digitalin.*

La *Digitaline* (Homolle et Quevenne), principe actif de la Digitale (voy. page 103), aurait pour formule, selon Walz, $C^{20}H^{18}O^8$, et selon Kosmann, $C^{54}H^{44}O^{30}$. C'est une matière neutre, blanchâtre et amorphe, d'apparence résineuse, d'un arome spécial, d'une amertume excessive qui ne se développe que lentement en raison de la faible solubilité de la substance dans l'eau. L'eau froide n'en prend qu'une quantité insignifiante, l'eau bouillante n'en dissout qu'un millième de son poids. Insoluble ou peu soluble dans l'éther, elle se dissout en toutes proportions dans l'alcool et le chloroforme. Elle se dissout dans les acides à la manière des bases végétales. L'acide chlorhydrique lui communique en même temps une belle coloration vert-pré caractéristique. Il existe cependant une variété de Digitaline plus soluble dans l'eau, qui ne possède pas la propriété de verdir par l'acide muriatique concentré, et dont les effets physiologiques ne sont pas identiques avec ceux du type répandu dans le commerce par ses inventeurs Homolle et Quevenne. Cette seconde variété, ou Digitaline allemande, est plus abondante dans les semences d'où on l'extrait (Kosmann), tandis que la Digitaline française, rare dans les semences, est fournie en grande quantité par les feuilles. C'est ce qui a porté un chimiste distingué (Lefort) à supposer que la métamorphose de la Digitaline insoluble (Hom. et Quev.) en digitaline soluble (Kosm.) a lieu en vertu d'une oxydation semblable à celle qui transforme la cinchonine en quinine.

En outre, Nativelle a pu isoler un produit blanc, cristallisé, à peine soluble dans l'eau, mais soluble en toute proportion dans l'alcool, qu'il considère comme de la Digitaline parfaitement pure.

Tout ce qui va suivre doit s'entendre de la Digitaline française, la seule qui soit bien connue des cliniciens et la seule qu'il faille employer couramment jusqu'à plus ample information. Cette Digitaline est véritablement le principe actif de la plante (Homolle et Quevenne, Bouillaud, Andral, etc.). A doses cent fois moindres, elle reproduit toutes les propriétés essentielles et les effets thérapeutiques demandés à la Digitale elle-même.

ACTION PHYSIOLOGIQUE. — Outre son odeur spéciale et son excessive amertume, la Digitaline possède des propriétés sternutatoires énergiques, qui lui sont communes avec la poudre de feuilles de Digitale et avec la plupart des poussières irritantes.

Appliquée sur le derme dénudé, elle provoque, sans être caustique (voy. DIGITALE, page 103), une inflammation locale des plus vives et des plus douloureuses, pouvant aller jusqu'à la mortification suivie d'ulcération. Injectée sous la peau en quantité trop forte, elle détermine parfois un phlegmon gangréneux. La violence de ces effets topiques varie selon l'espèce animale : chez le chien et même chez l'homme, la Digitaline exerce une sorte de corrosion, tandis qu'elle respecte la chair du lapin et des herbivores. Mentionnons spécialement ici les effets topiques de la Digitaline sur le cœur. Avec une solution forte, on voit les contractions cardiaques augmenter d'énergie et de fréquence, et s'interrompre de temps à autre par des intermittences d'une à deux minutes. Avec une solution très-concentrée la suspension des battements du cœur est bientôt définitive (Eulenburg, Ehrenhaus, E. Hardy, Legroux). Il faut distinguer ces effets directs de l'excitation cardiaque sympathique, nettement démontrée par les expériences sur les grenouilles (Dybkowski et Pelikan, Vulpian), et dans lesquelles on voit l'irritation d'un point éloigné du centre circulatoire provoquer aussitôt, par action réflexe, une accélération des mouvements de l'organe central de la circulation.

Pour obtenir les effets dits généraux ou diffusés de la Digitaline, on a eu recours à trois voies d'introduction différentes : l'estomac, le tissu cellulaire et les veines. De quelque façon qu'on s'y prenne, on observe toujours à peu près le même ensemble symptomatique. Cependant l'ingestion dans le tube alimentaire est particulièrement suivie de malaise épigastrique, de vertige, de nausées, de vomissements et de selles diarrhéiques, phénomènes d'ailleurs beaucoup plus rares (Andral et Lemaistre, Homolle et Quevenne) avec la Digitaline qu'avec les feuilles de la plante ou les teintures qui en renferment les différents principes immédiats. Ces effets ne se produisant avec la première que sous l'influence de doses vraiment exagérées ou toxiques, telles que celles de 1 à 10 centigrammes qui ont été employées dans les expériences sur les mammifères. A doses modérées (1 à 4 milligrammes par jour), la Digitaline donne sensiblement les résultats indiqués à l'occasion de la Digitale (voyez page 103).

Sans parler de l'opinion de Sanders, qui concluait de deux mille expériences que la Digitale accélère le pouls et cause la fièvre, plusieurs auteurs (Baydon, Baehr, Hirtz, Pfaff) admettent une période d'accélération du pouls au début. Il y a même deux opinions en présence sur l'interprétation du fait, les uns l'expliquant par une excitation directe, les autres par une réaction du centre circulatoire contre l'action dépressive du médicament. Mais cette période d'excitation fait défaut (Bouley et Reynal, Paul Duroziez) quand on n'atteint pas les doses toxiques, ou que la Digitaline n'est pas appliquée sur une surface très-sensible et capable d'exciter des sympathies lointaines (Gubler). Des doses thérapeutiques amènent d'emblée un ralentissement plus ou moins marqué du pouls. Tantôt, et c'est ce qui a lieu dans l'état de santé ou quand la circulation demeure presque normale, l'abaissement n'est que de quatre à dix pulsations à la minute ; tantôt, dans les états morbides où la circulation est considérablement accélérée, le nombre des pulsations est réduit à la moitié, au tiers et même au quart de la fréquence primitive, avec des particularités dont j'ai parlé à l'occasion de la Digitale. Mais ces derniers chiffres ne sont obtenus qu'à la faveur d'une action énergique et soutenue : 2 ou 3 milligrammes de Digitaline continués plusieurs jours de suite. L'administration prolongée de l'agent médicamenteux pendant trois, quatre, six ou huit jours, quelquefois deux septénaires, suivant Hervieux, produit des effets de plus en plus prononcés ; mais la majorité des cliniciens s'accorde à reconnaître que le maximum du ralentissement s'observe après qu'on a cessé l'ingestion de la Digitaline (Sanders, Hutchinson, Homolle [et Quevenne, Sandras, Hirtz, Strohl). Cette assertion mérite examen et contrôle.

Le ralentissement ultra-normal, c'est-à-dire inférieur à la moyenne physiologique, ne se maintient guère que deux jours après la cessation du médicament; mais le calme circulatoire relatif se prolonge bien davantage, et le bénéfice de la Digitaline se fait sentir souvent plus d'une semaine encore.

En même temps que le pouls se ralentit, il devient plus plein, plus fort et plus résistant, ainsi que nous l'avons vu à l'occasion de la Digitale, ce qui ne veut pas dire que son ampleur soit accrue toujours ; bien au contraire, j'admets avec Schiemann, Bouley et Reynal, Hervieux, Lelion, que souvent l'artère se développe moins à chaque ondée. Néanmoins il ne faudrait pas regarder cette règle comme absolue, ni même comme à peu près générale. Dans beaucoup de cas le pouls, d'abord très-fréquent et très-petit en raison de la faible quantité de sang qui arrive chaque fois dans le ventricule, augmente de volume à mesure qu'il diminue de fréquence, ce qui n'empêche pas l'accroissement simultané de la tension vasculaire, et par la propulsion plus forte de la colonne sanguine (Kinglake, Bidault de Villiers, Schwilgué, Beau, Briquet, Gubler, Lelion, etc.) et, comme on le veut, par la tonicité plus grande des vaisseaux. Au résumé, nous répétons ici ce que nous disions à propos de la Digitale : La Digitaline « n'est donc pas un hyposthénisant de la circulation centrale ; elle en est plutôt le régulateur et le tonique ; elle est moins l'opium du cœur -(Bouillaud) qu'elle n'en est le quinquina (Beau) », proposition pouvant s'exprimer encore en ces termes : « La Digitaline est un galvanisant des systèmes nerveux cardiaque et vaso-moteur. »

Les tracés sphygmographiques (Siredey, Marey et Chauveau, Legroux, Gubler) servent à démontrer l'augmentation de la tension vasculaire par leurs courbes extrêmement surbaissées. Quant à l'accroissement de la puissance du cœur, ou, ce qui revient au même, quant à l'augmentation de force de ses contractions musculaires, elle est rendue évidente par les expériences de Briquet, qui, ayant introduit le tube d'un hémodynamomètre dans la carotide d'un chien, et ayant noté la hauteur de l'ondée, a vu, après l'administration de la Digitale, la colonne liquide chassée avec beaucoup plus de force à chaque systole ventriculaire.

Les tracés Ferrand et d'A. Bordier précisent davantage le mode nouveau de la circulation sanguine sous l'influence de la Digitaline, car ils montrent nonseulement la diminution d'amplitude des projections pulsatiles, mais aussi l'obliquité de la ligne ascensionnelle, la formation d'un plateau horizontal, et une ligne oblique descensionnelle uniforme. La première particularité indique l'accroissement gradué de la force de contraction du ventricule ; la seconde, le maintien du maximum de cette contraction pendant un temps mesurable, et la troisième, le retrait soutenu et régulier des artères durant leur systole.

Lorsque les doses de Digitaline sont exagérées et deviennent nocives, le ralentissement fait place à l'accélération, et des intermittences, des irrégularités plus ou moins marquées succèdent au rhythme cadencé de la période thérapeutique. Avec une accélération modérée, l'énergie du pouls reste accrue ; celle-ci ne faiblit, concurremment avec la tension vasculaire, que lorsque le nombre des battements du cœur devient excessif. Alors le pouls se montre petit, dépressible, filiforme en même temps que désordonné.

Bien qu'il existe généralement un rapport proportionnel entre le rhythme des mouvements respiratoires et celui des contractions cardiaques, la respiration n'est que médiocrement influencée par la Digitaline à doses thérapeutiques (Bouillaud, P. Duroziez, Gubler).

Toutefois, quand il existe de la dyspnée cardiopathique, on la voit se calmer à mesure que se ralentit et se régularise la circulation sanguine ; et, dans un cas, Bouley et Reynal ont vu le rhythme respiratoire se réduire au chiffre de dix et même six inspirations à la minute. Mais, d'un autre côté, la respiration s'accélère parfois au début de l'action de doses toxiques (Bouley et Reynal), et dans un empoisonnement confirmé on a compté (Dubuc) jusqu'à soixante-huit inspirations, tandis que le pouls, devenu irrégulier et intermittent, était tombé à soixante.

L'expérience clinique, contradictoire à quelques expérimentations sur les animaux, me fait admettre avec Traube, Hirtz, Coblentz, Wunderlich, Oulmont, etc., qu'à doses modérées, la Digitaline abaisse la température comme les rhythmes respiratoire et circulatoire. Le phénomène ne devient d'ordinaire apparent qu'au bout d'un ou deux jours d'administration ; fréquemment il précède la modification circulatoire (Smoles, Wunderlich, Lœderich) ; en outre, il persiste après qu'on a cessé l'usage du principe actif. A. Duméril, Demarquay et Lecointe, ont presque toujours vu la température s'élever d'un ou deux degrés chez les chiens. Ce résultat doit se rencontrer souvent en effet avec des doses élevées, capables de produire l'accélération et l'irrégularité du pouls, ainsi que l'expansion des capillaires sanguins. Un certain degré d'action toxique, amenant des effets vomi-purgatifs, entraînerait momentanément une conséquence inverse, c'est-à-dire la réfrigération.

Pendant que la Digitaline exerce cette influence sédative sur la circulation, la respiration et la calorification, elle détermine ordinairement une hyper-crinie rénale bien prononcée. Cette action diurétique, reconnue par un grand nombre d'excellents observateurs (Withering, Cullen, Joerg, Mérat et de Lens, Bayle, Trousseau et Pidoux, Bouillaud, Bouley et Reynal, etc.), est cependant mise en doute par quelques-uns ou déclarée par d'autres aléatoire et de peu de valeur. Le fait est qu'elle est fréquente, sinon constante, principalement dans les cas morbides où existent des hydropisies liées aux troubles de la circulation centrale. On verra plus loin comment peut s'expliquer cette augmentation de la sécrétion urinaire.

A mesure que la diurèse augmente, les matériaux solides de l'urine, et conséquemment sa densité, subissent une diminution correspondante. Le chiffre de l'urée s'abaisse, soit par le fait de l'exagération de la proportion d'eau sécrétée (Stadios), soit par le ralentissement de la combustion respiratoire (Siegmund), soit, à mon avis, par ces deux circonstances réunies. Cependant d'autres auteurs (Albert, Homolle) signalent l'accroissement de densité de l'urine malgré l'augmentation de la diurèse aqueuse.

Les autres sécrétions ne paraissent pas sensiblement influencées par la Digitaline en circulation dans le sang. Il n'en est pas de même lorsque ce principe agit localement : dans ce cas, l'irritation de la surface touchée produit, directement ou par action réflexe, une hypercrinie plus ou moins forte des glandes de la région, par exemple des glandes muqueuses et salivaires, si le contact a lieu dans la bouche.

A doses thérapeutiques, la Digitaline n'exerce aucune influence notable sur le système nerveux, dont elle trouble au contraire les fonctions quand elle est absorbée en quantité excessive. Dans ce cas on peut observer de la céphalalgie, des vertiges et des bourdonnements d'oreilles, de l'obscurcissement de la vue, des hallucinations et du délire apyrétique (Vassal, Joerg, Bouillaud, Sandras, Tardieu), la faiblesse musculaire, l'obtusion des sens et l'insensibilité générale (Bouley et Reynal, Orfila), des mouvements convulsifs (Bouley et Reynal, Stannius). Ajoutons à ces symptômes la dilatation pupillaire, habituelle dans l'empoisonnement par la Digitale et ses préparations, ainsi que la diminution de contractilité de l'iris, observée une seule fois par Homolle et Quevenne à la suite de l'introduction dans l'œil de quelques parcelles de Digitaline solide.

L'intolérance du tube digestif à l'égard de la Digitaline ne se manifeste non plus qu'en présence de doses vraiment exagérées; 2 à 4 milligrammes de cette substance par jour n'occasionnent ni dyspepsie, ni pyrosis, ni nausées, ni vomissements, encore moins de la diarrhée.

Quand les sujets succombent aux accidents occasionnés du côté du tube digestif, ainsi qu'aux troubles généraux de l'innervation cardiaque et vasomotrice, on constate, à l'autopsie, les lésions suivantes : La muqueuse stomacale est rouge, tachetée de petites sugillations ecchymotiques qui se retrouvent dans l'intestin grêle; la rate est ecchymosée et le foie devenu friable (Bouley et Reynal). Aussitôt après la dernière diastole (Claude Bernard), une rigidité cadavérique rapide et persistante s'empare des ventricules, qui demeurent contractés et presque entièrement vides, tandis que les oreillettes sont dilatées et gorgées de sang (Dybkowski et Pelikan, Tardieu, Vulpian, Claude Bernard, Hilton, Fagge, Stevenson). Le cœur perd son irritabilité électrique plus rapidement qu'à la suite d'autres intoxications, par la strychnine, l'acide cyanhydrique, etc. (Stannius). Les reins ont été trouvés plus rouges, plus friables, et la muqueuse vésicale fortement injectée (Bouley et Reynal).

Des opinions contradictoires ont été émises sur le mode d'action de la Digitale et de son principe actif, le principal phénomène, ralentissement du pouls, sédation circulatoire, ayant été expliqué tantôt par la paralysie du cœur (Orfila, Stannius, Dybkowski et Pelikan) ou par sa narcose (Bouillaud), tantôt par la tonification (Hutchinson, Beau, Briquet, Lelion, etc.), et par une sorte de galvanisation (Gubler) de l'appareil central de la circulation. Maintenant chacune de ces doctrines principales présente trois nuances ou subdivisions, suivant que la débilitation ou l'augmentation de puissance sont censées appartenir, soit aux centres nerveux, soit aux conducteurs du mouvement, soit à la substance charnue du cœur.

La doctrine de la paralysie régna quelques années sans partage, bien qu'elle n'eût en sa faveur que les apparences. On pouvait cependant présumer que la diminution de fréquence et la régularisation du pouls ne signifiaient pas nécessairement faiblesse ou stupeur ; mais une constatation plus exacte des phénomènes et une analyse plus rigoureuse de leurs caractères ont permis d'établir définitivement l'accroissement de puissance du cœur sous l'influence de la Digitaline.

Le sphygmographe, entre les mains de quelques expérimentateurs habiles, et l'hémodynamomètre, dans celles de Briquet, ont démontré rigoureusement cette hypersthénie cardiaque déjà rendue probable par l'étude clinique des caractères du pouls et des symptômes généraux du *digitalisme* chez les malades et les sujets bien portants. De plus, l'instrument de Marey met en évidence l'augmentation de la tension vasculaire, ainsi que de la tonicité artérielle, induite auparavant de la concentration et surtout de la résistance du pouls. Telles sont les deux assises principales de la théorie pharmacodynamique de la Digitaline.

Deux points essentiels restent à éclaircir : ce sont premièrement les conditions prochaines du développement de la puissance contractile du cœur et du système vasculaire sanguin ; en second lieu, celles de la plus grande rareté des révolutions cardiaques. Or, la cause de la propulsion plus énergique du sang peut être cherchée, ou dans un accroissement de la force contractile des fibres charnues du cœur, ou bien dans une excitation plus vive de ces mêmes fibres de la part du système nerveux qui les anime. La seconde hypothèse comporte à son tour plusieurs solutions, car les décharges nerveuses qui éclanchent le mécanisme de la circulation centrale peuvent être accrues, soit parce que les nerfs excitateurs jouissent d'une meilleure conductibilité, soit parce que les nerfs antagonistes, s'il en existe, ont perdu de leur puissance, soit parce que la Digitaline a doublé ou triplé la force excito-motrice des centres d'innervation du cœur, ou bien enfin parce que le système nerveux cardio-vaso-moteur possède simultanément la faculté d'acquérir plus de force et celle de la mieux retenir. Cette dernière interprétation, que je crois plausible, suppose admise l'assimilation des lois de la dynamique nerveuse à celles qui régissent l'électricité ou le magnétisme ; elle sous-entend la réalité de la corrélation des forces physiques et organiques, à l'exposition de laquelle j'ai consacré en 1858 les premières leçons du cours de pathologie et de thérapeutique générales professées à l'École de médecine (suppléance du professeur Andral). L'explication suivante a pour base quelques propositions résumant les faits généraux de la physiologie des organes de mouvement.

Au point de vue de sa structure et des fonctions de ses parties élémentaires, le cœur, en effet, n'est pas autre chose qu'un muscle compliqué. Comme tous les muscles, il possède en lui-même sa force dont la source est dans la combustion respiratoire locale, s'effectuant aux dépens du sang en circulation ou de sa propre substance incessamment renouvelée. La contraction n'est qu'un changement d'état moléculaire qui convertit de la force musculaire latente en travail mécanique ; elle peut être excitée directement dans la fibre charnue par un irritant physique ou chimique quelconque, sans l'intermédiaire des filets nerveux, lesquels n'en sont pas moins les excitateurs ou les régulateurs physiologiques des contractions musculaires. Les nerfs moteurs en général exercent une double influence sur l'appareil contractile : non-seulement ils ont la faculté de provoquer le muscle à entrer en contraction, mais ils jouissent jusqu'à un certain point de celle d'empêcher ce changement d'état. La découverte, quelque peu inattendue, des nerfs suspensifs ou modérateurs du cœur ne révélait donc à mes yeux qu'un cas particulier d'une règle générale. Un muscle quelconque en puissance de nerf n'est pas libre d'obéir à toute sollicitation extérieure, tandis qu'il réagit immédiatement et proportionnellement à sa charge dynamique contre les excitations venues du dehors dès qu'il échappe à la suzeraineté nerveuse. Voilà pourquoi l'irritabilité hallérienne, relativement faible à l'état normal, s'exagère à mesure que, par le fait d'une maladie générale ou partielle, le système nerveux va perdant son empire. Ces données sont de tous points applicables à la physiologie de l'organe central de la circulation ; la seule différence essentielle entre les muscles volontaires et le muscle cardiaque, c'est que ce dernier renferme son stimulant normal, le fluide sanguin, auquel il ne peut se soustraire un court instant.

Claude Bernard, ayant vu le cœur battre pendant la vie, malgré la suppression, par le curare, de ses sources d'innervation, est conduit à reconnaître que les contractions cardiaques sont, dans une certaine mesure, indépendantes du système nerveux. Si cet organe séparé du corps continue à se resserrer sous l'action d'une piqûre ou d'un courant d'induction, ce fait n'a donc rien qui doive surprendre, et, pour l'expliquer, il n'est pas besoin de recourir (Dybkowski et Pelikan) à l'intervention hypothétique des ganglions intra-cardiaques. Quelques expériences semblent démontrer que le pneumogastrique, irrité mécaniquement, peut déterminer la contraction des fibres charnues des ventricules, mais le sang demeure l'excitant normal du cœur. Toutefois les nerfs du plexus cardiaque conservent le privilége de régler la marche de ses battements.

Ce résultat est sans doute obtenu par deux voies différentes. Les filets sympathiques, qui gouvernent les vaisseaux propres du centre circulatoire comme les autres, dispensent à ce dernier avec plus ou moins de largesse les matériaux de sa nutrition. Moins actifs, ils permettent l'abord d'une plus grande masse de sang, une réparation plus rapide, et conséquemment une force contractile plus grande ; c'est naturellement l'inverse qui a lieu dans le cas contraire, et la galvanisation du grand sympathique peut aller jusqu'à supprimer les battements du cœur (Moleschott) par ischémie (Gubler). D'après les expériences de Traube, dont j'accepte la validité, bien qu'elles soient en partie contredites par celles de Schiff et de Moleschott, les filets émanés du pneumogastrique se comportent en apparence de même : tonifiés par un courant électrique, ils renforcent et ralentissent ou suspendent momentanément les contractions cardiaques ; hyposthénisés ou supprimés par une solution de continuité, ils donnent lieu à l'accélération et à l'affaiblissement de ces mêmes contractions ; seulement le mécanisme me paraît tout autre. Ici le système nerveux ne se sert plus de l'intermédiaire de la circulation intra-cardiaque, il impose directement, selon moi, son influence à l'appareil musculaire du cœur. Celui-ci est maintenu dans une tonicité telle, que la mise en jeu de sa contraction instantanée exige une excitation beaucoup plus intense qu'à l'état normal. Dès lors les ventricules n'entrent plus en convulsion qu'au moment où ils sont fortement distendus par le sang. Et comme ces longs intervalles de repos sont favorables à la restauration de la force musculaire, il en résulte que chacune des contractions effectuées dans ces conditions nouvelles est plus énergique et lance avec plus de vigueur l'ondée sanguine dans les divisions artérielles. A la vérité, cette bonne influence pourrait être contre-balancée par l'excès d'action du vaso-moteur qui règle la circulation intra-cardiaque ; mais il se peut que cette division du trisplanchnique ne subisse pas la loi commune, et qu'elle échappe à cette hypersthénie dont le reste du système sympathique donne la preuve par le retrait des artères et des réseaux capillaires sanguins.

Avec les changements du centre d'impulsion, cette modification des canaux circulatoires constitue les deux effets fondamentaux de la Digitaline, laquelle s'adresse d'ailleurs à d'autres fibres musculaires de la vie organique, notamment aux tissus contractiles de l'utérus et de l'appareil uro-génital dans les deux sexes, ainsi que cela ressort des effets thérapeutiques.

Autour de ces deux actions primordiales pivotent un certain nombre de phénomènes secondaires, observables à l'état physiologique ou morbide : ce sont la diminution ou la cessation de la dyspnée cardiaque, la réduction des hypérémies viscérales et des éréthismes vasculaires, l'apaisement de la fièvre et l'apparition de modifications sécrétoires dont la principale est offerte par les glandes uropoïétiques. Les premières conséquences se déduisent trop naturellement de leurs prémisses pour qu'il soit besoin d'y insister ; il n'en est pas de même de la dernière. Comment la Digitaline arrive-t-elle à produire la diurèse aqueuse ? C'est ce qu'il faut expliquer.

Un agent quelconque n'augmente le flux des urines que de deux façons : premièrement en stimulant directement au passage l'organe sécréteur, secondement en faisant varier les conditions de la circulation rénale. Or, la Digitale agit à si faible dose, qu'il n'est guère permis de supposer qu'elle se rencontre à un moment donné en assez forte proportion dans le sang rénal pour exciter la glande comme ferait un excès d'un sel neutre diurétique. D'ailleurs la Digitaline semble peu apte à filtrer avec les urines, puisqu'on ne l'a jamais retrouvée dans ce produit de sécrétion (Homolle et Quevenne). Restent donc les modifications circulatoires dont l'importance a été bien comprise par Trousseau et Pidoux, Hirtz, Germain, Legroux et surtout par Lelion, mais dont le mode d'intervention dans la production de la diurèse n'a peut-être pas été jusqu'ici fidèlement interprété.

En augmentant, ainsi qu'on l'a vu plus haut, la tonicité vasculaire, en faisant pâlir les tissus et en diminuant la calorification, le principe actif de la Digitale favorise nécessairement la diurèse aux dépens de la sudation ; car, chose remarquable, tandis que l'activité des glandes sudoripares est proportionnelle à la congestion périphérique et à l'exaltation de la température, celle des glandes uropoiétiques est en raison inverse de l'éréthisme vasculaire. Pour que la peau sécrète abondamment, il faut que ses capillaires, préalablement turgides, soient violemment distendus à chaque coup de piston du cœur: Le flux urinaire exige deux conditions diamétralement opposées : savoir, l'absence de congestion sanguine dans le rein, l'expansibilité et la contractilité parfaites de son appareil vasculaire et la circulation rapide du sang dans l'intérieur de la glande. L'accroissement de la tension devient en pareil cas une circonstance accessoire. Au contraire, l'énergie communiquée par la Digitaline aux contractions cardiaques a plus d'importance ; elle accélère davantage la marche du sang dans le parenchyme rénal et contribue puissamment au résultat définitif.

Est-il besoin d'ajouter après cela que l'action diurétique spéciale de la Digitaline sera d'autant plus prononcée, que l'anurie se rattachera plus étroitement à l'état pathologique de la circulation, et que la pléthore aqueuse ou les réserves de sérosité libre, soit dans les cavités closes, soit dans le tissu cellulaire, seront plus abondantes ? Cette double influence ne saurait être mise en doute, et la dernière, reconnue par Vassal, Bayle et Strohl, se montrerait à l'occasion l'auxiliaire de tous les stimulants de la sécrétion rénale ; mais il ne s'ensuit pas qu'il faille (Giacomini, Hirtz, Germain) restreindre l'action diurétique de la Digitaline aux seuls cas de lésions organiques du cœur, non plus qu'à ceux d'hydropisies partielles du tissu cellulaire ou d'anasarque générale.

Les symptômes toxiques de la Digitaline, entièrement différents de ceux qui caractérisent les doses moyennes, reconnaissent nécessairement des conditions organiques opposées. La diminution de la tension vasculaire, l'affaiblissement, l'accélération et le désordre du pouls aboutissant à la cessation des battements du cœur expriment la paralysie progressive du système circulatoire ; seulement, tandis que Stannius considérait cette paralysie comme primitive, d'autres, et je suis de ce nombre, pensent avec Bouley et Reynal que la débilitation des nerfs vasculaires et cardiaques est un phénomène secondaire, consécutif à la surexcitation. C'est l'épuisement qui succède à l'excès d'action.

SUBSTANCES SYNERGIQUES AUXILIAIRES. — Ainsi qu'il a été dit à propos de la plante qui la fournit, la Digitaline est un agent *sui generis* qui n'a que des analogues et non pas des semblables dans l'arsenal thérapeutique. Par ses propriétés hypercinétiques, elle se rapproche à la vérité des alcaloïdes des Strychnées, de la picrotoxine et surtout de l'Ergot (Dickinson, Delpech), mais elle en diffère par des caractères essentiels, notamment par son intensité d'action sur le centre circulatoire. Comme sédatif de la circulation et comme diurétique, la Digitaline trouve des succédanés dans la Scille et l'Asperge sauvage, qui agissent dans le même sens. En cette même qualité, elle rencontre des auxiliaires dans les diurétiques-stimulants, c'est-à-dire dans les sels neutres alcalins qui, tels que le Nitrate et l'Acétate de Potasse ou de Soude, le Bromure de Potassium, etc., excitent directement les glandes uropoiétiques. C'est un fait d'observation que l'association des sels neutres à la Digitale donne un mélange diurétique éminemment efficace. Le froid et les émotions morales dépressives agissent encore sur les reins à la manière de la Digitaline.

SUBSTANCES ANTAGONISTES, INCOMPATIBLES. — ANTIDOTES, CONTRE-POISONS. — Les antagonistes et les antidotes dynamiques de la Digitale : chaleur, stimulants diffusibles, opium, etc., sont aussi ceux de son principe actif. Le tannin précipite la Digitaline aussi bien que les bases végétales, et peut lui servir de contre-poison chimique.

USAGES. — De même que la plante qui la renferme, la Digitaline se prête à des rôles variés, et se montre tour à tour tonique du cœur et des vaisseaux, diurétique, fébrifuge, antiphlogistique, etc.

En qualité de *tonique cardio-vaso-moteur*, cette substance trouve son indication formelle dans les affections du système circulatoire où dominent l'amyosthénie cardiaque et la *paresis* vasculaire avec ou sans faible tension, que ces symptômes soient l'expression d'une névrose ou bien d'une lésion organique. Elle convient aux palpitations nerveuses par défaut d'innervation cardiaque, non dans celles qui reconnaissent pour cause une surexcitation des nerfs vagues ; aussi les préparations de Digitale échouent-elles souvent contre les désordres purement fonctionnels du cœur (Trousseau et Pidoux). Dans les altérations anatomiques de l'appareil central de la circulation compliquées d'affaiblissement musculaire, la Digitaline est toujours rationnellement indiquée ; mais, conformément aux vues de Bouillaud, elle est loin de rendre dans tous les cas des services équivalents. Le rétrécissement aortique, voilà son triomphe, car elle se fait alors l'auxiliaire de l'hypertrophie cardiaque et toute la force ajoutée devient efficace. Le rétrécissement accompagné d'insuffisance sigmoïde lui offre moins de chances de succès, attendu que la seconde lésion, de beaucoup la plus grave, n'en est nullement influencée. Quant à l'insuffisance et au rétrécissement de l'orifice mitral, ils retirent peu de bénéfices de l'emploi de la Digitaline, parce que la puissance artificiellement acquise par le ventricule sert aussi bien à réintégrer le sang dans l'oreillette qu'à le pousser dans l'arbre artériel. Néanmoins, même dans ce cas, il n'est pas inutile de combattre l'asystolie auriculo-ventriculaire, d'autant mieux qu'en même temps on stimule la contractilité de tout le système vasculaire sanguin. Or, de même que l'asystolie proprement dite, l'atonie des vaisseaux de calibre et des réseaux capillaires vient presque toujours compliquer les lésions chroniques organiques du cœur et en augmenter la gravité ; elle peut même, selon Rigal, préexister à la lésion centrale, et déterminer consécutivement l'hypertrophie cardiaque. C'est l'intégrité dynamique du système circulatoire qui fait la bénignité relative des maladies du cœur dans le jeune âge ; dès lors on comprend quel intérêt s'attache à la suppression de l'atonie cardio-vasculaire, soit qu'elle représente l'état morbide tout entier, ou qu'elle ne constitue qu'un élément de l'affection principale.

Contrairement aux idées qui avaient cours lorsqu'on croyait à l'action hyposthénisante de la Digitaline, ce principe actif n'interviendra presque jamais utilement ni dans les blessures du cœur, ni dans les inflammations aiguës de cet organe, du moins dans leur première période. Je ne vois guère d'indication possible de l'emploi de la Digitaline que dans les cas d'endo-péricardite compliquée de demi-paralysie du muscle cardiaque. Toutes les fois, au contraire, que la phlegmasie aiguë déterminera l'excitation motrice du cœur ou ne donnera lieu qu'à un affaiblissement modéré de ses contractions, il vaudra mieux s'abstenir.

La Digitaline est efficace, d'après Trousseau, dans la cachexie décrite par Graves et Basedow, et qui se caractérise par des palpitations, l'hypertrophie du corps thyroïde et l'exophthalmie. Elle est insignifiante dans l'angine de poitrine et absolument contre-indiquée dans les anévrysmes, malgré l'opinion contraire fondée sur la prétendue asthénie cardiaque qu'elle est censée produire. J'en dirais autant de la congestion et de l'apoplexie cérébrales, si la puissance impulsive du cœur et l'excès de la tension vasculaire avaient toute l'influence qu'on leur prête sur les hémorrhagies intra-crâniennes.

L'action *diurétique* de la Digitaline ne se fait pas également sentir dans tous les cas pour lesquels on la réclame. Elle est principalement efficace lorsque la congestion des reins dépasse les limites favorables à leur activité sécrétoire : ce qui a lieu particulièrement dans les maladies organiques du cœur et dans les troubles fonctionnels du système circulatoire essentiellement caractérisés par l'asthénie, et conséquemment par la stase sanguine. Mais cette fâcheuse circonstance se rencontre aussi dans diverses affections rénales primitives ou secondaires, dans les néphrites simples ou liées à un état diathésique tel que la goutte, la diathèse urique permanente, ou bien accidentelle comme au déclin des fièvres et des phlegmasies fébriles, la dyscrasie albumineuse ou maladie de Bright (diabète leucomurique) et dans quelques cas analogues. Encore faut-il, pour que le résultat thérapeutique soit obtenu, que les glandes rénales soient spontanément ou artificiellement excitées à la sécrétion ; aussi l'association des sels neutres à la Digitaline est-elle souvent indispensable à la réalisation des effets diurétiques de cette substance. Quand l'irritation sécrétoire préexiste, il suffit d'administrer la Digitaline pour déterminer la diurèse plus sûrement et avec moins d'inconvénients que ne le feraient le nitrate ou l'acétate de potasse, dont l'action stimulante augmenterait parfois la congestion rénale antérieure, et placerait les reins dans des conditions plus défavorables encore à l'exercice de leurs fonctions.

On s'est beaucoup évertué à démontrer expérimentalement que la Digitale et son principe actif réussissent mieux dans les infiltrations séreuses du tissu cellulaire que dans les hydropisies enkystées, dans les épanchements dus à une cause mobile, comme l'amyosthénie cardio-vasculaire, que dans ceux qui dépendent d'un obstacle fixe, comme une thrombose, et que la diurèse qu'ils procurent est d'autant plus abondante que l'anasarque est elle-même plus considérable. Tout cela était aussi facile à prévoir qu'à vérifier, attendu que l'abondance d'un flux est nécessairement proportionnelle à la richesse de la source dont il provient, que les collections séreuses ne peuvent disparaître qu'à la condition d'en supprimer la cause, et qu'enfin les aréoles du tissu conjonctif sont reconnues éminemment propices à la résorption des produits épanchés.

La sédation exercée par la Digitaline sur l'éréthisme vasculaire en fait un agent précieux de la médication *contre-stimulante*. Dans la fièvre, les congestions localisées et les phlegmasies fébriles, elle amène la réduction du calibre des vaisseaux, la diminution concomitante des actes organiques qui se passent dans les capillaires sanguins, et l'abaissement de la température, en même temps qu'elle accroît la tension vasculaire et ralentit les battements du cœur.

Vantée comme *antipyrétique* (Graffenauer, Clütterbuck, Cuirard), la Digitale, c'est-à-dire son principe actif, a procuré sept succès au professeur Bouillaud contre la fièvre intermittente. Elle a présenté aussi quelques avantages dans la fièvre typhoïde (Wunderlich, Loederich, Hirtz), en abaissant d'abord la température, puis le pouls, sans avoir l'inconvénient d'affaiblir le sujet ni de compromettre davantage la structure de ses organes digestifs.

En qualité d'*antiphlogistique*, la Digitaline a trouvé son emploi dans les phlegmasies thoraciques et le rhumatisme articulaire aigu. Dans la pleurésie aiguë, dont le mouvement fébrile est généralement très-modéré, ce médicament rend peu de services, si ce n'est comme diurétique, au moment de l'épanchement séreux. Il est mieux indiqué dans la pneumonie, où de nombreuses autorités en recommandent l'emploi (Rasori, Tommasini, Currie, Cuming, Duclos, Millet, etc.). Cependant l'influence de la Digitaline ne peut se faire sentir que sur le mouvement fébrile et sur l'hyperémie pulmonaire, elle ne peut rien ou presque rien dans les formes violentes et les périodes avancées de la phlegmasie thoracique ; son opportunité se montre non pas dans les simples congestions qui se terminent souvent d'elles-mêmes par délitescence ou résolution, mais dans les cas où l'état général est déjà modifié en même temps que l'hépatisation est arrêtée par l'emploi des émissions sanguines ou des éméto-cathartiques, agents principaux de la médication spoliatrice antiphlogistique. Une fois le système sanguin désempli, une fois tombés l'éréthisme vasculaire et l'ardeur de la fièvre, le principe actif de la Digitale intervient avec avantage pour abaisser encore les hématocausies et les actes organiques liés au travail de phlogose. L'emploi de la Digitaline est d'autant mieux justifié, que la débilité préalable ou la dépression morbide, récente, du sujet, ainsi que le mauvais état des voies digestives, contre-indiquent plus formellement les moyens spoliateurs et les préparations stibiées (Gallard). A leur tour, la Digitale et ses dérivés présenteraient quelques inconvénients chez les personnes affectées de nausées et de vomissements.

Conseillée depuis Fuchs et Beddoès par un grand nombre de médecins contre la phthisie pulmonaire, la Digitale et son principe actif ne sauraient être dans cette funeste maladie que des palliatifs de la fièvre et des fluxions inflammatoires, mais nullement des agents de curation. La Digitaline, ainsi que je l'ai dit ailleurs (page 106), ne trouve son indication formelle que dans les cas où l'excitation cardiaque fomentée par la phlegmasie voisine (Bouillaud) se montre supérieure au mouvement fébrile caractérisé par l'exaltation calorifique, les désordres nutritifs et plastiques, et par les troubles de la sécrétion urinaire. La Digitaline conviendrait de même dans la scrofule irritative et fébrile pour calmer l'éréthisme vasculaire sans exercer d'ailleurs aucune influence sur la diathèse.

La Digitale a été prescrite avec succès dans le rhumatisme articulaire aigu par Hirtz, Coblentz et Oulmont. Les faits sont encore peu nombreux, mais d'avance nous pouvons prédire que, pas plus que les autres analogues, ce nouvel agent ne pourra abréger sensiblement la durée de l'état diathésique qui donne naissance aux procès inflammatoires localisés dans les séreuses. La Digitaline apaisera seulement la fièvre et réduira l'hypérémie capillaire, ni plus ni moins que les acidules, le froid, le sulfate de quinine, les alcalins ou le bromure de potassium, elle n'effacera pas la disposition générale dont les lésions organiques sont les manifestations.

La vertu *hémostatique* de la Digitaline repose en partie sur des vues erronées. A l'époque où la Digitale passait pour affaiblir les contractions cardiaques, on ne manquait pas de la conseiller contre les hémoptysies, les apoplexies pulmonaires et les hémorrhagies cérébrales placées dans la dépendance des maladies du cœur et des vaisseaux. Cette doctrine n'est plus de mise aujourd'hui, et l'expérience enseigne que, dans la majorité des cas précités, la Digitaline rend de tout autres services. Cette substance ne peut conjurer les hémorrhagies qu'en augmentant la tonicité des vaisseaux grands et petits, en diminuant la stase sanguine dans les capillaires quand l'hypérémie est excessive, et par là la difficulté de la circulation périphérique. En outre, comme le principe actif de la Digitale porte aussi son action sur des fibres musculaires organiques, ou mieux sur des éléments contractiles, autres que ceux qui sont dévolus au système circulatoire, il est clair que cet agent thérapeutique fera principalement sentir son influence sur les organes abondamment pourvus de ces éléments contractiles. On ne s'étonnera donc pas de voir la Digitaline réussir particulièrement dans les métrorrhagies (Brera, Howship Dickinson, Trousseau, Lasègue, etc.).

Cette action élective de la Digitaline sur les fibres musculaires végétatives lui assure, dans la pratique *obstétricale*, un usage inverse de celui auquel elle paraissait destinée, suivant l'opinion ancienne. Loin de la faire servir à calmer les douleurs utérines intempestives ou de la proscrire dans les cas d'inertie de la matrice, on la recommande au contraire (Dickinson, Delpech), de concert avec l'ergot et les astringents, toutes les fois qu'il s'agit de stimuler la contractilité de l'utérus pour l'aider à expulser le fœtus ou le délivre. La Digitaline rendra des services analogues dans l'atonie vésicale consécutive à la cystite. C'est par un mécanisme différent que s'explique son action dans la spermatorrhée irritative, où elle s'adresse d'abord à l'éréthisme vasculaire pour faire cesser les spasmes qu'il occasionne.

Dans les maladies des organes des sens et les affections nerveuses, la Digitaline est appelée à rendre les mêmes services que dans les différents états morbides qui viennent d'être passés en revue, c'est-à-dire qu'elle réprimera seulement les phénomènes phlogistiques et pyrétiques. Cette substance ne s'adresse donc pas à telle ou telle espèce de névrose, mais bien à l'hypérémie ou à la fièvre qui l'entretient ou la complique. D'une manière générale, elle convient aux névroses accompagnées ordinairement de fluxion sanguine, et occasionnellement à celles de nature abirritative ou mixte quand survient la période d'éréthisme vasculaire (Jos. Franck, Legroux, Gubler); c'est donc à tort qu'on la conseille empiriquement contre la migraine (Debout, Serre d'Alais), la manie (Willis, Currie, Mason-Cox, etc.), l'épilepsie ou le délire tremblant (Späth, Jones, Launay, Nonat, etc.), sans distinction de natures et de circonstances. Pour tracer un précepte conforme à la réalité des choses, il faudrait dire que la Digitaline est utile dans une névrose quelconque, pourvu que celle-ci soit actuellement liée à des symptômes d'irritation vasculaire et de congestion sanguine, comme cela se voit dans une phase avancée d'un accès de migraine ou dans la seconde période du *delirium tremens;* mais qu'elle est inefficace ou nuisible dans les débuts de ces mêmes affections à la période d'abincitation et d'ischémie, comme dans le délire asthénique des fièvres et des maladies graves. L'observation des malades et l'examen des faits publiés confirment cette proposition. En ce qui concerne les affections mentales, je ferai remarquer que les principaux succès de la Digitale ont été obtenus, soit dans le délire furieux (Mason-Cox, Fanzago), soit dans la manie aiguë et la paralysie générale (Scharkey, Williams et Robertson), dont la première répond à de l'hypérémie cérébrale et la seconde à une péri-encéphalite diffuse. Pour mon compte, je ne l'ai vue réussir que contre les accidents alcooliques de forme congestive. Quant à l'épilepsie, comme la crise semble toujours accompagnée ou occasionnée par un raptus sanguin vers les centres nerveux, on peut, sans distinction de cas, diriger contre elle le principe actif de la Digitale (Withering, Corrigan, Neligan, Duclos, etc.), et espérer des succès semblables à ceux que donnent le sulfate de quinine, la belladone ou le bromure de potassium.

A part l'asthme cardiaque par amyosthénie du centre circulatoire, la Digitaline ne convient non plus qu'aux formes irritatives de l'asthme pulmonaire, ou proprement dit, que soulagent si bien le bromure alcalin et les solanées vireuses.

MODES D'ADMINISTRATION ET DOSES. — En raison de son action topique irritante, la Digitaline n'est guère administrée que par la voie stomacale. Pour la faire pénétrer par le derme mis à nu ou par absorption sous-cutanée, il faudrait en ménager beaucoup les doses, et conséquemment répéter souvent les applications : avec cette précaution, les injections hypodermiques ne présenteraient aucun inconvénient et rendraient même des services chez les sujets exposés aux nausées et aux vomissements. On pourrait injecter à la fois 1 ou 2 milligrammes du principe actif dissous dans 1 gramme d'eau additionnée d'une quantité suffisante d'eau de Rabel.

A l'intérieur, cette substance s'emploie d'ordinaire sous forme de granules, semblables aux petites dragées qui couvrent certains pains d'épices. Les *Granules de Digitaline* d'Homolle et Quevenne contiennent chacun 1 milligramme du principe actif. On en prend un seul à la fois ; la dose est de 1, 2, 4, quelquefois 6 ou 8 par jour.

Le *sirop*, qui renferme également 1 milligramme de Digitaline pour 20 grammes, ou environ une cuillerée à soupe de sirop, n'est presque pas usité.

La Digitaline peut se mettre en *potion* (Homolle et Quevenne) à la dose de 5 milligrammes dissous dans un peu d'alcool, et ajoutés à 100 grammes d'eau distillée de laitue avec 25 grammes de sirop de fleur d'oranger. Les inventeurs de la Digitaline insoluble ont aussi fait préparer des *pilules* diurétiques et purgatives, renfermant chacune un décimilligramme seulement de Digitaline avec scille et scammonée d'Alep, de chacune 5 centigrammes. On en prend de 2 à 6, 8 et 10 par jour. Elles conviennent dans la migraine et les céphalalgies congestives, dans les maladies du cœur et l'anasarque, etc. Bouchardat associe avec raison la Digitaline au sulfate de quinine pour combattre l'hémicrânie, conformément à la prescription de Debout, qui avait adopté une formule analogue dans laquelle entrait la Digitale en nature.

**CANTHARIDINE**, *Cantharidina* seu *Cantharidinum*.
Angl. *Cantharidin.* — All. *Kantharidin.*

La *Cantharidine*, substance ternaire d'après Robiquet ($C^{10}H^6O^4$), renfermerait de l'azote ($C^6H^7AzO^6$) selon Liebig, et se rapprocherait des alcaloïdes organiques. Blanche, inodore, cristalline, d'une saveur excessivement âcre, elle est entièrement volatilisable à la température ordinaire. Parfaitement soluble dans l'éther, le collodion, le chloroforme, les huiles, fixes ou essentielles, elle se dissout assez bien dans l'alcool chaud, mal dans l'alcool froid, et se montre, à l'état de pureté, complétement insoluble dans l'eau, ce qui n'empêche pas la solution aqueuse de Cantharide de contenir de la Cantharidine, laquelle devient soluble dans l'eau à la faveur des autres principes immédiats de ce coléoptère, et spécialement de la matière jaune (voy. CANTHARIDE, page 59).

ACTION PHYSIOLOGIQUE. — Elle est semblable à celle de la poudre de *Cantharide* (voy. ce mot), et n'en diffère que par l'intensité. D'après le professeur Dieu (de Metz), 6 centigrammes de Cantharidine équivalent à 1 gramme de Cantharide en nature. Sa puissance vésicante est extrême : moins d'un demi-milligramme appliqué sur la lèvre inférieure suffit à produire un petit vésicatoire au bout d'un quart d'heure. Quelques atomes en dissolution dans

deux ou trois gouttes d'huile d'amandes douces, et imbibant un petit carré
de papier qu'on a appliqué sur le bras, font lever un vésicatoire en six heures
(Robiquet). Mais la Cantharidine n'est pas assez volatile à la température ordinaire pour déterminer les effets fâcheux qu'on lui a attribués. Dans le cas
de l'élève de Robiquet, qui fut pris d'une conjonctivite aiguë, les accidents
doivent être, je pense, attribués sinon à l'éther pur (Procter), du moins à la
vapeur d'éther chargée du principe irritant. Administrée avec précaution à
l'intérieur, la Cantharidine n'aurait pas, suivant Bretonneau, les vertus aphrodisiaques qu'on met sur le compte de la Cantharide. A la vérité, la stimulation génésique, déterminée par la substance tout entière de l'insecte, est
elle-même aléatoire et incertaine, parce qu'elle n'est qu'une conséquence détournée de la phlogose des voies urinaires. A dose vénéneuse, mais pourtant
ménagée de telle sorte que les accidents topiques ne prédominent pas, ce
principe actif a produit chez les lapins des mouvements convulsifs alternant
avec des symptômes de collapsus, puis la léthargie et la mort (Bretonneau,
Giacomini). Des élèves de ce dernier médecin, ayant avalé 1 à 4 centigrammes de Cantharidine dissoute dans l'huile et invisquée dans un mucilage,
ont éprouvé les symptômes suivants : ralentissement du pouls, prostration,
vertige, tremblement des membres, envies fréquentes d'uriner, ardeur dans
l'urèthre sans priapisme, et sueurs copieuses. De ces expériences, Giacomini
conclut que la Cantharidine est un hyposthénisant cardiaco-vasculaire.

Les synergiques et les auxiliaires du principe actif de la Cantharide sont
les irritants, rubéfiants et vésicants, tels que le Garou, l'Essence de Moutarde, l'Ammoniaque, etc. ; ou bien les dissolvants qui lui permettent de
traverser plus aisément les couches épidermiques et de pénétrer dans la circulation. L'albumine, qui est son antagoniste, en ce sens qu'elle la dissimule dans le sang, devient au contraire son adjuvant lorsqu'il s'agit d'aller
porter au loin une action irritante sur les émonctoires dont la sécrétion n'est
pas albumineuse. Au point de vue de ses effets généraux, la Cantharidine, qui
produit la sédation circulatoire, trouverait des antagonistes, et, jusqu'à un
certain point, des antidotes dans l'opium et les stimulants diffusibles; mais on
ne lui connaît pas de contre-poisons chimiques.

USAGES. — MODES D'ADMINISTRATION ET DOSES. — La Cantharidine pourrait être employée aux mêmes usages externes et internes que l'insecte qui
la fournit, ou que les animaux vésicants en général, seulement elle est peu
usitée à cause de la difficulté de sa préparation.

Elle pourrait servir : 1° à la préparation du *Collodion cantharidal* (Hisch),
dans lequel on fait entrer la poudre de Cantharides, et qui donnerait commodément des vésicatoires de toutes formes et de toutes grandeurs ; 2° à celle
de l'*Éther cantharidal* (Etlinger), à l'aide duquel on obtient le *Taffetas* et
le *Papier vésicants*. La *Pommade de Cantharidine* (Soubeiran) est formée
de 5 centigrammes du principe actif dans 30 grammes d'axonge.

**PEPSINE,** *Pepsina* seu *Pepsinum.*

Angl. *Pepsin.* — All. *Verdaungstoff.*

La *Pepsine* ou *Chymosine* (Deschamps), *Gastérase* (Payen), est une substance quaternaire azotée, ayant pour formule approximative $C^5H^6Az^2O^2$, et
se comportant à peu près à la manière des bases, puisqu'elle forme avec les
acides acétique, chlorhydrique, etc., des sels bien définis. Elle paraît également susceptible de se combiner avec les chlorures alcalins. Pure et parfaitement desséchée, elle se présente sous forme d'une poudre blanche amorphe
soluble dans l'eau et pourvue d'une réaction alcaline, mais dépouillée de toute
propriété catalytique spéciale. Impure et retenant des traces d'acide acétique
et une notable proportion d'eau, c'est une matière jaunâtre visqueuse, d'une
odeur animale particulière. Amenée à siccité dans cet état, elle prend l'apparence d'un vernis et se détache en écailles transparentes, comme de la
gomme.

ACTION PHYSIOLOGIQUE. — La Pepsine est l'agent essentiel de la digestion
stomacale ; son action s'exerce sur les matières protéiques : caséum, albumine, fibrine, etc., qu'elle dissout ou désagrége, de manière à les rendre
dialysables et assimilables. Liquéfiées ainsi, ces matières albuminoïdes prennent le nom de peptones. La Pepsine, extraite de l'estomac des porcs ou de
la caillette des ruminants, exerce dans un verre de montre cette action catalytique sur la chair des animaux et sur le blanc d'œuf coagulé, seulement on
ne connaît pas exactement la valeur de son pouvoir dissolvant. Tout ce que
nous savons, c'est que 1 gramme du mélange de Pepsine et d'amidon, préparé par Boudault, transforme environ 6 grammes de syntonine en une matière gélatineuse et diffluente. D'après d'autres expériences, il ne faudrait pas
moins de 25 centigrammes de Pepsine pour dissoudre une égale quantité de
coagulum albumineux dans l'espace de vingt-quatre heures (Sieveking). Ce résultat est singulièrement favorisé par la présence des acides libres, notamment
de ceux qui, comme l'acide lactique ou l'acide chlorhydrique, font naturellement partie du suc gastrique des mammifères. Au contraire, la fermentation
peptique est retardée ou empêchée par les divers agents qui s'opposent aux
fermentations en général : tels sont le froid, une température supérieure à
75 degrés centigrades, l'alcool concentré, les sels solubles de fer, de plomb,
de cuivre à hautes doses, le sublimé corrosif, le tannin, la créosote, etc.

SUBSTANCES SYNERGIQUES, AUXILIAIRES. — La Pepsine est le premier des
agents catalytiques dont le médecin emprunte la puissance pour favoriser la
digestion, c'est-à-dire la métamorphose des matières alimentaires ; mais elle
a des analogues, non-seulement dans les diastases salivaire et pancréatique,
mais encore dans un grand nombre de substances organiques qui mériteraient de former une classe spéciale au point de vue de l'hygiène et de la
thérapeutique. De ce nombre sont les liqueurs en voie de fermentation
alcoolique, acétique et lactique, et retenant leurs ferments spéciaux : ainsi le
vin et le cidre nouveaux non soutirés, la choucroute et les soupes aigres des

pays du Nord de l'Europe, les choux confits dans de l'eau panée, aigrie, des contrées orientales, le sérum qui fermente, enfin les différentes sortes de bières. L'extrait de malt, qui n'est autre qu'une bière concentrée, agit moins par ses qualités nutritives que par le ferment qu'il introduit dans l'économie. Certains aliments en voie de transformation, et dont les molécules sont pour ainsi dire ébranlées, comme le pain et le fromage, viennent eux-mêmes en aide aux facultés digestives languissantes. Mais la Pepsine trouve de véritables synergiques dans les acides acétique, citrique, et surtout dans les acides lactique et chlorhydrique, dont l'action dissolvante, par rapport à la fibrine, est des plus remarquables (Mialhe, Bouchardat, Thore, Adrian et Bricheteau).

Substances antagonistes. — Les alcalins et les basiques, en d'autres termes les antacides, paralysent l'activité de la Pepsine lorsqu'ils sont en excès. Il en est de même des spiritueux et des astringents à hautes doses, ainsi que des sels métalliques capables de précipiter la Pepsine de ses dissolutions aqueuses.

Usages. — La Pepsine n'est, à proprement parler, ni un tonique, ni un reconstituant ; c'est un succédané du suc gastrique normal, pouvant tenir utilement la place de ce dernier quand la digestion stomacale est défectueuse ou absente. En qualité d'agent de la digestion, elle contribue indirectement à la réparation des organes et à la restauration des forces. Les indications de son emploi sont nettes et précises : souveraine dans la dyspepsie asthénique ou torpide avec insuffisance de suc gastrique, elle ne constitue qu'un adjuvant dans les dyspepsies acescentes et douloureuses, souvent compliquées à la vérité d'un certain degré d'apepsie, quand elles ne dépendent pas de ce dernier état morbide. En conséquence, on prescrira la Pepsine lorsqu'il y aura perte d'appétit, répugnance pour les aliments, digestion lente et laborieuse avec sensation de pesanteur à l'épigastre, distension et flatulence stomacale, diarrhée lientérique ou vomissements dans lesquels on reconnaît les aliments inaltérés.

Depuis que Lucien Corvisart a introduit ce médicament dans la pratique médicale, il a rendu des services incontestables à un grand nombre de malades atteints de dyspepsie atonique (Rilliet, L. Fleury, Dechambre, Debout, Tosi, Strambio, Chambers, Trousseau et Pidoux, Bouchardat, Nonat, Bayard, Fonssagrives). Maintenant cette dyspepsie peut exister à l'état protopathique, comme dans l'apepsie des enfants, décrite par Ern. Barthez, ou bien à titre d'accident secondaire dans le cours ou à la suite d'une autre affection. Elle se rencontre dans la convalescence des maladies aiguës, telles que la fièvre typhoïde, où elle a été combattue efficacement par Longet, Rilliet, Godard, etc., ou comme conséquence de la gastrite ; ou bien comme expression d'une névrose générale, des émotions tristes, de la chlorose et des anémies, à la suite de l'abus des plaisirs de la table et de ceux de l'amour, sous l'influence énervante de la chaleur ou dépressive du froid, dans les diathèses herpétique, rhumatismale et goutteuse, et dans quelques autres circonstances encore.

En facilitant la digestion, la Pepsine fait disparaître divers symptômes locaux plus ou moins étroitement enchaînés à la mauvaise élaboration des substances alimentaires dans l'estomac : par exemple, la gastralgie, quelquefois la pyrosis, la diarrhée et les vomissements. L. Gros se loue beaucoup de l'emploi de ce remède dans le traitement des vomissements opiniâtres de la grossesse.

Malgré les nombreux succès dont la Pepsine a été l'instrument entre les mains des praticiens les plus compétents et les plus autorisés, quelques médecins, s'appuyant sur les expériences de laboratoire, refusent de croire à l'efficacité de ce moyen thérapeutique. Mais l'observation clinique donne de toutes parts des résultats trop concordants pour qu'il soit permis de les révoquer en doute ; nous n'avons qu'à les accepter et à interpréter. Or, il ne me semble pas que la Pepsine soit utile par le seul fait de la petite quantité de fibrine qu'elle dissout ; elle le devient davantage, à mon avis, par l'activité qu'elle imprime à la muqueuse stomacale, dont elle est sans doute le meilleur stimulant.

MODES D'ADMINISTRATION ET DOSES. — Par suite de la difficulté de s'en procurer des doses un peu considérables, la Pepsine ne s'administre pas à l'état d'isolement ; on la donne toujours, soit en dissolution dans l'eau, soit mélangée avec une poudre inerte. En outre elle est ordinairement additionnée d'acide lactique ou chlorhydrique, ou de quelque autre adjuvant.

La *Poudre nutrimentive* (L. Corvisart) se compose de : Pepsine neutre, 50 centigrammes ; acide lactique, 3 gouttes ; amidon, 50 centigrammes. C'est cette même poudre qui, préparée industriellement, est connue sous le nom de *Pepsine de Boudault*. On peut en augmenter les vertus digestives en y ajoutant des proportions plus ou moins fortes d'acide lactique ou d'acide chlorhydrique, ce qui donne la *Pepsine acidulée*. Parfois enfin on associe la Pepsine amylacée à l'opium pour calmer la gastralgie concomitante de l'apepsie. La *Poudre de Pepsine amylacée* est fractionnée par doses d'environ 1 gramme, et l'on en prend un paquet au début ou dans le cours du repas, soit dans la première cuillerée de potage, soit dans du pain azyme.

La *Liqueur de Pepsine*, ou *Liquor pepticus* (Morson), est une solution de ce principe actif dans de l'eau salée. Squire recommande de la préparer avec 4 grammes de Pepsine dans 30 grammes de véhicule.

Le *Sirop de Pepsine* (L. Corvisart) se compose de 6 grammes de Pepsine amylacée, neutre ou acide, dissous dans 20 grammes d'eau, et ajoutés à 70 grammes de sirop de cerises acidules. La dose est d'une cuillerée à soupe, soit environ 1 gramme de Pepsine, pour les adultes, et d'une demi-cuillerée pour les enfants.

L'*Élixir de Pepsine* (Mialhe) est préparé avec : Pepsine amylacée de Corvisart et Boudault, 6 grammes ; eau distillée, 24 grammes ; vin blanc de

Lunel, 54 grammes; sucre blanc, 30 grammes; esprit-de-vin fin à 33 degrés, 12 grammes. Cette liqueur joint aux qualités spéciales de la Pépsine l'action stimulante d'un vin généreux. Elle se prend dans le cours du repas à la dose d'une cuillerée à soupe. Quelques personnes pensent que les propriétés du ferment doivent être en partie supprimées par l'alcool; le reproche serait adressé à plus juste titre à l'Élixir de Garus. Le *Vin de Pepsine* de Dufilho serait peut-être préférable.

On prépare encore des *Pastilles de Pepsine* (Berthé), des *Pilules de Pepsine* neutre ou acide (Boudault-Hottot); d'autres au sous-nitrate de bismuth, à l'iodure de fer, au fer réduit (Hogg); enfin des *Capsules* de copahu et de Pepsine (Ricord-Favrot).

# CHAPITRE XXII

## PRODUITS PYROGÉNÉS.

### CARBONATE D'AMMONIAQUE EMPYREUMATIQUE, SEL VOLATIL DE CORNE DE CERF, *Carbonas Ammoniæ oleosus*.

Le *Sel volatil* obtenu par la distillation de la *Corne de Cerf* n'est que du Carbonate d'Ammoniaque (voy. ce mot) imprégné d'une huile pyrogénée, semblable à celle qui constitue la presque totalité du produit connu sous le nom de l'alchimiste Dippel, et dans lequel on indique en outre la présence d'une huile fixe, d'une petite quantité d'ammoniaque, et même parfois d'une certaine proportion d'acide cyanhydrique. En raison de sa composition, il offre la réunion des propriétés d'ailleurs en partie synergiques du sel ammoniacal et de l'huile empyreumatique. Les premières sont décrites (page 392), il ne reste plus qu'à faire connaître les secondes (voy. plus loin : HUILE VOLATILE DE CORNE DE CERF.

C'est un irritant local et un stimulant diffusible énergique, pouvant, en qualité de composé ammoniacal, altérer profondément la crase sanguine et la nutrition.

On pourrait l'employer à peu près dans les mêmes circonstances et aux mêmes doses que le Carbonate d'Ammoniaque, sur lequel il aurait l'avantage de provoquer plus vivement l'excitation circulatoire et la diaphorèse. Il est inusité maintenant.

### ESPRIT VOLATIL DE CORNE DE CERF, *Spiritus volatilis Cornu Cervi*.

C'est un liquide aqueux, tenant en dissolution les produits très-complexes de la distillation de la Corne de Cerf, et surtout du carbonate d'ammoniaque avec de l'acétate et de l'hydrocyanate de la même base, ainsi que de l'huile empyreumatique. L'*Esprit de soie crue* n'en diffère pas sensiblement. Celui-ci entre dans la composition de l'*Alcool de Lavande ammoniacal* ou *Gouttes céphaliques anglaises*, à la dose de 125 grammes pour 4 grammes d'essence de Lavande, et 16 grammes d'alcool à 35 degrés. On administre 10 à 15 gouttes céphaliques dans une infusion aromatique chaude contre les spasmes, l'hystérie, la migraine et autres accidents nerveux. L'Esprit volatil de Corne de Cerf rend exactement les mêmes services.

**HUILE VOLATILE DE CORNE DE CERF**, *Oleum pyrogenæum Cornu Cervi*.

Angl. *Empyreumatic animal Oil.*

L'huile volatile azotée qui surnage le liquide précédent (*Esprit volatil de Corne de Cerf*) se confond, pour la composition chimique et les propriétés médicinales, avec l'*Huile animale de Dippel*, qu'on extrait des os pendant la fabrication du noir animal. Comme cette dernière, quand elle est rectifiée par plusieurs distillations, elle constitue un liquide presque incolore, léger, très-volatil, d'une odeur empyreumatique forte et pénétrante, d'une saveur excessivement désagréable. Elle s'altère facilement sous l'influence de la lumière, qui la fait épaissir, brunir et noircir par degrés.

ACTION PHYSIOLOGIQUE. — L'Huile volatile de Corne de Cerf est très-active et fortement irritante. Administrée par l'estomac à fortes doses (12 à 50 grammes), elle occasionne une sensation de brûlure dans les premières voies, des vomissements ou de la diarrhée, et des douleurs abdominales violentes. La mort peut être la conséquence des désordres fonctionnels (Chaussier), ou anatomiques (Duprat) engendrés par cette substance dans l'appareil digestif. En quantité moindre, elle stimule vivement la circulation, la calorification et la diaphorèse, provoque un flux salivaire, et parfois, dit-on (Chaussier, Alibert, Payen, etc.), des engorgements lymphatiques du cou et de l'aine.

USAGES. — MODES D'ADMINISTRATION ET DOSES. — De même que l'*Huile animale de Dippel*, celle de Corne de Cerf est employée pour les usages externes et internes. A l'extérieur, on s'en sert en frictions, comme d'une substance nervine, fortifiante, résolutive, dans les cas de rhumatisme chronique, de névralgie rebelle, de paralysie, d'engorgement froid des parties périphériques. En qualité de topique irritant, elle a servi comme l'huile de Cade à modifier les affections chroniques, squameuses ou rongeantes, et même parasitaires de la peau (Chaussier, Delaporte, Alibert). Portée dans l'estomac et de là dans la circulation, elle donne lieu à des phénomènes d'excitation générale, utiles dans un grand nombre d'états morbides caractérisés par l'asthénie et la torpeur : ainsi, dans la période de réfrigération des maladies aiguës, dans la forme chronique de certaines affections, dans les fièvres exanthématiques dont l'éruption se fait mal, dans les névroses asthéniques. C'est un antispasmodique-stimulant. On vante ses succès dans la maladie herculéenne (Junker, Cullen, Chaussier, Jadelot), dans la chorée (Thilenius, Herz), ainsi que dans l'hystérie. Chabert considère l'Huile empyreumatique comme ténifuge, et l'associe à l'essence de térébenthine.

L'Huile volatile de Corne de Cerf peut se donner à la dose de 20 centigrammes à 1, 2 ou 3 grammes, en suspension dans de l'eau sucrée ou dans une émulsion aromatisée. On débutera par 4 ou 5 gouttes seulement, ou moins encore, dans une potion ou un autre véhicule approprié.

### ACIDE SUCCINIQUE IMPUR, SEL VOLATIL DE SUCCIN, *Acidum succinicum pyrogenœum.*

Le *Sel volatil de Succin* est un produit de la distillation de l'Ambre jaune, principalement constitué par de l'acide succinique (voy. page 337), auquel s'adjoint une petite proportion d'huile essentielle. Il se présente sous forme de longues aiguilles cristallines, très-solubles dans l'eau, d'une saveur acidule, âcre. Ce médicament, aujourd'hui sans emploi, était administré comme antispasmodique à la dose de 30 à 50 centigrammes.

### ESPRIT VOLATIL DE SUCCIN, *Spiritus volatilis Succini.*

C'est l'analogue de l'Esprit volatil de Corne de Cerf, en ce sens qu'il représente une solution aqueuse d'acide succinique, d'acide acétique et de produits pyrogénés. On l'a prescrit comme antispasmodique (voy. SUCCIN ou KARABÉ, page 337).

### HUILE VOLATILE DE SUCCIN, *Oleum Succini pyrogenœum.*

L'*Huile volatile de Succin* est un produit complexe, mélange de beaucoup de substances pyrogénées volatiles, qui jouit de propriétés irritantes locales, et devient un stimulant énergique de l'économie entière, une fois que ses principes ont pénétré dans la circulation. L'Huile volatile de Succin se donne, à la dose de 4 à 5 gouttes dans un véhicule approprié, contre les affections spasmodiques. On l'emploie également en frictions pour irriter la peau dans les névralgies et les douleurs rhumatismales.

### SUCCINATE D'AMMONIAQUE IMPUR, LIQUEUR DE CORNE DE CERF SUCCINÉE, *Succinas Ammoniæ impurus.*

Ce produit, résultant de la saturation de l'Esprit volatil de Corne de Cerf par l'acide succinique impur, renferme nécessairement la double série des principes constituants des deux préparations pharmaceutiques qui lui donnent naissance. On y rencontre donc, outre le succinate ammoniacal, d'une part de l'huile essentielle de succin, d'autre part de l'acétate et du cyanhydrate d'ammoniaque, ainsi que de l'huile volatile de corne de cerf.

La réunion de ces principes assure au Succinate d'Ammoniaque impur les qualités des stimulants diffusibles les plus puissants, et le désigne d'avance pour faire partie des formules dans lesquelles entreraient à la fois les aromatiques fétides et l'alcali volatil ou ses combinaisons avec les acides faibles.

Le Succinate d'Ammoniaque impur est appelé à rendre des services dans toutes les circonstances où le médecin conseille les excitants généraux en qualité de sudorifiques, de fébrigènes, d'antispasmodiques, etc. Il a pour adjuvant la chaleur, pour analogues les aromatiques, les alcooliques et les ammoniacaux, pour semblables le Benzoate d'Ammoniaque, l'Esprit de Sylvius, l'Esprit ammoniacal aromatique ou ammoniacal fétide, la Liqueur ammoniacale anisée, et quelques autres préparations officinales de même sorte.

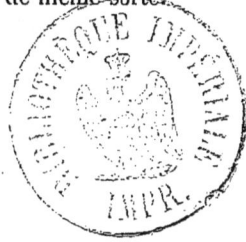

FIN

# TABLE ALPHABÉTIQUE DES MATIÈRES

CONTENUES DANS CE VOLUME

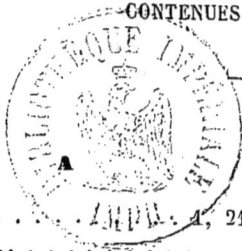

## C

**N**

## P

· FIN DE LA TABLE ALPHABÉTIQUE DES MATIÈRES.

## OMISSA.

Page 103, **DATTIER,** ajoutez *Phœnix dactylifera, Palmiers.*

— **DAUCUS DE CRÈTE,** ajoutez *Athamanta cretensis,* OMBELLIFÈRES-SÉSÉLINÉES.

Page 670, ligne 7, lisez, sirop de gomme, *ajoutez* ou sirop d'écorce d'orange.

## ERRATA.

Page 106, où la congestion des centres nerveux *a fait place à, lisez* après la place de.

Page 320, promure de botassium, *lisez* bromure de potassium.

Page 362 : La formule de l'acide valérianique est $C^{10}H^9O^3$, et non $C^{10}H^3O^3$.

Page 606, *Valériane* ou sulfate, *lisez* valérianate.

## J.-B. BAILLIÈRE et FILS,

LIBRAIRES DE L'ACADÉMIE IMPÉRIALE DE MÉDECINE

Rue Hautefeuille, 19, à Paris, près du boulevard Saint-Germain.

### Mars 1868.

# DICTIONNAIRE
# D'HYGIÈNE PUBLIQUE
## ET DE SALUBRITÉ,

OU

## RÉPERTOIRE DE TOUTES LES QUESTIONS
### RELATIVES A LA SANTÉ PUBLIQUE,

CONSIDÉRÉES DANS LEURS RAPPORTS AVEC LES SUBSISTANCES, LES ÉPIDÉMIES, LES PROFESSIONS, LES ÉTABLISSEMENTS ET INSTITUTIONS D'HYGIÈNE ET DE SALUBRITÉ, COMPLÉTÉ PAR LE TEXTE DES LOIS, DÉCRETS, ARRÊTÉS, ORDONNANCES ET INSTRUCTIONS QUI S'Y RATTACHENT,

PAR

### Le docteur Ambr. TARDIEU,

Professeur de médecine légale à la Faculté de médecine de Paris,
médecin de l'Empereur, médecin de l'Hôtel-Dieu,
membre de l'Académie impériale de médecine et du Conseil d'hygiène et de salubrité
de la Seine, Président du Comité consultatif d'hygiène publique.

**Deuxième édition, considérablement augmentée.**

4 forts volumes grand in-8. — Prix, franco par la poste : 32 fr.

Quinze années passées au sein du Comité consultatif d'hygiène publique de France institué près le Ministère de l'agriculture, du commerce et des travaux publics, ont donné à M. Tardieu l'expérience des grands problèmes que soulève incessamment dans une société bien constituée l'amélioration des conditions matérielles de la vie et de l'état physique du plus grand nombre de ses membres.

La climatologie, les subsistances et approvisionnements, la salubrité proprement dite, les établissements classés et réputés dangereux, insalubres ou incommodes, les professions, la technologie agricole et industrielle dans ses rapports avec l'hygiène, les épidémies, épizooties et maladies contagieuses, l'assistance publique, la statistique médicale, la législation et la jurisprudence sanitaire, les instructions et actes administratifs, etc., en un mot, toutes les questions qui ont pour objet la santé publique, et dont peuvent se préoccuper les esprits dévoués à l'affermissement et au progrès régulier de l'ordre social, ont été trai-

ENVOI FRANCO CONTRE UN MANDAT SUR LA POSTE.

tées avec la compétence et l'autorité qu'elles réclament, et avec les développements qu'exige leur importance.

Les nombreux matériaux qui peuvent servir de fondement à la science de l'hygiène publique ont été réunis et condensés dans ce livre, et M. Tardieu a pu ajouter aux principaux articles un aperçu comparatif de ce qui se passe à l'étranger.

M. Tardieu cite comme lui ayant fourni les plus précieux matériaux, la collection des *Annales d'hygiène publique et de médecine légale*, celle non moins importante, mais beaucoup moins connue, des Rapports des Conseils de salubrité, soit de la Seine, soit des grandes villes de France, Bordeaux, Lille, Lyon, Marseille, Metz, Nancy, Nantes, Rouen, Troyes, etc., celle des Ordonnances de police et des actes et instructions émanés de l'autorité supérieure ou des différentes administrations locales.

Les Membres des Conseils d'hygiène répandus dans toute la France, les Administrateurs et les divers agents à qui sont confiés les intérêts de la santé des populations, trouveront dans ce *Dictionnaire* un résumé complet de toutes les questions qui se rapportent à cet objet de leurs études et de leur haute mission.

La matière et le volume du *Dictionnaire d'hygiène* sont presque doublés, et le nombre considérable d'articles nouveaux, le remaniement de tous les articles anciens, les développements mieux proportionnés à leur importance qu'ont reçus les principaux sujets, font de cette seconde édition un livre nouveau.

---

ANNALES D'HYGIÈNE PUBLIQUE ET DE MÉDECINE LÉGALE, par M. Andral, Bergeron, Brierre de Boismont, Chevallier, Delpech, Devergie, Fonssagrives, Gallard, Gaultier de Claubry, Guérard, Lévy, de Pietra Santa, Z. Roussin, Ambr. Tardieu, Vernois, avec une revue des travaux français et étrangers, par MM. Beaugrand et Strohl.

Les *Annales d'hygiène publique et de médecine légale*, dont la seconde série a commencé avec le cahier de janvier 1854, paraissent régulièrement tous les trois mois par cahiers de 15 feuilles in-8 (240 pages), avec planches gravées.

Prix de l'abonnement annuel, pour Paris :　　　　　　　　18 fr.
　　　Pour les départements : 20 fr. — Pour l'étranger :　　24 fr.

La première série, collection complète, 1829 à 1853, dont il ne reste que peu d'exemplaires, 50 vol. in-8, avec figures :　　　　450 fr.

Les dernières années séparément; prix de chacune.　　　18 fr.

Tables alphabétiques par ordre des matières et par noms d'auteurs des tomes 1 à 50 (1829 à 1853). Paris, 1856, in-8 de 136 pages à 2 col.　3 fr. 50

ANGLADA (Ch.). Traité de la contagion, pour servir à l'histoire des maladies contagieuses et des épidémies. Paris, 1853, 2 vol. in-8.　　12 fr.

BARRAL. Le climat de Madère, et de son influence thérapeutique sur la phthisie pulmonaire, trad. du portugais et augmenté de notes, par le docteur P. Garnier. 1858, in-8.　　　　　　　　　　6 fr.

---

ENVOI FRANCO CONTRE UN MANDAT SUR LA POSTE.

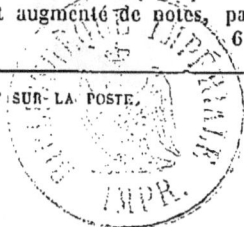

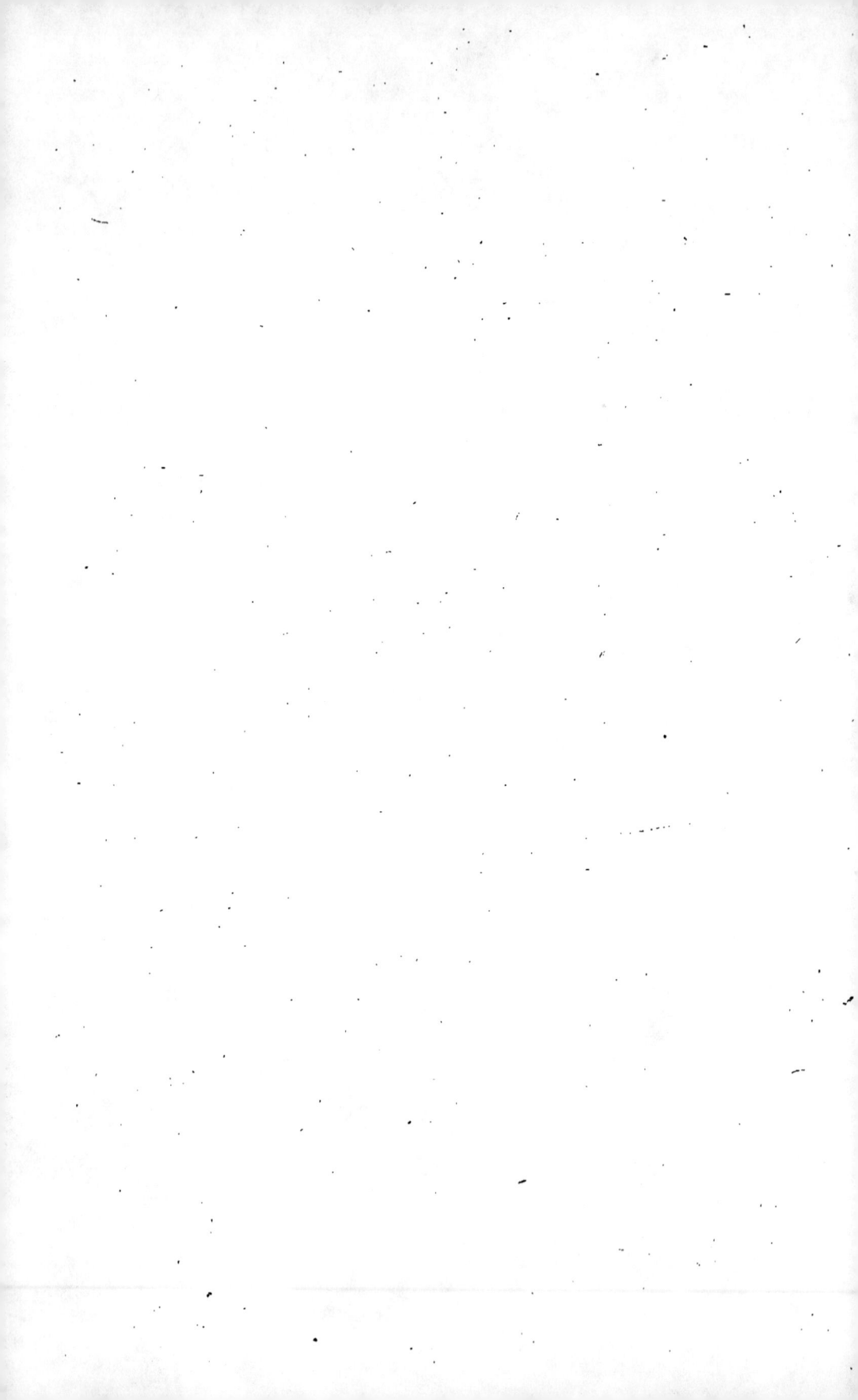